中华医学会医师培训工程（高级系列）

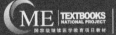**国家级继续医学教育项目教材**

重症医学
高级教程

主 编 / 邱海波 管向东

中华医学会组织编著

中华医学电子音像出版社
CHINESE MEDICAL MULTIMEDIA PRESS
北 京

图书在版编目（CIP）数据

重症医学高级教程/邱海波，管向东主编. —北京：中华医学电子音像出版社，2021.9
ISBN 978-7-83005-244-7

Ⅰ.①重… Ⅱ.①邱… ②管… Ⅲ.①险症－诊疗－资格考试－教材 Ⅳ.① R459.7
中国版本图书馆 CIP 数据核字（2019）第 273240 号

重症医学高级教程
ZHONGZHENG YIXUE GAOJI JIAOCHENG

主　　编：邱海波　管向东
策划编辑：裴　燕　史仲静
责任编辑：赵文羽
文字编辑：周寇扣
校　　对：朱士军
责任印刷：李振坤
出版发行：中华医学电子音像出版社
通信地址：北京市西城区东河沿街 69 号中华医学会 610 室
邮　　编：100052
E - mail：cma-cmc@cma.org.cn
购书热线：010-51322677
经　　销：新华书店
印　　刷：北京虎彩文化传播有限公司
开　　本：889mm×1194mm　1/16
印　　张：29.75
字　　数：848 千字
版　　次：2021 年 9 月第 1 版　2023 年 8 月第 3 次印刷
定价（含习题卡）：248.00 元

内 容 提 要

　　本书根据对高级卫生专业技术资格人员的要求，结合目前的学科发展状况，系统地介绍了重症医学科的设置与管理、重症医学的理论与监测治疗技术、常见重症的管理和各学科重症治疗，以及学科发展的重症医学新理论、新技术。全书共分3篇，重点阐述全身炎症反应综合征、脓毒症、多脏器功能不全综合征、严重多发性创伤等治疗方法。本书具有权威性、实用性和指导性，可作为重症医学医师专业知识的培训教程，也可作为相关专业医师提高临床诊疗水平的工具书和参考书。

《重症医学高级教程》

编 委 会

名誉主编　刘大为
主　　编　邱海波　管向东
副 主 编　（以姓氏笔画为序）
　　　　　于凯江　马晓春　严　静　李建国　陈德昌
编　　委　（以姓氏笔画为序）
　　　　　于凯江　哈尔滨医科大学附属第二医院
　　　　　万献尧　大连医科大学附属第一医院
　　　　　马晓春　中国医科大学附属第一医院
　　　　　王　雪　西安交通大学医学院第一附属医院
　　　　　王春亭　山东省立医院
　　　　　王洪亮　哈尔滨市医科大学附属第二医院
　　　　　艾宇航　中南大学湘雅医院
　　　　　刘大为　中国医学科学院北京协和医院
　　　　　安友仲　北京大学人民医院
　　　　　许　媛　首都医科大学附属北京同仁医院
　　　　　严　静　浙江医院
　　　　　李建国　武汉大学中南医院
　　　　　李维勤　南京军区南京总医院
　　　　　杨　毅　东南大学附属中大医院
　　　　　邱海波　东南大学附属中大医院
　　　　　宋　青　中国人民解放军总医院
　　　　　张翔宇　同济大学附属第十人民医院
　　　　　陈德昌　第二军医大学附属长征医院
　　　　　林建东　福建医科大学附属第一医院
　　　　　周发春　重庆医科大学附属第一医院
　　　　　胡振杰　河北医科大学第四医院
　　　　　欧阳彬　中山大学附属第一医院
　　　　　秦英智　天津市第三中心医院
　　　　　钱素云　北京儿童医院
　　　　　席修明　首都医科大学附属复兴医院
　　　　　黄青青　昆明医学院第二附属医院
　　　　　曹相原　宁夏医科大学总医院
　　　　　康　焰　四川大学华西医院
　　　　　隆　云　中国医学科学院北京协和医院

管向东　中山大学附属第一医院
黎毅敏　广州医学院第一附属医院
编写秘书　刘紫锰　中山大学附属第一医院

序

　　我国现有的医师培养过程分为医学院校教育、毕业后医学教育和继续医学教育三个阶段。专科医师规范化培训是毕业后医学教育的重要组成部分，是在住院医师规范化培训的基础上，继续培养能够独立、规范地从事疾病专科诊疗工作临床医师的必经途径。2017 年 7 月，国务院办公厅印发《关于深化医教协同进一步推进医学教育改革与发展的意见》（国办发〔2017〕63 号），文件中提出把医学教育和人才培养摆在卫生与健康事业优先发展的战略地位，为建设健康中国提供坚实的人才保障……支持行业学（协）会参与学科专业设置、人才培养规划、标准制（修）订和考核评估等工作，相关公共服务逐步交由社会组织承担。2015 年发布的《关于开展专科医师规范化培训制度试点的指导意见》（国卫科教发〔2015〕97 号）中明确提出：探索建立有关行业协（学）会协助政府部门做好专科医师规范化培训制度试点的业务指导、组织实施与日常管理监督的工作机制。根据需要，可组建由有关专家和医疗卫生机构、高等医学院校、相关事业单位、行业组织和政府相关部门等多方面代表组成的专科医师规范化培训专家委员会，协助开展有关工作。

　　中华医学会成立于 1915 年，经过百年的励精图治，已经成为党和政府联系医学科技工作者的桥梁和纽带、中国科协学会的翘楚、全国医学科技工作者的家园，其宗旨是团结医务工作者，传播医学科学知识，弘扬医学道德，崇尚社会正义。由中华医学会第二十五届理事会第四次会议审议通过的《中华医学会章程》中明确将"参与开展毕业后医学教育及专科医师培训、考核等工作"作为学会的业务范围之一。鉴于我国适用于专科医师规范化培训的教材存在系统性较差、内容质量参差不齐、学科覆盖不全面等诸多不足，中华医学会所属中华医学电子音像出版社依托学会 91 个专科分会的千余名专家力量，配合出版社三十余年传统出版和数字出版相结合的出版经验，策划了《中华医学会医师培训工程（高级系列）丛书》，旨在通过本丛书引导医学教育健康发展和卫生行业人才的规范化培养。本套丛书的内容不仅包括专科医师应该掌握的知识，更力求与时俱进，反映目前本学科发展的国际规范指南和前沿动态，巩固和提高专科医师的临床诊治、临床会诊、综合分析疑难病例及开展医疗先进技术的能力，同时还增加了测试题，作为考查专科医师对专业知识掌握情况的依据。除此之外，本丛书还充分利用新兴媒体技术，就部分内容配备了相应的多媒体视频，以加强医务人员对理论知识和实际操作技术的理解。

在 2016 年举办的"全国卫生与健康大会"上，习近平总书记发表重要讲话，强调"没有全民健康，就没有全面小康"；在第十八届中共中央政治局常委会同中外记者首次见面会上，习近平总书记表达出对人民健康福祉的密切关注：我们的人民热爱生活，期盼有更可靠的社会保障、更高水平的医疗卫生服务、更优美的环境……实现全民健康离不开高水平医疗卫生服务的保障，开展高水平的医疗卫生服务离不开一支高素质、高水平的医疗队伍，这也是中华医学会组织国内各学科学术带头人、知名专家编写本丛书的目的所在。

本丛书在编写过程中多次召开组稿会和定稿会，各位参编的专家、教授群策群力，在繁忙的临床和教学工作之余高效率、高质量地完成了编写工作，在此，我表示衷心的感谢和敬佩！

中华医学会副会长兼秘书长

出 版 说 明

为引导我国医学教育的健康发展，加强卫生人才培养工作，助力健康中国战略的实施，在中华医学会及所属 91 个专科分会的支持下，我们精心策划出版了《中华医学会医师培训工程（高级系列）丛书》暨《国家级继续医学教育项目教材》。

本套丛书的内容不仅包括医学各专业高年资从业者应该掌握的基本知识，更力求与时俱进，反映本学科发展的前沿动态，侧重医务人员临床诊治技能、疑难病例处理以及开展医疗先进技术能力的培养，具有专业性、权威性和实用性，因此既可作为正在试点推动的专科医师规范化培训的工具用书，又可作为医务人员或医疗行政管理部门开展继续医学教育的必备教材。同时，本套丛书在系统梳理专业知识的基础上均配备练习题库和模拟考试情境，有助于检验专业知识的掌握情况，亦可作为拟晋升高级职称应试者的考前复习参考用书。

限于编写时间紧迫、经验不足，本套教材会有很多不足之处，真诚希望广大读者谅解并提出宝贵意见，我们将于再版时加以改正。

目　　录

第三篇　常见重病的管理

第一篇

重症医学科的设置与管理

重症医学(critical care medicine)是研究任何损伤或疾病导致机体向死亡发展过程的特点和规律性,并根据这些特点和规律性对重症患者进行治疗的学科。其宗旨是实现重症患者的集中救治,以减少医疗资源的投入,提高治疗水平,降低重症患者的病死率。重症患者通常是以生命体征已经不稳定,或潜在不稳定;1个或多个器官或系统功能受累;已经或潜在危及生命为主要特征。在重症医学专业形成之前,这些患者随着其病因的不同而被分散到不同医学专业,使得对这一类疾病发展的过程缺乏统一认识和理解。随着医学理论的发展和技术的发展,对重症患者的管理已经成为现代医疗的重要组成部分,也是医院中不可缺少的工作环节。

重症医学在世界范围内已经走过了从无到有的历程,重症医学作为临床医学的专业学科正在显示着越来越活跃的生命力。2008年国家标准化管理委员会批准重症医学为临床二级学科。2009年国家卫生部批准重症医学作为一级诊疗科目。之后,卫生部重症专科职称晋升序列、重症临床医师资质培训、列入国家首批临床重点专科等。这一系列的发展,标志着我国重症医学事业的发展进入了一个规范化、系统化发展的新阶段,是我国医疗卫生事业发展过程中的又一个里程碑。

一、科室设置

1. 科室　重症医学科独立设置,应具备与其功能和任务相适应的场所、床位、设备、设施和人员条件,向全院重症患者开放,为重症患者提供24h不间断的器官功能监护和复苏救治,并为原发病的专科诊疗提供支持。病房设置于方便患者转运、检查和治疗的区域,并应接近主要服务对象病区、手术室、影像学科、实验室和血库等。

2. 床位　重症医学科病床数量应符合医院功能任务和实际收治重症患者的需要,三级医院重症医学科床位数为医院病床总数的2%～8%为宜;床位使用率以60%～75%为宜,至少保留有1张空床以备应急使用。全年床位使用率平均超过85%时,应该适度扩大规模。可以依据医院需求建立较大规模的重症医学科。重症医学科可由多个重症医疗单位(intensive care unit,ICU)组成。根据重症患者集中管理的特点,每个ICU单元的床位数以8～12张床为宜。

重症医学科每床的占地面积不低于15～18m²;每个病房最少配备1个单间病房,鼓励根据需要设置较多单间病房,单间病房面积为18～25m²。

二、收治病人原则

1. 重症医学科的收治范围包括以下方面。

(1)急性、可逆、已经危及生命的器官功能不全,经过严密监测和加强治疗短期内可能得到康复的患者。

(2)存在各种高危因素,具有潜在生命危险,经过严密监护和有效治疗可能减少死亡风险的患者。

(3)在慢性脏器功能不全的基础上,出现急性加重且危及生命,经过严密监测和治疗可能恢复到原来状态的患者。

慢性消耗性疾病及肿瘤的终末状态、不可逆性疾病和不能从加强监测治疗中获得益处的患者,一般不是重症医学科的收治范围。

2. 达到下列治疗效果的患者,应及时转出重症医学科。

(1)急性器官或系统功能衰竭已基本纠正,需要其他专科进一步诊断治疗。

（2）病情转入慢性状态。

（3）患者不能从继续加强监测治疗中获益。

三、人员编制

重症医学科必须由符合条件的医师和护士等专业人员组成诊疗团队，配备足够数量、受过专门训练、掌握重症医学的基本理念、基础知识和基本操作技术，具备独立工作能力的医护人员。

1. 人员配备数量和梯队结构　医师人数与床位数之比应为 0.8:1 以上，护士人数与床位数之比应为 3:1 以上，可以根据需要配备适当数量的医疗辅助人员，有条件的医院可配备相关的设备技术与维修人员。

2. 职称要求　对于一个 8～12 张床位的 ICU 单元，医师结构应包括：主任医师 1～2 名，从事重症工作 8 年以上；副主任医师 2～3 名，从事重症工作 5 年以上；主治医师 3 名以上，从事重症工作 3 年以上；住院、轮转、进修、研究生等初级医师根据需求配置。

对于一个 8～12 张床位的 ICU 单元，护士结构应包括：主（副）任护师 1 名以上，从事重症护理工作 8 年以上；主管护师 5 名以上，从事重症工作 5 年以上；合同、轮转、进修等初级护士（师）根据需求配置。

3. 科主任要求　为主任医师，从事重症工作 8 年以上。

四、设备要求

1. 专业设备要求

（1）每床配备完善的功能设备带或功能架，提供电、氧气、压缩空气和负压吸引等功能支持。每张监护病床装配电源插座 12 个以上，氧气接口 2 个以上，压缩空气接口 2 个和负压吸引接口 2 个以上。医疗用电和生活照明用电线路分开。每个 ICU 床位的电源应该是独立的反馈电路供应。ICU 最好有备用的不间断电力系统（UPS）和漏电保护装置；最好每个电路插座都在主面板上有独立的电路短路器。

（2）应配备适合 ICU 使用的病床，配备防压疮床垫。

（3）每床配备床旁监护系统，进行心电、血压、脉搏血氧饱和度、有创压力监测等基本生命体征监护。为便于安全转运患者，每个 ICU 单元至少配备便携式监护仪 1 台。

（4）三级医院的 ICU 应该每床配备 1 台呼吸机，二级医院的 ICU 可根据实际需要配备适当数量的呼吸机。每床配备简易呼吸器（复苏呼吸气囊）。为便于安全转运患者，每个 ICU 单元至少应有便携式呼吸机 1 台。

（5）输液泵和微量注射泵每床均应配备，其中微量注射泵每床 2 套以上。另配备一定数量的肠内营养输注泵。

（6）其他设备，包括心电图机、血气分析仪、除颤仪、血液净化仪、连续性血流动力学与氧代谢监测设备、心肺复苏抢救装备车（车上备有喉镜、气管导管、各种接头、急救药品及其他抢救用具等）、体外起搏器、纤维支气管镜及电子升、降温设备等。

（7）医院或 ICU 必须有足够的设备，随时为 ICU 提供床旁 B 超、X 线、生化和细菌学等检查。

2. 选配设备

（1）简易生化仪和乳酸分析仪。

（2）闭路电视探视系统，每床 1 个成像探头。

（3）脑电双频指数监护仪（BIS）。

（4）输液加温设备。

（5）呼气末二氧化碳、代谢等监测设备。

（6）体外膜肺（ECMO）机。

（7）床边脑电图和颅内压监测设备。

（8）主动脉内球囊反搏（IABP）和左心辅助循环装置。

（9）防止下肢 DVT 发生的反搏处理仪器。

（10）胸部振荡排痰装置。

五、病房建设要求

1. ICU 应该有特殊的地理位置，设置于方便患者转运、检查和治疗的区域并考虑以下因素：接近主要服务对象病区、手术室、影像学科、化验室和血库等，在横向无法实现"接近"时，应该考虑楼上楼下的纵向"接近"。

2. 每个 ICU 中的层流正压和负压隔离病房的设立，可以根据患者专科来源和卫生行政部门的要求决定，通常配备负压隔离病房 1～2 间。鼓励在人力资源充足的条件下，多设计单间或分隔式病房。

3. ICU 的基本辅助用房包括医师办公室、主任办公室、工作人员休息室、中央工作站、治疗室、配药室、仪器室、更衣室、清洁室、污废物处理室、值班室、盥洗室等。有条件的 ICU 可配置其他辅助用房，包括示教室、家属接待室、实验室、营养准备室等。辅助用房面积与病房面积之比应达到1:1以上。

4. ICU的整体布局应该使放置病床的医疗区域、医疗辅助用房区域、污物处理区域和医务人员生活辅助用房区域等有相对的独立性,以减少彼此之间的互相干扰并有利于感染的控制。

5. ICU应具备良好的通风、采光条件,有条件者最好装配气流方向从上到下的空气净化系统,能独立控制室内的温度和湿度。医疗区域内的温度应维持在(24±1.5)℃。每个单间的空气调节系统应该独立控制。安装足够的感应式洗手设施和手部消毒装置,单间每张床1套,开放式病床至少每2张床1套。

6. ICU要有合理的包括人员流动和物流在内的医疗流向,最好通过不同的进出通道实现,以最大限度减少各种干扰和交叉感染。

7. ICU病房建筑装饰必须遵循不产尘、不积尘、耐腐蚀、防潮防霉、防静电、容易清洁和符合防火要求的总原则。

8. ICU的设计要求应该满足提供医护人员便利的观察条件和在必要时尽快接触患者的通道。

9. 除了患者的呼叫信号、监护仪器的报警声外,电话铃声、打印机等仪器发出的声音等均属于ICU的噪声。在不影响正常工作的情况下,这些声音应尽可能减少到最小的水平。根据国际噪声协会的建议,ICU白天的噪声最好不要超过45分贝(A),傍晚40分贝(A),夜晚20分贝(A)。地面覆盖物、墙壁和天花板应该尽量采用高吸音的建筑材料。

10. ICU应建立完善的通讯系统、网络与临床信息管理系统、广播系统。

六、辅助条件

医院相关科室应具备足够的技术支持能力,能随时为重症医学科提供床旁B超、X线片等影像学,以及生化和细菌学等实验室检查。

七、基本制度

重症医学科必须建立健全各项规章制度,规定各类人员的工作职责,规范诊疗常规。国家卫生部《重症医学科建设与管理指南(试行)》[卫办医政发(2009)23号],为重症医学科建设与管理制定了标准。除执行政府和卫生行政管理部门有关医院临床医疗的各种制度外,还应该制订以下相关工作特征的制度,以保证工作质量:①医疗质量控制制度;②临床诊疗及医疗护理操作常规;③患者转入、转出ICU制度;④抗生素使用制度;⑤血液与血液制品使用制度;⑥抢救设备操作、管理制度;⑦特殊药品管理制度;⑧院内感染控制制度;⑨不良医疗事件防范与报告制度;⑩疑难重症患者会诊制度;⑪医患沟通制度;⑫突发事件的应急预案、人员紧急召集制度。

学科的规范化、系统化管理是学科发展的基础。重症医学科集中了生命有危险的患者,要降低这些患者的死亡率,不仅需要坚实的学术基础和先进的治疗手段,而且需要完整的团队合作与有效的执行能力。作为迅速发展的学科,重症医学有着广阔的发展前景和强大的发展动力。但是,这种发展的同时也对新知识的普及和新方法的有效落实提出了挑战。如何将有效的治疗理念切实地落实到患者身上,在很大程度上反映了重症医学科的工作水平和能力。重症医学科的工作特点是团队工作(team work)。要不断提高这个团队的工作水平和效率,在专业方面首先要有正确的医疗理念。这些理念不仅要被自身团队中的每一个人所接受,而且还应该做到真正地被消化吸收。这样才能使这个团队成为具有共同语言、合作默契的集体。这些专业学术理念也同时要被相关学科的专家所接受,以达到治疗上的协调与合作。其次,将这些理念有效地落实到患者的过程,不但体现了重症医学科工作人员的实际工作能力,而且体现了重症医学的管理体系是否完善和相关制度的执行是否严格。重症医学科的人员组成、模式、工作程序、对重症疾病的认识理解程度、对设备的掌控能力、医院内其他科室的专业水平及科室间的合作,都对重症医学科具体工作的实施有重大影响。

(刘大为)

第1章

重症监测与评估

重症医学(critical care medicine,CCM)是研究危及生命的疾病状态的发生、发展规律及其诊治方法的临床医学学科。重症医学科(intensive care u-nit,ICU)是对各种原因导致一个或多个器官与系统功能障碍、危及生命或具有潜在高危因素的患者,及时提供系统的、高质量的医学监护和救治技术,是医院集中监护和救治重症患者的专业科室。

重症医学科应用先进的诊断、监测和治疗设备与技术,对病情进行连续、动态的定性和定量观察,并通过有效的干预措施,为重症患者提供规范的、高质量的生命支持,改善生存质量。重症患者的生命监测技术水平,直接反映医院的综合救治能力,体现医院整体医疗实力,是现代化医院的重要标志。

第一节　重症监测

重症监测使临床医生具备广阔的视野和深刻的洞察力,实现重症患者疾病的早期预警、严重程度的评估和治疗疗效评估,实现监测目标导向的治疗方案调整,进而从根本上改变了重症患者的治疗模式,实现目标式、滴定式、个体化的治疗策略。

一、重症监测的目的

应用先进的监测技术,对重症患者进行连续、动态的定性和定量病情观察,对疾病的病理生理状态、以及病情的严重性和迫切性进行评估,实现对治疗措施的评估和调整,从而为 ICU 重症患者提供规范的、高质量的生命支持,改善重症患者预后,这是重症医学不同于传统临床学科的专业性特点。重症监测的目的如下。

1. 评估疾病严重程度　结合病史和体格检查,通过对重症患者进行系统的生理功能监测,能够较为准确的评估疾病严重程度。通过连续监测指标,动态评价疾病严重程度的变化,可对重症患者预后进行评估,预测病情变化和发展趋势。

2. 连续评价器官功能状态　通过对器官功能的深入监测,发现早期的器官功能损害的证据或器官功能损害的程度及其变化,为器官功能损害的预防和治疗提供依据。

3. 早期发现高危因素　早期发现严重威胁患者生命的高危因素,及时干预,避免疾病进一步恶化。对于高危患者尤为重要。如外科术后的高龄患者,若心电监测出现新的 ST 段压低或 ST 段明显压低,及时地降低心肌氧耗,增加冠状动脉血供,就有可能预防急性心肌梗死的发生。

4. 指导疾病诊断和鉴别诊断　器官功能监测可提供较为全面的病理生理和生物化学信息,为疾病的诊断和鉴别诊断提供依据。如根据血流动力学监测结果,可对重症患者的休克类型进行诊断和鉴别,有助于鉴别低血容量性休克、心源性休克、分布性休克和梗阻性休克;对肾小球滤过率和肾小管功能的监测,有助于鉴别肾前性和肾性急性肾损伤。

5. 实现滴定式治疗　重症患者的病情复杂,发展迅速,对治疗的反应性具有很大的变异性,传统的原则性治疗模式难以适应重症患者病情变化和治疗需求,根据连续性生命监测指标及其对治疗的反应,随时调整治疗剂量和速度,以期获得积极的疗效(滴定式治疗)。

6. 实现目标性的治疗　目标性治疗多是被循证医学研究或临床研究证明有效的措施。对于严重感染的早期目标性复苏治疗(EGDT),就是通过滴定式的治疗达到一定的生理目标,从而明显降低严重感染患者的病死率。同样,通过每天的自主呼吸试验的筛查和评估,能够明显缩短重症患者的机械通气时间,减少再插管率。在重症监测基础上的滴定式和目标性治疗,实现重症患者的治疗模式转变,这也是重症医学的重要特征。

7. 评价加强治疗的疗效　对疾病严重程度和器官功能损害程度的动态、连续监测,能够有效的评价治疗措施的有效性和及时性,对于防止病情恶化,改善和促进器官功能恢复具有重要的指导价值。

二、重症监测的原则

重症监测的实施应遵循下列原则。

1. 了解监测技术的适应证和禁忌证　根据重症监测技术的适应证和禁忌证,通过采用适当的重症监测技术,对重症患者的严重程度进行必要的评估,为重症患者的加强治疗提供全面的指导和评价,同时最大限度地降低监测技术对患者的损害。

2. 系统与重点监测相结合　对于重症患者,系统的生命监测,是全面评估疾病的严重性和指导治疗的重要条件,可避免遗漏重要信息。但全面系统的监测不但需要大量的医疗器械资源,也需要大量的医疗人力资源,而且需要花费较多的时间。因此,对于监测和治疗具有紧迫性的重症患者,首先对危及生命的重要系统或器官,进行重点监测,根据监测结果及时调整治疗方案,然后再对其他系统或器官进行系统的监测。既抓住重症患者危及生命的关键性问题,又体现监测手段主次分明、重点突出。

3. 根据疾病发展规律调整监测方案　重症患者病情变化迅速,重症监测方案应根据疾病的发生、发展和转归,选择相关的监测手段或技术,同时根据患者病情严重程度,调整监测的强度和密度,制订个体化的监测方案。

4. 合理应用无创和有创监测技术　无创监测技术由于操作简单,创伤小、并发症低而被广泛应用,但具有准确性和灵敏度不高等局限性,在重症患者监测中尤为突出。有创监测技术往往能够提供更准确和敏感的监测信息,因此,在全面评估患者疾病严重程度的前提下,选择对患者评估和治疗更有价值的监测技术就显得很必要。当患者病情改善后,应尽早将有创监测转变为无创监测,尽可能减少相关并发症。

5. 早期监测与筛查　重症患者或存在高危因素的患者,针对潜在的损害器官功能的高危因素,早期实施积极的监测和筛查,有助于早期发现病情变化的征兆,以便早期预防、早期治疗。

三、重症监测的特点

1. 早期监测、可预见　重症患者疾病发展迅速,病程变化多样,具有明显的差异性,具有极高的病死率。因此,通过疾病的早期预测,实施积极的预防策略;通过疾病的早期预警,实现早期的诊断和及时处理,是预防重症患者病情恶化,改善患者预后的重要手段。监测指标的可预见性越高,临床意义就越大。比如严重感染患者一旦出现血压降低,则提示患者已进入休克抑制期,预后凶险。若能够在休克的代偿期早期预见到疾病的发展过程,就有可能早期逆转休克的发展,明显转归。这类患者在常规血流动力学监测指标出现改变之前,组织低灌注与缺氧已经存在,乳酸水平可能已经升高。研究表明,血乳酸持续升高与 APACHE Ⅱ 评分密切相关,感染性休克患者血乳酸 $>4\text{mmol/L}$,病死率达 80%。重症感染患者早期监测血乳酸比常规的血流动力学指标更敏感,更有预见性。但仅以血乳酸浓度尚不能充分反映组织的缺氧状态,如合并肝功能不全乳酸代谢障碍也会导致血乳酸浓度明显升高。于是,研究发现连续的乳酸监测及乳酸清除率可更客观的反映休克的缺血缺氧状态,可作为评价疾病严重程的早期指标,指导重症感染患者的早期治疗。因此,重症监测需要早期,且监测指标对重症患者疾病的发展具有可预见性。

2. 监测手段的适用性　选择恰当的监测手段,是获得准确监测结果的前提。尽管目前临床已具有众多的监测技术和手段,但不同的监测方法具有不同的特点和利弊,根据疾病的病理生理特征和临床监测目标,应选择适当的监测手段,实现监测目标。

近年来血流动力学监测技术的不断进步,方法和手段不断更新,选择恰当的监测手段实现临床监测目标,显得十分重要。20世纪80年代,肺动脉漂浮导管(Swan-Ganz)开创了重症患者血流动力学监测的新篇章,通过量化的评价心脏压力和心排血量的变化,为休克的诊断和治疗提供了重要依据。作为压力指标的肺动脉嵌压(PAWP)和中心静脉压(CVP),在评估心脏压力负荷和肺水肿危险性方面具有重要的临床价值,但是临床医师试图通过PAWP和CVP等压力指标来反映心脏前负荷,进而指导容量治疗时,PAWP和CVP的局限性就显得很突出。PAWP和CVP受到心脏顺应性、心脏瓣膜功能及胸腔内压力等多种因素的影响,很难反映心脏的前负荷状态和对容量治疗的反应性。研究表明,通过脉搏指示持续心排血量监测(PiCCO)技术,可监测胸腔内血容量(ITBV)、血管外肺水含量(EVLW)及每搏量变异度(SVV)等容量指标,其中ITBV和SVV能够较好的反映心脏的前负荷和机体容量反应性,从而越来越多的用以指导临床容量管理。当然,肺动脉漂浮导管(Swan-Ganz)技术对肺动脉压力和PAWP的监测有时是PiCCO无法替代的。

另外,肺动脉漂浮导管(Swan-Ganz)和PiCCO均属于有创血流动力学监测,存在一定缺陷,临床使用受限,无创血流动力学监测手段应运而生。重复二氧化碳吸入法(NICO)、阻抗法以及床旁超声为无创血流动力学监测提供可能,为血流动力学监测提供更多选择。

3. 监测的动态和连续性　动态和连续性的重症监测,可获得疾病发展演变的趋势,并且可以更为准确地反映治疗疗效。重症患者往往器官功能已处于储备功能耗竭或接近耗竭的状态,病情变化迅速,对患者的生理功能进行连续、实时和动态的监测,有助于深入了解患者的病理生理变化,从而使临床医师能及时采取有针对性的治疗,并对治疗进行准确评估。

4. 监测的整体性　监测的整体性是重症医学监测的突出特点。重症监测已从过去单一的器官功能监测横向发展为全身各系统的综合性监测,目前已经在临床广泛开展的监测涉及呼吸、循环、肾、肝、胃肠道、神经系统、血液、代谢、营养、免疫、代谢和营养等诸多方面;监测内容也从简单的基本生命体征指标监测纵向发展到全面的系统功能监测(如系统的血流动力学和呼吸功能监测),从最初器官水平的功能监测,深入到组织水平;监测项目从单纯的生命体征监测扩展到营养与代谢、内环境(电解质与酸碱平衡)、电生理(神经和肌肉功能)等领域。

5. 监测结果的准确解读　监测结果的准确解读是准确评估病情和指导治疗的前提。监测结果的准确解读,不仅需要准确、连续和动态的重症监测结果,还需要重症医学医师结合患者的病史、体格检查,在病理生理学的基础上分析监测结果,从而得出较为准确、科学的判断。如结合休克的病因和临床表现,通过血流动力学和氧代谢的监测,如果医师能够较为准确的解读或分析出休克的类型、所处的阶段,判断血流动力学的特征来指导治疗;若不能准确解读,将导致医师错误的判断患者的疾病状况,从而给予错误的治疗。所以,准确地解读监测结果是正确治疗的前提。

6. 重症监测改变传统治疗策略　评估和指导治疗是重症监测的主要目的。通过恰当的监测手段,获得准确测定结果,正确认识和理解监测结果,全面地分析病情,以此指导治疗,同时对治疗的疗效或反应性进行评估,进一步指导治疗方案的调整,使得治疗有了明确的目标,明显提高了治疗的准确性、可干预性,充分体现个体化原则,实现重症患者治疗的新模式"监测－治疗－监测－治疗"。这种新的治疗模式具有明显的"滴定式"和"目标性"的特征,改变了传统的治疗策略,能够更好地满足重症患者的治疗需要。

重症监测滴定式、目标性治疗是重症患者治疗模式的突破和进步。感染性休克患者往往存在低血容量状态,需要容量复苏治疗,但液体复苏的剂量和速度往往是不清楚的,而且患者之间存在明显的个体差异。通过血流动力学监测,可了解低血容量状态的程度,进一步通过容量负荷试验,可明确患者低血容量状态的严重程度和患者对容量治疗的反应性和耐受性,进而可调整液体治疗方案。连续性的监测患者对治疗的反应性,不断调整治疗方案,以达到治疗目标。临床研究显示,早期滴定式、目标性的治疗能够改善重症感染患者的预后。

可见,重症监测作为重症医学的基础,重症医师应该掌握重症监测技术的适应证和禁忌证,熟练重症监测的技术操作,掌握正确的监测手段,获得准确的监测结果,并正确分析和指导治疗,实现重症患者治疗模式的根本转变。

第二节　重症患者的评估

在普通疾病的医学诊治模式中,对患者的处理应该按照一定的顺序来进行:包括采集完整的病史,详细的体格检查,必要的辅助检查,明确诊断,然后治疗。这样的诊疗程序理论上来讲是完整而周密的,但往往需耗费较长时间。这种模式无疑不适合重症患者。面对重症患者,医师必须要在较短的时间内评估病情,抓住主要问题进行针对性的处理(如输液、吸氧、机械通气等),然后再进一步寻找病因。临床判断主要依据一般状况和生命体征,采集病史和查体需要同时进行,评价患者的疾病严重程度、判断出危及生命的异常情况,并给予早期的处理,为下一步检查和治疗争取时间。

一、一般评估

1. **病史**　重症患者常不能由自己提供病史,目击者、家属、医护人员的信息提供非常重要。需要了解主要症状,如:疼痛,气短,乏力,神志改变等;有无创伤;有无手术;前期服用药物情况等。重点应放在判断紧急问题和了解生理储备方面,特别是心肺功能的储备。了解既往史,药物和过敏史,家族史,既往住院情况,系统回顾等。

2. **查体**　重症患者的查体和普通患者不同,不是按系统,从头到脚的顺序查体,而是有重点的,按照"ABC"的顺序检查主要器官情况,再系统性回顾其余重要器官的功能。

A:气道(airway)

①病因:包括创伤、出血、呕吐、异物、中枢神经系统异常、感染及炎症等。

②视:发绀、呼吸节律和频率、呼吸辅助肌肉活动、三凹征及神志改变。

③听:异常呼吸音,若气道完全阻塞则不能听到呼吸音。

④感觉:气流是否减少。

B:呼吸(breathing)

①病因:中枢驱动力缺失,中枢神经系统障碍,呼吸肌力下降,胸廓形态异常,疼痛,神经肌肉病变等;肺部疾病,包括气胸、血胸、COPD、哮喘、肺水肿、ARDS、肺栓塞及肋骨骨折等。

②视:包括发绀、呼吸节律和频率、呼吸辅助肌肉活动、三凹征、神志改变,呼吸急促是早期最重要的独立预测指标。

③听:包括异常呼吸音、叩诊浊音或过清音。

④感觉:包括胸廓活动幅度及对称性、气管位置及捻发感等。

C:循环(circulation)

①原发病因:包括心肌缺血、心律失常、瓣膜病变、心肌病变及心脏压塞等。

②继发病因:包括药物、缺氧、电解质紊乱、贫血及感染等。

③视:包括外周灌注指标如皮肤色泽,尿色及尿量,神志改变等。

④听:包括心音频率及节律,心脏杂音。

⑤感觉:包括心尖搏动位置、震颤、脉搏节律及奇脉等。

除了迅速检查上述气道、呼吸、循环外,还应迅速对患者体表进行详细的体格检查,查看有无意识状态的改变。看皮肤是否苍白,发绀,黄染,红斑,或潮红。皮肤是潮湿还是干燥,对皮疹、瘀斑肿胀也应该进行描述。对眼进行检查时应观察瞳孔有无异常及巩膜有无黄染,结膜有无苍白及水肿。触诊在重症患者的检查中是必不可少的一部分,若腹部有触痛时,应确定触痛的范围、程度;若触及包块时,应确定所触及包块的大小、质地、活动度等。评价腹肌的紧张度、腹部膨隆的程度及反跳痛也是非常重要的。所有育龄女性都应考虑是否存在宫内或宫外妊娠的可能。如果情况允许的话应同时对患者的背部及肋部进行检查。

对患者中枢神经系统及肢体运动进行评估时,应记录 Glasgow 评分,瞳孔大小和反应,如果时间允许的话,还应检查中枢及周围神经的感觉和运动功能。

3. **实验室及影像学检查**　根据病情迅速完成血常规、生化、血气分析、乳酸、血糖、中心静脉氧饱和度等血液检查。有选择的完善 X 线胸片、CT、心电图、超声心动图及微生物培养等检查。

二、重症患者特殊评估

重症患者评分系统可以给临床提供量化、综合指标,用以评价疾病严重程度,指导治疗、评估预后。另外,可以比较不同患者之间、不同 ICU 之间的治疗效果,评价临床研究中不同组别的病情危重程度,评价新药及新治疗措施的有效性,或者用来进行质量控制和资源分配。

重症患者的病情评估分为总体评估和各器官系统评估,常用的总体评分系统有:非特异性病情严重程度评分,如 APACHE Ⅱ,TISS;多脏器功能障碍病情评分,如 MODS、SOFA、LODS;特定器官功能障碍评分,如 Ranson,CPIS(临床肺部感染评分)、GCS(格拉斯哥昏迷评分)、心力衰竭评分等,下面主要总体评估,各器官系统的评分、评估详见各章。

1. 急性生理与慢性健康评分(acute physiology and chronic health evaluation,APACHE)　此评分是由 Knaus 于 1981 年建立,1985 年提出 A-PACHE Ⅱ,至 2005 年推出第四代。APACHE Ⅱ 因为简便可靠,设计合理,预测相对准确,目前使用最为普遍。分值越高,表示病情越重,预后越差,病死率越高。

APACHE-Ⅱ 由 A 项、B 项及 C 项 3 部分组成。A 项:急性生理学评分,共 12 项。B 项:即年龄评分,从 44 岁以下至 75 岁以上共分为 5 个阶段,依次评为 0~6 分。C 项:即慢性健康评分,凡有重要器官或系统功能严重障碍或衰竭的慢性疾病,如行急诊手术或未手术治疗者加 5 分,择期手术治疗者加 2 分。

前 11 项由临床最常用的生命体征、血常规、血液生化和血气分析指标构成,各项指标依据其偏离正常值的程度分别计为 1~4 分,正常为 0 分。在评价肺氧合功能时如吸氧浓度(FiO_2)<0.5,用动脉氧分压(PaO_2)作为评分指标;如 $FiO_2 \geqslant 0.5$,则用肺泡-动脉氧压差$[(A-a)DO_2]$作为评分指标。对血液酸碱度的测定仍首选动脉血 pH,如无血气分析则记录静脉血$[HCO_3^-]$。如为急性肾衰竭,则血肌酐(Cr)项的记分加倍。第 12 项为 Glasgow 评分(GCS),主要反映中枢神经系统功能,其评分越高,表示病情越轻,正常为 15 分,具体评分细则见表 1-1。以 15 减去 GCS 实际得分后再计入急性健康评分。

表 1-1　Glasgow 昏迷评分(GCS)

睁眼(E)		语言(V)		运动(M)	
自主睁眼	4	语言正常	5	遵嘱动作	6
语言刺激睁眼	3	语言混乱	4	疼痛定位	5
疼痛刺激睁眼	2	用词不恰当	3	疼痛刺激屈曲	4
不睁眼	1	声音无法理解	2	疼痛(异常)屈曲	3
		无语言	1	疼痛伸展	2
				疼痛无反应	1

年龄评分:依年龄不同分为 0~6 分。

慢性健康评分:有下列器官或系统功能严重障碍或衰竭的慢性疾病,如行急诊手术或未手术治疗者加 5 分,择期手术治疗者加 2 分。①心血管系统:休息或轻微活动时出现心绞痛或心功能不全的表现,如心悸、气急、水肿、肝大、肺部啰音等,或符合美国纽约心脏病协会制定的心功能 Ⅳ 级标准。②呼吸系统:慢性限制性、阻塞性或血管性肺部疾病所致患者活动严重受限,不能上楼梯或做家务,或有慢性缺氧,高碳酸血症、继发性红细胞增多症、严重肺动脉高压(>5.33kPa),或需呼吸机支持。③肝:活检证实肝硬化,伴肝门静脉高压,以往有肝门静脉高压致上消化道出血、肝功能衰竭、肝性脑病史。④肾:接受长期透析治疗。⑤免疫功能障碍:接受免疫抑制药、化学治疗、放射治疗、长期类固醇激素治疗,或近期使用大剂量类固醇激素,或患有白血病、淋巴瘤或艾滋病等抗感染能力减退者。

Knaus 等认为,患有上述慢性疾病和器官功能障碍时,急诊手术较择期手术死亡率高,且未手术者的死亡率也高,这可能与未手术者因病情重而不能承受手术治疗有关,因此未手术和急诊手术同样计分。

以上 A、B、C 3 项之和为 APACHE-Ⅱ 评分。APACHE-Ⅱ 评分具体评分细则见表 1-2。

表 1-2　APACHE-Ⅱ评分系统

变量	4	3	2	1	0	1	2	3	4	得分
体温(℃)	≥41	39.0~40.9		38.5~38.9	36.0~38.4	34.0~35.9	32.0~33.9	30.0~31.9	≤29.9	
平均动脉压(mmHg)	≥160	130~159	110~129		70~109		50~69		≤49	
心率(/min)	≥180	140~179	110~139		70~109		55~69	40~54	≤39	
呼吸频率(/min)	≥50	35~49		25~34	12~24	10~11	6~9		≤5	
$PaO_2\ FiO_2$ ＜50%					＞70	61~70		55~60	＜55	
$AaDO_2\ FiO_2$ ≥50%	≥500	350~499	200~349		＜200					
动脉 pH	≥7.7	7.60~7.69		7.5~7.59	7.33~7.49		7.25~7.32	7.15~7.24	＜7.15	
血浆 HCO_3	≥52	41.0~51.9		32~40.9	22~31.9		18~21.9	15~17.9	＜15	
血浆钠(mmol/L)	≥180	160~179	155~159	150~154	130~149		120~129	111~119	≤110	
血浆钾(mmol/L)	≥7	6.0~6.9		5.5~5.9	3.5~5.4	3~3.4	2.5~2.9		＜2.5	
肌酐(μmol/L)(急性肾衰竭加倍)	≥309.4	176.8~300.6	132.6~167.9		53~123.7		＜53			
HCT(%)	≥60		50~59.9	46~49.9	30~45.9		20~29.9		＜20	
WBC(×10^9/L)	≥40		20~39.9	15~19.9	3~14.9		1~2.9		＜1	
Glasgow coma score		睁眼 E:		语言 V:	运动 M:	GCS=(　)			15-GCS=	

总急性生理评分(APS)=12 项评分总和

A. 总急性生理评分(APS)=12 项评分总和					
B. 年龄评分		C. 慢性健康评分		APACHE Ⅱ 评分=	
年龄(岁)	评分值	器官功能严重不足或免疫力减退患者的评分		A＋B＋C 的和	
＜44	0				
45~54	2	a. 非手术或急诊手术者 5 分		A:APS 评分	
55~64	3	b. 择期手术者 2 分		B:年龄评分	
65~74	5			C:慢性健康状况评分	
≥75	6				

APACHE Ⅱ 的临床应用:动态重症疾病评分来评价医疗措施的效果;医疗质量和医疗费用控制评价;评估病情,有利于制订治疗方案;用评分选择手术时机;科研或学术交流,控制对照组间的病情可比性;预测预后,公式为 Ln(1/R－R)＝－3.517＋(APACHE Ⅱ 得分×0.146)＋病种风险系数＋0.603(仅用于急诊手术者)。

2. 治疗干预评价系统(therapeutic intervention scoring system,TISS)　是由 Cullen 1974 年建立,目的是对重症患者进行分类,确定医疗护理的劳动强度,以便确定工作量、安排工作。

注意事项:每日同一时间由 1 名观察者收集资料;确认是否为前 24h 内完成的治疗措施;总分应与病情严重程度一致,如与 APACHE 等没有一致性,应检讨治疗措施是否适当;不得重复记分;对同一目的进行的多项干预,记录最高分,TISS 评分具体评分细则见表 1-3。

表 1-3　TISS 评分系统

评分	标准	
4分	①心搏骤停或电除颤后(48h 内)	⑪加压输血
	②控制呼吸,用或不用 PEEP	⑫抗休克裤(MAST)
	③控制呼吸,间断或持续用肌松药	⑬输血小板
	④食管静脉出血,三腔管压迫止血	⑭主动脉球囊反搏(IABP)
	⑤持续动脉内给药	⑮24h 内急诊手术
	⑥放置肺动脉漂浮导管	⑯急性消化道出血灌洗
	⑦心房和(或)心室起搏	⑰急诊行内镜或纤维支气管镜检
	⑧病情不稳定者行血液透析	⑱应用血管活性药物(>1 种)
	⑨腹膜透析	
	⑩人工低温	
3分	①静脉营养	⑮电转复治疗心律失常
	②备用起搏器	⑯应用降温毯
	③胸腔引流	⑰动脉置管测压
	④IMV 或辅助通气	⑱48h 内快速洋地黄化
	⑤应用 CPAP 治疗	⑲测定心排血量
	⑥经中心静脉输高浓度钾	⑳快速利尿治疗体液超负荷或脑水肿
	⑦经鼻或口气管内插管	㉑积极纠正代谢性碱中毒
	⑧无人工气道者行气管内吸引	㉒积极纠正代谢性酸中毒
	⑨代谢平衡复杂,频繁调整出入量	㉓紧急行胸腔、腹膜后或心包穿刺
	⑩频繁或急测动脉血气分析、出凝血指标(>4 次/班)	㉔积极抗凝血治疗(最初 48h)
	⑪频繁成分输血(>5U/24h)	㉕因容量超负荷行静脉放血
	⑫非常规静脉单次注药	㉖静脉应用 2 种以上抗生素
	⑬静脉滴注一种血管活性药物	㉗药物治疗惊厥或代谢性脑病(发病 48h 内)
	⑭持续静脉滴注抗心律失常药物	㉘复杂性骨牵引
2分	①监测 CVP	⑥鼻饲
	②同时开放 2 条静脉输液	⑦因体液丢失过多行补液治疗
	③病情稳定者行血液透析	⑧静脉化疗
	④48h 内的气管切开	⑨每小时记录神经生命体征
	⑤气管内插管或气管切开者接 T 形管或面罩自主呼吸	⑩频繁更换敷料
		⑪静脉滴注垂体后叶素
1分	①监测 ECG	⑪压疮
	②每小时记录生命体征	⑫留置导尿管
	③开放 1 条静脉输液	⑬吸氧治疗(鼻管或面罩)
	④慢性抗凝血治疗	⑭静脉应用抗生素(<2 种)
	⑤常规记录 24h 出入量	⑮胸部物理治疗
	⑥急查血常规	⑯伤口、瘘管或肠瘘需加强冲洗、包扎或清创
	⑦按计划间歇静脉用药	⑰胃肠减压
	⑧常规更换敷料	⑱外周静脉营养或脂肪乳剂输入
	⑨常规骨牵引	
	⑩气管切开护理	

3. 多脏器功能障碍评分(multiple organ dysfunction score,MODS)　Marshall 于 1995 年提出,Richard 2001 年改良。其特点为参数少,评分简单,对病死率和预后预测准确。多脏器功能障碍评分的不足有:只反映 6 个常见器官功能,每个器官功能仅有 1 个指标,不能全面反映器官功能状态;对其他影响预后的因素没有考虑。

MODS 评分具体评分细则见表 1-4。

表 1-4　MODS 评分系统

器官	变量	0 分	1 分	2 分	3 分	4 分
呼吸系统	PaO_2/FiO_2(mmHg)	≥301	226~300	151~225	76~150	<76
血液系统	血小板(10^9/L)	≥150	<150	<100	<50	<20
肝	胆红素(μmol/L)	≤20	21~60	61~120	121~240	>240
PAHR 压力调整心率	HR・(CVP/MAP)	≤10	10.1~15	15.1~20	20.1~30	>30
中枢神经系统	Glasgow coma score	15	13~14	10~12	7~9	≤6
肾	肌酐(μmol/L)	<100	101~200	201~350	351~500	>500

4. 全身性感染相关性器官功能衰竭评分(sepsis related organ failure assessment,SOFA)　1994 年欧洲重症医学会提出此评分系统。强调早期,动态监测,包括 6 个器官,每项 0~4 分,每日记录最差值。目前研究显示最高评分和评分动态变化对评价病情更有意义。此评分方法后来也被称之为序贯器官功能衰竭评分(sequential organ failure assessment,SOFA),临床及临床研究应用较广泛。SOFA 评分具体评分细则见表 1-5。

表 1-5　SOFA 评分系统

器官	变量	0 分	1 分	2 分	3 分	4 分
呼吸系统	PaO_2/FiO_2(mmHg)	≥400	<400	<300	<200 on MV	<100 on MV
血液系统	血小板(10^9/L)	≥150	<150	<100	<50	<20
肝	胆红素(μmol/L)	<20.52	20.52~32.49	34.2~100.89	102.6~203.49	>205.2
心血管系统	平均动脉压(mmHg)	≥70	<70			
	多巴胺[μg/(kg・min)]			≤5	>5	>15
	多巴酚丁胺[μg/(kg・min)]			任何剂量		
	肾上腺素[μg/(kg・min)]				≤0.1	>0.1
	去甲肾上腺素,[μg/(kg・min)]				≤0.1	>0.1
中枢神经系统	Glasgow coma score	15	13~14	10~12	6~9	<6
肾	肌酐(μmol/L)	<106	106~167.6	176.8~300.56	309.4~433.16	≥442
	尿量(ml/d)	≥500			<500	<200

5. 器官功能障碍逻辑性评价系统(logistic organ dysfunction system,LODS)　1996 年由 Le Gall 创建,其中每个变量都经过 Logistic 回归筛选,权重经过 Logistic 回归方程计算,包括 6 个器官,每项 0~5 分,最高 22 分,每日记录单个器官中的最差分值,其总分数与病情严重程度密切相关,SOFA 评分具体评分细则见表 1-6。

表 1-6　LODS 评分系统

器官	变量	0分	1分	3分	5分
呼吸系统	PaO_2/FiO_2(mmHg)MV 或 CPAP(机械通气或持续气道正压通气)	无 MV 或 CPAP	≥150	<150	
血液系统	血小板(10^9/L)	≥50	<50		
	白细胞(10^9/L)	2.5~49.9	1~2.4≥50	<1	
肝	胆红素(μmol/L)	<584.82	≥584.82		
	PT 超过标准值(s)或百分比	≤3s(≥25%)	>3s(<25%)		
心血管系统	收缩压(mmHg)	90~239	70~89 240~269	40~69 ≥270	<40
	心率(bpm)	30~139	≥140		<30
中枢神经系统	Glasgow coma score	14~15	9~13	6~8	<6
肾	肌酐(μmol/L)	<106	106~140	≥141	
	血清尿素或尿素氮(mmol/L)	<6	6~6.9	7~19.9	≥20
	尿量(L/d)	0.75~9.99		0.5~0.7 ≥10	<0.5

（黄英姿　邱海波）

■ 参考文献

[1] 中华医学会重症医学分会专家组.《中国重症加强治疗病房(ICU)建设与管理指南》(2006).中国危重病急救杂志,2006,18:387-388.

[2] 邱海波,周韶霞.多器官功能障碍综合征现代治疗.北京:人民军医出版社,1999.

[3] 邱海波,等,ICU 主治医师查房手册.南京:江苏科技出版社,2006.

[4] James G. R. Cardiac Management in the ICU. Chest, 1999, 115: 138S-144S.

[5] Jobes DR. Handbook of percutaneous central venous catheterization. Anesth Analg,1993,77:648-649.

[6] McGee DC and Gould MK. Preventing complications of central venous catheterization. N Engl J Med, 2003, 348: 1123-1133.

[7] Aguilar G,Belda FJ and Perel A. Minimally invasive cardiopulmonary monitoring with the PiCCO Plus system. Rev Esp Anestesiol Reanim,2008,55:90-100.

[8] Vivas AM, Sanchez SS, Rodriguez MP et al. Hemodynamic monitoring:PiCCO system. Enferm Intensiva, 2008, 19:132-140.

[9] Visalli F and Evans P. The Swan-Ganz catheter:a program for teaching safe, effective use. Nursing, 1981, 11: 42-47.

[10] Knaus WA, Draper EA, Wagner DP, and Zimmerman JE. APACHE II:a severity of disease classification system. Critical Care Medicine. 1985,13:818-829.

[11] Hillman KM, Chey T, Jacques T, Simmons G. Duration of life-threatening antecedents prior to intensive care admission. Intensive Care Med. 2002, 28:1629.

[12] Mclean B, Zimmerman JL: Fundamental critical care support. Fourth edition, Society of Critical Care Medicine,2007.

[13] Hodgetts TJ, Kenward G, Vlachonikolis IG, Payne S, Castle N. The identification of risk factors for cardiac arrest and formulation of activation criteria to alert a medical emergency team. Resuscitation,2002,54:125.

第 2 章

呼吸功能障碍

第一节　呼吸功能障碍的监测

呼吸系统是机体氧摄取、排出代谢产物、调节酸碱平衡的重要器官。通过肺通气和肺换气功能进行气体交换,维持动脉血氧分压(PaO_2)和动脉血二氧化碳分压($PaCO_2$)的正常。感染、手术、创伤等均可引起呼吸功能障碍,导致肺通气和(或)肺换气功能异常,产生低氧血症伴(或不伴)高碳酸血症,进而引起一系列病理生理改变和相应的临床表现。开展重症患者呼吸功能障碍的监测,有助于及时采取有效的防治手段,逆转或缓解病情的进展。

一、呼吸力学监测

呼吸力学改变是导致呼吸功能障碍的常见原因。呼吸力学监测是呼吸功能障碍监测的重要组成。

呼吸力学监测是应用呼吸生理学指导临床诊断和治疗的重要环节。呼吸力学监测的参数包括有与呼吸相关的压力、容量、流量、顺应性、阻力和呼吸做功等。严格掌握这些参数的测定条件,结合临床分析其结果,有利于认识疾病的发病机制、诊断和指导治疗。在进行机械通气时,密切监测这些参数,有利于发现病情变化和指导呼吸机的合理应用。

1. 气道阻力和顺应性监测　气道阻力和弹性阻力是机械通气的主要阻力。气道阻力(RAW)指气流通过气道进出肺泡所消耗的压力,即单位流量所需要的压力[$H_2O/(L \cdot S)$]。顺应性(compliance,C)指单位压力改变所产生的容量变化,与弹性阻力成反比(弹性回缩力$=1/C$)。呼吸系统的顺应性(Crs)包括肺(CL)和胸廓顺应性(CL)。

监测机械通气过程中容量控制通气模式下气道压力的变化,可测定呼吸系统气道阻力和弹性阻力。采用恒流容量控制通气时,可测定气道峰值压力(PIP)、气道平台压力(Pplat)、潮气量(VT)和呼气末压力(PEEP)(图 2-1)。PIP 与 Pplat 之间的压力差用于克服气道阻力,$RAW=(PIP-Pplat)/$气体流速。当患者气道阻力增加时,PIP 升高,PIP 与 Pplat 之间的压力差增加。Pplat 与 PEEP 之间的压力差用于克服呼吸系统的弹性阻力,$Crs=VT/(Pplat-PEEP)$。当呼吸系统弹性阻力增加、顺应性降低时,Pplat 升高,Pplat 与 PEEP 之间的压力差增加。

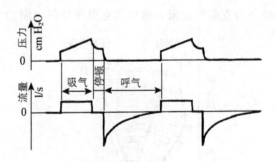

图 2-1　容量控制通气模式下气道压力和流速随时间的变化波形

2. 食管压和跨肺压监测　跨肺压(PL)是指气管压力(Pao)与胸膜腔内压(Ppl)之间的差值,即 $PL=Pao-Ppl$。反映在相应的肺容量时需要克服的肺阻力,也是产生相应的肺容量变化消耗于肺的驱动压力。当胸廓阻力无明显变化时,气道压力主要用于克服肺阻力,可反映肺阻力的变化;反之,当胸廓顺应性降低时,气道压力除克服肺阻力外,还需克服胸廓阻力。此时,需要监测胸腔内压力和跨肺压。通常采用食管囊管法检测食管中下 1/3 交界处附近的压力,即食管压,间接反映胸腔内压,从而能够得到跨肺压,实现肺和胸廓阻力的分别监测。

3. **呼吸功(WOB)监测**　WOB 指呼吸气体进出呼吸道和肺的过程中,用以克服气道阻力、肺和胸壁的弹性阻力等所消耗的能量。自主呼吸时,由患者呼吸肌完成;机械通气时,由患者和(或)呼吸机共同完成。一次呼吸过程中,呼吸功分为吸气功和呼气功。正常情况下,平静呼吸时呼气为被动的,不产生呼吸功耗;呼吸功主要指吸气做功,其中约 50% 用于克服气道阻力,50% 用于克服肺和胸廓的弹性阻力,于吸气过程中储存于扩张的肺组织和胸壁,用于呼气做功。但在通气要求增加或呼气阻力增加时,呼气肌肉需参与完成部分呼气做功。

在物理学上,功=作用力×移动的距离。对于呼吸运动,WOB=压力×容量的改变。由于压力和容量的变化呈非线性,所以 WOB 的计算需要用压力和容量变化的积分进行计算,即 $WOB = \int P \times dV$。WOB 的通用单位为焦耳/升通气量(J/L)。正常人平静呼吸的做功为 0.3～0.5 J/L,呼吸功能障碍的患者中可以成数倍的增加。

目前常用的 WOB 监测方法为压力-容积图形法,即 Campbell 图(图 2-2)。通过 Campbell 图可以将呼吸做功区分为吸气做功和呼气做功。吸气做功分为克服气道阻力做功和克服弹性阻力做功。

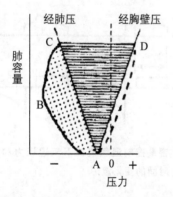

图 2-2　呼吸功的 Campbell 图

呼吸功是反映呼吸肌肉负荷的综合指标。通过同时对呼吸做功和呼吸肌肉的功能储备进行检测,可以判断呼吸肌肉负荷与储备能力的失衡,预测呼吸肌肉的疲劳,指导呼吸衰竭的防治。机械通气时,通过计算患者和呼吸机做功的比例,分析呼吸功增加的原因,有利于临床治疗策略的设定和调整。另外,机械通气撤机前,通过计算患者和呼吸机做功的比例,有助于预测撤机的成败。

4. **内源性呼气末压力(PEEPi)监测**　正常情况下,呼气末肺容积处于功能残气位时,肺和胸壁的弹性回缩力大小相等、方向相反,呼吸系统的静态弹性回缩压为 0,肺泡内压也为 0;在病理情况下,呼气末肺容积高于功能残气容量位,此时呼吸系统的静态弹性回缩压升高,肺泡内压也升高,这种升高的肺泡内压称为 PEEPi。导致 PEEPi 的常见原因包括气道阻力增加、呼吸系统顺应性降低、呼气时间过短或呼气流速受限。

PEEPi 产生后,对机体将产生明显的影响。首先表现为对血流动力学的影响。PEEPi 增加肺泡内压和胸腔内压,减少静脉回流,降低心脏前负荷和心排血量。其次,PEEPi 易导致肺泡过度膨胀,产生气压伤。另外,PEEPi 增加或者呼吸做功,易产生人机对抗。故对于呼吸功能障碍的患者,需进行 PEEPi 的监测。

PEEPi 分为静态 PEEPi 和动态 PEEPi。不同肺单位的时间常数存在差异,气道和肺实质病变患者产生的 PEEPi 在不同肺单位之间的分布不均一,表现为时间常数高而呼气流速慢的肺单位高于时间常数低而呼气流速快的肺单位。静态 PEEPi 为呼气末气道平台压,反映时间常数不均一的肺单位 PEEPi 之间通过呼气末暂停达到平衡状态。动态 PEEPi 为吸气开始前气道开放压力水平,反映不完全呼气时,除设定的触发压力之外,触发呼吸机送气所需克服时间常数较短肺单位的 PEEPi 水平,此时,时间常数较长的肺单位仍在排空。由此可见,动态 PEEPi 低于静态 PEEPi,代表气体进入肺泡前所需克服的最低 PEEPi。

PEEPi 的测定方法包括呼气末气道阻断法、始动吸气流量的食管压变化值或气道压的变化值(机械通气时)。目前常用的方法是呼气末气道阻断法和食管压力监测法。

(1)呼气末气道阻断法:机械通气时,呼气末阻断气道 3～5s,当呼气末流速为零时,肺泡内压力与气道的压力达到平衡,此时气道压等于肺泡压,即 PEEPi。这种方法测定的为静态的 PEEPi。在测定过程中患者的呼吸肌肉必须放松。

(2)始动吸气流量的食管压变化值:自主呼吸患者在开始吸气时,食管压下降。正常人食管压下降与吸气流量的出现几乎同步。当存在 PEEPi 时,吸气流量的出现滞后于食管压的下降。滞后期间的食管压下降幅度就是 PEEPi。这种方法测定的 PEEPi 为动态 PEEPi。测定时同样要求呼气末患者的呼气肌肉松弛。因呼气肌收缩会导致呼气末食管压增高,增加 PEEPi 测定值。采用同步胃内压变化修正的方法可以一定程度上减少呼气肌收缩活动的影响。

二、气体交换监测

气体交换的监测是呼吸功能障碍的常规和重要监测环节。肺通气和肺换气是影响气体交换的关键环节。$PaCO_2$ 反映肺通气的有效性。血液酸碱度在正常范围时,$PaCO_2$ 维持在 40mmHg 左右表明肺通气功能正常,呼吸系统可有效排出二氧化碳。$PaCO_2$ 升高提示肺泡通气量不足。PaO_2 反映肺氧合的有效性。受肺通气和肺换气功能的影响,静息状态下吸空气时 PaO_2 低于 80mmHg 为低氧血症,提示氧合功能障碍。

1. 血气分析 血气分析是临床监测气体交换最常用的方法,是诊断呼吸衰竭及其分型必不可少的检测手段,不仅反映气体交换的异常,而且显示呼吸功能障碍对血液酸碱度的影响。血 pH 正常为 7.35~7.45,低于 7.35 称为酸血症,高于 7.45 为碱血症。$PaCO_2$ 正常值为 35~45mmHg,$PaCO_2$ 增高表示肺泡通气不足,见于呼吸性酸中毒或代偿后的代谢性碱中毒;$PaCO_2$ 降低表示肺泡通气过度,见于呼吸性碱中毒或代偿后的代谢性酸中毒。氧合指数(PaO_2/FiO_2)是用于评估呼吸衰竭严重程度的指标,也是诊断急性肺损伤(ALI)和急性呼吸窘迫综合征(ARDS)的必要条件。ALI/ARDS 患者在临床治疗过程中,PaO_2/FiO_2 的动态变化可反映肺复张效果。除呼吸功能障碍,血流动力学状态和心内分流也可影响氧合指数。改良的氧合指数增加平均气道压力(mean airway pressure,MAP)的影响,即 $MAP \times FiO_2 \times 100/PaO_2$,是反映机械通气效果更客观的指标。

2. 血氧饱和度(SO_2)监测 通常情况下动脉血气不能连续监测。血氧饱和度是反映组织氧供和氧耗的重要指标,可以连续监测,是呼吸功能障碍常用的监测指标。

血氧饱和度的监测方法通常分为电化学法和光学法 2 类。电化学法血氧饱和度测量要先进行人体采血(最常采用的是取动脉血),再利用血气分析仪进行电化学分析,在数分钟内测得动脉氧分压(PaO_2),并计算出动脉血氧饱和度(SaO_2)。光学法是检测血液对光吸收量的变化,测量氧合血红蛋白(HbO_2)占全部血红蛋白(Hb)的百分比,从而求得 SPO_2。与动脉血氧分压存在很好的相关性,同时明显减少了采血次数,且具有快速、动态、能连续监测的特点,临床应用日渐广泛。

临床常用的监测为光学法测定的经皮脉搏血氧饱和度(SPO_2)监测,部位为指(趾)端,监测部位皮肤要清洁,与传感器贴合严密,并要固定。患者保持安静,以确保显示准确。正常值为 96%~100%。但下列情况会影响 SPO_2 监测的准确性:异常血红蛋白血症时假性增高;低血压或组织灌注不良时不准确;存在贫血、特别是 Hb<80g/L 时不准确;皮肤黑色素沉着假性增高;染甲(黑或蓝色)可造成假性降低。

3. 呼出气二氧化碳波形监测 呼出气二氧化碳波形监测反映一次呼气过程中呼出气二氧化碳的变化,主要受肺泡通气量的影响。波形由 3 个部分组成,第一部分为来自上呼吸道解剖无效腔的气体,二氧化碳含量最低;第二部分为下呼吸道和缓慢从肺泡排出的混合气体,二氧化碳浓度逐渐升高;第三部分为主要从肺泡排出的气体,二氧化碳含量最高,呼气末的二氧化碳表示参与气体交换的肺泡气的最末尾部分,反映动脉血 CO_2 分压。呼气末二氧化碳正常值 5.1~5.3kPa 或 38~40mmHg。呼气末二氧化碳升高提示肺泡通气量不足,反之提示肺泡通气量过高。机械通气过程中呼气末二氧化碳突然降至零,常见的原因包括导管意外拔出、气道完全阻塞、机械通气管路连接脱开或气管导管误入食管。需及时处理。

4. 血管外肺水(EVLW)监测 肺水肿是导致气体交换异常的常见原因,血管外肺水含量是评价肺水肿的定量指标。血管外肺水由细胞内液、肺间质内液和肺泡内液组成,通常情况下,细胞内液变化较小,而肺间质内液和肺泡内液能准确反映肺水肿的严重程度,因此,血管外肺水的变化与肺水肿发展密切相关,而肺水肿的发生可以导致肺泡塌陷、继发的感染、呼吸衰竭和急性呼吸窘迫综合征,EVLW 可指导临床液体管理和预后评估。因此,EVLW 监测对于指导危重患者的治疗具有十分重要的意义。

目前,测定 EVLW 的方法有比重法、双指示剂稀释法、单指示剂热稀释法、阻抗法和磁共振成像仪等,其中以单指示剂热稀释法在临床最为常用。通常 EVLWI 的正常值为 3.0~7.0ml/kg,>

7.0ml/kg 提示有肺水肿。EVLW 监测除可反映肺水肿的严重程度外,还可指导容量状态的评价和管理、可指导 PEEP 选择和评价肺复张效果。

三、影像学检测

影像学检测是呼吸功能障碍的病因诊断和病情评估的重要辅助检测手段。胸部放射线(X线)和计算机体层摄像(CT)是临床最常用的手段,尤以 X 线检查最为常用。尽管床旁摄片技术存在局限性,但床旁 X 线胸片仍是重症患者影像学检查的首选。

1. 肺不张　肺不张是重症患者最常见的肺实质病变,其症状和体征不典型,常并发其他肺部疾病。引起肺不张的原因很多,包括分泌物的滞留或黏液栓阻塞、插管不当至单肺通气、气胸或胸腔积液、心脏压迫等。

肺不张的影像学表现在很大程度上决定于肺塌陷的程度和原因。X 线胸片表现并不一致,从透亮度轻度减低到现节段性、单叶或全肺的完全实变都可以发生。"盘状"肺不张可表现为线形、带状的阴影,也可以表现为与段或亚段支气管对应的片状肺不张。肺叶或全肺塌陷时,肺容积进一步减少,出现典型的影像学征象:不张肺的透亮度明显下降;叶间裂的移位;纵隔、肺门、横膈的位置改变;健侧肺过度膨胀(图 2-3)。有时,肺容积的减少可因不张肺渗出增加而不明显。

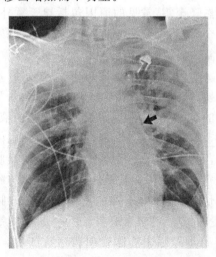

图 2-3　哮喘持续状态患者的肺不张

支气管充气像指不透亮的肺内分布走行的线形透亮影,是一种非特异的影像学表现,可以发生在含有明显支气管异常改变的一些实变的肺组织中,如肺不张、肺水肿、肺炎以及肺出血。不伴有支气管充气像的肺叶塌陷提示大气道及邻近位置可能被分泌物阻塞,支气管镜有助于解除梗阻。相反,肺不张可能由小气道塌陷或外周黏液栓塞所引起,纤维支气管镜治疗无效。

左肺下叶最容易发生不张,其发生率是右肺下叶的 2～3 倍。左肺下叶塌陷的影像学特点包括心影后方三角形阴影、降主动脉和左侧横膈轮廓不清、肺体积缩小(图 2-4)。患者在行影像学检查时,如有轻度的脊柱前凸,横膈轮廓可能消失,不能认为存在左肺下叶塌陷。肺门降低、血管聚集、支气管充气像常用于确诊左肺下叶病变。

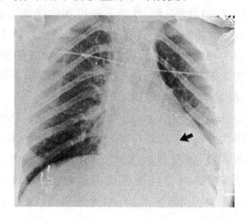

图 2-4　左肺下叶不张

2. 肺炎　伴有呼吸衰竭或休克的重症肺炎患者十分常见。依据病变特点,将肺炎划分为大叶性(肺泡或含气空腔)肺炎、小叶性肺炎(支气管肺炎)和间质性肺炎。大叶性肺炎 X 线特点为均匀大片的透亮度减低区和支气管充气像。病变不一定累及整个肺叶。支气管充气像常见。肺炎链球菌(肺炎球菌)肺炎是典型的大叶性肺炎,其他菌属如肺炎克雷伯杆菌和嗜肺军团菌,可以有相同的表现。支气管肺炎(小叶性肺炎)是指炎症累及终末细支气管或呼吸性细支气管,而不是远端的肺泡。因为病变过程发生在气道内,病变多呈节段性或片状,影响小叶或周围组织。最常引起典型支气管肺炎的病原体为葡萄球菌和铜绿假单胞菌属。间质性肺炎多由病毒或肺炎支原体引起。卡氏肺囊虫是引起免疫低下患者间质性肺炎最重要的原因。病变主要发生于间质内,典型 X 线胸片表现为间质病变和肺实质内肺纹理增加、支气管周围组织增厚,偶尔看到 Kerley A 线和 B 线。虽然病理改变主要发生于间质,蛋白渗出液流入到肺泡腔,X 线胸片上可见累及肺泡的肺炎。

X线胸片不能明确肺炎的病原学诊断,但对早期评估和治疗非常重要,有助于明确病变的存在及范围,还可以发现胸腔积液、纵隔或肺门淋巴结增大、空洞(图2-5)及脓肿的形成。这些信息可以指导临床医师选择进一步的诊断手段,如胸腔镜或支气管镜检查。

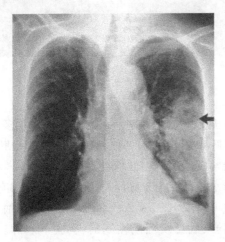

图 2-5　空洞性肺炎

不同类型的肺炎发生的区域有一定特异性。例如,继发性肺结核好发于上叶尖后段以及下叶背段。剪影征(silhouette sign)有助于肺炎的定位。当肺炎靠近软组织密度的结构(例如心脏或膈)时,这些软组织的结构边缘会被肺部阴影所掩盖。例如,右中叶实变可致右心缘边界消失,舌叶实变可以引起左心缘的消失,下叶炎症可以引起膈膜界限不清。

3. 吸入性肺炎　口咽或胃分泌物被误吸入气管可导致吸入性肺炎。误吸酸性胃内容物而引起的急性肺病变合并肺水肿被称为 Mendelson 综合征,临床表现与吸入量、pH 及吸入物的分布有关。肺血管对酸的吸收致肺损伤很快发生,引起肺实变、肺泡出血、肺泡内纤维素和浆液性渗出导致肺泡塌陷。混合吸入胃酸和胃颗粒比以上两者的单独吸入可致更为严重的损伤。

吸入性肺炎引起肺相关区域实变。实变部位随患者误吸时体位的不同而不同。仰卧患者中,下叶背段、双肺上叶后段受累;立位患者,下叶基底段经常受累,尤易见于右肺。与气管与左主支气管间的角度相比,气管和右主支气管间的角度更大,因此仰卧位患者更易发生右侧吸入性肺炎。实变常累及多肺叶,甚至双肺(图2-6)。感染常由厌氧菌

引起,可见空洞和脓肿形成。胸腔积液不常见。

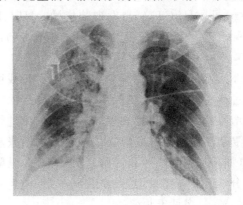

图 2-6　吸入性肺炎

4. 慢性阻塞性肺疾病(chronic obstructive pulmonary disease,COPD)　是一种具有气流受限特征的肺部疾病,与肺气肿或慢性支气管炎密切相关。

肺气肿是肺部终末细支气管远端气腔扩张,伴有肺泡壁和细支气管的破坏而无明显肺纤维化。肺气肿包括 4 种类型:小叶中央型、全小叶型、隔膜周围型和瘢痕周围型。影像学特点包括胸骨后透亮区增宽、横膈低平、肺影延长及肺透亮度增加(图2-7)。肺大疱表现为病变局部透亮度增加,没有血管纹理,有时其周围可见细的弧形影。多发肺大疱常致肺供血不足,表现为肺纹理密度减低,肺血管变细、数量减少,血流减少。肺气肿最终导致肺动脉高压,影像学改变为中央肺动脉与右心室不成比例地增大。

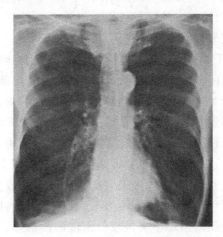

图 2-7　慢性阻塞性肺疾病

慢性支气管炎的肺部影像学表现特异性低。表现为支气管壁增厚和肺纹理增加,合并肺气肿者常同时出现过度充气和血管减少。与 X 线胸片相

比,高分辨率 CT(high resolution computerized tomography,HRCT)更易发现肺气肿。HRCT 上肺气肿表现为透亮度降低、肺组织破坏或者肺血管分支减少。

5. 哮喘　哮喘的影像学表现各异。X 线胸片可见过度充气、肺不张或气压伤。过度充气、支气管壁增厚及肺门旁血管纹理增粗常见于单纯性哮喘。复杂性哮喘易合并肺炎、肺叶、肺段不张和气压伤(如导致纵隔气肿和气胸)。哮喘合并纵隔气肿十分少见,但哮喘急发者纵隔气肿发生率为 1%～5%,且多见于儿童。

6. 肺栓塞　是一种常见的可危及生命的疾病,可由静脉血栓引起。血栓通常在下肢深静脉内形成。多种影像学检查,包括 X 线胸片、肺血管造影、螺旋 CT 在肺栓塞的诊断中发挥着重要作用。

80%～90% 的肺栓塞患者可出现 X 线胸片异常,但缺乏特异性。尽管 X 线胸片诊断的敏感性和特异性较低,它仍有助于排除临床表现与肺栓塞相似疾病,如肺炎、气胸或肺水肿。

肺栓塞的影像学表现包括肺不张、胸腔积液、肺血管改变、肺实变。肺栓塞可出现线状不透亮区(盘状肺不张),也可见于其他通气受限疾病。胸腔积液也为肺栓塞的常见表现,见于 50% 以上患者,常为少量、单侧。肺血管改变可见局部血供减少、透亮度增加(Westermark 征),由血栓或反射性血管收缩引起肺血管阻塞所致。预计有 10%～15% 肺血栓栓塞导致肺梗死。影像学可见邻近胸膜的肺实质不透亮区。初期界限不清,数天后病变区分散,界限清晰。肺梗死可致血液进入支气管,故支气管充气征不常见。

CT 扫描可通过无创检查发现血栓,肺栓塞 CT 可见非闭塞性或闭塞性血栓导致的肺动脉部分或完全充盈缺损,也可见血栓周围造影剂涡流、增强血管突然截断、闭塞血管增强影和管壁缺损(图 2-8)。肺栓子合并肺实质和胸膜的病变较易通过 CT 发现。也可见栓塞血管远端肺实质血供减少。肺栓塞可致出血,在 CT 上表现为磨玻璃影或实变。肺梗死可表现为外周区域实变,典型者可因部分肺叶未梗死而出现中央区域低密度的楔形影。胸腔积液也较为常见。肺栓塞可合并右侧心力衰竭,CT 表现为右心室舒张异常和室间隔左偏。非增强 CT 上出现肺动脉内高密度影,提示急性中心型肺栓塞。对于疑似肺栓塞患者,CT 也帮助诊断肺水肿、肺炎、心包疾病、主动脉夹层或者气胸等疾病。

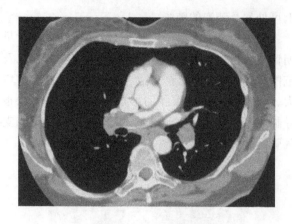

图 2-8　急性肺栓塞

7. 肺水肿　肺水肿导致肺血管外水过多,是重症患者呼吸困难的常见原因。X 线胸片是肺水肿患者最常应用的无创性检查。

肺水肿可发生于肺间质、肺泡或两者均有。间质水肿可出现 Kerley A、B、C 线、支气管旁袖口征、肺门阴影、血管纹理模糊不清、胸膜下水肿。Kerley B 线是最容易、也是最常见到的水平线状影,长 1～2cm,宽 1～2mm,位于外周并延续至胸膜,X 线后前位摄片常见于肺基底部(图 2-9)。Kerley A 线更长,方向不定,常见于上肺,指向肺门。Kerley C 线为较多增厚的叶间裂叠加而成,表现为细网状影。肺间质水肿还可见支气管旁袖口征、肺门阴影和血管纹理模糊不清,由血管旁和支气管旁间质液体积聚形成。胸膜下间质液体积聚在胸膜裂处的表现最为典型。

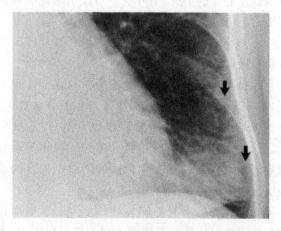

图 2-9　间质性肺水肿

一般情况下,心源性肺水肿是双侧对称的。非典型者也可见于急、慢性肺疾病或体位相关重力依赖性水肿。心力衰竭的 CT 表现与 X 线胸片相似,可见"磨玻璃样"阴影、间质和肺泡水肿、胸腔积液。

肺小结节也可见于心力衰竭患者,是肺血管和水肿区域显影所致。纵隔淋巴结增大也是心力衰竭患者影像学表现之一,约 35% 的慢性心力衰竭患者 CT 上显示结节性增大。

8.胸腔积液　液体在胸腔内的分布受到肺的弹性回缩力和重力的影响。在直立位正侧位 X 线胸片上,游离胸腔积液典型的表现为凹形、斜向上的弧形影(新月形外观)。由于后肋膈角通常比侧肋膈角深,因此少量胸腔积液在侧位片上更易发现。尽管某些病例中积液量达 525ml 才出现肋膈角变钝,但前直立位正位 X 线胸片上发现侧肋膈角变钝提示至少有 175ml 胸腔积液。胸腔积液也可能积聚于肺底与横膈之间的肺下部,并不表现为侧肋膈角变钝,而表现为横膈抬高,在左侧,则表现为胃泡与"假膈肌"之间距离增大。透过基底部肺实质的肺血管显示不清。假膈肌抬高、变平、膈顶向侧方移位。

胸腔积液可扩展至叶间裂,X 线胸片表现依赖于叶间裂的形状和走向、积液位置以及放射束的投射方向。叶间积液可类似一个包块,造成"假肿瘤"样外观。

仰卧位患者,胸膜腔最低垂部位是肺底和肺尖的背侧部。游离的胸腔积液平铺于后背侧,导致受累部位密度均匀增高。积液也可积聚在胸腔顶部,形成肺尖帽状积液。然而这些表现通常仅见于中到大量胸腔积液,少量胸腔积液在卧位 X 线胸片上不易被发现。虽然少量胸腔积液可以在侧位 X 线胸片上观察到,但是对于 ICU 患者很难获得这种投影。

9.气胸　是 ICU 患者常见和严重的并发症。对于单纯性气胸来说,与胸膜腔内液体分布一样,气胸的分布也受重力、肺弹性回缩力、潜在的胸膜腔黏着力及胸膜隐窝解剖结构影响。直立位时,气体积聚于胸腔的非重力依赖区,即肺尖。影像学上,气胸表现为脏层胸膜与胸壁分开及脏胸膜线外肺纹理消失。由于在呼气相肺组织内气体减少较胸腔内气体变化更为明显,典型的气胸在呼气相更容易看到。

仰卧位气胸患者的影像学表现有所改变。在此体位,胸膜腔的最低垂部位是前内侧和肺底部。胸腔前内侧的气体可导致纵隔影(包括上腔静脉、奇静脉、心影、下腔静脉、左锁骨下动脉)变得锐利。肺底部气体积聚则表现为上腹部透亮度增高、侧肋膈角加深、透亮度增高("深沟征")、同侧膈肌边缘

变锐、肺下界清晰可见(图 2-10)。与直立位时一样,卧位患者的气体可积聚在胸腔顶部,尤其是大量气胸时。当下叶肺不张时,气体可积聚在后中线的胸膜隐窝,导致后纵隔结构(包括降主动脉和肋脊沟)变锐。

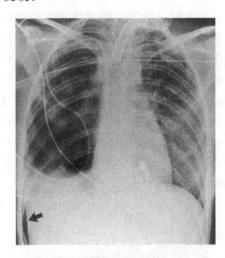

图 2-10　ARDS 患者仰卧位的气胸

对于张力性气胸,即使是少量气胸的识别十分关键,有助于阻止胸膜腔气体的进行性积聚,尤其对于进行机械通气治疗的患者。影像学表现包括纵隔向健侧移位、膈肌下移以及整个患侧肺塌陷(图 2-11)。胸腔粘连可阻止纵隔移位,对于肺顺应性降低的患者,如 ARDS,可能不发生肺塌陷。CT 对局限性气胸的诊断和指导胸管的正确放置极有价值。

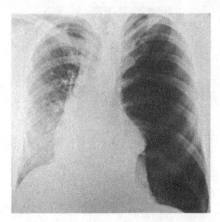

图 2-11　自发性张力性气胸

四、支气管镜

支气管镜检查直视下观察气管、支气管病变,是呼吸功能障碍病因诊断和治疗的重要手段,在临

床得到广泛应用。尤其对于病情危重的重症患者，在不具备转运条件无法进行胸部 CT 等检查、不耐受穿刺等有创诊疗操作的情况下，支气管镜检查可在床旁、机械通气支持的条件下进行，成为重症患者呼吸功能障碍必不可少的诊疗手段。

重症患者呼吸功能障碍支气管镜检查的主要适应证包括：机械通气时的气道管理（图 2-12）；咯血或痰中带血辅助明确出血部位和出血原因（图 2-13）；X 线胸片和（或）CT 检查提示肺不张、阻塞性肺炎、肺部结节或块影等病因诊断；肺或支气管感染性疾病通过气道内吸引、保护性毛刷留取标本、支气管肺泡灌洗（BAL）、肺黏膜或组织活检获取标本进行培养等进行病因学诊断。疑有气管、支气管瘘的确诊。

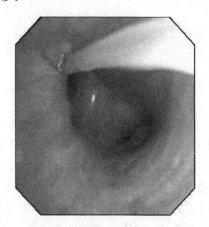

图 2-12　左上叶支气管分泌物

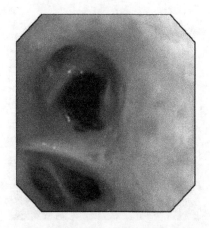

图 2-13　左舌叶出血-血凝块阻塞

呼吸功能障碍患者病情危重，进行支气管镜检查前后及检查过程中必须密切监测，防止并发症。主要措施包括检查前监测凝血功能防止活检时出血并发症，给予镇静、镇痛，抗心律失常药物备用，

调整呼吸机参数，吸纯氧进行氧储备、去除呼气末正压。检查过程中持续氧饱和度和心电监测，维持脉搏氧饱和度在 90％ 以上，防止氧供减少导致的并发症。检查后调整呼吸机参数，肺泡易于塌陷患者给予肺复张维持氧合，监测活检患者是否有出血或气胸并发症的发生。

支气管肺泡灌洗术（bronchoalveolar lavage，BAL）是重症患者常用的诊疗手段，指通过支气管镜楔入支气管分支，灌入无菌生理盐水，通过工作孔道吸引回吸收尽可能多的液体，进行炎症与免疫细胞及可溶性物质检查的方法。弥漫性肺疾病通常选择右肺中叶或左肺舌段进行灌洗，局限性肺部病变如肿瘤、肺部感染等，应灌洗病变最严重的部位。一般采用无菌生理盐水，室温或加热至 37℃。总灌注量为 100～250ml，一般不超过 300ml。通常采用普通灌洗方法，即支气管镜远端进入段或亚段支气管开口处，达到紧密楔入，从活检孔通过注射器快速注入无菌生理盐水，每次灌注后经塑料注射器手动回抽，或用低压吸引器（50～100mmHg）进行间断性吸引。

呼吸功能障碍病因不明时经支气管镜活检术（transbronchil biopsy，TBB）是一种重要的诊断手段。常用的方法主要有刷检、钳检、冲洗和针吸，一般以 2～3 种采样方法联合。对管腔内增殖型为主的病灶以活检为主，对浸润型、周围型病灶必须刷检。

钳检适用于存在支气管镜可视的支气管腔内病变（如支气管内膜结核、支气管癌等）的患者。钳检标本前应吸除支气管内分泌物或病灶表面的坏死物，窥清病变部位。若活检前病灶已有渗血，或者估计到活检后出血较多，应在活检局部先滴入 1∶10 000 肾上腺素。标本采取后立即浸入盛有 10％甲醛（福尔马林）溶液的小瓶内固定送检。

刷检适用于肺部占位性病变、肺部感染的病原学诊断。操作时将细胞刷经钳孔插入至病变部位，稍加压力，旋转刷擦数次，将细胞刷退出。下呼吸道细菌学检查采用保护性套管细胞刷。将刷出物立刻涂片 3～4 张，分别送检细胞学及细菌学检查，送细胞学检查的涂片应置于 95％乙醇中固定。

经支气管镜肺活检术（TBLB）适用于肺部弥漫性或局灶性病变（如原因不明的各种炎性病变、肺间质纤维化、局限性肺浸润性病变等）。弥漫性病变应选择病变受累重的一侧的下叶，如两侧受累大致相同，则取右下叶。周缘型肺内局灶性病变应根据 X 线胸片或肺部 CT 来确定病变的位置。操作时支气管镜达到病变所在的肺段或亚段，然后插入活检钳，直至遇到阻力时再将活检钳后撤 1～2cm，此时嘱患者深吸气，同时张开活检钳，再向前推进 1～2cm，再嘱患者深呼气，于深呼气末将活检钳关闭并缓缓退出。如患者感胸痛，应退回活检钳，更换部位另行活检。

出血和气胸是 TBLB 常见的并发症，一旦发生必须给予及时处理。

活检后镜下仅见少许出血，密切观察。活检后镜下见较多出血，在出血部位经纤支镜注入肾上腺素 0.3～0.5mg，绝大多数均能得到止血目的。对于短时间不易终止的大量出血，可引起呼吸道阻塞，导致窒息。患者应取患侧卧位，给予止血药物治疗，必要时进行介入等止血。

TBLB 后气胸的发生率低于出血并发症。对于活检术后出现胸闷、咳嗽等症状，或出现氧饱和度下降、休克的患者等应警惕是否出现气胸。需行胸部 X 线检查，必要时诊断性穿刺防止张力性气胸导致心搏呼吸骤停。一旦明确气胸，应给予胸腔闭式引流。

（邱海波）

第二节　呼吸功能障碍的治疗

一、氧　疗

氧是维持生命的必需物质之一，正常成年人体内氧气储备量很少，仅 1.0～1.5L，而每分钟氧耗量约为 250ml，因此人体必须依靠呼吸器官不断地从空气中摄取氧气，并通过血液循环运送到全身各组织器官，才能维持正常的生命活动。其中任一环节出现障碍，均可导致机体缺氧，进而需氧疗，在阐述氧疗之前必须理清缺氧和低氧血症两个概念的关系和差异，两者之间既相互关联又有所不同。缺氧是指氧的供给不能满足机体代谢需要，或组织由于氧化过程障碍不能正常地利用氧，使机体发生代谢、功能和形态结构的变化，甚至危及生命。低氧血症是指动脉血氧分压（arterial partial pressure of oxygen，PaO_2）低于正常预测值低限，临床上一般氧分压低于 60mmHg 称为低氧血症。因此，低氧血症一定合并组织缺氧，而组织缺氧时却不一定存在低氧血症，如休克时，氧分压可以正常，而组织细胞却因为微循环障碍而存在一定程度的缺血缺氧。除引起低氧血症的原因可引起缺氧外，其他许多影响氧气运输和利用的原因亦可引起机体缺氧。

氧气疗法，简称氧疗，是指通过增加吸入氧浓度，提高动脉血氧含量及饱和度，改善组织缺氧，促进组织新陈代谢，维持活动的一种治疗措施。氧疗是纠正组织缺氧的综合治疗方法之一。氧气应用于临床治疗患者已有 150 年了，现在广泛认为氧气应视为一种"药物"，不但应注意其使用方法、剂量，还应注意其不良反应。氧疗按吸入氧浓度（FiO_2）的控制程度分为非控制性氧疗和控制性氧疗；按 FiO_2 的高低分为低浓度氧疗（$FiO_2 < 30\%$）、高浓度氧疗（$FiO_2 > 50\%$）及中浓度氧疗（$30\% \geqslant FiO_2 \leqslant 50\%$）；按氧流量的大小分为低流量氧疗（氧流量在 4L/min 以内）和高流量氧疗（氧流量 $\geqslant$ 4L/min）。

（一）引起组织缺氧的常见原因

引起组织缺氧的原因很多，常见有以下原因。

1. 通气障碍　主要是因肺泡通气量下降所致。患者不仅有缺氧而且有 CO_2 潴留。常见疾病包括①慢性阻塞性气道疾病，如慢性支气管炎、支气管扩张和肺气肿等；②通气限制性疾病，如胸廓畸形、液气胸等；③中枢神经系统疾病，如药物中毒、脑血管意外、脑外伤等；④周围神经及各种肌病，如有机磷中毒、重症肌无力等。

2. 换气障碍　主要为通气/血流灌注比例失调及气体弥散障碍所致。这类疾病包括①肺泡和肺间质疾病，如肺结核、肺炎、肺水肿等；②肺血管疾病，如肺动脉栓塞等；③急性呼吸窘迫综合征。

3. 耗氧量增加而引起的缺氧　包括严重甲状腺功能亢进症、高热、代谢率增加等。

4. 非低氧血症引起的组织缺氧　如严重贫血或急性大失血引起的组织缺氧；合并有低血压或体循环淤血的心脏病或先天性心脏畸形而引起的组织缺氧；或由于一氧化碳中毒而致的碳氧血红蛋白血症导致组织缺氧。

5. 吸入气氧分压降低　也是导致缺氧的重要原因之一。由于吸入气中氧含量不足导致的缺氧。主要见于高空飞行、高原居住或工作、潜水、登山等。

（二）氧疗适应证与目标

一般而言，氧疗适用于所存在组织缺氧和低氧血症的患者及高危患者，但应慎用于百草枯中毒和博来霉素使用者,前者因高浓度氧会增加其毒性,而后者可引起肺纤维化及肺炎样症状,高浓度氧会加重此种不良反应。氧疗具体适应证如下。

1. 各种类型的呼吸衰竭,低氧血症。

2. 心血管疾病如心搏骤停及复苏后,心力衰竭,急性心肌梗死等。

3. 各种原因引起的休克。

4. 严重酸碱中毒,水电解质紊乱。

5. 血氧运输功能障碍,如严重贫血,血红蛋白异常(如一氧化碳中毒)。

6. 药物中毒如吗啡,麻醉药,巴比妥类,氰化物中毒等。

7. 其他昏迷患者、外科大手术后,分娩产程延长,胎儿胎心音减弱等。

氧疗的目标是:①纠正低氧血症。增加吸入氧浓度,提高动脉血氧分压、氧饱和度和动脉血氧含量,增加氧输送,纠正低氧血症,从而改善低氧血症所导致的病理生理紊乱。$PaO_2 > 60mmHg$ 或 $SaO_2 > 90\%$ 是氧疗的基本目标。对低氧血症伴高碳酸血症患者[常见于慢性阻塞性肺疾病(COPD)],由于其呼吸中枢化学感受器对二氧化碳的敏感性降低,呼吸的维持主要靠低氧血症对外周化学感觉器(颈动脉窦、主动脉体化学感觉器)的兴奋作用,故对此类患者氧疗目标为保持 PaO_2 在 $50\sim60mmHg$。②降低呼吸功。低氧血症和缺氧引起酸中毒刺激呼吸中枢,代偿性引起呼吸频率加快,通气量增加,呼吸肌做功增加,耗氧量增加,氧疗能使肺内气体交换恢复到较正常水平,维持适当的肺泡氧分压,使肺通气量下降,减少呼吸功,降低氧耗量。③降低心肌做功。低氧血症与缺氧引起心血管系统发生代偿性反应,心率增快、心排血量增加,导致心肌做功增加,氧疗能有效减轻心脏负荷,降低心脏做功。

(三)氧疗装置与方法

氧疗可通过多种装置来获得。临床上,根据氧疗系统提供的气体是否能满足患者吸气的需要,将氧疗装置分为低流量给氧系统和高流量给氧系统。

1. 低流量氧疗系统　是指其提供的气流不能满足患者吸气的需要,剩余部分需由患者额外吸入空气补充。其特点就是系统提供的吸入氧浓度不很准确,随患者的呼吸状态而变化,但患者感觉舒适,应用方便和经济。其吸入氧浓度不仅取决于氧流量,还受患者的潮气量、呼吸频率及呼吸模式等的影响。因此,对于病情稳定、呼吸平稳且对吸入

氧浓度准确性要求不高的患者,宜采用低流量氧疗系统。从呼吸平稳的角度来说,采用低流量氧疗系统应具备下列条件:①潮气量在 $300\sim700ml$;②呼吸频率低于 $25\sim30/min$;③呼吸规则而稳定。常用的低流量系统包括鼻塞、鼻导管、普通面罩、带有储气囊的面罩及气道内供氧等。

(1)鼻塞或鼻导管:鼻塞和鼻导管给氧是临床上最常用的方法,简单安全,廉价舒适,刺激少,患者易于接受,不影响口腔护理及患者进食,也允许患者在一定范围内活动,且不存在重复呼吸。鼻塞和鼻导管仅适用于轻症及呼吸衰竭恢复期患者。鼻塞长度约 1cm,由较软而光滑的硅橡胶、有机玻璃或塑料材料制作,塞于单侧或双侧鼻前庭,较舒适,患者易于接受,氧疗效果与鼻导管相似。鼻导管为一细长,顶端和侧面开孔的橡胶或塑料导管,置于鼻前庭,氧流量可达 $6\sim8L$,吸氧浓度可达 $35\%\sim50\%$,且能发挥鼻腔的湿化作用。鼻导管应 $8\sim12h$ 更换 1 次,且换至另一侧鼻孔,也有使用双侧鼻导管,同时插入双侧鼻前庭,较单侧更舒适。采用鼻塞或鼻导管氧疗时,吸入氧浓度主要与氧流量有关,大致关系如下:吸入氧浓度 $= 21+4\times$ 氧流量(L/min)。实际上其计算值往往偏高。患者张口呼吸、说话、咳嗽及进食时,即使吸入氧流量不变,FiO_2 也降低。应用鼻塞或鼻导管的主要缺点有① 吸氧浓度不恒定,受患者呼吸影响较大;② 易于堵塞,需经常检查;③ 对局部有刺激性;④ 氧流量超过 $6L/min$ 时,患者除有明显的不适感外,还因鼻咽部解剖无效腔已被氧气完全充满,提高氧流量不可能进一步增加吸入氧浓度,因此,如需吸入更高浓度的氧时,需改用其他方式给氧。

(2)普通面罩:面罩一般用塑料或橡胶制成,重量较轻,氧气的输入孔位于面罩的底部,两侧有足够的呼气孔以免呼气时面罩内压过高而影响呼气,面罩能紧贴患者的口、鼻周围并用头带固定于患者头面部防止漏气。当吸氧时,从氧流量表输出的氧由氧气导管导入面罩,其主体部分可储存患者每次呼吸之间的氧气,而呼出气体主要通过面罩两侧的开孔,患者吸气时,若氧流量不足以满足患者最大吸气峰流速的需要,周围空气即由这些两侧小孔进入,氧气浓度也会随之下降。与鼻塞及鼻导管相比,面罩能提供中等的 FiO_2,但面罩在饮食、服药或咯痰时必须摘掉,特别是在夜间熟睡翻身时,常可致面罩移位,此时 FiO_2 会迅速下降。使用普通面罩时,一般 FiO_2 能达到 35%(氧流量 $6L/min$)到 55%

(氧流量 10L/min),但为防止呼出的二氧化碳在面罩内积聚,要求氧流量不低于 6L/min。普通面罩适用于严重的单纯低氧血症患者。

(3)无重复呼吸和部分重复呼吸面罩:未进行气管插管或气管切开的患者需及入高浓度氧气时,需在普通面罩上加装一体积 600~1 000ml 的储气袋,即附储袋面罩。面罩和储气袋之间无单向活瓣的称为部分重复呼吸面罩,而有单向活瓣的称为无重复呼吸面罩。

部分重复呼吸面罩:氧气从面罩颈部持续流入储气袋中,在吸气相直接进入面罩,而呼气时,气体中的前 1/3 进入储气袋和袋中的氧气混合,当储气袋被充满后,其内部压力迫使呼出气的后 2/3 则通过呼气孔排出,当吸气时,患者重复吸入部分呼出气体。这样就解决了普通面罩仅提供低氧浓度的问题,其提供的氧浓度可增加 60% 左右。然而,存在部分重复呼吸的问题。该面罩主要应用于换气功能障碍伴严重低氧血症的急性病患者。

无重复呼吸面罩:与部分重复呼吸面罩的区别在于在储氧袋与面罩衔接处以及面罩侧孔外侧各增加 1 个单向活瓣,面罩侧孔外侧的单向活瓣可保证吸气相所有气体来自储氧袋及输送的氧,阻止周围空气在吸气时进入面罩内稀释吸入氧浓度;而储氧袋与面罩衔接处的单向活瓣可确保呼出气不进入储氧袋,而是经面罩周围或侧孔排出,袋内氧气可以进入面罩,而呼气时呼出气体不再能返回储氧袋内。因此,一个理想状态的非重复呼吸面罩可以提供高达 100% 的氧气。抢救患者常用的简易呼吸器也是此种原理。注意在临床应用时应注意防止储气袋塌陷,若塌陷后,氧流量不能满足患者的通气需求,此时只能增加空气吸入,吸氧浓度也相应下降。其适应证与部分重复呼吸面罩相同。

(4)气管内给氧法:对脱离呼吸机,但仍需保留气管插管或气管切开的患者,可应用气管内给氧法。可直接将供氧管插入气管插管或气管切开套管内,也可采用气管切开喉罩。但注意供氧管不要插入过深,以免损伤气道,此外,需注意氧流量过高时,可导致气道湿化不足。

2. 高流量给氧系统 高流量给氧系统是一类供氧性能非常稳定的装置,具有较高的气体流速或足够大的储气囊,气体流量可以完全满足患者吸气所需。高流量给氧系统给氧并不意味着吸入氧浓度较高,不仅可提供较高的氧浓度,亦可提供较低的氧浓度。主要优点为:①能提供较准确的、不同氧浓度的气体,且氧浓度不受患者呼吸模式的影响;②系统提供完全气流,可根据患者需要调整温度和湿度。这类装置适合用于严重通气或氧合功能障碍的患者及需要精确控制吸入氧浓度的低浓度氧疗患者,如 COPD 患者。

(1) Venturi 面罩:是一种特殊设计的供氧面罩,是根据 Venturi 原理,氧气经过狭窄的孔道进入面罩时,被激发成高速涡流,在其周围产生负压,从而将周围空气卷入稀释氧至所需浓度。该面罩所能提供的吸氧浓度为 24%~50%,应用此装置调节氧浓度时,除需要调节氧流量的大小外,还需改变射流孔或空气入口的口径。吸氧浓度不受患者呼吸状态的影响。Venturi 面罩适用于低氧血症伴高碳酸血症而需严格控制吸氧浓度的患者。

(2)密闭面罩加压给氧法:可应用简易呼吸器、呼吸机或麻醉机实施。可根据病情连续或间断实施。适用于严重低氧血症、肺水肿、昏迷、自主呼吸微弱的重症患者,也可用于气管插管前的预充氧。在实施过程中,应注意采取合适的体位,保持上呼吸道通畅,并注意防止胃肠充气。

3. 机械通气给氧 各种人工呼吸机进行机械通气时,利用呼吸机上的供氧装置进行氧疗,根据病情可精确调节氧浓度,范围在 21%~100% 。同时还能通过采用一些通气模式,如呼气末正压通气或双向正压通气等,使闭陷的小气道和肺泡复张,增加功能残气量,改善通气血流失调和减少肺内分流,使 PaO_2 上升,纠正低氧血症。

(四)氧疗注意事项

1. 根据患者缺氧的可能发生机制,选择确实有效地给氧方法和合理的吸氧浓度,并根据病情变化及实验室检查随时调整给氧方法和吸氧浓度。

2. 氧疗时严密观察患者的意识、面色、咳嗽和排痰能力、呼吸幅度和节律。注意是否有呼吸抑制的发生,尤其是 COPD 患者。

3. 保持呼吸道通畅是氧疗的前提和保障。在实施氧疗前及过程中,随时预防和去除导致呼吸道阻塞的因素,如呼吸道分泌物、胃肠道反流物、舌后坠、气管导管扭曲等,对肺部感染严重、长期卧床及呼吸道分泌物多者,加强翻身、拍背、雾化等护理,并鼓励患者咳嗽,以保持呼吸道通畅。

4. 注意加温和湿化。呼吸道内保持 37℃温度和 95%~100%湿度是黏液纤毛系统正常清除功能的必要条件,故吸入氧应通过湿化瓶和必要的加温装置,以防止吸入干冷的氧气刺激损伤气道黏膜,致痰干结和影响纤毛的"清道夫"功能。

5. 定时更换和清洗消毒。为防止感染和导管堵塞,对呼吸机管道系统、湿化加温装置、导管等定时更换和清洗消毒。

6. 氧疗仅能作为辅助性治疗措施,为病因治疗争取时间和创造条件,不能替代病因治疗。

二、气道管理

(一)概述

人工气道是将导管经上呼吸道置入气管或直接置入气管所建立的气体通道。是为保证气道通畅而在生理气道与空气或其他气源之间建立的有效连接,为气道的有效引流、通畅、机械通气、治疗肺部疾病提供条件。人工气道建立对机体的影响:①干冷气体直接吸入会损伤气道黏膜上皮细胞影响黏膜黏液分泌和纤毛运动,气道自净能力降低或消失;②咳嗽功能受限,影响咳痰;③气道失水增多;④肺泡表面活性物质受破坏,肺顺应性下降;⑤干冷空气直接吸入易诱发支气管痉挛或哮喘发作;⑥管理不善易出现气管黏膜出血、肺不张、气管食管瘘、气管切开口瘘等并发症。维持气道通畅是气道管理最重要的措施。

(二)人工气道的建立与管理

1. 人工气道的建立

(1)了解气道解剖的重要性:对于气道管理而言,了解气道的解剖是必要的。首先,遇到存在解剖变异的气道梗阻的患者时,掌握解剖知识有助于做出诊断;其次,在紧急情况下,可能没有足够的时间来回顾解剖,或者置管时视野不佳,难以看清,因此,了解气道周围的解剖关系是非常必要的。

(2)人工气道建立的适应证:下列情况下需要紧急建立人工气道①短时间内气道完整性受到破坏或气道受阻;②呼吸衰竭需要呼吸机辅助呼吸;③紧急保护气道以防止可预见的影响气道通畅性的因素。临床上需要建立紧急人工气道的常见危重病症,包括深昏迷、呼吸衰竭或呼吸停止、心搏骤停、严重气道痉挛、气道异物梗阻、镇静药或麻醉药作用、颅脑及颈部外伤、误吸或有误吸危险、意外拔管、大量难以控制的上呼吸道出血、急性上呼吸道梗阻等。紧急建立人工气道无绝对禁忌证,关键在于选择最合适的方法,除非患者或法定监护人明确表示拒绝。

(3)常见非确定性紧急人工气道技术

①手法开放气道:根据气道解剖知识,当患者处于头后仰时,气道开放程度最佳,常用提额和双手抬额法。

②口咽和鼻咽通气管:口咽通气管通常呈"S"形,横截面呈管状或"工"形,可以通气。它们是最简单的气道辅助物,易于插入,其作用在于限制舌后坠,维持开放气道。

③面罩加简易呼吸器:面罩适用于患者本身上呼吸道通畅而出现呼吸衰竭的患者,通常用于在准备建立可靠人工气道以前辅助通气、无创通气。

④喉罩:喉罩头端呈匙勺形,边缘为气囊尾端为一硬质通气管,与头端呈30°相连。其主要适用于没有气管插管经验的非专业医护人员和困难气道,特别是由于解剖原因使插管困难,或怕搬动颈椎造成神经系统损伤。相对禁忌证包括饱食或产科患者有误吸危险者,在紧急情况下,当通气成为首要选择时,也可选择喉罩;俯卧位,或屈曲位。

⑤气管食管联合通气管:是一种双腔管。操作时操作者将该管盲目插入,直至标志刻度线到达牙。禁忌证为年龄<16岁;身高不足150cm;张口反射强烈;食管病变或急性腐蚀性食管炎。

(4)常见确定性紧急人工气道技术

①经口气管插管术:最经典最常用的插管方法,也是快速建立可靠人工气道的方法。经口直视下气管插管的关键在于用喉镜暴露声门或会厌,对许多呼吸衰竭患者早期气管插管是挽救生命的关键因素之一,但大多数的情况下并不能暴露声门,若要必需暴露声门有可能造成口腔及颈椎的进一步损伤。因此其禁忌证或相对禁忌证主要包括呼吸衰竭不能耐受仰卧位的患者;由于张口困难或口腔空间小,无法经口插管者;无法后仰者(疑有颈椎骨折者)。

②经鼻气管插管术:a. 盲探经鼻气管插管。适应证基本与经口插管的禁忌证相同,也就是说,在经口途径有困难时应首先考虑经鼻途径。禁忌证或相对禁忌证主要包括呼吸停止;严重鼻或颌面骨折;凝血功能障碍;鼻或鼻咽部梗阻,如鼻中隔偏曲、息肉、囊肿、脓肿、水肿、过敏性鼻炎、异物、血肿等;颅底骨折。b. 明视经鼻气管插管。气管导管通过鼻腔方法同盲插,声门暴露方法基本同明视经口插管法。当导管通过鼻腔后,用左手持喉镜显露声门,右手继续推进导管进入声门,如有困难,可用插管钳夹持导管前端送入声门。

③气管切开:气管切开指征为合并呼吸道烧伤,有发生咽部、喉部及下呼吸道阻塞可能者;头颈

部深二度以上烧伤,颈部出现严重水肿,压迫呼吸道发生呼吸困难者;伴有胸部深二度以上烧伤,焦痂妨碍呼吸运动者;下呼吸道分泌物多而黏稠,不宜排出者;合并颅脑损伤,出现昏迷者;需要正压呼吸或全身麻醉,但不便经口插管者。与经喉气管插管相比有如下优点。a. 减少损伤;b. 减少无效腔;c. 利于操作;d. 患者活动更方便,可以早期经口进食,且还可堵住气管套管开口发声说话。

④逆行气管插管术:所谓逆行气管插管是相对常规气管插管而言,指先行环甲膜穿刺,将导丝经环甲膜送入气管,通过喉部,到达口咽部,由口腔或鼻腔引出,再将气管导管沿导丝插入气管。清醒、麻醉患者均可实施。适应证,由于上呼吸道解剖因素或病理条件下,无法看到声带甚至会厌,无法完成经口或经鼻气管插管者。禁忌证为甲状腺肿大,如甲状腺功能亢进症或甲状腺癌;无法张口;穿刺点肿瘤或感染;凝血功能障碍;患者不合作又无法控制。此法体位要求低,一次成功率高,插管过程中缺氧时间短。

⑤环甲膜切开术:环甲膜切开造口术比气管切开造口术快;安全,很少由于外科技术失误,对于不常操作的人相对容易;对纵隔干扰小;对体位要求相对低;在急诊及 ICU 经常使用。适应证主要包括无法经口或经鼻插管,或插管失败;严重面部创伤;口咽部梗阻,如水肿、感染、腐蚀、过敏、吸入性损伤、异物、肿块等;人工气道可能需要维持 1 周以上。禁忌证,<10 岁;喉挤压伤;喉肿瘤;声门下狭窄;进展性血肿;凝血功能障碍;未经培训或经验技巧不足。

⑥环甲膜/气管穿刺扩张造口置管术:适应证和禁忌证同环甲膜切开造口术,对外科技巧要求更少。

⑦经皮穿刺扩张放置气管导管术:经皮扩张气管切开术是一种微创的、快捷的急救技术,是 21 世纪国际 ICU 的新进展之一,是近年国内外才开展的一项新技术,并发症少,适合于 ICU 的危重患者,尤其是需要紧急进行气管切开的患者,在 ICU 人工气道建立中有很大的应用价值。

⑧纤维支气管镜引导气管插管:纤支镜在人工气道建立及管理上有很多不可替代的优越性。具体一是检查气道,明确引起气道急症的原因;二是放置双腔支气管导管,用于分侧肺通气;三是肺泡灌洗并做病原学检查;四是用于困难气道插管;五是成功率高,损伤小,安全性高。它的缺点也很突

出。a. 价格贵;b. 需要专门维护、保养;c. 携带不便;d. 操作要经专门培训。

(5)常用紧急建立人工气道方法的选择:紧急建立人工气道通常可有 3 个路径供选择,即经鼻、经口和经环甲膜。经口或经鼻气管插管通常是首选,它们是经典的可靠的人工气道方式。偶尔也会采用经环甲膜穿刺或切开方式。一般紧急情况下做气管切开是不合适的。如果患者没有呼吸或呼吸弱,宜选用直视下经口或经鼻插管。如果患者张口困难或口腔有占位或持续抽搐或无法平卧头后仰,则难以用喉镜暴露声门,宜选经鼻或经口盲探插管。逆行气管插管也可选用。有呼吸患者经鼻盲插比经口盲插成功率高。经口盲插无须有呼吸。经鼻插管患者耐受性好,容易固定,但损伤大,早期易出现鼻出血,晚期易出现鼻窦炎及呼吸机相关肺炎,不适用于鼻腔通路狭窄和颅底骨折的患者。借助纤维支气管镜可完成某些困难插管。如果估计患者需要长时间维持人工气道,或无法经喉插管,则选用环甲膜切开术或环甲膜穿刺扩张术。在实施确定性人工气道以前,可通过手法开放气道、面罩、口咽通气管、鼻咽通气管等手段增加氧供,增加患者氧储备,提高气管插管的安全性。喉罩及食管气管联合通气管主要供非急救专业医师或急救医士使用,有助于迅速建立有效人工气道。

2. 人工气道的管理

(1)人工气道并发症及防治

①建立人工气道时的并发症及其处理:口腔插管时,直接喉镜应用不当,技术不熟练,致口、舌、咽、喉部损伤或牙松动脱落。经鼻插管损伤鼻腔黏膜导致出血。插管前用麻黄碱局部喷入或滴注,塑料导管用热水软化,并在外壁涂搽液状石蜡。用引导管或纤维支气管镜引导插管可减少损伤。导管插入过深进入右侧主支气管或进入食管也时有发生。在操作时应经常听诊,按压简易呼吸器或呼吸机通气时,注意听诊上腹部有无气过水声及双肺部呼吸音是否对称,插管后均要摄 X 线片或用支气管镜检查。

②留置导管期间的并发症。经鼻气管插管压迫或反复与鼻前庭黏膜摩擦,可引起鼻黏膜的损伤。局部明显疼痛时,可用瘢痕康或凡士林涂搽,减少摩擦或疼痛。阻塞鼻旁窦开口,引起鼻旁窦炎。阻塞咽鼓管口影响听力。组织相容性差的导管及高压低容气囊导管可引起鼻、会咽、声带、气管黏膜的糜烂、溃疡、出血、肉芽组织的形成及气管食

管漏等改变。

③长期留置气管插管的并发症:单侧或双侧声带损伤;上呼吸道黏膜损伤,喉或声带水肿;产生黏膜损伤后的气道狭窄;导管被分泌物阻塞;气囊破裂、漏气或脱落。

④人工气道的阻塞:常见于湿化不良或吸痰不及时引起的分泌物干结,也可由于导管远端斜面与隆突或气管壁紧贴。早期的高压低容气囊可引起气管壁的软化。与气管导管不为一体的乳胶气囊脱落至气管内,封闭远端关口,成为活瓣阻塞或完全阻塞。防治措施为加强湿化吸痰,采用性能优良的导管。

⑤气管切开的常见并发症:创口感染;切开部位出血;气胸、皮下或纵隔气肿;气道狭窄;心搏骤停。

⑥拔管及拔管后的并发症:常有不同程度的咽喉疼痛和声音嘶哑,一般数天至1个月可消失,与留置导管期间声门和喉返神经的损伤有关。拔管后发生喉水肿,引起吸气性呼吸困难。拔管后数日,声门或声门下坏死组织形成的喉气管膜,覆盖于声带或声门下管腔可致气管阻塞。吸入腐蚀性气体可引起气道组织的坏死,拔管时脱落引起窒息。拔管后气管局部坏死、瘢痕收缩或肉芽组织增生,造成气管狭窄。上述并发症的发生与气管导管材料及气囊对气管壁的压力有直接的关系。

(2)人工气道的护理

①呼吸道湿化:人工气道建立后,加温湿化功能丧失;机械通气量增加时,呼出气增加,水分丢失增多,导致呼吸道分泌物干结,纤毛活动减弱或消失,从而引发气道阻塞或肺不张,以及肺感染。机械通气时的湿化装置主要有蒸气发生器、雾化器、人工气道内滴注湿化液或定期注入湿化液。每日湿化液的需要量350~500ml。

②痰液的引流:原则是有痰即吸,采用非定时性吸痰技术:先判断患者是否需要吸痰,如痰液潴留在人工气道内、口腔或鼻腔内,可听到痰鸣音、干啰音、湿啰音,患者烦躁不安,心率和呼吸频率加快,患者要求吸痰或呼吸机的吸气峰压增高,出现峰压报警、咳嗽、血氧饱和度下降等情况时应及时吸痰。加强翻身拍背,有利于痰液的震动排出。体位引流也是常用的方法。吸痰可刺激交感神经,引起反射性心率加快或心律失常;若迷走神经兴奋可引起反射性心率减慢或心搏骤停。吸痰时停止氧气供应,并因局部负压,进一步加重低氧,从而影响

心律和导致肺动脉高压。故吸痰时应先吸高浓度氧气数分钟,吸痰管插入时阻断负压,并超过导管远端,刺激呼吸道黏膜,使患者将痰咳至大气道,释放负压,将吸痰管左、右旋转,并逐渐拔出,吸痰时观察患者的面色、心律及血氧饱和度,吸痰时间以不超过15s为宜。

③口腔和导管的护理:口腔病原微生物较多,会咽的保护功能丧失,分泌物易流入气道,诱发感染,因此应加强口腔护理。气管切开导管的内外套管和气管插管的导管应定期更换。呼吸管路应48h消毒1次。并定期做细菌培养。

④气囊的管理:气囊的气量应以不漏气为原则。漏气与否与气道峰压直接相关。气囊间歇性放气有助于气囊上分泌物的排出,并可能有利于局部血液循环的恢复。必要时进行大流量加压通气或鼓励患者咳痰,也有助于气囊上分泌物的排出。"高容无压"气囊一般不需注气或放气。

三、机械通气

(一)概述

机械通气是呼吸机通过机械力量将空气和氧气按一定比例送入肺内完成人工通气的过程。机械通气是治疗各种类型呼吸衰竭和各种原因引起的缺氧和二氧化碳潴留的重要手段。

通过机械通气主要能达到以下目的:①改善或解除呼吸衰竭患者的低氧血症和二氧化碳潴留;②保证麻醉、镇静和肌松等药物使用时呼吸的安全性;③减轻呼吸肌疲劳,降低机体氧耗,缓解缺氧和二氧化碳潴留引起的呼吸窘迫。此外,机械通气还能在特定情形下起特定作用,如在开放性气胸时维持有效通气,在多根多处肋骨骨折时通过胸腔内固定帮助肋骨固定和愈合,在心力衰竭时通过减少回心血量、减轻心脏负担改善心力衰竭等。

然而,机械通气带来益处的同时也带来许多的不良反应,包括呼吸机相关性肺损伤、呼吸机相关性肺炎、呼吸机依赖、呼吸机相关性不适、以及呼吸对循环的干扰等。因此,机械通气实施时应采用多方措施尽量避免其不良反应,同时帮助患者尽早脱离呼吸机。

近年来,对机械通气有了更深入的了解,以往传统的机械通气治疗观念已转化为肺保护通气策略,同时也更重视个体化的通气治疗。

(二)呼吸机工作的基本原理

1. 呼吸机的功能及基本构造　机械通气通过

呼吸机完成,为最大限度满足患者需求,呼吸机在设计、构造、操作方式等方面在不断改进和完善中,临床上常用的呼吸机多达数百种,这些呼吸机互不相同,但无论如何都必须具备呼吸机的 4 项基本功能,包括吸气触发;向肺充气;吸气向呼气转换;排出肺泡气。

为满足这些基本的通气功能,呼吸机由三大部分组成:气路、传感器和电子线路。气路是一个气体传送系统,包括气体供应、气体传输、压力流量监测和较正;电子线路用来控制呼吸机以一定的频率、潮气量进行通气,同时监测相应传感器的反馈数据,超过限定范围时报警提示;传感器将患者的呼吸信号(压力或流量)转换为电生理信号。而呼吸机的基本功能包括 4 个方面:①提供输送气体的动力;②提供合适的压力支持、潮气量(VT)或分钟通气量(MV);③产生一定的呼吸节律,包括呼吸频率和吸呼比的功能;④供给高于大气氧浓度的氧,以满足呼吸衰竭患者的氧合需求。呼吸机的功能组成详见表 2-1。

表 2-1　呼吸机的功能组成

1. 基本功能	①提供可调节的通气压力或通气容积
	②调节呼吸频率或每次呼吸的长度
	③调节吸呼比
	④调节触发灵敏度
2. 次级功能	①调节吸氧浓度
	②加湿、加温
	③压力安全阀
	④压力波形选择
	⑤呼气流速限制
	⑥深吸气功能
	⑦呼气末正压
	⑧压力支持
	⑨持续气道正压
3. 附属功能	①监测系统
	②警报系统
	③记录系统

2. 机械通气的基本工作原理　一次机械通气可分解为 4 个阶段:①吸气触发;②吸气;③吸呼转换;④呼气。

(1)吸气触发:即关闭呼气阀、打开吸气阀,完成呼气向吸气切换,可通过自主触发、时间触发或人工触发 3 种方式完成吸气触发。

(2)自主触发:呼吸机对患者的吸气动作感知后启动吸气,这种方式称之为同步通气。自主切换

的难易程度主要通过 2 个参数评价,即灵敏度和反应时间。灵敏度反映了患者自主吸气触发呼吸机的做功大小,患者自主从呼吸机内吸入少量的气体,可引起呼吸循环内气体压力、流量或容量的变化,这些变化被感知,从而触发呼吸机通气。常用的灵敏度分别有压力灵敏度和流量灵敏度。患者的自主呼吸动作引起呼吸回路中气道压力的下降,当压力下降到一定预设值就触发呼吸机送气,气道阀同时关闭,气道压随之上升。这时预设值即为压力灵敏度。压力灵敏度越低,触发呼吸机送气的所需气道压下降值就越大。当患者有自主呼吸的意愿,吸气动作会产生一定的流速,当流速达到预设值就会触发呼吸机送气。这时预设值即为流量灵敏度。反应时间指患者自主呼吸开始至呼吸机送气到达呼吸道的时间,影响反应时间的因素包括呼吸机管路的长短、体积及触发的敏感性。压力在呼吸机管内的传导速度很快,可以达到 300m/s。评价反应时间的参数为反应时间百分比:反应时间百分比 = 呼吸机反应时间/自主吸气时间×100%。理想的呼吸机反应时间应小于吸气时间的 10%。通常吸气时间为 0.8~1.2s,一般成年人电控呼吸机的反应时间为 0.08s,气控呼吸机的反应时间平均为 0.2s。如果患者吸气时间短,呼吸机反应时间长,将出现严重不同步。流量触发较压力触发反应时间缩短。

(3)时间触发:当呼气期达到预定的时间后,呼吸机打开呼气阀,进入吸气期,这种方式称之为时间切换。它不受患者的吸气影响。时间切换常用于自主切换的后备,即当预设的呼气时间结束时,患者没有自主呼吸或自主呼吸不能触发呼吸机,呼吸机自动以时间切换进入吸气期。时间切换的原理可以是气控、流体逻辑控制、电子机械控制或电子控制。

(4)人工触发:现代较先进的呼吸机上都装有人工切换开关,操作者触动此开关时可以供给一个吸气。个别呼吸机的人工切换还可以调节人工吸气时间的长短和吸气的潮气量。①吸气。呼吸机将加压空气和氧气通过混合器按一定的比例进入恒压缓冲装置,按预设的通气模式及参数给患者送气,气体经过湿化器湿化、加温后进入患者体内。②吸气向呼气转换。呼吸机完成吸气向呼气转换的方式有 4 种,即时间切换、流速切换、容量切换和压力切换。压力切换在现代呼吸机已经很少使用,其余 3 种较为常用。

（5）时间切换：时间切换是指当吸气达到预设的吸气时间即停止吸气，转向呼气。时间切换用于压力控制通气中，潮气量决定于吸气时间、气道阻力以及肺与胸廓的顺应性。在这种模式下，临床医师可以根据病情设定吸气时间及吸呼比。

（6）流速切换：流速切换是指在呼吸机内装有一个流速感应阀，当吸气流速小于一定值时，即停止吸气，完成吸呼切换转入呼气。流速切换用于压力辅助通气中，患者自主呼吸触发吸气，吸气流速在吸气开始时非常高，随着肺内气量增多吸气流速逐渐减慢，呼吸机通常设置当气流速度下降至峰值气流的25%时，呼吸机停止送气，向呼气转换。需要注意的是，在这种情形下如果自主吸气力度大潮气量就越大，吸气时间就会越长，如果自主呼吸弱则潮气量越小，吸气时间越短。

（7）容量切换：容量切换是指呼吸机将预定的吸入气量送入肺后即转换为呼气。容量切换用于容量预设通气模式。在这种设置时，吸气时间取决于设定的潮气量、吸气速度及吸呼比。此时，由于容量恒定，气道压力会随着气道阻力、气流速度和肺与胸廓顺应性的改变而发生变化，如果呼吸机无论肺部情况如何都将预设的气量压入肺中，可能会造成气道压过高发生肺气压伤。因此，一些呼吸机为了避免这些损伤，在容量切换时会设置一个过压释放阀，当气道压力超过设置的报警高限时，即使送气量仍未达到预设值，呼吸机会终止吸气，打开呼气阀转为呼气相，但这种设置的弊端是：如果患者气道压持续超过报警高限，会导致吸气不足。呼气。呼吸机停止送气并打开呼气阀，患者呼出的气体通过呼气回路被排出并过滤，然后释放到周围空气中。

（三）机械通气的分类及适应证

根据机械通气的机械控制程度不同，可将其分成控制通气和辅助通气。控制通气（control ventilation，CV）：又称指令通气，呼吸机完全代替患者的自主呼吸，呼吸频率、VT、吸呼比、吸气流速完全由呼吸机控制，呼吸机提供全部的呼吸功。CV适用于严重呼吸抑制或伴呼吸暂停的患者，如麻醉、中枢神经系统功能障碍、神经肌肉疾病、药物过量等情况；此外，在呼吸肌疲劳或者衰竭状态使用CV可最大限度地使呼吸肌得到休息和恢复；在严重心肺功能不全的患者中使用CV可以降低机体的呼吸负荷，减少呼吸做功；呼吸力学监测时，也只有在CV模式下才能监测准确可靠。但CV参数设置不当，可造成通气不足或过度通气；长时间应用CV将导致呼吸肌萎缩或呼吸机依赖。辅助通气（assisted ventilation，AV）：依靠患者的吸气用力引起气道压改变或者流量改变来触发呼吸机实现通气，触发后按预设的潮气量或者压力、吸气呼吸时间输送气体，呼吸功由患者和呼吸机共同完成，机体本身呼吸功为20%～30%。AV适用于呼吸中枢驱动正常的患者，有利于自主呼吸与呼吸机的同步，减少或避免应用镇静药，并且保留自主呼吸以减轻呼吸肌萎缩，改善机械通气对血流动力学的影响，且重力依赖区有更好的通气，利于撤机过程。缺点就是通气不稳定。由于AV必须患者通过吸气动作来触发，所以自主呼吸不稳定或者无自主呼吸的患者不能单独使用AV。

根据机械通气的送气机制不同，可将其分为容量预设通气和压力预设通气。容量预设通气：呼吸机预设送气容量，当送气达到预设容量后吸气停止转为呼气。容量预设型能够保证潮气量（VT）的恒定，从而保障分钟通气量。在神经肌肉疾病导致的呼吸功能不全，为保证有效的潮气量，多选用容量预设型通气模式。但容量预设吸气流速恒定（恒流方波），在自主呼吸的患者，吸气流速恒定容易导致人机不协调，增加镇静药和肌松药的需要，并消耗吸气功诱发呼吸肌疲劳和呼吸困难，且当肺顺应性较差或气道阻力增加时，使气道压过高。压力预设通气：呼吸机以预设气道压力来管理通气，即呼吸机送气达到预设压力且吸气相维持该压力水平。此时，潮气量由驱动压（气道压力与PEEP之差）及吸气时间决定，并受呼吸系统顺应性和气道阻力的影响。压力预设通气的流速多为减速波，肺泡在吸气早期快速充盈，利于肺内气体交换，且更容易人机同步，利于自主呼吸的保留，减少镇静药的用量，降低呼吸做功。这种方式的另一优点是，即使在漏气的情况下，呼吸机也会给予足够的气量以保持气道压。阻塞性肺病（COPD、哮喘）及肺顺应性严重下降的疾病（ARDS）常首选压力预设型通气，以减轻肺泡过度膨胀和气道压力过高所致的呼吸肌相关性肺损伤。此外，婴幼儿肺容积小，且人工气道经常漏气造成潮气量不稳定，压力预设型通气模式更有利于维持婴幼儿稳定的气道压力和保证潮气量。

机械通气还可根据是否需要建立有创人工气道分为有创通气和无创通气。有创通气需要通过气管插管或者气管切开实现。无创通气可通过使用鼻罩或者面罩实现。

（四）机械通气的参数及模式

1. 机械通气的参数设置

（1）潮气量（VT）：潮气量的设定应考虑以下因素：胸肺顺应性、气道阻力、呼吸机管道的无效腔容积、氧合状态、通气功能和发生气压伤的危险性。在容量控制通气模式下，VT 的设置应保证足够的气体交换及注意患者的舒适度，可直接设置，也可通过流速和吸气时间设置，或通过每分吸气通气量（Vi）和 RR 设置（VT＝Vi/RR）。通常按照 5～12ml/kg，设置潮气量，之后结合呼吸系统的顺应性和阻力进行调整，避免气道平台压超过 30～35cmH$_2$O。在压力控制通气模式下，VT 主要由预设的压力水平、吸气时间、患者的吸气力量、呼吸系统的阻力及顺应性决定，最终应根据动脉血气分析进行调整。可通过设置吸气压力水平和吸气时间、吸呼气时间比间接影响 VT。在 ARDS 患者，因为肺间质渗出和水肿使肺通气容积缩小，主张采用小潮气量的肺保护性通气策略，即潮气量 6～8ml/kg 理想体重。COPD 或者重症哮喘的患者目标潮气量达到 6～8ml/kg 即可，同时要配合一定的通气频率以保证基本的分钟通气量，使 PaCO$_2$ 值逐渐恢复到缓解期水平，同时注意避免 PaCO$_2$ 下降过快导致的碱中毒。

因为潮气量过高会引起肺内高压、肺过度膨胀和肺损伤及其他并发症不推荐潮气量＞12ml/kg。

（2）通气频率：设定呼吸机的机械通气频率应考虑通气模式、分钟通气量、潮气量、无效腔量、代谢率、动脉血氧分压、二氧化碳分压和患者自主呼吸的能力。成人通常设定为 12～20/min。在 COPD 的患者，机械通气频率的设置不宜过快，以避免肺内气体陷闭，产生内源性 PEEP。

（3）吸气时间与吸呼时间比：吸呼比的选择应考虑患者的自主呼吸状态、氧合与二氧化碳状态及血流动力学状态，即全面评估吸呼比对呼吸和循环各方面的影响。吸气时间增加有利于气体分布，增加气道压力，改善氧合，但可能因为吸气时间延长导致吸呼转换与患者不同步，人机对抗，或因为呼气时间减少而导致内源性 PEEP，甚至血流动力学不稳定。而呼气时间增加有利于肺泡气充分排出，有助于血液回流，但因吸气时间减少而不利于氧合。

正常人自主呼吸时呼气时间较吸气时间长，I:E 一般为 1:2。机械通气患者通常设置吸气时间

0.8～1.2 s，或吸/呼比 1.0:1.5～2.0。对于由患者自主触发的辅助呼吸模式，吸呼比根据实际呼吸频率与吸气时间间接设置，而非根据呼吸机预设呼吸频率与吸气时间换算。吸气时间通常设置较短（≤1.0 s），以避免人机对抗。

阻塞性通气功能障碍时，FRC 增加，呼吸中枢受抑制，呼吸频率减慢，呼气时间进一步延长，若呼气时间缩短，将导致 FRC 进一步增加和呼吸中枢进一步受抑制。所以，COPD 和哮喘患者的 I:E 一般设置在 1:2.5 或更长。

限制性通气功能障碍时，肺容积显著缩小，呼吸中枢兴奋，呼吸加快，呼气时间缩短，I:E 一般设置在 1:1.5 或更短。

在控制通气模式，为改善氧合，可适当延长吸气时间及吸/呼比，但应注意患者的舒适度、内源性 PEEP 监测水平及对心血管系统的影响。控制性通气可直接设定或根据预设 RR 及吸气时间间接设置。反比通气仅用于严重低氧血症如 ARDS 患者。当应用长吸气时间（＞1.5s）时，通常需要应用镇静药，同时减少呼吸频率可适当延长呼气时间，有利于避免内源性 PEEP。

自主呼吸通气模式下，吸呼时间比由自主呼吸能力决定。

正确的吸呼比设置利于氧供和二氧化碳的排出，有助于保持良好的人机同步性，有利于血流动力学稳定。

（4）吸气末停顿时间：吸气末停顿的主要目的是改善气体在肺内的分布，促进肺泡内氧向血液弥散，有利于优化通气/血流比例，减少无效腔通气。定容型通气需专门设置吸气末停顿，一般占总呼吸周期的 5%～10%，一般不超过 15%，或直接设置为 0.1～0.4s，若需改善换气功能的作用，需进一步延长。吸气末停顿可增加平均气道压，减少回心血量，对于血流动力学不稳定或心血管疾病患者，需谨慎设置。同时，吸气末停顿因缩短呼气时间不适用于慢性阻塞性肺疾病或哮喘患者。

（5）吸气流速：吸气流速影响气体在肺内的分布、二氧化碳排出及通气血流比值。吸气流速越大，气道峰压越高，潮气量越大，有利于气体交换，但是容易导致肺泡过度膨胀和气体分布不均匀，导致气压伤；吸气流速越低，气道压越低，气压伤危险减少，气体分布较均匀，但不利于气体交换。吸气峰流速应能满足患者吸气用力的需要，若使用镇静药抑制自主呼吸，吸气流速可较低。吸气流速的

设置需考虑患者吸气用力的水平、流速波形和病理生理状态,保障适当的潮气量和合适的吸呼时间比,然后根据通气驱动、分钟通气量、呼吸系统的阻力和顺应性进行调整。

使用减速波时,峰流速一般设置在 $60\sim90$ L/min,使用方波时,峰值流速和平均流速相同,预设流速应明显降低,一般用 $40\sim60$ L/min。现多推荐使用减速波,因其吸气初始流速最高,符合吸气初始流速需求最大的呼吸生理特点,可改善人机协调性,减少气道峰压,增加平均气道压,且气体能更好地在肺内均匀分布,有助于改善通气血流比值失调和氧合。

压力预设通气时吸气流速取决于选择的压力水平、气道阻力及患者的吸气努力。PCV 模式通过调节通气压力间接影响吸气流速,吸气压力越大,流速也越大,波形为递减波。容量预设通气时可直接设置吸气流速,或通过潮气量和吸气时间间接设置,波形多用方波或递减波。

COPD 和重症哮喘患者吸气峰流速一般选择 $40\sim60$ L/min,使吸呼比(I:E) $\leqslant 1:2$,以延长呼气时间。

(6)吸入氧分数(FiO_2):选择 FiO_2 应该考虑目标 PaO_2、PEEP、平均气道压水平和血流动力学状态,在机械通气过程中应根据 PaO_2 测定结果来调节 FiO_2,使临床可接受的 PaO_2 维持在 $60\sim100$ mmHg。原则上在 $SaO_2>90\%$ 的情况下,应尽量降低 FiO_2。机械通气初始阶段可给予高 FiO_2 以迅速纠正严重缺氧,以后酌情降低 FiO_2 至 0.50 以下,并设法维持 $SaO_2>90\%$。若不能达到上述目标,可考虑调整 PEEP、增加驱动压、肺开放、俯卧位等其他措施;在吸痰的前后及支气管镜操作过程中,特别是严重低氧血症的患者,应给予数分钟高浓度氧疗,但纯氧能快速导致吸收性肺不张,长时间高浓度氧疗可以导致氧中毒。

(7)吸气峰压(PIP):定容型呼吸机通气压力取决于潮气量、流速、气道阻力、肺部顺应性等因素。定压型呼吸机设有压力限制,以防止产生肺部气压伤。PIP 一般不应超过 $20cmH_2O$,设置上应由低向高,调节吸气压力以 $1\sim2cmH_2O$ 为台阶,最佳 PIP 既要使肺泡打开,又要减少大流速气流对肺的强烈冲击。

(8)呼气末正压(PEEP):设置 PEEP 的作用是使萎陷的肺泡复张并维持开放、增加肺泡内压和 FRC,增加肺顺应性、改善通气血流比例、改善氧合,对抗气道陷闭,克服内源性 PEEP 引起的呼吸功增加。但增加 PEEP 的同时气道峰压和气道平均压增加,气压伤风险增加,回心血量和心排血量减少,颅内压增加。PEEP 水平的设置理论上应选择最佳 PEEP,即对循环无不良影响,能获得最大的肺顺应性,最小的肺内分流,最高的氧运输,最低的吸氧浓度。PEEP 常用于以 ARDS 为代表的 I 型呼吸衰竭,PEEP 的设置参照 PaO_2 和 FiO_2,并联合 VT 考虑。虽然对如何获得最理想 PEEP 尚未达成共识,但临床通常选择在压力-容积(P-V)曲线的低拐点(LIP)或 LIP 之上 $2cmH_2O$。另外,在 COPD 患者还可根据内源性 PEEP 指导 PEEP 的调节,外源性 PEEP 水平约为内源性 PEEP 的 80%,以不增加总 PEEP 为原则。更改 PEEP 每次以 $1\sim2cmH_2O$ 为宜。在低血容量、低血压、颅内高压和肺过度充气的患者应严格控制 PEEP 的大小。

(9)吸气触发灵敏度:包括压力触发和流量触发。压力触发一般设定为 $1\sim2cmH_2O$,在压力触发过程中,需患者通过努力吸气使气道压下降至触发水平后,吸气阀开放并送气。流量触发一般设定为 $0.5\sim2L/min$,在流量触发过程中,呼吸机回路中存在着持续气流,吸气阀保持开放,当患者有吸气努力时,可以即刻提供大量需要的气流。因此,与压力触发比较,流量触发的反应较快,能明显减低患者的呼吸功。

合适的吸气触发敏感度设置将使患者更加舒适,促进人机协调。若设置触发敏感度过低,将显著增加患者的吸气负荷,消耗额外呼吸功;若触发敏感度过高,会引起与患者用力无关的误触发。

(10)报警参数设置和调节:容量(TV 或 MV)报警,临床意义是预防漏气和脱机,在 PCV 时,监测 TV 预防通气不足或过度通气。呼出气 TV、MV 或 TV 和 MV 同时监测;设置依据,依 TV 或 MV 的水平不同而异,高水平设置与 TV 或 MV 相同;低水平能维持生命的最低 TV 或 MV 水平。

压力(高、低)报警:用于对气道压力的监测。气道压升高,超过上限水平时,高压报警;气道压降低,低于低压水平时,低压报警装置被启用。低压报警装置是对漏气和脱机的一种保护措施,保证吸气的最低压力水平。高压报警多提示咳嗽、分泌物堵塞、管道扭曲、自主呼吸与机械通气拮抗或不协调等。高、低压报警参数设置依据正常情况下的气道压水平。高压报警参数一般设置在高于吸气峰压 $5\sim10cmH_2O$ 水平,低压报警参数一般设置在低于吸气峰压5～10cmH$_2$O水平。

FiO$_2$报警：保障FiO$_2$在所需要的水平，设置时依据根据病情，一般高于或低于实际设置的FiO$_2$ 10％～20％即可。

2. 参数调整

(1)为达到目标氧合，可以通过增加吸入氧浓度、合理增加PEEP、使用定压型通气、延长吸气时间、降低机体氧耗等方法来增加动脉血氧水平。必要时适当应用镇静药和肌松药改善人机协调。可考虑酌情增加潮气量，增加肺泡通气量。但是实施肺保护策略时，增加潮气量应慎重。在顽固性低氧血症时，体外膜肺有可能是改善的唯一手段。

(2)为维持适当的二氧化碳分压和酸碱平衡，可通过调节潮气量和呼吸频率来调节分钟通气量。调节预设容量或者预设压力可改变潮气量。适当延长呼气时间可增加潮气量，特别是对于严重气道阻塞患者；使用定压型通气模式，可改善气体分布，减少呼吸无效腔；由于PEEP过高时，影响CO$_2$的排出，特别是在自主性通气模式时，适当降低PEEP可增加潮气量。

维持人机协调性使用机械通气时，如果出现人机对抗，可以对触发灵敏度、吸气流速、吸呼转换、潮气量或者呼吸频率进行调整，在选择呼吸模式时，尽可能保持自主呼吸，必要时给予适当的镇静治疗，但尽量避免使用肌松药。

3. 各种机械通气模式

(1)辅助控制通气(assist-control ventilation，ACV)：辅助控制通气，一般指容量预设型辅助控制通气(VCV)，通常简称为AC模式。AC是AV和CV 2种特点的结合，当患者自主呼吸频率低于预置频率或患者吸气努力不能触发呼吸机送气时，呼吸机即以预设VT及通气频率、吸气时间进行通气，即CV；当患者的吸气能触发呼吸机时，以高于预设频率按预设潮气量和吸气时间进行通气，呼吸频率随自主呼吸变化，即AV。简单来说，就是有患者触发时为AV，无患者触发时为CV。AC是患者或时间触发、容量或流量限制、容量或时间切换的一种模式。AC需要设置的参数为潮气量、呼吸频率、吸气流速、吸气流速波形、吸呼时间比、吸起暂停时间和触发灵敏度。AC模式下潮气量越大，气道压力越大，而在潮气量一定时，吸气流速越快，吸气时间越短，气道压将越高。气道压力分为克服呼吸回路和气管导管的阻力产生的压力和克服呼吸系统弹性阻力产生的压力。气道压力取决于潮气量、气道阻力、呼吸系统弹性阻力、自主呼吸等因素。其中气道阻力是影响气道压力的主要原因，严重的气道阻塞将导致功能残气量增加，产生内源性PEEP，使气道峰压明显升高，同时伴肺泡压升高。呼吸系统弹性阻力是影响肺泡压的主要原因，当病人肺顺应性降低时，肺泡压升高，伴气道峰压相应升高。自主呼吸在吸气初始即产生较高的肺泡负压，因此自主呼吸可降低气道峰压和肺泡压。方波吸气流速使吸气时间缩短，流速加快；减速波使吸气时间延长，气道峰压降低。

AC保证通气量的提供，有利于呼吸肌休息，缓解呼吸肌疲劳，是目前临床最常用的机械通气模式之一，适用于呼吸驱动障碍的患者，如严重呼吸中枢抑制、中枢神经系统功能障碍、麻醉、呼吸暂停、神经肌肉疾病患者。AC还可用于呼吸力学的监测，测定顺应性、气道阻力、压力-容量曲线(呼吸功)和内源性PEEP等，测量时通常需完全抑制自主呼吸和使用方波流速。AC可最大限度减少患者的呼吸功，随病情好转，逐步降低AC辅助水平如频率，呼吸功由呼吸机和患者共同完成。但长期使用AC模式不利于呼吸肌锻炼。AC模式下时，若呼吸频率过快，容易出现过度通气，呼吸性碱中毒。呼吸频率过快与设置频率不当或者患者的高呼吸驱动有关。对于高呼吸驱动患者，需要适当使用镇静药。AC模式下如触发灵敏度设定值过高、吸气流速过低，吸呼时间比调整不当，将增加患者呼吸功，引起人机对抗。且AC的气道峰压较高，易引起气压伤。

(2)间歇指令通气(intermittent mandatory ventilation，IMV)和同步间歇指令通气(synchronized intermittent mandatory ventilation，SIMV)：IMV是指呼吸机以预设的频率输送预设容量或者压力，在2次指令呼吸之间允许患者自主呼吸。在进行IMV时，指令通气与患者自主呼吸不完全同步。SIMV模式是IMV模式的改进，利用触发窗实现指令正压通气与自主呼吸同步。现代的呼吸机都有同步功能，实际设置的是SIMV模式。SIMV时，当患者自主呼吸频率低于预设频率或患者吸气努力不能触发呼吸机送气时，呼吸机即按预设的通气频率输送预设VT或压力、吸气时间的气体，此为时间触发；当患者的吸气处在触发窗内并能触发呼吸机时，呼吸机按预设VT或压力和吸气时间进行通气，此为患者触发；当患者的吸气处在触发窗外时，不能触发呼吸机的指令通气，患者控制呼吸过程,当 SIMV 加用 PSV 时,若该吸气能触发 PSV,该自主呼吸可得到 PS 的支持。

SIMV 可提供从完全支持到部分支持的通气支持,调整预设 SIMV 的频率可以改变通气支持的水平。潮气量适当时,增加预设频率可增加通气支持,抑制患者的自主呼吸;减少预设频率则可增加患者的自主呼吸。因而 SIMV 可以根据患者的不同情况,提供不同程度的辅助或者控制通气,而且通过预设指令可以保证通气水平的安全性。与 IMV 比较,SIMV 能与患者的自主呼吸同步,减少人机对抗,减低正压通气的血流动力学影响。

SIMV 存在自主呼吸的调节作用,与 AC 比较,可减少呼吸性碱中毒的发生,有利于气体的均匀分布,改善通气/血流比例,改善人机协调性,减少气压伤,减少镇静药的使用,能使平均气道压较低,对血流动力学的影响较小。

SIMV 在患者的自主呼吸较弱时,若设置的通气支持水平过低,如通气频率太低、预设潮气量或吸气压力太低、吸气流速太低等,容易导致通气不足,患者自主呼吸做功增加,诱发呼吸肌疲劳。

长期带机患者的撤机也常用 SIMV 模式。SIMV 与 PSV 合用,既可以通过部分指令通气保证通气的需求和减少呼吸功,也可以保留自主呼吸使呼吸肌得到锻炼,有利于避免呼吸肌的失用性萎缩,容易过渡到撤机。因而 SIMV+PSV 模式已经成为当前 ICU 常用的呼吸支持方式之一。

根据容量或压力预设,SIMV+PSV 需要设置的参数不同。V-SIMV+PSV 需要设置的参数为:潮气量、通气频率、吸气峰流速(或吸呼时间比)、吸气末停顿时间、吸气上升时间、压力支持水平、PEEP、FiO_2、吸气触发灵敏度、呼气触发灵敏度。P-SIMV+PSV 需要设置的参数为:控制吸气压力水平、通气频率、吸气时间(或吸呼时间比)、吸气上升时间、压力支持水平、PEEP、FiO_2、吸气触发灵敏度、呼气触发灵敏度。

(3)压力控制通气(pressure-control ventilation,PCV):与容量控制通气要求预设吸气峰流速和潮气量不同,压力控制通气要求预设吸气压力水平和吸气时间。潮气量由预设压力与呼气末肺泡内压之差、预设吸气时间和患者的呼吸力学(阻力和顺应性)决定,呼气末肺泡内压为内源性 PEEP 和预设 PEEP 之和,流速由呼吸机决定。如果患者的呼吸频率低于预设呼吸频率,呼吸机将按预设切换时间启动通气(即时间触发)。例如,如果呼吸频

率预设为 12/min,且患者的呼吸频率低于该预设频率,呼吸机将每 5s 完成 1 次通气。如果患者的吸气努力能触发呼吸机启动通气(即患者触发),呼吸机将按预设吸气压力和吸气时间送气。因此,压力控制通气模式是由患者或时间触发、压力限制、时间切换的一种模式。在呼吸机送气达预设压力而停止送气后,患者依靠肺、胸廓的弹性回缩力被动呼气直到气道压力回复到预设的 PEEP 水平。驱动压力和 PEEP 之和为吸气峰压。吸气峰压等于克服气道阻力和呼吸系统扩张的压力(即平台压)之和。在吸气初期,吸气峰压主要由克服气道阻力的压力构成,而在吸气末期,吸气峰压主要由克服呼吸系统弹性阻力的压力构成。在吸气开始后,气道阻力下降,此时呼吸系统扩张压力开始升高,由于压力=流速×阻力,为达到恒定的吸气驱动压力,呼吸机必须使用递减波形的流速设计。因此,所有输送恒定吸气压力的模式均与递减吸气流速波形有关。

VCV 与 PCV 模式之间的不同点为:①呼吸机驱动通气的参数不同(分别为流速限制 与 压力限制);②结束吸气的参数不同[分别为容量切换(设置了吸气末停顿时间则为时间切换,即呼吸机送气达到预设潮气量后,呼气阀在吸气末停顿时间结束才打开)与时间切换]。

对于急性低氧血症的呼吸衰竭患者,从容量控制模式向压力控制模式转换可引起气道峰压的下降。但是,如果吸气时间、潮气量和 PEEP 匹配,气道压力在压力控制模式和采用减速吸气波形的容量控制通气模式的比较中是相等的。压力控制模式在血流动力学方面的耐受性较好。但是,在成年人中,使用减速吸气波形的容量控制通气模式的临床结局,和压力控制模式比较无差别。

潮气量由预设压力与呼气末肺泡内压之差、预设吸气时间和患者的呼吸力学(阻力和顺应性)决定。增加预设压力和降低呼气末肺泡内压可增加通气驱动压力和潮气量。在预设压力水平一定时,在气道阻力高、或顺应性低、或呼气末肺泡内压高(内源性 PEEP 或预设 PEEP 高)的情况下,容易出现患者的潮气量减少和高碳酸血症。

在气道阻力增大的情况下,PCV 可保持气道压力的恒定且不超过预设水平,以限制肺泡压过高,预防气压伤的发生;PCV 流速为减速波,肺泡在吸气早期即充盈,利于肺内气体交换,而且吸气压力恒定,在肺泡内分布均匀一致,有利于气体在

时间常数不同的肺内区域间更好的分布,改善通气/血流比例。另外,与 VCV 相比 PCV 易于人机同步,减少镇静药的用量,易于保留自主呼吸,较少呼吸做功。

吸气后屏气时的压力,为平台压。平台压反映吸气末平均肺泡压。平台压应保持低于 30cm H_2O 以避免呼吸机相关肺损伤的发生。气道阻力通常采用吸气末阻断法测定。压力控制通气模式由于使用减速波形,吸气流速在呼吸机送气末期低至几可忽略,所以很难用阻断法测定气道阻力。容量控制通气模式使用恒定流速,适用于测定气道阻力。

(4)压力支持通气(pressure support ventilation,PSV):PSV 是一种自主通气模式,提供部分通气支持,表现为由患者触发、压力限制、流量切换。即患者触发通气,呼吸机在吸气过程中提供预设水平的气道正压辅助,帮助患者克服呼吸阻力和扩张肺,增加潮气量,减少呼吸做功。

PSV 时,呼吸形式由压力支持水平和自主呼吸共同决定,但患者的自主呼吸保持对呼吸频率、吸气流速、潮气量、吸气时间及吸呼比的控制,符合呼吸生理。当气道压力达预设的压力支持(PS)水平并维持到吸气峰流速下降到低于某一预设的阈值水平(呼气灵敏度)时,由吸气切换到呼气。潮气量和吸气流速主要由患者的自主呼吸能力和 PS 水平决定,患者的自主呼吸能力越强或 PS 水平越高,吸气流速和潮气量越大。压力上升时间和呼气灵敏度也可影响潮气量,在 PS 一定的情况下,压力上升时间越短、吸气峰流速越大,潮气量越大;呼气灵敏度设置的流速越大,吸气时间越短,潮气量越小。自主呼吸能力决定吸气时间,自主呼吸较强时,吸气峰流速大,通气驱动压力下降慢,吸气向呼气切换延迟,吸气时间长。自主呼吸和 PS 均可影响呼吸频率,PS 水平的增加可引起呼吸频率的下降。

PS 水平的选择取决于患者的自主呼吸能力、气道阻力、肺顺应性和通气需求。过高的 PS 可导致过度通气、呼吸性碱中毒或对自主呼吸的抑制;过低的 PS 会造成潮气量减少,呼吸频率增快,呼吸做功增加,呼吸肌疲劳。因而使用 PSV 时,临床医师应该密切注意患者的潮气量和呼吸频率及患者的辅助呼吸肌活动情况,随时调整 PS 水平。若呼吸频率增快,潮气量减少,患者出现呼吸困难,提示 PS 不足,需要提高 PS 水平;若潮气量明显增大,伴呼吸频率减慢,提示 PS 过高,可降低 PS 水平。

当患者无自主呼吸、自主呼吸微弱而不能触发

通气、呼吸肌极度疲劳、气道阻力增加或者肺顺应性降低时,PSV 常不能保证足够的通气,应避免使用。呼吸中枢驱动功能障碍的患者,应用 PSV 也可导致分钟通气量的变化,甚至呼吸暂停而窒息,故不宜使用该模式。对于呼吸力学不稳定而且病情在短时间内可能迅速变化的患者,潮气量和呼吸频率变化大,也不应该单独使用该模式。

PSV 易于改善人机协调性,减少镇静药的使用。在有一定自主呼吸能力的患者应用其他模式出现人机对抗时,PSV 可单独使用;在撤机过程中,PSV 可作为单独使用的通气模式,PS 水平的下降允许患者自主呼吸做功的增加,因此,临床医师可通过逐步降低下调 PS 水平达到撤机过程中的辅助通气要求;低水平的 PSV(如 5~8cm H_2O)仅能克服气管导管和呼吸机回路的阻力,可应用于患者拔除气管导管前的评估与判断。

临床上 PSV 更多是与 SIMV、IMV、APRV 等模式联合使用。

(5)压力调节容量控制通气(pressure regulation volume control,PRVC):PRVC 也称为容量控制加强(volume control plus,VC+),是一种能根据患者呼吸力学的动态变化,自动调节吸气压力水平的机械通气模式。当患者每次呼吸的呼吸力学发生变化时,PRVC 将调节目标压力水平以达到目标潮气量。PRVC 要求临床医师预设目标潮气量。但是,与传统的 VC 模式不同,临床医师需要设置吸气时间而非吸气流速和波形。因此,PRVC 是一种患者或时间出发、压力限制,时间切换的模式。与 PC 一样,PRVC 可应用 AC 或 SIMV 提供通气支持。

PRVC 开始时,呼吸机将进行一系列的"试验性通气"来测定在预设的吸气时间内输送目标潮气量所需要的吸气压力,此后,呼吸机在每次通气均测量潮气量,如果呼吸力学或患者努力发生改变导致潮气量低于目标值,呼吸机将在下一次通气提高吸气压。相反,如果潮气量过高呼吸机将降低吸气压。PRVC 时,在每次通气内吸气压力都是恒定的,呼吸机使用递减吸气流速波形。因此,PRVC 时,吸气末阻断法可用来测算平台压和静态顺应性,但不能用于测定气道阻力。与传统的容量控制模式比较,PRVC 并不能改善临床结局,但由于 PRVC 采用了减速波,有利于压力在时间常数不同的肺部区域间均匀分布,可以降低气道压。实际的气道压不一定适用于所有呼吸衰竭患者,当患者努

力增加时,完成预设时间的通气实际仅需要较低的压力支持。与PCV比较,PCV时,当患者呼吸力学发生变化时,潮气量也相应变化,而PRVC可根据呼吸力学调整吸气压使潮气量稳定于目标值。PRVC可保证稳定的潮气量,有利于小潮气量的肺保护策略在急性肺损伤或ARDS患者中的应用。PRVC适用于气道阻力较高,而肺部各区域时间常数明显不同及需要高PEEP水平的患者。

(6)气道压力释放通气(airway pressure release ventilation,APRV):APRV是在高CPAP(CPAPH)和低CPAP(CPAPL)2个水平的CPAP之间转换的一种时间触发、压力限制和时间切换型通气模式,在整个机械通气周期允许自主呼吸。由于进行高CPAP的时间(tH)通常比低CPAP的时间(tL)长,tL很短,因此自主呼吸主要分布在tH。在APRV期间,患者在预设的CPAPH水平上自主呼吸一段时间(tH)后,CPAPH阀关闭,CPAPL阀开放,释放出一定的压力,气体通过CPAPL阀呼出,系统内压力降低到预先设置的压力(CPAPL),短时间内(tL)CPAPL阀关闭,CPAPH阀重新开放,肺容量回复到CPAPH水平,患者在预设的CPAPH水平上自主呼吸。

通气量包括释放通气量和自主呼吸通气量,由于自主呼吸通气量通常较小,通气量主要取决于释放潮气量和压力释放频率。释放潮气量决定于释放的压力(CPAPH和CPAPL的压力差)、释放时间(即tL)及患者的呼吸力学。

APRV通气的设置为:CPAPH水平、CPAPL水平、气道压力释放频率和tL;初始设置可以为CPAP水平20~30cmH₂O,气道压力释放的压力水平0~10cmH₂O,Ts 1.0~1.5S。增加CPAPH和CPAPL的压力差及增加压力释放频率将增加分钟通气量。提高CPAPL水平可防止肺泡萎陷和减少肺内分流,改善氧合。tL的设置需要满足一定的释放潮气量和维持一定时间的CPAPL以预防肺泡萎陷。tL太短,释放潮气量减少,易于产生内源性PEEP,使下一次的释放压力减小,尤其是对于气流阻塞性肺疾病患者,将诱发过度充气的进一步加重。

APRV采用气道压力释放肺部被动排空,使肺泡通气增加,并允许自主呼吸,因而气道压力较低,无效均气道压不超过CPAPH水平,无效腔通气较少,对胸腔内压的影响小,血流动力学的变化小。

APRV主要用于换气功能障碍患者,可改善急性肺损伤和ARDS患者氧合障碍。与传统的间歇正压通气加PEEP比较,APRV的气道峰压和呼气末正压较低,但是平均气道压相似,对血流动力学影响小,氧合改善相当。APRV为一种新模式,尚有待临床验证。有研究显示,与传统的PC比较,APRV的临床结局较好,可缩短机械通气时间和重症监护病房住院日,减少镇静药、肌松药的使用。但近期的一项研究显示与AC比较,APRV并不能改善病死率、平均机械通气天数或镇静药的用量。

应用APRV时,分钟通气量较不稳定。为避免高碳酸血症,患者需要严密的监测。当自主呼吸较快时,压力释放的频率需要精细的调整以避免人机不协调,增加呼吸做功。阻塞性肺疾病患者,出现肺过度充气易于导致气压伤,所以,严重的阻塞性肺疾病患者是APRV的相对禁忌证。

(7)双相气道正压(biphasic positive airway pressure,BIPAP):BIPAP也称为双水平气道正压通气(BiLevel),是结合了压力控制的指令通气和压力支持的自主呼吸辅助通气的一种模式,比APRV更加完善。BIPAP与SIMV联合PSV相似,不同的是,BIPAP在2个水平的压力(PH和PL)之间转换。

BIPAP需要设置的参数主要为PH、PL、tH、tL和PS。压力的初始设置与APRV相似,与APRV比较,tL通常较长,允许在tL期间进行更多的辅助自主呼吸的压力支持通气。临床医师通过时间决定PH和PL的周期,分别为tH和tL。呼吸机通过把tH和tL划分为自主呼吸间期和同步呼吸间期完成2个压力水平之间的转换。BIPAP按预设的形式对患者的努力作出反应。在tH的自主呼吸间期,自主呼吸没有压力支持,仅PL和PS的和高于PH时,在PH水平的自主呼吸可得到压力支持,其支持水平为PL+PS-PH;在tL的自主呼吸间期,自主呼吸可得到PS的辅助。现也有推出的智能正压通气SPAP,可以在PH和PL分别设置PS,允许患者在tH和tL自主呼吸均可得到预设的PS水平的辅助。当tH的同步呼吸间期开始后,患者的吸气努力将触发呼吸机从PH转换为PL,在tL的自主呼吸间期进行压力支持通气;若至tH结束患者没有吸气努力或无力触发,在到达预设tH后呼吸机将自动转换为PL,并开始tL的通气。而在tL的同步呼吸间期患者的吸气努力将使呼吸机从PL切换回复到PH,若患者的吸气努力不出现,呼吸机在tL结束时将自动转换为PH。

BIPAP 是一种压力预设型通气模式,气道压力稳定,允许自主呼吸和指令通气同时存在,可改善氧合,减少呼吸机相关肺损伤,减少呼吸功,增加人机协调性,降低患者的镇静需求,尤其适用于换气功能障碍的患者。BIPAP 的通气量不稳定,对于阻塞性肺疾病患者,注意适当调整参数,保证通气量。根据患者的自主呼吸能力和通过调整 BIPAP 的 4 个参数 PH、PL、tH、tL,可模拟出多种通气模式,如 PCV、IRV、PCV + PEEP、P-SIMV、IRV + PEEP、APRV、CPAP 等,适用于机械通气的整个过程。

(8)指令每分钟通气(mandatory minute ventilation,MMV):MMV 是一种闭环(closed loop)通气模式,是以分钟通气量为预设目标,呼吸机监测分钟通气量的变化,调整通气量以保证患者的分钟通气量达到预设值。如果患者无自主呼吸,呼吸机提供指令通气;如果患者有自主呼吸但分钟通气量低于预设值,呼吸机提供不足部分;如果患者自主分钟通气量超过预设值,呼吸机将降低或停止通气辅助。呼吸机可通过自动调整呼吸频率或潮气量调整通气量的输出。

MMV 可保障最低通气量,并随自主呼吸能力的变化调整通气辅助,适用于自主呼吸不稳定的患者,如大剂量镇静药、神经肌肉疾病。MMV 保证患者从控制通气到自主呼吸的平稳过渡,避免呼吸暂停或通气不足的发生,有利于呼吸肌的锻炼和撤机,并且可以减少呼吸机工作参数的反复调节。

MMV 不监测呼吸形式的变化,对于肺顺应性降低、呼吸肌力量不足的患者,可能导致浅快呼吸,虽然呼吸机提供了预设的分钟通气量,但肺泡的有效通气量不足;或者自主呼吸的分钟通气量达到预设的分钟通气量,呼吸机不给予通气支持,从而导致严重的肺泡通气量不足。如果患者出现呼吸暂停,但之前实际分钟通气量已超过预设值,则在此后相当长的一段时间内呼吸机不会提供指令通气,将造成窒息。恰当的 MMV 水平难以确定,预设的 MMV 水平过高,容易导致通气过度或抑制自主呼吸;MMV 水平过低,会导致自主呼吸做功增加、呼吸肌疲劳和通气不足;对于呼吸中枢不稳定的患者,MMV 水平需保证患者呼吸暂停时的通气量;对于呼吸驱动正常的患者,进行 MMV 后,若无自主呼吸出现,应适当下调 MMV 水平。

在 MMV 期间,需要监测患者的呼吸频率和潮气量、动脉血气分析,若发生浅快呼吸可上调预设分钟通气量或终止 MMV,改用其他模式。

(9)适应性支持通气(adaptive support ventilation,ASV):ASV 是一种闭环通气模式,呼吸机提供的支持水平决定于连续测定的患者的呼吸力学和自主呼吸努力水平。呼吸机通过连续监测患者的呼吸力学(动态顺应性和时间常数),根据 Otis 公式,计算出理想通气方式,即理想的通气频率和潮气量目标值以满足最小呼吸功,若测得的频率和潮气量偏离了目标值,呼吸机将自动调整通气频率、吸气压力水平、吸气时间和呼气时间,来达到预设的最小分钟通气量,使患者维持目标潮气量和目标频率。呼吸机通过监测患者每次的呼吸力学,动态调整呼吸机的通气输出,使患者始终处在理想的通气状态。ASV 可提供全部或部分的通气支持。ASV 由指令每分通气(minute mandatory ventilation,MMV)发展而来,结合了 MMV 和 P-SIMV + PSV 的特点。在患者没有自主呼吸时,ASV 输送指令通气,为压力限制、容量目标、时间切换的模式(双重控制、压力控制模式);在患者有自主呼吸时,ASV 输送压力支持通气,为压力限制、容量目标、流量切换模式(双重控制、压力支持模式)。

ASV 设置了通气参数的范围来保障安全通气,包括吸气压力、潮气量、目标呼吸频率、指令通气频率、吸气时间和呼气时间的上限和下限,以避免发生浅快呼吸、呼吸暂停、气体陷闭和容积伤。

ASV 需要设置的参数为每分通气量百分比(%MV)、理想体重、气道压力报警上限、PEEP、吸氧浓度、触发灵敏度。如果%MV 设置为 100%,呼吸机提供 0.1L/kg(成年人)或 0.2L/kg(儿童)的分钟通气量。ASV 用于计算目标频率和潮气量的 Otis 公式,要求输入无效腔气量。理想体重用于根据 Radford 列线图计算无效腔气量,即 1ml/0.45kg。当无效腔气量改变时,可相应调整理想体重,每增加或减少 1ml 无效腔气量,可相应增加或减少 0.45kg 体重。气道压力报警上限用于限制 ASV 输送的最大吸气压力,通常为气道压力报警上限-10cmH₂O。

ASV 不能发现无效腔气量的变化并对其作出反应,仍需要临床医师监测动脉血气分析的变化。对于严重的 COPD 患者,ASV 常选择低呼吸频率和较小的吸呼时间比,但在少数病例,患者需要的呼气时间比 ASV 提供的更长。对于这类患者,临床医师需密切监测内源性 PEEP 和气体陷闭的发生。当患者努力增加时,ASV 将减少吸气压力,但在一些情况下,在患者努力和呼吸功增加时,呼吸机增加吸气压力较为适当。在从全部到部分呼吸支持的转换时,如自主呼吸出现时,可能发生平均气道压的急剧下降,有时可能导致严重的低氧血症。

ASV是一种良好的撤机模式。在患者的自主呼吸努力恢复过程中,ASV自动地和连续地引导患者逐渐撤机。ASV时,当指令通气频率为0,吸气压力<8cmH_2O时,可考虑撤机。ASV适用患者呼吸力学和努力的改变,对患者的呼吸力学进行监测并做出调整,减少呼吸功,增加人机协调性。ASV简化了呼吸机参数的设置和调整,不需要临床医师频繁调整呼吸机参数。ASV应用广泛,可在机械通气的起始、维持和撤机过程提供全部或部分通气支持。

(10)成比例辅助通气(proportional assist ventilation,PAV):PAV是一种部分通气支持方法,呼吸机根据患者即时吸气努力的大小成比例地提供压力支持的辅助通气模式,自主呼吸决定了呼吸形式、气道压力和呼吸频率,呼吸机对患者自主吸气产生的压力进行放大。在自主呼吸时,通气需求增大将引起吸气用力期间呼吸肌收缩力增大和胸腔负压增大。而PAV可提供与患者增大的通气需求相匹配的气道正压。因此,PAV让患者舒适地获得由自身任意支配的呼吸形式和通气水平。

在吸气早期,患者呼吸功用于克服由流速产生的气道阻力,在吸气末期,患者呼吸功需克服由容量产生的弹性阻力。PAV需设置流速辅助(flow assist,FA)和容量辅助(volume assist,VA)2个参数,对患者克服气道阻力和弹性阻力做功进行辅助。可以直接设定其数值,也可设定它们与气道阻力、弹性阻力的比例。由于吸气压力与FA、VA均相关,PAV时单独设置FA或VA会增加另一项的负荷,所以应同时设置FA和VA,以保证整个吸气过程均有辅助压力的支持,避免患者因辅助不足而做功增加、呼吸困难。通常设置的FA和VA低于气道阻力和弹性阻力,应用时通常为中度辅助,以40%~60%较合适。由于PAV是正反馈系统,呼吸机按与输出的流量和容量成比例的增加压力。过高的FA和VA水平,可导致呼吸机提供的压力辅助过度,会出现"脱逸(runaway)"。即在自主吸气末,呼吸机输出的通气压力超过气道阻力和弹性阻力之和,在自主呼气期,呼吸机继续输送流量和通气量,伴气道压继续升高,在下一次呼吸周期,流量、容量、气道压将进一步升高。表现为潮气量过大、呼气动作的激活及流速波形的快速变化。"脱逸"可见于以下情况。①漏气使呼吸机过高估计患者的流量和通气量。②FA和VA水平设置过高。③对患者的气道阻力和弹性阻力测算错误。④气道阻力和弹性阻力突然迅速降低,如气道梗阻的突然解除、使用支气管舒张药或表面活性物质的治疗等。⑤肥胖、腹胀或ARDS时肺泡陷闭使FRC减少,呼吸在接近FRC的低肺容积位进行,在通气压力升高后,肺容积增大,根据压力-容积曲线,呼吸系统的气道阻力和弹性阻力将减小。"脱逸"可通过以下方式终止。a. 自动终止,在肺容量接近肺总量时,当呼吸系统弹性回缩力大于PAV的压力时,吸气将自动转为呼气;过高的肺容量将通过肺牵张反射,促使呼气肌工作;b. 通过设置设置安全范围终止,通常设置气道压力40cmH_2O,吸气时间3s,潮气量1.2L,超过任一种范围将转换为呼气。

PAV以自主呼吸为基础,因此需要设置后备通气以保障自主呼吸暂停时的通气。由于在通气过程中,病变肺组织的呼吸力学可能发生变化,辅助比例无法恒定,易引起设置不当导致通气不足或发生"脱逸"。在内源性PEEP存在时,患者的吸气努力额外克服内源性PEEP后才产生气流并触发PAV系统提供辅助,因此,内源性PEEP延迟PAV的触发,降低辅助强度。因此,对于气道阻塞性疾病患者,需设置PEEP以克服内源性PEEP。对于严重肺实质病变,如ARDS患者,需设置最佳的PEEP以使PAV时肺容积位于流量-容积曲线的中间陡直段。

PAV的通气反应符合呼吸生理特点,患者的通气需求变化时,可自主和随意调节通气水平,不存在人机对抗,减少或避免应用镇静药,降低气道峰压,同时,需要设置的参数也较少。PAV需要自主呼吸驱动,不适用于呼吸驱动障碍的患者。PAV只能在患者现有的呼吸形式下辅助通气,并不能将其呼吸形式正常化。PAV增加通气对化学刺激的反应,可能增加通气和呼吸周期的不稳定性。

PAV通过调节FA、VA,循序渐进地增大自主呼吸,锻炼呼吸肌以适应通气需要,避免患者出现呼吸机依赖。因此,PAV可作为困难撤机患者的撤机方式,尤其适用于呼吸机依赖的患者。研究显示,与其他通气模式比较,相同通气参数时PAV的平均气道压较低,对血流动力学影响较小,尤其适用于心功能低下的撤机困难患者。

(11)神经调节辅助通气模式(neurally adjusted ventilatory assist，NAVA)：NAVA 是一种自主呼吸辅助通气模式，通过动态监测患者的膈肌电活动(electrical activity of diaphragm，EAdi)，根据 EAdi 水平自动调节压力支持水平，提供与神经呼吸输出一致的通气支持。NAVA 时，患者呼吸中枢的驱动控制和调节整个呼吸周期，包括通气的触发、通气量、切换、呼吸形式，符合实际的通气需要。呼吸中枢的神经冲动到达膈肌后所产生的电信号，称为膈肌电活动(electrical activity of diaphragm，EAdi)。EAdi 是膈肌纤维动作电位的总和，受发放冲动的运动神经元数量及其频率的影响，当呼吸负荷增加或代谢率增加等因素导致呼吸中枢驱动增加时，呼吸中枢增加发放冲动的频率和传递冲动的神经纤维数量，EAdi 升高；相反，当呼吸中枢驱动降低时，EAdi 下降。因此，EAdi 反映呼吸中枢驱动。EAdi 通过安装在特定胃管上的微电极置于膈肌脚部测得。正常 EAdi 值为 $8 \sim 10 \mu V$。

NAVA 以 EAdi 在最小值基础上的增量作为触发灵敏度，通常设为 $0.5 \mu V$。NAVA 也保留了常规的触发方式，以先到先触发的原则送气保证通气的安全性。当 EAdi 开始下降，意味着神经吸气转换至神经呼气。正常和高 EAdi 信号时一般以 EAdi 下降至峰值的 70% 为切换点，低 EAdi 信号时以 40% 为切换点。NAVA 也保留了压力切换。

NAVA 需要设置的参数为 NAVA 支持水平，单位为 $cmH_2O/\mu V$，即单位 EAdi 呼吸机提供的压力辅助。动态监测 EAdi，根据 EAdi 水平和 NAVA 支持水平调节输出压力。当通气不足时，患者自主呼吸驱动增加，EAdi 升高，呼吸机增加压力支持水平，当通气满足需要时，患者的吸气努力下降，EAdi 会降低到一定程度。

NAVA 可预防通气的过度辅助。呼吸机的辅助强度过高会下调呼吸中枢活动(EAdi)和吸气压，这允许患者选择最具保护性的潮气量，即满足通气需求的最小潮气量。

虽然患者通过调整呼吸驱动来调节呼吸机的辅助水平，临床医师仍需调整 NAVA 支持水平。NAVA 支持水平难以确定，通气支持水平过高会抑制 EAdi，如何设置恰当的 NAVA 支持水平，既能够减轻患者的呼吸肌负荷，又能保证有效通气，仍需要临床验证。

PEEP 对 EAdi 有较大的影响，所以通常在设置了 PEEP 以后再调节 NAVA 支持水平。膈肌电极导管需正确放置，PEEP、体位、腹腔内压力等可影响导管的位置和电信号。

NAVA 改善人机协调性，防止通气的过度辅助。与 PSV 比较，NAVA 改善人机协调性，减少触发和切换延迟，最大限度地减少通气的过度辅助。而 PSV 的辅助水平增加不仅提高输送压力，还延长送气时间，增加潮气量和减少呼吸频率，导致过度充气和人机对抗。

(12)反比通气(inverse ratio ventilation，IRV)：常规机械通气正常的呼吸时间比(I:E)为 1:2，反比通气反比通气(inverse ratio ventilation，IRV)是延长吸气时间，使(I:E)≥1:1，甚至高达 4:1 的一种通气模式。IRV 主要用于伴严重低氧血症的 ARDS 患者。

IRV 允许在较低的气道峰压下改善气体交换。延长吸气时间或 IRV 造成气道压峰值(PIP)下降，平均气道压(mPIP)升高，可以使萎陷的肺泡复张，改善膨胀不全、时间常数较长的肺泡充气，改善气体分布和通气/血流比例，降低肺内分流，减少生理无效腔。呼气时间缩短到一定程度将导致呼气不足和内源性 PEEP 的产生，在一定程度上避免呼气末肺泡萎陷，有助于改善氧合，气道阻力升高将进一步增加内源性 PEEP，使用定容型通气可能会加重过度充气，诱发气压伤，使用定压型通气可能引起潮气量的下降和高碳酸血症，符合"允许性高碳酸血症"的策略，因此 IRV 一般选用定压模式(P-IRV)。IRV 时，应逐步延长吸气时间，在维持适当氧合的情况下，尽量缩短 I:E，适当减少通气频率，适当使用镇静药和肌松药以避免自主呼吸和人机对抗。

IRV 会造成平均气道压升高，内源性 PEEP 的形成，加重对血流动力学的抑制。IRV 不符合呼吸生理，因此需用较大剂量的镇静药及肌松药完全抑制患者的自主呼吸，进行完全控制的机械通气。明显的自主呼吸将引起人机对抗，导致肺泡过度充气和产生剪切力，诱发气压伤。

(13)持续气道正压(continuous positive airway pressure，CPAP)：CPAP 是指患者在预设恒定的 CPAP 水平上进行自主呼吸，呼吸机提供持续的正压气流，吸气相和呼气相气道压均保持正压。患者控制呼吸形式，包括呼吸频率、潮气量和吸呼时间比。CPAP 增加肺泡内压和功能残气量，防止小气道闭合和肺泡萎陷，改善通气/血流比例，减少肺内分流，改善肺顺应性，改善氧合；对抗内源性

PEEP,抵抗上气道塌陷,降低呼吸功;减少回心血量,使血管外肺水重新分布到顺应性较好的区域,减轻肺水肿等。CPAP可因呼气阻力过高,增加无效腔而导致二氧化碳潴留。CPAP可以有创方式实施,可与PSV、SIMV合用,临床上以无创方式常用。CPAP的预设压力水平通常从$4\sim6cmH_2O$开始,根据氧合情况逐步增加。CPAP仅用于呼吸中枢功能正常、自主呼吸较强的患者。CPAP常用于阻塞性睡眠呼吸暂停综合征、急性心源性肺水肿、呼吸衰竭患者以及撤机过程。使用CPAP应严密观察患者的呼吸频率、潮气量、心率、血压及动脉血气分析,如使用CPAP后呼吸功能无改善,应及时改用控制通气。

4. 其他机械通气相关治疗技术

(1)高频通气(high frequency ventilation, HFV):高频通气是指高呼吸频率高于正常4倍以上,潮气量接近或少于解剖无效腔气量的一种通气方式。高频通气主要分为3种,即高频正压通气(high frequency positive pressure ventilation, HFPPV)、高频喷射通气(high frequency jet ventilation, HFJV)、高频振荡通气(high frequency oscillatory ventilation, HFOV)。

高频通气的气体转运机制包括容积运动、整体对流、摆动性对流搅拌作用、对流性扩散、分子扩散和Taylor扩散。

HFPPV潮气量接近解剖无效腔量($2\sim5ml/kg$),RR为正常RR4倍以上,为$60\sim120/min$。其本质与常规正压通气相似。

HFJV根据高速喷射气流所产生的卷吸原理,通过小口径导管,将氧气或空氧混合气从高压气源中有控制的、间断的、高速的向气道喷射,并根据Venturi原理将周围的空气卷吸带入肺内。通气管一般放在气管内,称为气管内喷射。RR一般在$60\sim300/min$,潮气量在$2\sim5ml/kg$。吸气为主动而呼气被动。

目前临床应用较多的为HFOV。HFOV利用活塞泵或隔膜往返活动以推动气体振荡,将气体送入和拉出气道。RR通常为$180\sim900/min$($3\sim15Hz$),潮气量为$1\sim3ml/kg$。与其他HFV模式不同,HFOV的吸气相和呼气相均为主动的过程。其主动的呼气原理(即呼气时系统呈负压,将气体抽吸出体外)保证了CO_2的排出,侧支气流供应使气体充分湿化。HFOV需要设置的参数为通气频率、吸呼气时间比、吸氧浓度、驱动压(或振动量,与

活塞泵或隔膜的振动幅度有关)、平均气道压。HFOV通过设置最佳的平均气道压以减少肺内分流,促肺复张来改善氧合。通气量和潮气量与驱动压呈正比例关系,与通气频率呈反比例。

高频通气的临床应用于单纯低氧血症的呼吸衰竭、高碳酸血症呼吸衰竭;气胸、支气管胸膜瘘、休克患者,需要机械通气而要求避免胸腔内压过高时;在行纤支镜术时,如钳取气管、支气管异物时的辅助通气;麻醉时气管插管或导管置换的配合和上呼吸道手术给氧。

高频通气的禁忌证与常规正压通气相似,不宜应用于以下情况:上呼吸道阻塞性疾病及气道阻力显著增加的疾病,已发生气胸未做闭式引流者,严重二氧化碳潴留或气道黏膜损伤,吸入气体无加湿和加温措施,而又需要长期呼吸支持的患者。

HFOV在理论上是一种理想的肺保护通气模式,与常规的CMV通气模式比较,HFOV输送小潮气量以限制肺泡的过度扩张,使用更高的平均气道压有利于肺泡复张,维持吸气相和呼气相恒定的平均气道压避免呼气末肺泡萎陷,从而满足改善氧合、减少肺损伤的通气目标。

现有的研究显示,对于新生儿,HFOV可改善氧合,但并不能降低病死率。对于严重的成人ARDS患者,在接受了充分的常规通气仍存在低氧血症时,应用HFOV可改善氧合并且是安全的。对于启用HFOV的最佳时机,目前尚未有定论。多数研究显示在开始HFOV前CMV的平均时间为$2.1\sim7.2d$。当常规通气时$FiO_2>0.60$时氧合指数(PaO_2/FiO_2)$<200mmHg$,持续$>24h$,并且$Pmean>20cmH_2O$或$PEEP>15cmH_2O$可考虑使用HFOV。HFOV通常要求较高剂量的镇静镇痛药物和肌松药,以增加对HFOV的耐受性和减少外周耗氧量。使用HFOV会引起患者持续振动,会增加床边操作如中心静脉置管的难度,患者的转运也较难进行。较高的平均气道压将增加胸腔内压,引起静脉回流、心排血量和脑灌注的减少。但是,与常规CMV比较,HFOV不增加气压伤的发生率。HFOV引起的噪声水平显著高于常规CMV,可能妨碍心脏听诊并与患者的听力损害有关。

目前正在进行的大型的前瞻性的随机对照临床试验通过比较HFOV与实施肺保护CMV的病死率、ICU天数等临床结局,有助于进一步明确HFOV在成年人ARDS中的作用。

（2）液体通气（iiquid ventilation，LV）：液体通气疗法是用充氧液体（氟化碳）代替气体进行机械通气。液体通气分为全液体通气（total liquid ventilation，TLV）和部分液体通气（partial liquid ventilation，PLV）。TLV 是把相当于功能残气量（FRC），约 30ml/kg 的氟化碳液体注入肺内后，用特殊的液体呼吸机将相当于潮气量的氟化碳反复注入肺内，以达到通气目的。通常 TLV 呼吸频率为 4～5/min 可达到满意的 CO_2 清除，潮气量通常为 15～20ml/kg，TLV 的优点是有利于气道分泌物的排出，而且氟化碳的分布较 PLV 均匀。PLV 是把相当于 FRC 的氟化碳液体注入肺内后，用常规呼吸机进行气体通气。PLV 时，在持续通气和转变患者体位的同时注入氟化碳，可促进其在肺内的均匀分布，注入 15ml/kg 的氟化碳液体可明显改善氧合。氟化碳是一种惰性的、无色、无味的液体，不被肝、肾代谢，黏度低。氟化碳的氧气和二氧化碳溶解度高，可溶解大量的氧气和二氧化碳，在肺内起着转运氧气和二氧化碳的作用。高密度、低表面张力的氟化碳注入肺泡后使气-液界面变为液-液界面，可显著降低肺泡表面张力，加上其自身的重力作用，促进 ARDS 患者肺重力依赖区塌陷肺泡复张并维持开放，改善肺顺应性，改善通气/血流比例，起到与 PEEP 类似的作用。由于肺泡内氟化碳的重力作用，使 ARDS 患者肺重力依赖区的血流相对减少，非重力依赖区的血流相对增多，有利于改善通气/血流比例。氟化碳有局部抗炎作用，可减少肺部炎症和减轻肺损伤。液体通气可促进肺泡和小气道的分泌物排出。TLV 多局限于动物试验研究，临床研究多使用 PLV。在过去 40 年的发展中，对液体通气的研究集中于正常、早产和肺损伤的动物模型，临床研究主要针对新生儿，在成年人的研究目前还是有限的。

PLV 时，不足够的 PEEP 可能导致无氟化碳填充的肺泡萎陷，产生剪切力而导致气胸。由于氟化碳的高密度和不可压缩性，TLV 可引起静脉回流减少，血流动力学不稳定。液体通气时由于分泌物从外周气道和肺泡向气管排出，易于导致气管导管堵塞。氟化碳不透射线，会干扰放射成像。

目前研究表明 PLV 在新生儿的应用是安全的，可改善严重的呼吸窘迫新生儿的气体交换和肺顺应性。在临床中，液体通气主要应用于各种原因引起的呼吸衰竭，如肺透明膜病、成年人急性呼吸窘迫综合征、胎粪吸入综合征、间质性肺气肿、遗传

性膈疝伴肺发育不全。液体通气的临床应用还有待未来的验证。

（3）俯卧位通气（prone ventilation）：俯卧位通气与常规的机械通气同时使用，不需要特殊的装置，较简便易行。改善通气血流比例是俯卧位通气的主要生理学效应。由于胸腔负压重力依赖性呈梯度性分布，ARDS 患者的肺部病变程度呈重力依赖性，仰卧位时，腹侧肺区胸腔负压较大，跨肺压较大，分布基本接近正常的肺泡；背侧肺区胸腔负压小，由于跨肺压的减少和肺组织、心脏和腹腔内容物的直接压迫，肺泡陷闭，重力作用使陷闭肺区的血流增加，将加重肺内分流。最背侧的肺区肺泡陷闭严重，类似肺实变。陷闭肺区的剪切力损伤和肺组织的过度充气是 ARDS 患者呼吸机相关肺损伤的主要原因。由于 ARDS 患者肺部病变的不均一性和胸腔内压的梯度性差异，难以选择适合所有肺区的潮气量和 PEEP 水平。俯卧位通气可逆转胸腔内负压的压力梯度方向，扩张陷闭的肺泡，先前陷闭的肺区重新充气，但新的腹侧重力依赖区的陷闭较轻，改善肺内气体的不均匀分布，改善通气/血流比例，减轻肺内分流，同时避免正常肺泡的过度充气，减少周期性的肺泡陷闭，减轻肺损伤。

俯卧位通气主要应用于急性低氧血症性呼吸衰竭患者中，包括 ALI 和 ARDS，已有大量相关的研究。荟萃分析结果显示，与仰卧位通气比较，俯卧位通气改善氧合，减少呼吸机相关肺炎的发生率。当研究对象包括 ARDS、ALI 及其他类型的急性呼吸衰竭患者（如重症肺炎等）时，俯卧位通气不能改变患者的 ICU 总病死率；但是对于重症急性低氧血症呼吸衰竭患者，当 $PaO_2/FiO_2 <$ 100mmHg 时，或者是当研究对象仅限于 ARDS 患者时，俯卧位通气可降低 ICU 病死率。延长俯卧位通气的时间（17～24h/d），病死率有下降的趋势。俯卧位通气主要增加压疮的风险，增加护士的工作量，需要人力进行体位的变动、增加分泌物的吸引和眼部护理，在变动体位时，需避免气管导管和血管内导管的脱落或移位，以及气管导管的弯折或分泌物堵塞。

荟萃分析结果显示俯卧位通气不增加气道并发症，但是其中最近的 RCT 研究表明俯卧位通气引起不良事件的发生率增高，除了气道并发症，可能与为改善患者的耐受性而需增加镇静药的用量、一过性低血压、血管内管路的移位有关。因此，俯卧位通气不作为急性低氧血症呼吸衰竭患者的常

规通气模式,建议可用于 ARDS 患者,尤其是重症低氧血症患者,注意延长俯卧位的时间,以改善氧合、降低 ICU 病死率。

(4)一氧化氮吸入(inhaled nitric oxide,iNO):NO 是一种无色、无味的气体,作为一种强效的肺血管扩张药,可通过吸入疗法应用于临床。iNO 可以到达肺泡腔,迅速从肺泡腔弥散到邻近的血管平滑肌细胞,激活细胞内可溶性鸟苷酸环化酶使环磷酸鸟苷(cGMP)升高,激活蛋白激酶 G,增加细胞膜 Ca^{2+}-ATP 酶活性,使细胞内 Ca^{2+}+外流,导致肌球蛋白轻链激酶活性降低,肌球蛋白轻链脱磷酸化松弛平滑肌,从而扩张肺动脉。iNO 通过肺气血屏障后迅速与血中血红蛋白结合并被灭活。iNO 优先分布到通气良好的肺区,使该区的灌注增加,肺血流重新分布,有利于减轻通气/血流比例失调和改善氧合。因此,iNO 选择性的降低肺动脉压力,而对体循环血压无影响。iNO 在宫内肺血管和肺泡发育过程中起着重要作用。iNO 可能的作用包括减少弹力蛋白的生成和肺部炎症,促进气道扩张和减轻气道平滑肌细胞增生,降低肺泡表面张力。

iNO 的不良反应不常见。iNO 可干扰血小板和白细胞功能,呈剂量依赖性,对于有出血倾向的患者应慎重。iNO 的毒性主要为其中间代谢产物高铁血红蛋白的形成使携氧能力降低;iNO 和氧气结合生成的二氧化氮是一种强氧化剂,可导致急性肺水肿。iNO 疗法主要通过将由流量控制仪严格控制流量的 NO 气体接入呼吸机供气管道。进行 iNO 治疗时,需严密监测吸入气 NO、NO_2 浓度、动脉血气分析和出血时间、血高铁血红蛋白浓度,保持血高铁血红蛋白浓度<5%,应采用尽可能低的 NO 和氧浓度。iNO 必须缓慢撤离,iNO 撤离后有可能引起肺动脉高压的反跳和低氧血症。

iNO 主要应用于新生儿持续性肺动脉高压(persistent pulmonary hypertension of the newborn,PPHN)。PPHN 包括肺实质疾病引起的肺血管异常收缩,如胎粪吸入综合征,呼吸窘迫综合征或肺炎;没有肺原发疾病和肺血管重塑者,称为原发性肺动脉高压;以及遗传性膈疝引起的肺血管发育不全。2000 年美国食品和药品管理局批准 iNO 用于足月或近足月(>妊娠 34 周)低氧性呼吸衰竭新生儿。iNO 可迅速改善 PPHN 新生儿的氧合,降低病死率,降低了对 ECMO 的需要。

iNO 还应用于小儿原发性和继发性肺动脉高压,在先天性心脏病合并肺动脉高压患儿中的应用尤其重要。iNO 常用于先天性心脏病患儿术后以降低肺血管阻力、预防或治疗肺动脉高压危象、改善氧合和增加心排血量,从而缩短机械通气时间。

iNO 还应用于早产儿支气管肺发育不良(bronchopulmonary desplasia,BPD)的防治,包括拯救性治疗和常规治疗。荟萃分析结果显示,iNO 不降低早产儿的病死率或 BPD 的发生率,iNO 起始剂量>5ppm 比≤5ppm 可能降低病死率或 BPD 的发生率,但是纳入的各项研究设计存在不同,需要进一步分析实际情况。因此,iNO 不常规用于早产儿呼吸衰竭,不同的效果受剂量、使用时间和患者的选择有关。

iNO 还应用于 ALI 和 ARDS。对小儿和成年人 ALI 和 ARDS 的荟萃分析结果显示,iNO 仅在治疗开始的 24h 改善氧合,不降低病死率,不减少停用呼吸机时间或机械通气时间,增加肾衰竭的风险,不增加出血事件。其原因可能为改善氧合并不提示改善肺功能、减少肺损伤、去除 ARDS 病因或逆转合并的多器官功能衰竭。因此,iNO 不推荐用于小儿或成年人急性低氧性呼吸衰竭。

(五)机械通气的并发症

广义的机械通气的并发症包括人工气道并发症和正压通气相关并发症。人工气道并发症包括置管、管道留置期间、拔管及拔管后并发症,正压通气相关并发症包括机械通气相关肺损伤、呼吸机相关肺炎、呼吸机相关膈肌功能不全、机械通气对肺外器官功能的影响和镇静肌松相关并发症。本节重点讲述正压通气相关并发症。

1. **呼吸机相关肺损伤**　呼吸机相关肺损伤(ventilator-associated lung injury,VALI)指机械通气对正常或病变的肺组织造成损伤,包括气压伤、容积伤、萎陷伤和生物伤。

气压伤是由于气道压力过高导致的肺损伤。机械通气运用不当或肺顺应性明显下降时,肺泡跨壁压过高,肺泡过度膨胀,导致肺泡损伤。临床上可表现为程度不等的肺间质气肿甚至皮下气肿、纵隔气肿、心包积气或气胸。气道压力初始增高时表现为肺泡上皮损伤,肺泡气体进入间质形成肺气肿,随着压力进一步增高,毛细血管内皮细胞及基底膜破坏,毛细血管通透性增加,肺间质水肿加重。容积伤是指过大的吸气末容积对肺泡上皮和血管内皮的损伤。潮气量过高比气道峰压过高更易引起肺损伤,临床上气道平台压力反映肺泡的压力,与肺泡吸气末容积相关,因此可通过监测平台压来减少容积伤。萎陷伤是指肺泡周期性开放和塌陷产生的剪切力引起的肺损伤,其剪切来自张开肺泡与塌陷肺泡之间,或单个肺泡自身的开放与塌陷。萎陷伤包括肺泡及肺泡-毛细血管屏障的损伤。当 PEEP 水平不足以维持肺泡开放时,肺泡随着呼吸周期开放与关闭,造成肺炎性渗出以及肺泡-毛细血管通透性增加。此时,合适的 PEEP 可防止肺泡塌陷,消除或减轻肺泡开放的剪切力。但如果 PEEP 设置过高或不当,伴有高气道峰压或高潮气量时,可导致肺泡过度膨胀及肺损伤加重。生物伤即以上因素使肺泡上皮和血管内皮损伤,激活炎症反应导致肺的继发损伤。此外,高浓度的吸氧使氧自由基生成增多,是生物伤的另一原因。

呼吸机相关性肺损伤的严重性与通气压力、潮气量、通气时间呈正相关,但肺牵张和跨肺压力是发生 VALI 的决定因素。其他与 VALI 有关的参数有 PEEP、吸气时间、吸气流速以及呼吸频率。

VALI 重在预防。机械通气的策略已经从维持正常氧合及二氧化碳排出调整为小潮气量的肺保护通气策略,机械通气时减轻肺损伤的具体措施如下。

(1)降低潮气量和平台压:机械通气时应尽量减少潮气量,维持在 6～8ml/kg,平台压≤30cmH$_2$O,从而降低肺损伤的风险。但是在胸壁顺应性下降的情况下(如:腹腔室间隔综合征、胸壁烧伤、胸壁水肿、肥胖),为保障通气维持平台压略高是可以接受的,因为过度肺膨胀与肺损伤主要与跨肺压有关。

(2)肺复张及设定合适的 PEEP:肺复张减少了不张肺的区域,而 PEEP 有助于保持复张肺开放状态,因此肺复张和适当的 PEEP 能减轻肺剪切伤,同时因复张后通气肺泡数量的增加,使同等潮气量的情况下单位肺泡的通气容积减少,通气压力降低,从而减少压力伤和容积伤。但需要注意的是肺复张时的高气道压力本身可能造成气压伤,严重者气胸,研究表明,受益于肺复张的人群限于可复张区域大的严重 ARDS 患者,而非所有人群,且在肺气肿和肺大疱患者,肺复张引起气胸的风险增加,属于相对禁忌证。而过高的 PEEP 使气道峰压和气道平均压增加,气压伤风险增加,且高 PEEP 因为减少回心血量和心排血量可能影响循环。故此,需要综合评估肺复张和 PEEP 的效应。

(3)允许性高碳酸血症:若常规潮气量通气时平台压不能控制在 30cmH$_2$O,可以进一步降低潮气量,允许 PCO$_2$ 高于正常,称为允许性高碳酸血症,维持 pH>7.2。但该方法可导致脑血管扩张、颅内压增高,外周血管扩张、心收缩力下降等,清醒患者常不能耐受,需使用镇静药、肌松药,在颅高压及血流动力学不稳定时不主张使用容许性高碳酸血症。另有一些研究通过体外清除二氧化碳来减少机械通气的负担,因此减轻呼吸机相关性肺损伤。

2. 呼吸机相关肺炎　呼吸机相关肺炎(ventilator associated pneumonia,VAP)指机械通气 48h 后或撤机拔管 48h 内发生的肺炎。文献报道约 28% 的机械通气患者发生 VAP,是医院获得性肺炎的重要类型之一。VAP 的预防详见相关章节。

3. 呼吸机相关膈肌功能不全　正常人膈肌收缩做功占整体呼吸功的 75%～80%,是呼吸的主要动力,但膈肌具有易疲劳及去负荷失活的特性。重症患者存在不同程度的膈肌功能障碍,机械通气设置不当会直接导致膈肌的萎缩或疲劳,严重感染、休克、营养不良等疾病因素亦可导致膈肌病变。膈肌功能不全使撤机困难,延长机械通气和住院时间。呼吸机相关膈肌功能障碍的发生机制包括:①机械通气时膈肌去负荷性失活、失用性萎缩;②氧化应激激活使膈肌纤维蛋白降解增加、合成减少;③膈肌结构发生重构或损害,从而导致膈肌收缩功能下降,最终表现为撤机困难。

研究表明,膈肌功能障碍在机械通气早期即可出现,且随机械通气时间延长而加重,呈时间依赖性。重症患者常需要较长时间的机械通气支持,如果临床医师在机械通气过程中只关注保证氧合与二氧化碳,忽略对膈肌功能的评估及维护,极容易导致膈肌功能损害及由此而致的撤机困难。目前临床上评价膈肌功能主要通过观察患者呼吸形式的改变、呼吸负荷试验,以及监测呼吸力学和膈肌电信号。

预防呼吸机相关性膈肌功能不全的措施包括:①重视膈肌功能锻炼。呼吸机模式、参数设置不当,自主呼吸的打断是呼吸机相关膈肌功能不全的重要原因。膈肌锻炼主要通过降低呼吸机支持的条件,维持患者恰当的膈肌做功以维护膈肌功能。辅助通气与控制通气相比可增加膈肌的锻炼,明显减少膈肌纤维蛋白降解,增加膈肌纤维蛋白合成基因表达,减少膈肌收缩力的下降,减轻膈肌损伤。而尽可能维持自主呼吸是膈肌锻炼的另一个重要因素,机械通气患者应尽量避免肌松药的使用。神经电活动辅助通气(neurally adjusted ventilatory assist，NAVA)是在患者膈肌电信号指导下的一种辅助通气模式，呼吸机通过监测的膈肌电信号辅助呼吸，患者自我控制呼吸频率、呼吸深度、吸呼转换等，因此有较好的人机同步性、协调性，减少人机对抗，同时可根据监测的膈肌电信号判断膈肌功能和调整呼吸机设置，维持膈肌负荷在理想的状态，减少呼吸机相关性膈肌萎缩或过劳，在机械通气的全程更好维护膈肌功能。②加强营养支持，提供膈肌收缩及纤维蛋白合成所需能量及营养底物。③控制炎症反应及纠正组织缺氧，减少膈肌炎症损伤和缺血缺氧损伤。一些研究发现抗氧化药及蛋白酶抑制药减轻膈肌功能损伤，但仍有待进一步证实。此外，糖皮质激素可能加重机械通气患者的膈肌功能不全，应尽量避免。

4. 氧中毒　长时间吸入高浓度氧会导致肺损伤，其机制尚不完全明了，可能与氧对细胞的直接毒性及氧自由基的毒性有关。高浓度氧可损伤肺泡上皮细胞，诱发肺泡巨噬细胞释放多核白细胞聚集和活化因子，使多核白细胞聚集于肺泡壁外周，并释放可致通透性增加的毒性产物和产生更多的氧自由基。氧中毒对肺的损伤可表现为气管支气管炎、急性呼吸窘迫综合征和支气管-肺发育不良。另外，吸氧浓度高于50%可引起去氮性肺不张，肺解剖分流增加。机械通气时 FiO_2 越高，肺损伤越重，因此，为避免氧中毒的发生，当重症患者必须吸高浓度氧时，应避免长时间吸入，尽量不超过60%，如吸纯氧，不应超过24h。

5. 机械通气对肺外器官功能的影响

(1)心血管系统：一方面，正压通气使胸腔内压升高，导致静脉回流减少，心脏前负荷降低，心排血量降低，血压降低。在血管容量相对不足或对前负荷较依赖的患者，此效应尤为突出。此时，可通过调整通气模式及参数，降低胸腔内压增加血液回流，或给予一定量快速输液，使循环血容量扩充，能使低血压得到一定程度的改善。另一方面，机械通气可导致肺血管阻力增加、肺动脉压力升高，影响右心室功能，同时，胸腔正压使左心室充盈不足，影响左心室功能，其综合效应是心排血量下降，血压下降。

(2)肾：机械通气引起患者胸腔内压力升高，静脉回流减少，有效循环血量减少，抗利尿激素因此释放增加，导致机体水钠潴留；同时机械通气导致心排出量降低，使肾灌注减少，肾小球滤过率下降，可导致肾功能不全。鉴于机械通气对肾的影响，对于肾功能不全的患者或肾灌注已明显减少的患者，实施机械通气时，应注意机械通气对肾的影响，避免肾功能的恶化。

(3)消化系统：机械通气患者因卧床或应用镇痛、镇静、肌松等药物导致肠道蠕动降低，腹胀、呕吐和便秘。另外，过高的 PEEP 可导致肝血液回流障碍和胆汁排泄障碍，可出现高胆红素血症和转氨酶轻度升高。

(4)机械通气相关性不适或精神障碍：机械通气引起的极度的不适，称之为机械通气相关性不适(ventilator associated uncomfortable experience，VAUE)，文献报道其发生率可高达90%，表现为紧张、焦虑、恐惧，主要与睡眠差、疼痛、恐惧、交流困难、人工气道刺激、人机对抗等有关。对于机械通气患者，应做耐心细致的说明工作，合理使用镇痛、镇静药和抗焦虑药物。

6. 镇静、肌松相关并发症　为减少机械通气不耐受及人机对抗，一些机械通气患者需要使用镇痛、镇静药物，个别患者甚至需要应用肌松药以改善通气。但镇痛、镇静可导致血管扩张、心排血量降低，血压下降，心率增快。同时，过度的镇痛、镇静药或使用肌松药物使患者咳嗽反射抑制，气道分泌物潴留，导致肺不张和肺部感染。因此，使用镇静药时，应使用 Ramsey 评分评估镇静效果，随时调整药物剂量。

使用肌松药时若患者清醒会产生强烈恐惧和濒死感，另外，肌松药使患者肌肉松弛，通气完全依赖呼吸机，造成患者呼吸肌肉失用性萎缩，久之则呼吸机依赖。重症患者机械通气一般不推荐使用肌松药，仅在严重 ARDS 早期氧合极差等个别情况下尝试使用，并严密监测。

(六)机械通气的撤离

机械通气的撤离一直是临床上面临的重要挑战。当导致呼吸衰竭的病因好转后，应尽快开始撤机。延迟撤机将增加机械通气的并发症和医疗费用。过早撤离呼吸机又可导致撤机失败，增加再插管率和病死率。临床上20%~30%机械通气的患者存在困难撤机或延迟撤机现象。

1. 影响撤机的因素　机械通气的撤离包括撤机和拔除人工气道。撤机成功需要满足3方面的条件：合适的肺部气体交换功能、一定的呼吸肌功能和神经系统功能。常见撤机失败的原因有呼吸因素、心血管因素、神经因素、代谢因素、心理因素等，而呼吸肌或呼吸泵功能衰竭是撤机失败的常见原因。

(1)呼吸系统因素:包括呼吸系统病变或其他因素使负荷增加,以及呼吸肌功能不全。呼吸负荷增加见于①支气管狭窄及炎症使气道阻力增加;②肺水肿、炎症、纤维化时使肺顺应性下降;③机体对通气的需求增加,如 CO_2 生成增多、通气无效腔增加等。呼吸肌功能不全见于呼吸肌力量或耐力下降,以及神经肌肉功能降低。呼吸力学异常引起的肺过度充气是呼吸肌力量和耐力下降的主要原因,肺过度充气时,膈肌位置低平曲率减低,肌纤维处于不利的初长位置。

(2)心血管因素:心功能储备较差的患者,降低通气支持可诱发心肌缺血或心力衰竭,其可能的机制包括①自主呼吸耗氧增加,心率加快,心脏负荷增加;②机械通气转为自主呼吸后,胸腔由正压转为负压,回心血量增加,且左心室后负荷增大。而膈肌收缩使血液从腹腔转移至胸腔,亦增加回心血量,加重心脏前负荷。

(3)神经因素:呼吸中枢功能异常(如脑干出血、栓塞或中枢性窒息,代谢方面如电解质紊乱或镇静麻醉状态);膈神经功能障碍;神经肌肉疾病;药物诱发的肌肉功能异常(如神经肌肉阻滞药、氨基糖苷类药物等)。

(4)代谢因素:营养、电解质和激素都是能够影响呼吸肌功能的代谢因素。营养不良导致蛋白质分解代谢和肌肉功能的减退,而摄食过度使 CO_2 产生过多;电解质缺乏也可损害呼吸肌功能,有研究表明血清磷水平下降可增加机械通气时间及气管切开的需要。

(5)心理因素:恐惧和焦虑是导致撤机失败的非呼吸因素。

2. 撤机的预测指标　能否撤机,客观的监测指标包括气体交换功能、肺通气功能、呼吸肌功能、呼吸肌驱动力(气道闭合压 $P_{0.1}$)、呼吸浅快指数(f/Vt)等,f/Vt 是衡量患者呼吸肌力量和呼吸系统负荷之间的关系的指标,能较好的预测撤机成功率,阳性预计值为 78%,阴性预计值为 95%。而综合参数 CROP=[动态肺顺应性(C_{dyn})×最大吸气压(PI_{max})×动脉血氧分压/肺泡氧分压/呼吸频率],CROP 阳性预测值和阴性预计值均为 90%,但当辅助通气时此值压力并不比 f/Vt(呼吸频率/潮气容量)更好。

临床上应用撤机参数时,须注意无论是单个参数或综合参数都仅仅是参数,病种不同撤机参数有明显个体化倾向,且参数仅简单测定通气未考虑氧合,亦没有考虑机械通气与心肺间的相互作用。因此,当前尚没有一个指标能准确预测患者是否能成功撤机,在恢复自主通气模式后可以动态连续监测撤机参数,在一定程度上提高对撤机后果预测的敏感性、特异性。

3. 撤机方案　传统撤机方法根据医师的判断和经验来指导撤机,随意性强。近年提出了应用机械通气撤离方案指导撤机。撤机方案包括:评估患者是否具备撤机条件(筛选试验)→自主呼吸试验→评估是否可以准备拔管等 3 个步骤。撤机方案用客观的标准衡量并指导撤机过程的每一个步骤,避免了单纯根据临床医师的经验和判断指导撤机的武断性。研究显示应用撤机方案指导 ICU 患者撤机可以减少机械通气时间及住院费用,并降低呼吸机相关肺炎等并发症的发生。

(1)筛查试验:筛查试验的内容包括呼吸衰竭的诱因和通气的原因已去除或显著改善;停用镇静药物;停用神经肌肉阻滞药;神志恢复到正常状态;无脓毒症或者显著发热;稳定的心血管状态;电解质紊乱已经纠正;代谢功能紊乱酸碱失衡(尤其是代谢性碱中毒)已纠正;预期近期没有需要全身麻醉的外科操作;适当的气体交换(动脉氧合);适当的自主呼吸能力;适当的睡眠。

ARDS 协作组指南推荐的筛查试验包括下列 4 项内容:①导致机械通气的病因好转或去除;②氧合指标:$PaO_2/FiO_2 > 150 \sim 200$;$PEEP \leqslant 5 \sim 8cmH_2O$;$FiO_2 \leqslant 0.4 \sim 0.5$;$pH \geqslant 7.25$;COPD 患者:$pH > 7.30$,$PaO_2 > 50mmHg$,$FiO_2 < 0.35$;③血流动力学稳定,没有心肌缺血动态变化,临床上没有显著的低血压(不需要血管活性药的治疗或只需要小剂量的血管活性药物如多巴胺或多巴酚丁胺 $< 5 \sim 10\mu g/(kg \cdot min)$);④有自主呼吸的能力。

评估患者是否具备撤机条件应注重个体化。有些患者虽然尚未完全满足撤机方案所规定的指标(如长期耐受低氧血症的患者未达到氧合充分的指标),也应该考虑患者已经具备了撤机条件。如果简单地把撤机方案规定的指标教条化,很可能会对患者的情况作出错误的判断,导致机械通气时间不必要的延长甚至难以撤机。

(2)自主呼吸试验:为了对符合筛查标准的患者自主呼吸的能力作出进一步的判断,目前较准确的预测撤机的方法是 3min 自主呼吸试验(spontaneous breath test,SBT),包括 3min 压力支持通气、持续气道正压、T 形管、导管阻力补偿技术,闭合环通气(ASV/NAVA,Smartcare),无创通气序贯(NIPPV)等。SBT 的实施非常安全,目前尚无数据显示可直接导致任何的不良后果。

T 形管法患者处于自主呼吸状态,T 形管与气管插管或气管切开导管直接相连,加温加湿吸入气体,FiO_2 不变。其不足时容易造成患者呼吸肌疲劳、呼吸困难导致试验成功率下降。研究表明,对 COPD 患者,将气管插管气囊放气后做 T 形管 SBT 要比气囊不放气做 T 形管 SBT 呼吸负荷减轻而且通气明显改善。低水平 PSV 与低水平 CPAP 都是在带机的状态下进行,逐渐减少压力支持力度到 $5cmH_2O$ 的支持水平,让患者做功量增加,此法降低呼吸做功,可以在脱机过程中与 SIMV 交替使用,降低了脱机的失败率,在脱机过程中相对其他的通气模式有一定优势。

实施自主呼吸试验需经历 2 个阶段,3min 自主呼吸试验时,要密切观察 2～5 min。此阶段主要

密切观察氧合、呼吸频率、潮气量(>5ml/kg)、f/V_T<100f/(min·L)。第一阶段任何一项异常即可认为是失败。

3min 自主呼吸通过后,继续自主呼吸 30～120min,为自主呼吸试验的第二阶段,此阶段主要对心肺功能耐力进行检验。研究发现通过 SBT 30～120min 的患者至少有 77% 可以成功撤机。文献报导观察 30min 与 120min 的拔管成功率无差异,如 30min SBT 后仍难以对患者是否撤机作出判断,可适当延长 SBT 时间,但不宜超过 120min。在此阶段进行监测评估,可以得到最有用的撤机信息以帮助临床决策。如患者能够耐受,可以预测撤机成功,准备拔除气管插管。如有 1 项及多项参数不正常,则认为患者撤机失败,应停止自主呼吸试验,恢复机械通气,使呼吸肌休息,同时寻找导致自主呼吸试验失败原因,并给予相应的处理,病因去除后再开始自主呼吸试验。常用的耐受 SBT 标准见表 2-2。

表 2-2　常用的耐受 SBT 的标准

标准	描述
SBT 成功的客观指标	动脉血气
	FiO_2<40%,SpO_2≥85%～90%;PaO_2≥50～60mmHg
	pH≥7.32;$PaCO_2$ 增加≤10mmHg
	血流动力学稳定
	HR<120～140/min;HR 改变<20%
	收缩压<180～200mmHg 并>90mmHg;血压改变<20%,不需要用血管活性药
	呼吸
	RR≤30～35/min;RR 改变<50%
	F/VT<105
SBT 失败的主观临床评估指标	精神状态的改变(例如:嗜睡、昏迷、兴奋、焦虑);出汗;呼吸做功增加(使用辅助呼吸肌,矛盾呼吸)

(3)拔管:能耐受 SBT 的患者可考虑拔除人工气道。拔管失败的主要原因有上气道阻塞、气道保护和清除能力丧失、机械通气时间长、反复插管引起创伤、插管周围分泌物黏附等。一些研究表明成功通过 SBT 患者,指令咳嗽力量大小、气道内分泌物的量是预测拔管后果的重要因素。气道分泌物多与咳痰能力弱,两者相互作用增加拔管失败率。气道通畅度和咳痰能力是预测成功自主呼吸试验的患者能否拔管的"参数",要比传统的撤机参数(氧合指数与浅快呼吸指数等)更为重要。拔管前需要对患者的气道开放和气道自洁能力进行评估。

①气道开放的评价:机械通气时,把气管插管

的气囊放气以检查有无气体泄漏,可以用来评估上气道的开放程度(气囊漏气试验)。出现拔管后喘鸣的患者,可以使用类固醇和(或)肾上腺素[也可用无创通气和(或)氦氧混合气]治疗,而不需重新插管。如果患者漏气量较低,也可在拔管前 24h 使用类固醇和(或)肾上腺素预防拔管后喘鸣。还应注意,漏气量变低可能是由于分泌物在气管插管周围结痂形成外皮所致而非上气道水肿狭窄。当漏气量低的患者拔管时,应将再插管的设备(包括气管切开设备)准备好。

②气道保护能力的评价:患者的气道保护能力对拔管成功至关重要。对患者的气道评估包括吸

痰时咳嗽的力度、有无过多的分泌物和需要吸痰的频率(吸痰频率应每次>2h 或更长)。神经肌肉病变和脊髓损伤的患者如果有较好的咳嗽能力,预示可以拔管。

4. SBT 失败的处理　SBT 失败的常见原因有镇痛、镇静药使用不足、血容量不足、支气管痉挛和心肌缺血。SBT 失败会导致一定程度的呼吸肌疲劳,在数小时内一般难以恢复,因此 1d 内频繁的 SBT 对患者没有帮助。Esteban 的试验证明,每日 2 次的 SBT 并不比每日 1 次更有优势。Tobin 的研究表明,SBT 失败的原因常是呼吸系统机械力学的异常,而这些异常不大可能迅速恢复。因此,即使原因去除且评估发现患者已具备撤机条件,再次进行 SBT 应与前次间隔 24h。

SBT 失败后,应该选用肌肉休息、舒适(包括使用镇静药)且不会导致呼吸及疲劳的通气模式,避免并发症的发生,并选择恒定的支持水平,保证患者的呼吸肌充分休息,从而大大缩短训练的时间。不应当积极的降低通气的支持水平。

5. 无创通气在撤机中的应用　撤机失败者常出现浅快呼吸,正压通气转为自主呼吸时,心血管反应对撤机成败有显著影响。ICU 无创正压通气(NPPV)的应用近年来日益增多。NPPV 可以避免气管插管,也可帮助有创通气的撤离。撤机失败者使用 NPPV 可以减轻呼吸肌负荷,从而改善浅快呼吸。一些研究表明正压通气加用外源性呼气末正压可改善肺泡通气,同时可抑制胸内压负向波动并抵消内源性呼气末正压。另有一些研究表明应用无创正压通气可缩短有创通气时间,降低呼吸机相关性肺炎的发生率,并作为有创通气的补充减少再插管率。但应用无创通气需具备:①意识清楚;②血流动力学稳定;③有咳嗽反射及咳痰能力,有很好的依从性等条件。

6. 长期机械通气的撤机　持续机械通气超过 3 周仍不能顺利脱机,通常被定义为延长通气(prolong mechanical ventilation,PMV),除非有明确的不可逆疾病的证据(例如,高位脊髓损伤或晚期的肌萎缩性脊髓侧索硬化),3 个月的试图脱机努力失败,称为长期机械通气(permanent mechanical ventilation,PMV)。

撤机过程其实就是膈肌锻炼的过程。呼吸肌群无力是长期机械通气困难拔管的原因,吸气肌训练(inspiratory muscle training,IMT)可以提高部分患者成功拔管的概率,降低通气时间。

间断膈肌锻炼主要通过逐渐降低呼吸机支持的条件,增加患者自主呼吸做功的方法,以达到膈肌功能锻炼的目的。对机械通气患者,可早期把控制性通气转为辅助通气模式,并逐渐降低呼吸机支持水平(包括控制通气频率、压力支持水平及呼气末正压水平等)。气管切开患者可间断进行脱机锻炼,通过部分或完全的自主呼吸运动,可增加膈肌自主做功,减少被动运动所致膈肌功能损伤的发生,有助于膈肌功能的恢复。

部分长期机械通气的患者通过有计划的锻炼仍有撤机的希望,不能撤机的患者应制定终身的机械通气方案。对一些可能长期机械通气的患者主张早期病情相对稳定期气管切开。气管切开明显减少气道阻力,气管切开与插管对机械通气相关肺炎发生率影响不大。长期机械通气的患者很少采用每日自主呼吸试验,常使用辅助通气模式并逐步降低呼吸机条件,以锻炼患者的呼吸肌。通常约在通气支持条件降低到 50% 时,患者可转换到 SBT 步骤。撤机锻炼的过程中医务人员应留在患者身边,给予心理支持并小心避免不必要的肌肉疲劳。

7. 撤机流程　见图 2-14。

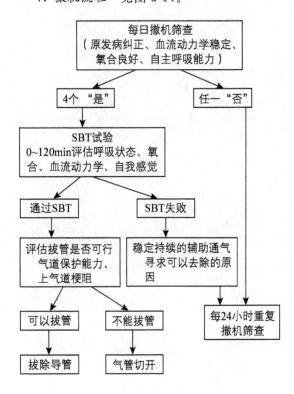

图 2-14　撤机流程

(王春亭　曲　鑫　高心晶　秦英智　刘紫锰欧阳彬　黄旭斌　黄婉玲)

■ 参考文献

[1] Christopher KL, Schwartz MD. Transtracheal oxygen therapy. Chest, 2011,139(2):435-440.

[2] Stoller JK, Panos RJ, Krachman S, et al. Oxygen therapy for patients with COPD: current evidence and the long-term oxygen treatment trial. Chest,2010,138(1):179-187.

[3] 刘大为. 实用危重医学. 北京:人民卫生出版社,2010.

[4] 王保国,周建新. 实用呼吸机治疗学. 第2版. 北京:人民卫生出版社, 2005.

[5] Meyhoff CS, Staehr AK, Rasmussen LS. Rational use of oxygen in medical disease and anesthesia. Current opinion in anaesthesiology,2012,25(3): 363-370.

[6] B. T. Finucane, et al. Principles of Airway Management, DOI 10. 1007 /978-0-387-09558-5-1,© Springer Science + Business Media, LLC 2011.

[7] Adewale L. Anatomy and assessment of the pediatric airway. Paediatr Anaesth,2009,19(Suppl 1):1-8.

[8] Ban C. H. Tsui, MD · Jenkin Tsui. Rapid percutaneous tracheal catheterization using electrical guidance. Can J Anesth /J Can Anesth,2012, 59:116-117.

[9] VICTOR FARIA BLANC, M. D. , F. R. C. P. (C), NORMAND A. G. TREMBLAY, M. D. , Montreal, Quebec, Canada. The Complications of Tracheal Intubation: A New Clxsification With a Review of the Literatwe. ANESTHESAINAD ANALGES. I. A. Current Researches VOL. 5 3, NO. 2, MARCH-APRIL, 1974.

[10] Thomas Metterlein, MD, Matthias Frommer, MD, et al. a randomized trial comparing two cuffed emergency cricothyrotomy devices using a wireguided and a catheter-overneedle technique. The Journal of Emergency Medicine, Vol. 2011, 41. (3): 326-332.

[11] Troels Thim, Niels Henrik Vinther, et al. Initial assessment and treatment with the Airway, Breathing, Circulation, Disability, Exposure (ABCDE) approach. International Journal of General Medicine,2012,5:117-121.

[12] 中华医学会重症医学分会. 机械通气指南. 2006.

第3章

循环系统功能障碍

第一节　循环功能障碍的监测

循环功能的监测是指临床上应用不同的方法获得循环系统功能相关的参数,通过对这些参数的解读,了解循环系统即刻的功能状态和近期的变化趋势,据此,采取相应的临床干预措施。

一、动脉血压的监测

循环系统内足够的血液充盈和心脏射血是形成血压的基本因素,在心室收缩时,主动脉压急剧升高,在收缩中期达到最高值,这时的动脉血压称为收缩压(SBP);心室舒张时,主动脉压下降,在心室舒张末期动脉血压的最低值称为舒张压(DBP);收缩压和舒张压的差值称为脉搏压,间称脉压。一个心动周期中每一瞬间动脉血压的平均值称为平均动脉压(MAP)。动脉血压的数值主要取决于心排血量和外周阻力,因此,凡能影响心排血量和外周阻力的各种因素,都能影响动脉血压。动脉压监测,又名血压监测,是最基本的、简单的循环功能监测项目,是反映后负荷、心肌氧耗与做功、以及周围循环的指标之一。血压的监测方法可分为2类:无创伤性测量法和有创伤性测量法。

(一)无创血压监测

无创伤性测量法可根据袖套充气方式的不同,分为手动测压法和自动测压法两大类,前者包括搏动显示法、听诊法;后者分为自动间断测压法与自动连续测压法。

1. 手动测压法　为经典的血压测量方法,即袖套测压法。该法所用的设备简单,费用低,便于携带,适用于一般手术患者的监测。但用手法控制袖套充气,费时费力,不能连续监测,不能及时反映患者血压的变化。

(1)示波测量法(oscillatory method):使用弹簧血压表袖带充气后慢慢放气观察指针摆动最大点为收缩压,而指针摆动不明显时为舒张压,舒张压只能做粗略估计。

(2)听诊法(auscultatory method):是临床上使用最普遍的方法,利用柯氏音(korotkoff sound)的原理。柯氏音是血压计袖套放气后在其远端听到的声音,典型的柯氏音可分5个相,当袖套充气后放气,开始听到响亮的柯氏音(第1相开始),即为收缩压;柯氏音变音时(第4相开始,音调变低)为舒张压。

2. 自动测压法　又称自动化无创测压法(automated noninvassive blood pressure,NIBP),是当今临床麻醉和ICU中使用最广的血压监测方法。

(1)自动间断测压法:主要采用振荡技术(oscillometry),即上臂缚上普通橡胶袖套,测压仪内装有压力换能器、充气泵和微机等,能够定时地使袖套自动充气和排气,当袖套充气压迫肱动脉时,动脉搏动消失,接着逐渐排气,由于动脉的搏动大小就形成袖套压力的变化。通过压力换能器又形成振荡电信号,经放大器将信号放大,振荡最大时为平均动脉压。而收缩压和舒张压的数值是通过检测压力振荡变化率各方程式而得,收缩压的定点通常取自压力振荡由最大的25%升高至50%时,而舒张压的定点取自压力振荡下降达80%时。

(2)自动连续测压法:操作简便无创伤性,其最大的优点就是瞬时反映血压的变化,但易受外界干扰。其基本方法是,将传感器或超声探头等置于特定的动脉体表部位,通过对信号的传导、处理,形成压力数值。目前主要有4种方法。

(二)有创血压监测

通过换能器把动脉内机械性的压力波转变为电子信号,经放大由示波屏直接显示动脉压力波形和压力数值,并可连续记录、储存,供分析研究。

1. 适应证

(1)需要严格监测调整血流动力学状态的患者:如严重低血压休克患者、体外循环下心内直视手术,开颅手术患者。

(2)需连续监测血压的患者:患者需用血管收缩药或扩张药治疗时,连续监测动脉内压力,不但可保证测压的准确性,且可及早发现使用上述药物引起的血压突然变化,如嗜铬细胞瘤手术患者、进行肺复张操作患者、进行被动抬腿试验患者等。

(3)需频繁采取动脉血标本患者:需密切监测血气及氧代谢患者,为减少采取动脉血样的困难,以及频繁的动脉穿刺引起的不适和损伤,一般也主张做动脉内插管,既可对循环动力学进行监测,又可减少动脉损伤。

2. 动脉置管方法及留置导管位置的选择

(1)动脉置管的操作方法

①常选用左手,固定手和前壁,腕下放垫子,背曲或抬高60°。定位:腕部桡动脉在桡侧屈肌腱和桡骨下端之间纵沟中,桡骨茎突上下均可摸到搏动。

②术者左手中指膜及桡动脉搏动,示指在其远端轻轻牵拉,穿刺点在搏动最明显处的远端0.5cm左右。

③常规消毒、铺巾,用1%利多卡因做皮丘。

④套管针与皮肤呈30°,对准中指摸到的桡动脉搏动方向,当针尖接近动脉表面时刺入动脉,直到针尾有血流出为止(一般穿透动脉)。

⑤抽出针芯,如有血喷出,可顺势推进套管,血外流通畅表示穿刺置管成功。

⑥如无血流出,将套管压低呈30°,并将导管徐徐后退,直至尾端有血畅流为止,然后将导管沿动脉平行方向推进。

⑦排尽测压管道通路的空气,边冲边接上连接管,装上压力换能器(调整好零点)和监测仪,加压袋压力保持300mmHg。

⑧用粘贴敷料固定以防滑出,除去腕下垫子,用肝素盐水冲洗1次,即可测压。保持导管通畅,覆盖敷料。

(2)留置导管位置的选择:周围浅表动脉只要内径够大、可扪到搏动,均可供插管。具体选用何处动脉要结合患者体位、局部动脉通畅情况及预计留管的时间等综合考虑。原则上应该选择即使由于插管引起局部动脉阻塞,其远端也不会发生缺血性损害的动脉。桡动脉常为首选,此外肱、股、足背和腋动脉均可采用。

①桡动脉:最常用是左侧。在腕部桡侧腕屈肌腱的外侧可清楚摸到桡动脉搏动。由于此动脉位置浅表,相对固定,因此穿刺插管比较容易。桡动脉与尺动脉在掌部组成掌深、浅血管弓,形成平行的血流灌注。桡动脉插管后发生了阻塞或栓塞,只要尺动脉平行循环良好,手部血流灌注不会引起障碍。因此,在做桡动脉插管前可测试尺动脉供血是否畅通。可行改良Allen试验法测试,操作步骤同上。

②肱动脉:在肘窝部容易摸到,外侧是肱二头肌肌腱,内侧是正中神经,通常由此处做穿刺插管。在肘关节部位肱动脉与远端的尺、桡动脉之间有侧支循环,遇有侧支循环不全,肱动脉完全阻塞的后果是严重的,要影响前臂和手部的血供。

③腋动脉:腋窝部腋动脉远近之间有广泛的侧支循环,腋动脉结扎或血栓形成并不会引起远端肢体的血流障碍。腋动脉管径粗,靠近主动脉,即使周围动脉收缩搏动摸不清,腋动脉常维持其压力和搏动,有利于穿刺。一般在腋窝的最高点,摸清动脉搏动,直接经皮穿刺并不困难。但冲洗时务必防止血凝块、其他颗粒物质或空气误入而引起脑血管栓塞。此外,穿刺时如果发生血肿,可引起神经压迫损伤,遇此情况应做紧急探查,必要时做减压手术。

④尺动脉:可代替桡动脉插管,特别是经Allen试验证实手部血供以桡动脉为主者,选用尺动脉可提高安全性,但成功率较低。

⑤股动脉:位于腹股沟韧带中点的下方,外侧是股神经,内侧是股静脉。血管搏动清楚,穿刺成功率高,但管理不方便,潜在的感染机会较大,不适宜于较长时间保留导管,目前应用已减少。

⑥足背动脉:是胫前动脉的延续,在伸𧿹长肌腱外侧向下平行至足背部皮下。足底外侧动脉是胫后动脉的终末支,是供应足部的另一主要动脉,胫前、后动脉在足部建立动脉弓,足背动脉插管前要了解胫后动脉的血供情况,以免引起𧿹趾缺血性坏死。方法是压迫、阻断足背动脉,然后压迫𧿹趾甲数秒使𧿹趾变苍白,放松对趾甲的压迫,观察趾

甲颜色转红的情况。若颜色迅速恢复,说明有良好的侧支血流,进行足背动脉穿刺插管是安全的。一般穿刺成功率可达70%～80%,血栓发生率也较桡动脉为低;可与桡动脉交替选用。但有5%～12%的患者足背动脉摸不清,且常是双侧性的。

3. 临床意义判读

(1)提供准确、可靠和连续的动脉血压数据。

(2)正常动脉压波形。可分为收缩相和舒张相。主动脉瓣开放和快速射血入主动脉时分收缩相,动脉压波迅速上升至顶峰,即为收缩压。血流从主动脉到周围动脉,压力波下降,主动脉瓣关闭,直至下一次收缩开始,波形下降至基线为舒张相,最低点即为舒张压。动脉压波下降支出现的切迹称重搏切迹。身体各部位的动脉压波形有所不同,脉搏冲波传向外周时发生明显变化,越是远端的动脉,压力脉冲到达越迟,上升支越陡,收缩压越高,舒张压越低,但重搏切迹不明显。

(3)压力上升速率(dp/dt)。通过动脉压波测量和计算 dp/dt_{max},是一个心肌收缩性的粗略指标,方法简单易行,可连续测量。心功能正常的患者 dp/dt 为 1 200mmHg/s 左右。

(4)异常动脉压波形

①圆钝波:波幅中等度降低,上升和下降支缓慢,顶峰圆钝,重搏切迹不明显,见于心肌收缩功能低下或容量不足。

②不规则波:波幅大小不等,期前收缩波的压力低平,见于心律失常患者。

③高尖波:波幅高耸,上升支陡,重搏切迹不明显,舒张压低,脉压宽,见于高血压及主动脉瓣关闭不全。主动脉瓣狭窄者,下降支缓慢及坡度较大,舒张压偏高。

④低平波:波幅低平,上升和下降支缓慢,严重低血压,见于休克和低心排血量综合征。

4. 测压时应注意的问题

(1)不同部位的压差:在周围动脉不同部位测压,要考虑到不同部位的动脉压差。人仰卧时,测定主动脉、大动脉及其分支和周围动脉压力时,收缩压依次升高,而舒张压逐渐降低,脉压相应地增宽。决定血流的平均动脉压从主动脉至周围小动脉则渐降低。足背动脉离心脏的距离约为桡动脉离心脏的距离的2倍,平卧时同时测量这2处的压力,不但波形不同(离主动脉越远,由高频成分组成的脉搏波切迹就不明显),且压力数值也有显著不同。足背动脉收缩压可能较桡动脉高约10mmHg,而舒张压低约10mmHg。

(2)零点:采用换能器测压时,换能器固定的高度应与心脏在同一水平,当患者体位改变时应随时调整高度。监测脑部血压时,换能器应与脑水平一致,避免由此而造成测压误差。

(3)导管口方向:血压是血液对血管壁所施的侧压,即指侧压强而言。采用插管测压比较正确的测法应该是管口方向与血流方向垂直,但临床上常难以实现。通常测定动脉压的导管口是迎向血流方向,因此,测出的压力是血管内侧压强与血液流动的动压强之和。不过当血流速度不大时,管口方向的影响可以忽略。但在心率增快、血流速度增加,以及动脉管腔由于导管插入而遭阻塞形成"终端"动脉时,将造成动脉压力波的反响、共振,就会使测得的压力数值显著高于实际数值。

(4)直接测压和间接测压的比较:直接测压和间接测压之间有一定的差异。据对比观察的结果,收缩压在 100～150mmHg,两者结果相仿;超过或低于此范围就有差别。不过一般认为直接测得的动脉压比间接法略高,收缩压常会高出 5～20mmHg,在休克、低血压和低体温患者,由于血管收缩,此种差别还会增加。如果由间接法测得的压力大于直接法时,多数系由于压力监测系统发生故障或操作欠妥而引起误差,包括监测仪零点的偏移。此时如果发现动脉压力波幅降低,呈现阻力,提示导管系统有问题,最常见的原因是气泡、血凝块、机械性阻塞或连接部分松动脱开等。假如动脉波形正常,则应检查用作间接测压的臂袖带大小是否适当,放置部位是否有误等。

(5)测压计的校验:采用换能器测压由于其本身、测压装置和各种其他因素的影响,均会使测值发生偏差。在测压过程中除应反复校验零点外,还可用回转血流法(return-to-flow method)测试。如经桡动脉插管测压时,可在同侧上臂系测压臂袖,臂袖充气,阻断动脉血流,此时监测仪示波屏上搏动性压力波形也随之消失。然后慢慢放气减压,使臂袖内压力降低,当低于血管内压,血流重新开始恢复时,示波屏上亦出现小的搏动性波形,此时血压计所指示的压力数值为收缩压,与换能器测压所显示的收缩压应基本一致,否则表明换能器或测压装置有误。由于换能器与监测仪之间存在电匹配问题,除了同型号、同参数的换能器可互换外,一般换能器不能随便互用。

二、中心静脉导管监测 CVP

（一）测量 CVP 的装置

1. 换能器测压 应用换能器测压可连续记录静脉压和描记静脉压力波形。

2. 水压力计测压器 用一直径 0.8～1.0cm 的玻璃管和刻有 cmH_2O 的标尺一起固定在盐水架上，接上三通开关，连接管内充满液体，排除空气泡，一端与输液器相连，另一端接中心静脉穿刺导管，标尺零点对准腋中线右心房水平，阻断输液器一端，即可测 CVP，这种测量 CVP 装置可自行制作，操作简易，结果准确可靠。

（二）监测 CVP 的临床意义

1. 简单意义 CVP 监测的是右心房压（RAP），大体接近右心室舒张末压（RVEDP）；而右心室的前负荷更接近于右心室舒张末容积（RV-EDV），而不是 RVEDP，右心室顺应性决定了两者间的关系，右心室的顺应性是不断变化的，单一一个 CVP 数值所能阐述的临床意义是很有限的，尤其是在做容量负荷试验时，所以我们要看 CVP 的动态改变。当我们快速输注一定量液体后，CVP 的改变值是小的，那么心室舒张末容积扩容前可能是小的，如果 CVP 的改变值是大的，那么心室舒张末容积可能扩容前就是大的。一个简单的判断法则：当我们快速扩容 5min，前后 CVP 涨幅 0～2mmHg，患者可能有容量反应性；如果涨幅 3～5mmHg，患者心室前负荷是足够的；如果涨幅 ＞5mmHg，那么提示患者可能是容量过负荷状态。

CVP 的参考值为 5～10mmHg，＜5mmHg 提示血容量不足，＞15～20mmHg 提示输液过多或心功能不全。但 CVP 的判断受患者个体差异影响很大，上述正常值范围仅是参考值，具体每个患者应依据具体的血流动力学状态具体分析。

2. CVP 波形分析

（1）正常波形：有 3 个正向波 a、v、c 和两外负向波 x、y，a 波由心房收缩产生；c 波代表三尖瓣关闭；v 波由右心房主动充盈和右心室收缩时三尖瓣向右心房突出形成；x 波反映右心房舒张时容量减少；y 波表示三尖瓣开放，右心房排空。正常右心房平均压为 2～6mmHg。

（2）异常波形：①压力升高和 a 波抬高和扩大，见于右心室衰竭、三尖瓣狭窄和反流、心脏压塞、缩窄性心包炎、肺动脉高压及慢性左侧心力衰竭，容量负荷过多；②v 波抬高和扩大，见于三尖瓣反流，心脏压塞时舒张期充盈压升高，a 波与 v 波均抬高，右心房压力波形明显，x 波突出，而 y 波缩短或消失，但缩窄性心包炎的 x 波和 y 波均明显；③呼吸时 CVP 波形，自主呼吸在吸气时，压力波幅降低，呼气时增高，机械通气时随呼吸变化而变化。

3. 影响中心静脉压测定值的因素

（1）医源性因素影响

①导管位置：测定中心静脉压导管尖端必须位于右心房或近右心房的上腔静脉内。遇有导管扭曲或进入了异位血管，管端就无法达到上述位置，而使测压不准。

②标准零点：中心静脉压测值仅数厘米水柱，零点发生偏差将显著影响测定值。理想的标准零点应不受体位的影响，在临床实际中常难完全达到。现一般均以右心房中部水平线作为理想的标准零点。右心房中部在体表的投射位置，仰卧位时，基本上相当于第 4 肋间前、后胸径中点（腋中线）的水平线，侧卧位时则相当于胸骨右缘第 4 肋间水平。一旦零点确定，就应该固定好。若患者体位发生改变应随即调整零点。一般标准零点的偏差不要超过 ±1cm，以免由此变异而影响中心静脉压真实的变化。

③测压系统的通畅度：测压系统通畅，才能提供正确的测压数值。较长时间测压，由于血液反流、血凝块堵管或管端存在活瓣状的血凝块造成通道不畅，常影响测压值的准确性。

（2）患者因素影响

①胸内压：影响中心静脉压的因素除了心功能、血容量和血管张力外，首先是胸内压。右心室的有效充盈压常可由中心静脉压与心包腔的心室外壁压之差表示，正常的心室外壁压即是胸内压，在任何情况下当胸内压增加时，心室外壁压随之增高，就减小此压差而影响心脏的有效充盈。当胸腔开放，胸内负压消失相当于心室外壁压升高，使充盈压差减低，心室有效的充盈压也随之降低。此时可通过代偿性周围静脉张力增加，中心静脉压升高，使压差回至原来差距。患者咳嗽、屏气、正压通气、呼气末正压（PEEP）、内源性 PEEP（PEEPi）等因素均可通过影响胸内压而改变中心静脉压的测量数值。

然而，我们并不建议在测量 CVP 时暂时停止呼吸机辅助呼吸，其一，终止正压通气可能导致肺泡塌陷和低氧血症；其二，正压通气对血流动力学的影响是客观存在的,此时 CVP 恰恰反映了当前患者的客观生理状况。

②心室腔顺应性异常:舒张末期心室腔压力与容量的关系(即顺应性)并非线性,受到病理情况的影响。当右心室容量和压力负荷过多,例如,继发于慢性肺动脉高压患者,其右心室顺应性减低,此时 CVP 升高未必能客观反映右心舒张末容积大,可能使得我们高估右心室充盈状态。

但无论压力是否真实反映容量状态,但中心静脉压力的测量值都是真实存在的,我们应当结合患者病情及其他临床资料对血流动力学参数进行解读。

三、肺动脉导管监测

Swan-Ganz 导管不仅使对肺动脉压(PAP)、肺小动脉楔压(PAWP)和中心静脉压(CVP)、右心房压(RAP)、右心室压(RVP)的测量成为可能,而且可以应用热稀释方法测量心排血量和抽取混合静脉血标本,从而使得血流动力学指标更加系统化和具有对治疗的反馈指导性。

(一)适应证

一般来说,对任何原因引起的血流动力学不稳定及氧合功能改变,或存在可能引起这些改变的危险因素的情况,都有指征应用 Swan-Ganz 导管。

(二)禁忌证

随着临床对血流动力学监测需求的变化和人们技术水平的提高,应用 Swan-Ganz 导管的禁忌证也在不断改变。

Swan-Ganz 导管的绝对禁忌证是在导管经过的通道上有严重的解剖畸形,导管无法通过或导管的本身即可使原发疾病加重。如右心室流出道梗阻、肺动脉瓣或三尖瓣狭窄、肺动脉严重畸形、法洛四联症等。

Swan-Ganz 导管的相对禁忌证:细菌性心内膜炎或动脉内膜炎;心脏束支传导阻滞,尤其是完全性左束支传导阻滞;近期频发心律失常,尤其是室性心律失常;严重肺动脉高压;各种原因所致的严重缺氧;严重出血倾向;心脏及大血管内有附壁血栓;疑有室壁瘤且不具备手术条件者。

(三)参数的解读

通过 Swan-Ganz 导管可获得的血流动力学参数主要包括 3 个方面:压力参数(包括右心房压、肺动脉嵌顿压、肺动脉压)、流量参数(主要为心排血量)和氧代谢方面的参数(混合静脉血标本)。以这些参数为基础,结合临床常规检查,通过计算可以获得更多的相关参数。常用的血流动力学参数及参考正常范围见表 3-1。

表 3-1　常用血流动力学参数

参数	略语	单位	计算方法	正常参考值
平均动脉压	MAP	mmHg	直接测量	82~102
中心静脉压	CVP	mmHg	直接测量	6~12
肺动脉嵌顿压	PAWP	mmHg	直接测量	6~12
平均肺动脉压	MPAP	mmHg	直接测量	11~16
心率	HR	bpm	直接测量	60~100
血红蛋白含量	Hb	g/L	直接测量	120~160
心排血量	CO	L/min	直接测量	5~6
每搏量	SV	ml/beat	CO/HR	60~90
心脏指数	CI	L/min.(m²)	CO/BSA	2.8~3.6
每搏量指数	SVI	ml/beat.(m²)	SV/BSA	30~50
体循环阻力指数	SVRI	dyne.sec/(cm⁵ m²)	79.92(MAP−CVP)/CI	1 760~2 600
肺循环阻力指数	PVRI	dyne.sec/(cm⁵ m²)	79.92(MPAP−PAWP)/CI	45~225
右心室做功指数	PVSWI	g/m.(m²)	SVI(MPAP−CVP)×0.0143	4~8
左心室做功指数	LVSWI	g/m.(m²)	SVI(MAP−PAWP)×0.0143	44~68
氧输送指数	DO₂I	ml/min.(m²)	CI×CaO₂×10	520~720
氧耗量指数	VO₂I	ml/min.(m²)	CI(CaO₂−CvO₂)×10	100~180
氧摄取率	O₂ext	%	(CaO₂−CvO₂)/CaO₂	22~30

1. 压力参数

(1)右心房压(RAP):测量是将 Swan-Ganz 导管置于正确的位置之后,导管近侧开口正好位于右心房内,经此开口测得的压力即为右心房压力。

(2)肺动脉压(PAP):当 Swan-Ganz 导管的顶端位于肺动脉内(气囊未充气)时,经远端开口测得的压力。肺动脉压力可分别以收缩压、舒张压和平均压力来表示。

(3)肺动脉嵌顿压力(PAWP):是将气囊充气后,Swan-Ganz 导管的远端嵌顿在肺动脉分支时测量的气囊远端的压力。PAWP 是 Swan-Ganz 导管可测量的特征性参数,具有特殊的意义。

由于肺循环是一个相对低压力的系统,并且没有血管瓣膜,理论上讲肺动脉嵌顿压有如下的相关性:PAWP∝PVP∝LAP∝LVEDP。因此有可能通过右心导管监测左心的压力改变,从而了解左心的功能变化。要保持这种相关性的存在,测量 PAWP 要满足 3 个基本条件:①通畅的通路;②确实的嵌顿;③足够的压力平衡时间。

临床上常应用压力指标来反映容量负荷。心室顺应性、心脏及大血管外的压力变化、胸腔内压的变化、机械通气时,正压的通气形式可对循环系统的压力产生的影响均可明显地影响 PAWP 的测量。呼吸对胸腔内压影响的最小时限是在呼气末期。所以,测量 PAWP 时应选择在呼气末期进行。

2. 流量参数　Swan-Ganz 导管可以快速测量心排血量并且可在短时间内多次重复或持续监测。测量心排血量的原理是热稀释方法。当将冰水由 Swan-Ganz 导管的近端孔注入右心房后,这些冰水立即与血液混合,随着这部分血液经过右心室并被泵入肺动脉,这部分血液的温度也逐渐升高。在 Swan-Ganz 导管远端的温度感受器可以感知这种温度的变化,并将这种变化输送到心排血量计算仪。心排血量的计算是根据 Stewart-Hamilton 公式进行的 $Q=V_1(T_B-T_1)K_1K_2/T_B(t)dt$ 式中,Q 代表心排血量;V_1 代表注射冰水量;T_B 代表血液温度;T_1 代表注射冰水温度;K_1 代表密度系数;K_2 代表计算常数;$T_B(t)dt$ 代表有效时间内血液温度的变化,反映了热稀释曲线下面积。

这些参数的变化对心排血量的测量有着明显地影响,所以,在进行心排血量测量时要注意对这些参数有影响因素的控制。计算常数 K_2 根据仪器的不同制造厂家、导管的不同规格及注入冰水量的不同而不同。注入冰水的量一定要准确。冰水从含冰容器中被抽出后不要超过 30s 尽快进行测量。注射时应尽可能快速、均匀,选择在呼吸周期的同一时限(呼气末)连续测量 3 次,取其平均值。注射应在 4s 内完成。

在低血压时测定 CO 的数值,有助于诊断低张力状态(低外周血管阻力 SVR)、低 CO,抑或者两者皆有;并且测定 CO 后需进一步了解 HR,以便于计算每搏量(SV),以进一步了解 CO 低是由于 HR 低还是 SV 低的病因。

怎样提高热稀释法测定 CO 的准确度见下。

(1)增加测量次数:推荐至少测量 3 次,即便如此,仍有 10% 差异。

(2)呼吸:由于呼吸对于静脉回流的影响以及心功能的差异,在整个呼吸周期测 CO 是不同的,最好是在同一时间点(呼气末)进行注射,如果要了解呼吸周期内的平均值,应在呼吸周期内随机选 3 个时间点测量,然后再取平均值。

(3)当 CO 过低时:CO 越低,测量的误差越大,为了提高低 CO 时的准确度,必须采用冰水混合物测量,比室温水测量误差减小。

(4)当存在三尖瓣反流时:冷指示剂在三尖瓣处反复循环,可以造成热稀释曲线延长且峰值降低,使测量 CO 值高于真实值。临床中应结合具体患者综合分析数据。

(5)当存在心内分流时:心内分流使得左、右心 CO 并不相同,也可以导致 CO 测量错误,应合理避免在此类患者放置肺动脉导管。

3. 混合静脉血氧饱和度(SvO_2)　混合静脉血是指从全身各部分组织回流并经过均匀混合后的静脉血。从肺动脉内取得的静脉血是最为理想的混合静脉血标本。抽取混合静脉血标本时应首先确定 Swan-Ganz 导管的顶端在肺动脉内,压力波形显示典型的肺动脉压力波形。气囊应予排空,在气囊嵌顿状态下所抽取的血标本不是混合静脉血标本。

当灌注超过全身氧需求时 SvO_2 升高,当灌注不足时,氧摄取率增加,SvO_2 降低,因此 SvO_2 降低提示氧输送不足(贫血、CO 低)或氧耗量增加(高热、呼吸做功增加等)。

四、脉波指示剂连续心排血量测定及临床应用

脉波指示剂连续心排血量(pulse indicator continuous cardiac output,PiCCO)是一种新的脉波轮廓连续心排血量与经肺温度稀释心排血量联

合应用技术,以达到多数据联合应用监测血流动力学变化的目的。

(一)PiCCO原理和方法

1. 原理 测量心排血量的方法包括2个部分:经胸热稀释法测心排血量和脉波轮廓心排血量测量法。对热稀释曲线进行数学分析以计算CO,具体计算方法与肺动脉导管技术(pulse contour method for cardiac output-cOpc)类似。脉波轮廓心排血量法以动脉压力波形计算每搏量,认为每搏量同主动脉压力曲线的收缩面积成正比,对压力依赖于顺应性及其系统阻力,经过对压力、心率年龄等影响因素校正后该法得到认可,并逐步转向临床。

PiCCO则采用连续3次热稀释法测量的心排血量(COa)平均值作为COref来校正主动脉阻力Zao,当然其中包含了Zao(个人)值,在监视器上所显示的COpc值是前30s逐次每搏量的平均值。PiCCO还要采集监护仪上的ABP、CVP用来计算SVR。

主动脉血流和主动脉末端(股动脉或其他大动脉)测定的压力之间的关系,是由主动脉顺应性函数所决定的,即主动脉顺应件函数具有同时测定的血压和血流(CO)共同特征。利用与连续动脉压同时测定的经肺温度稀释心排血量来校正脉波轮廓分析中的每个患者的主动脉顺应性函数。

CCO法为了做到心排血量的连续校正,需要用热稀释心排血量来确定一个校正系数(cal),还要计算心率(HR)以及压力曲线收缩部分下的面积[P(t)/SVR]与主动脉顺应性C(p)和压力曲线波形以压力变化速率(dp/dt)来表示的积分值。动脉压力波要求无阻尼与干扰以便COpc正确计算。

2. PiCCO导管的监测方法 PICCO监测仪需要在患者的动脉(例如股动脉)放置1条PiCCO专用监测管。测量开始,从中心静脉注入15ml的冰水(0~8℃),经过上腔静脉→右心房→右心室→肺动脉→血管外肺水→肺静脉→左心房→左心室→升主动脉→腹主动脉→股动脉→PiCCO导管接收端;计算机可以将整个热稀释过程画出热稀释曲线,并自动对该曲线波形进行分析,得出一基本参数;然后结合PiCCO导管测得的股动脉压力波形,得出一系列具有特殊意义的重要临床参数。

(二)参数意义

1. 心功能判断

(1)心排血量/心脏指数(CO/CI):注一次冰水

就可以显示出两者的精确数值;以后仅需每6~8小时校正1次就可以连续显示。有资料介绍其变异度只有3.58%。

(2)全心射血分数(GEF):热稀释法测量的CO与全心舒张末总容积量(GEDV,具体测量见下文)的1/4的比值即全心射血分数(GEF)。与超声比对,左心室收缩功能不全的患者全心射血分数一般为18%~20%。

(3)dPmax:dPmax是△P/△tmax的缩写。这个参数表明在收缩期左心室压力上升的速度。它是左心室收缩力的近似值。除了CFI,dPmax也可以用于指导正性肌力和血管活性药物的临床应用。

2. 心脏舒张末总容积量(global end diastolic volume,GEDV)

(1)原理:冷指示剂从注射到采样的时间间隔是平均传输时间,和CO及胸腔内总热容积有关,后者是血管内及血管外容积之和,即心脏和肺的容积。

热稀释曲线下降部分的时间,即指数下降时间,和CO及最大腔室容积相关,后者就是肺内热容积,包括肺血容量及血管外肺水。

心脏舒张末总容积量(GEDV):胸腔内热容积减去肺内热容积,得到心4个腔室的容积。

胸腔内血容积(ITBV):GEDV约占ITBV4/5。

GEDV较准确反映心脏前负荷的指标,可以不受呼吸和心脏功能的影响,较好的反映心脏的前负荷数值。

(2)局限性:GEDV等参数测定依赖单一温度稀释技术获得,其准确性易受外源性液体、指示剂注射不当、心内分流、温度额外丢失、体温变差过大、非规范的注射部位、主动脉瓣关闭不全、心脏压塞等因素的不同程度的影响。

在给左心室功能减退伴有中度容量不足的患者补充液体时,发现ITBV和GEDV不如PAOP、CVP敏感,其机制可能与左心室功能减退患者心腔多有扩大和顺应性降低,腔径变化不如压力变化明显有关,因此仍应注重使用充盈压监测。

3. 血管外肺水(EVLW) PiCCO能对患者是否存在肺水肿通过血管外肺水(EVLW)来判断,是PiCCO比肺动脉导管特殊优势之一。总的肺水量是由肺血的含水量和血管外肺水量组成,EVLW指的是分布于肺血管外的液体,该液体由血管滤出进入组织间隙的量,由肺毛细血管内静水压,肺间质静水压,肺毛细血管内胶体渗透压和肺间质胶体渗透压所决定,是目前监测肺水肿较好的量化指标。

计算单一冷指示剂 EVLW 的函数公式如下:

$$EVLW=ITTV-ITBV$$

EVLWI>7ml/kg 作为肺水肿阈值的敏感度为 86%。

＊该法已被 Pulson 公司采纳用于 PiCCO 新产品。

临床可用的肺血管通透性指标(PVPI)是肺水同胸内血容量之比(EVLW/ITBV)。正常比值是0.25,严重损伤比值可高达 1.5。

4. 每搏量呼吸变化率(SVV)

(1)意义:PiCCO 能对患者液体反应性通过每搏量变异(SVV)来判断,是 PiCCO 比肺动脉导管特殊优势之一。SVV 是由正压通气引起左心室排血量发生周期性改变,可用来判断容量反应性。因为心排血量与前负荷之间不是线性关系,因此准确判断扩容后心排血量能否增加至关重要。通过SVV 而不是通过容量负荷试验,就可避免过多的容量负荷,对心功能或肾功能不全的患者尤为重要。

(2)原理:SVV 指的是在机械通气期间,最大的每搏量(SVmax)与最小的每搏量(SVmin)之差值与每搏量平均值(SVmean)相比获得的,计算公式为 SVV=(SVmax—SVmin)/SVmean×100%,其中 SVmean=(SVmax+SVmin)/2。SVV 来自于心脏和肺的相互作用,正压通气过程中随着胸腔内压力升高或降低的周期性变化,左心室每搏量(stroke volume,SV)在正压通气时随呼吸发生相应的周期性改变是因为机械通气期间,吸气相时胸膜腔压力增加,从而使静脉回流减少,右心房和右心室前负荷降低,继而右心室每搏量减少。通过肺循环传递这一效应,左心室的每搏量在吸气相达到峰值,而在呼气相降至最低。当血容量不足(左心室前负荷低)时,左心室处于 Frank-Starling 曲线的上升段,由机械通气导致的每搏量变化比血容量正常时更为显著。根据此原理,还可以监测收缩压力变异(systolic pressure variation,SPV)和脉搏压力变异(pulse pressure variation,PPV)等指标,后两者也具有与 SVV 相似的意义。

(3)局限性:SVV 的测定除要求呼吸机控制通气外,还易受潮气量及是否存在心律失常的影响,SVV 有如下局限:SVV 不能用于自主呼吸的患者;不能用于具有心律失常的患者;不同的潮气量会影响 SVV 的阈值,当潮气量<8ml/kg 时,不能作为预测液体治疗效果的指标;若是患者有肺源性心脏病,尚不能解释 SVV 的意义;不同的监测系统进行动脉波形计算方法不同,得出的 SVV 不同。因此,不能仅仅依靠 SVV 预测液体治疗的效果,还要根据患者的病情以及其他血流动力学参数做出综合判断。

(三)PiCCO 应用局限性

1. 经肺热稀释法不能测定 PAP 和 PAWP,因此无法鉴定左心及右心的功能,无法动态监测肺动脉高压患者的肺动脉压。

2. 动脉通路:尖端带有热敏电阻的动脉导管必须放置在大动脉内,通常选择股动脉,置管条件受股动脉血管条件影响。

3. 重度三尖瓣反流或者二尖瓣反流:冷指示剂在瓣膜处反复循环,可以造成热稀释曲线延长且峰值降低,使测量 CO 值高于真实值。临床中应结合具体病人综合分析数据。

4. 当存在心内分流时:心内分流使得 CO 测量误差,相应其他各项指标均需结合患者临床情况判读。

5. 存在心房明显扩张及主动脉瘤时:当出现明显的解剖学改变时,GEDV 等容积指标测定与系统默认公式存在差异,使得结果存在误差。

五、超声多普勒技术

心脏超声是目前能够在床旁提供实时有关心脏结构和功能信息的唯一的影像工具,逐渐成为理想的适合的评估手段之一。另外,经食道的多平面探头的出现,使心脏超声的图像质量大幅提高,因而使机械通气患者也可以获得可靠的相关信息。

(一)心脏超声在评估前负荷及容量反应方面的作用

心脏超声对容量状态的评估一般给予静态指标和动态指标,以及在被动抬腿试验及容量负荷试验时的应用。

1. **静态指标**　即单一的测量心脏内径大小和流量快慢。

(1)容积很小的左心室:LVEDA<5.5cm²/m² BSA,伴功能增强提示严重低血容量状态。

(2)右心室大于左心室:严重右心室功能不全。

(3)通过 E/E′的测量推演左心室充盈压。

2. **动态指标用来判断液体反应性**　包括流量和内径大小对于动态手段的变化(自主或机械通气

时呼吸负荷的变化,被动抬腿试验(PLR);容量负荷试验等)。非心脏超声获得的心肺相互作用评估容量反应性参数(如脉压呼吸变化率PPV)的假阳性原因(尤其严重右侧心力衰竭)可以被心脏超声简单发现。

常见应用情况和常用方法如下。

(1)下腔静脉吸气塌陷随呼吸变化:在没有心脏压塞时上下腔静脉充盈的表现(扩张或固定),提示对容量负荷的低耐受性。

(2)心肺相互作用:在完全机械通气的窦性心律的患者,可以预测容量反应性,如上腔静脉塌陷率,下腔静脉扩张指数,左心室射血的呼吸变化率等。

3. 被动抬腿试验(PLR)时的应用　在患者自主或完全机械通气时,在任何心律情况下,均可选择应用,相当于内源性的容量负荷试验,应用超声观察左心室射血流速增加情况来预测容量反应性。

4. 评估容量负荷试验　可以选择超声测量CO和LVEDA变化及多普勒测量判断容量负荷试验结果。

5. 心脏超声在重症患者中应用的特殊性

(1)容量反应性的评估需要多个参数的测量。

(2)左心室、右心室内径大小的变化对容量反应性的预测不可靠。

(3)相关容量反应性指标仅仅在感染性休克和围术期患者被证明有效。

(4)当患者存在心律失常或自主呼吸时,应用心肺相互作用的指标评估容量反应性可能不准确,此时PLR可能是有用的方法。

(5)必须考虑自主呼吸与间歇正压通气对指标影响的不同。

(二)心脏超声在评估心功能时的作用

在ICU心功能的改变非常常见,尤其心力衰竭或抑制,对于病情监测、指导治疗和判断预后具有十分重要的临床意义。心脏超声作为无创手段对心脏功能进行评估常包括二维心脏超声、M型心脏超声、利用几何模型的容量方法、辛普森法、组织多普勒技术、Tei指数和三维心脏超声等方法。心功能测定包括左(右)心室的收缩功能和舒张功能。

1. 射血分数(EF)　目前研究最多,且最为临床所接受的心脏功能指标,具有容易获得(甚至有经验的操作者目测的结果与实测结果相差很小,相关系数达0.91)、可重复性好、能够较早评价收缩功能、与预后最相关的心功能指标。

EF值作为一个最重要的普通心功能(收缩功能)指标,有限性明显。尤其对前后负荷的依赖非常明显,前负荷增加通过Frank-Starling机制增加EF值而后负荷增加抑制EF值,如在感染性休克患者,前负荷稳定或增加同时血压/外周阻力明显下降都会导致EF测量值改变,此时并不能代表心肌的真实收缩功能。

2. 组织多普勒技术(TDI)　测量的心肌收缩速度可以代表全心室功能,尤其二尖瓣环心肌收缩速度,但研究是与EF比较,证明相关性好,同时给出了可能的临界值;由于对前、后负荷的依赖较小,对于肥厚型心肌病和那些具有舒张功能不全的患者,运用TDI的心肌收缩速度指标可以在显性心肌肥厚和显性心脏收缩功能不全之前即发现渐进的心肌收缩功能受损。

3. Tei指数又称为心肌作功指数(MPI)　MPI＝(心室等容收缩时间＋心室等容舒张时间)/心室射血时间。该指数能综合反映心室收缩及舒张功能。目前,国内多采用传统测量方法,即在心尖五腔像于左心室流出道与流入道交界处同时获得二尖瓣口及左心室流出道血流频谱来测量Tei指数。TDI测定的Tei指数是无创、敏感、可行的评价左心室功能的指标,是对常规测定的血流多普勒参数的重要补充。

(三)心脏超声对外周阻力的评估

心脏超声多普勒技术可以直接测量外周血管阻力,但不易方便和简单使用,因此在临床工作当中,经常根据临床的和心脏超声的检查结果进行除外诊断,如在心脏足够负荷同时左、右心收缩功能均满意的情况仍然存在的低血压提示了低外周血管阻力。

(四)心脏超声评估脱机困难的原因

在ICU有25%的患者尽管符合脱机标准但仍然脱机失败。脱机时,由于没有了正压PEEP和压力支持对吸气做功的支持,左心的前后负荷同时增加。在有左心疾病基础或COPD患者,脱机失败的关键原因或合并原因主要是左心功能不全,导致不能适合脱机做功增加的要求,甚至导致左心房压力增加和肺水肿。心脏超声可以在脱机试验的末期发现脱机困难的心脏原因。

常见评估指标包括:代表左心房压力改变的多普勒指数改变;新发的或原有的节段室壁运动异常;左心室整体功能下降;新出现或恶化的二尖瓣反流。

此时一定关注在开始脱机试验前应用心脏超声进行心脏的基础评估,以便前后比较,获得准确的结果。

总之,心脏超声在血流动力学评估,尤其对于心脏功能,液体反应性等血流动力学评估的作用越来越重大;在ICU常见的重症疾病应用、在脱机困难的评估等诸多方面都开始扮演举足轻重的作用,已经被很多ICU医师所接受和掌握。

(杜　微　刘大为)

第二节　氧动力学与氧代谢监测

机体细胞活动有赖于持续不断的氧输送。合适的氧供取决于心、肺、血液系统功能的相互配合,而良好的组织氧合则依靠氧供和氧耗间的动态平衡。所谓氧动力学与氧代谢监测就是利用现有技术手段,研究并获取氧输送到细胞并为其摄取运转这一动态过程中的相关信息,并对所获得的信息进行综合判断,从而指导临床诊断和治疗的技术。

一、氧输送和氧消耗

1. 血氧含量　血氧含量指100ml血液所携带氧的数量。动脉血氧含量(arterial oxygen content,CaO_2)指100ml动脉血中氧的数量,等于动脉血中血红蛋白(Hb)结合的氧和溶解在血中的氧的总和,正常的动脉血氧含量约是20ml O_2/dl,因为溶解在血中的氧含量低,所以CaO_2约等于动脉血中血红蛋白结合的氧。1g血红蛋白在完全饱和情况下可以结合1.34ml的氧,但这种结合能力受很多因素影响,其中最重要的是氧分压。血液中血红蛋白的量及其结合氧的能力便决定了血氧含量。

$CaO_2 = (1.34 \times HB \times SaO_2) + (0.0031 \times PaO_2) \approx 1.34 \times HB \times SaO_2$

假设1个患者的Hb是15g/dl,PaO_2是100mmHg,SaO_2是95%,该患者的

$CaO_2 \approx 1.34 \times Hb \times SaO_2 \times 10 = 1.34ml/g \times 15(g/dl) \times 95\% \times 10 = 19.1(ml/dl)$。

2. 氧输送　氧输送(oxygen delivery,DO_2)指每分钟机体通过循环系统向全身组织输送的氧量,等于心排血量与动脉血氧含量的乘积。正常的氧输送约1 000ml/min。当机体出现全身氧供需平衡紊乱时,如果氧耗不变,则可通过分析导致DO_2下降的各个因素进行诊断,导致DO_2异常的因素主要有3方面:①各种原因引起的低氧血症;②各种急性大失血,使血容量急剧下降,导致Hb降低;③心源性因素。如大出血或严重低血容量时,造成DO_2下降的因素包括每搏量(stroke volume,SV)和Hb,机体通过加快心率实现将DO_2维持在临界水平以上,当不能维持在临界水平以上时,机体即处于失代偿状态,全身可出现由于氧供需平衡紊乱导致的组织无氧代谢发生,甚至脏器功能衰竭。

DO_2(ml/min) = 心排血量(cardiac output,CO)$\times CaO_2 \times 10$

假设1个患者的CO是5l/min,CaO_2是15ml/dl,该患者的氧输送$= 5 \times 15 \times 10 = 750$(ml/min)。

3. 氧需量　氧需量(oxygen demand)是指组织代谢所需要的氧量,即满足机体所有组织进行气血交换、维持有氧代谢对氧的需求量。其值大小取决于机体的代谢状态,临床上难以测定。生理情况下,氧需量应与氧耗量相等,其值约占DO_2的25%。

4. 氧耗量(Oxygen Consumption,VO_2)　指全身组织细胞在代谢过程中每分钟实际消耗的氧量,即组织所摄取的氧含量,等于动脉系统输送到机体的氧与由静脉系统回送到心脏的氧的含量之差。CvO_2代表组织代谢后循环血液中剩余的氧。通过肺动脉导管测定的CO以及动脉、混合静脉血血气,即可实现对VO_2的实时监测。导致VO_2异常的因素包括两方面。使VO_2降低的因素主要有:有微循环短路及细胞氧利用障碍的休克,使氧摄取率下降,CvO_2增高;低温,温度每下降1℃,O_2ER下降5%～10%;各种病因导致DO_2/VO_2失衡,DO_2依赖性的VO_2下降。使VO_2增高的因素主要有:进食、剧烈运动;高热;癫痫持续状态;疼痛等。

$VO_2 = DaO_2 - DvO_2 = (CO \times CaO_2 - CO \times CvO_2) \times 10$

5. 氧摄取率　氧摄取率(oxygen extraction ratio,O_2ER)指全身组织从输送的氧中所提取利用的比率,即组织对氧的利用率。

$O_2ER = (CaO_2 - CvO_2)/CaO_2$

6. 氧摄取量　动静脉氧差($CaO_2 - CvO_2$),指组织从流入的每分升血液中所提取的氧量。

7. 生理性氧供依赖　当DO_2在一定范围内变化时,VO_2保持恒定,即氧供增加时,O_2ER下降,而氧供下降时,O_2ER增加,机体通过O_2ER的改变来

代偿氧供的改变,以维护机体 VO_2 恒定,此时氧耗仍然等于氧需,无氧债发生,称之为非氧供依赖性氧耗。当 DO_2 降至临界水平以下时,机体的氧摄取率将增加至最大。随着氧供的进一步下降,氧耗将随之下降,VO_2 则随 DO_2 一并呈线性下降,该现象称为氧供依赖性氧耗或生理性氧供依赖(physiological oxygen supply dependency)。

8. 病理性氧供依赖 在病理条件下,当 DO_2 处于正常或高于临界值时,VO_2 仍随 DO_2 增加而呈线性依赖关系,即 DO_2 的上升与 O_2ER 的增高也不能满足机体的氧耗,称为病理性氧供依赖(pathological oxygen supply dependency)。

9. 氧债 正常情况下氧耗量与氧需量相等。当氧供不足、O_2ER 达最大限度或氧利用障碍时,氧耗量仍低于氧需量,两者之差即为氧债。

二、全身氧代谢监测

1. 脉搏氧饱和度 脉搏氧饱和度(SpO_2)主要反映氧合状态,可在一定程度上表现组织灌注状态。重症患者常存在低血压、四肢远端灌注不足、氧输送能力下降或者给予血管活性药物的情况,影响 SpO_2 的精确性。

2. 混合静脉血氧饱和度和中心静脉血氧饱和度 混合静脉血氧饱和度(SvO_2)指由肺动脉血样所测得的氧饱和度。SvO_2 是来自全身血管床的混合静脉血氧饱和度的平均值,反映了周身氧供应和氧需要的平衡,可判断组织的氧合状态。通过纤维光导肺动脉导管可连续监测 SvO_2,以判断危重症患者氧释放和组织从血液中摄取氧的能力。$ScvO_2$ 的监测则相对简单易行,为重症监护病房广泛使用,常规从中心静脉间断性抽血检测。SvO_2 与 $ScvO_2$ 均是反映机体氧合状况的指标。前者反映整个机体的氧平衡状态,而肺动脉置管增加了临床实施难度和并发症发生率;此外,仍然缺乏强有力的证据支持 SvO_2 在脓毒症中的应用。临床医师希望通过更简便和侵入性更小的方法来判断整个机体的氧合情况——此时 $ScvO_2$ 成为一个极具诱惑力的替代 SvO_2 的指标。近年来的研究多关注脓毒症中 $ScvO_2$ 的变化,并且正面报道越来越多。但是 $ScvO_2$ 不能替代 SvO_2,虽然脓毒症中两者变化趋势相同,其一致度却较差。正常的 $ScvO_2$ 可能与非常低的 SvO_2 并存。另有研究发现 $ScvO_2$ 可导致过高估计 SvO_2。所以在严重脓毒症或感染性休克患者,不能用 $ScvO_2$ 完全替代 SvO_2。

监测 SvO_2 或 $ScvO_2$ 的临床意义如下。

(1)正常:心肺功能正常,能输送适当氧饱和度的血流至组织。正常 SaO_2 为 $95\%\sim100\%$、SO_2 为 75%,表明 25% 的氧为组织利用,而 75% 的血红蛋白回到右心时仍为氧饱和。

(2)降低:表明氧需要量超过了氧供应量。当 $<60\%$ 时,需鉴别是心脏功能不全或因呼吸功能不全所致。可同时监测脉搏氧饱和度(SpO_2),如 SpO_2 正常,则能排除组织氧输送的肺部因素;如 SpO_2 降低,则可能与肺部病变加重或机械通气机系统有关;如排除呼吸系统因素,则需测定 CO。如 CO 降低,则需估计 CO 的组成部分-心率和每搏量,尤其是前负荷、后负荷和收缩力。

(3)增加:$>80\%$ 时表明氧供应量增加,组织氧需要量下降或组织不能利用氧。氧供应量的增加,常伴有 SpO_2、动脉血氧分压(PaO_2)、CO 或血红蛋白的增加。组织对氧需要量降低见于代谢率降低,如体温降低、麻醉、使用过量的镇静药和睡眠。脓毒症晚期,组织水平的毒性效应常导致氧利用下降,从而使 SvO_2 增加

3. 碱缺失 标准条件下[38℃,CO_2 分压 5.32kPa(40mmHg),血氧饱和度量 100%],将血液滴定至 pH7.4 所需的酸碱量。它是人体代谢性酸碱失衡的定量指标,加酸量为 BE 正值,系代谢性碱中毒;加碱量 EB 为负值,系代谢性酸中毒。正常值:(0 ± 2)mmol/L。血气分析中的碱缺失水平能反映全身无氧代谢的状况和组织酸中毒的程度,按数值可分为正常($2\sim-2$mmol/L)、轻度($-3\sim-5$mmol/L)、中度($<-6\sim-9$mmol/L)、重度($\leqslant-10$mmol/L)。多项前瞻性、多中心、大样本的研究发现:碱缺失越严重,MODS 发生率、死亡率和凝血障碍的概率越高,住院时间越长。碱缺失联合其他指标(如生命体征、乳酸等)有助于增加预测的敏感性。

4. 血乳酸 1mol 葡萄糖完全氧化可以生成 38mol 的 ATP,在机体供氧充足的情况下,生物氧化是机体能量的主要来源。对于高分解代谢的外科危重患者,氧供不足或氧利用障碍会使营养物质氧化和 ATP 合成的过程受阻,从而导致机体组织器官供能危机,重者可导致 MODS,病死率增加。病理情况下,由于供氧障碍或是由于代谢率增加使氧需求增加,均可造成机体绝对或相对缺氧。在这种情况下,机体将强化糖酵解以获取能量。糖酵解可以在无氧参与的情况下产生 ATP,但产能效

率很低,1mol 葡萄糖只能产生 2mol ATP,此过程的最终产物是丙酮酸。事实上,葡萄糖有氧氧化的开始阶段也首先经历糖酵解过程。所不同的是,有氧氧化在生成丙酮酸后,在丙酮酸脱氢酶作用下,先氧化脱氢为乙酰辅酶 A,然后进入三羧酸循环进一步氧化。而在缺氧情况下,丙酮酸则还原为乳酸。缺氧时,糖酵解过程加速以产生更多的能量,从而导致乳酸增加,如果超过肝等其他器官的利用能力,则造成乳酸堆积,并表现为高乳酸血症,故高乳酸血症是机体缺氧的重要标志,这对临床氧代谢状况的判断意义重大,常是机体组织缺氧的重要标志。正常人中血液乳酸水平约为 1mmol/L。在缺氧环境下,由于丙酮酸不能进入三羧循环氧化而被大量还原为乳酸,故可根据乳酸浓度的高低来判定缺氧的程度。临床和实际研究表明,动脉乳酸水平与机体的氧债多少、低灌注的程度、休克的严重性关系密切,它已成为衡量机体缺氧程度的重要标志之一。在肝功能正常的状况下,血乳酸越高说明组织缺氧越严重。因此,通过检测血乳酸浓度可较好地反映组织的缺氧程度。大量的研究已揭示血乳酸水平与危重患者的严重程度和预后密切相关,可用于危重患者病情严重程度的分层。入院或入 ICU 时血乳酸高者其预后较差;血乳酸越高,病情越严重,疾病的预后越差。

虽然血乳酸是反映组织缺氧的敏感指标,但单次的乳酸测定有许多不足:首先,血乳酸浓度反映了乳酸产生与排除之间的相互关系。例如,同样严重的脓毒症患者,肝肾功能不全者的乳酸可能比肝、肾功能良好者更高。其次,乳酸浓度升高可能是其他原因而不是细胞缺氧所致,如肾上腺素激活骨骼肌 Na^+-K^+-ATP 酶,以及丙酮酸代谢的抑制或其代谢产物的增加。更重要的是,单纯监测某一时刻的血乳酸浓度只能说明此时(可能存在短时间的延迟现象)的组织氧供与氧耗的平衡关系,而不能准确反映机体的状态、疾病的发展情况,尤其是不能准确反映治疗措施对氧供、氧耗的动态影响。

考虑到这些不足,作为一个结果性的预后指标,动态观察乳酸变化即计算乳酸清除率比单次的乳酸测定更为重要和准确。目前已有很多研究比较重症患者存活者与死亡者的初次血乳酸浓度,发现两者无显著性差异,但动态观察则发现存活者血乳酸值逐步降低到正常,而死亡者则持续升高。尤其是在重症患者的最初复苏阶段,存活者的乳酸清除率明显高于死亡者,高乳酸清除率者的休克发生率、病死率均明显低于低乳酸清除率者,说明是乳酸清除率而不是初始血乳酸浓度对评估预后具有较高的临床价值,早期乳酸清除率特别是 6h 的清除率低是预后不良的独立预测因素。因此,临床为了准确评估重症患者机体组织细胞的灌注和氧代谢情况,以及患者对治疗的反应,动态监测血乳酸浓度的变化,乳酸清除率可作为一个重要的评估预后的指标,亦即将最初的乳酸清除率作为液体复苏的终点目标。血乳酸得不到有效清除,说明其组织细胞灌注和氧合未得到改善,病情进展恶化,极易发展成 MODS 和 MOF,病死率升高;反之,如果临床抢救治疗得当,组织灌注和氧合得以很快好转恢复,组织细胞内乳酸浓度下降,乳酸清除率升高,则病情好转。

要注意的是,虽然血乳酸升高主要是由于组织急性低灌注和乏氧代谢,但其他的一些原因也可能引起血乳酸升高:①脓毒症引起的丙酮酸脱氢酶功能下降;②应激状态下经过儿茶酚胺途径而增加乳酸产生;③由于应激而使肝功能障碍,减少乳酸清除。这些原因不同于缺氧所引起的乳酸升高,被称为“应激乳酸”。因此,血乳酸升高并不完全等同于组织缺氧,在临床中需要仔细甄别。

5. 氧输送和氧消耗　Shoemaker 把 CI(心脏指数)>4.5L/(min · m²)、DO_2>600ml/(min · m²)及氧消耗>170ml/(min · m²)作为高危手术患者的复苏目标,实现复苏目标的患者只有 4% 的死亡率,而未达标的患者死亡率高达 33%。而另一项前瞻随机对照研究发现 100 名高危患者(包括手术,感染性休克,呼吸衰竭)中实现高氧输送的患者病死率明显增高,此后的一项大样本的 RCT 研究发现对重症患者实行以高氧输送为目标的治疗没有改善也没有增加死亡率。一项前瞻性随机对照研究发现,将失血性休克患者分为以上述指标为复苏目标的治疗组与对照组相比,治疗组有 70% 的患者实现了目标,而对照组虽然没有以此为目标,仍有 40% 的患者达标,两组患者病死率、器官功能衰竭发生率并无明显下降,ICU 住院时间和总住院时间也无明显缩短;两组达标的患者都没有死亡,而未达标的患者有 30% 的病死率,该研究提示 DO_2 可能是个很好的预后指标。目前的研究发现从正常或超氧输送目标中受益的都是休克发生前的高危患者(如手术,大创伤)而非已发生休克的患者。2 项 Mata 分析发现外科大手术围术期给予正常或超正常氧输送策略治疗能减少器官功能受损的发生率。因此对于可能发生休克的高危患者,监测氧消耗和氧输送并尽快实现氧输送的正常化或超正常化,但对已经发生休克的患者,可实现氧输送的正常化,不用实现超氧输送。

三、局部性氧代谢监测指标

组织二氧化碳分压监测

(1)胃黏膜二氧化碳分压($PgCO_2$)为众多组织二氧化碳分压监测技术中最成熟、最常用的技术。这是测定局部氧代谢情况的一种手段。胃肠上皮细胞特别是绒毛顶部的上皮细胞对缺血缺氧非常敏感,缺血仅数分钟即可坏死。胃肠是全身各脏器中对缺血缺氧最敏感和最不耐受的器官之一,如果胃肠部位的氧代谢是良好的,那么可以表明其部位各器官的氧供是可能良好的。在低氧血症时,通过水解无氧产生的ATP,细胞内H^+浓度增加。伴有组织内CO_2生成的增加。应用胃张力计来有效地监测组织中二氧化碳分压(PCO_2)的增加。胃张力计是一项相对无创伤性技术,通过一个充满液体的囊与胃(肠)黏膜之间的CO_2平衡,随后测定胃(肠)黏膜的PCO_2。当氧代谢率细胞呼吸商所决定时,组织正常产生CO_2。而在低氧血症时,由于无氧代谢的缘故,CO_2产生过多,大量氢离子在细胞质内累积,并被组织中的碳酸氢盐(HCO_3^-)所缓冲。故胃张力计可在细胞性低氧血症时监测组织中CO_2的增加。胃肠道黏膜在氧合状态良好时不易发生创伤。这与胃肠道黏膜的逆向微循环有关,毛细血管的弥散分流的结果则使小肠绒毛顶端的PO_2低于绒毛基底部的PO_2。逆向血管系统是肾和内脏微循环的特征。这种系统有利于吸收溶质,但在低氧血症时则处于不利的地位。故胃肠道和肾被称为"警惕的前哨器官",因为在休克、心排血量降低或在脓毒血症时,所释放出潜在的血管活性物质可使这些器官在早期出现功能损伤的表现。胃张力

计可直接测定胃肠黏膜的pH。pHi和$PgCO_2$能够反映肠道组织的血流灌注情况和病理损害,同时能够反映出全身组织的氧合状态,对评估复苏效果和评价胃肠道黏膜内的氧代谢情况有一定的临床价值。

(2)StO_2是用近红外线分光光度法(near-infrared spectroscopy,NIRS)在鱼际肌等处检测组织内氧合血红蛋白与总血红蛋白的比例。静态检测指单纯记录StO_2数值变化,动态检测指阻断血管前中后的过程中记录StO_2变化,包括静脉阻断和动脉阻断。StO_2可用于预后以及判断患者对液体复苏的反应性。StO_2可以反映脓毒症患者局部组织氧代谢状况,脓毒症者StO_2斜率明显低于对照组和健康志愿者。

四、微循环监测

微循环是氧、营养和废物交换的最重要场所,同时也是组织氧输送的最重要的调节者,持久的微循环障碍可能是组织氧合障碍和早期器官功能障碍的主要发生机制,直接影响患者预后。正交偏振光谱成像技术(orthogonal polarization spectral imaging,OPS)和侧流暗视野显微镜(sidestream darkfield microscopy,SDF)等微循环监测技术正逐步推向临床应用,由于其能直接用于活体微循环观察,并通过半定量分析计算小血管密度(small vessel density)、灌注小血管密度(perfused small vessel density,PVD)和灌注血管比例(proportion of perfused vessels PPV),进一步还可计算微循环血流指数(microcirculatory flow index,MFI)和不均质指数(heterogeneity index)等参数,故可用于微循环功能评价。但是,该技术的应用还需进一步的临床验证。

(吴健锋　管向东)

第三节　循环功能障碍的治疗

一、一般治疗

对出现循环功能障碍征象的患者应尽快采取措施改善循环。包括对烦躁者应充分镇静与镇痛,尽快纠正酸碱、电解质紊乱。

1.病因治疗　病因治疗是从根本上纠正循环功能障碍的基础。如:心肌梗死后心源性休克,需

早期血管重建;梗阻性休克如心包积液,需立即心包穿刺引流;失血性休克需要紧急止血并输血;感染性休克则需积极寻找感染源,尽早开始抗感染治疗。

2.氧疗　保证气道通畅,包括自主气道的保持及人工气道的建立,危重症患者尤其MODS患者多需要人工气道的建立。合理调整机械通气参数

在进行呼吸功能支持的基础上,还可以利用其对循环功能的影响,治疗循环功能障碍。如左心功能不全和肺水肿,左心负荷加重时,适当的机械通气压力使胸腔负压下降,左心室跨壁压下降,使前负荷及后负荷均有一定程度的下降,从而增加心排血量和改善血压,但需注意过高通气压力会使心排血量下降。并且,机械通气通过改善低氧血症和减少呼吸机做功可以间接改善心功能。

3. 液体治疗　在早期紧急判断循环容量不足后,应尽早进行早期液体复苏,保证足够的组织灌注,6h达到复苏目标:①中心静脉压(CVP)8~12mmHg;②平均动脉压>65mmHg;③尿量>0.5ml/(kg·h);④$ScvO_2$或SvO_2>70%;若液体复苏后CVP达8~12mmHg,而$ScvO_2$或SvO_2仍未达到70%,需输注浓缩红细胞使血细胞比容达到30%以上。

液体复苏治疗时可以选择晶体溶液(如生理盐水和等张平衡盐溶液)和胶体溶液(如人血白蛋白和人工胶体)。一般情况下,输注晶体液后会进行血管内外再分布,约有25%存留在血管内,而其余75%则分布于血管外间隙。因此,若以大量晶体液进行复苏,可以引起血浆蛋白的稀释及胶体渗透压的下降,同时出现组织水肿。因此,还需要选择合适的胶体液来扩容,主要包括人血白蛋白、羟乙基淀粉、明胶、右旋糖酐-70和血浆。临床上主要应用人血白蛋白及羟乙基淀粉。人血白蛋白作为天然胶体,构成正常血浆中维持容量与胶体渗透压的主要成分,常被选择用于液体复苏。羟乙基淀粉在体内主要经肾清除,平均分子质量越大,取代程度越高,在血管内的停留时间越长,扩容强度越高,但是其对肾功能及凝血系统的影响也就越大。在失血性休克等原因造成的循环功能障碍或合并中、重度贫血的重症患者中,应考虑输血及输注红细胞、凝血因子等成分血,同时,也应该认识到,输血也可能带来的一些不良反应甚至严重并发症。

二、药物治疗

以往认为休克的血管扩张是造成血压降低的主要原因,常过度地应用血管活性药物。现在认识到毛细血管灌注不良乃休克的主要原因,因此,治疗休克应从改善微循环血流障碍这个根本问题着手。在补充血容量的基础上使用血管扩张药,根据休克的不同类型及阶段,适当地使用血管活性药物,可以提高血压、改善组织灌注。

(一)儿茶酚胺类

常用药物有多巴胺、去甲肾上腺素、肾上腺素、异丙肾上腺素、多巴酚丁胺等。

1. 多巴胺　是一种中枢和周围神经递质,去甲肾上腺素的前体。它作用于3种受体:血管多巴胺受体、心脏 β_1 受体及血管 α 受体。剂量效应为1~3μg/(kg·min)主要作用于脑、肾和肠系膜血管,使血管扩张,增加尿量;2~10μg/(kg·min)时主要作用于β受体,增强心肌收缩力而增加心排血量,同时也增加心肌氧耗;>10μg/(kg·min)时兴奋血管α受体,收缩血管。对于心源性休克,多巴胺虽可以改善患者的血流动力学,但会增加心肌耗氧,加重心肌缺血,不能显著提高患者的生存率。有研究显示,在严密血流动力学监测下血管扩张剂与主动脉内球囊反搏术和多巴胺联合应用,能够增加心排血量,维持或增加冠状动脉灌注压,硝普钠可降低左心室舒张末压,多巴胺增加心排血量,降低周围循环阻力,增高左心室内压上升最大速率,对改善心肌梗死后的泵功能十分有利。对于感染性休克,近期多项研究及2012年美国"感染性休克指南"中建议多巴胺仅作为去甲肾上腺素的替代(2C);2012年欧洲危重病年会中建议多巴胺仅限于心律失常风险低、心排血量低下或心率慢的患者。

2. 去甲肾上腺素　与多巴胺一样,在众多治疗休克的血管活性药物中最受关注。去甲肾上腺素升压作用很强,主要通过兴奋 α_1 受体收缩外周血管,通过 β_1 受体增加心率和心肌收缩力,对 β_2 受体扩张血管的作用很小,总的血流动力学效果是增加全身动脉压、心肌收缩力和心排血量。起始剂量为0.05μg/(kg·min),每3~5分钟增加0.05~0.10μg/(kg·min),最大量为1~2μg/(kg·min),继续增加剂量会增加心脏后负荷。近期研究资料显示,感染性休克患者应用去甲肾上腺素未发现减少肾血流的不良反应,疗效优于多巴胺。因此,2012年美国"感染性休克指南"和欧洲重症医学年会均建议去甲肾上腺素作为首选血管活性药物,如需要更多缩血管药才能维持足够血压时,用肾上腺素(2B),同时可增加血管加压素(0.03U/min)。

3. 肾上腺素　对α、β受体无选择性,可增强心肌收缩力、增快心率、收缩血管,提高平均动脉压,多个指南建议为二线用药改善心排血量。起始剂量0.05μg/(kg·min),每3~5分钟增加0.05~0.10μg/(kg·min),最大量为2μg/(kg·min),维持MAP>65mmHg。但肾上腺素可引起心肌耗氧量增加、心动过速及心律失常,对内脏血管的作用也不确定,可能引起肠系膜缺血。在心肺复苏时,肾上腺素为一线药物,在自主心搏恢复时,可提高心肌收缩力、增加心排血量,改善全身及脑的血液供应,同时可将细心室颤动变为粗心室颤动,有利于早期实施电除颤,适用于各种类型的心搏骤停。

4. 异丙肾上腺素 为非选择性的肾上腺素受体激动药,对 β_1 受体及 β_2 受体均有强大的激动作用。使心肌收缩力增强、心率增快,传导加速,心排出量和心肌耗氧量均增加;激动血管平滑肌 β_2 受体,使骨骼肌血管明显舒张,肾、肠系膜血管及冠状动脉不同程度舒张。该药可引起室性心律失常及心室颤动。

(二)正性肌力药物

1. 多巴酚丁胺 为非选择性 β 受体激动药,α 效应弱。激动 β_1 受体增加心肌收缩力,改善心肌舒张功能,是增加心排血量的一线用药;作用 β_2 受体改善肠黏膜血管的血流分布,提高感染性休克患者的肠黏膜 pHi 增加肌酐清除率,改善肝、肾等脏器的灌注。一般剂量为 $2.5\sim10\mu g/(kg \cdot min)$,最大不超过 $20\mu g/(kg \cdot min)$。在低血容量及分布性休克的患者经充分的液体复苏后仍存在低心排血量,应适用多巴酚丁胺提高氧供。存在心肌功能障碍时,心脏充盈压高并低心排血量,建议应用多巴酚丁胺(1C)。

2. 磷酸二酯酶抑制药 通过抑制磷酸二酯酶Ⅲ和增加心肌细胞内 cAMP 浓度来改善心肌收缩和扩张功能,降低体、肺血管阻力,不增加心肌耗氧量。代表药物有米力农、氨力农。米力农的负荷剂量为 $50\sim75\mu g/kg$。米力农与儿茶酚胺类药物合用可增强正性肌力,或用于因接受大剂量 β 受体阻滞药或 β 受体下调对儿茶酚胺反应降低的患者。

3. 左西孟旦 与肌钙蛋白 C(TnC)结合,增加 Tnc 与 Ca^{2+} 复合物的构象稳定性,促进横桥与细肌丝的结合,增强心肌收缩力。与传统正性肌力药物相比,其不增加细胞内钙离子浓度,不引起心肌钙超载和耗氧量增加,不易导致恶性心律失常,不影响心室舒张功能。半衰期为 1h,活性代谢物长达 $75\sim80h$,药物效应可持续 1 周。负荷剂量为 $6\sim12\mu g/kg$,维持剂量为 $0.05\sim0.2\mu g/(kg \cdot min)$。2008 年 ESC 及 2010 年中国急性心力衰竭指南中,认为其可增加急性失代偿心力衰竭患者心排血量、每搏量,降低肺动脉压、体循环压力和肺循环阻力;不增加冠心病患者病死率(2B)。

4. 皮质醇激素 建议对感染性休克成年人患者,若充分液体复苏和缩血管治疗可恢复血流动力学稳定,不用皮质醇激素;若不能恢复稳定,则建议给予氢化可的松 200mg/d 持续静脉滴注(2C)。

三、其他治疗

(一)CRRT

肾替代治疗(renal replacement therapy,RRT)是利用血液净化技术清除溶质,以替代受损肾功能以及对脏器功能起保护支持作用的治疗方法。将治疗持续时间≥24h 的 RRT 成为连续肾替代治疗(continuous renal replacement therapy,CRRT)。CRRT 原理是通过对流、弥散、吸附及超滤作用,模拟肾小球工作方式,清除体内部分有害成分,调节体内水分、电解质以及酸碱性等的平衡状态,维持内环境稳定。CRRT 与传统的间歇性血液透析(IHD)相比,其优点为连续性治疗,可缓慢、等渗地清除水和溶质,容量波动小,净超滤率低,胶体渗透压变化程度小,基本无输液限制,能随时调整液体平衡,对血流动力学影响较小,更符合生理情况。ICU 病房采取的 CRRT 模式主要有 CVVH、CVVHD、CVVHDF 等模式。

近年来随着技术的发展,CRRT 已不仅仅应用于急性肾衰竭/急性肾损伤中,也广泛用于全身感染、全身炎症反应综合征、心脏手术后、顽固性心力衰竭、多脏器功能衰竭、挤压综合征、中毒等危重症的救治。对循环功能障碍有积极的支持治疗作用。研究表明,高容量血液滤过[45ml/(kg · h)]通过清除大量炎症介质而显著改善感染性休克患者的血流动力学和提高生存率,因此可作为全身感染、感染性休克和多脏器功能衰竭的辅助治疗手段。当药物治疗无效时,CRRT 也可用于顽固性心力衰竭,可以缓解症状,稳定循环,改善患者的预后,提高其生存率。对于心脏手术患者术后常并发前负荷过多、急性肾功能损伤及内环境紊乱,积极接受CRRT 治疗的患者,有助于代谢和血容量稳定而不引起血流动力学的紊乱。虽然 CRRT 较传统血液净化治疗有诸多优势,但仍有不足,例如需要连续抗凝血;可能丢失有益物质,如抗炎性介质;能清除分子量小或蛋白结合率低的药物,需要调整药物剂量等。常见的并发症有出血、血栓形成、感染、低温、生命相容性和过敏反应。CRRT 过程中需密切监测生命、CVP、尿量、体液量、凝血功能、血电解质、血糖等指标,严重脓毒症/SIRS 伴血流动力学不稳定者有时还需血流动力学监测。

（二）IABP

主动脉内球囊反搏泵（intra-aortic balloon pump，IABP）是目前临床应用较广的机械循环支持装置，1968 年即首次应用于临床，是最早以氧供氧耗理论为基础的辅助循环方式。它将球囊至于锁骨下动脉下 2～3cm 与肾动脉开口之间的主动脉内，随心动周期相应的充盈扩张和排空，使血液在主动脉内发生时相性变化。在心室舒张期球囊充气，主动脉内舒张压增高，使冠状动脉血流增加，改善心肌的供血和供氧；在心室收缩期球囊放气，主动脉内压力下降，减轻左心室后负荷，增加心排血量，减少心肌氧耗。据报道，IABP 可增加心排血量 17%，增加主动脉内舒张压 20%，同时可有效降低左心房压约 30%。

IABP 目前较多应用于难治性心力衰竭、心源性休克、急性心肌缺血等疾病中，对于心脏指数（CI）<2L/(min·m²)、平均动脉压<8.0kPa、体循环阻力>2 100dgne、左心房压>2.7kPa、尿量<20ml/h、末梢循环差的患者，在积极治疗血流动力学仍不稳定时，可尽早使用 IABP 辅助治疗。IABP 的撤离指针为：①CI>2.5L/(min·m²)；②尿量>1ml/(kg·h)；③血管活性药物用量逐渐减少，而同时血压恢复较好；④呼吸稳定，动脉血气分析各项指标正常；⑤降低反搏频率时血流动力学参数仍然稳定。IABP 的禁忌证可分为绝对禁忌证与相对禁忌证，绝对禁忌证包括：主动脉瓣反流、主动脉夹层和腹主动脉瘤；相对禁忌证则包括存在不可逆的严重周围血管病变、具有出血倾向以及心肌病的终末期。IABP 的并发症主要包括出血、血管夹层、栓塞，长期留置可引起下肢缺血甚至导致截肢、感染（包括穿刺部位的感染，导管感染或菌血症）、气囊破裂等。其中下肢缺血为最常见的并发症。

尽管 IABP 在临床上的应用愈发的广泛以及成熟，但其仍存在局限性。IABP 不能主动辅助心脏，心排血量增加依赖与自身心脏收缩及稳定的心脏节律，对严重的心室功能衰竭以及心律失常治疗效果欠佳。最近也有研究报道，IABP 虽然能改善患者短期的血流动力学稳定性，但并不能改善急性心肌梗死后心源性休克患者的预后。

（三）ECMO

体外膜肺氧合（extracorporeal membrane oxy-genation，ECMO）是体外循环的方式之一，通过体外设备全部或部分替代心肺功能，故又称为 ECLS（extracorporeal life support），即体外维生系统。ECMO 的原理是将体内的静脉血引出体外，经过特殊材质人工心肺旁路氧合后注入患者动脉或静脉系统起到部分心肺替代作用，维持人体脏器组织氧合。ECMO 根据管道回路模式的不同可分为两种，即静脉-动脉体外氧合（VA-ECMO 模式）和静脉-静脉体外氧合（VV-ECMO 模式）。VA-ECMO 模式经静脉置管到达右心房引流静脉血，通过动脉置管至主动脉弓（或股动脉）处将排除了 CO_2 的氧合血回输动脉系统，在让肺部得到休息的同时，也可辅助心脏功能，达到循环支持的作用。通过机器调节静脉回流，降低心脏前负荷，在机器支持下适当使用血管扩张药可改善微循环灌注，降低心脏后负荷，减少心脏做功的同时增加心排血量，改善全身灌注情况，为脏器功能恢复争取时间。

利用 ECMO 进行循环功能支持常用于药物治疗无效和 IABP 不适用的顽固性心力衰竭患者。由于 ECMO 不能纠正原发疾病，故必须严格掌握 ECMO 应用时的适应证和禁忌证，心肺功能可复性是前提。目前循环障碍应用 ECMO 支持的适应证主要有：心脏手术前改善心功能；人工心脏，等待心脏移植；心脏手术后的心源性休克；急性心肌梗死后心源性休克；肺栓塞；心肺复苏；可恢复的心肌病变，如心肌炎等。禁忌证包括：机械呼吸治疗超过 7d 为相对禁忌，超过 10d 为绝对禁忌，因为长时间的机械通气造成了肺组织的纤维化和严重的气压伤等不可逆的损伤；已有严重的脏器功能损伤，如脑、肺、肾功能损伤等；长时间的重度休克；预计不能得到很好的疗效。ECMO 并发症可分为机体并发症和系统机械并发症 2 类。机体并发症最为常见的是出血，尤以颅内出血最为严重，这可能和长期应用肝素和凝血因子消耗有关，其他常见机体并发症还有感染、溶血、肾功能不全等。系统机械并发症则有氧合器氧合不佳，血泵功能异常、肺膜血浆渗透等。

ECMO 的建立和管理需要多学科团队的配合，并需要经济上的支持，临床应用中应掌握适应证和禁忌证，把握时机，注重术后管理。

（严　静　李　莉）

■ 参考文献

[1] Sandham JD. Hull RD, Brant RF, et al, Canadian Critical Care Clinical Trials Group. A randomized controled trial of the use of pulmonary-artery catheters in high-risk surgical patients. N Engl J Med, 2003, 348: 5-14.

[2] Harvey S, Harrison DA, Singer M, et al. Assessment of the clinical effectiveness of pulmonary artery catheters in management of patients in intensive care (PAC-Man): a randomized controlled trial. Lancet, 2005, 366: 472-477.

[3] Pinsky MR, Payen D. Functional hemodynamic monitoring. Crit Care, 2005, 9: 566-572.

[4] Sakka SG, Ruhi C, Pfeiffer UJ, et al. Assessment of cardiac preload and extravascular lung water by single transpulmonary thermodilution. Intensive Care Medicine, 2000, 26(2): 180-187.

[5] Huang YC. Monitoring oxygen delivery in the critically ill. Chest, 2005, 128 (Suppl 2): 554-560.

[6] Jansen TC, van Bommel J, Bakker J. Blood lactate monitoring in critically ill patients: a systematic health technology assessment. Crit Care Med, 2009, 37 (10): 2827-2839.

[7] 管向东. 氧代谢在外科危重病人中的应用. 中国实用外科杂志, 2001, 21 (4): 200-202.

[8] Jean-Louis Vincent. The prognostic value of muscle StO2 in septic patients. Intensive Care Med, 2007, 33: 1549-1556.

[9] Leach RM, Treacher DF. The pulmonary physician in critical care * 2: oxygen delivery and consumption in the critically ill. Thorax, 2002, 57(2): 170-177.

[10] Johnson KL. Diagnostic measures to evaluate oxygenation in critically ill adults: implications and limitations. AACN Clin Issues, 2004, 15(4): 506-524.

[11] Arnold RC, Shapiro NI, Jones AE, et al. Multicenter study of early lactate clearance as a determinant of survival in patients with presumed sepsis. Shock, 2009, 32(1): 35-39.

[12] Jansen TC, van Bommel J, Schoonderbeek FJ, et al. Early lactate-guided therapy in intensive care unit patients: a multicenter, open-label, randomized controlled trial. Am J Respir Crit Care Med, 2010, 182(6): 752-761.

[13] Jones AE, Shapiro NI, Trzeciak S, et al. Lactate clearance vs central venous oxygen saturation as goals of early sepsis therapy: a randomized clinical trial. JAMA, 2010, 303 (8): 4739-4746.

[14] Kwok M. Ho RH, Jenny Chamberlain, Max Bulsara. A Comparison of Central and Mixed Venous Oxygen Saturation in Circulatory Failure. Journal of Cardiothoracic and Vascular Anesthesia, 2010, 24(3): 434-439.

[15] Boerma EC. The microcirculation as a clinical concept: work in progress. Curr Opin Crit Care, 2009, 15(3): 261-265.

[16] Sauneuf B; Charbonneau P. Lactate clearance and central venous oxygen saturation in early sepsis. JAMA, 2010, 303(20): 2031-2032.

[17] 中华医学会重症医学分会. 低血容量休克复苏指南(2007). 中国实用外科杂志, 2007, 27: 581-587.

[18] 中华医学会重症医学分会. 成人严重感染与感染性休克血流动力学监测与支持指南(2006). 中华内科杂志, 2007, 48: 344-349.

[19] Rivers E, Nguyen B, Havstad S, et al. Early goal-directed therapy in the treatment of severe sepsis and septic shock. N Engl J Med, 2001, 345: 1368-1377.

[20] Massimo Z, Marcello C, Roberto A, et al. Implementation of the surviving sepsis campaign guidelines for severe sepsis and septic shock: We could go faster. Crit Care J, 2008, 23: 455-460.

[21] Update of the surviving Sepsis Campaign Guidelines. Intensive Care Med, 2012.

[22] 季大玺, 龚德华. 连续性肾脏替代治疗在危重病中的应用. 中华肾脏病杂志, 2007, 23: 486-488.

[23] 中华医学会重症医学分会. ICU 中血液净化的应用指南. 2010.

[24] Unverzagt S, Machemer MT, Solms A, et al. Intra-aortic balloon pump counterpulsation (IABP) for myocardial infarction complicated by cardiogenic shock. Cochrane Database Syst Rev, 2011, 6: CD007398.

[25] Thiele H, Zeymer U, Neumann FJ, et al. Intraaortic balloon support for myocardial infarction with cardiogenic shock. N Engl J Med, 2012, 367: 1287-1296.

[26] 刘大为. 实用重症医学. 北京: 人民卫生出版社, 2010.

[27] Peek GJ, Mugford M, Tiruvoipati R, et al. Efficacy and economic assessment of conventional ventilatory support versus extracorporeal membrane oxygenation for severe adult respiratory failure (CESAR): a multicentre randomised controlled trial. Lancet, 2009, 374: 1351-1363.

第4章

肾功能障碍

第一节　肾功能障碍的监测

肾是一个重要的生命器官，其主要功能是生成尿液，以维持体内水、电解质、蛋白质和酸碱等代谢平衡。同时也兼有内分泌功能，如产生肾素、红细胞生成素、活性维生素D等，调节血压、钙磷代谢和红细胞生成。早期、精确、连续监测肾功能对于重症患者的临床意义是重大的。以下是临床上常用的肾功能障碍的实验室检测方法。

一、血肌酐、尿素氮、内生肌酐清除率

肾小球的功能主要是滤过，评估滤过功能最重要的参数是肾小球滤过率（glomerular filtration rate,GFR），就功能性、病理、临床和预后等方面，GFR被认为无论对健康和疾病患者，在评价肾复杂功能方面都是最好的综合指标。通过清除外源性物质来精确测量GFR过于复杂，如菊粉一直被认为是金标准，但是，因为需要持续的输注，置入尿管，足够的血标本和耗时太长，而且菊粉提纯较贵，来源少，无法实现危重患者检测的即时性，所以仅限于调查研究。因此，一些替代指标，如血清的一些内源性指标被建议用于日常的临床工作中。

（一）血肌酐测定

1. 原理　血中的肌酐（creatinine,Cr），由外源性和内生性2类组成。机体每20克肌肉每天代谢产生1mg Cr，产生速率为1mg/min，每天Cr的生成量相当恒定。血中Cr主要由肾小球滤过排出体外，肾小管基本不重吸收且排泌量很少，在外源性Cr摄入量稳定的情况下，血中的浓度取决于肾小球滤过能力，当肾实质损害，GFR降低到临界点后（GFR下降至正常人的1/3时），血Cr就会明显上升，所以，测定血Cr浓度可以作为GFR受损的指标；但在AKI的不稳定阶段，尤其重症患者AKI，很多因素均影响Cr的生成、滤过和排泌，故血Cr不能精确地反映GFR。

2. 参考值　全血Cr为$88.4 \sim 176.8 \mu mol/L$；血清或血浆Cr，男性$53 \sim 106 \mu mol/L$，女性$44 \sim 97 \mu mol/L$。

3. 临床意义

（1）血Cr升高见于各种原因引起的肾小球滤过功能减退。2002年，急性透析质量指导（acute dialysis quality initiative,ADQI）小组第二次会议制定了急性肾衰竭（acute renal failure,ARF）的RIFLE分级诊断标准，把血Cr的变化作为分级诊断标准之一。随后一些研究证据证实血Cr的轻度变化，即上升$26.4 \mu mol/L$（0.3mg/dl），可使病死率上升4.1倍，2005年9月，急性肾损伤网络（acute kidney injury network,AKIN）工作组，在RIFLE基础上对急性肾损伤（acute kidney injury,AKI）的诊断及分级标准进行了修订，诊断标准为：肾功能在48h内迅速减退，Scr升高绝对值$\geqslant 26.4 \mu mol/L$（0.3mg/dl），或较基础值升高$\geqslant 50\%$（增至1.5倍）；或尿量$<0.5ml/(kg \cdot h)$，超过6h，并将AKI分为3期，分别与RIFIE标准的危险（risk）、损伤（injury）和衰竭（failure）等级相对应，仍强调血Cr和尿量的变化，见表4-1。

表 4-1　AKI 的 RIFLE 和 AKIN 诊断标准

	SCr 指标/GFR 指标	尿量指标
RIFLE 标准		
Risk	SCr 增加值≥基础值的 1.5 倍,或 GFR 降低>25%	<0.5ml/(kg·h)×6h
Injury	SCr 增加值≥基础值的 2 倍,或 GFR 降低>50%	<0.5ml/(kg·h)×12h
Failure	SCr 增加值≥基础值的 3 倍,或 GFR 降低>75%,或 SCr≥354μmol/L,伴有急性升高>44μmol/L	<0.3ml/(kg·h)×24h,或无尿×12h
Loss	持续 ARF>4 周	
ESRD	终末期肾病>3 个月	
AKIN 标准		
1 期	SCr 增加值≥26.4μmol/L,或增加值≥基础值的 1.5~1.9 倍	<0.5ml/(kg·h)×6h
2 期	SCr 增加值≥基础值的 2~2.9 倍	<0.5ml/(kg·h)×12h
3 期	SCr 增加值≥基础值的 3 倍,或 SCr≥354μmol/L,伴有急性升高>44μmol/L,或接受了 RRT	<0.3ml(kg·h)×24h,或无尿×12h

(2)BUN/Cr(mg/dl)的意义。①器质性肾损伤,BUN 与 Cr 同时增高,BUN/Cr≤10∶1;②肾前性少尿,肾外因素所致的氮质血症,BUN 可较快上升,但血 Cr 不相应上升,BUN/Cr>10∶1。

(3)老年人、消瘦者 Cr 可能偏低,因此一旦血 Cr 上升,要警惕肾功能减退,此时应进一步做内生肌酐清除率检测。

(4)当血 Cr 明显升高时,肾小管肌酐排泌增加,致内生肌酐清除率超过真正的 GFR,此时可用西咪替丁抑制肾小管对肌酐分泌。

(二)尿素氮测定

1. 原理　血尿素氮(blood urea nitrogen,BUN)是蛋白质代谢的终末产物,体内氨基酸脱氨基分解成 α-酮基和 NH_3,NH_3 在肝内和 CO_2 生成尿素,因此,尿素的生成量取决于饮食中蛋白质摄入量、组织蛋白质分解代谢及肝功能状况。尿素主要经肾小球滤过随尿排出,正常情况下 30%~40%被肾小管重吸收,肾小管有少量排泌,当肾实质受损害时,GFR 降低,致使 BUN 血浓度增加,因此,目前临床上多通过测定 BUN,粗略观察肾小球的滤过功能,敏感性和特异性均较差。

2. 参考值　成年人 3.2~7.1mmol/L;婴儿、儿童 1.8~6.5 mmol/L。

3. 临床意义

(1)器质性肾功能损害:BUN 浓度增加,提示 GFR 降低,但敏感性和特异性均较差。

(2)肾前性少尿:此时 BUN 增高,但血 Cr 增高不明显,BUN/Cr>10∶1,经扩容尿量多能增加,BUN 可自行下降。

(3)蛋白质分解或摄入过多:如急性传染病、高热、上消化道大出血、大面积烧伤、严重创伤、大手术后和甲状腺功能亢进症、高蛋白饮食等会导致血 BUN 浓度增高,而不具有诊断 GFR 变化的意义。

(4)作为肾衰竭透析充分性指标:多以 KT/V 表示,K=透析器 BUN 清除率(L/min),T=透析时间(min),V= BUN 分布容积(L),KT/V>1.0 表示透析充分。

(三)内生肌酐清除率测定

1. 原理　按照 kidney disease:improving global outcomes(KDIGO)指南,建议应用清除率的方法来测量 GFR。通过清除外源性物质来精确测量 GFR 过于复杂,如菊粉,因此,一些替代指标,如血清的一些内源性指标被建议用于日常的临床工作中。因为血 Cr 主要由肾小球滤过排出体外,肾小管基本不重吸收且排泌量也很少,故肾在单位时间内把若干毫升血液中的内在肌酐全部清除出去,称为内生肌酐清除率(endogenous creatinine clearance rate,Ccr)。

(1)标准 24h 留尿计算法

①患者连续 3d 进低蛋白饮食(<40g/d),并禁食肉类(无肌酐饮食),避免剧烈运动。

②于第 4 天晨 8 时将尿液排净,然后收集记录 24h 尿量,并加入甲苯 4~5ml 防腐,同时留取血标本,送检。

③测定尿及血中肌酐浓度。

④应用公式计算 Ccr:

Ccr(ml/min)=尿肌酐浓度(μmol/L)×每分钟尿量(ml/min)/血浆肌酐浓度(μmol/L)

因肾大小与体表面积成正比,上述公式应进行体表面积的校正:

校正清除率＝实际清除率×标准体表面积(1.73m²)/受试者体表面积

(2)4h留尿改良法:因留24h尿不方便,易导致留尿不准确,影响肌酐检测。故可用4h尿及空腹一次性取血进行肌酐测定。

(3)基于血Cr的GFR估算(eGFR)法:由于留尿不方便,易导致尿量、尿肌酐测量不准确;同时因为在肾功能障碍时,肾小管会增加Cr排泌,Ccr可能会高估GFR。此时,可以在血清Cr浓度的基础上,将性别、年龄、体质量等因素进行校正,用来估测GFR,最为广泛应用的公式包括经过或不经过体表面积校正的Cockcroft-Gault公式,和含有6个和4个参数的modification of diet in renal disease(MDRD)公式。

Cockcroft-Gault公式:

$eCcr(ml/min)＝[(140－年龄)×体重(kg)]/[血浆Cr(mg/dl)×72](×0.85如果是女性);$

$eCcr(ml/min)＝(0.55×身长)/血浆Cr(mg/dl)(儿童)。$

MDRD公式:

$eCcr[ml/(min·1.73m²)]＝175×[血浆Cr(mg/dl)]^{-1.154}×(年龄)^{-0.203}×(－0.742如果是女性);$

$eCcr[ml/(min·1.73m²)]＝[0.43×身长(cm)]/血浆Cr(mg/dl)(儿童)。$

2. 参考值　成年人80～120ml/min。

3. 临床意义

(1)判断肾小球损害的敏感指标。因肾有强大的储备能力,故Ccr较血Cr能较早反映GFR变化。

(2)评估肾功能损害程度

①用于急性肾损伤的分期:ADQI小组制定的RIFLE分级诊断标准,把GFR的变化作为ARF分级诊断标准之一,见表4-1。但是,在GFR变化的急性期,无论是24h留尿法计算Ccr还是估测的eCcr均不能精确地反映GFR。

②用于慢性肾功能障碍的分期:美国国家肾疾病教育计划(the national kidney disease education program,NKDEP)建议将eCcr仅用于GFR<60ml/(min·1.73m²)的慢性肾功能障碍患者。根据Ccr将肾功能分为4期。1期(肾衰竭代偿期),Ccr 51～80ml/min;2期(肾衰竭失代偿期),Ccr 20～50ml/min;3期(肾衰竭期),Ccr 10～19ml/min;4期(尿毒症期或终末肾衰竭期):Ccr<10ml/min。

(3)在肾功能障碍时,凡由肾代谢或经肾排出的药物应该根据Ccr来选择药物和调节药物剂量、给药间隔等。

(4)无论是标准的24h留尿计算法,还是基于血Cr值的Cockcroft-Gault公式或MDRD公式的估算法,均有较高的偏差率和低的准确率,总体上,MDRD公式优于Cockcroft-Gault公式。对于那些肾功能几乎正常的患者,GFR越高,越可能被低估;然而,相对于MDRD,Cockcroft-Gault会明显高估GFR。当GFR<60 ml/(min·1.73m²)时,MDRD要优于Cockcroft-Gault。另外,一些小样本研究证明没有经过校正的MDRD公式在中国和日本人中应该谨慎应用。

二、尿液检查

(一)尿量

尿量减少对诊断AKI有很高的敏感性和特异性,RIFLE的分级诊断标准和AKIN的分期诊断标准,均将尿量的变化作为AKI的诊断指标之一,见表4-1,但仍存在一定的局限性。①当应用利尿药时,这种敏感性和特异性就会显著降低;②尿量需要精确测量,而这可能仅在ICU内才能实现,所以其普遍应用受到限制,而且,尿量的精确测量还受到很多因素的影响,如梗阻,所以,我们不仅对AKI的诊断标准应严格执行,而且应该具体问题具体分析;③尿量指标与各自的分层标准不相匹配,有过于敏感之嫌,如依据血Cr诊断为AKI损伤(Risk)的患者,其危重程度很可能高于依据尿量诊断者,这可以解释为什么将尿量作为诊断标准可影响RIFLE分层对病死率的评估。

(二)尿比重

昼夜尿比重试验,可以检测远端肾小管功能。

1. 原理　正常尿生成过程中,远端肾小管对原尿有稀释功能,而集合管则有浓缩功能。检测尿比重可间接了解肾的稀释-浓缩功能。昼夜尿比重试验又称莫氏试验,晨8时完全排空膀胱后至晚8时为止,每2小时收集尿1次,共6次昼尿;晚8时至次晨8时的夜尿收集在一个容器内为夜尿,分别测定尿量和比重。

2. 参考值　成年人尿量1 000～2 000ml/24h,其中夜尿量<750ml,昼尿量/夜尿量一般为(3～4)

:1;至少1次尿比重＞1.018,昼尿中最高与最低尿比重差值＞0.009。

3.临床意义 用于诊断各种疾病对远端肾小管稀释-浓缩功能的影响。

(1)夜尿量＞750ml,昼尿量/夜尿量降低,而尿比重及变化率正常,为浓缩功能受损的早期改变;若同时出现,提示浓缩-稀释功能严重受损;若每次尿比重固定在1.010~1.012,表明肾只有滤过功能,而稀释-浓缩功能完全丧失。

(2)尿量少而尿比重增高、固定,是因为原尿生成减少而稀释-浓缩功能相对正常所致,多见于有效循环血量不足所引起的GFR减少,或急性肾小球肾炎等。

(3)尿量明显增多(＞4L/24h)而尿比重均低于1.006,为尿崩症的典型表现。

应注意的是,尿比重测量受尿中其他成分干扰,如尿中蛋白、糖、造影剂等晶体性、胶体性物质,可使数值增高,所以上述结果解释时,要具体问题具体分析。

(三)尿渗量(尿渗透压)

可以用于检测远端肾小管功能。

1.原理 尿渗量是指尿内全部溶质的微粒总数量,较尿比重能够真正反映肾浓缩稀释功能。

2.参考值 禁饮后尿渗量为600~1000mOsm/kgH$_2$O,尿/血浆渗量为(3~4.5):1。

3.临床意义

(1)判断肾浓缩功能:禁饮8h后,尿渗量＜600mOsm/kgH$_2$O,尿/血浆渗量≤1,表明肾浓缩功能障碍。

(2)鉴别肾前性、肾性少尿:肾性少尿时,尿渗量常＜350mOsm/kgH$_2$O。

(四)尿β$_2$-微球蛋白

可以用于检测近端肾小管功能。

1.原理 正常人β$_2$-微球蛋白(β$_2$-MG)生成量较恒定,可自由经肾小球滤过,99.9%被近端肾小管重吸收,仅微量自尿中排出。

2.参考值 成年人尿＜0.3mg/L,或以尿肌酐校正为＜0.2mg/g肌酐。

3.临床意义 尿β$_2$-MG增多较敏感地反映近端肾小管重吸收功能受损。因为肾小管重吸收β$_2$-MG的阈值为5mg/L,超过阈值时应同时检测血β$_2$-MG,只有血β$_2$-MG＜5mg/L时,尿β$_2$-MG增多才反映肾小管损伤。

(五)尿钠排泄分数和肾衰竭指数

1.原理 肾性损伤时,肾排钠增加,而由于有效循环血量不足所致的肾前性AKI时,肾排钠减少。

尿钠排泄分数(FENa)=(尿Na/尿Cr)/(血清Na/血清Cr)%

肾衰竭指数=尿Na/(尿Cr/血Cr)

2.临床意义 用于鉴别肾前性及肾性AKI。肾前性AKI时FENa＜1%,肾衰竭指数＜1;急性AKI时FENa＞2%,肾衰竭指数＞1。

三、急性肾损伤的生物标记物

AKI早期诊断并行干预治疗,对于改善患者预后、降低病死率有重要的临床意义,然而目前仍缺乏早期诊断AKI的有力指标。血肌酐仍是诊断AKI的经典标记物,但不能准确、灵敏地反映患者肾功能情况,而且血Cr还只是评价肾小球滤过功能的指标,而不是真正的损伤性指标。理想的生物标记物的标准应包括以下几点:①可以采用目前现有的常规标本(如血和尿液)快速方便地测定,且费用低廉;②由肾特异合成,尤其是由损伤部位产生;③能够早期诊断并能监测对治疗的反应,同时具有预测危重程度和预后的能力;④能够帮助区别肾前性、肾性、肾后性因素,能够帮助鉴别AKI病因,如缺血、中毒、感染等,还能够区分肾小球肾炎、间质性肾炎,甚至泌尿系感染等病因。目前尚无任何单一的生物学标记物符合这些标准,但采用多种生物学标记物联合检测构成"AKI组合(AKI panel)"有可能达到上述要求。

到目前为止,已经有20余种生物标记物被发现、被研究,其中主要集中在半胱氨酸蛋白酶抑制药C(cystatin C,Cys C)、尿肾损伤分子(kidney injury molecule,KIM)-1、中性粒细胞明胶酶相关脂质运载蛋白(neutrophil gelatinase-associated lipocalin,NGAL)、白介素(interleukin,IL)-18。

1.血/尿Cys C 又称胱抑素C,由120个氨基酸组成的一种内源性小分子,相对分子质量为13360,经肾小球自由滤过,且不被肾小管排泌,在近曲小管被重吸收并降解。年龄、性别、肌肉体积或饮食等因素对其影响很小,一项小规模临床队列研究显示,在危重病患者以血清Cys C较基础值增高50%以上作为AKI的诊断指标,较血Cr改变要提前1~2d,比血Cr值更精确、快速地反映GFR。AKI患者亦可在尿液中检测Cys C,并作为定量肾小管损害严重程度的附加指标,一项小规模前瞻性研究显示,伴有 AKI 的危重患者尿 Cys C 增高可高度预测将行肾替代治疗的需要,并优于其他尿生物学标记物,而且尿 Cys C 可能比血 Cys C 更准确反映 AKI 的损伤程度。

2. 尿 KIM-1　在正常肾组织中表达甚微,在损伤后的肾组织中高度表达,与肾损伤的严重程度相关,尿中可检测其可溶性片段。作为 AKI 的早期标记物,KIM-1 的优点在于对于缺血性或肾毒性导致的肾损伤的早期诊断具有更高的敏感度,并且不易受慢性肾疾病和尿路感染的影响。

3. 血/尿 NGAL　相对分子质量为25 000的蛋白,在肾缺血或肾毒性损害时显著上调,高表达于受损肾小管,是一种缺血或肾毒性 AKI 的早期敏感且较特异的生物学标记物。另外,NGAL 具有预测 AKI 预后的价值,如预测是否需要肾替代治疗和病死的风险。一些研究表明,NGAL 联合 KIM-1,在敏感性和特异性方面优于 Cys C。但是,一些肾外因素,如炎症反应、感染等,能够促进肾排泄,使尿 NGAL 增加,同时,慢性肾疾病患者 NGAL 也会增加。

4. 尿 IL-18　是预测 AKI 的早期敏感指标,且与 AKI 严重程度及病死率密切相关,尤其对于缺血性 AKI 的早期诊断特异度最高,如联合检查 NGAL 则可能成为很有前途的诊断 AKI 的生物标记物。同样,作为促炎细胞因子,一些炎症性疾病会上调 IL-18 表达,从而就敏感性和特异性方面会降低其在 AKI 中的价值。

其他生物记志物还包括肝脂肪酸结合蛋白(liver-type fatty acid binding protein,L-FABP)、N-乙酰-β-D-氨基葡萄糖苷酶[N-acetyl-β-(D)-glueosaminidase,NAG]、神经生长因子 1(Netrin-1)等,由于 AKI 复杂多样的病理生理机制,每种标记物各有优缺点,而且怎样实现向临床的转换,还需要更完善的研究。

(胡振杰　刘丽霞)

第二节　肾功能不全的治疗

急性肾损伤(acute kidney injury,AKI)的诊断一旦确立,即应充分并快速识别并纠正可能导致 AKI 的诱因,例如是否存在肾前性或肾后性的可逆因素,维持水、电解质平衡,积极控制由严重感染、外伤、失血引起的有效循环血量不足,同时进行相应的补液扩容以维持足够的肾灌注。对于已有肾血流灌注不良者、原有慢性肾病、糖尿病、高血压、肝病、大手术或介入手术后、需要应用多种具有潜在肾毒性药物者,随时监测病情变化、每日出入液量、血容量、心功能状态等,及时处理各种缺血因素,避免肾损伤进一步加重,以上均为 AKI 防治中最重要的环节。AKI 的治疗方法主要包括原发病的治疗、容量调节、对症支持及血液净化治疗等。

一、纠正可逆性病因,预防进一步肾损伤

导致 AKI 的病因包括肾前性、肾性、肾后性 3 类,常见的包括血容量减少、急性肾小管坏死、急性尿路梗阻、肾毒性物质等,无论是存在 AKI 高危因素,还是已经发生 AKI 的患者,均应尽可能纠正可逆性病因,预防或减轻进一步的肾损害。在重症患者中,感染、休克、药物、造影剂等均是患者 AKI 的较常见病因,应予以高度重视。

1. 严重感染导致的急性肾损伤　严重感染和感染性休克是导致急性肾损伤的常见原因。严重感染者中有 9%~40% 的患者最终发生急性肾损伤,感染的严重程度明显影响急性肾损伤发生率,反之,发生急性肾损伤也进一步增加严重感染患者的病死率。Bagshaw 等对 33 375 例全身感染患者调查发现有 42.1% 的患者并发 AKI;全身感染所致的 AKI 往往病情更重,住 ICU 时间更长,病死率更高。严重感染的患者并发急性肾衰竭的病死率高达 70%,明显高于其他原因所致 ARF 的病死率。可见早期防治严重感染导致的急性肾损伤,对于最终改善严重感染的预后具有重要临床价值。

缺血和炎症性损伤是严重感染导致急性肾损伤的主要机制。内毒素诱发的复杂的炎症和免疫网络反应等多个方面,参与了感染性 AKI 的发病,并可能成为其主要机制。有研究证实感染性 AKI 的肾局部会释放 TNF-α 等炎症因子,并引起肾小管细胞凋亡。20 世纪 90 年代以来,针对控制炎症反应的炎性细胞因子单克隆抗体或阻断剂的研究一度给严重感染的治疗和急性肾损伤的预防带来希望,然而,不仅单克隆抗体价格昂贵,且所有的临床研究均以失败告终,看来试图单纯阻断一两个炎性介质来控制复杂的炎症反应网络,进而控制严重感染、预防急性肾损伤的目标目前仍难以实现。积

极纠正严重感染的低血容量状态,逆转肾缺血,成为急性肾损伤防治的希望。

严重感染时肾低灌注是导致急性肾损伤的重要原因,早期强化的目标性血流动力学管理(EGDT)是纠正肾低灌注的有效途径。Rivers 等学者在严重感染或感染性休克发生 6h 内,通过积极液体复苏使中心静脉压(CVP)达到 8~12mmHg(1 mmHg =0.133kPa),以纠正有效循环血容量不足,若平均动脉压(MAP)仍低于 65mmHg,则加用血管活性药物,恢复有效组织灌注。监测每小时尿量,使尿量>0.5ml/(kg·h)。同时监测中心静脉血氧饱和度(ScvO$_2$)或混合静脉血氧饱和度(SvO$_2$),若 ScvO$_2$<70%,补充红细胞悬液,使血细胞比容>30%,以此重建和维持氧需要与氧供的平衡,若 6h 内实现 EGDT 目标,严重感染的病死率从 46.5% 显著降至 30.5%,且急性肾损伤的发生率也明显降低。早期有效的改善肾灌注成为预防严重感染患者发生急性肾损伤的有效途径。至于早期液体复苏中液体种类对急性肾损伤发生的影响,目前尚无确切的证据说明胶体溶液和晶体溶液孰优孰劣,但是就恢复有效循环血量的速度和效率而言,胶体溶液明显优于晶体溶液。

近年来,不同血管活性药物在急性肾损伤防治中的地位备受关注。

(1)以往认为,多巴胺具有选择性肾血管扩张和增加尿量的作用,肾剂量(小剂量)的多巴胺长期在临床上被广泛用于急性肾损伤的防治。但大量的研究表明,3~5μg/(kg·min)多巴胺对肾血管并无血管扩张作用,甚至有轻度的缩血管作用;小剂量多巴胺增加尿量与其轻度抑制近曲小管钠的重吸收有关,并不增加肌酐清除率;小剂量多巴胺既不能预防危重患者发生急性肾损伤,对病死率也无影响;另外,多巴胺也存在明显不良反应,除引起心动过速外,还对垂体前叶激素具有抑制作用,抑制 T 细胞功能,抑制呼吸中枢兴奋性,并可减少肠道灌注。总的来讲,小剂量多巴胺并无肾保护作用,临床上不应常规应用。

(2)去甲肾上腺素越来越多的应用于感染性休克的治疗,且有可能对急性肾损伤具有预防作用。在正常人和动物中,去甲肾上腺素明显减少肾血流量和尿量。但在严重感染的情况下,去甲肾上腺素能够明显改善感染性休克患者的肾小球滤过率,并增加尿量,前瞻性研究显示,去甲肾上腺素组的病死率明显低于多巴胺组。但目前尚缺乏去甲肾上

腺素对感染性休克急性肾损伤预防效应的直接依据。

(3)血管加压素一般用于大剂量常规升压药无效的顽固性感染性休克。最近的研究显示,血管加压素对肾可能具有保护作用。肾小球滤过率主要由入球小动脉和出球小动脉的压力差决定,血管加压素收缩出球小动脉更明显,使肾小球滤过压明显增加,进而增加肾小球滤过率和尿量,发挥肾保护作用。已有小样本临床研究显示,血管加压素能够预防感染性休克患者发生 ARF,并明显优于其他血管活性药物,但仍需要多中心的随机对照研究进一步证实。

2.药物导致的急性肾损伤　ICU 的危重患者在救治中应用的不少药物具有肾毒性,有可能引起或加重肾功能损害。氨基糖苷类、万古霉素和两性霉素 B 等常用药物具有明显的肾毒性,避免应用肾毒性药物或采用更为合理的用药方法,有可能预防急性肾损伤的发生。

危重患者应用氨基糖苷类药物导致肾功能损害的发生率高达 10%。氨基糖苷类药物主要通过肾小球滤过,在肾小管中部分被重吸收,并积聚在小管上皮细胞溶酶体中。其肾损害主要与溶酶体破坏和肾小管上皮细胞膜损伤,导致小管细胞坏死有关。氨基糖苷类药物是否导致肾损害,不仅与肾小管中药物浓度与作用时间有关,还与治疗疗程、既往是否具有肾损害病史有关。

因此,在危重患者中,尤其是存在发生肾损伤高危因素的患者,需尽可能选用无肾损伤或肾损伤作用小的药物,并定期监测肾功能。

3.造影剂导致的急性肾损伤　影像学诊断应用的造影剂或增强剂可诱导急性肾损伤,占医院获得性急性肾损伤的 10%。尽管肾功能正常者应用造影后急性肾损害的发生率很低,但已有轻度肾损害者应用造影剂后急性肾损害的发生率可达 5%,而已有明显肾功能损害或糖尿病者,应用造影剂后急性肾损害的发生率可高达 50%。可见,基础肾功能状态也是决定造影后是否发生急性肾损害的重要因素。

严格、仔细地限制放射造影剂的剂量,是防止造影剂相关肾损害的最佳手段。目前认为有效的防治造影剂诱导急性肾损害的措施如下:

(1)积极水化,促进造影剂的排泄:应用造影前后积极补充等渗生理盐水,一般在注射造影剂前静脉输注生理盐水 250~500ml,之后 12~24h 给予

1～2L 生理盐水。积极的水化可使冠状动脉造影患者的急性肾损害发生率从 2% 降至 0.7%。

（2）碱化尿液：造影剂在酸性环境下易离子化，导致肾小管损伤。造影前 1h 静脉输注碳酸氢钠溶液 2ml/kg，之后 6h 给予 1ml/(kg·h)，可使危重患者急性肾损害的发生率从 13.6% 显著降至 1.7%。

（3）预防性应用 N-乙酰半胱氨酸：可预防造影剂造成的氧化应激性肾损伤。造影前静注 N-乙酰半胱氨酸 600～1 200mg，造影后 2d 给予 600～1 200mg 口服，2/d，可使血流动力学不稳定的危重患者造影后急性肾损害的发生率明显降低，且 N-乙酰半胱氨酸对急性肾损害的预防效应具有剂量依赖性。N-乙酰半胱氨酸适用于大量补充生理盐水或使用碳酸氢钠溶液受限的重症患者。对于已存在明显肾功能损害的重症患者，造影后立即做 1 次血液滤过，也能够显著的预防急性肾损伤的发生。

二、维持液体平衡及容量管理

在所有引起 AKI 的诸多因素中，绝对或相对性低血容量是最重要的病因，目前认为及时补液，优化血流动力学参数，纠正任何原因引起的脱水，恢复循环容量均对肾功能有益，并能够减少进一步的肾损伤或促进肾功能的康复。但补液本身应非常慎重，需具备基本的血流动力学监测条件，否则过多过快的补液反而会造成机械通气时间延长、腹内压增加——而其本身就是 AKI 的危险因素。

补液的种类可以是晶体液（等渗或低渗）、胶体液或其他合成类胶体液。葡萄糖可作为自由水的替代物用于纠正高渗状态。尽管等渗晶体液用于大多数细胞外容量不足的患者，但可能引起血氯升高，导致高氯性酸中毒和肾血管或其他内脏血管收缩。胶体液的扩容效果优于晶体液，具体效果取决于浓度、平均分子量。但是大量补充胶体液会引发高渗性 GFR 下降和肾小管渗透性损害，尤其是对于全身性感染患者。常用的胶体液为人血白蛋白、明胶、右旋糖酐-70 及 HES。人血白蛋白可用于低渗性脱水，但较为昂贵。2001 年的 SAFE 研究未发现 4% 的人血白蛋白与生理盐水之间在疗效和并发症，包括肾功能方面存在任何差异，不过该研究也证明了人血白蛋白的安全性。明胶的平均分子量约为 30kDa，其扩容效应短于人血白蛋白和 HES。其优点在于对肾功能无损伤效应，但明胶可能传播朊病毒、刺激组胺释放以及影响凝血，尤其

是大剂量使用时。右旋糖酐-70 为单链多糖类，分子量 40～70kDa，因此扩容效果较好，但其具有过敏性，且影响凝血，若应用剂量 >1.5g/(kg·d) 可导致 AKI。HES 是一类由支链淀粉衍生出的高分子量复合物，其生化学特性主要是由葡萄糖分子的羟乙基取代程度（即取代级）、平均分子量（mean weight，MW）和葡萄糖 C2 位与 C6 位上羟乙基基团的个数比（C2/C6 比率）决定的。取代级决定 HES 的半衰期，MW 决定其扩容效力，而 C2/C6 比率则决定 HES 代谢的快慢。HES 的 MW 越大，取代级越高，C2/C6 比率越高，其在血管内的驻留时间就越长，扩容强度越大；但相应的，也就越容易在人体内蓄积，对凝血系统和肾功能的影响也越显著。对不同种类 HES 溶液进行研究比较发现，低分子量、低取代级及低 C2/C6 比率的 HES 其扩容持续时间虽不如高分子量者，但对红细胞聚集和血浆黏滞度等血液流变学指标的改善作用却强于后者。目前最常用的 HES 为 HES 130/0.4，通过分子量及分子量分布的优化、取代级的降低和取代方式（C2/C6）的改变，具有了更加卓越的性能和更加广泛的应用范围，且其不良反应较少。尽管《严重感染和感染性休克治疗指南》认为晶体液和胶体液均可选，但有研究显示，接受 HES 的全身性感染患者发生急性肾损伤、少尿和肌酐峰值升高的危险明显增高。发表在 2012 年 NEJM 上关于 6% 羟乙基淀粉（130/0.4）和醋酸林格液的多中心双盲分层大规模随机对照研究显示，804 例进入随机，798 例行意向性分析，两组的平均入液量无统计学差异（44ml/kg vs 47ml/kg，$P=0.18$）。与林格液组相比，羟乙基淀粉组所用血制品多（$P=0.02$）；90d 的病死率羟乙基淀粉组明显高于醋酸林格液组（51% vs 43%，$P=0.03$），需要肾替代治疗的概率明显高于醋酸林格液组（22% vs 16%，$P=0.04$）。在 2012 年 Crit Care Med 杂志上一篇前瞻性分阶段前后对照显示在逆转休克方面人工胶体液和晶体液效力同等，仅人工胶体液的需求量偏少。不管低分子的羟乙基淀粉（130/0.4）还是 4% 明胶均可能损害肾功能。

每日补液量应根据患者处于急性肾损伤的不同时期（少尿期、多尿期）进行个体化调整，一般应为显性失液量加上非显性失水量减去内生水量，由于非显性失水量和内生水量估计存在困难，因此每日大致的入液量可按前一日尿量加 500ml 计算。发热患者只要体重不增加可适当增加入液量。但

需密切监测患者肾功能、血流动力学、组织器官灌注情况及总体病情变化，及时调整液体平衡。

三、对症及支持治疗

1. 电解质紊乱　AKI 患者可出现多种电解质紊乱，包括高钾血症、低钾血症、低钠血症、低钙血症、高磷血症、高镁血症等，其中最常见及危急的为高钾血症，应及时发现与处理。

血钾超过 6.5mmol/L，心电图表现为 QRS 波增宽等明显的变化时，应予以紧急处理，包括：①钙剂稀释后静脉缓慢注射；②碳酸氢钠溶液或乳酸钠溶液静脉滴注，以纠正酸中毒，并同时促进钾离子向细胞内转移；③50% 葡萄糖溶液加胰岛素缓慢静脉注射，可促进糖原合成，使钾离子向细胞内移动；④应用呋塞米促进钾排泄；⑤口服离子交换树脂；⑥上述治疗措施无效时，肾替代治疗是最有效的措施。

2. 代谢性酸中毒　由于肾排酸保碱功能障碍，以及感染、休克及组织破坏等原因导致酸性物质生成增多，AKI 患者常合并代谢性酸中毒。积极控制原发疾病是改善酸中毒的最根本措施。如 HCO_3^- 低于 15mmol/L，可选用 5% 碳酸氢钠静脉滴注，对严重酸中毒及经保碱治疗难以纠正的患者，亦应立即开始肾替代治疗。

3. 饮食和营养　恰当地补充营养维持机体正常代谢，有助于损伤细胞的修复与再生。最新的 KIDGO 指南推荐所有分期的 AKI 患者均给予 20～30kcal/(kg·d) 足量营养，建议非高分解代谢的 AKI 患者每日蛋白摄入量为 0.8～1.0g/(kg·d)，行 RRT 者 1.0～1.5g/(kg·d)，行 CRRT 或存在高分解代谢者 1.7g/(kg·d)，同时避免因延缓 RRT 开始时间而限制蛋白摄入。在营养途径方面，AKI 患者优先选用肠内营养。

4. 其他脏器功能支持　AKI 患者常合并消化、呼吸、循环、血液、神经等多系统损害，导致多脏器功能衰竭，应密切监测患者各脏器功能状况、及时评估，并给予相应的器官功能支持治疗。

四、肾替代治疗

肾替代治疗(renal replacement therapy，RRT) 通过清除体内过多水和溶质、纠正酸碱及电解质紊乱、改善氮质血症等机制，在 AKI 治疗中发挥重要作用。但 RRT 的治疗效果受临床实施的多种因素影响，包括治疗的时机、剂量及模式等，目前并没有统一的 RRT 标准，不同阶段的 AKI 及存在不同合并症时，应选择个体化的治疗策略。

1. RRT 的时机　在合适的时机开始 RRT，能够更好地发挥 RRT 的治疗作用。目前临床 RRT 时机的定义仍多参考 RIFLE、AKIN 标准，根据血尿素氮、肌酐及尿量进行判断。近期的研究也在探讨人中性粒细胞明胶酶相关脂质运载蛋白(NGAL)、胱蛋白酶抑制药 C(CyC)、N-乙酰-β-D氨基葡糖苷酶(NAG)、肾损伤分子-1(KIM-1)、α_1微球蛋白等生物学标记物与肾替代治疗的相关性，但目前肾损伤相关生物学标记物在 RRT 时机选择中的作用的相关研究结论不完全一致，仍未能有效地用于临床 CRRT 时机的判定。

在急性肾损伤(acute kidney injury，AKI)患者中，Carl 等对 130 例 AKI 合并重症感染的患者按照尿素氮水平是否 >100mg/dl 行 RRT 治疗，结果表明早期行 RRT 组(平均尿素氮 66mg/dl)比晚期治疗组(平均尿素氮 137mg/dl)能够明显降低患者的 14d、28d、365d 的病死率。一项最近的纳入 15 项研究的 Meta 分析，表明尽管不同研究采用的早晚期 CRRT 定义的标准并不一致，但在伴有 AKI 的重症患者中，早期 CRRT 组比晚期 CRRT 组的 28d 病死率显著降低。Ostermann 等通过回顾 1985—2011 年的 2 项随机对照研究、2 项前瞻性队列研究及 13 项回顾性研究，结果发现目前临床决定 RRT 开始的指标包括血肌酐、尿量、液体累积量等，结果同样表明早期 RRT 组患者的预后更好，基于上述结论，该学者提出合并 AKI 的重症患者开始 RRT 的时机为：出现危及生命的 AKI 相关并发症，且不能通过常规治疗快速逆转；经过调整容量、维持平均动脉压 >65mmHg 及积极治疗其他非肾疾病后，仍存在 24h 尿量≤500～600ml，进展性酸中毒、pH<7.25，液体累积量>体重的 10%，肺水肿进行性加重或其他非肾器官功能恶化。由此可见，对需行 RRT 治疗的 AKI 患者，早期开始治疗可能可以更有效地改善预后。

既往的观点认为，在出现 AKI 时，应尽可能增加肾血流、提高肾小球滤过率，因此，各项 AKI 相关的研究已将患者病死率和(或)RRT 率作为主要观察终点，结果造成临床尽可能避免行 RRT，而应用利尿药、多巴胺、非诺多泮等药物试图增加肾血流，但已证实结果并不理想。急性心肌梗死及急性呼吸窘迫综合征相关的研究已证实，在器官发生明显损伤时，应尽可能让受损的器官休息，而非更超负荷的工作，因此 chawla 等提出对于 AKI 的治疗，也应该采用保护性策略,对已发生的 AKI,应"允许性低灌注",从而减轻肾负荷,具体的措施可采用早期 RRT 治疗、避免液体过负荷、调节合适的药物剂量、避免低磷血症、低体温等。而治疗的终点应调整为最终肾功能的恢复及患者存活率。

2. RRT 治疗的剂量　RRT 的治疗作用主要通过对溶质及溶剂的调节实现,因此,治疗剂量对治疗效果会产生直接的影响。过小的剂量可能导致 CRRT 治疗效果不佳,延搁患者的病情;而 RRT 剂量设置过大,一方面可能造成多种有益物质的丢失,另一方面也明显增加临床工作量和花费。因此,根据不同病情设置合适的 RRT 治疗剂量也十分重要。

近期 2 项大规模研究 ATN 和 RENAL 的结果,均提示较大剂量的 RRT 与常规剂量相比 [ATN:20ml/(kg·h) vs 35ml/(kg·h),RENAL:25ml/(kg·h) vs 40ml/(kg·h)],并不能改善 AKI 患者的预后。最近的一项纳入 12 项研究、3 999例患者的 Meta 分析结果也表明,无论是在所有的 AKI 患者,还是在重症感染患者中,高剂量 RRT 组[≥30ml/(kg·h)]与低剂量 RRT 组[<30ml/(kg·h)]患者的病死率无统计学差异。基于既往的研究,目前认为 20~45ml/(kg·h) 的 RRT 治疗剂量对 AKI 患者的预后并无明显影响。

重症感染是 AKI 的常见病因之一,对重症感染合并 AKI 的患者,通过清除炎症因子、调节内环境等机制,肾替代治疗在重症感染及感染性休克的治疗中也发挥重要的作用。既往的观点认为,在重症感染及感染性休克患者中,需要高流量血液滤过,可能更有效地清除炎症因子,改善患者预后,因此一般建议 35ml/(kg·h) 以上的超滤率,但理想的重症感染 RRT 剂量仍在进一步探索。Zhang 等在重症感染合并 AKI 的患者中采用 50ml/(kg·h)及 85ml/(kg·h)超滤率进行 RRT,结果发现 2 组患者的 28d、90d 病死率均无明显差异。已完成的 IVORIE 研究同样 70ml/(kg·h)的治疗剂量并不能比 35ml/(kg·h)改善感染性休克合并 AKI 患者预后,且患者血管活性药物需求量、氧合及住院时间等两组间均无显著差异,而高剂量治疗组患者的血磷、维生素 C 等丢失更多。因此,目前尚无

明确证据更高的 RRT 治疗剂量能更有效,现仍建议在重症感染及感染性休克患者中选择 35~45ml/(kg·h)的剂量,更高的剂量并不常规推荐。

3. RRT 的治疗模式　RRT 有缓慢持续超滤、持续静脉静脉血液滤过、持续静脉静脉血液透析、腹膜透析、血液灌流等多种模式,不同模式治疗疾病的机制并不相同,因此应根据治疗目的,选择合适的 RRT 模式。此外,选择持续的模式(CRRT)或间断模式(intermittent renal replacement therapy,IRRT)方面,对不同的疾病人群,适用的范围也并不一致。

应根据患者的疾病类型及治疗目标选择不同的 RRT 治疗模式。在 AKI 或慢性肾衰竭患者中,若仅需改善氮质血症、纠正酸碱及电解质紊乱,由于清除的均为中小分子物质,选择血液透析效率更高,疗效更确切。在 AKI 合并重症感染、急性胰腺炎或骨骼肌溶解患者中,为清除炎症因子、肌红蛋白等中、大分子量溶质,应选择血液滤过模式,同时配合合适的治疗剂量。而在肾衰竭合并水负荷过重或顽固性心力衰竭需调节容量的患者,选择超滤模式可以达到清除体内过多水分的治疗目标。在合并 AKI 的重症患者中,由于病情较复杂,也常需要进行多种模式 CRRT 的联合,如血液滤过联合血液透析、血液灌流联合血液透析等。

在 RRT 持续的时间选择方面,亦即采用持续或间断的模式,临床也一直在探讨。近期的大量研究结果表明,在采用 CRRT 和 IRRT 的 AKI 患者中,患者病死率、ICU 住院时间、肾功能恢复情况等均无明显差异。CRRT 较 IRRT 能更好地维持血流动力学稳定、减少血管活性药物的应用,更有效地调节水及电解质的稳定,但同时也会带来营养物质丢失增多、感染概率增加、花费较高等不良影响,因此,目前并不推荐所有需行肾替代治疗的患者均采用 CRRT 模式。此外,亦有学者采用持续低效透析(sustained low-efficiency dialysis,SLED)治疗急性肾衰竭,发现 SLED 既具备 CRRT 缓慢持续、对患者血流动力学影响小的优势,也易于操作、减少了治疗费用,并且能够改善患者的预后,可能是介于 CRRT 与 IRRT 之间的一种选择。

（杨　毅）

■ 参考文献

[1] Prigent A. Monitoring Renal Function and Limitations of Renal Function Tests. Semin Nucl Med,2008,38:32-46.

[2] Chertow GM, Burdick E, Honour M, et al. Acute kidney injury, mortality, length of stay, and cost in hospitalized patients. J Am Soc Nephrol, 2005:3365-3370.

[3] Mehta RL,Kellum JA,Shah SV et al. Acute Kidney Injury Network:report of an initiative to improve outcomes in acute kidney injury. Crit Care, 2007,11:31.

[4] Shoker A,Hossain MA,Koru-Sengul T, et al. Performance of creatinine clearance equations on the original Cockcroft-Gault population. Clin Nephrol, 2006,66:89-97.

[5] Levey AS,Greene T,Kusek JW,et al. A simplified equation to predict glomerular filtration rate from serum creatinine. J Am Soc Nephrol,2000,11: 155.

[6] Honore PM, Jacobs R, Joannes-Boyau O,et al. Biomarkers for early diagnosis of AKI in the ICU:ready for prime time use at the bedside? Annals of Intensive Care,2012,2:24.

[7] 陆再英,钟南山.内科学.第7版.北京:人民卫生出版社,2008.

[8] 金惠铭.病理生理学.第7版.北京:人民卫生出版社,2008.

[9] Jörres A,Ronco C,Kellum JA. Management of Acute Kidney Problems. Verlag Berlin Heidelberg,2010.

[10] Carl DE,Grossman C,Behnke M,et al. Effect of timing of dialysis on mortality in critically ill,septic patients with acute renal failure. Hemodialysis International,2010,14:11-17.

[11] Karvellas CJ,Farhat MR,Sajjad I, et al. A comparison of early versus late initiation of renal replacement therapy in critically ill patients with acute kidney injury:a systematic review and meta-analysis. Critical Care,2011,15:72.

[12] Elseviers MM, Lins RL, Niepen PV, et al. Renal replacement therapy is an independent risk factor for mortality in critically ill patients with acute kidney injury. Critical Care,2010,14:221.

[13] Palevsky PM,Zhang JH,O'Connor TZ, et al. Intensity of renal Support in critically ill patients with acute kidney injury. N Engl J Med,2008,359:7-20.

[14] Bellomo R, Cass A, Cole L, et al. Intensity of Continuous Renal-Replacement Therapy in Critically Ill Patients. N Engl J Med,2009,361:1627-1638.

[15] Wert RV, Friedrich JO, Scales DC, et al. High-dose renal replacement therapy for acute kidney injury:Systematic review and meta-analysis. Crit Care Med,2010,38(5):1360-1369.

[16] Ping Zhang, Yi Yang, Rong Lv, et al. Effect of the intensity of continuous renal replacement therapy in patients with sepsis and acute kidney injury: single-center randomized clinical trial. Nephrol Dial Transplant,2011,0: 1-6.

[17] Wu VC, Wang CH, Wang WJ, et al. Sustained low-efficiency dialysis versus continuous veno-venous hemofiltration for postsurgical acute renal failure. Am J Sur, 2010, 199: 466-476.

[18] Karvellas CJ, Farhat MR, Sajjad I, et al. A comparison of early versus late initiation of renal replacement therapy in critically ill patients with acute kidney injury:a systematic review and meta-analysis. Critical Care,2011,15:72.

[19] Ostermann M, Dickie H, Barrett NA. Renal replacement therapy in critically ill patients with acute kidney injury-when to start. Nephrol Dial Transplant.2012,27:2242-2248.

[20] Chawla LS, Kellum JA, Ronco C. Permissive hypofiltration. Critical Care, 2012,16:317.

第5章

神经系统功能障碍

第一节 神经系统功能障碍的监测

脑是人体最为重要的器官之一,在 ICU 严重感染、缺血缺氧、代谢性酸碱紊乱、颅脑创伤、休克、颅内占位病变等都会导致神经功能障碍。掌握各类连续、动态的脑功能监测在 ICU 的应用,为早期发现并及时救治以防不可逆的脑损伤发生,有极为重要的临床意义。

一、脑血流监测

在 ICU 理想的脑血流(cerebralblood flow,CBF)监测应该是无创、价廉、床旁连续的监测。但目前没有哪一种监测技术能满足这些要求。然而,有些方法能提供局部或全脑 CBF 绝对或相对的定量监测。在评估好患者的转运风险后,这些技术在 ICU 是可以利用的。

1. 脑电图(electroencephalography,EEG)和诱发电位(evoked potentials,EP)监测 EEG 和 EP 监测可用来诊断脑血管疾病早期缺血,预测脑缺血的程度和根据其变化来干预和预防脑梗死的发生。在 CBF 灌注为 $16\sim22\text{ml}/(100\text{g}\cdot\text{min})$,EEG 变为慢波节律;$11\sim19\text{ml}/(100\text{g}\cdot\text{min})$ 时,EEG 振幅降低;CBF$\leqslant10\text{ml}/(100\text{g}\cdot\text{min})$,脑电活动明显减少。同样体感诱发电位(somatosensory evoked potential,SEP)也能通过振幅、潜伏期和中枢传导时间来预测 CBF 的改变。当 SEP 的振幅降低 50% 时,提示 CBF 减少至 $16\text{ml}/(100\text{g}\cdot\text{min})$,减少到 $12\text{ml}/(100\text{g}\cdot\text{min})$,振幅消失。随着电子技术的发展,脑电图的持续监测成为可能。

EEG 还有助于明确昏迷患者的病因,如癫痫持续状态、肝性脑病、巴比妥及其他镇静催眠药中毒、癔症等。EEG 用于评价患者意识状态时,其变化与临床表现平行,意识状态抑制愈深,EEG 异常愈明显,多数患者脑电图显示慢波节律或弥漫性慢波改变,脑电静息则提示为脑(皮质)死亡。

脑电活动与脑血流和脑代谢之间密切相关,EEG 目前仍是监测脑缺血(氧)的金标准,但 EEG 对脑缺血的监测是一种阈值性的,而非定量性的。

2. 脑灌注压(cerebral perfusion pressure,CPP) CBF 与 CPP 和脑血管阻力(cerebral vascular resistance,CVR)密切相关,CBF = CPP/CVR。由于临床上 CBF 监测的困难,使用 CPP 的监测来代替评价 CBF 的灌注状态。正常 CPP 值在 $70\sim100\text{mmHg}$。然而,要在 CVR 正常时,CPP 才能反映 CBF 的正常。如果 CVR 由于脑血管狭窄或痉挛增高,而 CPP 正常可能是脑缺血所致。如 CVR 低,CPP 正常可能有充血和 ICP 增加。

3. Kety 和 Schmidt 技术(N_2O 法 1945 年)这是早年测量 CBF 的技术,它根据 Fick 原理,即每单位时间内组织吸收指示剂的量等于动脉血带到组织的量减去静脉血从组织带走的量,用 N_2O 作为吸收指示剂来求出 CBF。N_2O 是一种惰性气体,吸入后在体内不分解代谢,通过测定动脉和颈静脉血 N_2O 浓度再根据公式求出 CBF。N_2O 法的优点是可定量地测定脑的平均血流量,结果准确。但需要 2 个条件:持续的血流和静脉血无脑外的污染。

4. 核素清除法 颈静脉内或吸入核素[133]Xe,通过探测器测定动脉内放射性示踪剂的浓度,再估计呼气末潮气量的放射性量,来动态监测脑内和脑外浓度,得出时间-放射性强度变化曲线,即清除曲线。目前已有小型的设备可以在 ICU 床旁使用。

该技术的准确性取决于 CBF,在脑组织间 CBF 出现不一致时可直接影响结果。

5. 其他放射线成像技术　采用先进的正电子发射成影术（positron emission tomography, PET）、单电子发射计算机断层扫描（single-photon emissioncomputed tomography, SPECT）、磁共振（magnetic resonance, MR）和 CT 灌流扫描可提供 CBF 的监测和脑血容量（cerebral blood volume, CBV）的监测。但由于费用昂贵、很难获得定量值等因素,导致临床选择有严格的适应证。

6. 经颅多普勒（transcranial doppler ultrasound, TCD）技术　TCD 与脑血管造影、CT、磁共振成像等影像技术不同,它可以提供这些影像学检查不能提供的重要的脑内血流动力学参数。TCD是将低发射频率和脉冲技术相结合,使多普勒超声能穿透颅骨进入颅内,获得颅内大动脉血管的多普勒信号,通过测定全部脑血管状态,来整体反映全脑血流情况。也可以通过单根脑血管的测定并根据血流支配领域判断局部脑血流情况。近几年TCD 用于神经系统功能障碍重症患者监护,它满足了临床所需要的无创、连续和实时的脑血流监测。

TCD 还可以通过脑血流速度、阻力指数、或颅内颅外的动脉搏动指数及适当的动脉挤压试验来提示局部脑血流速度改变和频谱图形异常与脑血管狭窄程度的关系,当脑底动脉严重狭窄（>65%）有肯定价值,应用 TCD 监测脑动脉微栓子的数量和时间长短,来评价脑梗死溶栓、抗凝血的疗效。同时可以测定蛛网膜下腔出血、脑出血、高血压脑病、重度颅脑损伤等原因引起血管痉挛的范围及程度,有助于早期发现和动态观察蛛网膜下腔出血后血管痉挛。

二、脑代谢监测

维持神经功能障碍的患者正常脑代谢和监测神经病理损害的代谢反应是重要的。现代成像技术,如 CT 核素扫描和 CT 灌注扫描能提供临床全脑的 CBF 值而计算出脑代谢率。但这些技术只能在放射科完成,以致难以重复监测。而且这些成像技术仅能提供各部位的血流情况,不能直接提供全脑代谢情况。ICU 患者更需要连续的代谢监测,脑近红外光谱脑氧饱和度（regional cerebrovascular oxygen saturation, rScO$_2$）和颈静脉血氧饱和度（jugular venous oxygen saturation, SjvO$_2$）能满足

脑代谢的 CBF 的连续参数。

1. 无创脑血氧饱和度监测　无创脑血氧饱和度仪目前应用较多的是经颅红外线频谱法,近红外光（650～1 100nm）对人体有良好的穿透性,可穿过头皮、颅骨深达数厘米。它的基本原理是利用血红蛋白对可见近红外光有特殊吸收光谱的特性,进行血氧定量和血流动力学监测。时间分辨光谱技术证实脑光谱仪的信号以静脉成分为主,所以,主要测得的是大脑静脉氧饱和度（SvO$_2$）,由于大脑SvO$_2$是反映脑氧供（DO$_2$）与氧耗的指标,因此,脑血氧仪能反映脑 DO$_2$ 的满意程度,可为临床维持脑氧供需平衡提供重要依据。通常认为低于 55% 应视为异常。

脑血氧饱和度仪具有无创、连续、方法简便、灵敏度高的特点,在低血压、脉搏搏动减弱、低温、甚至心搏骤停等情况下使用不受限制。在脑缺氧的诊断上与脑电图相比,反应更迅速而较少受药物影响。但同时也存在不足,从理论上讲,主要是对红外光在头部这样复杂介质中的传播特性还缺乏认识,光在不同组织界面的反射作用还未完全了解,对测量结果会有潜在的误差。

2. 颈静脉球血氧饱和度监测（SjvO$_2$）　颅内大脑静脉窦的血液通过颈静脉孔引流入颈内静脉,紧靠颈静脉孔外侧的静脉扩张,形成颈静脉球（jugular bulb）。临床上常以颈静脉球血氧饱和度（jugular vein blood oxygen saturation, SjvO$_2$）代表脑混合静脉血氧饱和度。SjvO$_2$监测可反映脑氧供需平衡,任何使脑氧消耗增加和（或）脑氧供减少的因素都可使 SjvO$_2$ 降低。应用 SjvO$_2$ 进行脑组织氧监测比应用 SpO$_2$ 和 SaO$_2$ 更加合理准确。

SjvO$_2$ 的正常为 55%～75%,有时高达 85%,SjvO$_2$<50% 提示大脑氧供不足以维持代谢需要,造成这种情况的原因可能是脑血流降低时而相应的脑氧耗没有降低,也可能是动脉血氧含量降低所致。局限性:①SjvO$_2$对全脑氧合程度反映良好,而对局部脑缺血缺氧反映较差;②两侧 SjvO$_2$值往往不同,尤其是脑外伤者,两侧可有 5% 的差异;③当 CBF 严重减少时,颅外血的掺杂成比例增长,使SjvO$_2$值相对升高;④用光纤导管连续监测时如果固定不佳,可产生误差。

三、颅内压监测

颅内压（intracranial pressure, ICP）是指颅内容物（脑组织、脑脊液、血液）对颅腔壁的压力。正

常颅内压 10mmHg,颅内压增高是指颅内压持续超过 15mmHg,颅内压增高＞20mmHg 并持续超过 10～15min,患者的死亡率明显增加。因此,专家建议,一般以 ICP≥20mmHg 为降低 ICP 的临界值。

CPP＝MAP－ICP。如 MAP 不变,ICP 增高可使 CPP 降低,因此,监测 ICP 实际上是监测 CPP,因为 CPP 与继发性脑损伤直接相关。目前普遍认为,颅脑创伤患者做颅内压监测的条件是:患者昏迷状态(GCS 评分≤8 分)伴头颅 CT 异常;患者昏迷伴头颅 CT 正常但至少有 2 个其他的危险因素(＞40 岁、体胖、收缩压＜90mmHg);其他患者监测的适应证为:大脑半球受压致中线偏移和意识不清(弥漫性缺血或颅内大出血,肿瘤伴血管源性水肿),非创伤性导致的弥漫性脑水肿(暴发性肝衰竭,脑炎)和急性脑积水等。

1960 年,Lundberg 发明了颅骨钻孔侧脑室内置管监测 ICP 的方法。1973 年应用蛛网膜下腔螺栓法监测 ICP。此后,创造了一系列的方法,包括硬膜下、硬膜外导管测压等。而导管压力传感器的发明,使脑实质内置管监测 ICP 的方法在临床得到应用。此外,无创 ICP 监测的新技术的出现为临床 ICP 监测提供了广泛的应用前景。在 ICU 中颅内压监测对判断病情、指导降颅压治疗方面有着重要的临床意义。

1. 神经影像术 任何怀疑有 ICP 增高的患者都应该急诊做一个头颅的增强 CT,可以针对影像学的表现来初步判断引起 ICP 增高的可能原因。CT 扫描可显示病灶部位、周围水肿带的范围、区分囊性或实体性病灶、是否有中线移位或其他解剖结构的异常。动态观察 MRI 和增强 CT 的影像改变,可以为早期的诊断提供依据。然而,在患者病情发展或出现新的情况(出血)时,神经影像技术不能代替有创 ICP 的监测。

2. 无创颅内压监测 颅内压监测方法最初多为有创技术,但因其条件要求高、价格较昂贵,且并发症多;近年来无创性颅内压监测有了很大发展并成为新的热点。

(1)经颅多普勒(transcranial doppler,TCD):TCD 不能定量的地反映 ICP 数值,但是连续监测可以动态的反映 ICP 增高的变化,并可评价药物对 ICP 的治疗作用。研究表明,大脑中动脉的血流速度与 ICP 呈反比关系。TCD 搏动指数(pulsatility index,PI)也与 ICP 水平密切有关。

由于 TCD 测量的是流速指标,而脑血管活性受多种因素($PaCO_2$、PaO_2、pH、血压、脑血管的自身调节)影响时,ICP 和脑血流速度的关系会发生变化,此时用 TCD 准确算出 ICP 有一定困难。

(2)脑诱发电位:用于重症患者脑功能的监测,同时帮助推测 ICP 和判断预后。

①脑干听觉诱发电位(brainstem auditory evoked potential,BAEP):颅内压增高会导致脑干功能受损,BEAP 表现为按波Ⅴ→Ⅳ→Ⅲ→Ⅱ→Ⅰ顺序,随着颅内压的增高,各波潜伏期逐渐延长、波幅降低,甚至消失。BAEP 的几个波在听觉传导通路中有其特定的发生源。Ⅴ波:(中脑)下丘;Ⅳ波:(脑桥上部)外侧丘系及其核团;Ⅲ波:(脑桥下部)上橄榄核;Ⅱ波:(延髓脑桥交界)与耳蜗核紧密相连的听神经和耳蜗核;Ⅰ波:与耳蜗紧密相连的听神经。

②视觉诱发电位 (visual evoked potential,VEP):闪光视觉诱发电位(flash visual evoked potentials,f-VEP) 与 ICP 相关,ICP 增高时,P_1、N_2 和 P_2 潜伏期延长,预示颅内容量增加。在急性脑功能损伤时,VEP 变化可能早于其他临床测得的 ICP 指标。

EP 是反映脑功能的电生理指标,易受其他生理因素($PaCO_2$、PaO_2、pH、低血压)、代谢因素(肝性脑病)、神经传导通路病变的影响。深昏迷和脑死亡时 EP 波形消失,难以反映 ICP。

3. 有创颅内压监测 有创颅内压监测根据测量的方法分 2 种。通过充满液体的管道传送脑脊液压力波到换能器的设备称为液压型传感器。20 世纪 80 年代后,随着技术的进步,应用气柱、光束金属丝传送脑脊液压力波到换能器。随着换能器的微型化,还能将换能器置于导管尖端测压。目前脑室内颅内压监测仍为金标准,常用的有尖端应变计传感器(图 5-1)和纤维光束传感器(图 5-2)。方法是将一个 4mm 空心螺栓钻穿颅骨,然后导入传感器到颅内相应的位置。

根据传感器放置位置的不同,可将颅内压监测分为脑室内、脑实质内、硬膜下和硬膜外测压。按其准确性和可行性依次排序为:脑室内导管＞脑实质内光纤传感器＞硬膜下传感器＞硬膜外传感器(图 5-3)。

这类传感器与液压型传感器相比,前者感染和出血的并发症较少;很少的漂移和伪迹;不用考虑气泡、血液、组织阻塞导管的问题;在患者体位变换时也不需要重新调整传感器位置。缺点是费用高,纤维光束导管可能破裂。

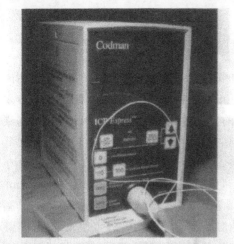

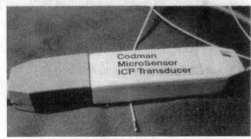

图 5-1　尖端应变计传感器监测仪及探头

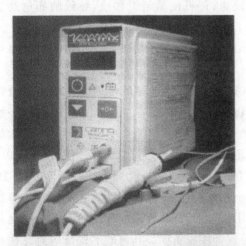

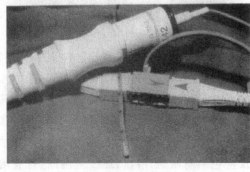

图 5-2　纤维光束传感器监测仪及探头

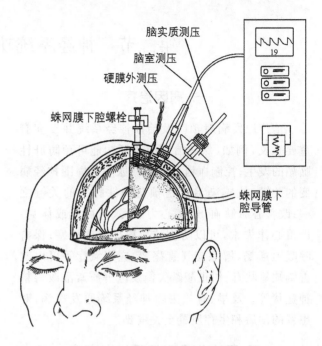

图 5-3　不同颅内压测压部位

四、脑微透析监测

脑微透析监测是近年开始将实验室移动到床旁的技术，是现代发展起来的一种微创连续测定活体脑组织间隙中的内源性物质动态变化的新技术。它可以对活体组织细胞外液进行生物化学采样，而且对组织损伤极小。近年来，该技术已用于 ICU 神经重症患者的监测，以指导治疗。

微透析技术是以小分子顺浓度梯度通过半透膜进行扩散的原理为基础。将微透析探针经颅钻孔或开颅置入确定的脑实质部位内。深度 0.5～1.5cm，当灌流液生理盐水或林格液通过探针时，位于探针膜外侧细胞外液中的较小分子量的生物活性物质会顺浓度梯度通过半透膜进入灌流液中，并随灌流液被引流出探头外。灌注速度通常为 $0.3\mu l/min$。以一定的时间间隔接收透析液，通过高敏度化学监测系统测得透析液中的生物活性物质的浓度。此项技术可以提供的参数有 pH、乳酸、丙酮酸、葡萄糖、甘油、兴奋性氨基酸、尿素等。乳酸和丙酮酸的比值可以提示脑缺血改变，兴奋性氨基酸对大脑有毒性损害，甘油也可以反映脑细胞膜的受损情况。

目前，在 ICU 微透析监测主要用于脑缺血、脑损伤、大面积脑梗死、脑出血及合理地制定治疗策略、评估抗缺血措施、脑保护措施的疗效，具有重要的临床价值。

第二节　神经系统功能障碍的治疗原则

一、病因治疗

治疗原发病对预防及治疗神经系统并发症有重要意义,例如,保肝治疗改善肝功能可预防肝性脑病的发生;控制血糖是治疗糖尿病伴周围神经病变的关键;抗感染治疗是预防肺性脑病的关键之一;改善心肌缺血,纠正心力衰竭、低血压或休克、严重心律失常,可以防止脑血栓形成或栓塞;保持呼吸道通畅,解除支气管痉挛,应用氧疗等可以改善脑缺氧状态;纠正酸碱失衡及电解质紊乱改善精神症状等。及早、有效去除神经系统原发疾病,对患者的预后和生存质量至关重要。

二、基本生命支持和代谢支持

1. 控制动脉血压　正常情况下,脑血管自动调节机制参与脑灌注压的调整,使其波动在50～100mmHg,从而保证脑血流量恒定。脑损伤时,调节机制障碍,脑灌注压与CBV呈直线关系。脑灌注压等于平均动脉压与平均ICP的压差(CPP=mSAP-mICP)。此时,脑灌注压应维持在≥70mmHg,低于这一水平可能发生继发性脑损害;同时避免>120mmHg,以免脑灌注过度而加重脑水肿。因此,维持动脉血压、降低ICP和降低血管阻力是改善脑血流的3个重要环节。补充容量时,一般推荐0.9%氯化钠注射液。

2. 机械通气　呼吸功能障碍所致的低氧和高CO_2血症,可引起脑组织缺血缺氧性损害和导致ICP增高。GCS评分<8分的患者要注意保持呼吸道通畅,许多重度脑损害患者需要尽早气管切开或气管插管行机械通气。有效改善呼吸功能,成为脑保护的重要措施。

机械通气模式的调整和参数的设定必须考虑脑损伤的特点。参数须根据血气分析结果(特别是PaO_2和PCO_2)进行设置和调整,以改善患者的通气和氧合状态。同时,还须注意PEEP的设置和调整,以免造成ICP进一步增高。早年有报道,PEEP>10cmH$_2$O造成严重脑损伤。因此,常规PEEP≤10cmH$_2$O,当需要调高时,可调整到15cmH$_2$O,但是应在严密观察下进行。

3. 控制血糖　临床观察发现,血糖增高使脑损伤加重,表现为缺血病灶扩大,高血糖临床预后不良是正常血糖的3倍。然而,控制到多少水平适宜,目前无更多的资料提供参考。强化胰岛素治疗所达到的目标(4.3～6.1mmol/L),有增加低血糖的危险,其后果会是灾难性的。目前多数专家认为,血糖控制在正常偏高水平(6.1～8.3mmol/L)。

4. 营养支持　营养代谢障碍既是严重脑损伤或其他脏器损伤的基本病理生理改变,又是继发性脑损伤的基础。早期营养支持可以减轻急性胃黏膜病变(消化道出血);维持肠道黏膜的完整性,改善肠道屏障功能,防止肠道细菌移位,减少内源性全身感染;增强免疫功能,促进神经功能恢复。当生命体征平稳时,应尽早给营养支持。只要胃肠功能正常或基本正常,主张以肠内营养为主。

三、控制颅内压

颅内压(ICP)增高不仅使脑灌注降低,引起脑组织缺血;还可使脑组织移位,导致脑疝危及患者生命。降低颅内压的目标是:脑室压力5～15mmHg,腰椎穿刺压力80～100cmH$_2$O。

1. 渗透性利尿

(1)甘露醇:甘露醇是渗透性利尿药中最常用的药物。甘露醇溶液输注10min后颅内压开始下降,20～60min降到最低水平,持续4～6h。常规初始剂量为0.5～1.5g/kg,以后每次0.25～0.5g/kg。4～6h 1次。一般每次输注不超过20～30min,快速静脉推注可导致低血压。甘露醇长时间使用,可由于肾髓质浓度梯度的改变而引起其损害,导致肾性尿崩症。其他的不良反应有急性心力衰竭,稀释性低钠血症等。心功能不全者慎用,急性肾小管坏死、颅内活动性出血患者禁用。

(2)甘油:甘油分为口服和静脉注射2种制剂,口服制剂为甘油盐水,口服后30～60min颅内压下降。初始剂量为1.2mg/kg,维持量0.5～1mg/kg,每3～4小时1次。静脉注射为每次10%甘油果糖溶液250ml(输注1～1.5h),每日1～2次。甘油的不良反应包括高血糖、溶血、血红蛋白尿、肾衰竭和高渗性昏迷。

(3)高渗盐水:近年高渗盐水在降低颅内压方面的应用得到业内的关注,为数不多的临床研究提示其在颅脑外伤治疗的有效性,尤其强调在低钠血症使用时的安全性,但是没有提供治疗的黄金时间窗。

2. 镇静　镇静是控制颅内压的关键步骤。以往有大量的临床研究提示:丙泊酚具有半衰期短和代谢快,容易唤醒等特点,近年已基本替代了巴比妥类药(硫苯妥钠)使用在脑保护患者。有研究显示,丙泊酚长时间(95h)用在脑外伤患者是安全的,同时明显降低颅内压和降低脑代谢。但丙泊酚的循环抑制应引起足够的重视。苯二氮䓬类对循环抑制轻,也可用于这些患者的镇静。对需要镇痛的患者应该考虑加用镇痛药物。此外,新型镇静药右美托咪啶和咪达唑仑(咪唑安定)比较,发现右美托咪啶的谵妄率低(54%比76.6%)。

3. 过度通气　过度通气可使 PCO_2 降低,血 pH 增高,碱中毒对脑血管的直接作用使脑血管收缩,脑血流容量减少,颅内压降低。有观察表明,过度通气后数分钟颅内压开始降低,30min 达最低,1~3h 后作用减弱,一旦脑脊液 pH 达到平衡,颅内压将不会在降低。因此,长时间的过度通气不但无益,反而可能因血管收缩而致脑缺血加重。因此,过度通气使用多长时间和 PCO_2 控制到多少合适,一直是临床争论的焦点。根据 2007 年美国心脏病协会/美国卒中协会对成年人缺血性脑卒中早期治疗指南,仍提出过度通气是最有效的快速降低颅内压的方法之一。过度通气维持 PCO_2 30~35mmHg,既可达到大多数患者颅内压降低 25%~30%的效果。不主张持续使用过度通气,一般 6~12h 逐渐减少过度通气,减少过程中避免速度过快而造成脑血管扩张和颅内压反弹性增高。

四、控制感染

感染可使患者病死率增加、神经功能恢复延缓、住院时间延长和住院费用增加。感染可加重继发性脑损伤。对于意识障碍、吞咽困难、应用特殊药物(镇静、镇痛药)的患者,注意预防反流和窒息的发生。

五、体温的控制

1. 高体温　高体温对脑的损伤是十分明确的。高体温致兴奋性氨基酸、氧自由基、血糖、炎性介质等脑损害物质增多,脑耗氧增加。有临床资料证实,高温引发脑缺血加重,使病死率明显增加。降温多采用物理降温或药物降温,使用醋氨酚 4h 325~650mg/g,经口服或经直肠灌肠处理。

2. 低体温　以往动物实验研究证实,低体温的脑保护作用是明确和复杂的。但在临床上没有得到同样的结果。临床研究主要针对的是心搏骤停的患者,早期人工低温(≤32℃)时,观察其预后有所改善。最近,一项由国家级组织的低温对颅脑外伤的临床实验显示:人工低温没有改善严重颅脑外伤者的长期预后。然而,低温用于改善 ICP 增高的患者,得到临床医师的普遍认可。低温的脑保护效果并非与脑温呈线性关系,轻度低温就可获得良好的脑保护作用。因此,目前认为亚低温(32~35℃)是治疗重症患者的最佳温度,体温<35℃并发症明显增多。低温的时机问题,脑损伤的患者越早越好,有研究显示,脑损伤后 6~10h 开始低温治疗,脑代谢率降低,预后良好。维持低温的时间并不明确,通常 3~5d,主要依据患者脑损伤程度和病情变化来决定。

低温技术使用比较多的是体表低温和体外血液低温。体表低温采用冰帽、鼻咽部及颈静脉降温,但维持温度较难。全身降温毯降温,维持低温更有效,是临床目前常用的方法。体外血液低温要求条件高临床应用受到限制。

实施低温技术期间要关注低温带来的不良反应,如肺部感染增加、代谢紊乱和凝血功能障碍。因此,应观察电解质和患者的出血情况。

六、糖皮质激素

糖皮质激素对缺血缺氧性脑损伤的作用一直存在争议。有研究显示,糖皮质激素增加神经元对缺血性损伤的易感性,使脑损伤加重。而另有研究显示,糖皮质激素具有预防缺血的作用。到目前为止,脑损伤后并不推荐常规使用糖皮质激素,如需要,可选用地塞米松静脉滴注,初始剂量 10~40mg,此后每 6 小时滴注 10mg,疗程 3~5d。

(黄青青)

■ 参考文献

[1] 佘守章.临床监测学.北京:人民卫生出版社,2005:212-271.

[2] Reich JB, Sierra J, Camp W, et al. Magnetic resonance imaging measurements and clinical changes accompanying transtentorial and foramen magnum brain herniation. Ann. Neurol, 1993,33:159-170.

[3] Giulioni M, Ursino M. Impact of cere-

bral perfusion pressure and autoregulation on intracranial dynamics: A modelingstudy. Neurosurgery, 1996, 39:1005-1015.

[4] 刘大为. 实用重症医学.. 北京:人民卫生出版社,2010:748-753.

[5] Jose I. Critical Care Neurology and Neurosurgery. TOTOWA, NEW JERSEY: HUMANA PRESS,2004:69-122.

[6] McGuire G, Crossley D, Richards J, et al. Effects of varying levels of positive end-expiratory pressure on intracranial pressure and cerebral perfusion pressure. Crit. Care Med, 1997, 25:1059-1062.

[7] Calvert J W, Cahill J, H, Hyperbaric oxygen and cerebral physiology. Neurol Res,2007,29:132-141.

[8] Jadnaw V, Solaroglu, Obenaus A, et al. Neuroprotection against surgically induced brain injury. Surg Neurol,2007,67:15-20.

[9] Riker RR, Shehabi Y, et al. Dexmedetomidine vs midazolam for sedation of critically ill patients:a randomized trial. JAMA,2009,301:489-499.

[10] Harold P, Adams, Robert J, et al. Guidelines for the early management of patients with ischemic stroke, 2003,34:1056-1083.

[11] Hypothermia After Cardiac Arrest Study Group. Mild therapeutic hypothermia to improve the neurologic outcome after cardiac arrest. N. Engl. J. Med,2002,346:549-556.

[12] Clifton GL, Miller ER, Choi SC, et al. Lack of effect of induction of hypothermia after acute brain injury. N. Engl. J. Med,2001,344:556-563.

[13] 中华医学会编著. 临床技术操作规范-重症医学分册. 北京:人民军医出版社,2011:56-70.

第6章

消化系统功能障碍

第一节　胃肠动力监测

胃肠动力是指胃肠壁肌肉自主协调有序的收缩，促使食物沿消化道前进的过程。该过程主要由肠神经系统调控，同时消化道平滑肌、自主神经系统、免疫系统、内分泌系统等共同参与，协同完成推进、混合、储存以及防逆流的功能。随着近年来对胃肠功能，尤其是肠屏障功能的进一步认识，胃肠动力监测越来越受到临床医生的重视。

胃肠动力障碍在危重患者中十分常见。最近研究显示，重症患者胃肠动力障碍主要包括胃窦低蠕动性、胃排空延迟和移行性复合运动（migrating motor complex，MMC）异常，与休克、电解质紊乱、机械通气和镇静药物等因素都存在密切的关系。50%机械通气的患者，80%颅脑损伤后颅高压的患者会出现为排空延迟。胃肠动力障碍可导致肠内营养不耐受造成营养不良，也可导致肠黏膜通透性增加和细菌易位，从而加重 SIRS、脓毒症和 MODS 的发生。法国多中心研究发现，胃肠动力障碍患者的平均 ICU 滞留时间较无胃肠动力障碍者长 5d，前者病死率也明显高于后者（31% vs 16%）。早期识别和处理 ICU 患者的胃肠动力障碍对减少并发症和改善预后具有重要意义。

以下主要介绍一些常见的胃肠动力监测方法。

1. 肠鸣音　肠鸣音是胃肠蠕动的生理信号，也是监测胃肠动力的基本方法，依靠听诊即可获取。但其主观性较强，并不可靠。现代化的肠鸣音监测系统能够对肠鸣音能做到连续定性定量监测，提取肠鸣音的特制并进行识别分类，能够根据不同肠鸣音信号判断患者胃肠功能状况，但其还需进一步研究。

2. 测量胃残留量（gastric residual volume，GRV）　测量 GRV 对于肠内营养的患者是最常使用评估方法之一。GRV 阈值的确定存在一定争议，目前在全美范围内多使用 200ml 作为 GRV 阈值，但是单一特定的值并不适用于每个患者。联合其他方法以及动态的观察 GRV 的变化趋势可能更加重要。

3. 放射性核素影像（闪烁法）　该方法被认为是胃排空评估的金标准。用不同的核素分别标记液体和固体，通过 γ 照相机检测胃内液体和固体的排空情况，可得到胃内容半排空时间。该方法无创并且有良好的可重复性，但是由于需要转送患者及耗时较长等技术原因，其在危重患者中的应用受到一定限制。

4. 对乙酰氨基酚吸收试验（paracetamol absorption test，PAT）　对乙酰氨基酚（扑热息痛）在胃内不被吸收，而一旦进入小肠，则被迅速吸收。因此，胃排空时间与对乙酰氨基酚的药动学指标之间存在良好的相关性。可以根据对乙酰氨基酚的血药浓度、达峰时间、曲线下面积评估胃排空。该方法的优点在于安全低耗，在 ICU 可行性高。但不能用于肝功能不全及严重营养不良的患者。

5. 呼吸试验　有核素 ^{13}C 呼吸试验和乳果糖氢呼吸试验 2 种方法。^{13}C 标记固体或液体食物经过胃到达小肠时被吸收，接着在肝代谢后以 $^{13}CO_2$ 形式由肺呼出。通过检测呼出气体中的核素间接的监测胃的排空。乳果糖氢呼吸试验则是在乳果糖到达结肠被结肠细菌分解后检测呼吸氢来评估小肠动力状况。呼吸试验可在 ICU 床边进行，但是长时间收集患者呼出气体并不方便，以及当患者存在器官功能不全、菌群失调时此方法准确性难以保证。

6. 超声及磁共振　超声是一种实时无创的方法，可用于评估胃窦、胃体、幽门以及十二指肠的蠕动状况。彩色多普勒能观察胃肠壁运动和腔内容物流动，还可以观测流动方向。但需要有相关技术的操作人员是其限制因素。MRI 是一种新的监测方法，能客观的胃肠蠕动状况，但是它花费较高，并且不能用于带有金属设备如起搏器的患者。

7. 测压法　通过放置在不同位置的压力传感器，可将消化道腔内的压力转变为电信号，经监测仪记录下来。此法可直接测量食管、胃、小肠、结肠，直肠和胆道的腔内压力，并可对这些器官的节段性收缩活动情况进行记录分析。

8. 其他的胃肠动力监测方法　有不透 X 线标记物法、胃电图、生物电阻抗法、胶囊内镜检查等。

胃肠道各种功能与胃肠动力密切相关。正常的胃肠动力可以使肠绒毛与食糜之间有充分的接触时间，维持消化吸收功能。胃肠动力障碍可导致腹腔内压力增高，与胃肠黏膜通透性增加、细菌易位等密切相关。对胃肠动力进行监测有利于发现、及时纠正胃肠功能障碍，可提高肠内营养支持效果，改善了胃肠道屏障功能，对于减少患者的并发症和改善预后具有重要意义。

（李维勤　江　为）

第二节　胃黏膜 pH 监测

胃肠道由于其自身结构和功能的特点，在机体组织缺血缺氧时，胃肠道黏膜屏障功能容易受到损伤而最终可导致 MODS 的发生。监测胃肠道的 pH（pHi）不仅直接反映胃肠道黏膜血液灌注及氧合状态，也反映了全身缺氧情况，对掌握提高氧输送的程度方面有一定指导意义。

目前临床上较为常用的 pH 监测方法有以下 2 种。

1. 张力测定法（Tonometry）　该方法经胃管插入带有透过 CO_2 硅酮气囊的特制导管（TRIP-NGS 管）。向气囊中注入 2.5ml 生理盐水，胃黏膜与气囊中的 CO_2 达到弥散平衡后，吸取气囊中的标本，过程中注意隔绝空气。然后将标本立即用血气分析仪测定二氧化碳分压（PCO_2），同时经动脉采血测定碳酸氢根（HCO_3^-）浓度，根据校正的 Henderson-Hasselhalch 公式计算 pH。

2. 无创胃肠张力监测仪（$Tonocap^{TM}$）　该仪器定时向 TRIP-NGS 管的气囊内充入空气，利用红外线探测器测量胃张力气囊内 CO_2 分压，当胃黏膜与气囊中的 CO_2 达到弥散平衡时，检测仪自动抽取气囊内空气样品测定 CO_2 分压，通过输入动脉血 HCO_3^- 值，能自动计算出 pH 和 $PiaCO_2$ 值。因此，它能够简单快速连续地监测胃黏膜内 pH，反映胃肠黏膜的组织灌注和氧合情况。

pH 可通过几乎无创的方法反映了组织及全身缺血缺氧，联合应用 pH 与血流动力学监测可以起到监测互补作用。然而，pH 容易受到多种因素如胃酸与肠内营养的影响，其在部分患者中的应用受到一定限制。在临床工作中应重视进行连续的监测，动态观察 pH 的变化趋势及其与治疗的关系，则对治疗有更强的指导意义。

（李维勤　江　为）

第三节　肝功能监测

肝是人体最大的实质性器官，其基本功能包括物质代谢、解毒、分泌胆汁、免疫防御及造血、储血和调节循环血量。肝对缺血缺氧敏感，严重创伤、烧伤、休克、感染及重大手术均可引起肝细胞损害，导致肝细胞合成、代谢、转运和排泄等基本功能改变，危重患者需及时监测肝功能，评估肝的损害程度。

一、肝合成功能监测

肝是合成多种人体必需物质的场所，如蛋白质、脂肪、糖等，肝合成功能障碍提示肝储备能力的改变，常用的监测指标包括：血清蛋白质及其代谢产物、凝血因子、脂质及其代谢产物、胆碱酯酶等。

1. 血清蛋白质

（1）清蛋白（白蛋白）、球蛋白、清球比与血清总蛋白：清蛋白是药物、脂类、激素等物质的载体，用于维持血浆渗透压。肝是合成清蛋白的唯一场所，急性肝坏死时，肝合成清蛋白能力明显降低，但因其半衰期长达 21d，清蛋白的降低常于 1 周后才能显示出来。血清清蛋白参考值为新生儿 28～44g/L，成年人 35～50g/L，60 岁后 34～48g/L。清蛋白水平降低见于：合成障碍，如肝功能损害；丢失增加，常见于大量出血、严重烧伤或肾疾病；摄入减少，如营养不良。清蛋白增高主要由于血液浓缩而致相对性增高，如严重脱水、休克、急性出血、慢性肾上腺皮质功能减低症。清蛋白减少到 25g/L 以下时，容易发生腹水。

球蛋白具有免疫调节作用，可分为 α_1、α_2、β 和 γ 4 种。轻度肝炎时，α_1 球蛋白增加，如果减少常提示病情偏重，α_2 球蛋白也可以反映肝炎病变的严重度。β 球蛋白增加常见于胆汁郁积性肝病变，γ 球蛋白几乎在所有肝胆疾病时都增高，尤其是肝硬化。

清球比指清蛋白与球蛋白的比值，正常值为 1.5～2.5，肝严重损害时可见其倒置。

血清总蛋白参考值是 60～80g/L，升高主要是因为肝炎时球蛋白增多所致，常见于肝硬化、慢性肝病，降低见于慢性肝炎或者恶性肿瘤。

(2)前清蛋白(prealbumin,PA)：PA 可反映肝功能和机体营养状态，正常人血清含量 280～350mg/L。PA 主要由肝合成，生物半衰期较短，其血清含量的变化能够较为敏感、特异地反映早期肝细胞损害。各型肝炎的急性活动期均降低，急性黄疸型肝炎＞慢性活动性肝炎活动期＞急性无黄疸型肝炎急性期＞慢性迁延性肝炎活动期。此外，营养不良及药物过量引起的中毒时 PA 也会降低。

2. 凝血因子　凝血因子大部分在肝细胞内合成。当肝实质受到损伤，凝血因子合成及活动度呈不同程度的减低，机体可表现有出血倾向。

(1)凝血酶原时间(prothrombin time,PT)：PT 延长揭示肝合成各种凝血因子的能力降低，其正常值为 12～14s。它主要反映外源性凝血是否正常。

(2)凝血酶原活动度(prothrombin activity, PTA)：正常值 75%～100%。PTA 下降最为明显的是病情急剧、肝实质细胞严重广泛坏死的重症乙型肝炎患者，其次为肝硬化及慢性乙型肝炎患者。肝衰竭指南提出，PTA＜40% 为肝细胞坏死的界限。PTA 降低显著是重症肝炎发展至晚期的标志和预后不良的征兆。

3. 脂质及其代谢产物　血浆中脂质包括游离胆固醇、胆固醇酯、磷脂、三酰甘油和游离脂肪酸等。血液中的胆固醇主要是由肝合成，正常人血清胆固醇含量为 3.38～5.72mmol/L。阻塞性黄疸患者

的血清胆固醇量升高，主要是游离胆固醇升高而胆固醇酯常正常，如并发肝细胞损害，则胆固醇酯绝对量也降低。慢性胆道阻塞者胆固醇升高较急性胆道阻塞者更为明显。正常人总胆固醇中胆固醇酯约占 60%，当肝损伤时，常可引起总胆固醇的改变以及胆固醇酯所占比例的改变。一般来说，肝细胞严重病变时，总胆固醇下降，且往往和肝病严重程度呈正相关。

4. 血清胆碱酯酶(cholinesterase,ChE)　正常值为 30～80U/ml。急性病毒性肝炎患者血清 CHE 降低与病情严重程度有关，与黄疸严重程度不一定平行。若 ChE 活性持续降低，常提示预后不良。肝硬化患者若处于代偿期，血清 ChE 多为正常；失代偿期血清 ChE 活力明显下降。重型肝炎患者血清 ChE 明显下降，且多呈持续性。

二、肝代谢及排泄功能监测

胆红素大部分来源于衰老红细胞被破坏后产生出来的血红蛋白衍化而成，在肝内经过葡萄糖醛酸化的为直接胆红素，未经过葡萄糖醛酸化的为间接胆红素。临床主要通过监测血清胆红素等来反映肝的代谢排泄功能。

1. 血清胆红素　总胆红素的正常值为 1.71～17.1μmol/L，直接胆红素的正常值为 1.71～7μmol/L，间接胆红素的正常值为 1.7～13.7μmol/L。当血清总胆红素明显增高时出现黄疸。总胆红素＜4μmol/L 为隐性黄疸，视诊不易察出；34～170μmol/L 为轻度黄疸；170～340μmol/L 为中度黄疸；＞340μmol/L 为高度黄疸。肝细胞性黄疸为 17～200μmol/L；溶血性黄疸＜85μmol/L。溶血性黄疸，一般总胆红素＜85μmol/L，直接胆红素/总胆红素＜20%；肝细胞性黄疸，总胆红素＜200μmol/L，直接胆红素/总胆红素＞35%；阻塞性黄疸，总胆红素＞340μmol/L，直接胆红素/总胆红素＞60%。

2. 血氨(blood amitlonia)　正常人体内游离血氨含量极低，纳氏试剂显色法的参考值为 6～35μmol/L(10～60μg/dl)；酚次氨盐酸法参考值为 27～81.6μmol/L(46～139μg/dl)。测定血氨的浓度，可用于估计肝病患者肝损害程度及其预后。肝受损越重，代谢氨的能力越差，血氨浓度越高。急性肝炎患者血氨正常或仅轻度增高。血氨＞118μmol/L(200μg/dl)者常伴有不同程度的意识障碍，提示氨中毒为此类肝性脑病的主要原因。

3. 胆汁酸(bile acid,BA)　BA 主要存在于肠肝循环系统并通过再循环起一定的保护作用,肠道中吸收的胆汁酸通过门静脉回到肝。肝门静脉血通过肝时,80%～90%的胆汁酸被吸收。肝对胆汁酸的这种高效清除作用使胆汁酸的浓度得以维持在较低水平。正常情况下 BA<10μmol/L。肝门静脉血中的胆汁酸浓度升高时,胆汁酸向体循环的排出量增加。进餐消化后肝 1～2h 的血清胆汁酸水平比空腹时高出 2 倍左右。

4. 吲哚氰绿(indocyanin green,ICG)　ICG 被认为是反映肝储备功能的灵敏指标。ICG 经外周静脉注射后95%以上和血浆中清蛋白结合,继而被肝细胞摄取,之后以游离形式经胆汁排泄进入十二指肠,随粪便排出体外。正常人静脉注射 20 min 后约97%从体内排出,因此,ICG 清除率是最敏感和最早出现的反映肝功能和灌注情况的指标,可用于评估肝移植供体和受体、慢性肝功能障碍患者和重症患者肝功能。ICG 由于不被肾等其他组织所代谢,也不参加肠肝循环,可间接反映肝细胞总量和肝储备。

三、肝细胞损伤的监测

1. 谷丙转氨酶(alanine aminotransferase,ALT)　ALT 是最常见的肝功能检查项目,参考值为<40U,是诊断肝细胞实质损害的主要项目,其高低往往与病情轻重相平行。它主要存在于肝细胞质内,其胞内浓度高于血清中 1 000～3 000 倍,只要有 1%的肝细胞坏死,就可以使血清 ALT 增高 1 倍。在急、慢性乙型肝炎与肝硬化活动,肝细胞膜的通透性改变,ALT 就从细胞内溢出到循环血液中去。但造成肝细胞膜通透性的改变的原因有很多,如疲劳、饮酒、感冒甚至情绪因素等。一般转氨酶值高于 80U 就有诊断价值。

2. 谷草转氨酶(aspartate aminotransferase,AST)　AST 正常值为 0～37U/L,AST 在肝细胞内与心肌细胞内均存在,心肌细胞中含量高于肝细胞,一般常作为心肌梗死和心肌炎的辅助检查。

3. 乳酸脱氢酶(lactate dehydrogenase,LDH)　LDH 是一种糖酵解酶,广泛存在于人体组织内,血清正常值为 150～450U/L。肝病时以 LDH_5 增加为主。肝衰竭时肝细胞缺血缺氧与 LDH 升高存在一定关系,急性肝炎或慢性活动性肝炎 LDH 升高,敏感度略低于 ALT。肝癌时 LDH 活性明显升高,尤其是转移性肝癌增高更显著。

四、胆内外阻塞的监测

1. 碱性磷酸酶(alkaline phosphatase,ALP)　ALP 广泛分布于机体的各个组织,主要来源于肝、骨、肠和胎盘,以肝源性和骨源性为主,参考值 0～110U/L。肝内、外胆汁淤积时 ALP 均可明显升高,肝细胞性黄疸时升高不明显或正常。由于 ALP 升高是肝、胆细胞在胆汁诱导下合成增加所致,故需要一定时间,因此,在急性化脓性胆管炎早期血清中该酶活性可不升高。

2. γ-谷氨酰转移酶(γ-glutamyltransferase,GGT)　GGT 是胆道疾病最敏感的标志,主要来源于肝,有较强的特异性。GGT 升高常见于各种原因引起的胆汁淤积如无黄疸的胆道系统疾病、肝癌、肝脓肿等。轻症肝炎一般 GGT 正常或稍高,慢性活动性肝炎和肝功能损害比较严重的患者 GGT 升高,且不易降至正常,它也是肝完全恢复的指标。

五、肝肿瘤的标记物

1. 甲胎蛋白(alpha fetoprotein,AFP)　AFP 最初用于肝癌的早期诊断,还广泛地用于肝癌手术疗效的监测、术后的随访以及高危人群的随访,正常情况下<30μmg/L。值得注意的是正常妊娠的妇女、少数肝炎和肝硬化、生殖腺恶性肿瘤等情况下 AFP 也会升高。

2. 血清铁蛋白(serum ferritin,SF)　SF 为体内一种储存铁的可溶组织蛋白,在正常男性为 80～130μg/L(80～130ng/ml),女性为 35～55μg/L(35～55ng/ml)。急、慢性肝损害和肝癌时,肝中铁蛋白减少,导致血清中铁蛋白升高,国内报道肝癌患者阳性率高达 90%。肝癌患者治疗有效者血清铁蛋白下降,而恶化和再发者升高,持续增高则预后不良,故血清铁蛋白测定可作为疗效监测手段之一,特别是对 AFP 阴性的患者尤有意义。

(李维勤　郑以山)

第四节　腹腔压力监测

最近20多年来,临床学者发现腹腔压力升高可见于多种疾病,在重症患者中尤其常见。随着研究的深入,腹腔压力升高的相关病症如腹腔高压(intra abdominal hypertension,IAH)和腹腔间隔室综合征(abdominal compartment syndrome,ACS)的诊治开始得到广泛的关注。2006年,国际腹高压委员会(World Congress on Abdominal Compartment Syndrome,WSACS)给出了腹腔压力,IAH和ACS等概念的标准定义。同时,WSACS还给出了IAP的标准测量方法,明确了膀胱压作为IAP的标准替代指标。这些定义和方法给以后的研究设立了统一的诊断和测量标准,使得IAH和ACS相关研究的一致性大大改善,也使IAH和ACS的及时识别和处理成为可能,从而大大改善了此类患者的预后。

(一)流行病学

直到20世界末,腹腔压力的升高还被认为仅是创伤病人特有的的一项腹部并发症,但是近年的研究发现,IAH/ACS可见于几乎所有种类的重症患者,并且与多种并发症的发生率和死亡率息息相关。Malbrain等在一项涉及多家ICU的调查中发现,IAH的总体发病率为58.8%,其中内科ICU为54.4%,外科ICU则高达65%。而IAP>15mmHg的患者总体发病率仍有28.9%,其中内科ICU为29.8%,外科ICU为27.5%。ACS的总体发病率为8.2%,其中内科ICU为10.5%,外科ICU为5%。常见的IAH与ACS相关病因见表6-1。其中比较常见于重症患者的原因包括大量输血,>10U红细胞悬液/24h或大量液体复苏>5L/24h;酸中毒(pH<7.2);凝血功能障碍;肝功能障碍所致大量腹水;机械通气和(或)使用呼气末正压(positive end expiratory pressure,PEEP);重症急性胰腺炎;腹部大手术;严重腹腔感染等。

表 6-1　IAH 与 ACS 常见相关疾病

分类	相关疾病
腹腔内容物增加	胃肠道扩张:如胃轻瘫,胃潴留,肠梗阻,肠扭转等
	腹腔内或腹膜后肿物,如腹内肿瘤
	腹水或腹腔积血
	气腹,如腹腔镜手术中
腹壁顺应性下降	腹部手术、尤其是腹部高张缝合
	腹壁出血或腹直肌鞘血肿
	腹部大疝气、腹裂或脐突出等术后
腹腔内容物增加合并腹壁顺应性下降	肥胖
	脓毒症、脓毒性休克
	重症急性胰腺炎
	大量液体复苏
	严重烧伤
	复杂的腹腔内感染

IAH.腹腔高压;ACS.腹腔间隔室综合征

(二)腹腔压力的标准监测方法

随着对IAH/ACS的重要性认识的不断提高,多种或直接或间接腹腔压力测量方法开始见诸报道。直接法主要指在腹膜透析或者腹腔镜手术时直接用针穿刺测量腹腔内压力,间接法则指用膀胱内压,胃内压,结肠内压或者子宫内压等来代替直接测量腹腔压力。在所有这些方法中,膀胱内压测量法最终在世界范围内得到了最多的采用,其主要优势在于操作简单且经济实用。近年来,很多持续的腹腔内压力测量方法被开发出来,主要是通过在胃内,腹膜腔内或膀胱内置管通过换能器直接连接显示器,从而实现腹腔内压的连续测量,但是其临床实用性仍旧需要更多研究来进一步确定。目前通用的仍旧是WSACS在2006年公布的标准膀胱内压测量法。

WSACS 的标准测定方法如下:患者平卧位,插入留置导尿管排空膀胱,连接测压管,将生理盐水25ml 注入导尿管后,零点在腋中线位置,在患者呼气末测量的压力即为患者腹腔压,单位统一为 mm-Hg(1mmHg＝1.36cmH$_2$O)。这一推荐意见综合了多个研究结果,发现在平卧位呼气末状态时其他因素对腹腔内压的影响最小;而测压时使用更多生理盐水可能使测定的腹腔内压偏高;将 IAP 零点与其他常规压力测量的零点统一在腋中线位置(如中心静脉压,动脉压等),以便于其他压力指标的综合计算(如腹腔灌注压＝平均动脉压－腹腔内压)。这种方法测得的正常人群的腹腔内压在 5～7mmHg。在这个方法中,争议最大的就是测量前注入生理盐水的量。过去,生理盐水注入量往往在50～100ml,但是研究表明,过多的生理盐水注入会使得测得的腹腔内压数值偏高,尤其在 IAH 或者 ACS 患者中升高的程度较明显。因此,目前国际上已经统一采用 25ml 的注入量来标准化腹腔内压的测量过程,实验证实其可以较好地反映真实的腹腔内压。

需要注意的是,在有些特殊人群中,其腹腔内压基础值异于普通人群,例如肥胖和妊娠、中晚期的患者其腹腔内压往往可达 10～15mmHg,但是并不会因此导致病理生理改变。相对而言,儿童的腹腔内压测量值则往往低于参考的正常值。因此,对于单个病人的腹腔内压监测,通过连续监测来获得腹腔内压的变化值比绝对值具有更高的临床参考价值。WSACS 推荐的具有 IAH/ACS 风险的重症患者监测间隔最大为 6h。

(三)IAH/ACS 诊断标准与分级

依据标准方法测得的腹腔内压值,WSACS 将 IAH 分为 4 级:

Ⅰ级,腹腔内压在 12～15mmHg。

Ⅱ级,腹腔内压在 16～20mmHg。

Ⅲ级,腹腔内压在 21～25mmHg。

Ⅳ级,腹腔内压＞25mmHg。

此外,IAH/ACS 从时间上又可以分为超急性、急性、亚急性和慢性。超急性是指腹内压的升高持续数秒或数分钟,常见于大笑、腹部用劲、打喷嚏、大便或体力活动时。急性 IAH/ACS 是在数小时之内腹内压升高,常见于腹部创伤或腹腔大出血的患者。亚急性一般在数天之内腹内压上升,常见于内科患者。慢性 IAH/ACS 一般经过数月到数年时间腹内压缓慢上升,患者多见于腹水、妊娠、病态肥胖、腹腔肿瘤、腹膜透析者。此类患者在危重病时,可能发生急性或超急性 IAH/ACS。通常急性 IAH/ACS 对病理生理的影响较大,而慢性 IAH/ACS 对病理生理的影响相对较小。

(李维勤 柯 路)

■ 参考文献

[1] Ukleja A. Altered GI motility in critically Ill patients: current understanding of pathophysiology, clinical impact, and diagnostic approach. Nutr Clin Pract,2010 Feb;25(1):16-25.

[2] Stupak,D. P. Motility Disorders of the Upper Gastrointestinal Tract in the Intensive Care Unit: Pathophysiology and Contemporary Management. J Clin Gastroenterol,2012.00:p. 1-7.

[3] Jean-Louis Vincent,et al. Textbook of Critical Care. ElsevierSaunders,Sixth Edition,2011.

[4] 刘大为.实用重症医学,北京:人民卫生出版社,2010.

[5] Dimoulas C,Bowel-sound pattern analysis using wavelets and neural networks with application to long-term, unsupervised,gastrointestinal motility monitoring. Expert Systems with Ap-plications,2008,Jan 34 (1):26-41.

[6] Metheny,N. A. Monitoring for In tolerance to Gastric Tube Feedings:A National Survey. Am J Crit Care,2012,21:33-40.

[7] Gilja OH. Advanced imaging and visualization in gastrointestinal disorders. World J Gastroenterol,2007 Mar,13(9):1408-1421.

[8] Jean-Louis Vincent,et al. Textbook of Critical Care. Elsevier Saunders,Sixth Edition 2011.

[9] Kotake Y. Descending aortic blood flow during aortic cross-clamp indicates postoperative splanchnic perfusion and gastrointestinal function in patients undergoing aortic reconstruction. Br J Anaesth,2012 Jun,108 (6):936-942.

[10] Kushi H. Early hemoperfusion with a polymyxin b column improves gastric intramucosal pH in sepsis. Ther Apher Dial 2008 Aug,12 (4):278-284.

[11] Bennett-Guerrero E. Automated detection of gastric luminal partial pressure of carbon dioxide during cardiovascular surgery using the Tonocap. Anesthesiology,2000 Jan,92 (1):38-45.

[12] Andreas Kortgen, Peter Recknagel, Michael Bauer. How to assess liver function? Current Opinion in Critical Care,2010,16:136-141.

[13] 王鸿利.实验诊断学.第 2 版.北京:人民卫生出版社,2010.

[14] Bie CQ,Yang DH,Tang SH,Huang W. The value of model for end-stage liver disease and Child-Turcotte-Pugh scores over time in evaluating the prognosisof patients with decompensated cirrhosis;experience in the Chi-

nese mainland. Hepatol Res, 2009, 39:770-785.

[15] 尤金 R. 希夫. 希夫肝脏病学. 美国: 化学工业出版社,2006.

[16] Malbrain ML, Cheatham ML, Kirkpatrick A, et al. Results from the International Conference of Experts on Intra-abdominal Hypertension and Abdominal Compartment Syndrome. I. Definitions. Intensive Care Med, 2006, 32(11):1722-1732.

[17] Cheatham ML, Safcsak K. Is the evolving management of intra-abdominal hypertension and abdominal compartment syndrome improving survival? Crit Care Med, 2010, 38(2):402-407.

[18] De Waele JJ, De Laet I, Kirkpatrick AW, et al. Intra-abdominal Hypertension and Abdominal Compartment Syndrome. Am J Kidney Dis, 2011, 57(1):159-169.

[19] Kirkpatrick AW, Brenneman FD, McLean RF, et al. Is clinical examination an accurate indicator of raised intra-abdominal pressure in critically injured patients? Can J Surg, 2000, 43(3):207-211.

[20] Cheatham ML, Malbrain ML, Kirkpatrick A, et al. Results from the International Conference of Experts on Intra-abdominal Hypertension and Abdominal Compartment Syndrome. II. Recommendations. Intensive Care Med, 2007, 33(6):951-962.

第7章

水、电解质、酸碱代谢紊乱

第一节　概　论

水、电解质、酸碱平衡是机体组织器官正常代谢并保持生理功能的基本内环境平衡保障。感染、创伤、手术与环境因素等多种病因都会导致该内环境紊乱。重症患者常出现水、电解质、酸碱平衡紊乱及多重紊乱。重症医学的中高级医师应该熟练掌握内环境紊乱的诊断与处理。

体液的主要成分是水和电解质。体液分为细胞内液和细胞外液两部分，其量与性别、年龄及体型有关。肌肉组织含水量较多（75%～80%），脂肪组织含水量较少（10%～30%）。成年男性的体液量约为体重的60%，而成年女性体液量约占体重的50%，两者均有±15%的变化幅度。小儿脂肪组织较少，故体液量占体重比例较高，新生儿可达体重的80%。随着年龄增长，体内脂肪逐渐增多，14岁后的体液量已与成年人所占比例相似。

细胞内液绝大部分存在于骨骼肌，男性肌肉较发达，男性细胞内液占体重的40%，女性细胞内液占体重的35%。细胞外液则男、女性均占体重的20%。细胞外液又可分为血浆和组织间液2部分。血浆约占体重的5%，组织间液约占体重的15%（图7-1）。绝大部分的组织间液能迅速与血管内液体或细胞内液交换并取得平衡，在维持机体水和电解质平衡方面具有很大作用，可称其为功能性细胞外液。另一小部分组织间液却具有缓慢交换和取得平衡的能力，但具有各自的功能，在维持体液平衡方面的作用甚小，如结缔组织液、脑脊液、关节液、消化液等，称其为无功能性细胞外液。无功能细胞外液占体重的1%～2%，占组织间液的10%左右。然而，有些无功能性细胞外液的变化所导致机体水、电解质和酸碱平衡失调却很显著，最常见的是胃肠消化液大量丢失所造成的体液量和成分的明显变化。

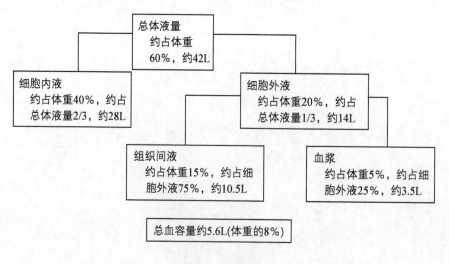

图 7-1　体液分布

细胞外液最主要的阳离子是 Na^+，主要的阴离子是 Cl^-、HCO_3^- 和蛋白质。细胞内液主要的阳离子是 K^+ 和 Mg^{2+}，主要阴离子是 HPO_4^{2-} 和蛋白质。需要注意血浆 Na^+ 含量与总体 Na^+ 的水平不总是一致的，同样的是有效循环血浆量与细胞外液总量不总是一致，在许多情况下有效循环血浆量下降伴随着细胞外液总量的增加，如心功能不全、低蛋白血症、炎症毛细血管渗漏综合征等，这些情况在重症患者十分多见，不同于普通的疾病状态，因此应该重视。

细胞内液与细胞内液渗透压相等，正常血浆渗透压为 $290 \sim 310 mmol/L$，渗透压的稳定对维持细胞内、外液平衡有非常重要的意义。血浆渗透压可用冰点渗透压计测定，临床可用以下公式计算：

血浆渗透压 $(mOsm/L) = 2(Na^+ + K^+) +$ 葡萄糖 $+$ 尿素氮 $(mmol/L)$

体液及其渗透压的稳定由神经-内分泌系统调节，体液的正常渗透压通气下丘脑-垂体后叶-抗利尿激素系统调节。血容量的恢复和维持则通过肾素-醛固酮系统。此两系统共同作用于肾，调节水和钠等电解质的吸收与排泄，从而维持体液平衡、内环境稳定。

需要注意美国的血浆渗透压计算公式为：

血浆渗透压 $(mOsm/L) = 2Na +$ 葡萄糖 $+$ 尿素氮 $(mmol/L)$

但是，这种计算公式定义的正常范围是 $280 \sim 300 mOsm/L$。

正常生理条件下，下丘脑前外侧受体会调节水的摄入，并通过口渴机制维持渗透压稳定。然而，在重症患者，多重疾病因素或干预措施会使"口渴机制"失去功能。在重症患者应注意监测患者血浆渗透压，尤其是肠外营养的重症患者，因为"口渴功能"被阻断了。血浆渗透压与重症患者病理生理机制的因果关系尚不明确，但与多种重症患者的预后已经发现有关。

胶体渗透压（oncotic pressure）与 Starling 力的原理在晶体与胶体选择时应当考虑并应用。过分积极的用晶体液进行容量复苏会引起心肺并发症、胃肠道运动障碍、凝血平衡紊乱、免疫与炎症反应调节紊乱。大量的晶体液可能导致细胞内与细胞外渗透压失平衡、细胞容积异常、炎症瀑布效应及凋亡过程。

血管腔与组织间隙之间的液体运动取决于毛细血管的 Starling 力。净滤过（Jv）是指这部分的净驱动力。Starling 公式反映了影响跨毛细血管液体流动的 6 个因素：

毛细血管静水压（Pc）；

组织间隙静水压（Pi）；

毛细血管胶体渗透压（πc）；

组织间隙胶体渗透压（πi）；

滤过系数（Kf）；

反射系数（σ）。

Starling 公式为：

$$Jv = Kf [(Pc - Pi) - \sigma(\pi c - \pi i)]$$

所以：$[(Pc - Pi) - \sigma(\pi c - \pi i)]$ 是净驱动压。

上式中，Kf 是比例常数，Jv 是间室之间液体的净移动量。

传统意义上定义向外的力为正，向内的力为负。理论上液体流出毛细血管动脉端是因为血管内静水压较高，促使液体滤过到组织间隙；而在毛细血管的静脉端是因为血浆的胶体渗透压较高又把组织间隙的液体回吸收到血管腔内。因此可以推论应用胶体液溶液可以通过提高血浆的胶体渗透压增强血管腔内的液体保持，并促进组织间隙的液体回流到血管腔内。然而，炎症反应的主要特征是毛细血管渗漏，胶体液的应用应该在炎症反应平息下来的时机，否则胶体会渗漏到组织间隙，加重间质液体聚集和组织水肿。目前在严重脓毒症（severe sepsis）容量复苏时应用胶体液还是晶体液的问题上还没有足够的临床循证依据。但是，目前已经有较多依据证实人工胶体液不能带来临床救治更好结果的同时，已经发现存在较多的不良反应与不良的结局；天然胶体液（人血白蛋白）在容量复苏时的应用，经过多年的临床研究，已经有荟萃分析（Meta Analysis）发现了其结果优于人工胶体液与晶体液。

重症患者由于多重原因会发生低蛋白血症，对于这种情况的考虑不同于容量复苏，维持重症患者的胶体渗透压也是维持内环境稳定的重要考量。

与渗透压相比血容量对机体更为重要，但血容量锐减又兼有血浆渗透压降低时，前者对抗利尿激素的促进分泌作用远远强于后者对抗利尿激素分泌的抑制作用，其目的是优先保持和恢复血容量，保证重要器官的灌流，从而维持生命安全。

在体内丧失水分时，细胞外液渗透压增高，刺激下丘脑-垂体-抗利尿激素系统，产生口渴，机体主动增加饮水。抗利尿激素分泌增加使远曲小管和集合管上皮细胞对水分重吸收增加，继之尿量减少，水分被保留在体内，使已升高的细胞外液渗透压降至正常。反之,体内水分增多时细胞外液渗透压降低,口渴反应被抑制,同时因抗利尿激素分泌减少,使远曲小管和集合管上皮细胞对水分重吸收减少,排除体内多余水分,使已降低的细胞外液渗透压增至正常。抗利尿激素分泌的这种反应十分敏感,只要血浆渗透压较正常有±2%的变化,该激素的分泌就有相应变化,最终保持机体水分动态平衡。需要注意的是重症患者的口渴反应机制被疾病本身或外在因素所抑制或阻断。

此外,肾小球旁细胞分泌的肾素和肾上腺皮质分泌的醛固酮也参与体液平衡调节。当血容量减少和血压下降时,肾素分泌增加,进而刺激肾上腺皮质醛固酮分泌增加。后者可促进远曲小管对Na^+的再吸收和K^+、H^+排泄。随着Na^+再吸收增加,水再吸收也增多,这样可使细胞外液保持正常。

常用晶体液的电解质组成与特性见表7-1;常用胶体溶液电解质组成与特性见表7-2;主要体液与分泌液的电解质组成与每日分泌量见表7-3。

表7-1　常用晶体液的电解质组成与特性

种类	Na (mEq/L)	Cl (mEq/L)	K (mEq/L)	葡萄糖 (g/L)	乳酸 (mEq/L)	葡糖酸盐 (mEq/L)	醋酸盐 (mEq/L)	Ca (mEq/L)	Mg (mEq/L)	pH	mOsm/L	Cal/L
0.9%氯化钠液	154	154	0	0	0	0	0	0	0	5.7	308	0
5%糖盐水	154	154	0	50	0	0	0	0	0	4.0	560	170
乳酸林格液	130	109	4	0	28	0	0	3	0	6.7	273	9
5%糖水	0	0	0	50	0	0	0	0	0	5.0	253	170
Normosol	140	98	5	0	0	23	27	0	3	7.4	295	0

表7-2　常用胶体液电解质组成与特性

种类	Na (mEq/L)	Cl (mEq/L)	乳酸 (mEq/L)	人血白蛋白(g/L)	右旋糖酐-70 (g/L)	羟乙基淀粉(g/L)	pH	胶体渗透压(mmHg)	Osm
5%人血白蛋白	154	154	0	50	0	0	6.6	20	290
25%人血白蛋白	154	154	0	250	0	0	6.9	100	310
HES Hespan	154	154	0	0	0	60	---	---	310
Hextend*	130	109	28	0	0	60	---	---	310
右旋糖酐-40 水	0	0	0	0	100	0	6.7	68	320
0.9%氯化钠液	154	154	0	0	100	0	6.7	68	320
右旋糖酐-70	154	154	0	0	60	0	6.3	70	320

* Hextend 也含有 K^+ 4mEq/L,Ca^{2+} 3mEq/L

表7-3　主要体液与分泌液的电解质组成与每日分泌量

种类	Na^+(mEq/L)	K^+(mEq/L)	H^+(mEq/L)	Cl^-(mEq/L)	HCO_3^-(mEq/L)	成年人量(ml/d)
唾液	60	20	0	15	50	1 500
胃液	20～120	15	60	130	0	2 500
胰液	140	5	0	70	70	1 000
胆汁	140	50	0	140	44	600
空肠造口分泌液	120	20	0	100	40	3 000
腹泻	100	20	0	100	40	---

机体正常代谢和功能需要酸碱适宜的体液环境。通常人的体液保持着一定的 H^+ 浓度，即保持着稳定的 pH（动脉血浆 pH 为 7.4 ± 0.05）。但人体在代谢过程中，不断产生酸性物质的同时也产生碱性物质，这将使体液中的 H^+ 浓度经常发生变化。为使血中 H^+ 浓度仅在很小范围内变动，人体通过体液缓冲系统、肺的呼吸和肾排泄完成对酸碱的调节作用。

血液中的缓冲系统以 HCO_3^-/H_2CO_3 最为重要。HCO_3^- 正常值平均为 24mmol/L，H_2CO_3 正常值平均为 1.2mmol/L，两者比值（HCO_3^-/H_2CO_3）20:1。只要 HCO_3^-/H_2CO_3 的比值保持为 20:1，无论 HCO_3^- 或 H_2CO_3 绝对值高低，血浆 pH 仍然能保持为 7.40。

肺的呼吸对酸碱平衡的调节作用主要是通过 CO_2 经肺排出，可使血中 $PaCO_2$ 下降，也即调节了血中的 H_2CO_3。如果机体呼吸功能失常，本身就可引起酸碱平衡紊乱，也会影响其对酸碱平衡紊乱的代偿能力。

肾在酸碱平衡调节系统中起最重要的作用，肾通过排出固定酸和保留碱性物质的量来维持血浆正常 HCO_3^- 浓度，使血浆 pH 保持不变。如果肾功能异常，本身会引起酸碱平衡紊乱，同时还可影响其对酸碱平衡的正常调节。肾调节酸碱平衡的机制为：通过 Na^+-H^+ 交换排 H^+；通过 $H_2CO_3^-$ 重吸收增加碱储备；产生 NH_3 并与 H^+ 结合成 NH_4^+ 排出 H^+；通过尿的酸化排 H^+。

第二节　水钠代谢紊乱

水、钠代谢失常是相伴发生的，单纯性水（或钠）增多或减少极为少见。临床上多分为失水（water loss）、水过多（water excess）、低钠血症（hyponatremia）和高钠血症（hypernatremia）等数种。

一、失　水

失水是指体液丢失所造成的体液容量不足。根据水和电解质（主要是 Na）丢失的比例和性质，临床上常将失水分为高渗性失水、等渗性失水、低渗性失水。

高渗性失水的主要原因是水摄入不足和水丢失过多。水摄入不足无法摄入或缺水环境（如昏迷、创伤、吞咽困难、地震、沙漠环境等），导致口渴中枢迟钝或渗透压感受器受抑制的疾病（如：脑外伤、脑卒中等），重症患者也可能由于镇静药、肌松药、气管插管等因素阻断了口渴反应的功能。水丢失过多包括肾丢失与肾外丢失。肾丢失的常见原因有：中枢性尿崩、非溶质性利尿药、糖尿病酮症酸中毒、非酮症性高渗性昏迷、鼻饲综合征和溶质性利尿等。肾外丢失的常见原因有：中暑、烧伤开放性治疗、哮喘持续状态、气管切开以及惊厥等。高渗性失水的临床表现分为轻、中、重度。由于失水多于失钠，细胞外液容量减少，渗透压升高。轻度失水，即失水量相当于体重 2%～3% 时，渴感中枢兴奋而产生口渴，为早期出现的症状；刺激抗利尿激素释放，水重吸收增加，尿量减少，尿比重增高。如同时伴有多饮，一般不造成细胞外液容量不足和渗透压异常；如伴有渴感减退，可因缺乏渴感而发生高渗性失水。中度失水，即失水量相当于体重 4%～5%，醛固酮分泌增加，血浆渗透压升高，渴感严重，咽下困难，声音嘶哑；有效循环容量不足，心率加快；皮肤干燥、弹性下降；进而由于细胞内失水造成乏力、头晕、烦躁。重度失水，当失水量相当于体重 7%～14% 时，脑细胞严重脱水，出现躁狂、谵妄、定向力障碍、幻觉、晕厥和脱水热等神经系统异常症状；若失水量相当于体重的 15% 时，可出现高渗性昏迷、低血容量性休克、尿闭和急性肾衰竭。诊断可根据病史与临床表现，实验室检查异常有：尿比重高；红细胞计数、血红蛋白量、血细胞比容轻度升高；血钠浓度升高，在 150mmol/L 以上。

等渗性失水的主要原因包括消化道丢失（如呕吐、腹泻、胃肠引流等）和皮肤丢失（如大面积烧伤、剥脱性皮炎等）2 个方面，其由于有效循环血容量和肾血容量减少，出现少尿、口渴，严重者血压下降，但渗透压基本正常。若短期内体液丧失达到体重的 5%，即细胞外液的 25%，患者则会出现脉搏细速、肢端湿冷、血压不稳定或下降等血容量不足的症状。当体液继续丧失达体重的 6%～7% 时，则有更严重的休克表现。

低渗性失水的主要原因包括补充水过多和肾丢失两方面原因。其中肾丢失的常见原因有：排钠性利尿药过量使用、肾小管在大量不被吸收的溶质（如尿素）、急性肾衰竭（多尿期）、肾小管性酸中毒、糖尿病酮症酸中毒、肾上腺皮质功能减退症等。

低渗性失水早期即发生有效循环血容量不足和尿量减少,但无口渴,严重者导致细胞内低渗和细胞水中毒。临床上依据缺钠的程度分为轻、中、重 3度。轻度失水,即当每千克体重缺钠 8.5mmol(血浆钠 130mmol/L 左右)时,血压可在 100mmHg 以上,患者有疲乏、无力、口渴、尿少、头晕等。尿钠极低或测不出。中度失水即当每千克体重缺钠 8.5～12.0mmol(血浆钠 120mmol/L 左右)时,血压降至 100mmHg 以下,表现为恶心、呕吐、肌肉痉挛、手足麻木、静脉塌陷、直立性低血压,尿钠测不出。重度失水,即当每千克体重丢失钠在 12.8～21.0mmol(血浆钠 110mmol/L 左右)时,血压降至 80mmhg以下,出现四肢发凉、体温低、脉细速而快等休克表现,并伴木僵等精神症状,严重者昏迷。

对于脱水的诊断,根据病史可推测失水的类型和程度,如高热、尿崩症应多考虑高渗性失水;呕吐腹泻应多考虑低渗性或等渗性失水,昏迷、血压下降等提示为重度失水,但应做必要的实验室检查来证实。高渗性失水中、重度时,尿量减少;除尿崩症外,尿比重、血红蛋白、平均血细胞比容、血钠(145mmol/L)和血浆渗透压均升高(310mOsm/L)。严重者出现酮症、代谢性酸中毒和氮质血症。依据体重的变化和其他临床表现,可判断失水的程度。等渗性失水血钠、血浆渗透压正常;尿量少,尿钠降低或正常。低渗性失水血钠($<$130mmol/L)和血浆渗透压($<$280mOsm/L)降低,至病情晚期尿少,尿比重低,尿钠减少;血细胞比容(每增高 3%

约相当于钠丢失 150mmol)、红细胞、血红蛋白和尿素氮均增高,血尿素氮/肌酐(单位均为 mg/dl)比值$>$20:1(正常 10:1)。

对于重症患者,应严密监测血电解质与患者的有效循环容量与组织灌注的指标变化,同时应注意患者血浆渗透压变化。尤其是在实行容量复苏的过程中,在及时补充循环容量的同时,也要避免输入过多的液体。重症患者如果同时伴有脱水,组织器官的低灌注会进一步加重,及时的容量复苏治疗应该在适当的监护条件下进行,防止休克的发生与加重。早期目标治疗(EGDT)已经提供了降低严重脓毒症与脓毒性休克患者死亡率的依据,其治疗目标与时间要求可以在重症患者的救治过程中借鉴。

积极治疗原发病。避免不适当的脱水、利尿、鼻饲高蛋白饮食等。已发生失水时,以依据失水类型、程度和机体情况,决定补充液体量的种类、途径和速度。补液总量应包括已丢失液体量及继续丢失的液体量 2 部分。已丢失量可以根据失水程度、体重减少量、血钠浓度和血细胞比容计算,依据血钠浓度的计算适用于高渗性失水者,依据血细胞比容的计算适用于估计低渗性失水的失水量(表 7-4)。继续丢失量是指就诊后发生的继续丢失量,包括生理需要量(1 500ml/d)及继续发生的病理丢失量(如出汗、肺的呼出和呕吐等)。临床实践中,应根据患者实际情况适当增减。

表 7-4　失水量常用的计算公式水量

丢失量＝正常体液总量－现有体液总量
丢失量＝(实测血清钠－正常血清钠)×现体重(kg)×0.6÷正常血清钠
丢失量＝现体重(kg)×(实测血清钠－正常血清钠)(K:男性＝4,女性＝3)
补液量(ml)＝(所测血细胞比容－正常血细胞比容)÷正常血细胞比容×体重(kg)×200

正常血细胞比容,男性 0.48,女性 0.422

高渗、低渗和等渗性失水均有失钠和失水,仅程度不一,均需要补钠和补水。一般来说,高渗性失水补液中含钠液体约占 1/3,补水为主,补钠为辅。经口和鼻饲者可直接补充水分,经静脉者可补充 5%葡萄糖溶液、5%葡萄糖氯化钠溶液或 0.9%氯化钠溶液。适当补充碱性液和钾。等渗性失水补液中含钠液体约占 1/2,补充等渗溶液为主,首选0.9%氯化钠溶液,由于正常细胞外液的钠、氯比值是 7:5,长期使用可以引起高氯性酸中毒,可以选择

(0.9%氯化钠溶液 1 000ml＋5%葡萄糖溶液 500ml＋5%碳酸氢钠溶液 100ml)的配方以更符合生理需要。

低渗性失水补液中含钠液体约占 2/3,以补充高渗液为主。宜将上述配方中的 5%葡萄糖液 500ml 换成 10%葡萄糖溶液 250ml。必要时可再补充适量的 3%～5%氯化钠溶液。补液量可按氯化钠 1 克含 Na^+17mmol 折算。但补充高渗液不能过快,一般以血钠每小时升高 0.5mmol/L 为宜。

一般先补给补钠量[补钠量＝(142mmol/L－实测血清钠)×0.2×体重(kg)]的1/3～1/2，复查生化指标，并重新评估后再决定下一步的治疗方案。在低灌注状态的重症患者应慎重使用乳酸林格液。由于糖酵解以及静脉补液中含乳酸盐，易发生乳酸酸中毒，应当警惕。

补液应尽量口服或鼻饲，不足部分或中、重度失水者需经静脉补充。补液速度宜先快后慢。重症者开始4～8h补充液体总量的1/3～1/2，其余在24～48h补完。具体的补液速度要根据患者的年龄、心、肺、肾功能和病情而定。在补液过程中应记录24h的出入水量及密切观察监测体重、血压、脉搏、血清电解质和酸碱度。若急需大量快速补液时，宜鼻饲补液；若经静脉补充时宜监测中心静脉压(<12cmH$_2$O为宜)。当患者在尿量>30ml/h后应补钾，一般浓度为3g/L，当尿量>50ml/h时，日补钾量可达10～12g，同时应当注意纠正已经存在或即将发生的人酸碱平衡紊乱。

在重症患者，扩张容量或缩血管是临床经常面对的一个问题。然而，治疗的目标是维持血压与组织器官灌注。单靠扩容治疗将需要大量的液体输入，无限制的液体输入将导致水肿，并导致组织水平的氧气运输障碍。在炎症反应毛细血管渗漏的患者、ICU的患者、手术中的患者，如果早期应用小剂量的缩血管药物，将会有利于保持器官灌注、尿排出量、并减少需要输入的液体量。在休克的处理中，缩血管药物具有重要的作用，可以增加静脉张力促进静脉血回流、增加动脉张力并改善动脉压力，平均动脉压代表了器官的血流灌注。美国重症医学会(SCCM)指南推荐的首选的血管加压药物是去甲肾上腺素，但是，较大剂量的去甲肾上腺素也会导致多种不良反应。

二、水过多和水中毒

水过多是水在体内过多潴留，若过多的水进入细胞内，导致细胞内水过多则称为水中毒(water intoxication)。水过多和水中毒是稀释性低钠血症的病理表现。常见的原因包括：抗利尿性激素代偿性分泌增多(如右侧心力衰竭、低蛋白血症等)；抗利尿激素分泌失调综合征；肾水排泄障碍(如急性肾衰竭少尿期)；盐皮质激素和糖皮质激素分泌不足；渗透阈重建；肾水排泄功能正常，但能兴奋ADH分泌的渗透阈降低(如孕妇)；抗利尿激素用量过多(如中枢性尿崩症治疗不当)等主要方面。

临床表现为急性和慢性2种。急性者起病急。精神表现突出，如头痛、精神失常、定向力障碍、共济失调、癫痫样发作、嗜睡与躁动交替出现以至昏迷。也可出现头痛、呕吐、血压增高、呼吸抑制、心律缓慢等颅内高压表现。慢性轻度水过多仅有体重增加，当血浆渗透压低于260mOsm/L(血钠125mmol/L)时，有疲倦、表情淡漠、恶心、食欲缺乏等表现和皮下组织肿胀；当血浆渗透压降至240～250mOsm/L(血钠115～120mmol/L)时，会出现头痛、嗜睡、神志错乱、谵妄等神经精神症状。当血浆渗透压降至230mOsm/L(血钠110mmol/L)，可发现抽搐或昏迷。若血钠在48h内迅速降至108mmol/L以下，可致神经系统永久性损伤或死亡。

依据病史，结合临床表现及必要的实验室检查，一般可做出明确诊断，但同时需做出水过多的病因和程度(体重变化、出入水量、血钠浓度等)；有效循环血容量和心、肺、肾功能状态；血浆渗透压等判断，将有助与治疗和诊断预后。诊断时应注意与缺钠性低钠血症鉴别。一般来讲，水过多和水中毒时尿钠>20mmol/L，而缺钠性低钠血症的尿钠常会明显减少甚至消失。

水过多和水中毒的治疗首先是积极治疗原发病，同时记录24h出入水量，控制水的摄入量和避免体液过多可预防水过多的发生或其病情的加重。轻症者限制进水量，使入水量少于尿量。适当服用依他尼酸(利尿酸)或呋塞米等襻利尿药可以纠正。急重症者治疗重点是保护心、脑功能，纠正低渗状态(如利尿、脱水)，主要包括高容量综合征和低渗血症。高容量综合征以脱水为主，治疗上着重于减轻心脏负荷，首选呋塞米或依他尼酸等襻利尿药。急重者可用20～80mg，每6小时静脉注射1次；依他尼酸25～50mg，用25%葡萄糖液40～50ml稀释后缓慢静脉注射，必要时2～4h重复使用。有效循环血容量不足者要补充有效血容量。危急病例可采取血液超滤治疗。用硝普钠、硝酸甘油等保护心脏，减轻其负荷。明确为抗利尿激素分泌过多者，除病因治疗外，可选用利尿药、碳酸锂等治疗。低渗血症，特别是已出现精神经症状者，应迅速纠正细胞内低渗状态，除限水、利尿外，应使用3%～5%氯化钠溶液，一般剂量为5～10ml/kg，严密观察心、肺功能变化。调节剂量和输液速度，一般以分次补给为宜，同时用利尿药减少血容量，注意纠正钾代谢失常和酸中毒。

水过多和水中毒在重症患者常导致水肿，也是肺水肿和心脏过负荷的原因。水肿导致氧弥散障碍，也会导致心肌收缩力下降。重症患者如果发生容量过负荷，容易发生肺水肿并导致气体交换障碍。肺水肿可以比较敏感的反应全身也有水肿，氧气弥散障碍不仅发生在肺泡-毛细血管界面，同样也出现在器官-组织的水平。

三、低钠血症

低钠血症是指血清钠<135mmol/L，与体内总钠量（可正常、增高或降低）无关。最常见的是缺钠性低钠血症和稀释性低钠血症。缺钠性低钠血症及低渗性失水，其体内总钠量或细胞内钠减少，血清钠浓度降低；稀释性低钠血症即水过多，血钠被稀释，细胞内液和血清钠浓度降低。较为少见的转移性低钠血症，机体缺钠时钠从细胞外转移至细胞内，其总体钠正常，细胞内液钠增多，血清钠减少。此外还有消耗性低钠血症，多见于恶性肿瘤、肝硬化晚期、营养不良、年老体衰等，称为特发性低钠血症。治疗原则主要按照低渗性失水、水过多和水中毒治疗。转移性低钠血症以去除原发疾病和纠正低钠血症为主。特发性低钠血症主要是治疗原发病。

四、高钠血症

高钠血症是指血清钠>145mmol/L，其机体总钠量可增加、正常或减少，主要包括浓缩性和潴留性2种。最常见的是浓缩性高钠血症，表现为高渗性失水，体内总钠减少，而细胞内和血清钠浓度增高，见于单纯性失水或失水大于失钠，治疗同高渗性失水。潴留性高钠血症，较少见，主要因肾排泄钠减少和（或）钠的入量过多所致（如右侧心力衰竭、颅脑外伤、补碱过多等），以神经精神症状为主要表现，随病情发展或血钠上升速度加重。治疗除限制钠的摄入外，可用5％葡萄糖溶液稀释疗法或鼓励多饮水，但必须同时使用排钠性利尿药，需严密监测心肺功能，防止输液过快过多，以免导致肺水肿。上述方法未见效并病情加重者，可考虑应用8％葡萄糖溶液做透析治疗。此外还有一种特发性高钠血症，其症状一般较轻，常伴血浆渗透压升高，氢氯噻嗪可缓解其症状。必须注意高钠血症的上述治疗均应以积极治疗原发病为前提，限制钠的摄入量，防止钠输入过多。

第三节　钾代谢紊乱

一、钾缺乏和低钾血症

低钾血症指血清钾<3.5mmol/L。主要分为缺钾性、转移性和稀释性。

低钾性低钾血症最常见，主要由摄入钾不足或排出钾过多引起，表现为体内总钾量、细胞内钾和血清钾浓度降低。由于长期禁食、少食，每日钾的摄入量<3g并维持2周以上可以造成摄入钾不足。而排出钾过多主要是经胃肠或肾丢失过多的钾，如长期大量的呕吐、腹泻、胃肠引流或造口、急性肾衰竭多尿期、肾小管性酸中毒、失钾性肾病、呋塞米等排钾性利尿药、甘露醇等渗透性利尿药，以及某些抗生素（如青霉素、庆大霉素、羧苄西林等）。其他原因所致的失钾还有大面积烧伤、放腹水、腹膜透析、不适当的血液透析等。低钾血症的临床表现取决于低钾血症发生的速度、程度和细胞内外钾浓度异常的轻重。迅速发生的重型低钾血症症状严重，甚至致命。骨骼肌表现为神经、肌肉应激性减退。当血清K^+<3.0mmol/L时，可出现四肢肌肉软弱无力，低于2.5mmol/L时，可出现软瘫，以四肢肌肉最为突出，腱反射迟钝或消失。当呼吸肌受累时则可引起呼吸困难。在消化系统可引起肠蠕动减弱，轻者食欲缺乏、恶心、便秘，严重低血钾可引起腹胀、麻痹性肠梗阻。中枢神经系统表现症状为精神抑郁、倦怠、神志淡漠、嗜睡、神志不清、甚至昏迷等。低血钾时一般为心肌兴奋性增强，可出现心悸、心律失常。严重者可出现房室传导阻滞、室性心动过速及心室颤动，最后心搏骤停于收缩状态。此外还可引起心肌张力减低，心脏扩大，末梢血管扩张，血压下降等。长期低钾血可引起缺钾性肾病和肾功能障碍，肾浓缩功能下降，出现多尿且比重低，尤其是夜尿增多。另外，缺钾后膀胱平滑肌张力减退，可出现尿潴留，患者常易合并肾盂肾炎。低血钾还可导致代谢性碱中毒。

转移性低钾血症是因细胞外钾转移至细胞内引起，表现为体内总钾量正常，细胞内钾增多，血清钾浓度降低。主要见于代谢性或呼吸性碱中毒的恢复期。使用大量葡萄糖注射液（特别是同时使用胰岛素者）；周期性瘫痪；急性应激状态；棉子油或氯化钡中毒；反复输入洗涤红细胞；低温疗法；使用叶酸、维生素 B_{12} 治疗贫血等。转移性低钾血症亦称周期性瘫痪。常在夜半或凌晨突然起病,主要表现为发作性软瘫或肢体软弱无力,多数以双下肢为主,少数累及上肢;严重者累及颈部以上和膈肌;1~2h 达高峰,一般持续数小时,个别可长达数日。稀释性低钾血症是细胞外液水潴留时,血钾浓度相对降低,机体总钾量和细胞内钾量正常,见于水过多、水中毒、过多过快补液而未及时补钾时。

根据病史和临床表现,血清钾测定血 K^+ < 3.5mmol/L 时,出现症状即可作为诊断。但在缺水和酸中毒时,血清 K^+ 可不显示降低。此外可根据心电图检查,多能较敏感地反映出低血钾情况,心电图的主要表现为 Q-T 间期延长,ST 段下降,T 波低平、增宽、双向、倒置或出现 U 波等。

一般常规采用口服治疗,成年人预防剂量为 10% 氯化钾注射液 30~40ml/d(每克氯化钾含钾 13.4mmol),氯化钾口服易有胃肠道反应,可用枸橼酸钾含钾 4.5mmol)。在不能口服或缺钾严重的患者使用静脉补钾。常用浓度为 5% 葡萄糖溶液 1.0L 中加入 10% 氯化钾注射液 10~20ml,每克氯化钾必须均匀静脉滴注 30~40min 或以上,不可静脉注射。补钾量视病情而定,作为预防,通常成年人补充氯化钾 3~4g/d,作为治疗,则为 4~6g/d 或更多。

临床工作中必须注意尿量在 30ml/h 以上时方可考虑补钾;伴有酸中毒、血氯过高或肝功能损坏者,可考虑应用谷氨酸钾;静脉滴注的氯化钾浓度太高可刺激静脉引起疼痛,甚至静脉痉挛和血栓形成,可考虑经中心静脉补钾;血清钾浓度突然增高可导致心搏骤停,补钾速度 20~40mmol/h 为宜,不能超过 50~60mmol/h;K^+ 进入细胞内的速度很慢,约 15h 才达到细胞内、外平衡,而在细胞功能不全如缺氧、酸中毒等情况下,钾的平衡时间更长,约需 1 周或更长,所以纠正缺钾需历时数日,勿操之过急或中途停止补给;缺钾同时又缺钙时,应注意补钙,因为低血钙症状往往被低钾血症所掩盖,低血钾纠正后,可出现低血钙性抽搐;短期内大量补钾或长期补钾时,需定期观察,测定血清钾及心电图以避免发生高血钾。

二、高钾血症

血清钾测定 >5.5mmol/L 时,称为高钾血症,主要原因包括:急性肾衰竭(少尿期)等原因导致肾排钾困难;静脉输入过快、过多,输入大量库存血等原因所致进入体内(血液内)的钾过多;缺氧、酸中毒、持续抽搐、大量溶血、大量内出血、大血肿、挤压综合征等使细胞内钾释放造成的细胞内钾移入细胞外液。

高钾血症的临床表现取决于原发疾病、血钾升高程度、速度等,患者一般无特异症状,主要是钾对心肌和骨骼肌的毒性作用。临床上可表现为抑制心肌收缩,出现心律缓慢,心律失常、严重时心室颤动、心搏骤停。特征性心电图改变为:早期 T 波高而尖,Q-T 间期延长,随后出现的是 QRS 波群增宽,P-R 间期延长。同时低钠、低钙、高镁可加剧高血钾对心肌的危害。同时高钾血症患者早期常有四肢及口周感觉麻木,极度疲乏、肌肉酸痛、肢体苍白、湿冷。血钾浓度达 7mmol/L 时,四肢麻木,软瘫,先为躯干,后为四肢,最后影响到呼吸肌,发生窒息。此外代谢性酸中毒也是高钾血症的主要临床表现,患者可能发生致命性酸中毒。凡遇有引起高钾血症原因的患者,要提高警惕,应经常进行心电图检查,如发现心电图的高钾血症改变,即可确诊。同时血清钾测定也是重要的确诊手段。

对高钾血症患者的紧急处理包括:①应立即停止钾盐摄入,积极防治心律失常和窒息,迅速降低血清钾;及时处理原发病和恢复肾功能。②可以静脉注射钙剂(10% 葡萄糖酸钙 10~20ml)或 30~40ml 加入液体静脉滴注(可重复使用)。③用 25%~50% 葡萄糖溶液 100~200ml 加胰岛素(4g 糖加 1U 正规胰岛素)做静脉滴注,将钾转入细胞内。④对存在酸中毒者可静脉注射 5% 碳酸氢钠溶液 60~100ml 或 11.2% 乳酸钠溶液 100~200ml 或乳酸钠溶液 60~100ml 以纠正酸中毒、降低血清钾浓度。⑤经上述治疗后,血清钾仍不下降时可以采用肾替代治疗(CRRT)。

第四节 钙代谢紊乱

一、低钙血症

低钙血症指血清钙低于 2.20mmol/L。可见于维生素 D 缺乏、甲状旁腺功能减退症。慢性肾衰竭、慢性腹泻和小肠吸收不良综合征。在急性出血性坏死胰腺炎时,血清钙低下是预后不良的指标。

可出现出血、局部水肿、软弱无力和四肢抽搐。出现抽搐时,静脉滴注葡萄糖酸钙1～2g,如仍不能控制,可肌内注射硫酸镁1～2g,或加入5％葡萄糖溶液内做静脉滴注。如由其他病因引起的,尚需针对病因处理。重症患者接受CRRT治疗时需要及时监测血钙浓度,防止因血钙浓度过高或过低所引发的并发症。大量输血的患者也会发生低钙血症,对于大量输血的患者应监测血钙浓度,并根据监测结果及时调整。

二、高钙血症

高钙血症指血清钙超过2.60 mmol/L,可以是调节血-骨平衡引起的平衡性高钙血症,也可以是由于骨的快速吸收所致的失平衡性高血钙。致病因素包括:恶性肿瘤(尤其是乳腺癌)、甲状旁腺功能亢进症、维生素D和维生素A过多、转移性骨癌和多发性骨髓瘤等多种。偶可由性激素和噻嗪类利尿药引起。可表现为食欲缺乏、恶心、口渴、倦怠、便秘和尿频等。若长时间高血钙可产生血管钙化、肾钙化、肾结石以及肾功能不全等。治疗主要是去除病因。其他的治疗手段包括:增加尿钙排泄(如0.9％氯化钠液和呋塞米静脉滴注)或透析以降低血钙;减少钙自骨向细胞外液转移,最常用肾上腺皮质类固醇(如泼尼松80mg/d,或氢化可的松每日300～400mg);增加钙自细胞外液向骨转移(如磷酸盐降低血钙)。注意磷酸盐静脉用量为50mmol(1.5g),于6～8h滴完,每天只能使用1次。肾功能不佳者,磷酸盐每日用量不宜超过1.0g。

第五节 镁代谢紊乱

一、低镁血症

低镁血症日常很罕见,但重症患者不应该忽略,多数由于大量镁丧失,少数可因摄入不足引起。下消化道液镁含量(5～7mmol/L)比上消化道液中丰富,大量下消化道液丢失比胃液丢失更易发生镁缺乏。消化系统疾病,如广泛肠切除、肠瘘或胆瘘、腹泻和长期胃肠减压,均可引起低镁血症。急性胰腺炎时可引起低镁血症和低钙血症,主要由于脂肪坏死部位的镁性皂沉积所致,也与甲状旁腺功能受抑制及肠道吸收障碍有关。蛋白质、热量不足和营养不足可引起低镁血症,在慢性酒精中毒的重症患者更为常见。肾盂肾炎和肾小球肾炎等疾病可影响肾小管对Mg^{2+}的再吸收,引起低镁血症。但在晚期肾疾病、甲状旁腺功能亢进症、甲状腺功能亢进症、醛固酮增多症及糖尿病酸中毒等内分泌疾病可引起低镁血症。

医源性因素也是引起低镁血症的重要原因之一。长期应用胃肠外营养时未补充镁,可发生镁缺乏。呋塞米、噻嗪类、尿素和甘露醇等利尿药、氨基糖苷类抗生素、强心苷,顺铂和胰岛素等治疗,都可使大量镁经尿液排出。其中利尿药与强心苷同时应用,镁的丢失更明显。无镁透析液透析时易发生低镁血症。近年研究更多发现手术后头几天血清镁暂时降低,一般到术后第4天才逐渐恢复正常,可能与手术创伤本身、胃管减压、由肾丧失、氨基糖苷类药物的应用等医源性因素等所致。此外,低温体外循环手术中,血清镁和碱性磷酸酶活性度降低,低镁血症不是单纯由于血液稀释所致,而与手术创伤、心肺转流及低温有关。

当血清镁<0.4mmol/L时才出现临床症状,主要为神经肌肉系统和心血管系统的表现。神经肌肉系统以肌肉震颤、手足搐搦和反射亢进最为常见,以上肢更为明显。严重时出现谵妄、精神错乱、定向力失常、幻觉、惊厥、甚至昏迷等。心血管系统多表现为心律失常。缺血性心脏病、充血性心衰和酒精性心肌病患者的猝死可能与缺镁有关。出现室性期前收缩、室上性阵发性心动过速或心室颤动等,其他的心电图变化与低钾血症相似。应当警惕血清镁含量降低时,容易发生洋地黄中毒。

轻度镁缺乏者主要使用胃肠道途径补充,增加胃肠道镁的摄入量后,多获纠正。症状明显或不能进食者使用静脉途径。治疗开始前,先测血清镁、钙、尿素氮和肌酐。如有氮质血症或肾功能不良时,应经常复查血清镁、以免补充过多而发生血镁过高。常用制剂为10％～50％硫酸镁或20％氯化镁,由于硫酸盐可结合钙,用硫酸镁治疗反加重低血钙症,故以使用氯化镁较为安全。1g硫酸镁含镁元素98mg或4.1mmol,1g氯化镁含镁元素115mg或4.8mmol。初剂可给予600mg元素镁,稀释于5％的葡萄糖溶液200～250ml中静脉滴注3～4h。随后,以900mg元素镁稀释后连续静脉滴注,24h滴完。次日剂量减半,以后的补充量根据血清镁浓度决定,使血清镁的浓度维持在12mmol/

L。由于血清镁与细胞内镁平衡缓慢,故镁缺乏宜在 5～7d 逐步矫正,不宜操之过急。如情况紧急,有癫痫样发作,可用 500mg 元素镁缓慢静脉注射,每分钟不超过 15mg。应该注意的是低镁、低钙和低钾三者关系密切,严重低镁血症时可产生低血钙或导致低钾血症,若单纯补钾难以奏效时,必须考虑存在有低镁的可能,同时补镁。

二、高镁血症

高镁血症常发生在肾功能不全时进行镁剂治疗,或在严重失水和尿少患者给予过多镁剂补充。当血清镁含量超过 3mmol/L 时,可出现中毒症状。

高镁浓度抑制中枢及周围神经系统,最早表现为嗜睡、肌力减退,继之出现软瘫,反射消失,终至昏迷。心血管方面表现为心动过速,继以心动过缓、房室和心室内传导阻滞。如无高钾血症而心电图显示 P-R 间期延长、T 波高耸。QRS 波增宽者,应考虑高血镁症。若血清镁含量超过 6mmol/L 时,可出现呼吸麻痹和心搏骤停。治疗应从纠正失水和改善肾功能入手。静脉注射 10% 葡萄糖酸钙 10～20ml,应其能拮抗 Mg^{2+} 对心肌的毒性作用。严重病例可行透析疗法,以清除细胞外液积累的镁,使症状得以改善。

第六节 磷代谢紊乱

一、低磷血症

血清磷低于 0.80mmol/L 为低磷血症,以肠外营养时未补磷最多见。其他治疗原因有摄入和肠道吸收减少(如吸收不良症状、呕吐);磷酸盐离子移入细胞内(如在碱中毒或大量葡萄糖注射后);磷大量自肾丧失(如低钾血症、低镁血症)。对低磷血症的治疗以口服补磷最为安全,每日给磷酸盐 2.0～2.5g,分次口服。不能口服时,给磷酸二氢钾-磷酸氢二钾或磷酸二氢钠-磷酸氢二钠静脉注射,以一定的比例加入输液中缓慢滴注输入,切忌静脉直接推注。补磷时也要补钙,以防血钙下降,但磷剂与钙剂不能加在同一瓶液体中,以免沉淀。

长期补磷,要注意转移性钙化,随时监测血磷和血钙。

二、高磷血症

血清磷超过 1.60mmol/L 为高磷血症。多见于慢性肾衰竭、甲状旁腺功能减退症、维生素 D 过多或转移性骨癌等。在高磷血症时,尿毒症患者出现肌肉痉挛和惊厥等,部分是由于伴随的低钙血症所致。在高磷血症须谨慎应用乳酸钠、碳酸氢钠等碱性药物,因碱中毒有增加惊厥的趋势,必须使用时应与 Ca^{2+} 同时补充。治疗以处理原发病为主。在慢性肾衰竭者,可给予氢氧化钙凝胶。每次 4～6g,于饭后和睡前口服,以减少磷酸盐吸收。

第七节 酸碱代谢紊乱

酸碱平衡紊乱的分析是确定原发疾病导致血液 pH 的变化。对于重症患者诊断与治疗酸碱平衡紊乱,还是应该与患者原发疾病和临床具体状况联系起来。在治疗时应该考虑到重症患者急性发生与慢性存在的酸碱平衡紊乱混合状态。对于重症患者,快速处理的目标不应该是增加额外的酸或碱来维持血液 pH 在适当的正常范围,而是对患者的诊断和病理生理特。酸碱平衡分析和处理的常见困难是同时合并的疾病没有得到及时的识别与处理。可以用六步解读法来分析 pH、HCO_3^-,以及代偿的程度,这种方法以 Henderson-Hasselbach 公式为核心,强调了 HCO_3^-/CO_2 缓冲系统:

$$pH= pKa+log[(HCO_3^-)/(PaCO_2 \times 0.03)]$$

采用这种方法,当血清 HCO_3^- 下降,就存在酸中毒(代谢性);当 $PaCO_2$ 升高,就存在酸中毒(呼吸性);相反,当血清 HCO_3^- 升高,就存在碱中毒(代谢性);当 $PaCO_2$ 降低,就存在碱中毒(呼吸性)。这种方法是一种快速的解读方法。六步解读法根据测量与计算血液 pH、$PaCO_2$、HCO_3^- 和阴离子间隙(AG)来分析酸碱平和紊乱,主要组成部分包括了对代偿是否完全的二次计算,以及 HCO_3^- 是否代偿了 AG 的变化。表7-5 中的公式可以计算代偿是否适当或完全。

表 7-5　酸碱平衡紊乱的代谢与呼吸代偿

代谢性酸中毒	预期 $PaCO_2 = (1.5 \times [HCO_3^-]) + 8 +/- 2$
代谢性碱中毒	预期 $PaCO_2 = (0.7 \times [HCO_3^-]) + 21 +/- 1.5$
急性呼吸性酸中毒	预期 $HCO_3^- = 24 + (PaCO_2 - 40)/10$
慢性呼吸性酸中毒	预期 $HCO_3^- = 24 + (PaCO_2 - 40)/3$
急性呼吸性碱中毒	预期 $HCO_3^- = 24 + (40 - PaCO_2)/5$
慢性呼吸性碱中毒	预期 $HCO_3^- = 24 - (40 - PaCO_2)/2$

六步解读法：

第一步：判断患者存在酸中毒还是碱中毒？（根据 $PaCO_2$、碳酸氢盐、阴离子间隙是否正常）

第二步：判断患者主要存在呼吸性紊乱还是代谢性紊乱？（引起 pH 改变的是 $PaCO_2$ 的改变还是 HCO_3^- 的改变？）

第三步：如果现存代谢性酸碱紊乱，呼吸代偿是否完全？如果现存呼吸性酸碱紊乱，代谢代偿是否完全？

第四步：阴离子间隙是否升高？如果阴离子间隙是升高的，那么阴离子间隙的改变是否约等于血清中碳酸氢盐浓度的改变？如果不是，应考虑额外的非阴离子间隙性酸中毒或碱中毒。

第五步：确定分析结果是否支持临床状况。

第六步：应用 Henderson-Hasselbach 公式计算检测到的参数，说明任何非预期的、或无法解释的发现：$[H^+] = 24 \times PaCO_2/[HCO_3^-]$。

一、代谢性酸中毒

代谢性酸中毒是最常见的一种酸碱平衡紊乱，以原发性 HCO_3^- 降低（<22mmol/L）和 pH 降低（<7.35）为特征，主要原因是 H^+ 产生过多、排出受阻，或者 HCO_3^- 丢失过多。常见于：腹膜炎、休克、高热等酸性代谢废物产生过多，或长期不能进食，脂肪分解过多，酮体积累；腹泻、肠瘘、胆瘘和胰瘘等所致的大量 HCO_3^- 由消化道中丢失；急性肾衰竭所致排 H^+ 和再吸收 HCO_3^- 受阻。重症患者常见不同程度的休克，组织低灌注造成的乳酸产生过多，是重症患者出现代谢性酸中毒的常见病因。临床表现随病因表现而不同，轻者常被原发病掩盖。可以表现为呼吸声快，有时呼吸中带有酮味，面部潮红、心率加快，血压常偏低，神志不清，甚至昏迷，患者常伴有严重缺水的症状；心肌收缩力和周围血管对儿茶酚胺的敏感性降低，引起心律失常和血管扩张，血压下降，急性肾功能不全和休克；轻度酸中毒可使心肌收缩力增加，严重酸中毒使心收缩力下

降。肌张力降低，腱反射减退和消失；血液 pH、二氧化碳结合力（$CO_2 CP$）、SB、BB、B1 均降低，血清 Cl^-、K^+ 可升高。尿液检查一般呈酸性反应。急性或严重酸中毒的机体反应见表 7-6。

表 7-6　急性或严重酸中毒的机体反应

神经肌肉	脑血流增加
	精神状态委靡，昏迷
呼吸	过度通气，潮气量增加
	膈肌功能下降
心血管系统	心肌收缩力下降
	心排血量下降
	体循环动脉扩张，低血压
	体循环静脉扩张
	心律失常，心电传导障碍
	肾上腺素能受体反应性下降
电解质与代谢	高血钾
	高血钙
	胰岛素抵抗/糖耐量改变
	交感神经兴奋
	儿茶酚胺与醛固酮释放

根据患者有休克、严重腹泻、肠瘘或输尿管乙状结肠吻合术等病史，又有深而快的呼吸，即因怀疑有代谢性酸中毒。做血气分析可以明确诊断，并可了解代偿情况和酸中毒的严重。血清 Na^+、K^+、Cl^- 等的测定，也有助于判断病情。治疗上首先是积极防治引起代谢性酸中毒的原发病，纠正水、电解质紊乱，恢复有效循环血量，改善组织血液灌流状况，改善肾功能等。当症状改善，尿量足够，$CO_2 CP$ 18mmol/L 以上，可不必再用碱性药物。严重酸中毒危及生命，则要及时给碱纠正，可以使用碳酸氢钠或乳酸钠补充 HCO_3^- 缓冲 H^+，碳酸氢钠作用迅速、疗效确切、不良反应小，乳酸钠在肝功能不全或乳酸酸中毒时服用。临床上可先补给计算量的 1/3～1/2，再结合症状及血液化验结果，调整补碱量。纠正酸中毒时大量 K^+ 转移至细胞内，引起低血钾，要随时注意纠正低钾。

高氯代谢性酸中毒,是以氯离子浓度增加,同时合并相应的 HCO_3^- 浓度降低。高氯、非阴离子间隙性酸中毒可能的原因是从肾或肠道丢失 HCO_3^-,或者是补充了过多的盐酸盐;其病因包括肾性与非肾性。最常见的肾性病因是肾小管性酸中毒;最常见的非肾性病因是从肠道 HCO_3^- 丢失。

阴离子间隙代谢性酸中毒,阴离子间隙(AG)通常用下列公式计算:

$$AG=[Na^+]-[Cl^-]-[HCO_3^-]$$

AG 代表了未能检测的阴离子,包括磷酸盐、硫酸盐、乳酸,以及带负电荷的蛋白,如清蛋白。AG 酸中毒由于未能检测的阴离子累积而造成。正常的 AG 为 $8\sim14mEq/l$。白蛋白降低会造成 AG 下降,血浆白蛋白每降低 $1g/dl$,会造成 AG 下降 $2.5mEq/L$。

乳酸性酸中毒,是 ICU 中重症患者常见的 AG 酸中毒。乳酸性酸中毒见于多重临床状况,如脓毒症、脓毒性休克、低氧血症、局部组织缺血。乳酸是休克患者预后的标记物,也是脓毒性休克患者复苏治疗反应的标记物。乳酸酸中毒可能全身循环低灌注造成(A 型),也会出现在没有低灌注依据的患者(B 型)。应用 $NaHCO_3$ 治疗乳酸性酸中毒目前总的来讲尚缺少依据,并因而导致部分学者推荐反对应用 $NaHCO_3$ 治疗乳酸性酸中毒。

毒物吞入,尤其是乙醇(酒精),会导致 AG 代谢性酸中毒。这种状况的特征是患者吞入毒物,导致 AG 酸中毒,但没有同时出现的乳酸、或酮体或其他导致酸中毒的物质。有毒物质吞入很难得到及时的检测,渗透压间隙(Osmolal Gap,OG)对这种无法解释的酸中毒有帮助:

$$OG=测定的渗透压-计算的渗透压$$

计算的渗透压 $=2[Na^+]+[血糖]/18+BUN/2.8+乙醇/4.6$

酮症酸中毒,是由于酮体堆积所导致,临床见于糖尿病胰岛素不足、饥饿、慢性乙醇中毒的乙醇戒断等。酮症酸中毒的治疗应该是静脉补液,对于低血糖患者补充葡萄糖溶液;而应用 $NaHCO_3$ 治疗酮症酸中毒没有证实会减少并发症或降低死亡率。

补充碱(mmol)$=$(正常 CO_2CP－测定 CO_2CP)$\times$体重(kg)$\times0.2$ 或 $=$(正常 SB－测定 SB)$\times$体重(kg)$\times0.2$。

临床诊断与处理时必须注意,有的代谢性酸中毒患者可能有失钾存在,即虽有酸中毒但伴随着低血钾。纠正其酸中毒时血清钾浓度会进一步下降引起严重甚至致命性低血钾,可见于糖尿病患者渗透性利尿而失钾,腹泻患者失钾等。纠正其酸中毒时应依据血清钾的下降程度适当补钾。严重肾衰竭引起的酸中毒,则需透析方能纠正其水、电解质、酸碱平衡以及代谢产物潴留等紊乱。

对于组织低灌注引起的血清乳酸升高的重症患者,快速的血清乳酸监测十分重要。在及时纠正酸中毒的同时,也要注意及时改善组织器官循环灌注。临床研究已经证实,重症患者血乳酸升高与生存率具有显著的相关性。

二、代谢性碱中毒

代谢性碱中毒是体内 HCO_3^- 升高($>26mmol/L$)和 pH 增高(>7.45)为特征,基本原因是失酸(H^+)或得碱(HCO_3^-)。常见于持续呕吐(幽门梗阻),持续胃肠减压等所致 H^+ 丢失过多;消化性溃疡时大量服用碳酸氢钠等所致 HCO_3^- 摄入过多;休克患者伴乳酸升高的酸中毒时,在输入 $NaHCO_3$ 纠正酸中毒和抗休克治疗之后,乳酸较快由机体清除后也或出现代谢性碱中毒,利尿排氯过多,造成尿中 Na^+ 与 Cl^- 过多丢失,形成低氯性碱中毒。AECOPD 在开始机械通气治疗并使 $PaCO_2$ 下降之后,也常出现代谢性碱中毒。代谢性碱中毒临床上可以表现为呼吸浅慢;躁动、兴奋、谵语、嗜睡等精神症状,严重时会发生昏迷;有手足搐搦,腱反射亢进等神经肌肉兴奋性增加的表现;血气分析示血液 pH 和 SB 均增高,CO_2CP、BB、BE 亦升高,血 K^+、Cl^- 可减少。急性或严重碱中毒的机体反应见表 7-7。

表 7-7 急性或严重碱中毒的机体反应

神经肌肉	脑血管收缩
	抽搐,抽搐阈值下降
	淡漠、谵妄、昏迷
呼吸	通气量降低
心血管系统	心肌收缩力增强
	冠状动脉血流量下降
	心律失常、心室颤动
电解质与代谢	低血钾
	低血钙
	低血磷

根据病史和临床表现可初步做出诊断,血气分析可以确定诊断及其严重程度。对于代谢性碱中毒积极防治引起代谢性碱中毒的原发病,消除病因

是首要治疗措施。可以使用 NH_4Cl,在纠正碱中毒的同时补充,以纠正低血钾症或低氯血症,但肝功能障碍患者不宜使用。轻度碱中毒可使用等渗盐水静脉滴注,其中的 Cl^- 含量高于血清中 Cl^- 含量约 1/3,能纠正低氯性碱中毒。重症碱中毒患者可给予一定量酸性药物,如盐酸精氨酸、氯化铵等。

补酸量(mmol)=(测定 SB 或 CO_2CP-正常 SB 或 CO_2CP)×体重(kg)×0.2。

三、呼吸性酸中毒

呼吸性酸中毒是以原发的 PCO_2 增高及 pH 降低为特征的高碳酸血症,主要由肺泡通气功能障碍所致。常见于呼吸中枢抑制,如麻醉药使用过量;呼吸道梗阻,如喉痉挛、支气管痉挛、呼吸道烧伤及溺水、颈部血肿或肿块压迫气管等;肺部疾病,如肺水肿、肺不张、肺炎等;胸部损伤,如手术、创伤、气胸、胸腔积液等。

临床主要表现为呼吸困难,可以出现换气不足、气促、发绀、胸闷、头痛等;若酸中毒加重会出现嗜睡、谵妄、昏迷等神志变化;若 CO_2 过量积储,除引起血压下降外,可出现突发性心室纤颤。急性或失代偿者血 pH 下降,PCO_2 增高,CO_2CP、BB、BE、SB 正常或稍增加;慢性呼酸或代偿者,pH 下降不明显,PCO_2 增高,CO_2CP、BB、BE、SB 均有增加;血 K^+ 可升高。患者有通气功能受影响的病史,又出现一些呼吸性酸中毒的症状,即应怀疑有呼吸性酸中毒。

治疗上首先应积极防治引起呼吸性酸中毒的原发病。其次是改善肺泡通气,排出过多的 CO_2。可行气管切开,人工呼吸,解除支气管痉挛,祛痰,给氧等措施。应当注意给氧浓度不能太高,以免抑制呼吸。人工呼吸要适度,通气过度则血浆 PCO_2 迅速下降,而 $NaHCO_3$ 仍在高水平,则患者转换为细胞外液碱中毒,脑脊液的情况也如此,除非 pH 下降甚剧。酸中毒严重时如患者昏迷、心律失常,保证在有充分的肺泡通气的条件下可给 $NaHCO_3$ 溶液。

四、呼吸性碱中毒

呼吸性碱中毒是以原发的 PCO_2 降低(<35mmHg)和 pH 增高(>7.45)为特征的低碳酸血症。精神性过度通气是呼吸性碱中毒的常见原因,常见于癔症发作者。其他原因可见于:甲状腺功能亢进症及发热等代谢性过程异常;乏氧性缺氧,如

肺炎、肺栓塞、气胸、肺淤血等引起胸廓、肺血管或肺组织传入神经受刺激而反射性通气增加的患者;中枢神经系统疾病,如脑炎、脑膜炎、脑血管意外及颅脑损伤患者;革兰阴性杆菌败血症;人工呼吸过度;肝硬化;代谢性酸中毒突然被纠正;妊娠、分娩等。临床表现呼吸由深快转为快浅、短促,甚至间断叹息样呼吸,提示预后不良。由于组织缺氧,患者有头痛、头晕及精神症状。由于血清游离钙降低引起感觉异常,如口周和四肢麻木及针刺感,甚至搐搦、痉挛、Trousseau 征阳性。化验检查:pH 升高,PCO_2、CO_2CP 降低,SB、BE、BB 可下降或正常。

根据病史和临床表现可初步做出诊断,血气分析可以确定诊断血液的 pH 增高,PCO_2 下降,HCO_3^- 下降。治疗上首先应积极防治原发病。其次应降低患者的通气过度,如精神性通气过度可用镇静药。为提高血液 PCO_2 可用呼吸面罩,以增加呼吸道无效腔,减少 CO_2 呼出和丧失。也可吸入含 5% CO_2 的氧气,达到对症治疗的作用。有手足搐搦者可适量静脉补给钙剂以增加血浆的 Ca^{2+}。

五、混合性酸碱紊乱

重症患者多器官受累常易发生 2 种或 2 种以上的酸碱失衡,需要注意是在病因治疗的基础上判断酸碱平衡状态并加以处理。

在严重通气障碍,CO_2 潴留的基础上,由于低氧血症,导致有机酸的产生增多,阴离子间隙(AG)增高会出现代谢性酸中毒并呼吸性酸中毒。此时 pH 明显下降、$PaCO_2$ 增高、(HCO_3^-)降低、AB>SB(实际碱>标准碱)、BE 负值增大、AG>16,血氯下降。治疗应控制原发病,改善循环,纠正乏氧、改善通气、加速 CO_2 的呼出,维持 pH 在正常范围。

重症患者会出现代谢性酸中毒,若由此引起代偿性过度通气而发生呼吸性碱中毒,则称为代谢性酸中毒并呼吸性碱中毒。此时 pH 可正常,(HCO_3^-)明显减少,BE 负值增大,AB<SB、$PaCO_2$ 下降显著,血氯及 AG 均增高。

代谢性碱中毒并呼吸性碱中毒临床较少见,应用呼吸机治疗时尚可见到,输入碱性药过多时亦可发生。pH 增高明显,BE 正值增高,AB<SB、$PaCO_2$ 下降,血钙、血氯、血钾均降低。治疗应减少通气、补钾、补氯、补钙。

在糖尿病或肾衰竭时易发生代谢性酸中毒并代谢性碱中毒,血气特点为 pH 及 $PaCO_2$ 均正常,

AG 增高提示代谢性酸中毒，HCO₃⁻可正常，但实测的（HCO₃⁻）是被增高 AG 消耗一部分后的值，应该低于正常，如果实测的 HCO₃⁻不低，则表明存在代谢性碱中毒。治疗以治原发病为主，保护肾功能，改善循环使尿量增多，加速 AG 的降低。如有低钾、低氯时可适当纠正。

（张翔宇）

第 8 章

炎症与免疫反应的监测与治疗

第一节 全身炎症反应综合征

全身炎症反应综合征(systemic inflammatory response syndrome,SIRS)是指机体针对多种损害因素产生的一种全身性病理生理反应,其本质是体内炎症介质的过度释放,而非损害因素本身的直接作用。其病因除感染性因素外,还包括非感染性因素如创伤、烧伤、缺血/再灌注损伤、肝硬化、胰腺炎及外科大手术等。SIRS命名近20年来得到了广泛的关注与采用,但期间很多学者也对这一概念的意义提出异议。

一、定义

SIRS概念于1991年由美国胸科医师协会(ACCP)与危重病医学会(SCCM)提出,是指任何致病因素作用于机体所引起的全身性炎症反应,其诊断标准应具备以下2项或2项以上的体征或实验室发现:体温>38 ℃ 或<36℃;心率$>90/min$;呼吸频率$>20/min$,或$PaCO_2<32$ mmHg;血白细胞计数$>12\times10^9/L$,或$<4\times10^9/L$,或未成熟粒细胞$>10\%$。

二、发病机制

产生SIRS的病因很多,可以是感染因素如由细菌、病毒、真菌等病原微生物引起,也可以是非感染因素,如大手术、多发性创伤、重症急性胰腺炎等导致,其共同特点在于由多种损害因素引起的全身性炎症反应,并导致一系列的连锁效应,称为"瀑布效应"(cascade effects,CE)。其发病机制十分复杂,包括炎症细胞活化、炎性介质大量释放、促炎/抗炎介质平衡失调,其中失控的炎症反应及凝血功能紊乱可能是核心环节。当引起SIRS启动的因素作用于机体时,单核-吞噬细胞系统、其他免疫细胞、内皮细胞等被激活后产生大量细胞因子和炎性介质,上调细胞膜和血管内皮细胞上的整合素受体,导致白细胞黏附、聚集,其中血小板活化因子的产生还可促进血小板凝集。其中一些细胞因子能对机体血流动力学产生影响,导致微循环障碍,引起组织细胞缺氧,同时白细胞的大量增多和活跃也导致机体氧耗明显增加,进一步加重缺氧。在缺氧情况下,非细胞因子依赖途径的花生四烯酸(AA)代谢异常,前列环素(PGI_2)生成减少,血栓素 A_2(TXA_2)产生增多,两者失去平衡,使微血管收缩,血小板聚集。AA的另一代谢产物白三烯(LTs)增多,导致微血管通透性增加和促进白细胞趋化,同时细胞间黏附分子-1(ICAM-1)和 E-选择素等的表达增加导致白细胞与内皮细胞黏附增加,这种相互作用最终导致组织损伤引起 SIRS,甚至多器官功能障碍综合征(multiple organ dysfunction syndrome,MODS)发生。组织缺血缺氧、白细胞和巨噬细胞的呼吸爆发均可产生大量的氧自由基和一氧化氮(NO),既能直接损伤细胞膜、酶与核酸,又能作为信号分子介导和放大炎症反应。组织损伤还可以激活激肽、补体系统、凝血与纤溶系统,造成血管通透性增加、微循环障碍及凝血功能异常,甚至导致弥散性血管内凝血(DIC)。上述病理过程共同作用,最终导致炎症反应的失控。

近年来,随着研究的深入,发现免疫失衡在SIRS的发生发展中也起到作用,机体在受到损害因素的打击后,可出现一过性细胞免疫功能降低及细胞因子释放能力下降,称为"免疫麻痹"(immune paralysis),导致机体对感染易感性增强。针对这种现象,Bone 认为,在 SIRS 发生的同时,机体也存在导致免疫功能降低的内源性抗炎反应,并提出"代偿性抗炎症反应综合征"(compensatory anti-inflammatory response syndrome,CARS)的概念。机体在启动 SIRS 的同时,CARS 也伴随发生。如果两者处于动态平衡,自稳态得以维持,不会导致 MODS 的发生。当两者失衡时,无论是 SIRS 还是 CARS 过强,均会引起机体自稳态失衡,导致 CHAOS,即 C:心血管损害(cardiovascular compromise),主要表现为休克,此时 SIRS 占主导地位;H:自稳态恢复(homeostasis),机体通过自身调节使 SIRS 与 CARS 在另一个水平上达到新的平衡;A:细胞凋亡(apoptosis),当 SIRS 占主导地位时可引起细胞发生凋亡;O:器官功能障碍(organ dysfunction),当 SIRS 占主导地位时,可发生 MODS;S:免疫系统功能抑制(suppression of the immune system),此时机体对感染的易感性增加,可引发全身性感染,严重者导致 MODS。

三、关于 SIRS 的争议

SIRS 概念提出后,得到广泛的关注与采用,但随后很多学者对这一概念提出异议。关于 SIRS 的争议主要集中在以下几方面:SIRS 的概念难以区分原发疾病的病理生理状态;SIRS 的诊断标准过于敏感,缺乏特异性,多种疾病都可出现,难以用作临床诊断;单纯应用 SIRS 评判标准通常不能反应疾病严重程度,并可能掩盖临床试验治疗中一些有意义的结果。2001 年在华盛顿召开了由美国危重病医学会(SCCM)、欧洲加强治疗医学会(ES-ICM)、美国胸科医师学院(ACCP)、美国胸科学会(ATS)和外科感染学会(SIS)5 个学术团体共同组织的国际脓毒症定义会议试图解决这些问题。但会议对改用新的术语未有一致意见,故仍将 SIRS 术语暂时保留,有待今后通过免疫学和生物化学手段加以改进。事实上,我们需要认识到,SIRS 概念的提出丰富了炎症理论,使对炎症的描述除"红、肿、热、痛,功能障碍"的局部表现外,还增加了全身性变化的表述。从某种意义上说,SIRS 更大的意义在于它的出现提示炎症反应已全身化,对此类患者需密切观察并采取措施,防止全身炎症反应失控发展为 MODS。

第二节 炎性介质与细胞因子

许多炎症介质和细胞因子已被证实与炎症和免疫相关,包括促炎因子肿瘤坏死因子(TNF)、白细胞介素(IL)-1β、IL-2、、IL-6、IL-8、IL-12、干扰素(IFN)等,以及抗炎因子 IL-4、IL-10 等。这些因子可由多种细胞如单核-巨噬细胞、Th_1 细胞、Th_2 细胞等释放,对最初的刺激起级联放大作用或抑制作用。同样在近年来很多研究中也证实一些炎症介质的变化与 SIRS、sepsis、MODS 的发生发展密切相关,可以成为疾病早期预警和治疗干预的靶点。

一、肿瘤坏死因子

肿瘤坏死因子(TNF)是一类具有炎症介导作用的活性细胞因子,根据其细胞来源和分子结构不同,可分为 α 和 β 两型。TNF-α,即经典的 TNF,在炎症反应中起重要作用,由活化的单核/巨噬细胞产生。TNF-α 的释放可被多种刺激如出血、缺氧、缺血/再灌注、脂多糖和补体系统所诱导。它能导致一氧化氮(NO)合成增加,活化花生四烯酸通路,诱导环氧化酶和脂氧化酶活化,导致血栓烷 A_2 和前列腺素 E_2 的产生;诱导选择素、PFA 和细胞间黏附因子(ICAM)的产生,从而介导中性粒细胞向组织迁移;诱导大量细胞因子如 IL-8、IL-6、IFN-γ、IL-10 的产生;能够激活多种信号转导途径、激酶和转录因子,活化大量细胞基因,产生广泛的生物学作用。

有研究显示,脓毒症患者的血 TNF-α 值与其疾病的严重度和死亡率密切相关,还与心率增快、低血压、白细胞增多、凝血功能障碍、微血管渗透性增高和肺水肿等表现有关。因此,从理论上来说,通过拮抗 TNF-α 表达,就可以在一定程度上抑制过度炎症反应,改善疾病预后。在动物实验阶段,抗 TNF-α 单克隆抗体也观察到了非常理想的效果,抗 TNF-α 单克隆抗体在体外能抑制 TNF-α 所导致的成纤维细胞分泌 IL-6、内皮细胞黏附分子的表达、促凝血活性、中性粒细胞与内皮细胞的黏附等作用。目前抗 TNF-α 单克隆抗体已进入临床使用,主要用于克罗恩病和类风湿关节炎的治疗,能减轻炎症反应及组织损伤,改善患者生活质量。但令人失望的是抗 TNF-α 单克隆抗体在多数脓毒症、MODS 临床试验中相继失败,可能与脓毒症和 MODS 复杂的发病机制及炎症介质网络相关,单一的炎症介质拮抗药很难见到明确的效果。

二、白介素家族

白介素是非常重要的细胞因子家族,白介素家族不仅在免疫细胞的成熟、活化、增殖和免疫调节等过程中发挥重要作用,而且还参与机体多种生理和病理反应。在炎症反应中,常常按照细胞因子具体作用的不同,分为促炎细胞因子和抗炎细胞因子。白介素家族中,目前已知的白介素促炎细胞因子主要有 IL-1、IL-6、IL-8,抗炎细胞因子主要包括 IL-4、IL-10、IL-13。

IL-1 的作用与 TNF 相似,其释放可由 TNF、C5a、出血、低氧、脂多糖等诱导。它可以导致发热、T 细胞和巨噬细胞的活化,还能活化环氧合酶和诱导型一氧化氮合酶。IL-6 主要由单核-巨噬细胞、T 细胞和纤维母细胞合成,是机体感染后炎性反应早期释放的介质。Caini 等研究表明,脓毒症患者血 IL-6 水平明显增高,且脓毒症的严重程度及预后与其增高幅度相关,IL-6 水平持续增高者多器官功能障碍综合征的发生率和病死率明显增加,如以 25ng/L 为分界值时,对脓毒症有较高的诊断价值,其灵敏度为 81.1%,特异度为 78.9%。但 IL-6 在脓毒症中的诊断价值仍存在争议。IL-8 属于趋化因子家族,可由 IL-1、TNF-α、C5a、微生物及其产物、缺氧、缺血再灌注损伤等诱导产生,可导致 L-选择素从中性粒细胞表面脱落,还能与 IL-6、TNF-α 共同调控内皮系细胞黏附因子。IL-8 还能保护中性粒细胞抗凋亡,这可能与损伤或感染部位中性粒细胞凋亡延迟有关。

IL-4 主要由活化 T 细胞产生,有研究证实,IL-4 可以抑制内皮细胞及单核细胞合成分泌 IL-1、IL-6 和 TNF-α 等炎性细胞因子,并能通过对自身和相关抗炎细胞因子合成的正反馈调节,抑制促炎细胞因子合成和作用过程中某些效应因子的活性,从而减轻炎症介质对内皮细胞的损伤,发挥其抑制炎症反应的作用。IL-10 主要由 Th₂ 细胞、活化的单核细胞和上皮细胞分泌产生,具有明确的免疫抑制活性。临床观察发现脓毒症患者血中 IL-10 与 IL-1、TNF-α 等促炎细胞因子水平具有明显的相关性。IL-10 具有明显抑制促炎细胞因子基因表达和合成作用,在调整机体抗炎反应中起到关键作用。IL-13 是 1993 年发现由活化 T 细胞产生的一种新的

细胞因子,其与 IL-4 的受体 a 链具有同源性,信号转导途径和生物学活性也非常相似,具有抑制炎症反应的功能。

可见,白介素家族细胞因子在机体内既起到促炎作用,又存在抗炎效应,与其他细胞因子和趋化因子及神经内分泌因素等形成了复杂的网络。只有从整体角度出发看待白介素家族在炎症免疫疾病中的重要作用,使抗炎和促炎因子 2 个体系达到平衡状态,才可能是临床防治工作有效可行的理论依据。

三、补体系统

补体(complement,C)是存在于正常人或动物血清中的一组与免疫相关并具有酶活性的球蛋白,它们是由多种可溶性蛋白和膜结合蛋白组成的多分子系统,其中包括直接参与补体激活的各种补体固有成分、调控补体激活的各种灭活因子和抑制因子及分布于多种细胞表面的补体受体等,故称为补体系统(complement system)。在补体系统激活过程中,可产生多种生物活性物质,引起一系列生物学效应,参与机体的抗微生物防御反应,扩大体液免疫效应,调节免疫应答,同时也可介导炎症反应,导致组织损伤。补体系统的激活可通过经典途径(classical pathway)、旁路途径(alternative pathway)和甘露聚糖结合凝集素途径(mannan-binding lectin pathway)。补体介导炎症反应主要通过其三大作用:①激肽样作用。C2 裂解所产生的小分子片段 C2b 具有激肽样作用,能增加血管通透性,引起炎症性充血。②过敏毒素作用。C3a、C5a 均具有过敏毒素作用,可使肥大细胞、嗜碱粒细胞释放组胺、白三烯及前列腺素等介质,有增加毛细血管通透性,引起血管扩张、平滑肌痉挛、局部水肿等作用。③趋化作用。C3a、C5a 和 C5b 有趋化因子的活性,能吸引中性粒细胞和单核-巨噬细胞等向炎症部位聚集,发挥吞噬作用,增强炎症反应。研究显示,持续的补体 C3a 和 C4a 增高与脓毒症病死率增加相关。近年来,C5a 在脓毒症和 MODS 中的作用日益受到重视。有学者在脓毒症大鼠的研究中发现,C5a 使中性粒细胞的呼吸爆发发生障碍,脓毒症早期出现呼吸性碱中毒,随后出现代谢性酸中毒并伴有血乳酸的增高。同时,中性粒细胞对 C5a 及细菌的趋化性丧失,出现粒细胞功能障碍伴有 C5a 黏附作用下降。如果用抗 C5a 抗体处理,C5a 与中性粒细胞的黏附效应及中性粒细胞对 C5a 趋

化作用仍存在,大鼠多器官功能障碍的各项指标和酸中毒明显缓解。C5a 水平增高在实验模型中与远距离器官损伤相关,而用单克隆抗体中和 C5a 后可以增加存活率和减轻器官损伤。

全身炎症反应综合征、感染、缺血再灌注损伤时补体过度激活,一方面产生大量补体裂解产物,作用于机体,造成损伤,另一方面激活机体炎症级联反应,导致白细胞激活,使其发生功能改变,并产生多种炎性因子,在感染、脓毒症、MODS 的进程中起重要作用。同样在炎症、脓毒症、MODS 的进程中动态监测补体激活可以了解疾病的发生发展,并预警预后。近年来,补体抑制药的发展也为临床脓毒症治疗提供了新的干预途径,目前初步的动物实验证明其是安全有效的,但需要进一步观察其确切的效果。

四、高迁移率蛋白

高迁移率蛋白(HMGB-1)是一个核蛋白,其与热休克蛋白(HSPs)、防御素、抗菌肽、嗜酸粒细胞衍生的神经毒素(EDN)等同属于近年来研究得较多的病原体相关分子模式(PAMPs)中的 Alarmins 家族。它由非程式化细胞死亡(不包括细胞凋亡)和免疫细胞产生和释放,能作为抗原提呈细胞的趋化因子和活化因子发挥作用,不仅能影响核转录,还在组织损伤后的信号转导中发挥重要作用。脂多糖能诱导 HMGB-1 的大量释放,该过程可能依赖于 TLR4-CD14 复合体和 TGF-β,TNF-α、IL-1β、IFN-γ 等细胞因子也能激活该过程。研究显示,凋亡细胞的集聚能诱导巨噬细胞分泌 HMGB-1,可能在严重脓毒症的器官损伤中发挥作用,且为树突状细胞(DC)表面分子 CD80、CD38 和 CD86 的上调和原始 T 细胞的增殖、存活和功能分化所必须。HMGB-1 还是巨噬细胞、中性粒细胞和 DC 的趋化因子,能诱导单核细胞释放促炎因子 TNF、IL-1α、IL-1β、IL-1RA、IL-6、IL-8、MIP-1α 和 MIP-2β,还可能介导单核细胞向内皮迁移。研究还发现,脓毒症、严重脓毒症和脓毒性休克患者的 HMBG-1 水平随着时间而增长,在第 144 小时后仍在增加,因此,HMBG-1 被认为是 SIRS、sepsis 和 MODS 发生发展重要晚期炎症介质。

由于 HMGB-1 出现较晚且持续时间更长,且在脓毒症的发病中具有重要作用,有学者推测它可能成为反映脓毒症病理过程更为实用的指标。目前,关于 HMGB-1 作为"晚期炎症介质"在脓毒症

及 MODS 发病中的地位、临床意义和干预靶点都还值得探索。

五、髓样细胞触发受体-1

髓样细胞触发受体-1(TREM-1)是新近发现的细胞膜受体,选择性地表达于中性粒细胞、成熟单核、巨噬细胞等髓样细胞表面,在炎症反应中发挥主导作用。其通过特殊的细胞信号转导途径促进促炎介质的产生、抑制抗炎介质的表达而激活和放大炎症级联反应。其释放的亚型可溶性髓样细胞触发受体-1 在众多感染性疾病中均升高,能够反映感染的严重程度。Bouchon 等研究显示可溶性髓样细胞触发受体-1(TREM-1)作为介导脓毒性休克的关键介质能触发和扩大炎症反应,在细菌或真菌感染时中性粒细胞和单核-巨噬细胞表面表达 TREM-1 显著增加,脱落入血即 sREM-1。sTREM-1 在血液中与未知的 TREM-1 配体结合,抑制了配体与细胞膜上 TREM-1 的结合,最终阻止了炎症信号的转导。研究证明,在区分脓毒症和非感染性炎症时,sTREM-1 是一个非常有意义的早期参数。检测血浆 sTREM-1 水平诊断脓毒症和脓毒性休克均非常准确,当血浆 sTREM-1 水平高于 60ng/L 时,比其他临床和实验室诊断指标(如 C 反应蛋白、降钙素原等)更能准确地预示感染和脓毒症,其灵敏度和特异度分别为 96%、89%,入院第 1 天血浆 sTREM-1 水平与脓毒症严重程度相关。Gibot 等进一步对脓毒症患者进行连续的 sTREM-1 水平检测发现,死亡组患者入院第 1 天血浆 sTREM-1 水平明显低于存活组,但随着病程的发展,死亡者血浆 sTREM-1 水平保持稳定甚至上升,而存活组的血浆 sTREM-1 水平进行性下降。这表明 sTREM-1 不仅是诊断感染和脓毒症的早期指标,而且血浆 sTREM-1 水平的变化趋势可以预示脓毒症患者的预后。

六、C 反应蛋白与降钙素原

C 反应蛋白(CRP)是一种急性时相蛋白,不仅能够与细菌、真菌等微生物的多聚糖结合,而且可激活补体系统,促进噬菌作用。CRP 由肝实质细胞产生,正常人群水平在 10mg/L 以下,感染发生后 4～6h 即开始升高,36～50h 达高峰,峰值可达正常参考值的数百倍,感染消除后其水平急骤下降,1 周内可恢复至正常,而在病毒感染时无显著升高,这为早期感染类型的鉴别提供了极其重要的

依据。

血清降钙素（Calcitonin,CT）是最先从甲状腺肿瘤细胞培养液中提取的一种多肽激素,因此成为该肿瘤血清学标记物。降钙素原（procalcitonin,PCT）是无激素活性的降钙素（calcitonin,CT）前肽物质,116个氨基酸糖蛋白,在人体内的半衰期为20~24h,稳定性好;在正常人血清中含量极低,在除甲状腺创伤或肿瘤外,全身炎症反应综合征（SIRS）、脓毒症、创伤等患者血清中显著升高,PCT可用于鉴别细菌和病毒感染,且感染严重程度与PCT的增高幅度相关。在细胞因子（如TNF-α、IL-6）、脂多糖等刺激下,许多细胞和组织中均可表达降钙素原（PCT）,如神经元、中性粒细胞、肝细胞和脑细胞。感染后2h即可在血浆中迅速检测到,24~48h达高峰,因此具有早期诊断价值。PCT浓度和炎症严重程度成正相关,并随着炎症的控制和病情的缓解而降低至正常水平,因而PCT又可以作为严重感染、脓毒症、严重创伤等的早期诊断和判断预后的指标。此外,研究还显示,降钙素原能用于指导抗生素的应用。一项名为ProHOSP的研究对比了分别以PCT为指导使用抗生素和以标准指南为指导使用抗生素治疗1 359例下呼吸道感染患者。以PCT≥0.25作为开始使用抗生素的标准,PCT≥0.5强烈建议使用抗生素,而高PCT患者当PCT下降80％时停用抗生素,下降90％时强烈建议停用抗生素。结果显示PCT组在安全性和有效性方面并不亚于标准指南组,且PCT组能减少抗生素使用,减少相关不良反应。PCT还可以作为血培养阳性的预测因子,一项对925个社区获得性肺炎（CAP）患者的研究显示,初始PCT水平能准确预测血培养阳性结果,减少血培养次数,节约成本。

七、其他相关炎性介质和细胞因子

炎症的发生发展过程中,形成了极大的网络效应,互相作用,互相制约,除了上述所叙述到的一些促炎、抗炎因子及早期预警指标外,还有非常多的炎症介质参与其中,如血小板活化因子,一氧化氮,黏附分子,氧自由基,内皮素及生物蝶呤等都在炎症级联反应中起到了关键的作用,并且随着医学技术的进步,不断还有新的潜在的炎性介质被发现和认识。因此,深入了解炎症介质和细胞因子的生物学活性和其信号转导途径及相互作用机制,将有助于进一步认识炎症的分子发病机制,从而为临床防治提供线索。

第三节 免疫状态的监测

失控的炎症反应和免疫紊乱在脓毒症等重症患者的发生发展过程中具有重要作用,炎症与免疫反应障碍不仅仅表现为"过度的炎性反应",还同时呈现"免疫功能抑制",表现为"克隆无反应状态",最终发展为免疫系统麻痹,造成患者死亡,因此对重症患者进行免疫功能监测和及时的免疫调理治疗尤为重要。

一、理想的免疫监测标记物

完整地、客观地反映重症患者机体免疫功能监测的指标一方面需要能够通过监测了解全身炎症反应水平、组织损伤程度、是否存在感染及免疫反应的状况等;另一方面监测指标要有统一的标准化要求,准确性、可控性及可重复性好。目前尚缺乏一个能够全面反映重症患者免疫功能的免疫标记物,临床上常通过非特异性免疫功能监测、细胞免疫功能监测及体液免疫功能监测来综合反映患者免疫功能,近年来,随着检验技术的进步与发展,通过检测单核细胞表达的人类白细胞抗原（mHLA-DR）表达,继而综合判断机体免疫状态受到瞩目。

二、非特异性免疫功能的监测

非特异性免疫功能监测主要包括:外周血白细胞计数及分类,中性粒细胞趋化、吞噬和杀菌功能的测定,溶菌酶测定及C反应蛋白的测定等。其中白细胞计数及分类和C反应蛋白测定已成为临床非特异性免疫的常规监测项目。

三、细胞免疫功能的监测

细胞免疫即T细胞介导的免疫应答,目前用于监测细胞免疫功能的指标有T淋巴细胞亚群测定、淋巴细胞转化试验和淋巴细胞毒性试验,白细胞介素测定及红细胞免疫黏附功能测定等。临床最常用的是T淋巴细胞亚群的测定,T淋巴细胞亚群检测包括CD3（总T细胞）、CD4（辅助性/诱导性T细胞）、CD8（抑制性/杀伤性T细胞）的测定。当

CD4$^+$T 淋巴细胞明显减少,或 CD4/CD8 比值下降时提示机体细胞免疫功能受损。

四、体液免疫功能的监测

体液免疫即主要由 B 细胞介导的免疫应答,目前用于监测体液免疫功能的指标有免疫球蛋白测定、补体测定及循环免疫复合物的测定等。临床最常用的是免疫球蛋白及补体测定,免疫球蛋白检测包括 IgG、IgA、IgM、IgD 和 IgE 5 类。补体测定一般包含 C3、C4 及补体总活性测定。当 IgG,IgA,IgM 下降,补体 C3、C4 下降时提示机体体液免疫功能受损。

五、单核细胞表达人类白细胞抗原在免疫监测中的意义

人类白细胞抗原(HLA)-DR 是一种主要组织相容性抗原复合物,属 MHC Ⅱ 类分子,参与多种自身免疫状态、疾病易感性和病原抵抗力。单核细胞表达的 HLA-DR(mHLA-DR)能够将抗原提呈给 T 淋巴细胞,继而激活多种免疫细胞,因此临床上可以通过检测 HLA-DR 表达来判定单核细胞反应性,继而判断机体的免疫状态。Wolf 等进行了应用流式细胞方法检测 mHLA-DR 的多中心标准研究,得出当 mHLA-DR>15 000 个单克隆抗体/细胞时提示免疫功能正常,当 mHLA-DR 介于 5 000~15 000 个单克隆抗体/细胞之间时提示中度-重度的免疫功能抑制,而当 mHLA-DR<5 000 个单克隆抗体/细胞时说明患者已处于免疫麻痹状态的统一标准。统一标准的制定及分层诊断的确立为临床研究目标研究人群的选择提供了可靠依据。

但静态 mHLA-DR 即某一时间点上具体表达值用于免疫监测的过程中发现其准确性受到一定限制,且可能并不能直接反应预后。Anne-Claire Lukaszewicz 等对 283 例重症患者(其中包括 90 例脓毒症患者)的研究显示,所有患者的 mHLA-DR 表达在早期均下降,在脓毒症患者较非脓毒症患者更为明显。mHLA-DR 低表达在所有患者及分组(非脓毒症组、神经系统疾病组、脓毒症组)统计中均与病死率相关,但用简明急性生理功能评分 Ⅱ(Simplified Acute Physiology Score Ⅱ,SAPS Ⅱ)校正后该相关性消失,因此认为静态 mHLA-DR 不能作为脓毒症预后的独立预测指标,因为用静态 mHLA-DR 值预测脓毒症预后的准确性可能受到不同人群和检测过程等多种因素的影响,不能作为预后的指标。

另有研究显示,与静态 mHLA-DR 值相比,动态 mHLA-DR 是反映脓毒症过程中 mHLA-DR 的改变趋势,更能反映机体免疫功能变化及疾病进展状况,mHLA-DR 的动态改变更适合于作为评价脓毒症预后,是脓毒症患者病死率的可靠预测指标,还能作为一项预测脓毒症患者继发感染风险的有效指标。Aurélie Cheron 等研究了 105 例严重创伤患者,其中 35% 的患者在创伤后 14d 内出现脓毒症。他们发现在第 1~2 天,所有患者的 mHLA-DR 表达均下降,在脓毒症和非脓毒症患者间无显著差异。而在第 3~4 天,非脓毒症患者的 mHLA-DR 表达明显升高,而脓毒症患者则不升高。第 1~2 天和第 3~4 天 mHLA-DR 表达水平的斜率<1.20 与脓毒症的发生相关,且 mHLA-DR 低表达是脓毒症发生的独立相关因素。这说明 mHLA-DR 持续低表达与脓毒症的发生相关,动态监测 mHLA-DR 对识别高感染风险的患者有效。Jian-Feng Wu 等研究了 79 例严重脓毒症患者,分别测量入 ICU 当天,第 3、7 天的 mHLA-DR 表达水平,并计算了第 3 天和第 7 天与入 ICU 当天 mHLA-DR 值的差异(ΔmHLA-DR3 和 ΔmHLA-DR7)。研究结果显示 ΔmHLA-DR3 和 ΔmHLA-DR7 是预测严重脓毒症患者病死率的可靠指标。ΔmHLA-DR3 界值 4.80% 用于区分存活者和死亡者,其敏感性为 89.0%,特异性为 93.7%;ΔmHLA-DR7 界值 9.00% 用于区分存活者和死亡者,其敏感性为 85.7%,特异性为 90.0%。因此他们认为 mHLA-DR 的动态改变是严重脓毒症患者病死率的可靠预测指标。

综上所述,炎症与免疫是机体受到多种损害因素刺激时至关重要的病理生理过程,两者的平衡是维持自稳态的关键,而两者的失衡可以导致多种疾病,甚至引发 MODS。对机体免疫状态的监测有助于疾病的早期诊断及对病情和预后的评估,mHLA-DR 可用于指导脓毒症免疫治疗的分层和监测,尤其动态监测 mHLA-DR 有助于预测患者的预后和继发感染的风险,并能在一定程度上监测免疫调理的治疗效果,是目前较为理想的免疫监测指标。此外,检测 T 淋巴细胞亚群分析、免疫球蛋白、补体 C3、C4 等也在一定程度上帮助我们对严重感染免疫状态进行诊断与治疗。

(艾宇航　张丽娜)

■ 参考文献

[1] Bone R C, Balk R A, Cerra F B, et al. Definitions for sepsis and organ failure and guidelines for the use of innovative therapies in sepsis. The ACCP/SCCM Consensus Conference Committee. American College of Chest Physicians/S ociety of Critical Care Medicine. Chest, 1992, 101: 1644-1655.

[2] 任成山, 毛宝龄. SIRS 和 MODS 的研究现状与展望[J]. 中国危重病急救医学, 1999, 11(8).

[3] Bone R C. Immunologic dissonance: A continuing evolution in our understanding of the systemic inflammatory response syndrome (SIRS) and the multiple organ dysfunction syndrome (MODS). Ann Intern Med, 1996, 125: 680-687.

[4] Bone R C. Sir isaac newton, sepsis, SIRS, and CARS. Crit Care Med, 1996, 24: 1125-1128.

[5] Schinkel C, Sendtner R, Zimmer S, Faist E. Functional analysis of monocyte subsets in surgical sepsis. J Trauma. 1998, 44: 743-748.

[6] Polk Jr HC, George CD, Wellhausen SR, et al. A systematic study of host defense processes in badly injured patients. Ann Surg, 1986, 204: 282-299.

[7] Moore FA, Moore EE. Evolving concepts in the pathogenesis of postinjury multiple organ failure. Surg Clin North Am, 1995, 75: 257-277.

[8] Caini S, Koldkjaer OG, Pederson C, et al. Procalcitonin, lipopolysaccharide-binding protein, interleukin-6 and C-reactive protein in community-acquired infections and sepsis: a prospective study[J]. Crit Care, 2006, 10(2): R53.

[9] Shatney CH, Benner C. Sequential serum complement (C3) and immunoglobulin levels in shock/trauma patients developing acute fulminant systemic sepsis[J]. Circ Shock, 1985, 16: 9-17.

[10] Huber-Lang M, Sarma VJ, Lu KT, et al. Role of C5a in multiorgan failure during sepsis. J Immunol, 2001, 166: 1193-1199.

[11] Rendon-Mitchell B, Ochani M, Li J, et al. IFN-gamma induces high mobility group box 1 protein release partly through a TNF-dependent mechanism. J Immunol, 2003, 170: 3890-3897.

[12] Mukaida N. Pathophysiological roles of interleukin-8/CXCL8 in pulmonary diseases. Am J Physiol Lung Cell Mol Physiol, 2003, 284: L566-577.

[13] Bouchon A, Facchetti F, Weigand MA, et al. TREM-1 amplifies inflammation and is a crucial mediator of septic shock[J]. Nature, 2001, 410(4): 1103-1107.

[14] Gibot S, Kolopp-Sarda MN, Bene MC, et al. Plasma level of a triggering receptor expressed on myeloid cells: its diagnostic accuracy in patients with suspected sepsis[J]. Ann Intern Med, 2004, 141(1): 9-15.

[15] Dimopoulou I, Orfanos SE, Pelekanou A, et al. Serum of patients with septic shock stimulates the expression of TREM-1 on U937 monocytes[J]. Infl Amm Res. 2009, 5 8(3): 127-132.

[16] Gibot S, Cravoisy A, Kolopp-Sarda MN, et al. Time-course of sTREM(soluble triggering receptor expressed on myeloid cells)-1, procalcitonin, and C-reactive protein plasma concentrations during sepsis[J]. Crit Care Med, 2005, 33(4): 792-796.

[17] 孙成栋, 张淑文, 董军. 脓毒症临床实验免疫指标研究进展[J]. 中国危重病急救医学, 2005, 11(12): 760-763.

[18] Schuetz P, Christ-Crain M, Thomann R, et al. Effect of procalcitonin-based guidelines vs standard guidelines on antibiotic use in lower respiratory tract infections: the ProHOSP randomized controlled trial[J]. JAMA, 2009, 302(10): 1059-1066.

[19] Müller F, Christ-Crain M, Bregenzer T, et al. Procalcitonin levels predict bacteremia in patients with community-acquired pneumonia: a prospective cohort trial[J]. Chest, 2010, 138(1): 121-129.

[20] Wu J, Liu Z, Zhang Y, et al. Age-Dependent Alterations of HLA-DR Expression and Effect of Lipopolysaccharide on Cytokine Secretion of Peripheral Blood Mononuclear Cells in the Elderly Population[J]. Scandinavian Journal of Immunology, 2011, 74: 603-608.

[21] Docke WD, Hoflich C, Davis KA, et al. Monitoring temporary immunodepression by flow cytometric measurement of monocytic HLA-DR expression: a multicenter standardized study. [J]. Clin Chem, 2005, 51: 2341-2347.

[22] Tschoeke SK, Ertel W. Immunoparalysis after multiple trauma[J]. Injury, 2007, 38: 1346-1357.

[23] Lukaszewicz AC GM, Resche-Rigon M, Pirracchio R, et al. Monocytic HLA-DR expression in intensive care patients: interest for prognosis and secondary infection prediction[J]. Crit Care Med, 2009, 37: 2746-2752.

[24] Cheron A, Floccard B, Allaouchiche B, et al. Lack of recovery in monocyte human leukocyte antigen-DR expression is independently associated with the development of sepsis after major trauma[J]. Critical Care, 2010, 14: R208

[25] Wu JF, Ma J, Chen J, et al. Changes of monocyte human leukocyte antigen-DR expression as a reliable predictor of mortality in severe sepsis[J]. Critical Care, 2011, 15: R220.

第 9 章

镇痛与镇静

第一节 概 述

一、概 念

传统意义上的镇痛与镇静是指应用相关的药物使重症患者处于安静状态,消除患者疼痛,减轻患者焦虑、躁动和谵妄,催眠并诱导顺行性遗忘的治疗。广义的镇静与镇痛甚至可以包括精神和心理的相关抚慰与治疗。镇痛与镇静治疗是重症患者综合治疗的重要组成部分,两者相随而行,缺一不可。使危重患者维持在一个理想的舒适和安全状态是所有重症医学临床医师的普遍追求和目标。

在重症医学领域中,镇静、镇痛治疗更重要的意义在于调整患者的代谢状态,通过对于以交感神经为主的神经内分泌活动的调节,使患者机体的代谢状态(包括氧消耗)适应机体的循环灌注与氧合状态,从而达到多器官功能之间的尽可能的匹配和谐,减轻器官功能负担,促进器官功能恢复的目的。

危重患者的镇痛、镇静治疗与手术麻醉有本质的区别。接受麻醉的患者多数为择期手术,即使是急诊患者,其生命体征一般也要求稳定。由于手术时间是有限的,且全身麻醉手术时需要患者完全丧失感觉、运动、意识和自主呼吸等,甚至暂时"剥夺"中枢神经系统的指挥调节功能;因此,手术麻醉所达到的镇痛、镇静深度要大大超过重症患者。而对于在重症医学科(intensive care unit,ICU)治疗的危重患者,一方面其需要镇痛与镇静治疗的时间远远长于麻醉时间,另一方面镇痛与镇静治疗并非完全"剥夺"中枢神经功能对机体各器官系统的指挥调节,其深度需要根据患者的病情不断调整;大多数情况下会尽可能保留患者的自主呼吸和基本的反射、感觉及运动功能,需要定时唤醒以评估其神志、感觉与运动状态。此外,由于患者可能存在多器官功能障碍且往往合并多种治疗手段和药物,必须考虑彼此间的相互影响,因此,ICU患者镇痛与镇静治疗在用药种类、方式、剂量、时机以及效果评价与监测等方面,与手术麻醉有着很大的区别。

二、治疗目的与意义

重症患者处于ICU的环境之中,往往会因为各种原因而处于强烈的应激状态。例如:患者因为病重而难以生活自理,自身伤病的疼痛及各种有创诊治操作带来的不适;患者被约束于床上,灯光长明,昼夜不分,各种噪声(机器声、报警声、呼喊声……),睡眠剥夺,邻床患者的抢救或去世等环境因素也会造成影响;气管插管及其他各种插管,长时间卧床等带来的隐匿性疼痛与不适;对疾病预后的担心,死亡的恐惧,对家人的思念与担心等心理负担。这一切都使得病人感觉到极度的"无助"和"恐惧",构成对患者的恶性刺激,增加着患者的痛苦,甚至危及患者的生命安全。国外学者的调查表明,经治疗好转而离开ICU的患者中,约有50%的患者对于其在ICU中的经历保留有痛苦的记忆,而70%以上的患者在ICU治疗期间存在着焦虑与躁动。因此,镇痛与镇静治疗的目的和意义在于:消除或减轻患者的疼痛及躯体不适感,减少不良刺激及交感神经系统的过度兴奋;帮助和改善患者睡眠,诱导遗忘,减少或消除患者对其在ICU治疗期间病痛的记忆;减轻或消除患者焦虑、躁动甚至谵妄,防止患者的无意识自伤(意外拔管,坠床等)干扰治疗,甚至加重病情,保护患者的生命安全。尤其需要指出的是,适度的镇静与镇痛可以降低患者的代谢速率,减少其组织器官的需氧,使得机体组织氧耗的变化尽可能适应受到损害的氧输送状态,并减轻各器官的代谢负担。

总之,我们在抢救生命、治疗疾病的过程中,必须同时注意尽可能减轻患者的痛苦与恐惧感,使患者不感知或者遗忘其在疾病危重阶段的多种痛苦,并不使这些痛苦加重患者的病情或影响其接受其他治疗,更重要的是,通过镇痛、镇静治疗调节机体的代谢以适应器官的功能状态。所以,镇痛与镇静应作为 ICU 内患者的常规治疗手段。

第二节　常用的镇静、镇痛药物

一、常用的镇痛药物

1. **阿片类镇痛药**　理想的阿片类药物应具有以下优点:起效快,易调控,用量少,较少的代谢产物蓄积及费用低廉。ICU 中应用的阿片类药物多为相对选择 μ 受体激动药。所有阿片受体激动药的镇痛作用机制相同,但某些作用,如组胺释放,用药后峰值效应时间,作用持续时间等存在较大的差异,所以在临床工作中,应根据患者特点、药理学特性及不良反应考虑选择药物。

(1)吗啡:本药为纯粹的阿片受体激动药,有强大的镇痛作用,同时也有明显的镇静作用,并有镇咳作用。本药在皮下和肌内注射吸收迅速,皮下注射 30min 后即可吸收 60%,吸收后迅速分布至肺、肝、脾、肾等各组织。成年人中仅有少量吗啡透过血-脑屏障,但已能产生高效的镇痛作用。清除半衰期约 3h,一次给药镇痛作用维持 4～6h。该药主要在肝代谢。主要经肾排出。其不良反应主要是呼吸中枢有抑制作用,使其对二氧化碳张力的反应性降低,过量可致抑制呼吸中枢;此外还可兴奋平滑肌,增加肠道平滑肌张力引起便秘,并使胆管、输尿管、支气管平滑肌张力增加。阿片类药诱导的意识抑制可干扰对重症患者的病情观察,在一些患者还可引起幻觉、加重烦躁。治疗剂量的吗啡对血容量正常患者的心血管系统一般无明显影响。但对低血容量患者则容易发生低血压,在肝、肾功能不全时其活性代谢产物可造成延时镇静及不良反应加重。

(2)芬太尼:本药为人工合成的强效麻醉性镇痛药。镇痛作用机制与吗啡相似,为阿片受体激动药,作用强度为吗啡的 60～80 倍。与吗啡和哌替啶相比,本品作用迅速,维持时间短,不释放组胺、对心血管功能影响小,对呼吸的抑制作用也弱于吗啡,但静脉注射过快则易抑制呼吸。纳洛酮等能拮抗本药的呼吸抑制和镇痛作用。重复用药后可导致明显的蓄积和延时效应。快速静脉注射芬太尼可引起胸壁、腹壁肌肉僵硬而影响呼吸。本药静脉注射 1min 即起效,4min 达高峰,维持 30～60min。肌内注射时 7～8min 发生镇痛作用,可维持 1～2min。肌内注射生物利用度 67%,蛋白结合率 80%,清除半衰期＞4h,需要指出的是,本药的分布半衰期虽然较短,但清除半衰期则长于吗啡,因此反复多次给药易造成蓄积,且药物主要在肝代谢,代谢产物与约 10% 的原型药由肾排出。因此,芬太尼适用于重症患者、特别是肾功能障碍患者的短时间镇痛,不宜作为长期维持镇痛治疗的药物。

(3)瑞芬太尼:瑞芬太尼为芬太尼类 μ 型阿片受体激动药,在人体内 1min 左右迅速达到血-脑平衡,在组织和血液中被迅速水解,故起效快,维持时间短,与其他芬太尼类似物明显不同。瑞芬太尼的镇痛作用及其不良反应呈剂量依赖性。瑞芬太尼的 μ 型阿片受体激动作用可被纳洛酮所拮抗。另外,瑞芬太尼也可引起呼吸抑制、骨骼肌(如胸壁肌)强直、恶心、呕吐、低血压和心动过缓等,在一定剂量范围内,随剂量增加而作用加强。在 ICU 可用于短时间镇痛的患者,多采用持续静脉输注。静脉给药后,瑞芬太尼快速起效,1min 可达有效浓度,作用持续时间仅 5～10min。清除半衰期约为 6min,与给药剂量和持续给药时间无关。血浆蛋白结合率约 70%。瑞芬太尼代谢不受血浆胆碱酯酶及抗胆碱酯酶药物的影响,不受肝、肾功能及年龄、体重、性别的影响,主要通过血浆和组织中非特异性酯酶水解代谢,约 95% 的瑞芬太尼代谢后经尿排泄。本药长时间输注给药或反复注射用药其代谢速度无变化,体内无蓄积。本药具有 μ 阿片受体类药物的典型不良反应,典型的不良反应有恶心、呕吐、呼吸抑制、心动过缓、低血压和肌肉强直,不良反应在停药或降低输注速度后数分钟内即可消失。本药含有甘氨酸,因而不能于硬膜外和鞘内给药。瑞芬太尼的应用目前仍然受到 2 个因素的制约,一是其价格仍较昂贵,其二本药在撤药时可引起少数患者的痛阈骤然改变而产生剧烈痛感,需加以注意。

（4）舒芬太尼：本药为芬太尼的衍生物。主要作用于 μ 阿片受体。其亲脂性约为芬太尼的 2 倍，更易通过血-脑屏障，与血浆蛋白结合率较芬太尼高，而分布容积则较芬太尼小，虽然其消除半衰期较芬太尼短，但由于与阿片受体的亲和力较芬太尼强，因而不仅镇痛强度更大，为芬太尼的 5~10 倍，而且作用持续时间也更长（约为芬太尼的 2 倍）。舒芬太尼在肝内经受广泛的生物转化，经肾排出。其中去甲舒芬太尼有药理活性，效价约为舒芬太尼的 1/10，亦即与芬太尼相当，这也是舒芬太尼作用持续时间长的原因之一。

（5）哌替啶（杜冷丁）：本药已逐渐淡出临床。哌替啶是一种抗痉挛的镇痛药，镇痛效价约为吗啡的 1/10，作用时间维持 2~4h，与异丙嗪、氯丙嗪联用可进行人工冬眠。大剂量重复使用时，可导致神经兴奋症状（如欣快、谵妄、震颤、抽搐），肝、肾功能障碍者发生率高，原因可能与其代谢产物去甲哌替啶半衰期长，体内大量蓄积有关。哌替啶禁忌和单胺氧化酶抑制药合用，两药联合使用，可出现严重不良反应。

2. 非阿片类中枢性镇痛药——曲马朵　本药主要用作中度和严重急、慢性疼痛和疼痛手术及外科手术、手术后止痛，本断措施或治疗引起的疼痛。该药是人工合成的，虽也可与阿片受体结合，但其亲和力很弱，对 μ 受体的亲和力相当于吗啡的 1/6 000，对 κ 和 δ 受体的亲和力仅为 μ 受体的 1/25。曲马朵系消旋体，其（＋）对映体作用于阿片受体，其（－）对映体则抑制神经元突触对去甲肾上腺素的再摄取，并增加神经元外 5-羟色胺的浓度，从而影响痛觉传递而产生镇痛作用。其作用强度为吗啡的 1/8 1/10。本药与乙醇（酒精）、镇静药、镇痛药或其他中枢神经系统作用药物合用可引起急性中毒。

3. 非甾体类抗炎镇痛药（NSAIDs）　NSAIDs 的作用机制是通过非选择性、竞争性抑制前列腺素合成过程中的关键酶达到镇痛效果。代表药物如对乙酰氨基酚等。对乙酰氨基酚可用于治疗轻度至中度疼痛，它和阿片类联合使用时有协同作用，可减少阿片类药物的用量。本药可用于缓解长期卧床的轻度疼痛和不适。本药主要在肝代谢，对肝衰竭或营养不良造成的谷胱甘肽储备枯竭的患者易产生急性肝毒性作用，严重者可引起暴发性肝衰竭，应予警惕。对于那些有明显饮酒史或营养不良的患者使用对乙酰氨基酚剂量应＜2g/d，其他情况＜4g/d。非甾体类抗炎镇痛药用于急性疼痛治疗已有多年历史。虽然有不同的新型 NSAIDs 问世，但其镇痛效果和不良反应并无明显改善。其主要不良反应，包括胃肠道出血、血小板抑制后继发出血和肾功能不全。较新的环氧化酶抑制药（Cox-2）类药物，还有报道可引起心血管系统的应激损害；在低血容量或低灌注患者、老年人和既往有肾功能不全的患者，更易引发肾功能损害。

4. 局部麻醉药物　局部麻醉药物主要用于术后硬膜外镇痛，其优点是药物剂量小、镇痛时间长及镇痛效果好。目前常用药物为布比卡因和罗哌卡因。

（1）布比卡因：本药为长效酰胺类局部麻醉药，适用于外周神经阻滞、硬脊膜外阻滞和蛛网膜下腔阻滞。本药与神经膜上受体结合，阻滞钠离子通道，使神经膜电位不能达到动作电位阈值，神经冲动就不能传导。布比卡因的镇痛时间比利多卡因长 2~3 倍，比丁卡因长 25%。但其高浓度会导致肌肉无力、麻痹、从而延迟运动恢复。降低布比卡因的浓度可大大降低这些并发症。本药引起心血管意外的复苏较困难，所以总量及浓度应严格控制。

（2）罗哌卡因：罗哌卡因为布比卡因哌啶环的第 3 位氮原子被丙基所代替的产物，为不对称结构的单镜像体（single enantiomer），即 S-镜像体。它是纯左旋式异构体，较右旋式异构体毒性低，作用时间长。罗哌卡因的脂溶性小使其绝对效能有所减弱，到达粗大运动神经的时间拖后，但对 $A\delta$ 神经纤维和 C 神经纤维的阻滞比布比卡因更为广泛，同时也形成本药独特的作用特点：即运动与感觉阻滞分离。本药的心脏和神经系统的安全性比布比卡因高。

二、常用镇静药物

理想的镇静药应具备以下特点：起效快，半衰期短，无蓄积；应用剂量与效果相关性好；对呼吸循环抑制小；代谢方式不依赖肝、肾功能；抗焦虑与遗忘作用可预测；停药后能迅速恢复等。但目前尚无药物能符合以上所有要求。目前 ICU 最常用的镇静药物仍然为苯二氮䓬类中的咪达唑仑（咪唑安定）和丙泊酚（Propofol），但一种新型的 α_2 受体激动药右美托咪定正日益受到临床的重视，应用渐趋增多。

1. 苯二氮䓬类　苯二氮䓬类镇静药物通过与中枢神经系统下丘脑内 GABA 受体的相互作用，可增强 GABA 介导的氯离子内流，引起神经细胞的超极化，产生剂量相关的催眠、抗焦虑和顺行性遗忘作用，其本身无镇痛作用，但与阿片类镇痛药有协同作用，可明显减少阿片类药物的用量。苯二氮䓬类药物的作用存在较大的个体差异。老年患者、肝肾功能受损者药物清除减慢，肝酶抑制药亦影响药物的代谢。苯二氮䓬类药物负荷剂量可引起血压下降，尤其是血流动力学不稳定的患者；反复或长时间使用苯二氮䓬类药物可致药物蓄积或诱导耐药的产生；本类药物有可能引起反常的精神作用。

苯二氮䓬类药物按照其半衰期不同可分为 3 类：短效类（半衰期<12h），如三唑仑、咪达唑仑（速眠安）、奥沙西泮（去甲羟安定）等；中效类（半衰期 12～20h），如替马西泮（羟基安定）、劳拉西泮（氯羟安定）、艾司唑仑（舒乐安定）等；长效类（半衰期 20～50h），如地西泮（安定）、硝西泮（硝基安定）、氯硝西泮（氯硝安定）、氟西泮（氟安定）等。ICU 中常用的苯二氮䓬类药为咪达唑仑（midazolam）、替马西泮（iorazepam）及地西泮（diazepam）。

（1）咪达唑仑：咪达唑仑（咪唑安定）的作用强度是地西泮的 2～3 倍，是苯二氮䓬类药物中水溶性相对较高的一种，其血浆清除率高于地西泮和劳拉西泮，故其起效快，持续时间短，清醒较快，适用于治疗急性躁动患者。本药在体内完全被代谢，主要代谢物为羟基咪达唑仑，然后迅速与葡萄糖醛酸结合，呈无活性的代谢物。60%～70%剂量由肾排出体外。血浆蛋白结合率约 95%，半衰期为 1.5～2.5h。较常见的不良反应为嗜睡、镇静过度、头痛、幻觉、共济失调、呃逆和喉痉挛。静脉注射过快还可发生呼吸抑制及血压下降，极少数可发生呼吸暂停、停止或心搏骤停。有时可发生血栓性静脉炎。本药禁用于重症肌无力患者、精神分裂症患者、严重抑郁状态患者。

咪达唑仑可增强催眠药、镇静药、抗焦虑药、抗抑郁药、抗癫痫药、麻醉药和镇静性抗组胺药的中枢抑制作用。一些肝酶抑制药，特别是细胞色素 P450 抑制药物，可影响咪达唑仑的药动学，使其镇静作用延长。乙醇（酒精）可增强咪达唑仑的镇静作用。

本药物长时间使用有蓄积和镇静效果的延长，肾衰竭患者尤为明显。严重过量可导致昏迷、反射消失、呼吸循环抑制和窒息，需采取相应的措施（机械通气、循环支持等），可采用苯二氮䓬类受体拮抗药如氟马西尼逆转。

（2）劳拉西泮：本药又名氯羟安定，曾经是 ICU 患者长期镇静治疗的首选药物。其半衰期在 10～20h。血浆蛋白结合率约为 85%。本药经肝代谢为无活性的葡萄糖醛酸盐，并且从肾排泄。劳拉西泮的优点是对血压、心率和外周阻力无明显影响，对呼吸无抑制作用，但由于其起效较慢，半衰期长，故不适于治疗急性躁动。近年来发现本药易于在体内蓄积，苏醒慢；其溶剂丙二醇长期大剂量输注可能导致急性肾小管坏死、代谢性酸中毒及高渗透压状态等并发症，特别是长期应用后所引发的重症患者谵妄发生率明显增加，已逐渐被咪达唑仑及右美托咪定所取代。

与其他苯二氮䓬类药物一样，本药与乙醇、吩噻嗪类、巴比妥类、单胺氧化酶抑制药或其他抗抑郁药合用会造成中枢神经系统抑制。对过量的处理主要是支持治疗，直到药物从体内清除掉为止。应监测生命体征和体液平衡。保持气道通畅。如果肾功能正常，静脉输液补充电解质强制利尿能加速苯二氮䓬类药物的清除。此外，应用渗透性利尿药如甘露醇，是有效的辅助措施。更危急的情况下，可能需要肾透析和换血疗法。

（3）地西泮：地西泮具有抗焦虑和抗惊厥作用，作用与剂量相关，依给药途径而异，可用于急性躁动患者的治疗。本药肌内注射 20min 内、静脉注射 1～3min 起效。开始静脉注射后迅速经血流进入中枢神经，作用快，但转移进入其他组织也快，作用消失也快。肌内注射 0.5～1.5h、静脉注射 0.25h 血药浓度达峰值，4～10d 血药浓度达稳态，半衰期为 20～70h，血浆蛋白结合率高达 99%。本药主要在肝代谢，代谢产物有去甲地西泮、去甲羟地西泮等，也有药理活性，长期用药有蓄积作用。代谢产物可滞留在血液中数天甚至数周，停药后消除较慢。地西泮主要以代谢物的游离或结合形式经肾排泄。

本药超量或中毒宜及早对症处理，最重要的是对呼吸循环方面的支持，苯二氮䓬受体拮抗药氟马西尼（flumazenil）可用于该类药物过量中毒的解救和诊断。中毒出现兴奋异常时，不能用巴比妥类药物。因为极长的半衰期，故本药不宜作为维持镇静的药物，可作为短时间内一次给药的选择。

2. 丙泊酚　丙泊酚也是通过激活 GABA 受

体——氯离子复合物,发挥镇静、催眠作用。临床剂量时,丙泊酚增加氯离子传导,大剂量时使 GABA 受体脱敏感,从而抑制中枢神经系统,产生镇静、催眠效应。该药是一种广泛使用的静脉镇静药物;特点是起效快,以 2.5mg/kg 静脉注射时,起效时间为 30~60s,维持时间约 10min,苏醒迅速。能抑制咽喉反射,有利于插管。镇静深度呈剂量依赖性,镇静深度容易控制,亦可产生遗忘作用和抗惊厥作用。

丙泊酚单次注射时可出现暂时性呼吸抑制和血压下降、心动过缓,对血压的影响与剂量相关,尤见于心脏储备功能差、低血容量的患者。丙泊酚使用时可出现外周静脉注射痛。因此,临床多采用持续缓慢静脉滴注方式。此外,部分患者长期使用后可能出现诱导耐药。

丙泊酚主要通过肝代谢,形成丙泊酚和相应的无活性的醌醇结合物,该结合物从尿中排泄,但肝、肾功能不全对丙泊酚的药动学参数影响不明显。丙泊酚的溶剂为乳化脂肪,提供热卡 1.1 卡(Cal)/毫升(ml),长期或大量应用可能导致高三酰甘油血症;应用 2%丙泊酚可降低高乳化脂肪的摄入,三酰甘油血症的发生率,因此,更适宜于 ICU 患者应用。老年人丙泊酚用量应减少。因乳化脂肪易被污染,故配制和输注时应注意无菌操作,单次药物输注时间不宜超过 12h。

丙泊酚具有减少脑血流、降低颅内压(ICP),降低脑氧代谢率($CMRO_2$)的作用。用于颅脑损伤患者的镇静可减轻 ICP 的升高。而且丙泊酚半衰期短,停药后清醒快,利于进行神经系统评估,故更适合与颅内压增高的神经系统疾病患者。

少数患者应用丙泊酚长时间大量输注可能出现代谢性酸中毒,高脂血症,肝脂肪浸润,骨骼肌溶解,高钾血症,肾衰竭及难治性心力衰竭等严重并发症,甚至导致死亡及所谓的丙泊酚输注综合征(propofol infusion syndrome, PIS)。该综合征的发病机制尚不清楚,故应用本药时应注意输注剂量、速度及浓度。一旦发生,应立即停止丙泊酚的输注并给予血液净化等相应的支持治疗。

3. 右美托咪定 α_2 肾上腺素受体激动药有很强的镇静、抗焦虑作用,且同时具有镇痛作用,可减少阿片类药物的用量,其亦具有抗交感神经作用,可导致心动过缓和(或)低血压。

右美托咪定(dexmedetomidine)是高选择性的 α_2 受体激动药;由于其 α_2 受体激动药的高选择性,其结合 α_2 受体的能力超过 α_1 受体 1 600 倍;是目前唯一兼具良好镇静与镇痛作用的药物,本药通过激动作用于脑干蓝斑核的神经元突触前膜 α_2 受体,抑制了去甲肾上腺素的释放,并终止了疼痛信号的传导;通过激动突触后膜受体,右美托咪定抑制了交感神经活性从而引起血压和心率的下降;与脊髓后角内感觉神经的 α_2 受体结合产生镇痛抑制疼痛感觉的程度及其传导作用时,可导致镇静及焦虑的缓解。其半衰期约 2h,几乎全部在肝内发生生物转化,成为无活性的代谢产物,后经肾排除。故肝、肾功能严重损伤的患者应考虑减少用药剂量。本药与拟 GABA 药物的区别在于作用位点不同,从而产生自然的非动眼睡眠,患者的唤醒系统仍然存在,从而降低谵妄,认知功能障碍等精神症状的发生率。该药可单独应用,也可与阿片类或苯二氮䓬类药物合用。但由于价格昂贵,且该药的作用机制在于迅速竞争性结合并激动 α_2 受体,因此,给药过快可导致 α_2 受体的骤然兴奋而产生一过性高血压,且其后由于 α_2 受体对儿茶酚胺结合反应性下降而可能导致心率和血压的降低,需要密切观察调整;本药目前已逐渐成为重症患者镇痛、镇静的常用药物。

第三节 镇痛与镇静的治疗方案

一、适用范围

1. 疼痛 疼痛是因损伤或炎症刺激,或因情感痛苦而产生的一种不适的感觉。ICU 患者疼痛的诱发因素包括:原发疾病、各种监测、治疗手段和长时间卧床制动及气管插管等。疼痛导致机体应激,睡眠不足和代谢改变,进而出现疲劳和定向力障碍,导致心动过速、组织耗氧增加、凝血过程异常、免疫抑制和分解代谢增加等。疼痛还可刺激疼痛区周围肌肉的保护性反应,全身肌肉僵直或痉挛等限制胸壁和膈肌运动进而造成呼吸功能障碍。镇痛是为减轻或消除机体对痛觉刺激的应激及病理生理损伤所采取的药物治疗措施。

2. 焦虑 焦虑是指一种缺乏明显客观原因的内心不安或无根据的恐惧,焦虑通常情况下与精神打击及即将来临的、可能造成的威胁或危险相联系,主观表现出感到紧张、不愉快,甚至痛苦以至于难以自制,严重时会伴有自主神经系统功能的变化或失调。50%以上的ICU患者可能出现焦虑症状,其特征包括躯体症状(如心悸、出汗)和紧张感。ICU患者焦虑的原因:病房环境,包括噪声(仪器报警、人声呼喊和设备运行),灯光刺激,室温过高或过低;对自己疾病和生命的担忧;高强度的医源性刺激(频繁的监测、治疗,被迫更换体位);各种疼痛;原发疾病本身的损害;对诊断和治疗措施的不了解与恐惧;对家人和亲朋的思念等因素。

减轻焦虑的方法包括保持患者舒适,提供充分镇痛,完善环境和使用镇静药物等。因此,焦虑患者应在充分镇痛和处理可逆性原因基础上开始镇静。

3. 躁动 躁动是一种伴有不停动作的易激惹状态,或者说是一种伴随着挣扎动作的极度焦虑状态。在综合ICU中,70%以上的患者发生过躁动。引起焦虑的原因均可以导致躁动。另外,某些药物的不良反应、休克、低氧血症,低血糖、乙醇及其他药物的戒断反应、机械通气不同步等也是引起躁动的常见原因。研究显示最易使重症患者焦虑、躁动的原因依次为:疼痛、失眠、经鼻或经口腔的各种插管、失去支配自身能力的恐惧感及身体其他部位的各种管道限制活动等。

躁动可导致患者与呼吸机对抗,耗氧量增加,意外拔除身上各种装置和导管,甚至危及生命。所以应该及时发现躁动,积极寻找诱因,纠正其紊乱的生理状况,如:低氧血症、低血糖、低血压和疼痛等。并为患者营造舒适的人性化的环境,向患者解释病情及所做治疗的目的和意义,尽可能使患者了解自己病情、参与治疗并积极配合。

患者因躁动不能配合床边诊断和治疗,在充分告之和解释等非药物措施的前提下,可采取镇痛和镇静治疗以完成诊断和治疗。从而减轻或抑制患者身体和心理的应激反应,使患者耐受ICU的日常操作和治疗,如气管插管、气管切开、气道吸引、机械通气等。

4. 谵妄 谵妄是一种以兴奋性增高为主的高级神经中枢急性活动失调状态,临床主要表现为意识模糊、定向力丧失、感觉错乱、躁动不安、语言杂乱。是多种原因引起的一过性的意识混乱状态。意识清晰度下降和认知定向力降低是诊断的关键。

ICU患者因焦虑、麻醉、代谢异常、缺氧、循环不稳定或神经系统病变等原因,可以出现谵妄症状,且长时间置身于陌生而嘈杂的ICU环境会加重谵妄的临床症状。ICU患者谵妄主要表现为精神状态突然改变或情绪波动,注意力不集中,思维紊乱和意识状态改变,伴有或不伴有躁动状态;还可以出现整个白天醒觉状态波动,睡眠清醒周期失衡或昼夜睡眠周期颠倒,也可以表现为情绪过于低沉或过于兴奋或两者兼有。情绪低沉型谵妄往往预后较差,情绪活跃型谵妄比较容易识别。研究表明机械通气患者谵妄发病率可达70%~80%,且谵妄患者,尤其是老年患者住院时间明显延长。

5. 睡眠障碍 睡眠是人体不可或缺的生理过程。睡眠障碍可能会延缓组织修复、减低细胞免疫功能。睡眠障碍的类型包括:失眠、过度睡眠和睡眠-觉醒节律障碍等。失眠是一种睡眠质量或数量达不到正常需要的主观感觉体验,失眠或睡眠被打扰在ICU极为常见。原因包括:持续噪声(来自仪器的报警,工作人员的话语和设备运转的噪声等);灯光刺激;高强度的医源性刺激(频繁的测量生命体征、查体,被迫更换体位等);疾病本身的损害及患者对自身疾病的担心和不了解。患者在ICU睡眠的特点是短暂睡眠,醒觉和快速动眼(REM)睡眠交替。患者快动眼睡眠明显减少,非快动眼睡眠期占总睡眠时间的比例增加,睡眠质量下降。使得患者焦虑等精神症状加重,甚至躁动,谵妄,延缓疾病的恢复。

尽管采用各种非药物措施(减少环境刺激、给予音乐和按摩治疗等),在ICU内许多病人仍然有睡眠困难,多数病人需要结合镇痛、镇静药物以改善睡眠。

二、用药原则

在镇痛镇静治疗之前,应尽量明确引起患者产生疼痛及焦虑躁动等症状的原因,尽可能采用各种非药物手段(包括环境、心理、物理疗法……)去除或减轻一切可能的影响因素,在此基础之上,开始镇痛与镇静治疗。镇痛与镇静治疗并不等同,对于同时存在疼痛因素的患者,应首先实施有效的镇痛治疗。镇静治疗则是在先已祛除疼痛因素的基础之上帮助患者克服焦虑,诱导睡眠和遗忘的进一步治疗。

1. 镇痛药物的应用 阿片类药肌内注射或皮下注射是一种传统的术后镇痛方法,作用时间相对持久,对循环影响较小。但临床上需反复注射给药、患者的退缩心理以及药物起效所需时间等综合因素使镇痛效果不尽人意。持续静脉用药常比肌内用药量少,对血流动力学影响相对稳定,对一些短效镇痛药更符合药效学和药动学的特点,但需根据镇痛效果的评估不断调整用药剂量,以达到满意镇痛的目的。

所以,我们应考虑患者对镇痛药耐受性的个体差异,为每个患者制订治疗计划和镇痛目标。对血流动力学稳定患者,镇痛应首先考虑选择吗啡;对血流动力学不稳定和肾功不全患者,可考虑选择芬太尼或瑞芬太尼。急性疼痛患者的短期镇痛可选用芬太尼。持续静脉注射阿片类镇痛药物是 ICU 常用的方法,但需根据镇痛效果的评估不断调整用药剂量,以达到满意镇痛的目的。局部麻醉药物联合阿片类药物经硬膜外镇痛可作为 ICU 术后患者的镇痛方法,但应合理选择药物、适时调整剂量并加强监测。

2. 镇静药物的应用 镇静药的给药方式应以持续静脉输注为主,首先应给予负荷剂量以尽快达到镇静目标。经肠道(口服、胃管、空肠造口管等)、肌内注射则多用于辅助改善患者的睡眠。间断静脉注射一般用于负荷剂量的给予,以及短时间镇静且无须频繁用药的患者。

短期镇静(≤3d),丙泊酚与咪达唑仑产生的临床镇静效果相似,引起谵妄的概率也相似。但两者镇静特点各不相同。丙泊酚给药时对循环影响比咪达唑仑大,可能引起明显的低血压,但丙泊酚起效快,停药后清醒也快,拔管时间明显早于咪达唑仑;然而该药并不能缩短患者在 ICU 的停留时间,且长时间大量输注可能出现丙泊酚输注综合征。而咪达唑仑用药后起效也较快,且对循环的影响较小,但停药后苏醒需要较长时间。因此,ICU 患者的短期镇静宜主要选用丙泊酚与咪达唑仑,但需根据患者的具体情况慎重选择。

长期(>3d)镇静,丙泊酚与咪达唑仑相比,丙泊酚苏醒更快、拔管更早。在诱导期丙泊酚较易出现低血压,而咪达唑仑易发生呼吸抑制,用药期间咪达唑仑可产生更多的遗忘(表 9-1)。

表 9-1 常用镇静药物的负荷剂量与维持剂量参考

药物名称	负荷剂量	维持剂量
咪达唑仑	0.03～0.3mg/kg	0.04～0.2mg/(kg·h)
劳拉西泮	0.02～0.06mg/kg	0.01～0.1mg/(kg·h)
地西泮	0.02～0.1mg/kg	
丙泊酚	1～3mg/kg	0.5～4mg/(kg·h)
右美托咪定	0.5～1μg/kg(10～15min)	0.2～0.4μg/(kg·h)

为避免药物蓄积和药效延长,可在镇静过程中实施每日唤醒计划,即每日定时中断镇静药物输注(宜在白天进行),以评估患者的精神与神经功能状态,该方案可减少用药量,减少机械通气时间和 ICU 停留时间。但患者清醒期须严密监测和护理,以防止患者自行拔除气管插管或其他装置。

大剂量使用镇静药治疗超过 1 周,可产生药物依赖性和戒断症状。苯二氮䓬类药物的戒断症状表现为:躁动、睡眠障碍、肌肉痉挛、肌阵挛、注意力不集中、经常打哈欠、焦虑、躁动、震颤、恶心、呕吐、出汗、流涕、声光敏感性增加、感觉异常、谵妄和癫痫发作。因此,为防止戒断症状,停药不应快速中断,而是有计划地逐渐减量。

近年的一些研究观察表明,右美托咪定具有轻至中度的镇痛、镇静作用,其与咪唑、丙泊酚联合应用,可降低上述药物的剂量,在达到同样镇痛、镇静疗效的同时,可以减少谵妄的发生,值得进一步观察推广。

3. 谵妄的治疗 谵妄状态必须及时治疗。一般少用镇静药物,以免加重意识障碍。但对于躁动或有其他精神症状的患者则必须给药予以控制,防止意外发生。镇静、镇痛药使用不当可能会加重谵妄症状。

氟哌啶醇(haloperidol)属于丁酰苯类抗精神病药物,是一种抗焦虑症、抗精神病作用强而久,对精神分裂症与其他精神病的躁狂症状都有效的药物。目前是治疗谵妄常用的药物。临床使用氟哌啶醇的方式通常是间断静脉注射或肌内注射,5～10mg/次,每日 2～3 次。氟哌啶醇半衰期长,对急性发作谵妄的患者需给予负荷剂量,以快速起效。其不良反应为锥体外系症状(EPS),还可引起剂量相关的 Q-T 间期延长,增加室性心律失常的危险。

应用过程中须监测心电图。既往有心脏病史的患者更易出现此类不良反应。本药禁用于基底神经核病变、帕金森综合征、严重中枢神经抑制状态者、骨髓抑制、青光眼、重症肌无力患者。

第四节 镇痛、镇静的评估与监测

相对于全身麻醉患者的镇静与镇痛,对 ICU 患者的镇静、镇痛治疗更加强调适度的概念,过度与不足都可能给患者带来损害;为此,需要对重症患者疼痛与意识状态及镇痛、镇静疗效进行准确的评价和监测。对疼痛程度和意识状态的评估和监测是进行镇痛、镇静的基础,是合理、恰当镇痛、镇静治疗的保证。

一、疼痛的评估与监测

疼痛评估与监测应包括疼痛的部位、特点、加重及减轻因素和强度,最可靠有效的指标是患者的自我描述。使用各种评分方法来评估疼痛程度和治疗反应,应该定期进行,完整记录。常用评分方法如下。

1. 语言评分法(verbal rating scale,VRS) 按从疼痛最轻到最重的顺序以 0 分(不痛)至 10 分(疼痛难忍)的分值来代表不同的疼痛程度,由患者自己选择不同分值来量化疼痛程度。

2. 视觉模拟法(visual analogue scale,VAS) 用 1 条 100mm 的水平直线,两端分别定为不痛到最痛。由被测试者在最接近自己疼痛程度的地方画垂线标记,以此量化其疼痛强度。VAS 已被证实是一种评价老年患者急、慢性疼痛的有效和可靠方法(图 9-1)。

3. 数字评分法(numeric rating scale,NRS) NRS 是一个从 0～10 的点状标尺,0 代表不痛,10 代表疼痛难忍,由患者从上面选一个数字描述疼痛。其在评价老年患者急、慢性疼痛的有效性及可靠性上已获得证实(图 9-2)。

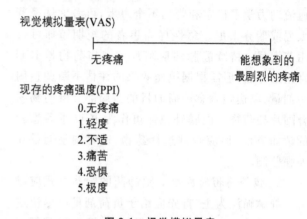

视觉模拟量表(VAS)

无疼痛　　　　　　　能想象到的最剧烈的疼痛

现存的疼痛强度(PPI)
0.无疼痛
1.轻度
2.不适
3.痛苦
4.恐惧
5.极度

图 9-1 视觉模拟量表

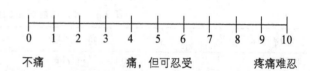

不痛　　　　痛,但可忍受　　　疼痛难忍

图 9-2 数字疼痛评分尺

4. 面部表情评分法(faces pain scale,FPS) 由 6 种面部表情及 0～10 分构成,程度从不痛到疼痛难忍。由患者选择图像或数字来反映最接近其疼痛的程度。FPS 与 VAS、NRS 有很好的相关性,可重复性也较好(图 9-3)。

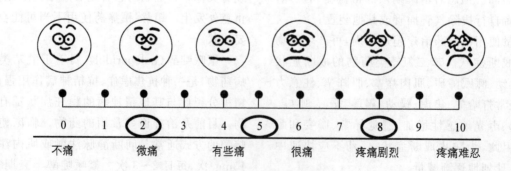

不痛　　微痛　　有些痛　　很痛　　疼痛剧烈　　疼痛难忍

图 9-3 面部表情疼痛评分法

5. 术后疼痛评分法(Prince-Henry 评分法)该方法主要用于胸、腹部手术后疼痛的测量。从 0 分到 4 分共分为 5 级,评分方法如下(表 9-2)。

表 9-2　术后疼痛评分法*

分值	描述
0	咳嗽时无疼痛
1	咳嗽时有疼痛
2	安静时无疼痛,深呼吸时有疼痛
3	安静状态下有较轻疼痛,可以忍受
4	安静状态下有剧烈疼痛,难以忍受

*对于术后因气管切开或保留气管导管不能说话的患者,可在术前训练患者用 5 个手指来表达自己从 0~4 分的选择

疼痛评估可以采用上述多种方法来进行,但最可靠的方法是患者的主诉。VAS 或 NRS 评分依赖于患者和医护人员之间的交流能力。当患者在较深镇静、麻醉或接受肌松药情况下,常不能主观表达疼痛的强度。在此情况下,患者的疼痛相关行为(运动、面部表情和姿势)与生理指标(心率、血压和呼吸频率)的变化也可反映疼痛的程度,需定时仔细观察来判断疼痛的程度及变化。但是,这些非特异性的指标容易被曲解或受观察者的主观影响。

二、镇静的评估与监测

定时评估和持续监测镇静程度有利于调整镇静药物及其剂量以达到预期目标。理想的镇静评分系统应使各参数易于计算和记录,有助于镇静程度的准确判断并能指导治疗。目前临床常用的镇静评分系统有 Ramsay 评分、Riker 镇静躁动评分(SAS),以及肌肉活动评分法(MAAS)等主观性镇静评分和以脑电图(EEG)为基础的双频指数(BIS)、心率变异系数及食管下段收缩性等客观性镇静评估方法。

1. 镇静的主观评估

(1)Ramsay 评分:Ramsay 评分是临床上使用最为广泛的镇静评分标准,分为 6 级,分别反映 3 个层次的清醒状态和 3 个层次的睡眠状态。Ramsay 评分被认为是可靠的镇静评分标准,但缺乏特征性的指标来区分不同的镇静水平(表 9-3)。

表 9-3　Ramsay 评分

分数	状态描述
1	患者焦虑,躁动不安
2	患者配合,有定向力、安静
3	患者对指令有反应
4	嗜睡,对轻叩眉间或大声听觉刺激反应敏捷
5	嗜睡,对轻叩眉间或大声听觉刺激反应迟钝
6	嗜睡,无任何反应

(2)Riker 镇静、躁动评分(sedation-agitation scale,SAS):SAS 是根据患者 7 项不同的行为对其意识和躁动程度进行评分的方法(表 9-4)。

(3)肌肉活动评分法(motor activity assessment scale,MAAS):自 SAS 演化而来,通过 7 项指标来描述患者对刺激的行为反应,对危重病患者也有很好的可靠性和安全性(表 9-5)。

表 9-4　Riker 镇静和躁动评分,SAS

分值	描述	定义
7	危险躁动	拉拽气管内插管,试图拔除各种导管,翻越床栏,攻击医护人员,在床上辗转挣扎
6	非常躁动	需要保护性束缚并反复语言提示劝阻,咬气管插管
5	焦虑或身体躁动	经言语提示劝阻可安静
4	安静合作	安静,容易唤醒,服从指令
3	镇静	嗜睡,语言刺激或轻轻摇动可唤醒并能服从简单指令,但又迅即入睡
2	非常镇静	对躯体刺激有反应,不能交流及服从指令,有自主运动
1*	不能唤醒	对恶性刺激无或仅有轻微反应,不能交流及服从指令

*恶性刺激:指吸痰或用力按压眼眶、胸骨或甲床 5s

表 9-5　肌肉运动评分法，MAAS

分值	定义	描述
6	危险躁动	无外界刺激就有活动，不配合，拉扯气管插管及各种导管，在床上翻来覆去，攻击医务人员，试图翻越床栏，不能按要求安静下来
5	躁动	无外界刺激就有活动，试图坐起或将肢体伸出床沿。不能始终服从指令（如能按要求躺下，但很快又坐起来或将肢体伸出床沿）
4	烦躁但能配合	无外界刺激就有活动，摆弄床单或插管，不能盖好被子，能服从指令
3	安静、配合	无外界刺激就有活动，有目的的整理床单或衣服，能服从指令
2	触摸、叫姓名有反应	可睁眼，抬眉，向刺激方向转头，触摸或大声叫名字时有肢体运动
1	仅对恶性刺激有反应	可睁眼，抬眉，向刺激方向转头，恶性刺激时有肢体运动
0	无反应	恶性刺激时无运动

　　ICU 患者理想的镇静水平，是既能保证患者安静入睡又容易被唤醒。应在镇静治疗开始时就明确所需的镇静水平，定时、系统地进行评估和记录，并随时调整镇静用药以达到并维持所需镇静水平。

　　2. 镇静的客观评估　客观性评估是镇静评估的重要组成部分，应该成为最主要且可靠的评估手段。但现有的客观性镇静评估方法的临床可靠性尚有待进一步验证。目前 ICU 常见的方法主要是以脑电图为基础的脑电双频指数（bispectral index，BIS）、患者状态指数等监测手段。

　　脑电双频指数（BIS）的数值由 0 到 100，0 代表无脑电活动，100 代表完全清醒，一般认为，40～70 的镇静状态较为理想，<40 可能镇静过深，>70 可能镇静无效。目前 BIS 的确切运算法则尚未公布于众，它将 4 种 EEG 参数，相对 β 比，同步快慢波，QUAZI 和爆发抑制比整合为单一变量，30～80 的 BIS 的变化与同步快慢波明显相关；30～0 的范围内、>40 的爆发抑制比与 BIS 直线相关；BIS 尤其适用于使用肌松药的重症患者镇静状态的客观监测。不同的镇痛、镇静药物对 EEG 的影响是不同的，因而，即使 BIS 水平相同，镇静水平也可能因为所用镇静药物的不同而不同。此外，BIS 还可能受患者体温波动的影响。

　　患者状态指数（PSI）也是一种以脑电图为基础的监测手段，有关 ICU 中 BIS 与 PSI 对镇静深度监测的研究尚少，有报道称 BIS 与 PSI 用于监测镇静水平时呈明显正相关，对过度镇静 BIS 比 PSI 有更好的预测价值，而对镇静不足两者并没有显著性差异。

三、谵妄评估

　　谵妄的诊断主要依据临床检查及病史。目前推荐使用"ICU 谵妄诊断的意识状态评估法（the confusion assessment method for the diagnosis of delirium in the ICU，CAM-ICU）"。CAM-ICU 主要包含以下几个方面：病人出现突然的意识状态改变或波动；注意力不集中；思维紊乱和意识清晰度下降（表 9-6）。

表 9-6　ICU 谵妄诊断的意识状态评估法（CAM-ICU）

临床特征	评价指标
1. 精神状态突然改变或起伏不定	患者是否出现精神状态的突然改变
	过去 24h 是否有反常行为。如，时有时无或者时而加重时而减轻
	过去 24h 镇静评分（SAS 或 MAAS）或昏迷评分（GCS）是否有波动
2. 注意力散漫	患者是否有注意力集中困难
	患者是否有保持或转移注意力的能力下降
	患者注意力筛查（ASE）得分多少？（如 ASE 的视觉测试是对 10 个画面的回忆准确度；ASE 的听觉测试患者对一连串随机字母读音中出现"A"时点头或捏手示意）

（续　表）

临床特征	评价指标
3. 思维无序	若患者已经脱机拔管,需要判断其是否存在思维无序或不连贯。常表现为对话散漫离题、思维逻辑不清或主题变化无常
	若患者在带呼吸机状态下,检查其能否正确回答以下问题: ①石头会浮在水面上吗 ② 海里有鱼吗 ③一磅比两磅重吗 ④你能用锤子砸烂一颗钉子吗
	在整个评估过程中,患者能否跟得上回答问题和执行指令 ①你是否有一些不太清楚的想法 ②举这几个手指头(检查者在患者面前举2个手指头) ③现在换只手做同样的动作(检查者不用再重复动作)
4. 意识程度变化(指清醒以外的任何意识状态,如警醒、嗜睡、木僵或昏迷)	清醒:正常、自主的感知周围环境,反应适度
	警醒:过于兴奋
	嗜睡:瞌睡但易于唤醒,对某些事物没有意识,不能自主、适当的交谈,给予轻微刺激就能完全觉醒并应答适当
	昏睡:难以唤醒,对外界部分或完全无感知,对交谈无自主、适当的应答。当给予强烈刺激时,有不完全清醒和不适当的应答,强刺激一旦停止,又重新进入无反应状态
	昏迷:不可唤醒,对外界完全无意识,给予强烈刺激也无法进行交流

若患者有特征 1 和 2,或者特征 3,或者特征 4,就可诊断为谵妄。SAS. 镇静镇痛评分;MAAS. 肌肉运动评分;GCS. Glasgow 昏迷评分

四、睡眠评估

患者自己的主诉是睡眠是否充分的最重要的指标,应重视对患者睡眠状态的观察及患者的主诉。如果患者没有自诉能力,由护士系统观察患者睡眠时间不失为一种有效措施,也可采用图片示意等方式来评估睡眠质量。

第五节　镇痛与镇静的注意事项

无监测,勿镇静!

迄今为止,几乎所有的镇痛、镇静药物均不可避免地具有对循环、呼吸中枢的非选择性抑制作用,同时对其他各个器官系统都存在影响。因此,镇痛、镇静治疗也是一把双刃剑。面对镇痛、镇静治疗的"双刃剑"。欲化弊为利,就必须及早"识弊"和"除弊",根本的解决手段只能是加强监测。在实施镇痛、镇静治疗之前对患者的生命体征(心率、血压、呼吸、尿量)和意识、认知状态,以及器官功能进行监测,并据其结果评估镇痛、镇静治疗的指征和可行性;在镇痛、镇静治疗开始后仍需持续上述监测,观察镇痛、镇静的效果及其对器官功能、生命体征的影响;及时发现问题,调整药物的种类、剂量、方案,维护生命体征稳定。因此,镇痛、镇静治疗对患者各器官功能的影响是 ICU 医师必须重视的问题之一。在实施镇痛、镇静治疗过程中应对患者的全身各个器官系统的功能进行严密监测,以达到最好的个体化治疗效果,最小的不良反应和最佳的效价比。

镇痛、镇静对全身各个器官系统都可能产生影响,但其对不同的器官系统的影响有不同的特点,其监测和治疗原则也各不相同。

一、呼吸功能

1. 镇痛、镇静治疗对呼吸功能的影响　多种镇痛、镇静药物都可产生呼吸抑制。阿片类镇痛药引

起的呼吸抑制由延髓受体介导产生,通常是呼吸频率减慢,潮气量不变。此外,其组胺释放作用可能使敏感患者发生支气管痉挛,故有支气管哮喘病史的患者宜避免应用阿片类镇痛药。

苯二氮䓬类和丙泊酚可产生剂量依赖性呼吸抑制作用,通常表现为潮气量降低,呼吸频率增加,通常与速度及剂量直接相关,给予负荷剂量时应缓慢静脉推注,并酌情从小剂量开始,逐渐增加剂量达到治疗目的。低氧血症未得到纠正,特别是未建立人工气道通路的患者需慎用。

深度镇静还可导致患者咳嗽和排痰能力减弱,影响呼吸功能恢复和气道分泌物清除,增加肺部感染机会。不适当的长期过度镇静治疗可导致气管插管拔管延迟,ICU 住院时间延长,患者治疗费用增高。

2. 镇痛、镇静治疗期间呼吸功能监测 强调呼吸运动的监测,密切观察患者的呼吸频率、幅度、节律、呼吸周期比和呼吸形式,常规监测脉搏氧饱和度(SpO_2),酌情监测呼气末二氧化碳($ETCO_2$),定时监测动脉血氧分压(PaO_2)和二氧化碳分压($PaCO_2$),对机械通气患者定期监测自主呼吸潮气量、分钟通气量等。第 0.1 秒口腔闭合压($P0.1$)反映患者呼吸中枢的兴奋性,必要时亦应进行监测。

ICU 患者长期镇痛、镇静治疗期间,应尽可能实施每日唤醒计划。观察患者神志,在患者清醒期间鼓励其肢体运动与咳痰。在患者接受镇痛、镇静治疗的过程中,应加强护理,缩短翻身、拍背的间隔时间,酌情给予背部叩击治疗和肺部理疗,结合体位引流,促进呼吸道分泌物排出,必要时可应用纤维支气管镜协助治疗。

二、循环功能

1. 镇痛、镇静治疗对循环功能的影响 镇痛、镇静治疗对循环功能的影响主要表现为血压变化。阿片类镇痛药在血流动力学不稳定、低血容量或交感神经张力升高的患者更易引发低血压。在血容量正常的患者中,阿片类药物介导的低血压是由于交感神经受到抑制,迷走神经介导的心动过缓和组胺释放的综合结果。

苯二氮䓬类和丙泊酚在给予负荷剂量时可发生低血压,血流动力学不稳定尤其是低血容量的患者更易出现,因此,负荷剂量给药速度不宜过快。

α_2 受体激动药(右美托咪定)具有抗交感神经作用,可导致心动过缓和(或)低血压。

2. 镇痛、镇静治疗期间循环功能监测 严密监测血压(有创血压或无创血压)、中心静脉压、心率和心电节律,尤其给予负荷剂量时,应根据患者的血流动力学变化调整给药速度,并适当进行液体复苏治疗,力求维持血流动力学平稳,必要时应给予血管活性药物。镇痛、镇静不足时,患者可表现为血压高、心率快,此时不要盲目给予药物降低血压或减慢心率,应结合临床综合评估,充分镇痛,适当镇静,并酌情采取进一步的治疗措施。应该尽量避免使用肌松药物。只有在充分镇痛、镇静治疗的基础上,方可以考虑使用肌松药物。

三、神经肌肉功能

1. 镇痛、镇静治疗对神经肌肉功能的影响 阿片类镇痛药可以加强镇静药物的作用,干扰对重症患者的病情观察,并在一些患者中引起幻觉加重烦躁。芬太尼快速静脉注射可引起胸、腹壁肌肉强直;哌替啶大剂量使用时,可导致神经兴奋症状(如欣快、谵妄、震颤、抽搐)。

苯二氮䓬类镇静药可能引起躁动甚至谵妄等反常兴奋反应。丁酰苯类药物易引起锥体外系反应,此与氟哌啶醇的一种活性代谢产物有关,多见于少年儿童,氟哌啶醇较氟哌利多常见,苯二氮䓬类药物能有效控制锥体外系症状。而丙泊酚可减少脑血流,降低颅内压(ICP),降低脑氧代谢率($CMRO_2$),氟哌利多亦能使脑血管收缩,脑血流减少,颅内压降低,但不降低脑代谢率。此两种镇静药对颅内压升高患者有利,对脑缺血患者需加强监测,慎重应用。

长时间镇痛、镇静治疗可影响神经功能的观察和评估,应坚持每日唤醒以评估神经肌肉系统功能。

2. 神经肌肉阻滞药对神经肌肉功能的影响 ICU 患者出现骨骼肌无力的原因是多方面的,与神经肌肉阻滞治疗相关的不良反应大概分为 2 类,一是神经肌肉阻滞延长,与神经肌肉阻滞药或其代谢产物的蓄积相关,停药后神经肌肉功能恢复时间可增加 50%~100%。另一类是急性四肢软瘫性肌病综合征(AQMS),表现为急性轻瘫、肌肉坏死致磷酸肌酸激酶升高和肌电图异常三联症。初始是神经功能障碍,数天或数周后发展为肌肉萎缩和坏死。AQMS 与长时间神经肌肉阻滞有关,应强调每日停药观察。

长时间制动、长时间神经肌肉阻滞治疗使患者关节和肌肉活动减少,并增加深静脉血栓(DVT)形成的危险,应给予积极的物理治疗预防深静脉血栓形成并保护关节和肌肉的运动功能。

四、其他器官系统

1. 镇静、镇痛对消化功能的影响　阿片类镇痛药可抑制肠道蠕动导致便秘,并引起恶心、呕吐;酌情应用刺激性泻药可减少便秘。肝功能损害可减慢苯二氮䓬类药物及其活性代谢产物的清除,肝酶抑制药也会改变大多数苯二氮䓬类药物代谢,肝功能障碍或使用肝酶抑制药的患者应及时调节剂量。

胃肠黏膜损伤是非甾体抗炎药最常见的不良反应,可表现为腹胀、消化不良、恶心、呕吐、腹泻和消化道溃疡,严重者可致穿孔或出血。故对有高危因素的患者宜慎用或不用;必须使用时应选择不良反应较小的药物或剂型。非甾体抗炎药还可导致可逆性肝损害,特别是对肝衰竭或营养不良造成的谷胱甘肽储备枯竭的患者易产生肝毒性。

2. 镇静、镇痛对代谢功能的影响　大剂量吗啡可兴奋交感神经中枢,促进儿茶酚胺释放,增加肝糖原分解增加,使血糖升高;应加强血糖监测和调控。

丙泊酚以脂肪乳剂为载体,长时间或大剂量应用时应监测血三酰甘油水平,并根据丙泊酚用量相应减少营养支持中的脂肪乳剂供给量。同时应注意丙泊酚输注综合征的预防。

3. 镇静、镇痛对肾功能的影响　吗啡等阿片类镇痛药可引起尿潴留。非甾体抗炎药可引发肾功能损害,尤其低血容量或低灌注患者、高龄、既往有肾功能障碍的患者用药更应慎重。

4. 镇静、镇痛对凝血功能的影响　非甾体抗炎药可抑制血小板凝聚导致出血时间延长,大剂量引起低凝血酶原血症,可考虑补充维生素 K 以防治。

5. 镇静、镇痛对免疫功能的影响　研究发现,长期使用阿片样物质或阿片样物质依赖成瘾患者中免疫功能普遍低下,疼痛作为应激本身对机体免疫功能有抑制作用。在进行疼痛治疗时,镇痛药物能够缓解疼痛所致的免疫抑制,同时镇痛药物本身可导致免疫抑制。

综上所述,重症患者救治的目的在于保护支持多器官功能,恢复机体内环境稳定;救治手段则可以大致区分为祛除致病因素和保护器官功能。机体器官功能的维护有赖于循环(组织灌注)和通气氧合功能的正常。当重症患者的病理损伤来势迅猛时,致病因素一时难以立即祛除,器官功能若强行代偿则有可能因为增加代谢氧耗做功而进一步受到损害。因此,通过镇痛、镇静的治疗手段使得重症患者处于"休眠"状态,降低代谢和氧需氧耗,以适应受到损害的灌注与氧供水平,从而减轻强烈病理因素所造成的损伤,为器官功能的恢复赢得时间创造条件。ICU 中的治疗是一个整体,任何一个环节的缺陷都可能影响整体疗效。因此,镇痛、镇静治疗一样重要,不可或缺,但需要危重症医师认真重视并掌握,趋利除弊,合理应用,以达到更好地挽救重症患者生命的目的。

(吕　杰　安友仲)

第 10 章

营养的监测与治疗

第一节 重症患者的代谢改变

神经内分泌激素与细胞因子构成复杂的网络系统,并由此调控机体的免疫状态与炎症反应。在遭受打击之后,血清应激激素水平增高:应激激素-肾上腺素(epinephrine)与皮质醇(cortisol)升高,伴随着多种生理的挑战和促皮质激素、生长激素(GH)、胰高糖素以及儿茶酚胺水平升高,由此导致糖、蛋白质、脂肪三大营养物质以及微量营养素的代谢改变。

一、糖代谢改变

伴有胰岛素抵抗的高血糖是应激后糖类代谢改变的特点,血糖水平升高主要源于葡萄糖产生增加,胰岛素介导的糖的摄取降低;同时葡萄糖有氧氧化下降而酵解增强。糖的产生主要来源于肝糖原异生,小部分来自于肾糖的异生。应激后血清皮质醇升高是导致糖异生的主要原因之一,此外儿茶酚胺、胰高血糖素、生长激素水平升高也在胰岛素抵抗中发挥作用。细胞因子在其中发挥一定的作用:IL-1 刺激肾上腺释放糖皮质激素与胰高糖素分泌,TNF 主要增加胰高糖素的分泌。

二、脂肪代谢改变

脂肪的动员及分解加速,脂肪分解产物为三酰甘油(TG)、游离脂肪酸(FFA)和甘油,成为此时供能的主要物质。儿茶酚胺是较强的脂解激素,细胞因子也参与了脂代谢的调节,如促进肝对脂肪酸的重新合成,TNF 和 IL-1 通过抑制脂蛋白酯酶的活性,使三酰甘油水平升高,且还可促进胰岛素的分泌;TNF 可促使儿茶酚胺分泌增加,这些因素导致体内脂肪动员与氧化加速,可高达正常速度的 200%。

三、蛋白质代谢改变

蛋白质分解程度与相伴随的炎症反应过程相关,以分解代谢为突出的代谢改变是重症患者蛋白质代谢的特点,其中骨骼肌分解可增加 70% ~ 110%。早有研究显示,应激状态下的蛋白质裂解与再合成的转换速率增加,伴随着肌酐、尿素等生成。这一应激早期蛋白质代谢的特点导致骨骼肌与内脏蛋白质的迅速消耗,无脂组织群(lean body mass,LBM)大量丢失。TNF-α 等细胞因子作用使肝清蛋白合成受到抑制,并促进肾上腺皮质激素的释放,血清皮质醇水平升高,分解代谢和炎症反应增强。蛋白质分解释放出的谷氨酰胺支链氨基酸(BCAA)及其他氨基酸,通过糖异生作用,作为小肠黏膜、免疫细胞等快速细生长细胞的能源底物,骨骼肌蛋白的合成速率降低。正常状态下尿素氮排出为 10~12g/d,严重应激时,尿氮排出量明显增加,每日氮丢失可达 15~30g/d,甚至更高。临床上常出现负氮平衡与低蛋白血症,导致重症患者营养状况迅速下降及不同程度的营养不良。与此相伴随的是生理功能受损,人体内蛋白质含量约为 11 000g,而每克蛋白原对于肌肉的功能是重要的,如呼吸肌(肋间肌与膈肌)、心肌功能和胃肠道黏膜等,导致呼吸衰竭、心力衰竭。尽管如此,应激期合成代谢依然存在,主要反映在与炎症反应相关的急性相蛋白的合成增加,如 C 反应蛋白(C-reactive protein,CRP)、α 抗胰蛋白酶(α₁-antichymotrypsin)、纤维蛋白原(FIB)、铜蓝蛋白和免疫球蛋白和补体等浓度升高。LBM 是指骨骼肌(占有 35% 的 LBM)、血浆蛋白、皮肤、骨骼与内脏器官(占 LBM 含量的

12%)之和,它是供给机体患病期间所需氨基酸的主要储存场所,尽管血浆蛋白含量仅占 LBM 重量的 2%,但它却能够较好的反映 LBM 的含量。

四、能量代谢改变

初始打击是决定以后能量消耗改变的主要因素,能量消耗增加,特别是静息状态下的能量消耗增加是重症患者能量代谢改变的特点。此外,重症患者还要应付损伤导致的代谢改变,以及治疗可能产生的影响。不同的危重疾病状态对能量消耗的影响有所不同,同一疾病不同时期亦是如此。间接能量消耗测定仪使临床上对不同疾病状态下能量代谢特点有较明确的了解,见表 10-1。但脓毒症患者的研究显示其能量消耗与疾病严重程度成反比,感染性休克患者其能量消耗接近于健康机体能量消耗的水平。可见,并不是所有患者的代谢率与能量消耗都是增加的,在疾病危重状态,尤其是当体内的能量与营养物质被严重消耗时,其代谢率反而会降低。

存在全身炎症反应的患者能量消耗受到体温的影响,体温每增加 1℃,能量消耗增加 7%～10%。营养支持本身,不论是肠内还是肠外营养,以及儿茶酚胺类药物的应用均可不同程度的增加能量消耗量。而机械通气、肌松药、镇静药应用等可使能量消耗量降低。

表 10-1　不同疾病状态下能量代谢的变化

疾病	第 1 周	第 2 周
Sepsis	25kcal/(kg·d)	40 kcal/(kg·d)
创伤	30 kcal/(kg·d)	55 kcal/(kg·d)
大手术后	BMR×(1.25～1.46)	

五、电解质与微量营养素变化

随着尿氮丢失的增加,铁、钾、镁、锌、硫及磷的排出均增加。既往合并慢性消耗性疾病、营养不良以及胃肠液大量丢失等,常出现钾的缺乏。由于肌肉中钾与氮的比例是 3mmol 钾：1gN。要使氮发挥肌肉蛋白合成底物的效应,则营养供给时既需要充分的蛋白质又需要足够量的钾。

磷酸盐是一种细胞阴离子,慢性营养不良患者体内磷的含量常减少,当给予营养支持后,ATP 合成增加导致血磷浓度迅速降低,特别是当血磷补充不足和已存在血磷降低时容易出现,称为“再喂养

综合征(Refeeding syndrome)”,易发生在已有营养不良基础的患者,在给予营养支持(尤其是 TPN)后 3～4d 时。有报道接受肠外营养支持的患者发生低磷血症概率为 35%～45%,严重的低磷血症可导致心搏骤停甚至猝死,血磷浓度低于 1.0mg/dl 为紧急低磷血症,应立即予以处理。其他易导致低磷的情况有糖尿病、维生素 D 缺乏、酗酒和慢性肾衰竭;有些药物,如 β 受体激动药、利尿药、茶碱和糖皮质激素可增加磷的排泄,导致血磷降低。

危重疾病时体内的微量元素释放、异常排泄与重新分配,使其血清浓度发生变化。细胞因子参与了感染、创伤时体内微量元素的代谢调节,导致微量元素向血管外间隙转移,导致危重症患者普遍存在血清 Fe、Zn、Se 含量降低,而血 Cu 含量常升高。体内的微量元素也同样具有重要的生理作用,如铁可以作为多微生物能量合成的辅助因子。Se 是人体的内源性抗氧化系统重要的抗氧化酶-谷胱甘肽过氧化酶(GSH-Px)的核心组成成分,在体内发挥着防止过氧化损伤的作用;严重感染时血浆 Se 明显下降可降低 GSH-Px 的活性,使机体抗氧化能力受损,并且并与疾病严重程度相关及不良预后密切相关,Se 由血浆→组织再分布可能是血清硒降低的原因。血清锌 Zn 浓度在感染、创伤、烧伤早期即出现降低,与 IL-1、IL-6 等细胞因子介导下促使肝及其他组织合成急性相蛋白和金属硫蛋白(金属甲硫氨酸,即 MT)增加、锌由血向肝转移,约 60% 的 Zn 与 ALB 疏松结合,应激时 ALB 的大量分解,加重了体内 Zn 水平下降,近乎所有的 sepsis 患者血锌水平降低。Zn 是对免疫功能的影响较突出的微量元素,Zn 缺乏时使 T 淋巴细胞,尤其是辅助 T 淋巴细胞(Th)数量与功能下降;巨噬细胞吞噬与杀菌能力下降,中性粒细胞游走功能降低,此外,Zn 还参与糖类、脂肪及蛋白质代谢的酶的活性等,低 Zn 使述营养素的代谢受到影响。

严重感染、烧伤时血清 Cu 水平的改变多为升高,血浆中 50% 的 Cu 与铜蓝蛋白结合,感染时铜蓝蛋白合成增加,血 Cu 多为增加。Cu 吸收后与 ALB 疏松结合,于肝合成铜蓝蛋白,后者释放入血并转运到各器官组织,以提供 Cu。铜蓝蛋白是运输和维持组织 Cu 水平的主要蛋白,但长时间反复感染患者往往出现铜蓝蛋白缺乏,亦可使血 Cu 变化不明显。Cu 参与体内一些酶的组成,如铜蓝蛋白、超氧化物歧化酶、细胞色素氧化酶、多巴胺 β 羟化酶等。

第二节　营养支持的时机

一、营养支持时机选择原则

由于炎症反应、代谢应激和卧床制动，导致分解代谢增加，使重症患者营养状况迅速下降及很快发生营养不良，或使已存在的营养不良进一步加重，这也是危重症患者较普遍存在的临床现象，并成为一独立因素影响危重症患者的预后。临床上，营养状况下降或营养不良在 7～14d 可能并不突出或较难检测，一些重症患者常在转出 ICU 才表现较为突出。

疾病与病情是决定营养供给时机的重要因素，早有研究表明：疾病的严重程度与开始给予营养支持的时机密切相关。病情越重，越能体现出及早给予恰当的营养支持能够使危重患者获益的优势，而延迟的营养供给将导致能量与营养的负债，并由此增加感染性并发症与不良预后。不论对于肠内营养还是肠外营养，病情或应激反应较轻、短时间内能够恢复经口摄食者，均不能从合理的营养支持中获得更大的益处，且反会增加感染性并发症与医疗花费。

此次患病前是否存在营养不良或营养状况下降也是决定开始营养支持的因素，对于已经存在营养不良或将发生营养不良、预计需要较长时间留住 ICU 的重症患者，如合并 MODS、需要机械通气支持、肾替代等支持治疗的患者，应及早开始任何形式的营养支持，以期最大可能的改善营养状态，促进疾病康复。

临床上，危重症早期救治的首要目标是维持有效循环、改善组织氧供、维持细胞代谢与器官功能，因而，营养补充往往是延迟的，这也加重了营养不良的发生、发展。国际上多个学会颁布的营养指南均推荐，重症患者营养支持时机的选择原则是：在经过早期有效复苏使血流动力学基本稳定，不再需要积极的血管活性药物和容量维持细胞灌注与循环稳定，如非单独使用大剂量儿茶酚胺或需要再联合使用大量液体或血液制品维持；水、电解质与酸碱严重失衡得到初步纠正后及早开始营养支持。一般在有效的复苏与初期治疗 24～48h 考虑开始任何形式的营养支持。

二、肠内营养支持时机

研究显示，肠内营养具有降低肠通透性、减少了细胞因子的活化与释放，降低全身内毒素血症的作用。临床循证研究证实，管理良好的早期肠内营养（24～48h 开始），能够促进胃肠动力恢复和提高早期肠道喂养的耐受性与营养供给量，由此降低感染性并发症的发生率与死亡率、缩短机械通气时间与住 ICU 时间等效果。多项临床研究及荟萃分析表明，早期（48h 内）与延迟（48h 以上）开始肠内营养比较，前者可以获得更好的营养补充及改善某些临床结局指标的效果。但同时也显示出喂养相关并发症（如 VAP）的发生率在早期 EN 组明显升高，在住院时间与病死率方面，早期与延迟喂养组比较并无统计学差异。随着对肠内营养认识的深入和管理质量的提高，近年来也有研究针对小剂量应用血管加压素的机械通气并接受 EN 的重症患者，早期（24～48h）与延迟开始肠内营养的比较研究，结果显示，早期 EN 组的 ICU 病死率与医院病死率明显降低，且并未增加 VAP 发生率，但在住 ICU 时间与住院时间、脱离机械通气时间上 2 组未显示出具有统计学意义的差异。

对于重症患者来说，有效的复苏及保证组织充分灌注是开始安全、有效肠道喂养的重要前提。对于某些仍然需要小剂量血管活性药物维持血流动力学的重症患者，开始喂养前需保证：血乳酸应≤2mmol/L，以避免早期肠内营养给存在缺血风险的患者带来不良影响甚至严重并发症。

三、肠外营养支持时机

对于肠内营养禁忌、但有营养指征的重症患者，应及早给予肠外营养（24～48h）。否则将加重营养不良以及营养不良相关的并发症，如血源性感染、ICU 衰弱及呼吸肌功能，使患者住 ICU 及住院时间延长，增加医疗费用。随着对临床营养认识和掌握的提高，管理良好的肠外营养也可以同样获得改善预后的效果，关键在于及早给予恰当、有效的营养补充。因为延迟的营养补充将导致累积能量负债加重，以及长时间的营养不良，并难以为后期的营养补充所纠正。

对于肠内营养不足 50%～60% 的患者，是否及早添加肠外营养是近年来关注的热点，美国重症医学会与欧洲重症医学会对此也有等待 7d 与等待 3d

的不同推荐意见,而等待 7d 在考虑添加 PN 的研究主要来自于外科围术期的重症患者。最新一项来自于瑞士的 2 个 ICU 的 RCT 研究,严格控制入选患者满足 3d EN 不能达到预计目标量 60%、具有营养支持指征的重症患者,添加一定量的肠外营养(SPN)以达到营养目标量,结果显示,第 4 天后

添加肠外营养(SPN)组,在明显改善能量与蛋白供给量的同时,显示出 SPN 组医院获得性感染的发生率及每个入选患者发生医院获得性感染的次数均较不充分的单纯 EN 组明显降低。因此加强整体评估,合理选择适应证,在此基础上的理想营养供给是获得良好营养治疗效果的关键。

第三节　营养支持的途径

根据营养供给方式分为经胃肠道提供营养的"肠内营养支持(Enteral nutrition,EN)"与经静脉途径提供营养的"肠外营养支持(Parental nutrition)"。除了营养供给,肠内营养还具有独特的维持肠动力与屏障功能,支持免疫与内分泌功能的作用,故成为首先考虑选择的营养支持方式。

一、肠内营养支持途径

根据喂养管的位置和置管方式,肠内营养途径如下。

1. 经胃肠内营养　特点在于符合摄食生理,与小肠内给食相比,营养液经过胃与十二指肠,保留了对胃、十二指肠的内神经内分泌刺激作用,并可耐受较高的渗透压,可间断给食。一般常用于胃动力与胃排空功能较好的重症患者。胃酸可以破坏污染物起到第一道防线的作用,所以 EN 液输注时应每日停止喂养 4～6h,以恢复胃液生理酸度。且经胃比经小肠内营养更加容易操作。

置管方法:①鼻胃管喂养,置管简单,是多数患者较常选择的置管途径。②胃造口置管术,根据置管方式分为经内镜引导下胃造口置管法(percutaneous endoscopic gastrostomy,PEG)和经手术胃造口置管法,适用于需要较长时间(>4 周)管饲的重症患者选择,可以去除鼻管,减少鼻窦感染的风险及提高置管的舒适度。

由于重症患者常合并胃动力障碍,导致肠内营养耐受性降低,以及由此导致反流误吸及发生,甚至发生肺炎。对于胃排空异常的重症患者,应采取幽门下小肠喂养。

2. 经肠肠内营养　对于存在胃解剖异常或经胃喂养不耐受的患者,经小肠喂养有助于提高肠内营养的耐受性,和较早达到目标营养量,降低反流、误吸发生率。有研究显示,与经胃喂养相比,小肠喂养可能减少误吸与肺炎的发生。因此,存在胃动力障碍、需要胃肠减压的重症患者(如重症胰腺

炎),以及经胃喂养不耐受和反流、误吸的高风险的患者(如昏迷、平卧体位患者),宜选择经小肠肠内营养。

置管方法:①鼻肠置管喂养(盲插法;X 线透视引导下置管法;内镜引导下置管法;床旁电子传感仪引导下置管法,需要特殊设备及操作培训)。②内镜引导下肠造口置管(percutaneous endoscopic jejunostomy,PEJ 或经 PEG 置小肠管,PEG/J),临床上,根据病情需要选择。

一般来说,鼻肠置管与空肠造口置管更适用于合并胃动力障碍、或需要较长时间(>4 周)肠内营养的患者。经鼻置管困难者,亦可行空肠造口置管的方法。重症胰腺炎患者导管的顶端应较远,最好达到最好达到屈氏韧带下 30～60cm 或以远,以减少对胰腺外分泌的刺激和保证早期患病的胰腺充分休息。

二、肠外营养支持途径

肠外营养狭义为静脉营养,根据选择的静脉,分为:①经中心静脉肠外营养与;②经外周静脉肠外营养。由于中心静脉管径粗,血流速度快,血流量大,可用于渗透压较高液体的输入途径选择,对静脉内膜不产生渗透性损害,不受输入营养液浓度的限制和输注速度和时间的限制。但中心静脉导管的留置与导管相关性血流感染直接相关。

1. 经中心静脉肠外营养　常选择的血管包括锁骨下静脉、颈内静脉和股静脉。

(1)经中心静脉肠外营养,常选择的中心静脉有:

①锁骨下静脉途径:相对皮下隧道较长,位置易于固定,这些因素与降低细菌侵入定植和进一步导致导管相关性血流感染有关,是首先考虑选择的深静脉。

②颈内静脉途径:易于操作,并发症相对较少。但皮下路径较短且颈部活动度较大,这些皮肤细菌

的侵入、导管定植和导管相关性血流感染有关,选择时注意预防和监测。

③股静脉:距离会阴较近,易于发生导管感染,此外下肢血流相对较慢,可诱发下肢深静脉血栓。不作为常规选择。

(2)径外周静脉(肘静脉,正中静脉)中心静脉置管(PICC):减少感染的发生率,主要适于病情稳定,但需长期留置导管进行静脉营养支持治疗。

2. 经外周静脉肠外营养支持 经外周静脉置管降低了中心静脉置管相关并发症,以及减少了导管相关性血流感染的发生,但营养液对外周静脉刺激较大,可导致静脉炎和静脉闭塞,如果选择外周静脉则应每日更换外周静脉的部位。

第四节 营养风险评估及热量计算

营养风险评估对于确定 ICU 患者是否能够从营养支持中获益以及预防饥饿与营养支持相关并发症是必要的,ICU 患者多合并急性或慢性疾病、留住 ICU 多数超过 $1\sim2d$,并由此导致快速发生的营养状态改变与营养不良,一些患者在营养支持后易发生"再喂养综合征"。因此,有效的营养筛查与评估日益受到关注,并在相关的指南中明确提出。

一、营养风险评估

欧洲肠外肠内营养协会制定的营养风险筛查(NRS-2002)是一种快速的初筛方法,涉及 4 个营养相关的问题:体质指数;近期的体重丢失量;饮食摄入情况;疾病严重度。来自于外科患者的调查显示 NRS 结果阳性者与发生营养不良及 LOS 延长等不良临床结局明显相关。2008 年报道的 EuroOOPS study 是一项针对内外科患者及重症患者的国际多中心调查研究($n=5501$),结果表明 NRS 2002 与 LOS、预测死亡率等临床结局显著相关。对于初筛阳性的患者,进行更为完整的营养评估(终筛),包括营养状态受损及疾病严重度 2 部分。ICU 患者病情多较严重,绝大多数是要进入到终筛的。主观总体评估(SGA)是一种营养筛查备选工具,通过收集近期饮食情况和病史、当前临床情况(病症与并存症)、体重与人体测量数据等方面数据来有效评定整体的营养状态。用于诊断营养不良的参数反映了营养摄入、疾病的严重程度和持续时间,并且与不良结局相关。研究显示 SGA 用于 ICU 重症患者是可行性,在此基础上估计患者营养需求和治疗方案。

近年来有关重症患者营养风险评估的研究表明,入 ICU 前瘦体组织(lean body mass,LBM)降低与患者死亡及远期不良预后相关;传统的营养风险评估可能不适用于 ICU 患者;持续进行的风险评估应包含胃肠道动力状态,代谢耐受和生理储备情况,这对于提高营养补充的安全性是必要的,重症患者营养支持是为了减少严重疾病状态下 LBM 的减少,但也需要避免过度喂养;需要评估 ICU 患者是否存在"再喂养综合征"的风险,如营养支持前是否存在低血磷等电解质紊乱,并予以补充,应降低营养支持早期的非蛋白质热量补充量 48.184J/$(kg \cdot d)$,且减慢增量速度。

根据病因学特点,并结合创伤和急性病症导致的急性炎性反应对营养代谢的影响,ESPEN 提出了以下营养不良的分类诊断。

1. 与饥饿相关的营养不良 饥饿是慢性病理过程且不伴炎症。

2. 与慢性疾病相关的营养不良 疾病导致的慢性炎症反应,程度为轻到中度。

3. 与创伤或急性疾病相关的营养不良 炎症反应为急性的,程度为重度。

疾病或损伤相关的炎症反应导致食欲、人体组成与代谢状态改变。由细胞因子介导炎症反应与应激代谢改变,包括能量消耗增加,骨骼肌与内脏蛋白分解,血管通透性增高,肝蛋白质合成发生改变以及高血糖。导致炎症急性相蛋白(C 反应蛋白、纤维蛋白原、触珠蛋白和铁蛋白)在炎症存在时产生增加,也是并发症与死亡率的有力预测指标。同时血清清蛋白、转铁蛋白、前清蛋白、视黄醇结合蛋白水平降低,这一变化是预测不良结局的有力指标。鉴于蛋白质代谢的这一改变,内脏蛋白(清蛋白和前清蛋白)水平不能单独用于评定重症患者的营养状况,从根本上讲可视两者为炎症性代谢的标志,这一观点已达成专家共识。

二、热量计算

当前国际上有关危重症能量供给计算除了应用代谢车进行实际测量外,多采取以体重为基础估算热量需要,或者按照能量代谢计算公式计算需要量。

1. 以体重为基础计算　重症患者早期处于高分解代谢状态，REE 一般在第 2 周左右达到高峰，研究表明，早期女性 REE 104.6～125.5kJ/(kg·d)，男性 125.5～146.4kJ/(kg·d)，不同个体、不同疾病状态和时期，能量代谢与需要是不同的，折衷的办法是早期给予 83.7～104.6kJ/(kg·d)，这已达成国际共识。但重症肥胖患者(BMI＞30)应掌握"允许性低热卡"的原则，即：

BMI 30～40 者，给予 46～58.6kJ/kg 实际体重/d；

BMI＞40，92～104.6kJ/kg IBW/d。

＊IBW：理想体重

2. 体重与体重指数计算

(1)理想体重(IBW)：

男性＝50kg＋[2.3kg×(身高(cm)－152)]/2.54

女性＝45.5kg＋[2.3kg×(身高(cm)－152)]/2.54

(2)预计体重(PBW)：

男性：$50+0.91(H-152.4)$；

女性：$45.5+0.91(H-152.4)$。

(3)校正体重(adjusted body weight，ABW)：如果实际体重与理想体重之差＞25％，应计算 ABW 应计算矫正体重，并按此补充能量。

ABW＝IBW＋0.4(实际体重－IBW)(kg)

(4)体重指数(body mass index，BMI)：与单纯体重测定值比，BMI 是一个较可靠的评价指标，较客观分析体重在不同高度的人所带来的影响，在此基础上建立统一的评价标准。

BMI＝体重(kg)/身高(m²)

3. Harris-Benedict 公式(计算基础代谢率)

男性 $BEE(kcal/24h)=66.5+13.8×wt+5×H-6.8×A$；

女性 $BEE(kcal/24h)=655+9.6×W+1.9×H-4.7×A$。

其中，wt 是以 kg 为单位的体重，H 是以 cm 为单位的身高，A 是患者的年龄(岁)；1kcal＝4.184kJ。

应用 HB 公式计算的基础能量消耗通常高于实际值10％左右，并没有考虑病情与治疗带来的影响，如体温升高、呼吸做功(MV)等与能量消耗相关的功能性参数，因此，用此公式计算时需做适当调整。

4. Penn State 公式(penn state equation，计算静息代谢率，RMR)　近年来有研究采用改良 Penn State 公式(penn state modified)计算能量消耗，非肥胖症患者的准确性可达到73％。

(1)Penn state equation：

$RMR(kcal/d)=MSJ(0.96)+Tmax(167)+VE(31)-6,212$

注：①Tmax 过去24h 的最高体温(℃)；②分钟通气量 VE (L/min)；③MSJ (Mifflin-St Jeor，计算 REE)：

$Male：BMR=66.47+(13.75×wt)+(5×H)-(6.76×A)$；

$Female：BMR=655.1+(9.56×wt)+(1.85×H)-(4.68×A)$。

(2)Penn State modified：

$RMR(kcal/d)=MSJ(0.71)+Tmax(85)+VE(64)-3\,085$

第五节　营养素与配方

主要营养素及其需要量

1. 糖类/葡萄糖　糖类是非蛋白质热量(nonprotein calorie，NPC)的主要来源之一，葡萄糖是肠外营养时的主要糖类，也是脑神经系统、红细胞必需的能量物质，每克糖提供 16.73kJ 热量。外源葡萄糖供给量一般从 100～150g/d 开始，占 NPC 的50％～60％，葡萄糖：脂肪比例保持在60：40～50：50，同时应注意葡萄糖的输注速率，2.5～4mg/(kg·min)。危重患者常合并糖代谢异常和应激性高血糖，营养支持时糖类或葡萄糖的补充往往使高血糖水平进一步升高，这在肠外营养时尤其突出，因此应注意监测血糖水平，需要时应用胰岛素控制，最高不超过 9.9mmol/L(180mg/dl)。

2. 脂肪与脂肪乳剂　脂肪是非蛋白质能量(NPC)的另一部分来源，同时提供机体必需脂肪酸，参与细胞膜磷脂的构成及作为携带脂溶性维生素的载体。脂肪乳剂是肠外营养时脂肪的供给形式，每克脂肪提供 9kcal 热量，糖脂双能源供能有助于减轻葡萄糖的代谢负荷和营养支持中血糖升高的程度。重症患者脂肪供给量一般为 $1\sim1.2g/(kg\cdot d)$，需考虑机体对脂肪的利用和代谢能力，注意监测脂肪代谢状态，如血脂水平以及肝、肾功能。高三酰甘油血症（$>4\sim5mmol/L$）不推荐使用脂肪乳剂，合并重症胰腺炎合并高脂血症、动脉粥样硬化症患者应慎用；老年患者，应降低脂肪的补充量 $[0.5\sim1.0g/(kg\cdot d)]$，每周补充一次脂肪乳剂即可达到防止必需脂肪酸缺乏之目的。

可供临床选择的静脉脂肪乳剂包括长链脂肪乳剂（LCT）和中长链混合脂肪乳剂（MCT/LCT）。上述脂肪中所含脂肪酸为 ω-6 不饱和脂肪酸（ω-6PUFA）因其代谢后生成具有很强生物活性的血栓素（TXA2）、前列腺素（PG2）和白三烯 B4（LTB4），可引起血管收缩、血小板聚集和毛细血管通透性增加，重症患者过多补充可影响血管舒缩与凝血状态，加重组织水肿等一系列炎症反应；近年来有研究显示 ω-3PUFA 可通过代谢竞争方式抑制花生四烯酸释放，产生生物活性较弱的 3 系列前列腺素和 5 系列白三烯，抑制淋巴细胞增殖和单核细胞等抗原递呈功能，稳定细胞膜，减少细胞因子（TNF 和 IL-1、IL-2、IL-6）的分泌的和释放，并促进巨噬细胞的吞噬能力。在某些重症患者的研究中显示出下调过度的炎症反应，削弱内稳态失衡和器官功能损害的效应。

3. 氨基酸/蛋白质 肠内营养时蛋白质/氮的主要形式包含整蛋白型制剂、短肽型制剂和氨基酸型制剂，蛋白质来源常为乳清蛋白、酪蛋白和大豆蛋白，每克氮含有 6.25g 蛋白质。氨基酸是肠外营养时氮的来源，是合成蛋白质的底物。

（1）平衡型氨基酸：是临床常选择的剂型，含有各种必需氨基酸（essential amino acid，EAA）和非必需氨基酸，比例适当，具有较好的蛋白质合成效应。重症病人蛋白质补充量一般从 $1.2\sim2.5g/(kg\cdot d)$ 开始，相当于氮 $0.2\sim0.25g/(kg\cdot d)$，所有高死亡率风险的重症患者应达到目标 $1.5\sim2.0g/(kg\cdot d)$，接受 CRRT 治疗的患者应增加蛋白质入量至 $2.0\sim2.5g/(kg\cdot d)$，BMI$>$30 的肥胖症患者应保证充分的蛋白质补充 $[2\sim2.5g/(kg\cdot d)]$，并应维持恰当的热：氮比，$100\sim150kcal:1gN$（$418.4\sim627.6kJ:1gN$），这比单纯强调蛋白质的补充量更为重要。

（2）支链氨基酸（branched-chain amino acid，BCAA）：是在肝外代谢的氨基酸，应用于肝功能障碍患者，有助于减轻的肝代谢负担，调整血浆氨基酸谱，防治肝性脑病。但在改善蛋白质代谢（节氮效应）及影响预后方面，强化支链氨基酸的复方氨基酸液并未显示出较平衡氨基酸具有更明显的优势。

（3）谷氨酰胺（glutamine，Gln）：是体内含量最丰富的非必需氨基酸，于循环中占游离氨基酸总量的 20% 以上，在骨骼肌细胞内占游离氨基酸的 60%。Gln 具有重要的生理作用，它是快速生长细胞（免疫细胞、小肠和肺泡上皮）的重要能源，是蛋白质、核酸等生物活性分子的前体，并在氮的转运中起关键的作用。研究证明，严重创伤与感染时，肌肉与血浆中的 Gln 水平均明显降低，肌肉内游离 Gln 下降约 50%，其减少程度和持续时间与应激的严重程度相关。Gln 下降的原因可能是的流出增加，肠道、肾及免疫细胞等对 Gln 的摄取增加并迅速代谢。由于机体对 Gln 的需求超过了内源性合成的能力，细胞外的 Gln 水平亦明显下降，并进一步影响蛋白质代谢及肠道黏膜屏障与免疫功能等。因此，危重疾病状态下，Gln 又是条件必需氨基酸。

Gln 补充二肽 $0.3\sim0.5g/(kg\cdot d)$ 被认为是其有效的药理剂量。接受 TPN 得重症患者推荐及早添加药理剂量的 Gln。多中心 RCT 研究显示 Gln 强化 TPN 使获得性肺炎与感染发生率明显降低，并可降低外源性胰岛素的需要量和有益于血糖控制。除烧伤与创伤患者外，迄今尚无没有足够的临床研究支持肠内途径补充 Gln 能使其他重症患者更大获益。

4. 维生素与微量元素 维生素、微量元素等体内含量低、需要量少，故又称为微量营养素，同样有着重要的生理作用，其中有些具有抗氧化作用，影响机体的免疫功能。危重症患者每日应补充 12 种必需的维生素 A、维生素 C、维生素 D、维生素 E、维生素 K，生物素、维生素 B_{12}、维生素 B_1、叶酸、烟酸、泛酸、维生素 B_2。维生素 C、维生素 E、β-胡萝卜素与微量元素硒、锌、铜等的抗氧化特性日益受到重视，大剂量维生素 C 可抑制应激后中性粒细胞释放自由基，保护线粒体功能和维护细胞膜的稳定性，是机体重要的抗氧化屏障。每日需要的微量元素包含有：Ca、Cl^-、铬、Cu、I、Mg、Mn、P、Se、Na、Zn。

有关危重疾病状态下维生素与微量元素丢失与需要量的研究较少，临床上常用复合维生素与微量元素注射液，创伤、感染、ARDS 及肿瘤患者，可适当增加维生素（C、E）及硒等的补充量。

5. 电解质　每日常规补充的电解质主要有钾、钠、氯、钙、镁、磷,每日维持生理平衡的电解质推荐量参考如下:钠 80～100mmol,钾 60～80mmol,氯 50～100mmol,醋酸盐 50～100mmol,镁 8～16mmol,钙 5～10mmol,磷 15～30mmol。有额外丢失的重症患者,除补充生理剂量的电解质外,还需充分考虑到增加的额外丢失量,在监测下予以补充。

每日水的补充量依疾病及液体平衡状态而定,血清电解质浓度测定为确定电解质的补充量提供依据。每日体重监测、液体出入量表及临床检查是否存在脱水、水肿,是营养支持时容量管理的参考。

6. 肠内营养配方　肠内营养配方根据其营养素成分分为几种类型,分为:正氮配方制剂,短肽配方制剂、氨基酸单体配方及适合某些疾病的特殊疾病配方,如糖尿病配方,肾功能障碍配方,呼吸衰竭配方、抗氧化免疫配方、高蛋白配方制剂等;不论如何,肠内营养制剂配方的选择基于 4 点:①患者的消化与吸收功能如何,正常者应选择正氮配方制剂;②是否合并代谢与器官功能障碍;③是否需限制液体摄入量,如心力衰竭患者,需要限制液体入量。

第六节　营养支持相关并发症

一、代谢性并发症

肠外营养的代谢性并发症通常有高血糖或低血糖、电解质与酸碱平衡失调、肾前性氮质血症。

1. 糖代谢异常　不论是肠外营养还是肠内营养,均可对患者的糖代谢和内环境产生影响,特别危重症患者,发生应激性高血糖较为普遍,此时如营养补充不适当将使高血糖加重,肠外营养时葡萄糖直接输入静脉,如糖代谢存在问题则对血糖影响更为明显。胰岛素按比例泵入一般能够控制血糖于理想水平。胰岛素应用不当和停止输注营养液时可出现血糖降低,密切检测有助于防止血糖过高和过低。

EN 同样会对血糖造成影响,多数情况下 EN 期间的血糖管理常采用间断皮下注射的方式,这样在血糖尚未稳定前易产生血糖较大波动(高血糖症或低血糖),应予注意,必要时先以静脉泵入的方式控制于平稳。应用甘精胰岛素配合间断皮下注射可能有助于实现肠内营养期间平稳血糖控制的目的。此外,宜采用糖尿病配方肠内营养制剂将有助于血糖控制。在严密监测下,一旦发生高渗性非酮症性高血糖应立即停止任何形式的营养支持。

2. 电解质紊乱

(1)高钠血症和低钠血症:多与补充有关,高钠血症多伴随有高血糖,高渗性非酮症高血糖时多伴有脱水和高钠。EN 制剂的钠含量为 24～57mmol/L,长时间 EN 注意低钠问题,特别是长时间使用低钠配方的患者。严重的低钠血症可以引起神经精神症状,通过严格限制液体入量,补充钠盐可以纠正低钠血症。

(2)低钾血症和高钾血症:PN 时不当的补充可直接影响血钾水平,肾功能障碍时选择 EN 制剂时应注意其中钾的含量,以免导致血钾升高。低钾血症常见于分解代谢状态、瘦体组织消耗、代谢性碱中毒、补充胰岛素而未相应补充钾。

3. 再喂养综合征　严重营养不良患者当开始营养摄入过快过量时,可以发生再喂养综合征,表现为危及生命的心律失常,神经精神改变,如妄想、癫痫发作,严重低磷引起呼吸肌无力、通气不足甚至呼吸衰竭,如果不能及时诊断,并发生的发生率和病死率较高,发生于营养支持后 2～4d,特别是 TPN 时,常见于严重营养不良患者(癌症、老年人、酗酒、神经性厌食)。可以导致低磷血症、低镁血症、低钾血症、维生素缺乏、液体潴留。因此,在 PN 开始前,先纠正电解质缺乏,特别是钾、镁、磷,补充维生素 B_1,能量摄入应从低剂量开始,逐步增加,1周时到达全量,每日监测电解质。

二、脏器功能损害

1. 肝功能损害与淤疸　TPN 开始后 1～4 周患者可出现肝酶升高,提高热氮比降低非蛋白质热量摄入的策略使 TPN 导致的肝功能损害发生率大大下降,尽管如此,在长时间 TPN 的危重症患者(多 2 周以上),仍会出现肝增大,胆囊肿大和淤疸,组织学改变会肝小叶门脉周围胆汁淤积浸润,临床上表现为胆红素和肝酶升高,以胆碱酯酶及 γ-谷氨酰转肽酶升高为突出,为肠外营养导致的淤疸,在既往有肝病变基础、肠功能障碍、腹腔感染等重症患者更易发生。此外葡萄糖过量输入使其不能被充分氧化利用,转化为脂肪沉积于肝,引起脂肪肝。

2. 淤疸性胆囊炎　主要发生于长期 TPN 及经小肠肠内营养的患者，由于食物不经过胃及十二指肠，减少了对胃肠动力激素及缩胆囊素（CCK）等分泌的刺激，使其分泌受到抑制，可进一步导致胆囊运动下降和胆囊胆汁淤积，导致胆囊肿大，重者发生胆囊炎。儿童与成年人患者均可发生，多见于长期接受营养支持（4～6 周或以上）的重症患者。因此，定期监测肝酶与胆红素，2 周以上营养支持患者应定期复查胆囊超声检测，及时发现并给予治疗。

3. 肠功能损害　见于长期 TPN 的患者，由于肠黏膜长时间未与食糜接触，且缺乏肠黏膜特需营养素——谷氨酰胺，由此导致黏膜上皮萎缩、变薄、绒毛缩短、细胞间紧密连接破坏，由此导致肠黏膜通透性增高，细菌易位及肠源性感染发生。

三、静脉导管相关性并发症

1. 插管过程相关并发症　包括气胸、血胸、乳糜胸（左侧穿刺）、空气栓塞、动脉受损或神经损伤。随着导管质量的改进与穿刺技术的提高，当前这类并发症已经越来越少了。严格的置管技术管理是避免这类并发症的关键。

2. 导管机械性并发症　包括导管断裂、导管异位或导管栓塞、静脉炎、血栓形成、导管阻塞。严格操作与置管期间严格管理、不通畅或置管时间过长及时更换，避免置管。

3. 静脉导管相关性血流感染　见于需要较长时间留置深静脉导管给予 PN 治疗的重症患者，临床表现与处理上并无特殊。限制深静脉导管的用途，除了早期血管活性药物泵注需要外，将其仅用于肠外营养而不用于其他，如抗生素等的输注途径，则可以明显降低导管相关性血流感染的发生率，也是当前深静脉导管管理的原则。

四、肠内营养相关并发症

见表 10-2。

表 10-2　肠内营养相关性胃肠道并发症

类型	表现特点	主要原因
肠内营养相关性腹泻	发生率 2.3%～68%；腹泻每日＞3 次，或水样便	喂养相关性腹泻 低蛋白血症：肠黏膜水肿，容易发生腹泻 营养吸收障碍：乳糖酶、脂肪酶缺乏 高脂肪/高渗配方配方 细菌污染
恶心和呕吐	发生率 10%～22%	输注速度过快；胃排空障碍；乳糖不耐；口味不适、高脂肪量；喂养管刺激
腹胀与肠痉挛	腹胀、腹痛，肠鸣音	高渗、高脂配方，渗透压过高，药物抑制胃肠动力
便秘		水分摄入不足，纤维膳食过低和活动减少
肠坏死	腹胀、腹痛、腹肌紧张、压痛反跳痛、血便	肠道缺血时肠内营养加重缺血，进而导致黏膜坏死 肠管坏死的范围一般累及全部小肠或大部分小肠

1. 机械性并发症

（1）导管异位：导管置入气道内。导管于胃腔内是常可抽出较多的胃液，胃液 pH 较低有助于判断，小肠液 pH 较高，且导管于小肠内时多抽不出消化液。

（2）喂养管堵塞：专用的肠内营养导管直径多较细，长时间应用已出现导管堵塞，尤其是应用高浓度配方肠内营养制剂时更易发生。喂养期间定时温水冲洗（每 4 小时），或用间断配合碳酸饮料冲管。

2. 反流误吸与吸入性肺炎　指胃内容物反流进入气管内吸入性肺炎是 EN 最严重的并发症。误吸多发生于胃排空不良及存在腹胀的患者，尤其是昏迷、吞咽和咳嗽反射减弱的患者，对于接受机械通气的患者，反流误吸是引起呼吸机相关性肺炎的重要因素。患者吸入营养液后，其反应取决于吸入的营养液性质和量。若误吸时伴有食物颗粒进入肺内，其损害程度明显加重。EN 相关误吸的主要因素如下。

（1）经鼻胃管或鼻十二指肠管使食管下端括约肌松弛，促进反流发生。导管直径越粗食管下端括约肌的影响越大。喂养管于幽门下端或上端空肠内时,喂养相关误吸的发生率明显小于经胃 EN。

(2)EN 时平卧位易发生误吸,患者应保持半卧体位,床头抬高 $30°\sim45°$ 可明显降低误吸的发生率,但不能完全预防发生。体位限制患者,如严重颅脑损伤、骨盆不稳定骨折、脊柱骨折患者,应采取幽门下小肠喂养。

(3)营养液灌注方式:一次性投给时可明显降低食管下端括约肌压力,易引起胃食管反流和误吸,而肠内营养泵控制下的持续喂养则不易发生以上情况,更适合于危重症患者。

3. 胃肠道性并发症　包括恶心、呕吐、腹胀、腹泻、便秘、肠坏死等。

肠道的功能和对于肠道喂养的耐受性直接影响 EN 的效果。许多重症患者往往存在胃肠动力和功能障碍,容易导致胃潴留、腹胀、腹泻等。EN 不耐受更多地发生于休克(复苏后)与全身性感染患者,除与疾病本身对肠功能影响外,接受镇静与儿茶酚胺治疗的重症患者,EN 的不耐受概率增高。

第七节　营养支持中的监测

一、一般监测

1. 血常规　总淋巴细胞计数,血红蛋白,一般营养支持前及每周一测定 1 次。

2. 脏器功能评价　肝、肾功能指标,肝酶、胆红素、肌酐与 BUN,营养支持前及营养支持期间每周 $1\sim2$ 次,评估器官的功能状态以及对供给营养素的代谢效果和代谢能力。

3. 血气分析　酸中毒时应先纠正酸碱失衡在给予营养支持,尽管目前氨基酸液中含的是乙酸盐和磷酸盐,对酸碱状态影响不大,但长时间应用仍应该注意酸碱平衡检测;此外,过多糖类补充增加 CO_2 的产生,对于 COPD 患者应予注意并加强血气分析检测。

二、代谢监测

1. 液体平衡状态　每日评估,确定每日营养处方的容量多少,应参照前一日的液体平衡情况。

2. 电解质　营养支持初期(前 3d)应每日检测,以后每周 $1\sim2$ 次即可。血清电解质在开始营养支持的 $3\sim5d$ 应每日检测,稳定后每周 $1\sim2$ 次,以确外源补充的电解质是恰当和充分的,目的在于纠正以往的不平衡和维持 ICU 治疗期间的生理平衡。

3. 血糖监测　不论是 PN 还是 EN,每日应动态监测血糖水平,维持于理想状态,最高不超过 $9.9mmol/L$,下限以不应低于空腹血糖下限水平为宜,并应减少血糖波动。如果稳定可延长监测间隔时间,每日保证 $1\sim2$ 次还是需要的。

4. 血脂检测　血清三酰甘油与胆固醇水平,营养支持前及营养支持期间每周 $1\sim2$ 次,任何时候发生脂血增高,则应暂停或减少外源性脂肪的补充。

5. 血清 Cr 与 BUN　肾功能降退(如老年人)和损害(急、慢性肾病变)的患者氮排泄能力受损,超负荷的蛋白质或氨基酸补充可导致和加重氮质血症,因此应加强动态监测,并结合 24h 尿氮总排泄量测定,调整补充量。

三、营养相关指标

1. 血浆蛋白

(1)血清清蛋白:代表体内较恒定的蛋白质含量。由于半衰期长(20d),不能用于营养评估,即使营养状态良好,分解代谢阶段时血清清蛋白水平仍会降低。

(2)前清蛋白和转铁蛋白:半衰期短(分别为 2d 和 8d),动态监测其变化有一定意义,尤其是代谢状态稳定后。但早期更多与炎症反应及应激代谢相关。

2. 24h 尿氮与氮平衡测定　每日摄入氮量与排出量之差。是间接反映体内蛋白质代谢状态,可以了解机体代谢状态和体内蛋白质的分解量。

(1)24h 尿氮丢失量测定:鉴于机体代谢产生氮的 $85\%\sim90\%$,以尿素氮　形式由尿排出,收集 24h 尿液测定尿氮排泄量,能够一定程度上反映机体蛋白质分解代谢状态。除尿素氮(UUN),尿中其他含氮物约 2g/d,此外,测得总排氮量基础上还需加上每天通过粪便及表皮排出的氮量,约为 2g/d。由此,24h 氮的排出量可根据 UUN 测定值,经下列公式简单估算:

氮排出量(g/d)＝24h UUN (g)＋2 (g) * ＋2 (g) * *

式中,* 尿中其他尿氮含量;* * 系粪、汗中氮含量,此系数为 $1.5\sim2$。

（2）氮平衡（nitrogen balance）：指每日入氮与排氮量之差。动态测定有助于了解机体代谢状态与蛋白质分解量、调整蛋白质与营养补充。肾功能与蛋白质输注影响测定结果。临床上严格氮排泄与氮平衡测定较难实现。

氮平衡 NB ＝ 氮摄入（IN）－氮排出（UN）＋RNL（持续氮消耗）；

摄入氮量（g/d）＝24h 静脉输入氨基酸液的总含氮量＋肠道摄入氮量；

每日蛋白质丢失 g（Pro.）＝24h 氮丢失总量（g）×6.25g。

氮平衡测定 3 种结果如下。

总平衡：摄入与排出氮量基本相等，表示体内蛋白质分解与合成代谢处于动态平衡状态。

正氮平衡：氮摄入（IN）＞氮排出（UN），表明摄入氮或蛋白质除补偿组织的消耗外，尚有部分构成新的组织而被保留。

负氮平衡：氮摄入（IN）＜氮排出（UN），表明体内蛋白质分解＞合成，创伤、感染等严重应激或营养供给不足时，呈现负氮平衡，氮丢失可高达 20～30g/d。

四、器官功能损害监测

1. 肝功能检测　长时间 TPN 患者可出现肝酶升高，多在 PN 开始后 2 周以后发生，临床上表现为胆红素和肝酶升高，以胆碱酯酶及 γ-谷氨酰转肽酶升高为突出。故应动态检测，至少每周 1 次。

2. 超声检测　主要发生于长期 TPN 及经小肠肠内营养的患者，由于胆囊运动下降和胆囊胆汁淤积导致胆囊肿大，重者发生胆囊炎。多见于长期接受营养支持（4～6 周或以上）的重症患者。因此，2 周以上营养支持的患者应每 1～2 周复查肝与胆囊 B 超。

五、肠内营养耐受性评估

1. 胃残余量测定（GRV）　在 EN 时要常规监测胃或肠内残留量，胃内潴留量＞200～500ml、小肠内潴留量＞200ml 应减量或停用。GRV 的测定值对胃肠道耐受性的判断的客观性需要结合单位时间喂养量综合评价，对于小剂量输注的患者，应结合临床综合评价。

2. 肠鸣音与排便　肠鸣音不作为是否开始肠内营养的参考指标，氮肠内营养期间动态观察肠鸣音的变化及腹胀腹泻情况，对于动态评价胃肠动力状态和对肠道喂养的耐受性仍具有价值，在最新欧洲学会颁布的危重症急性肠功能损害诊断标准中也将肠鸣音与排便情况作为肠功能判断的指标。但要结合整体情况综合分析，再做评价。

（许 媛）

■ 参考文献

[1] P Singer, Mette M. Berger, G Van den Berghe, et al. ESPEN Guidelines on Parenteral Nutrition: Intensive care. Clin Nutr, 2009, 28(4): 387-400.

[2] Stephen A. McClave, Robert G. Guidelines for the Provision and Assessment of Nutrition Support Therapy in the Adult Critically Ⅲ Patient: Society of Critical Care Medicine（SCCM）and American Society for Parenteral and Enteral Nutrition（A.S.P.E.N.）JPEN J Parenter Enteral Nutr, 2009, 33: 277-314.

[3] Heyland DK, Dhaliwal R, Drover JW, Gramlich L, DodekP; Canadian Critical Care Clinical Practice Guidelines Committee. Canadian clinical practice guidelines for nutrition support inmechanically ventilated, critically ill adult patients. JPEN J ParenterEnteralNutr, 2003, 27: 355-373.

[4] 万献尧, 于凯江, 马晓春, 等. 危重患者营养支持指导意见（2006）. 中华外科杂志, 2006, 44(17) 1167-1177.

[5] Nutrition in Intensive Care Medicine Beyond Physiology.（World review of nutrition and dietetics.）Vol 105. Pierre Singer. Berthold Kolezko, 2013.

[6] Weijs PJ, Stapel SN, de Groot SD, et al. Optimalprotein and energy nutrition decreases mortality in mechanically ventilated, critically illpatients: a prospective observational cohort study. J Parenter Enteral Nutr, 2012 Jan, 36(1): 60-68.

[7] Claudia P Heidegger, Mette M Berger, Séverine Graf, et al. Optimisation of energy provision with supplementalparenteral nutrition in critically ill patients: a randomized controlled clinical trial. www.thelancet.com Published online Dec 3, 2012 http: // dx. doi. org/10. 1016 /S0140-6736(12)61351-8.

[8] Paul Wischmeyer. Parenteral nutrition and calorie delivery in the ICU: controversy, clarity, or call to action? CurrOpinCrit Care, 2012, 18(2): 164-173.

[9] Keith R. Miller, Laszlo N. Kiraly, Cynthia C. Lowen, et al. "CAN WE FEED?" A Mnemonic to Merge Nutrition and Intensive Care Assessment of the Critically IllPatient. JPEN, 2011, 35: 643-659.

[10] Daren K Heyland, RupinderDhaliwal, Xuran Jiang and Andrew G Day. Identifying critically ill patients who benefit the most from nutrition therapy: the development andinitial validation of a novel risk assessment tool. Critical Care, 2011, 15: 268-278.

第 11 章

重症感染监测与治疗

感染(infection)是指病原菌侵入人体内,在组织、体液或细胞中增殖并产生炎症反应的现象;重症感染是指会导致器官功能障碍、低灌注或低血压等的感染,对 ICU 医护人员来说是一项严峻的挑战。

第一节　重症感染的相关概念

感染可按病原菌来源、病原菌种类、发生感染时的环境和场所及感染部位等进行分类。

一、按病原菌来源分类

1. 外源性感染　患者或带菌者、病畜或带菌动物等传染源通过呼吸道、消化道、皮肤创伤、经节肢动物媒介等传播途径而传播给其他人,某些病原菌可通过多种途径而发生感染。

2. 内源性感染　病原菌主要来源于体内的正常菌群,少数是以潜伏状态存在于体内的病原菌。

二、按病原菌种类分类

可分为细菌(革兰阳性菌和革兰阴性菌)、病毒、真菌、寄生虫或其他病原菌等。

三、按发生感染时的环境和场所分类

1. 社区获得性感染(community acquired infection,CAI)　是指在医院外罹患的感染性疾病,包括具有明确潜伏期的病原菌感染而在入院后潜伏期内发病者。

2. 医院获得性感染(hospital acquired infection,HAI)　又称医院感染(hospital infection),是当今世界突出的公共卫生问题,已成为现代医学的重要课题。按中华人民共和国卫生部 2001 年 1 月 2 日颁布的《医院感染诊断标准(试行)》,HAI 是指住院患者在医院内获得的感染,包括在住院期间发生的感染和在医院内获得、出院后发生的感染,或患者入院时已发生的直接与前次住院有关的感染(不包括入院前已开始或入院时已存在但与前次住院无关的感染)。

HAI 包括医院获得性肺炎/呼吸机相关性肺炎(hospital acquired pneumonia/ventilator associated pneumonia,HAP/VAP)、导管相关性血流感染(catheter related blood stream infection,CRBSI)、导尿管相关性尿路感染(catheter-related urinary tract infection,CRUTI)、腹腔感染、皮肤软组织感染或手术切口感染等,常由耐药菌所致,尤其是 ICU 患者,常并发 VAP、CRBSI、CRUTI,且可能系多重耐药(multidrug-resistant,MDR)菌甚至泛耐药(pandrug-resistant,PDR)菌感染,给治疗带来极大的困难,造成医疗资源的浪费和患者病死率的增加,应引起大家的高度重视。

(1)VAP:指患者接受机械通气治疗 48h 后至停用机械通气、拔除人工气道后 48h 内发生的肺实质的感染性炎症,系接受机械通气患者最常见的 HAI。

(2)CRBSI:指留置血管内导管后或者拔除血管内导管后 48h 内的患者出现菌血症,经外周静脉血液培养至少 1 次结果阳性、并与经导管头端培养出的微生物相同,且除血管导管外没有其他明确的感染灶者。

(3)CRUTI:是指患者留置导尿管后或者拔除导尿管后 48h 内发生的泌尿系统感染。

四、按感染部位分类

临床上按感染部位不同可分为局部感染(local infection)和全身感染(general infection)。前者是指病原菌侵入到机体后局限在一定部位生长繁殖引起病变的一种感染类型。后者多由胞外菌感染引起,病原菌或其毒性代谢产物向全身播散引起全身性症状的一种感染类型。20 世纪 90 年代之前,有关全身感染中的败血症(septicemia)、菌血症(bacteremia)、毒血症(toxaemia)、内毒素血症(endotoxemia)、脓毒血症(pyaemia)和感染性休克(septic shock)等术语经常混合使用。这些术语定义不清,不能确切反映疾病的本质、临床病理过程和预后,并给临床的诊断和治疗带来很大困难。因此,重新认识"全身感染"的本质及统一定义临床术语和概念具有重大意义。1992 年美国胸科医师协会与美国危重症医学会在联合颁布的共识文件中对与感染有关的脓毒症(sepsis)及相关术语做出了明确的定义,并推荐在今后的临床和基础研究中应用新的概念和标准;2001 年又对脓毒症及相关术语的定义和诊断标准重新进行评估。

1. 脓毒症 由感染导致的全身炎症反应综合征。

2. 严重脓毒症 脓毒症并伴有与之有关的器官功能障碍、低灌注或低血压。低灌注或灌注异常可能包括(但并不一定限于)乳酸性酸中毒、少尿,或急性意识状态改变。

3. 感染性休克 脓毒症伴有低血压,足量的液体复苏不能使之回升(收缩压<90mmHg 或较基础值下降>40mmHg,并能除外其他原因引起的休克);同时伴有灌注异常或器官功能障碍,可出现乳酸性酸中毒、少尿,或有急性意识状态改变。应用血管加压素后血压可不降低。

4. 菌血症 血液中出现可生长的细菌,依据为血培养阳性。同样,如果在血中检出病毒、真菌、寄生虫或其他病原菌,可分别命名为病毒血症、真菌血症、寄生虫血症等。

5. 毒血症 大量毒素而非致病菌本身进入血液循环引起的剧烈的全身反应。

6. 败血症 泛指血液中存在细菌或毒素并引起全身性中毒症状者。因歧义多,现已弃用。

第二节 细菌感染的监测与治疗

脓毒症、严重脓毒症、感染性休克等是 ICU 中的常见危重临床综合征,感染性休克合并多器官功能障碍综合征是 ICU 中最主要的死亡原因;而可防可控的 VAP、CRBSI、CRUTI 等 HAI 更需医护人员认真对待。

一、流行病学

1. 脓毒症 在美国,1993－2003 年,脓毒症患者达 8 403 766 例,其中严重脓毒症患者达 2 857 476 例,严重脓毒症占脓毒症的比例由 1993 年的 25.6%上升到 2003 年的 43.8%;死亡率由 30.3/10 万升高到 49.7/10 万,1993－2003 年,严重脓毒症的住院率和病死率每年分别增加 8.2%和 5.6%;每例严重脓毒症的医疗费用约为 22 100 美元,全国年医疗费用约 1 670 万美元。在发展中国家哥伦比亚,2007 年 9 月 1 日至 2008 年 2 月 29 日,脓毒症、严重脓毒症和感染性休克患者的 28d 住院病死率分别是 7.3%、21.9%和 45.6%。欧洲的一项多中心队列研究发现,严重脓毒症的 ICU 病死率为 27%,总住院病死率为 36%。病原菌除敏感菌外还可为 MDR 菌、广泛耐药(extensively drug-resistant,XDR)菌甚至 PDR 菌,给抗菌治疗带来极大的困难。由于脓毒症所具有的高发病率、高病死率和高医疗费用而备受关注,因此如何有效预防和控制脓毒症、严重脓毒症、感染性休克的发生、发展,切实改善重症患者的预后是我们临床工作中的重中之重。

2. VAP VAP 的发生率和病死率由于诊断手段不同,报道不一。国外报道,VAP 的发生率为 9%～70%,病死率高达 20%～71%;国内医院调查,VAP 的发生率为 48.5%,病死率为 37.5%。当肺部感染为 MDR 菌时,病死率更高。

3. CRBSI ICU 内 HAI 约 20%为血流感染(BSI),其中近 87%与中心静脉导管(CVC)有关。而 ICU 内 BSI 的大体病死率为 20%～60%,与 BSI 死亡有关的最常见危险因素是年龄、病情程度以及是否接受适当的抗菌药物治疗。国内中国医科大学附属盛京医院的肝胆外科 ICU 的一项监测资料显示,CRBSI 的平均发生率为 11.0/1 000 导管日,多腔导管以及广谱抗菌药物的应用更容易导致

CRBSI 的发生。

4.CRUTI　国外资料显示,UTI 在 HAI 中所占比例很高,其中 59%～86% 为 CRUTI,放置导尿管成为医院获得性 UTI 的独立危险因素。国内的一项关于上海 398 家 ICU 中 HAI 的监测资料显示,2004 年 9 月至 2009 年 12 月,CRUTI 的发生率为 6.4/1 000 导管日,位居 HAI 中第二,仅次于 VAP 的发生率(20.8/1 000 通气日)。

二、病原菌及其耐药性

1. 病原菌　脓毒症、严重脓毒症、感染性休克及 VAP、CRBSI、CRUTI 的病原菌包括细菌、真菌、病毒等,其中以细菌为最多见。

2. 细菌耐药性　细菌耐药除突变耐药外,绝大多数系获得性耐药(质粒介导耐药),后者的生物化学表现在多个方面;随着抗菌药物在临床上的广泛应用,病原菌耐药性也不断增强。在过去的 20 年出现了许多新的 MDR、XDR 和 PDR 的“超级细菌”,给全球公共卫生领域和临床医学带来巨大的挑战。

(1)多重耐药:MDR 是指细菌对常用抗菌药物主要分类中的 3 类或以上耐药者。

(2)广泛耐药:XDR 是指细菌对常用抗菌药物几乎全部耐药者。其中,革兰阴性菌仅对黏菌素和替加环素敏感;革兰阳性菌仅对糖肽类和利奈唑胺敏感。

(3)泛耐药:PDR 是指细菌对所有分类的常用抗菌药物全部耐药。其中,革兰阴性菌对包括黏菌素和替加环素在内的全部抗菌药物耐药;革兰阳性菌对包括糖肽类和利奈唑胺在内的全部抗菌药物耐药。目前,细菌耐药性的监测研究重点包括①耐甲氧西林葡萄球菌和耐氨基糖苷类的多重耐药葡萄球菌;②耐万古霉素的多重耐药肠球菌;③产 ESBL、AmpC 酶及碳青霉烯酶的革兰阴性杆菌;④非发酵菌群的多重耐药问题等。

最近,美国的一项研究显示,ICU 患者的革兰阳性球菌感染的发生率很高,最常见的是凝固酶阴性的葡萄球菌(35.9%),其次是金黄色葡萄球菌(16.8%)和肠球菌(9.8%)。近年来,ICU 患者的多重耐药革兰阳性菌的发生率显著增加。有研究表明金黄色葡萄球菌发生率增加主要是因为耐甲氧西林金黄色葡萄球菌(MRSA)发生率增加之故。ICU 中一个严峻的问题是对万古霉素敏感性降低或完全耐药的肠球菌感染的增加。在美国,耐万古

霉素肠球菌(VRE)比例很高:粪肠球菌为 20%,屎肠球菌为 60%,且可致高病死率;有研究显示,VRE 所致病死率为 37%,死亡的危险度为 2.3。有资料显示,与万古霉素敏感肠球菌感染相比,VRE 感染的病死率更高,危险度增加 2.52 倍。

三、临床表现

1. 脓毒症　可表现为发热、心动过速、呼吸急促,甚至休克和多器官功能障碍综合征。早期诊断并及时治疗有助于改善预后,但早期临床表现可能并不典型,甚至多器官功能障碍综合征患者脓毒症发病初期,也不易做出诊断。

2. VAP　发热(体温≥38℃或较基础体温升高 1℃),脓性或脓血性支气管分泌物;可出现呼吸急促或人-机不协调。查体可闻及支气管呼吸音和湿啰音。

3. CRBSI　临床上常表现为寒战、发热或置管部位红肿、硬结或有脓液渗出,也可出现局部或沿导管的皮下走行部位疼痛。

4. CRUTI　出现尿频、尿急、尿痛等尿路刺激症状,或者有下腹触痛、肾区叩痛,伴或不伴有发热。

四、辅助检查

1. 实验室检查　对怀疑重症感染的患者,应进行相关培养以尽可能明确病原菌;并通过实验室检查来判断有无代谢紊乱和血流动力学异常,但目前尚无某项特异的实验室检查指标可明确诊断。白细胞计数增加或减少是非特异性的,不能区分感染或非感染性炎症,但幼稚的多形核细胞增加强烈提示感染的存在;血电解质、肌酐、尿素氮及肝功能等常规检查有助于判断感染部位和脓毒症的并发症如急性肾衰竭或急性肝衰竭等。

尽管脓毒症时血培养的阳性率仅为 40%,但仍应积极进行血培养,并应在入住 ICU 后 1h 内未应用抗菌药物的情况下进行,以提高血培养的阳性率。此外,应及时行支气管分泌物、尿液、胸腔积液、腹水、脑脊液、关节液的涂片检查和培养。VAP 时支气管分泌物涂片见白细胞>25 个/LP,鳞状上皮<10 个/LP,并可见病原菌;支气管分泌物培养可见病原菌生长。对于 CRBSI,国际上常用 Maki 半定量培养(平皿滚动法)留取导管尖端 5cm、细菌生长>15cfu,或导管肉汤定量培养细菌生长>10^2 cfu 考虑导管病原菌定植,至少一次经皮血培养和

导管尖端培养出相同病原菌才能确诊 CRBSI。CRUTI 时尿检白细胞男性≥5 个/高倍视野,女性≥10 个/高倍视野,尿培养可见病原菌。

2. 影像学检查　X 线胸片有助于诊断肺炎或 ARDS;超声检查、CT、MRI 等有助于确定感染部位。

五、鉴别诊断

脓毒症需与严重烧伤、多发性创伤、肺栓塞、急性心肌梗死、重症急性胰腺炎等鉴别;VAP 需与肺栓塞、心力衰竭、支气管扩张症、纵隔气肿等相鉴别;CRBSI 需与继发于手术切口感染、腹腔内感染、HAP、泌尿系感染等相鉴别;CRUTI 需与泌尿系结石、盆腔炎、盆腔脓肿,女性需与妇科疾病等相鉴别。

六、治　疗

尽管现代诊疗水平有了明显提高,但脓毒症的病死率仍居高不下。早期诊断和及时恰当的治疗可有效改善预后。为此,国际上已于 2004 年制定并分别于 2008 年和 2012 年修订了《严重脓毒症和感染性休克治疗指南》。脓毒症的治疗包括感染的管理和支持 2 部分,涵盖了及时、足量、恰当的抗菌药物的应用,早期目标导向治疗,血管活血药物的应用,器官功能支持等的方方面面,并强调集束化治疗策略。

而 VAP、CRBSI、CRUTI 则重在预防;如确已发生,则应参照相关指南给予相应的治疗。

第三节　侵袭性真菌感染的监测与治疗

侵袭性真菌感染(invasive fungal infections,IFI)是指真菌侵入人体组织、血液,并在其中生长繁殖导致组织损害、器官功能障碍、炎症反应的病理改变和病理生理过程。随着科学技术的进步,医疗水平的不断提高,疾病谱也发生了相应变化。在一些疾病的诊疗过程中,由于广谱抗菌药物、糖皮质激素、免疫抑制药、侵袭性诊疗手段等的应用,在挽救了大量危重患者生命的同时也出现了一些与诊疗相关的并发症,其中 IFI 因其高发生率、高误诊率或漏诊率、高病死率等特点而备受关注。尤其是 ICU 中的重症患者,患病前常无免疫抑制性疾病,存在解剖生理屏障完整性破坏,并伴有严重创伤、器官功能障碍甚至衰竭等,易发 IFI,且后者已成为 ICU 患者死亡的主要病因之一。

一、流行病学

1. IFI 的发生率　ICU 重症患者 IFI 的发生率不断升高,目前占 HAI 的 8%～15%。以念珠菌为主的酵母样真菌和以曲霉为主的丝状真菌是 IFI 常见的病原菌,分别占 91.4% 和 5.9%。其中,白念珠菌是 IFI 最常见的病原菌(占 40%～60%),但近年来非白念珠菌(如光滑念珠菌、热带念珠菌、近平滑念珠菌等)的比例在逐渐增加。侵袭性曲霉感染的发生率也在逐渐上升,占所有 IFI 的 5.9%～12%,中位发生率为 6.31%。最常见的是烟曲霉菌、黄曲霉菌及黑曲霉,焦曲霉和土曲霉较少见;另外,赛多孢霉属、镰孢霉属、接合菌中的根霉属和毛霉属的感染率也有所增加。

2. IFI 的病死率　ICU 重症患者 IFI 病死率极高,仅次于血液系统肿瘤。侵袭性念珠菌感染的病死率达 30%～60%,而念珠菌血症的粗病死率甚至高达 40%～75%,其中光滑念珠菌和热带念珠菌感染的病死率明显高于白色念珠菌感染。尽管 ICU 重症患者侵袭性曲霉感染的发生率较低,但病死率高达 70%～90%。

3. IFI 的危险因素　ICU 患者 IFI 的危险因素主要包括:①病情危重且复杂;②侵袭性诊疗手段的广泛应用;③广谱抗菌药物的应用;④常合并糖尿病、COPD、肿瘤等基础疾病;⑤糖皮质激素和免疫抑制药的广泛应用;⑥器官移植;⑦肿瘤放化疗;⑧随着诊疗水平的不断提高,ICU 重症患者的住 ICU 时间和生存时间均明显延长。

二、发病机制

真菌是否引起感染取决于真菌的致病性、感染剂量、侵入途径和宿主的免疫状态。根据真菌感染免疫正常宿主的能力,可将其分为病原性真菌和条件致病性真菌。真菌与宿主相互作用,若机体免疫功能弱、真菌毒力强或数量多,就能突破机体的各种防御机制而致病。通常,真菌通过以下机制而引发感染。

1. 快速生长繁殖破坏宿主组织细胞　真菌侵入机体后,可在组织中或支气管腔、肺部空洞、囊肿等空腔中快速生长繁殖,对机体组织造成直接或间接破坏,快速生长的真菌可缠绕成团块状物而阻塞支气管导致继发感染;曲霉、毛霉、根霉等真菌生长速度快、繁殖力强,破坏力更大。

2. 释放破坏机体组织细胞的物质　皮炎芽生菌、新生隐球菌、组织胞浆菌等的细胞壁成分中有内毒素样活性物质,能破坏组织细胞;烟曲菌能释放一种蛋白分解酶;白色念珠菌可分泌磷脂酶 A 和溶血卵磷脂,前者可切断人体上皮细胞膜使真菌易于侵入细胞内生长繁殖,后者则对真菌自身有保护作用。

此外,真菌的菌体抗原和代谢产物尚可引起人体的过敏反应,如变应性支气管肺曲霉病;其产生的 100 余种真菌毒素,对人体的作用机制是多元的,有些可引起急性中毒症状,有些有致癌作用。

三、危险(宿主)因素

1. 无免疫功能受抑制的基础疾病的患者,经抗菌药物治疗 72～96h 仍有发热等感染征象,并满足下列条件之一者属于高危人群。

(1)患者因素:①老年人(>65 岁)、营养不良、肝硬化、胰腺炎、糖尿病、COPD 等肺部疾病、肾功能障碍、严重烧伤或创伤伴皮肤缺损、肠功能减退或肠麻痹等基础疾病。②有念珠菌定植,尤其是多部位定植或某一部位持续定植(持续定植指每周至少有 2 次在非连续部位的培养显示阳性;多部位定植指同时在≥2 个部位分离出真菌,即使菌株不同)。

若有条件,高危人群 2 次/周对胃液、气道分泌物、尿、口咽拭子、直肠拭子 5 个部位的标本进行定量培养,计算阳性标本所占的比例。当定植指数(CI)≥0.5 或校正定植指数(CCI)≥0.4 时有意义。CI 的诊断阈值为口咽/直肠拭子标本培养≥1 CFU/ml、胃液/尿液≥10^2 CFU/ml、痰≥10^4 CFU/ml;而 CCI 则需口咽/直肠拭子标本培养≥10^2 CFU/ml;胃液/尿/痰≥10^5 CFU/ml。

(2)治疗相关性因素

①各种侵袭性操作,如机械通气>48h、血管内留置导管、留置尿管、气管插管或气管切开、包括腹膜透析在内的血液净化治疗等。

②药物治疗:长时间使用 3 种或 3 种以上抗菌药物(尤其是广谱抗菌药物)、多成分输血、全胃肠外营养、任何剂量的糖皮质激素治疗等。

③高危腹部外科手术,如消化道穿孔>24h、反复穿孔、消化道瘘、腹壁切口裂开、有可能导致肠壁完整性发生破坏的手术及急诊再次腹腔手术等。

2. 有免疫功能受抑制的基础疾病的患者(如血液系统恶性肿瘤、HIV 感染、骨髓移植/异基因造血干细胞移植、存在移植物抗宿主病等),当出现体温>38℃或<36℃,满足下列条件之一者属于高危人群。

(1)有免疫功能受抑制的证据(以下情况之一者)

①中性粒细胞缺乏(<$0.5×10^9$/L)且持续 10d 以上。

②之前 60d 内出现过粒细胞缺乏症并超过 10d。

③之前 30d 内接受过或正在接受免疫抑制药治疗或放疗(口服免疫抑制药>2 周或静脉化疗>2 个疗程)。

④长期应用糖皮质激素[静脉或口服相当于泼尼松 0.5mg/(kg·d)以上>2 周]。

(2)高危的实体器官移植受者

①肝移植伴有下列危险因素。再次移植、术中大量输血、移植后早期(3d 内)出现真菌定植、较长的手术时间、肾功能障碍、移植后继发细菌感染等。

②心脏移植伴有下列危险因素。再次手术、巨细胞病毒(CMV)感染、移植后需要透析、病区在 2 个月内曾有其他患者发生侵袭性曲霉感染等。

③肾移植伴有下列危险因素。年龄>40 岁、糖尿病、CMV 感染、移植后伴细菌感染、术后出现中性粒细胞减少症等。

④肺移植伴有下列危险因素:术前曲霉支气管定植、合并呼吸道细菌感染、CMV 感染、糖皮质激素治疗等。

(3)满足上述在无免疫功能受抑制的基础疾病的患者中所列的任 1 条危险因素。

四、临床特征

1. 主要特征　存在相应部位感染的特殊影像学改变的证据,如侵袭性肺曲霉感染的影像学特征:早期胸膜下密度增高的结节实变影、光晕征(halo sign)、新月形空气征(air-crescent sign)、实变区域内出现空腔等(图 11-1)。是否出现上述典型影像学特征,取决于基础疾病的种类、病程所处的阶段、机体的免疫状态,而 ICU 中大部分为无免疫功能受抑制的患者,且因病情关系不能随时进行影像学检查,故上述典型的影像学表现罕见。

2. 次要特征　满足可疑感染部位的相应症状、

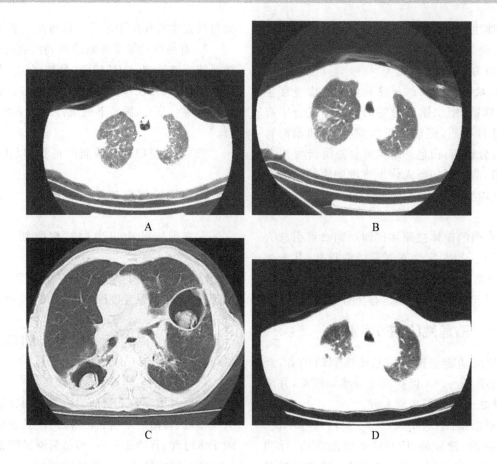

图 11-1 侵袭性肺曲霉感染的影像学特征
A. 右上肺胸膜下结节状阴影；B. 右上肺结节状阴影边缘模糊似磨玻璃样而呈光晕征；C. 双肺新月形空气征；D. 右上肺实变阴影内可见空洞

体征、至少一项支持感染的实验室证据（常规或生化检查）3 项中的 2 项。

（1）呼吸系统：近期有呼吸道感染症状或体征加重的表现（咳嗽、咳痰、胸痛、咯血、呼吸困难、肺部湿啰音等）；呼吸道分泌物检查提示有感染，或影像学检查出现新的、非上述典型的肺部浸润影。

（2）腹部：具有弥漫性/局灶性腹膜炎的症状或体征（如腹痛、腹胀、腹泻、肌紧张、肠功能异常等），可有或无全身感染表现；腹腔引流管、腹膜透析管或腹腔穿刺液标本生化或常规检查异常。

（3）泌尿系统：具有尿频、尿急或尿痛等尿路刺激症状；下腹触痛或肾区叩击痛等体征，可有或无全身感染表现；尿液生化检查及尿沉渣细胞数异常（男性 WBC＞5 个/HP，女性＞10 个/HP）；留置尿管超过 7d 者，当出现上述症状或体征并发现尿液中有絮状团块样物漂浮或沉于尿袋时也应考虑。

（4）中枢神经系统：具有中枢神经系统局灶性症状或体征（如精神异常、癫痫、偏瘫、脑膜刺激征等）；脑脊液检查示生化或细胞数异常，而未见病原

菌及恶性细胞。

（5）血流性：当出现眼底异常、心脏超声提示瓣膜赘生物、皮下结节等表现而血培养阴性时，临床能除外其他部位的感染，也应高度怀疑血流性真菌感染。

五、辅助检查

1. 微生物检查 所有标本应为新鲜、合格标本。其检测手段包括传统的真菌涂片、培养以及新近的基于非培养的诊断技术。包括：血液、胸腔积液、腹水等无菌体液隐球菌抗原阳性；血液、胸腔积液、腹水等无菌体液直接镜检或细胞学检查发现除隐球菌外的其他真菌（镜检发现隐球菌可确诊）；未留置尿管情况下，连续 2 份尿液培养呈酵母菌阳性或尿检见念珠菌管型；直接导尿术获得的尿液培养呈酵母菌阳性（念珠菌尿＞10^5CFU/ml）；更换尿管前后两次获得的 2 份尿液培养呈酵母菌阳性（念珠菌尿＞10^5CFU/ml）；气道分泌物（包括经口、气管插管、支气管肺泡灌洗、保护性标本刷等）直接镜检

或细胞学检查发现菌丝、孢子，或真菌培养阳性；经胸、腹、盆腔引流管或腹膜透析管等留取的引流液直接镜检或细胞学检查发现菌丝、孢子，或真菌培养阳性；经脑室引流管留取的标本直接镜检或细胞学检查发现菌丝、孢子，或培养阳性；血液标本半乳甘露聚糖抗原（GM 试验）或 β-1,3-D 葡聚糖（G 试验）检测连续 2 次阳性。

2. 组织病理学检查 在组织中证实真菌成分的存在是深部真菌感染诊断的"金标准"。可通过经腹腔镜、纤维支气管镜、经超声引导下穿刺以及手术等方式获取可疑感染部位的活检标本，进行病理检查，以证实组织内存在真菌的侵袭及增殖，很多侵袭性真菌感染的病例是通过组织病理学检查获取的直接证据才得以证实。

六、诊 断

IFI 的诊断一般依据危险（宿主）因素、临床特征、微生物检查、组织病理学，其中组织病理学是诊断的"金标准"。有关重症患者的 IFI 的定义目前尚无统一标准，但危险（宿主）因素、临床特征、微生物检查构成了其诊断的基础而分为拟诊、临床诊断、确诊 3 个级别。

1. 拟诊 至少符合 1 项危险（宿主）因素，具备 1 项微生物学检查的阳性结果，或者具有可能感染部位的 1 项主要或 2 项次要临床特征。

2. 临床诊断 至少符合 1 项危险（宿主）因素，具有可能感染部位的 1 项主要或 2 项次要临床特征，并同时具备至少 1 项微生物学检查的阳性结果。

3. 确诊

（1）深部组织感染：正常无菌的深部组织经活检或尸检证实有真菌侵袭性感染的组织学证据；或除泌尿系、呼吸道、鼻窦外正常无菌的封闭体腔或器官中发现真菌感染的微生物学证据（镜检、培养或特殊染色）。

（2）真菌血症：血液真菌培养阳性，并排除污染，同时存在符合相关致病菌感染的临床症状和体征。

（3）导管相关性真菌血症：对中心静脉导管行体外培养，当导管尖端（长度 5cm）半定量培养菌落计数＞15CFU 或定量培养菌落计数＞10^2CFU，且与外周血培养为同一病原菌，并除外其他部位的感染者可确诊；若为隧道式或抗感染导管，有其特殊的定义，可参见相应的导管相关性感染指南。

七、预 防

1. 一般预防 积极进行原发病的治疗，尽可能保护解剖生理屏障，减少不必要的侵袭性操作。已经存在解剖生理屏障损伤或进行了必要的侵袭性操作后，应注意积极保护并尽早恢复屏障的完整；免疫功能受抑制者，需要促进免疫功能的恢复。

同时应加强对 ICU 环境的监控，进行分区管理，建设隔离病房。严格执行消毒隔离制度、无菌技术操作规程、探视制度及洗手制度等，减少交叉感染的概率。对病房、仪器、管路等定期进行严格的消毒，尽可能减少灰尘，避免污水存留，并加强病房的通风。此外，尚需对医护人员及患者家属加强卫生宣教力度，开展医院感染监控，了解当地的 IFI 流行病学特征。

总之，预防 IFI 发生需要多个环节相互协调、相互配合，并需相关制度加以约束、管理。

2. 靶向预防 对免疫功能受抑制的患者，预防用药可减少其尿路真菌感染的发生，同时呼吸道真菌感染和真菌血症的发生率也有下降的趋势。

在 ICU 中，以下具有免疫功能受抑制的患者需要进行靶向预防：有高危因素的粒缺患者、接受免疫抑制药治疗的高危肿瘤患者、具有高危因素的肝移植和胰腺移植患者、高危的 HIV 感染患者。其疗程应持续到免疫抑制药治疗完全结束，或者持续到免疫抑制已出现缓解。

对 ICU 中机械通气超过 48h、预期 ICU 停留时间超过 72h、吻合口漏、感染性休克等 IFI 的高危人群进行靶向预防具有明显的效果。但近期的 Meta 分析显示，预防性用药尽管降低了 IFI 的发生率，但未能改善预后，同时存在出现耐药和医疗费用增加等问题。

由于 IFI 的预防用药有着不可避免的不良反应，过度使用又会出现耐药危险，尚需进行更大规模的试验来明确靶向预防的获益人群。

3. 预防性抗真菌药物的选择

（1）氟康唑：氟康唑对大部分非光滑、非克柔的念珠菌感染能起到有益的预防作用。通常使用口服氟康唑 400mg/d，首剂可加倍（800mg）；当肌酐清除率低于 25ml/min，剂量应降至 200mg/d。氟康唑静脉应用剂量成年人为 200～400mg/d。

（2）伊曲康唑：伊曲康唑抗菌谱广，可以覆盖到非白念珠菌和曲霉。通常使用伊曲康唑口服液 400mg/d 或静脉注射液 200mg/d。为减少口服液的胃肠不良反应,在初始几天可采用联合应用伊曲康唑胶囊和口服液的方法,或短期应用静脉注射液后转换为口服制剂。

(3)伏立康唑:预防应用伏立康唑可减少肺移植和异基因骨髓干细胞移植等患者曲霉感染的发生,但一级和二级预防的研究尚在进行中。

(4)棘白菌素类:现已上市的棘白菌素类有卡泊芬净和米卡芬净,用于 IFI 的预防是有效而安全的,通常卡泊芬净和米卡芬净的剂量为每日 1 次,静脉滴注 50mg(卡泊芬净首日应加至 70mg)。

(5)两性霉素 B 脱氧胆酸盐 两性霉素 B 脱氧胆酸盐因其严重的不良反应而不适合于预防治疗,但有研究显示了小剂量两性霉素 B[0.2mg/(kg·d)]有益的预防作用,目前常以两性霉素 B 脂质体作为替代品。危重肝移植患者应用两性霉素 B 脂质体可减少曲霉感染的发生率,累积剂量为 1~1.5g;如同时接受肾替代治疗,剂量可用到 5mg/(kg·d)。

(6)氟胞嘧啶:氟胞嘧啶的抗菌谱相对狭窄,同时有明显的不良反应,且单药应用易致耐药,故不推荐作为预防药物使用。

八、治 疗

1. 抗真菌治疗原则 由于重症患者 IFI 的复杂性,目前多提倡分层治疗,包括预防性治疗(见上述)、经验性治疗、抢先治疗及目标治疗。

(1)经验性治疗:经验性治疗针对的是拟诊 IFI 的患者,在未获得病原学结果之前,可考虑进行经验性治疗。药物的选择应综合考虑可能的感染部位、病原真菌、患者预防用药的种类及药物的抗菌谱、疗效、安全性和效价比等因素。

对于持续发热的中性粒细胞减少症患者,经验性应用三唑类、棘白菌素类及多烯类药物后,临床症状改善明显。

(2)抢先治疗:抢先治疗针对的是临床诊断 IFI 的患者。对有高危因素的患者开展连续监测,包括每周摄 2 次胸部 X 线片、CT、真菌培养及真菌抗原检测等。如发现阳性结果,立即开始抗真菌治疗,即抢先治疗。它的重要意义在于尽可能降低不恰当的经验性治疗所带来的抗真菌药物的不必要使用,降低真菌耐药及医疗费用增加的可能性。与经验性治疗比较,患者存活率无差异,但抢先治疗组医疗费用和应用的抗真菌药物较少。

抢先治疗有赖于临床医师的警觉性及实验室诊断技术的进步,GM 试验、G 试验以及真菌特异DNA 的 PCR 技术,与临床征象、微生物培养,尤其是 CT 一起,为开始抢先治疗、监测疾病的病程和评价疗效提供了更多的参考价值。抢先治疗药物选择可参考所检测到的真菌种类,治疗应足量、足疗程,以免复发。

(3)目标治疗:目标治疗针对的是确诊 IFI 的患者,根据真菌种类及药敏结果,采取针对性的抗真菌治疗;也可适当根据经验性治疗的疗效结合药敏结果来调整治疗方案。药物选择应综合参考抗菌谱、药理学特点、真菌种类、病情和患者耐受性等因素。

微生物学证实为侵袭性念珠菌感染,主要应结合药敏结果选药。白念珠菌、热带念珠菌、近平滑念珠菌对氟康唑敏感,还可选择其他唑类、棘白菌素类等药物;光滑念珠菌和克柔念珠菌对氟康唑有不同程度的耐药,不应作为首选药物,而应选择伊曲康唑、伏立康唑、棘白菌素类和两性霉素 B 及其脂质体等。

大部分侵袭性曲霉感染多为拟诊或临床诊断,少数患者能确诊,宜选用伏立康唑、棘白菌素类和两性霉素 B 及其脂质体等。

2. 器官功能障碍与抗真菌治疗 ICU 患者是 IFI 的高危人群,且往往存在多器官功能障碍或衰竭,而临床常用的抗真菌药几乎都有肝肾毒性及其他毒不良反应。在抗真菌治疗过程中,如何正确选择和合理应用抗真菌药物,尽可能避免或减少器官损害,是 ICU 医生必须面对的难题,应予以充分重视(详见药物说明书及有关指南)。

3. 外科治疗 有些 IFI 需要进行外科手术治疗,如曲霉肿外科摘除是确切的治疗方法;鼻窦 IFI 应联合应用药物和外科方法,外科清创术和引流在治疗中非常重要;心内膜炎应进行心脏瓣膜置换手术,且术后应实施药物治疗。此外,真菌所致的骨髓炎、心包炎、中枢神经系统感染引起的颅内脓肿等,也需外科手术治疗。

(万献尧 李素玮)

第四节　抗生素的发展史及分类

抗生素（Antibiotics）主要是由细菌、真菌或其他微生物在繁殖过程中产生的一类具有杀灭或抑制微生物生长的物质，也可用人工合成的方法制造，在体内可以很小的剂量杀灭或抑制病原微生物。因此，临床上抗生素主要用于治疗各种细菌感染或致病微生物感染类疾病，一般情况下对宿主不会产生严重的不良反应。现临床常用的抗生素有微生物培养液中提取物以及用化学方法合成或半合成的化合物。

一、抗生素发展历史

抗生素是人类战胜疾病最有力的武器之一。1928 年，亚历山大·弗莱明（Alexander Fleming）发现了青霉素的抗生作用，1929 年，发表了题为《论青霉菌培养物的抗菌作用》的论文，这一年被认为是"抗生素元年"。直到 1944 年，青霉素首次由美国生产用于临床，当时人们把青霉素同原子弹、雷达并列为第二次世界大战中的三大发明。而磺胺类药物在 1936 年的临床应用也开创了现代抗微生物化疗的新纪元。之后金霉素（1947 年）、氯霉素（1948 年）、土霉素（1950 年）、制霉菌素（1950 年）、红霉素（1952 年）、卡那霉素（1958 年）等一系列抗生素不断出现并用于临床。这一时期，抗生素研究也进入了有目的、有计划、系统化的阶段，还建立了大规模的抗生素制药工业。这种抗生素开发的黄金时期，一直到 1971—1975 年达到顶峰，5 年间共有 52 种新抗生素问世。之后人们从自然界中寻找新的抗生素的速度明显放慢，20 世纪 80 年代喹诺酮类药物由于能破坏细菌染色体且不受基因交换耐药性的影响，认为开创了"抗生素的新纪元"，但其后迅速出现的广泛耐药再次挑战了人类对抗生素的认识。2003 年全球仅达托霉素一个新产品上市。

自 1940 年以来，目前已知天然抗生素不下万种。在临床上常用的亦有 200 多种。由于最初发现的抗生素主要对细菌有杀灭作用，因此被称为抗菌素。后来发现这类药物不仅能杀灭细菌，而且对真菌、支原体、衣原体等其他致病微生物也有良好的抑制和杀灭作用，因此 1981 年，在我国第四次全国抗生素学术会议上决定将抗菌素正式更名为抗生素。不断进行的研究又发现，抗生素并不是只能抑制微生物生长，有些能够抑制寄生虫，可以用来治疗心血管病，还有抗击肿瘤，甚至抑制人体的免疫反应的作用。所以科学家们将抗生素的范围扩大，1990 年 Monaghan 等将这类微生物产生的活性物质，命名为生物药物素。

二、抗生素的分类

随着对抗生素认识的不断深入，抗生素可根据其抗菌作用、范围、化学结构以及近年来引入的药动学（pharmacokinetics，PK）/药效学（pharmaco-dynamics，PD）理论有以下几种分类。

（一）按药物的作用分类

1. 抗细菌药物　主要作用是杀灭（或抑制）细菌，临床用于治疗细菌感染的疾病。可以根据药物的结构、抗菌范围及效应等进行分类。

（1）根据药物的结构分类

①β-内酰胺类：是临床最大的一类抗生素，是分子结构中含有 β-内酰胺环的天然和半合成抗生素的总称。最初包括青霉素类和头孢菌素类。后来又有较大发展，出现了如硫酶素类、单环 β-内酰胺类，β-内酰酶抑制药、甲氧西林（甲氧青霉素）类等。

②氨基糖苷类：包括链霉素、庆大霉素、卡那霉素、妥布霉素、阿米卡星（丁胺卡那霉素）等。

③大环内酯类：包括红霉素、吉他霉素、乙酰螺旋霉素、麦迪霉素、交沙霉素、阿奇霉素等。

④四环素类：包括四环素、土霉素、金霉素及多西环素（强力霉素）等。

⑤糖肽类：包括万古霉素、去甲万古霉素、替考拉宁。

⑥磺胺类：这类药物完全是人工合成。常用包括磺胺嘧啶、复方磺胺甲噁唑、磺胺甲噁唑、柳氮磺吡啶、甲氧苄啶等。

⑦喹诺酮类：是一类人工合成的含 4-喹诺酮基本结构的药物。常用包括吡哌酸、诺氟沙星、氧氟沙星、左氧氟沙星、环丙沙星、依诺沙星、莫西沙星、曲伐沙星、司帕沙星等。

⑧硝咪唑类：也是合成抗菌类药物，对各种厌氧菌具有强大作用，包括甲硝唑、替硝唑、奥硝唑等。

⑨林可酰胺类：包括林可霉素、克林霉素等，目

前临床应用较少。

⑩磷霉素类:包括磷霉素,最初从链霉菌属中分离,分子式 C3H7O4P。

⑪酰胺醇类:包括氯霉素、甲砜霉素等,由于其在使用中可能造成不可逆的再生障碍性贫血、灰婴综合征、肝肾功能损害等严重不良反应,现在临床基本不再使用。

⑫其他类:包括利奈唑胺、多黏菌素 B、黏菌素、杆菌肽、夫西地酸钠、新生霉素等。

(2)根据药物对细菌的作用效果分类

①杀菌药:通过干扰、抑制细菌的生长代谢等过程,导致细菌死亡。比较常用的有繁殖期的杀菌药包括 β-内酰胺类、糖肽类及磷霉素等抗生素;静止期杀菌药包括氨基糖苷类抗生素及喹诺酮类等抗生素。

②抑菌药:是抑制细菌的繁殖而达到消灭细菌的目的,它们的作用机制较多。这类药物在抗生素里也是占得比较多的,常用的有大环内酯类、四环素类、氯霉素、林可酰胺类抗生素等。

(3)根据药物发展及抗菌范围进行分类:准确地说是在原有药物一定结构基础上的进行分子改造,或针对耐药机制改变药物组分,使得新的抗生素在抗菌谱和抗耐药性上有所突破,一些抗生素作为不同的分代,这主要是以青霉素、头孢菌素及喹诺酮为代表的系列抗生素,也是抗生素发展在一个时期最为迅速具体的体现。

①酶抑制药+抗生素的组方制剂:主要是针对 β-内酰胺类耐药逐渐严重而设计的。研究发现对 β-内酰胺类耐药的主要原因是细菌产生了超广谱 β-内酰胺酶破坏了内酰胺环所致,如果这类药物加上 β-内酰胺酶抑制药就能使 β-内酰胺类抗生素恢复抗菌活性。目前常用于组方的酶抑制药包括舒巴坦、克拉维酸、他唑巴坦等,以不同的比例与青霉素类及头孢菌素进行组方,形成一类抗生素药物。包括青霉素类+酶抑制药:氨苄西林/舒巴坦、阿莫西林/克拉维酸、阿莫西林/舒巴坦、替卡西林/克拉维酸、美洛西林/舒巴坦、哌拉西林/他唑巴坦、哌拉西林/舒巴坦。头孢菌素类+酶抑制药:头孢哌酮/舒巴坦、头孢哌酮/他唑巴坦、头孢噻肟/舒巴坦、头孢曲松/舒巴坦(头孢三代+酶抑制药)。

②头孢菌素类

第一代头孢菌素类:主要特点是对革兰阳性菌包括耐药金葡菌作用强,对革兰阴性杆菌作用弱;对 β-内酰胺酶稳定性差,可被其破坏;对肾有毒性,与氨基糖苷类或强利尿药合用毒性增加;主要用于轻、中度呼吸道和尿路感染。这类药物包括头孢氨苄、头孢唑林、头孢羟氨苄、头孢拉定、头孢噻吩、头孢噻啶、头孢硫脒。

第二代头孢菌素类:主要特点是对革兰阳性菌抗菌活性与一代相仿,对革兰阴性杆菌作用强于一代,弱于三代;对 β-内酰胺酶稳定;对肾的毒性小于一代;用于治疗大肠埃希杆菌、克雷伯菌、肠杆菌等所致肺炎、胆道感染、尿路感染等。这类药物包括头孢呋辛钠、头孢克洛、头孢孟多、头孢替安等。

第三代头孢菌素类:主要特点是对革兰阳性菌抗菌活性弱于一、二代,对革兰阴性杆菌、及厌氧菌作用强;对 β-内酰胺酶高度稳定;对肾毒性小;用于治疗大肠埃希杆菌、肺炎克雷伯菌等所致的尿路感染及危及生命的脓毒症、脑膜炎、肺炎、骨髓炎。这类药物包括头孢噻肟、头孢曲松、头孢哌酮、头孢他啶、头孢克肟等。

第四代头孢菌素类:这类药物从结构上来说,它是在第三代头孢菌素分子结构的 7-氨基头孢稀酸(7-ACA)母核 C-3 位引入 C-3′季铵取代基;从作用机制说,这种结构的改变可以使药物更快地透过革兰阴性杆菌的外膜,对青霉素结合蛋白有更高的亲和力,对细菌的 β-内酰胺酶更稳定;从而对革兰阳性菌、革兰阴性菌及厌氧菌均有广谱抗菌活性,尤其对革兰阳性球菌有更强的抗菌活性。这类药物包括头孢吡肟、头孢克定、头孢匹罗等。

③喹诺酮类药物:又称吡酮酸类或吡啶酮酸类,是一类人工合成的含 4-喹诺酮基本结构、对细菌 DNA 螺旋酶具有选择性抑制的抗生素。

第一代喹诺酮类药物:这类药抗菌谱窄,只对大肠埃希菌、痢疾杆菌、克雷伯杆菌等少数革兰阴性杆菌有效,口服吸收差,不良反应多,仅用于敏感菌所致的尿路感染。代表药有萘啶酸。

第二代喹诺酮类药物:这类药抗菌活性较前者提高,对产气杆菌、阴沟杆菌、肺炎克雷伯菌、流感杆菌、沙雷菌属、枸橼酸杆菌属、变形杆菌属、沙门菌属、志贺菌属等肠杆菌科细菌均有较强的抗菌活性,对不动杆菌属和铜绿假单胞菌的作用强于第一代喹诺酮。口服少量吸收,但可达到有效尿药浓度,不良反应明显减少,因此用于尿路和肠道感染。代表药有吡哌酸。

第三代喹诺酮类药物:这类药是在喹诺酮 6 位上加上一个氟,故亦被称为氟喹诺酮类(fluoroquinolones)。该结构增加了脂溶性,增强了对组织细胞的穿透力,因而吸收好,组织浓度高,半衰期长,大大增加了抗菌谱和杀菌效果。除对革兰阴性菌的作用进一步增强外,抗菌谱扩大到金黄色葡萄球菌、肺炎球菌、溶血性链球菌、肠球菌等革兰阳性球菌及结核杆菌。代表药有诺氟沙星、依诺沙星、环丙沙星、氧氟沙星、洛美沙星、培氟沙星、氟罗沙星、妥舒沙星和司帕沙星等。

第四代喹诺酮类药物:这类药物除了保持第三代喹诺酮类抗菌谱广、抗菌活性强、组织穿透性好等优点外,且对革兰阳性菌和厌氧菌的活性作用显著强于第三代。代表药有莫西沙星、克林沙星、吉米沙星等。

2. 抗真菌药物　自两性霉素 B 问世以来,抗真菌抗生素的概念已有 40 余年。但抗真菌药物在临床上的应用不过 10 余年。常用的抗真菌药物主要有以下几种。

(1)多烯烃类:代表药物为两性霉素 B、制霉菌素。由于有严重的肝、肾毒性,限制了其临床应用,目前主要用于治疗口腔、阴道和皮肤的白色念珠菌感染。经结构改造过的两性霉素 B 脂质体对脏器的毒性反应明显下降,由于其可以覆盖包括毛霉菌在内的几乎所有的真菌,故在严重的侵袭性真菌感染时应用。

(2)唑类:代表药物有酮康唑、氟康唑、伊曲康唑、伏立康唑、泊沙康唑等,是目前临床应用最广的抗真菌药。主要用于各种念珠菌感染、隐球菌病、真菌性脑膜炎及口腔、消化道的念珠菌病,伏立康唑还可用于治疗曲霉菌感染。此类药物多有一定的肝、肾毒性。

(3)棘白菌素类:代表药物有卡泊芬净、米卡芬净等。能广泛覆盖念珠菌、曲霉菌,对大多数念珠菌具有快速杀菌作用,包括一些对唑类耐药的菌株,对于大多数曲霉菌亦有抑制作用。肝、肾毒性较低,不良反应少,但价格昂贵。

(4)烯丙胺类:代表药物有布替萘芬和特比萘芬,临床多用于浅部真菌感染。

3. 抗结核药物　这类抗生素对结核杆菌有强力的杀菌/抑制作用,是一类专门用于治疗各类结核杆菌感染的疾病。包括利福平、异烟肼、吡嗪酰胺等,目前研究发现噁唑烷酮类抗生素利奈唑胺对结核杆菌亦有较好的疗效。

4. 抗肿瘤抗生素　包括丝裂霉素、放线菌素 D、博来霉素、多柔比星(阿霉素)等。尽管从药物的来源上与其他抗生素相同,但其主要作用靶点是体内的肿瘤细胞,临床也用于肿瘤的治疗。

5. 具有免疫抑制作用的抗生素　与抗肿瘤抗生素相似,这类药物从来源上与其他抗生素相同,但其主要作用是抑制机体的免疫反应,主要用于器官移植后的抗排斥。包括环孢素等。

(二)按药物的 PK/PD 特点分类

PK 与 PD 是药理学的 2 个重要概念。PK 是机体对药物产生的处置作用,包括药物在体内吸收、分布、代谢与排泄的动态变化过程。PD 是药物对机体产生的生物效应,包括机体产生疗效的治疗作用和不利于机体的不良反应。将 PK/PD 结合一起,是抗感染药理国际学会(ISAP)定义的用于抗感染药物的专用术语。近年来将抗生素根据其 PK/PD 特点分为浓度依赖性、时间依赖性及与时间有关但抗生素后效应(postantibiotic effect,PAE)较长者 3 类。

1. 浓度依赖性抗生素　这类抗生素强调组织中的有效浓度,其杀菌作用取决于峰浓度(C_{max}),给予高浓度时杀菌效果增强,而与作用时间关系不密切。这类药物常有较长的 PAE,因此给药间隔适当延长并不会降低疗效,故可将一天的剂量一次给予,以提高药物的 C_{max},达到最高疗效。包括氨基糖苷类、氟喹诺酮类、硝基咪唑类、达托霉素、部分大环内酯类、一些抗真菌药(多烯类及棘白菌素类)等。

2. 时间依赖性抗生素　这类抗生素强调的是组织浓度维持在最低抑菌浓度(minimum inhibitory concentration,MIC)以上的时间,其抗菌作用与药物同细菌接触时间密切相关,而与峰浓度关系不密切,PAE 短或无。包括多数 β-内酰胺类、林可酰胺类等。

3. 时间依赖性且 PAE 较长的抗生素　这类药物的本质是时间依赖性,因其具有较长的 PAE 而另行分类(也有不单独分类的)。包括阿奇霉素等大环内酯类、利奈唑胺、甘氨酰环素、碳青霉烯类、糖肽类、奎奴普丁-达福普汀、唑类抗真菌药等。

(三)根据抗生素在体内的分布特性分类

在治疗重症感染或危重症合并感染时,使用抗生素不仅要依据药敏选择药物,还要关注患者是否存在毛细血管渗漏等病理生理变化,因此,需要关注抗生素的有效治疗剂量。为此,我们在以 PK/PD 为指导的前提下,需要了解其水溶和脂溶的特性,据此可将抗生素分为脂溶性和水溶性 2 类(表 11-1)。

1. 脂溶性抗生素　是指这类药物进入体内后

较多地分布在脂肪组织中。药学上具有分布容积大、蛋白结果率高、主要在肝代谢等特点。临床常用者包括利奈唑胺、大环内酯类以及替加环素等。

2. 水溶性抗生素 是指这类药物进入体内后主要以分布在水溶液中。药学上具有分布容积小、蛋白结合率低、常以原型经由肾排泄等特点。这类药物包括β-内酰胺类、糖肽类抗生素。

在脓毒症时，急性炎症反应造成毛细血管渗漏，细胞外液容积增大，如果使用水溶性抗生素，其起始剂量就需要增加，而脂溶性抗生素受此影响较小，不需要调整剂量。但患者的基础脂肪储存状态，有时会影响到脂溶性抗生素的有效剂量。

表 11-1 依据抗生素的脂溶性和水溶性分类

类型	特点	抗生素种类
水溶性抗生素	分布容积小 主要经肾排泄 严重脓毒症清除率增加	β-酰胺类、氨基糖苷类、糖肽类等
脂溶性抗生素	分布容积大 主要经肝排泄 更容易渗透到深层组织	氟喹诺酮类、大环内酯类、利福平、利奈唑胺等

（孙婧婧 王 雪）

第五节 抗生素的药动学与药效学

越来越多的多重耐药（multi-drug resistant，MDR）菌株，甚至泛耐药（pan-drug resistance，PDR）菌株的出现，使得临床上在如何恰当选择抗生素的方法和目标上进入了以 PK 与 PD 相结合的新时代，这对于重症患者的抗生素治疗具有重要意义。

一、药动学与药效学基本概念

药动学（PK）和药效学（PD）是药理学的 2 个重要概念，在药学领域，PK 与 PD 原是两门分离的学科。对药物 PK 特征研究的目的是为了制定出比较理想的给药方案—把握患者的血药浓度，以及预测出某一时刻体内药物的水平，但研究 PD 并控制药效才是衡量给药方案优劣的最终目的。因此，PK/PD 结合能描述和预测一定剂量方案下药物的效应时间过程，揭示药物剂量、相应时间与机体的效应之间的关系。

二、临床常用的药动学及药效学参数

PK/PD 是抗感染药理国际学会（ISAP）定义的用于抗感染药物的专用术语。其中主要有药动学参数、药效学参数及 PK/PD 指数。

（一）用于评价药物 PK 的常用参数及意义

PK 主要研究药物在体内吸收、分布、代谢与排泄的动态变化过程，其参数主要如下。

1. 与吸收相关的 PK 参数

（1）达峰时间（peak time，Tmax）：指药物在吸收过程中出现最大血药浓度的时间。

（2）峰浓度（peak concentration，Cmax）：指药物吸收过程中的最大浓度。

（3）血药浓度-时间曲线下面积（area under the curve，AUC）：简称曲线下面积，给药后以血药浓度为纵坐标，时间为横坐标绘成曲线，坐标轴和这条曲线之间所围成的面积，对于同一种药物可用它比较吸收到体内药物的总量。

2. 表观分布容积 表示药物在组织、细胞液以及间质液中分布情况的参数为表观分布容积（apparent volue of distribution，Vd）：在假设药物均匀分布于各组织与体液，其浓度与血液中相同的条件下，药物分布所需用的容积。代表给药剂量或体内药物总量与血浆药物浓度相互关系的一个比例常数。影响 Vd 的主要因素包括细胞内液 pH、药物的脂溶性以及蛋白结合率等。

3. 与药物排泄相关的参数

（1）血浆半衰期（$t_{1/2}$）：指药物的血浆浓度下降50%所需的时间。

（2）药物清除率（clearance，CL）：指单位时间内机体或某器官能消除相当于多少毫升血中所含的药物。

（二）用于评价药物 PD 的常用参数及意义

PD 主要研究药物的构效及量效关系，同时也评价抗生素的作用及耐药机制。其参数主要如下。

1. 最低抑菌浓度（minimum inhibitory concentration，MIC）和最低杀菌浓度（minimum bactericidal concentration，MBC） 是指抑制（或杀灭）细菌的抗生素最低浓度。

2. PAE 指细菌与抗生素短暂接触，当药物清除后细菌生长仍然受到持续抑制的效应。其机制可能因药物清除后，药物在细菌靶位仍然结合而致细菌非致死性损伤、再生长时延迟。影响 PAE 的因素主要有细菌的种类和接种量、抗生素种类和浓度、细菌与药物接触时间、联合用药等。

3. 抗生素后促白细胞效应（postantibiotic leukocyte enhancement，PALE） 是抗生素体内 PAE 较长的主要机制，是细菌与抗生素短暂接触后，产生非致死性损伤，由于细菌形态改变，可增加吞噬细胞的识别、趋化和吞噬作用，从而产生抗生素与吞噬细胞协同效应，使细菌恢复再生长时间更延长。

4. 防耐药突变浓度（mutant prevention concentration，MPC）和耐药突变选择窗（mutant selection window，MSW） 系近年来新出现的参数，着眼于控制感染的同时限制耐药突变体的选择能力。MPC 是防止耐药株被选择性富集的最低抗生素浓度，MSW 即是 MPC 与 MIC 之间的浓度范围。

三、抗生素的药动学与药效学及其应用

根据 PK/PD 对现有临床使用的抗生素进行分类（见本章第四节），为临床医师选择和使用抗生素提供了崭新的思路：依据抗菌作用与血药浓度或作用时间的相关性，可将其分为浓度依赖性、时间依赖性及与时间有关但 PAE 较长者 3 类。

药动学及药效学参数见图 11-2。

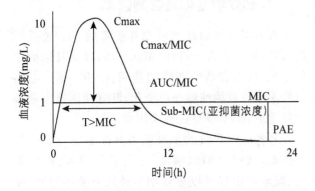

图 11-2 PK/PD 参数

PK/PD 指导下，常用抗生素的给药方案的确定

PK/PD 综合反映药物-人体-致病原三者之间的相互关系，运用 PK/PD 理论可以帮助临床制订给药方案。

1. β-内酰胺类抗生素 包括青霉素类、头孢菌素类、碳青霉烯类、氨曲南等时间依赖性抗生素。这类药物要求浓度高于 MIC 的时间占 24h 疗程的（T＞MIC）40%～70% 才能发挥其有效的抗菌效应；而要达到最大杀菌效果，就要使 T＞MIC 在 90%～100%，这样既可控制严重感染，并可防止耐药菌的产生。故对于大多数 β-内酰胺类抗生素而言，连续或延长滴注时间，可以相对低的剂量达到所需的 T＞MIC 目标。

对于具体的药物，临床应用时应遵循该药物本身的 PK/PD 特点，确定给药方案。比如，在头孢唑啉治疗金黄色葡萄球菌感染时，当 T＞MIC 为 55% 时达到最大细菌清除率。对一些半衰期比较长的 β-内酰胺类抗生素，增加给药次数并不增加疗效，如头孢曲松半衰期为 8.5h，12～24h 给药 1 次就能持续维持血浆药物浓度而不降低疗效。碳青霉烯类抗生素中的亚胺培南、美洛培南等对繁殖期和静止期细菌均有强大杀菌活性，又显示较长的 PAE。因此，临床应用该类药物时，可适当延长给药间隔时间。

美罗培南是第二代碳青霉烯类抗生素。由于罗培南的安全性高，剂量选择范围大，所以在临床上通过增加剂量（1 000mg，8h 1 次）、缩短给药间隔（500mg，6h 1 次）以及延长输注时间（500mg，8h 1 次，输注 3h）等方法均可使 T＞MIC 增加，其中以延长输注时间为最佳方案。美罗培南有良好的组织渗透性，能迅速渗透进入感染的肺组织和健康的骨骼肌，其药物浓度的达峰时间比血 Cmax 还早。浓度分别是血浓度的 1/4 和 1/2，美罗培南能部分透过血-脑屏障，透过率为 6.4%，因此治疗细菌性脑膜炎时应加大剂量。连续肾替代治疗（CRRT）也是影响美罗培南 PK 的因素之一。

2. 氨基糖苷类抗生素 属于浓度依赖性抗生素，Cmax/MIC 比值是决定临床疗效的主要参数。当 Cmax/MIC 比值达 10～12 时，其有效率可达 90%。因此，在制定给药方案时，将日剂量单次给药，疗效与每日 2～3 次给药疗效基本相同，而且可降低耳、肾毒性。另外，短程使用（≤7d）也是降低氨基糖苷类药物的肾毒性的重要策略。

对于重症患者而言,氨基糖苷类抗生素的 PK 与一般患者有很大不同。最常见的是在相同给药剂量下 Cmax 很低,这就提示我们需要提高初始剂量。即使肾功能受损的患者的初始剂量也要增加,而维持剂量则应减少,更好的方法是延长给药间隔时间。

3. 糖肽类抗生素　属于时间依赖性抗生素。其 PK/PD 指标不但是 T>MIC,还要结合 AUIC 才能评价和预测其疗效。对于危重患者,替考拉宁则需要给予充分的负荷剂量,否则就会有很长的与消除半衰期有关的浓度不足的危险暴露,增加产生耐药的机会。即使肾功能受损,也应给予负荷剂量。因此,重症患者使用替考拉宁标准剂量后若能常规进行药物浓度监测(TDM),以预测其疗效。对于万古霉素需强调 AUIC(AUC_{0-24}/MIC 需达到 400 的标准)对其疗效的预测。ICU 患者的万古霉素廓清-肌酐清除率的关系是有差异的。肾功能、APACHE 评分、年龄及血清清蛋白的不同,可以解释 65% 的万古霉素廓清的变异。由于在 ICU 患者中万古霉素的廓清变化以及高的 Vd(几乎是参考值 0.72L/kg 的 2 倍),在使用时需要较高的剂量,因此强烈推荐进行 TDM。

4. 氟喹诺酮类抗生素　也属于浓度依赖性药物,而且具有长的 PAE。AUIC 与 Cmax/MIC 是最好的 PK/PD 参数,其中 AUIC 比值的意义最为重要,对临床治愈率有很强的预见性。当 AUIC<125 时,细菌清除率只有 26%,治愈率为 42%;AUIC>125 时的细菌清除率为 82%,临床治愈率为 80%。静脉注射环丙沙星治疗 64 例 HAP 研究显示,AUIC 在 125～250 时,细菌清除时间为 6.6d;而 AUIC>250 时,细菌清除时间仅为 1.9d。氟喹诺酮类药物(FFQNs)药物对肺炎链球菌的药效学研究结果表明,在肺炎链球菌的感染中,AUIC 应在 25～30。左氧氟沙星和加替沙星在细菌感染患者体内的 AUC 可能比健康者高 33%,因此,按健康者所获的 AUIC 可能导致其值的估计过低。

5. 大环内酯类抗生素　从分类上基本属于时间依赖性抗生素,但由于每种药物在体内情况及药效学特征差异,难以用一类参数描述。一般 T>MIC 应在 50% 以上。大环内酯类药物在组织和细胞内浓度常较同期血药浓度高,因此在 PK/PD 研究中需加以考虑。例如阿奇霉素可积蓄于巨噬细胞中,并具有从细胞缓慢外排的特点,在白细胞浓度较高的感染部位可发挥药物释放系统,故作用持

久,可采取连续 3d 给药后停药 4～7d 为 1 个疗程的特殊给药方式。

6. 利奈唑胺　为时间依赖性且 PAE 较长的抗生素,用于治疗革兰阳性球菌引起的感染,特别对当前困扰临床的耐甲氧西林金黄色葡萄球菌(MRSA)、耐万古霉素肠球菌(VRE)、多重耐药肺炎链球菌(MDRSP)等多种耐药 G^+ 球菌亦具有强大的抗菌作用。研究显示,利奈唑胺的作用取决于 T>MIC 以及 AUIC,一般来说 T>MIC 为 85%,AUIC≥100% 即可达到理想的抗感染效果。其中针对 MRSA,AUIC 应>215%。

利奈唑胺的药动学个体差异性很明显,特别是那些危重患者,由于病理生理的变化可能造成药物分布容积增大、药物稀释,或肾清除改变。因此,表现为不同患者使用相同剂量的利奈唑胺后,血浆浓度、组织浓度可能波动很大。

7. 抗真菌药物　临床应用越来越广泛,但治疗真菌感染的药物有限,多数药物特异性不强,且用药剂量较大、疗程长,在作用于真菌细胞的同时也易对人体细胞产生毒性作用。

多烯类属于浓度依赖性药物,两性霉素 B 为浓度依赖性且有较长 PAE 的药物,Cmax/MIC 与抗真菌疗效相关。唑类的 PK/PD 分类属于时间依赖性且半衰期和 PAE 较长的药物,抗真菌作用与 AUIC 相关。氟康唑 AUIC 与抗真菌疗效相关,AUIC 为 20～25h 疗效最佳。棘白菌素类为浓度依赖性药物,抗真菌作用与 AUIC、Cmax/最低有效浓度(MEC)相关。卡泊芬净 Cmax/MEC 为 10～20h 有较好的抗真菌活性。对于 MIC≤8mg/L 的真菌,氟康唑的日剂量只需 200mg 就可使 AUIC>20;而 MIC 在 16～32mg/L 者,则日剂量需 400～800mg。

四、危重患者使用抗生素的药动学与药效学变化及影响因素

许多因素可以影响脓毒症患者的 PK,包括年龄、器官功能障碍、药物的相互作用,以及其他治疗的干预,如血管活性药物的使用、CRRT 等。毛细血管渗漏导致的细胞外液变化、肝肾功能障碍是影响危重患者 PK/PD 的重要因素。

各种原因导致的水肿能明显改变抗生素的组织分布,大量的静脉输液、全胃肠外营养、胸腔积液、腹水渗出都可以导致细胞外间隙液体增加,使得 Vd 明显增加。对于外科患者来说,各种引流是抗生素丢失的一个重要途径,使得血浆抗生素水平

降低。低蛋白血症是危重患者的一种常见情况,由此引起的胶体渗透压降低可以造成液体外渗以及抗生素稀释,这样也使得药物的游离分数增加,分布容积增加。尤其是那些高蛋白结合率的抗生素肾排泄会明显增加(如替考拉宁、头孢曲松),而且分布更广,清除更快。

血管活性药物(如多巴胺、多巴酚丁胺)可以改变肾血流,从而改变肾小球滤过以及肾小管分泌,最终影响肾清除率。大面积三度烧伤患者以及脓毒症早期常常表现心排血量增加,肾血流增加,进而肾小球滤过率增加。结果大部分的亲水性和中度亲脂性抗生素(如β-内酰胺类、氨基糖苷类、糖肽类)被肾清除。亲脂性抗生素(如盐酸环丙沙星等)也部分排出。药物的血浆浓度下降,需要增加剂量。亲水性的抗生素很少能分布到细胞外液,当血管扩张液体外渗时,这些药物在血浆和间质中的浓度会明显下降。因此在上述病理生理状态下,大多亲水性抗生素需要增加剂量,以确保有效的治疗浓度。亲脂性抗生素与间质液体关系不大,但由于其分布容积增大,故结果正相反。

ICU危重患者根据血肌酐计算的肌酐清除率不一定能真正反映肾功能,因此据此调节抗生素的剂量常导致抗生素过量或不足。若能直接测定肌酐清除率则可能准确评定肾功能,也将对抗生素的剂量调节有益。

绝大多数抗生素不是主要经肝代谢,因此,危重患者调整抗生素剂量时,大多无须考虑肝功能情况。但严重肝损害时,主要经肝代谢药物的使用时应考虑其影响。

如果要更准确地把握患者,除进行临床监测外,若能进行PK/PD监测,对危重患者来说,无疑能把握患者的代谢、药物和治疗效果,这对于临床治疗策略的制定和调整、预期疗效的获得以及不良反应的避免,甚至减少抗生素的耐药发生、降低医疗花费、减少医院获得性感染等都有积极和主动的意义。

(郭利涛　王　雪)

第六节　细菌耐药性的类型和基本机制

细菌经过抗生素的作用,那些敏感菌以及耐药性低的细菌被消灭掉,留存下来的是具有耐药性的耐药菌。细菌耐药性又称抗药性,是指细菌对于抗生素作用的耐受性,耐药性一旦产生,药物的化疗作用就明显下降。2010年全球多例关于"超级细菌"的报道引起了人们的恐慌。这种携带有NDM-1基因的"超级细菌"对绝大多数抗生素(替加环素、多黏菌素除外)耐药。尽管用于临床的抗生素已多达200种,可细菌却"道高一尺,魔高一丈",直至诱导超级细菌。面对这些细菌的成功"越狱",临床几乎处于无药可用的境地。因此,如何控制细菌耐药性是我们不得不面对的重大挑战。除掌握抗生素的药理机制外,认识细菌耐药机制也非常重要。

一、细菌耐药性的类型

细菌的耐药性可根据其产生的来源可分为固有耐药性(intrinsic resistance)和获得性耐药性(acquired resistance)两种类型。

(一)固有耐药

细菌的这种耐药性又称天然耐药性,是由细菌染色体基因决定、代代相传,不会改变的。常见的如鲍曼不动杆菌对氨苄西林、阿莫西林、第一代头孢天然耐药;铜绿假单胞菌除对上述抗生素耐药外,还对头孢噻肟、头孢曲松等耐药;链球菌对氨基糖苷类抗生素天然耐药。在结构细胞上,菌体壁外膜对疏水性药物的渗透性低是导致细菌对大环内酯类和林可酰胺类等抗生素固有耐药的原因。

(二)获得性耐药

这种耐药是指在细菌与抗生素接触后,抗生素诱导病原体的DNA等遗传物质发生化学变化导致其发生变异,从而产生耐药性。根据其变异的遗传机制不同,获得性耐药又可以分为质粒介导的耐药性及染色体介导的耐药性。前者是由于细菌获得外源新基因而产生的。这种外源性耐药基因不但可以通过染色体垂直转播而获得,而且可以通过质粒或转座子以转化、转导、接合和转座4种方式传播而获得。染色体介导的耐药性是由于遗传基因DNA自发变化的结果,具有典型的种属特异性,能够代代相传,这种耐药性一般对1种或2种相类似的药物耐药,且比较稳定,在自然界中占次要地位。细菌的获得性耐药可因不再接触抗生素而消失,也可由质粒将耐药基因转移染色体而代代相传,成为固有耐药。

二、细菌耐药性的基本机制

随着研究手段的不断进步,细菌耐药的机制从生化以及分子生物学等多种水平都有了深入的探索,就其基本机制目前比较公认的主要有以下4类。

(一)产生灭活酶或钝化酶

细菌可通过产生灭活酶和钝化酶减弱抗生素的作用。目前发现的灭活酶及钝化酶主要有β-内酰胺酶、氯霉素乙酰基转移酶、红霉素酯化酶、氨基糖苷类钝化酶(包括乙酰转移酶、磷酸转移酶、核苷转移酶)。其中以对β-内酰胺酶的研究最为深入。

1. β-内酰胺类抗生素的耐药机制　β-内酰胺类抗生素是利用β-内酰胺与细胞壁前体肽聚糖肽酰-D-丙氨酰基-D-丙氨酸末端类似,能与PBPs(青霉素结合蛋白)和β-内酰胺酶互相反应,形成β-内酰胺结合物,PBPs和β-内酰胺酶经过连续的酰化及脱酰基作用使β-内酰胺环发生亲核攻击后打开,但由于PBP与β-内酰胺酶对水分子的依赖性不同致使两者的酰基化速度不同,β-内酰胺酶更能迅速水解乙酰酶中间体的酯键使酶再生,并释放β-内酰胺部分,细菌产生耐药,而对PBP来说,乙酰酶中间体对水分子的亲和攻击不敏感,因而不能被水解或水解的速度极慢,最终导致PBP失活。

近50年以来,每当一个新的β-内酰胺类抗生素上市,就会筛选出相对应的新突变的产β-内酰胺酶的菌株。Bush等将β-内酰胺酶分为4型,Ⅰ型是指不被克拉维酸抑制的头孢菌素酶;Ⅱ型指常能被活性位点诱导的抑制药抑制的酶;Ⅲ型指不被所有的β-内酰胺酶抑制药(乙二胺四乙酸和对氯苯甲酸除外)抑制的金属β-内酰胺酶;Ⅳ型指不被克拉维酸抑制的青霉素酶。β-内酰胺酶为一种诱导酶,由AmpC基因编码,在无抗生素的情况下,只产生极微量的β-内酰胺酶;当接触抗生素后,可被诱导产生大量的酶,而去除抗生素后产酶水平又可恢复正常。但AmpC基因具有较高水平的自然突变率,当使用超广谱头孢菌素后,AmpC基因自发突变,可致稳定的去阻遏表达,而产生持续性高水平酶直至成百上千倍地升高、引起颇为棘手的耐药性,除碳青霉烯类外,大多数β-内酰胺类抗生素及酶抑制剂组方制剂都可被其破坏而失活。在β-内酰胺酶Ⅰ型中有2个重要部分,是分别由染色体介导和质粒介导产生的AmpC型β-内酰胺酶。前者常见于阴沟肠杆菌、铜绿假单胞菌,作用于大多数青霉素、第一、二、三代头孢、单环β-内酰胺类抗生素,而第四代头孢及碳青霉烯类抗生素不受该酶作用。后者常见于肺炎克雷伯及大肠埃希菌,它可产生超广谱β-内酰胺酶(ESBL),以转化、传导、整合、异位、转座等方式将耐药基因传播给其他细菌,可有效水解青霉素和头孢菌素酶,导致细菌对酶抑制药的耐药。目前认为广谱头孢菌素,尤其是第三代头孢菌素的广泛使用,产生出的选择性压力,是导致产ESBLS的革兰阴性杆菌增多的主因。

2. 氨基糖苷类抗生素的耐药机制　革兰阴性及部分革兰阳性菌可通过质粒介导产生氨基糖苷的修饰酶,从而形成钝化酶,使氨基糖苷类抗生素失活。主要的钝化酶如乙酰化酶(AAC)、磷酸化酶、腺苷化酶(AAD)等,能将氨基糖苷类抗生素的游离氨基乙酰化、游离羟基磷酸化或核苷化,使药物不易进入细菌体内,也不易与细菌内靶位(核糖体30S亚基)结合,从而失去抑制蛋白质合成的能力,产生耐药。

3. 大环内酯类及林可酰胺类抗生素的耐药机制　该类抗生素通过结合到50S核蛋白体亚基上以抑制肽链延长。耐药主要是因为获得erm基因编码的红霉素耐药的甲基化酶能将23SrRNA上一个特异性腺嘌呤残基6位双甲基化,从而导致大环内酯类及林可酰胺类交叉耐药,也可能是甲基化改变了核糖体的构象,通过使抗生素结合位点发生重叠以降低对抗生素的亲和力。

(二)细菌外膜通透性的改变

这种机制是细胞膜和细胞壁的结构发生改变,使药物难以进入细菌体内,引起细菌内药物摄取量减少而使细菌体内药物浓度下降,降低抗生素活性。该机制在β-内酰胺类、氨基糖苷类、喹诺酮类、四环素及氯霉素等抗生素中均有体现。革兰阳性菌因缺少细菌外膜,因而不存在膜通透性下降的耐药机制。

革兰阴性菌细胞壁黏肽层外面存在着类脂双层组成的外膜,外层为脂多糖,由紧密排列的碳氮分子组成,阻碍了疏水性抗生素进入菌体内。外膜上还存在多种孔蛋白,负责营养物质及亲水性抗生素的出入。一旦抗生素分子大,所带负电荷多,疏水性越强,越不易进入细菌内。而且细菌发生突变失去某种特异性孔蛋白后即可导致细菌耐药的产生。如耐亚胺培南的铜绿假单胞菌因缺乏D2膜孔蛋白,致使亚胺培南不能穿透细胞而产生耐药性。氨基糖苷类抗生素是应用阳离子替代二价钙离子,破坏脂多糖和磷脂结合,从而使抗生素进入细菌内,但在耐药菌中正是由于这种转移系统缺陷才造成耐药,如肠球菌、链球菌和某些肠杆菌科细菌。在耐喹诺酮药物机制中是由于细菌外膜上 mar 位点突变致使外膜蛋白改变造成细菌外膜通透性改变。

细菌膜通透性下降使抗生素进入细菌体内的量也随之减少,从而大大降低了抗生素的药理作用。

另外,细菌可黏附于固体或有机腔道表面,形成微菌落,并分泌细胞外多糖蛋白复合物将细菌包裹其中而形成膜状物,成为细菌生物膜。它可以减少抗生素渗透,吸附抗生素钝化酶,促进抗生素水解,同时让细菌代谢下降,对抗生素不敏感,并产生免疫逃逸现象,继而产生细菌耐药。

(三)主动外排作用

这种机制是指细菌能够运用能量依赖性主动转运,将已经进入细菌体内的抗生素泵出体外,降低了抗生素吸收速率或改变了转运途径,也导致耐药性的产生。在对喹诺酮类耐药的铜绿假单胞菌中分离出因药物泵出表达耐药的菌株;金黄色葡萄球菌由 NORS 基因编码的过度表达激活泵出系统从而导致对大环内酯类耐药;在肺炎链球菌、大肠埃希菌中均有基因编码可以被激活的泵出系统。

主动外排系统主要分四大类:①主要易化超家族,与哺乳动物的葡萄糖易化转运器具有同源性;②耐药结节分化家族,包括能够泵出镉、钴和镍离子的转运蛋白;③葡萄球菌多重耐药家族,由比较小的含有 4 个跨膜螺旋的转运器组成;④ ATP 组合盒转运器,包括 2 个跨膜区和 2 个 ATP 结合单位。

(四)细菌体内结合靶位结构的改变

细菌体内靶位结构的改变是指由于抗生素作用的靶位(如核糖体和核蛋白)发生突变或被细菌产生的某种酶修饰而使抗生素失去作用,以及抗生素的作用靶位结构发生改变而使之与抗生素的亲和力下降。抗生素可专一性地与细菌细胞内膜上的靶位点结合,干扰细菌壁肽聚糖合成而导致细菌死亡。青霉素结合蛋白(PBP)位于细菌细胞质膜外壁,是在细菌细胞壁肽聚糖合成后期起转肽酶、转糖苷酶、肽联内切酶及羧基肽酶等的作用的一系列酶,是该类抗生素的作用靶位。细菌能产生抵抗

抗生素抑制作用的替代性靶蛋白(通常是一种酶),同时继续产生原来的易感性靶蛋白。这种机制使得细菌通过选择得以幸存,替代性酶使抗生素的作用绕道而过。MRSA 存在 mecA 基因,由它编码产生替代性 PBP2a,同时也产生正常的 PBP,而 PBP2a 对所有重要的 β-内酰胺类抗生素的亲和力均下降,且可替代 4 种 PBP 的功能,因此 MRSA 对几乎所有的 β-内酰胺类抗生素均耐药。这种由 PBP 介导的耐药性在革兰阳性菌比革兰阴性菌更常见。某些淋球菌、肺炎链球菌、铜绿假单胞菌等通过改变其 PBP 的结构,使与 β-内酰胺类抗生素的亲和力降低而导致耐药。

在大肠埃希菌 K-12 菌株中,由于 rpsl 基因发生改变,使核蛋白体 S12 蛋白发生改变,而对链霉素产生很高的耐药性,同样也表现在淋病奈瑟菌、金黄色葡萄球菌、铜绿假单胞菌和粪肠球菌中。当编码 DNA 螺旋酶和拓扑异构酶基因发生突变时,可导致对喹诺酮类药物耐药性的产生。

以上为细菌耐药产生的主要机制,随着研究进展,目前还认为细菌耐药性产生还与生物被膜产生、细菌自身代谢下降导致敏感性降低等因素有关。

细菌对抗生素产生耐药性是一种自然生物现象。在不少耐药菌中耐药不只是存在一种机制,常可由 2 种或多种机制形成。一般来说,耐药菌只发生在少数细菌中,难于与占优势的敏感菌竞争,只有当敏感菌因抗生素的选择性作用被大量杀灭后,耐药菌才得以大量增殖而继发感染。因此,细菌耐药性的发生、发展是抗生素广泛应用和滥用的后果,而这种广泛应用与滥用加速了耐药性的过程。正确合理使用抗生素是目前我们能够做到的最有效地预防更多细菌耐药的方法,也是全球医学界达成的共识。我国也出台了相应的文件来指导临床抗生素的使用,对抗生素使用进行专项整治,旨在规范临床医师的用药,减慢细菌耐药的速度,为研发新的抗菌技术提供时间,扭转人类与细菌大战的不利境地。

(孙婧婧　王　雪)

第七节　抗生素应用存在的问题和基本原则

对于重症患者来说,由细菌、真菌等所致的严重感染均可能直接威胁生命,其中细菌性感染最为多见,因此,抗生素也就成为 ICU 最广泛应用的药物之一。但目前仍存在无指征的预防、治疗用药,

抗生素品种、剂量的选择错误,给药途径、给药次数及疗程不合理等不规范行为。正确合理应用抗生素是提高疗效、降低不良反应发生率及减少或减缓细菌耐药性发生的关键。抗生素的应用原则在过去的 20 年中已有不少的研究,总的原则为:①选用适合的抗生素(最有效、不良反应最小);②在"规定的时间内"应用足够的剂量以达到最佳的抗菌效果;③最大限度地减缓细菌耐药性的发生等。

一、目前抗生素应用中存在的问题

1. 不熟悉抗生素的抗菌谱及同类抗生素作用的差别,根据经验选用抗生素时不了解本地区及本医院内常见感染菌和耐药状况,不分轻重缓急将二、三线抗生素作为一线抗生素使用。

2. 无指征或无依据地盲目选用对病原菌无效或疗效不强的药物,滥用抗感染药物。

3. 用药时未考虑药物的代谢途径及患者年龄因素、肝肾功能情况,未考虑药物的蛋白结合率及患者清蛋白水平,未考虑特殊治疗(如 CRRT 等)对药物的影响,导致剂量不足或过大,以及给药方式和时间间隔不正确,过早停药或不及时停药。

4. 产生耐药或二重感染时未能及时更换敏感抗生素;或单一用药能解决的感染盲目采用联合用药,需要联合用药时未能及时给予有效的联合用药。

5. 遇到感染只是强调抗生素使用,忽视了局部病灶清除、脓肿的切开引流等原发病的治疗与控制。

6. 危重患者及特殊药物未进行药物浓度监测,未根据药物浓度及时调整抗生素。

7. 抗感染时不注意提高机体免疫力和维持内环境稳定、改善患者的营养状况等整体治疗。

二、抗生素应用的基本原则

1. **抗生素分级管理** 我国卫生部于 2011 年出台了《抗生素临床应用管理办法》,以政府令的形式进行抗生素的分级管理。医疗机构应结合实际,根据抗生素特点、临床疗效、细菌耐药、不良反应及当地社会经济状况、药品价格等因素,将抗生素分为非限制使用、限制使用与特殊使用 3 类进行分级管理。

(1)非限制使用:经临床长期应用证明安全、有效,对细菌耐药性影响较小,价格相对较低的抗生素。

(2)限制使用:与非限制使用抗生素相比较,这类药物在疗效、安全性、对细菌耐药性影响、药品价格等某方面存在局限性,不宜作为非限制药物使用。

(3)特殊使用:不良反应明显,不宜随意使用或

临床需要倍加保护以免细菌过快产生耐药而导致严重后果的抗生素;新上市的抗生素,其疗效或安全性任何一方面的临床资料尚较少,或并不优于现用药物者;药品价格昂贵。

非限制使用抗生素属于一线用药,临床医师可根据诊断和患者病情开具处方;限制使用抗生素属于二线用药,应经具有主治医师以上职称的医师同意,并签名方可使用;特殊使用属于三线用药,患者病情需要,具有严格临床用药指征或确凿依据,经抗感染或有关专家会诊同意,具有高级职称医师签名后方可使用。

2. **诊断为细菌性感染者,方有指征考虑应用抗生素** 根据患者的症状、体征及血、尿常规等实验室检查结果,初步诊断为细菌性感染者及经病原检查确诊为细菌性感染者方有指征应用抗生素;由真菌、结核分枝杆菌、非结核分枝杆菌、支原体、衣原体、螺旋体、立克次体及部分原虫等病原微生物所致的感染亦有指征应用抗生素。缺乏细菌及上述病原微生物感染的证据,诊断不能成立者,以及病毒性感染者,均无指征应用抗生素。

3. **尽早查明感染病原,根据病原种类及细菌药物敏感试验结果选用抗生素** 在抗生素使用前,先留取相应标本,送细菌培养及涂片,以尽早明确病原菌和药敏结果。抗生素品种的选用原则上应根据病原菌种类及病原菌对抗生素敏感或耐药,即细菌药物敏感试验(简称药敏)的结果而定。重症患者在送检相应标本后未知结果前,可根据患者的发病情况、发病场所、原发病灶、基础疾病等推断最可能的病原菌,并结合当地及本医院、本科室细菌感染及耐药状况先立即给予抗生素经验性治疗,同时对患者全身状况,包括营养状况、免疫状况等进行调整及治疗,并及时对局部病灶清除、脓肿的切开引流等原发病的治疗与控制,但是一般不建议局部使用抗生素。获知细菌培养及药敏结果后,对疗效不佳的患者调整给药方案,避免诱导耐药。

4. **按照 PK/PD 理论来指导用药** 各种抗生素的 PK 和 PD 特点不同,因此各有不同的临床适应证。临床医师应根据各种抗生素的上述特点,按临床适应证正确选用抗生素。对一些特殊药物要考虑其蛋白结合率及代谢途径,并注意给药途径及方式。

5. **综合患者病情、病原菌种类及抗生素特点制订抗生素治疗方案** 根据病原菌、感染部位、感染严重程度和患者的生理、病理情况制订抗生素治疗方案,包括抗生素的选用品种、剂量、给药次数、给

药途径、疗程及联合用药等。在制订治疗方案时应遵循下列原则。

（1）按各种抗生素的治疗剂量范围给药：治疗重症感染（如脓毒症、感染性心内膜炎等）和抗生素不易达到的部位的感染（如中枢神经系统感染等），选用相应感染部位浓度较高的药物，且抗生素剂量宜较大（治疗剂量范围高限）；而治疗单纯性下尿路感染时，由于多数药物尿药浓度远高于血药浓度，则可应用较小剂量（治疗剂量范围低限）。

（2）结合药物代谢特点及患者肝、肾功及白蛋白水平：不同的药物其在体内代谢途径、蛋白结合率不同，许多重症患者存在肝、肾功能不全及清蛋白低下，应根据患者年龄、肌酐清除率、清蛋白水平选用药物，并决定给药剂量、给药次数及使用疗程。

（3）特殊治疗时的剂量调整：重症患者往往合并肾功能不全，需根据肌酐清除率调整抗生素，CRRT 对某些抗生素可部分清除，对行 CRRT 等血液净化治疗的患者，应计算 CRRT 治疗条件下的抗生素剂量与未行 CRRT 治疗时的抗生素剂量并及时调整。

6. 联合应用原则　单一药物可有效治疗的感染，不需联合用药，仅在下列情况时有指征考虑联合用药：病原菌尚未明确的严重感染，包括免疫缺陷者的严重感染；单一抗生素不能控制的需氧菌及厌氧菌混合感染，2 种或以上病原菌感染；单一抗生素不能有效控制的重症感染，如感染性心内膜炎或严重脓毒症等；需长程治疗，但病原菌易对某些抗生素产生耐药性的感染，如结核病等；为降低不良反应大的抗生素的剂量，如两性霉素 B 与氟胞嘧啶联合治疗时，前者的剂量可适当减少，从而减少其不良反应。

联合用药时宜选用具有协同或相加抗菌作用的药物联合，如青霉素类、头孢菌素类及其他 β-内酰胺类与氨基糖苷类联合，两性霉素 B 与氟胞嘧啶联合。联合用药通常采用 2 种药物联合，3 种及 3 种以上药物联合仅适用于个别情况，如结核病的治疗。此外，必须注意联合用药后药物不良反应可能增多。

7. 需进行药物浓度监测　重症患者与普通患者相比，其肝、肾功能及全身状态、免疫状况、代谢状况等均有很大变化，因此，抗生素在重症患者体内的 PK 与普通患者相比存在差异，对重症患者进行抗感染治疗时，若医院情况及患者情况允许，建议应进行 TDM，并根据监测情况及时调整。

8. 疗程应足够　抗生素疗程因感染不同而异，对于重症患者一般宜用至培养结果阴性、体温正常、症状消退后 72～96h 并结合影像资料综合判断。但脓毒症、感染性心内膜炎、化脓性脑膜炎、伤寒、骨髓炎、侵袭性真菌感染、结核病等需较长的疗程方能彻底治愈，并防止复发。

三、特殊病理、生理状况及特殊治疗时用药基本原则

1. 肾功能不全　许多抗生素在人体内主要经肾排出，其中一些抗生素具有明显的肾毒性，而重症患者大多伴随有肾功能障碍，因此，使用时根据感染的严重程度、病原菌种类及药敏试验结果等选用无肾毒性或肾毒性低的抗生素，尽量避免使用肾毒性抗生素，确有应用指征时，根据患者不全程度及抗生素在人体内排出途径调整给药剂量及方法。一般而言主要由肝胆系统排泄或由肝代谢，或经肾和肝胆系统同时排出的抗生素用于肾功能减退者，维持原治疗量或剂量略减；主要经肾排泄，药物本身并无肾毒性，或仅有轻度肾毒性的抗生素，肾功能减退者可应用，但剂量需适当调整；肾毒性抗生素避免用于肾功能减退者，如确有指征使用该类药物时，需进行肾功能及血药浓度监测，据以调整给药方案，达到个体化给药；也可按照肾功不全程度（以内生肌酐清除率为准）减量给药，疗程中需严密监测患者肾功能。

内生肌酐清除率计算公式：内生肌酐清除率（ml/min）＝[(140－年龄)×标准体重(kg)]/[血肌酐值(mg/dl)×72]（附：1mg/dl＝88.4μmol/L）对女性患者应乘系数 0.85。根据内生肌酐清除率判断肾功能损害的程度，在此基础上调整抗生素的剂量。肾功能不全感染患者抗生素的应用见表 11-2；肾功能损害程度判定表 11-3。

2. 肝功能不全　肝功能不全时抗生素的选用及剂量调整需要考虑肝功能减退对该类药物体内过程的影响程度，以及肝功能减退时该类药物及其代谢物发生毒性反应的可能性。由于药物在肝代谢过程复杂，不少药物的体内代谢过程尚未完全阐明，根据现有资料，肝功能减退时抗生素的应用需考虑以下几种情况：①药物主要由肾排泄，肝功能不全者不需调整剂量，氨基糖苷类抗生素属此类；②主要由肝清除的药物，肝功不全时清除明显减少，但并无明显毒性反应发生，肝病时仍可正常应用，但需谨慎，必要时减量给药，治疗过程中需严密

监测肝功能。红霉素等大环内酯类(不包括酯化物)、林可霉素、克林霉素属此类。③药物主要经肝或有相当量经肝清除或代谢,肝功不全时清除减少,并可导致毒性反应的发生,肝功能减退患者应避免使用此类药物,氯霉素、利福平、红霉素酯化物等属此类。④药物经肝、肾两途径清除,肝功不全者药物清除减少,血药浓度升高,同时有肾功不全者血药浓度升高尤为明显,但药物本身的毒性不大。严重肝病患者,尤其肝、肾功能同时减退的患者此类药物需减量应用,青霉素类、头孢菌素类均属此种情况。肝功能不全感染患者抗生素的应用见表11-4。

3. 老年患者　由于老年人肾功能呈生理性减退,药物自肾排出减少,导致在体内蓄积,血药浓度增高,容易出现药物不良反应。抗感染治疗时宜选用毒性低并具杀菌作用的抗生素,若选用主要由肾排出的抗生素时,应按轻度肾功能不全计算给药剂量,也可用正常治疗量的 1/2～2/3。青霉素类、头孢菌素类和其他 β-内酰胺类的大多数品种即属此类情况。毒性大的氨基糖苷类、万古霉素、去甲万古霉素等药物应尽可能避免应用,有明确应用指征时在严密观察下慎用,同时应进行 TDM,据此调整剂量,使给药方案个体化,以达到用药安全、有效的目的。

表 11-2　肾功能不全感染患者抗生素的应用

抗生素					肾功能不全时
红霉素、阿奇霉素等大环内酯类	氨苄西林	头孢哌酮	氨苄西林/舒巴坦	氯霉素	可应用,按原治疗量或根据肌酐清除率调整
利福平	阿莫西林	头孢曲松	阿莫西林/克拉维酸	异烟肼	
克林霉素	哌拉西林	头孢噻肟	替卡西林/克拉维酸	甲硝唑	
多西环素	美洛西林	头孢哌酮/舒巴坦	哌拉西林/他唑巴坦	伊曲康唑口服液	
	苯唑西林		利奈唑胺	伏立康唑片	
青霉素	头孢氨苄	头孢唑肟	氧氟沙星	磺胺甲噁唑	可应用,治疗量需减少
羧苄西林	头孢拉定	头孢吡肟	左氧氟沙星	甲氧苄啶	
阿洛西林	头孢呋辛	氨曲南	加替沙星	氟康唑	
头孢唑林	头孢西丁	亚胺培南/西司他丁	环丙沙星	吡嗪酰胺	
头孢噻吩	头孢他啶	美罗培南		两性霉素 B	
庆大霉素	万古霉素				避免使用,确有指征应用者调整给药方案*
妥布霉素	去甲万古霉素				
奈替米星	替考拉宁				
阿米卡星	氟胞嘧啶				
丁胺卡那霉素	伊曲康唑静脉注射剂				
链霉素					
四环素	呋喃妥因	特比萘芬	伏立康唑注射液		不宜选用
土霉素	萘啶酸				

*需进行 TDM,或按内生肌酐清除率(也可自血肌酐值计算获得)调整给药剂量或给药间期

表 11-3　肾功能损害程度判定

肾功能试验	正常值	肾功能损害程度		
		轻度	中度	重度
内生肌酐清除率(ml/min)	90～120	>50～80	10～50	<10
血肌酐(μmol/L)	53～106	133～177	177～442	>442
血尿素氮(mmol/L)	2.5～6.4	7.1～12.5	12.5～21.4	>21.4
血非蛋白氮(mmol/L)	14.3～25	28.6～42.8	42.8～71.4	>71.4
抗生素正常剂量的		1/2～1/3	1/2～1/5	1/5～1/10

表 11-4　肝功能不全感染患者抗生素的应用

抗生素				肝功能不全时的应用
青霉素	庆大霉素	万古霉素	氧氟沙星	按原治疗量应用
头孢唑林	妥布霉素	去甲万古霉素	左氧氟沙星	
头孢他啶	阿米卡星等氨基糖苷类	多黏菌素	环丙沙星	
			诺氟沙星	
哌拉西林	头孢噻吩	红霉素	甲硝唑	严重肝病时减量慎用
阿洛西林	头孢噻肟	克林霉素	氟罗沙星	
美洛西林	头孢曲松		氟胞嘧啶	
羧苄西林	头孢哌酮		伊曲康唑	
林可霉素	培氟沙星	异烟肼*		肝病时减量慎用
红霉素酯化物	两性霉素 B	磺胺药		肝病时避免应用
四环素类	酮康唑			
氯霉素	咪康唑			
利福平	特比萘芬			

* 活动性肝病时避免应用

4. 接受 CRRT 患者抗生素的应用　ICU 急性肾损伤和多器官功能障碍的患者大多数需进行 CRRT，CRRT 清除代谢产物同时对抗生素亦有不同程度的清除，由于重症患者本身器官功能障碍所致的 PK 的改变，加上 CRRT 不同的治疗模式和不同设备状态下患者体内抗生素的浓度变化差异很大，因此，仅根据 CL 来准确调整药物剂量是很困难的，但是以下原则可以遵循：①参考肾功能损伤程度调整抗生素维持量。②首次给药不需要考虑清除量，根据血浆靶目标浓度和药物分布容积来给予，对于蛋白结合率高和非肾排泄的药物也无须调整剂量。③浓度依赖抗生素，可考虑增加药物剂量，时间依赖性抗生素，可减少药物间隔时间。有报道某些抗生素及其代谢产物均可经血液透析清除，透析 3h 后可清除约 30%，一般在患者进行 CRRT 治疗时增加治疗量的 1/3 或根据 CRRT 时抗生素治疗量计算公式计算剂量并调整。④进行血浆药物浓度实时监测并根据监测结果调整，尤其是对于抗菌谱窄的药物如万古霉素和氨基糖苷类抗生素。

（郭利涛　王　雪）

■ 参考文献

[1] Levy MM, Fink MP, Marshall JC, et al. 2001 SCCM/ESICM/ACCP/ATS/SIS International Sepsis Definitions Conference. Crit Care Med, 2003, 31(4): 1250-1256.

[2] Peng S, Lu Y. Clinical epidemiology of central venous catheter-related blood-stream infections in an intensive care unit in China. J Crit Care, 2012, Dec 19. doi:10.1016/j.jcrc.2012.9.7.

[3] Meddings JA, Reichert H, Rogers MA, et al. Effect of nonpayment for hospital-acquired, catheter-associated urinary tract infection: a statewide analysis. Ann Intern Med, 2012, 157: 305-312.

[4] Tao L, Hu B, Rosenthal VD, et al. Device-associated infection rates in 398 intensive care units in Shanghai, China: International Nosocomial Infection Control Consortium (INICC) findings. Int J Infection Dis, 2011, 15: 774-780.

[5] Magiorakos AP, Srinivasan A, Carey RB, et al. Multidrug-resistant, extensively drug-resistant and pandrug-resistant bacteria: an international expert proposal for interim standard definitions for acquired resistance. Clin Microbiol Infect, 2012, 18(3): 268-281.

[6] Dombrovskiy VY, Martin AA, Sunderram J, et al. Rapid increase in hospitalization and mortality rates for severe sepsis in the united states: a trend analysis from 1993 to 2003. Crit Care Med, 2007, 35(5): 1244-1250.

[7] Angus DC, Linde-Zwirble WT, Lidicker J, et al. Epidemiology of severe sepsis in the United states: analysis of incidence, outcome, and associated costs of care. Crit Care Med, 2001, 29(7): 1303-1310.

[8] Rodríguez F, Barrera L, De La Rosa G, et al. The epidemiology of sepsis in Colombia: a prospective multicenter

cohort study in ten university hospitals. Crit Care Med, 2011, 39 (7): 1675-1682.

[9] Vincent JL, Sakr Y, Sprung CL, et al. Sepsis in European intensive care units: results of the SOAP study. Crit Care Med, 2006, 34(2): 344-353.

[10] Bassetti M, Ginocchio F, Giacobbe DR. New approaches for empiric therapy in Gram-positive sepsis. Minerva NAnestesiol, 2011, 77(8): 821-827.

[11] Dellinger RP, Carlet JM, Masur H, et al. Surviving Sepsis Campaign guidelines for management of severe sepsis and septic shock. Crit Care Med, 2004, 32(3): 858-873.

[12] Dellinger RP, Levy MM, Carlet JM, et al. Surviving Sepsis Campaign: International guidelines for management of severe sepsis and septic shock: 2008. Crit Care Med, 2008, 36 (1): 296-327.

[13] Tortorano AM, Dho G, Prigitano A, et al. Invasive fungal infections in the intensive care unit: a multicentre, prospective, observational study in Italy (2006-2008). Mycoses, 2012, 55(1): 73-79.

[14] 中华医学会重症医学分会. 重症患者侵袭性真菌感染指南. 中华内科杂志, 2007, 46(11): 960-966.

[15] Melamed S, Lalush C, Elad T, et al. A bacterial reporter panel for the detection and classification of antibiotic substances. Microb Biotechnol, 2012, 4: 536-548.

[16] Granowitz EV, Brown RB. Antibiotic adverse reactions and drug interactions. Crit Care Clin, 2008, 2: 421-442.

[17] Melamed S, Lalush C, Elad T, et al. A bacterial reporter panel for the detection and classification of antibiotic substances. Microb Biotechnol, 2012, 5: 536-548.

[18] Guzman JD, Gupta A, Bucar F, et al. Antimycobacterials from natural sources: ancient times, antibiotic era and novel scaffolds. Front Biosci, 2012, 17: 1861-1881.

[19] Cathrine M. Antibiotic dosing in critical illness. J Antimicrob Chemother, 2011, 66(Suppl 2): ii25-ii31.

[20] 卫生部办公厅. 关于做好全国抗生素临床应用专项治理活动的通知. 卫办医政发[2011]56号, 2011.4.

[21] Barbour A, Scaglione F, Derendorf H, et al. Class-dependent relevance of tissue distribution in the interpretation of anti-infective pharmacokinetic/pharmacodynamic indices. Int J Antimicrob Agents, 2010, 35: 431-438.

[22] De Cock RF, Piana C, Krekels EH, et al. The role of population PK-PD modelling in paediatric clinical research. Eur J Clin Pharmacol, 2011, 67 (Suppl 1): S5-S16.

[23] Roskos LK, Schneider A, Vainshtein I, et al. PK-PD modeling of protein drugs: implications in assay development. Bioanalysis, 2011, 6: 659-675.

[24] Mouton JW, Ambrose PG, Canton R, et al. Conserving antibiotics for the future: New ways to use old and new drugs from pharmacokinetic and pharmacodynamic perspective. Drug Resist Updat, 2011, 14: 107-117.

[25] Scaglione F. Pharmacokinetic/pharmacodynamic (PK/PD) considerations in the management of Gram-positive bacteraemia. Int J Antimicrob Agents. 2010, 36(Suppl 2): S33-S39.

[26] Asín E, Isla A, Canut A, et al. Comparison of antimicrobial pharmacokinetic/pharmacodynamic breakpoints with EUCAST and CLSI clinical breakpoints for Gram-positive bacteria. Int J Antimicrob Agents, 2012, 40: 313-322.

[27] Abdul-Aziz MH, Dulhunty JM, Bellomo R, et al. Continuous beta-lactam infusion in critically ill patients: the clinical evidence. Ann Intensive Care, 2012, 2: 37.

[28] D′Costa VM, King CE, Kalan L, et al. Antibiotic resistance is ancient. Nature, 2011, 7365: 457-461.

[29] Mulet X, Moyá B, Juan C, et al. Antagonistic interactions of Pseudomonas aeruginosa antibiotic resistance mechanisms in planktonic but not biofilm growth. Antimicrob Agents Chemother, 2011, 10: 4560-4568.

[30] Gootz TD. The global problem of antibiotic resistance. Crit Rev Immunol, 2010, 1: 79-93.

[31] Wright GD. Molecular mechanisms of antibiotic resistance. Chem Commun (Camb), 2011, 14: 4055-4061.

[32] 帅杞, 卢正波. 细菌耐药机制及抗生素合理应用的研究. 齐齐哈尔医学院学报, 2012, 5: 608.

[33] 刘瑛, 沈立松. 铜绿假单胞菌对碳青霉烯类抗生素的耐药机制. 上海第二医科大学学报, 2008, 1: 92-97.

[34] 卫生部, 国家中医药管理局, 总后勤部卫生部. 抗生素临床应用指导原则. 中华医学杂志, 2004, 22: 1857-1861.

[35] 郭利涛, 刘昱, 王雪, 等. 利奈唑胺治疗糖肽类药物治疗无效的MRSA感染分析. 中国抗生素杂志, 2012, 2: 149-152.

[36] Högberg LD, Heddini A, Cars O. The global need for effective antibiotics: challenges and recent advances. Trends Pharmacol Sci, 2010, 11: 509-515.

[37] Muzzi-Bjornson L, Macera L. Preventing infection in elders with long-term indwelling urinary catheters. J Am Acad Nurse Pract, 2011, 3: 127-134.

[38] Li AM, Gomersall CD, Choi G, et al. A systematic review of antibiotic dosing regimens for septic patients receiving continuous renal replacement therapy: do current studies supply sufficient data? J Antimicrob Chemother, 2009, 5: 929-937.

[39] 汪复. 抗生素临床应用指南. 北京: 人民卫生出版社, 2007: 236-256.

第 12 章

重症患者血液系统功能障碍的监测与治疗

贫血(anaemia)、血小板减少症(thrombocytopenia)及凝血病(coagulopathy)是重症患者最为常见的血液系统功能障碍。本章将对重症患者血液系统功能障碍的流行病学、病因学、血液系统功能的监测与治疗,以及重症患者血液系统功能障碍的进展与相关指南推荐等几个方面进行介绍。

第一节 贫血及输血治疗

一、流行病学及病因学

贫血在重症患者中较为常见,重症疾病早期即可出现,文献报道:住 ICU<1d 的患者中,63% Hb<120g/L,55% Hb<90g/L,住 ICU>3d 的重症患者,95%存在不同程度的贫血。

频繁采血、创伤与手术出血造成的失血,营养不良、骨髓造血功能受抑制、促红细胞生成素的绝对或者相对缺乏造成红细胞生成障碍及红细胞破坏增加等,均是重症患者贫血较为常见的原因。重症患者贫血原因具体见表 12-1。

表 12-1 重症患者贫血的病因

血液丢失
采血
创伤、手术出血
应激相关的消化道出血
红细胞生成减少
骨髓抑制(药物、毒物)
营养缺乏(铁、叶酸、维生素 B_{12})
骨髓纤维化或肿瘤浸润
内分泌紊乱(如甲状腺功能亢进症)
促红细胞生成素的相对或绝对缺乏
肾功能不全或衰竭
炎症、感染、慢性病性贫血
内分泌紊乱(甲状腺功能减退症、糖尿病)
溶血
药物、毒物
溶血性疾病

频繁采血是贫血较为常见的原因之一,研究显示:重症患者每日血液标本采集量高达 41ml,此类失血量约占输血总量的 49%,并且留置动脉导管的患者因采血导致的失血量(941ml)为无动脉导管者(301ml)的 3 倍之多,采血量每 100ml 血红蛋白平均下降 7g/L(0.7g/dl)。胃黏膜损伤、应激性溃疡等导致的消化道出血也是重症患者血液丢失的重要组成部分,发病率为 10%,其中 34.8%为上消化道出血。皮质类固醇类激素、抗生素及抗真菌药物等造成骨髓抑制,铁、叶酸、维生素 B_{12} 等红细胞生成所必需的营养物质的缺乏,以及骨髓纤维化或肿瘤细胞浸润等均可造成红细胞生成减少,导致贫血的发生。促红细胞生成素(erythropoietin,EPO)是肾皮质肾小管周围间质细胞和肝分泌的一种激素样物质,能够促进红细胞生成,EPO 的绝对或相对缺乏也是导致贫血发生的重要原因。脓毒症患者中炎性介质 IL-1、IL-6、TNF-α 等可抑制 EPO 基因转录,可减少 EPO 产生,还可直接抑制骨髓红细胞生成,给予外源性 EPO 可反转其抑制作用。此外,药物、毒物、自身免疫性疾病、代谢异常(遗传性葡萄糖-6-磷酸脱氢酶缺乏症)、红细胞膜异常及机械性损伤等均可引起溶血性贫血。

二、治 疗

首先需要明确贫血的病因,实验室检查包括:全血细胞计数、血清铁、叶酸、铁蛋白及维生素 B_{12} 浓度的测定。急性贫血多数需要输血治疗,慢性贫血治疗主要针对病因进行,往往需要使用促红细胞生成的药物及铁剂等治疗。

促红细胞生成素通过刺激红系前体细胞的增殖和发育,从而增加红细胞数量。一项大型的、多中心的临床研究纳入 1 302 例重症患者,随机分为安慰剂组和重组人类促红细胞生成素组,rh-EPO组使用促红细胞生成素(用药剂量为 40 000U 皮下注射,每周 1 次,疗程 3 周,入 ICU 第 3 天开始给药,并且患者也要服用肠内液体制剂补充铁 150mg/d),结果发现 rh-EPO 组总的输血量较安慰剂组降低 19%,输血的比例为 50.5%,较安慰剂组 60.4% 显著下降。rh-EPO 适用于肾疾病造成的慢性贫血的患者,肾疾病患者建议初始计量为 50~100U/kg,静脉注射或皮下注射,每周 3 次,除补铁外,建议使用促红细胞生成素的患者同时补充叶酸。

三、输血的现状、策略及指南推荐

重症患者血红蛋白水平一般每日平均下降约 5g/L,约 40% 的重症患者输注了红细胞悬液,平均每个患者输注 5U,输注前平均血红蛋白水平在 85g/L(8.5g/dl)。对美国 213 家医院 284 个 ICU 内 4 892 例重症患者的调查发现住 ICU 期间 44% 的患者接受过输血,平均输注 RBC 为(4.6±4.9)U。输血前平均 Hb 为(86±17)g/L。一项由西欧 146 个 ICU 参与的多中心、前瞻性临床研究调查了 3 534 例重症患者的贫血及输血状况,发现 37% 患者住 ICU 期间有输血史,其中以急诊手术患者输血比例最高(57.5%),依次为创伤(48%)、择期手术(42.1%)和内科疾病(32%),年老及住 ICU 较长者输血更为普遍,住 ICU>7d 的患者中 73.3% 有输血史。输血前平均 Hb 为(84±13)g/L,>90g/L 进行输血的患者比例不足 30%。

健康成年人一般情况下组织氧输送为 1 000ml/(min·m²),机体仅仅消耗 250ml/(min·m²),有着强大的生理氧储备。若患者有效血容量充足,健康成年人可代偿 40~50g/L 的失血。然而伴有合并症的老年患者对贫血的代偿会大大降低。输注同种异体红细可以纠正 ICU 患者贫血,但需要输血的血红蛋白水平阈值和输血后的目标水平仍存在争议。1942 年 Adam 等首次提出"输血目标水平 10/30 法则",患者输血的目标应使得血红蛋白水平达到 100g/L(10g/dl),HCT 达到 30%,这样的目标一直沿用了数十年。但是随着人们对

于血液传播性疾病、输血相关性肺损伤、过敏反应、液体超负荷以及免疫抑制等输血风险认识的加深,并且研究显示 ICU 输血组病死率较未输血组明显增加,输血和病死率之间存在"剂量-效应关系",输注的红细胞悬液越多,病死率越高,此后限制性输血策略应运而生。TRICC(transfusion requirements in critical care investigations)研究为一项多中心、随机对照输血策略里程碑式的临床研究,其将 ICU 患者随机分为限制性输血组(血红蛋白低于 70g/L 时输血,目标 70~90g/L)和开放性输血组(血红蛋白低于 100g/L 时输血,目标 100~120g/L),结果发现 2 组 30d 病死率无差异,但对于病情不太重(APACHE Ⅱ 评分≤20 分)和年龄≤55 岁的非心脏疾病的患者,限制性输血组病死率较对照组明显降低(5.7% 对 13%,$P=0.02$);住院病死率限制性输血组较开放性输血组低(22.2% 对 28.1%,$P=0.05$)。决定是否对患者进行输血时,不仅仅关注血红蛋白水平,还需结合患者的临床症状、体征及实验室检查,其中最为有用的指标为乳酸水平、中心静脉血氧饱和度及血红蛋白水平;其次为疲劳、呼吸急促、苍白及心率增快等临床表现。当高乳酸水平或者乳酸水平持续升高、中心静脉血氧饱和度进行性降低时提示需增加患者的氧供应;虽然疲劳、呼吸急促、心动过速是贫血常见的临床表现,但是特异性较差,重症疾病患者常常伴有此类症状。

每年,全球约有 8 500 万单位红细胞(RBC)用于输注,但各国输血标准差异较大。美国麻醉医师协会、英国血液学标准委员会、澳大利亚与新西兰输血协会提出的输注 RBC 指征均为:当血红蛋白>100g/L时不建议输注,当血红蛋白<6g/L 或 70g/L 时建议输注。2009 年,美国重症医学会和东部创伤外科学会针对不伴急性心肌缺血的创伤和重症成年患者制定限制输血指南,以血红蛋白<70g/L 作为输血标准。欧洲心脏病学会建议,对于急性冠状动脉综合征患者应暂缓输血,直至血红蛋白降至 80g/L 以下。目前我国外科患者输注 RBC 标准为,血红蛋白<70g/L 应输注 RBC,>100g/L 不必输注 RBC,70~100g/L 根据患者呼吸循环情况而定。鉴于各国指南标准不一,无强有力的证据支持,美国血库协会(AABB)临床输血专家组 2012 年对 1950—2011 年输血相关随机对照研究进行系统评价,评估限制性输血策略对总体病死率、非致命心肌梗死、心血管事件、肺水肿、卒中、血栓形成、

肾衰竭、感染、出血、精神异常、功能康复及住院时间的影响，并据此制定指南，就 RBC 输注标准做出以下推荐意见。

1. 对于血流动力学稳定的重症住院患者，AABB 推荐遵循限制性输血策略，当血红蛋白≤70g/L 时应考虑进行 RBC 输注，而对于术后患者，当血红蛋白降至 80g/L 或以下时，或存在胸痛、直立性低血压、心动过速且输液无效或充血性心力衰竭症状时，应考虑进行 RBC 输注（证据等级：高；推荐强度：强）。

2. 对于既往存在心血管疾病的血流动力学稳定的住院患者，建议遵循限制性输血策略，当血红蛋白降至 80g/L 或以下，或存在胸痛、直立性低血压、心动过速且输液无效或充血性心力衰竭症状时，应考虑输注 RBC（证据等级：中；推荐强度：弱）。

3. 对于存在急性冠状动脉综合征的血流动力学稳定的住院患者，AABB 就现有文献无法做出推荐意见，需要更多的研究以寻找最为适宜的输血阈值（证据等级：非常低；推荐强度：不确定）。

4. 对于血流动力学稳定的住院患者，AABB 建议应根据症状和血红蛋白水平共同决定是否输注 RBC（证据等级：低；推荐强度：弱）。

四、输血的风险

英国进行了为期 6 年涵盖了英国 90％的医院的 SHOT（serious hazards of transfusion scheme）研究，该研究调查了输血相关不良反应的发生状况，结果显示，1 630 种不良反应中，成分输血类型选择错误所占比例最高为 64％，其他依次为急性输血反应（12％）、延迟输血反应（12％）及输血相关肺损伤（6％）。输血相关的其他风险包括：发热、溶血、过敏等输血反应、输血相关的感染性疾病传播、输血相关的急性肺损伤、输血相关的免疫抑制等。输血相关的感染性疾病传播发生率已经明显降低。对重症患者来说，输血相关性肺损伤（transfusion-related acute lung injury，TRALI）、输血相关性免疫调节（transfusion-associated immune modula-

tion，TRIM）很可能是重要的风险因素。

输血相关的急性肺损伤（TRALI）是一种输血相关的综合征，病理生理表现为肺部毛细血管通透性增加导致的肺水肿，临床表现为呼吸困难、寒战、发热、低氧血症，部分患者伴有低血压或高血压，通常发生在输血 4h 内。据估计，发病率为 1/5 000 例输血。发病机制尚不清楚，多数认为供体血含有针对 WBC 抗原的抗体或生物活性的成分，导致粒细胞或淋巴细胞活化，引起肺内皮细胞损伤。治疗措施与急性肺损伤/急性呼吸窘迫综合征相同，常需要机械通气，多数患者临床症状在 48h 内明显好转。

输血相关性免疫调节（TRIM）是同种异体的血液输注会导致受血者免疫状态发生的改变。反复输注含白细胞的同种异体血液引起的明显免疫抑制，这种免疫抑制反应除降低机体细胞免疫功能外，尚可增加恶性肿瘤复发、术后感染和病死率。TRIM 由免疫调节及促炎反应 2 种机制导致的，由同种异体血浆中单核细胞、白细胞释放的可溶性生物反应介质以及血清中的 HLA-I 类分子介导的；此外，血制品中蓄积的炎症因子 IL-6、IL-8、TNF-α 进入受血者体内引起系统性炎症反应（systemic inflammatory response syndrome，SIRS），紧接着产生代偿性抗炎性反应（compensatory anti-inflammatory response syndrome，CARS）。外源性及 CARS 产生的抗炎因子 TGF-B、IL-4、IL-10 会导致受者的免疫系统处于抑制状态。

此外，血小板释放的生物活性物质：纤溶酶原激活物抑制剂-1、异性基质蛋白酶抑制物-1、血管内皮生长因子、组织因子可能在 TRIM 中起着重要的作用。Biedler 等发现免疫抑制与血液储存有关，同时，他们还发现供者血液中的白细胞在免疫抑制中起着重要作用，利用白细胞过滤技术可以减少全血中 99％以上的白细胞，去除供者血液中的白细胞可减轻或避免 TRIM。

（康　焰　左艳艳）

第二节　血小板减少症

一、流行病学及发病机制

血小板计数＜$100×10^9$/L 称为血小板较少症，是 ICU 患者最为常见的凝血功能紊乱，发生率

为 15％～60％，其中严重感染患者发生率最高，其次为创伤、手术患者，内科患者最低。研究报道了不同疾病状态下血小板减少的发生率存在差异，脓毒症患者为 52.4％，弥散性血管内凝血（disseminated intravascular coagulation, DIC)为 25.3%,大失血为 7.5%,血栓性血小板减少性紫癜(thrombotic thrombocytopenic purpura,TTP)为 0.7%,肝素诱导的血小板减少(heparin-induced thrombocytopenia,HIT)为 1.2%,免疫性血小板减少为 3.4%,药物引起的血小板减少为 9.5%。与血小板计数在 $(100\sim150)\times10^9/L$ 的重症患者相比,血小板计数 $<100\times10^9/L$ 的患者出血风险增加 10 倍,血小板计数 $<10\times10^9/L$ 者自发性颅内出血的风险大大增加。研究显示,血小板减少症是重症患者病死率增加的独立危险因素,与 ICU 住院时间、总的住院时间的增加息息相关。

血小板减少症发病机制包括假性血小板减少症、血小板破坏或消耗增加、血小板生成减少以及在脾滞留过多。假性血小板减少症多由于血小板在采血管内聚集导致实验室检查错误,可重新采血,使用肝素化或者枸橼酸盐抗凝血过的试管,再次复查;血小板破坏或者消耗增加可分为免疫性介导的和非免疫性介导的 2 种机制,非免疫性因素导致血小板减少见于 DIC,免疫性机制介导的见于 TTP、HELLP 综合征 (hemolysis, elevated liver enzymes, and low platelets, HELLP)、Ⅱ型 HIT 以及特发性血小板减少性紫癜(idiopathic thrombocytopenic purpura, ITP);血小板生成受损:骨髓抑制(药物、毒物),严重感染、骨髓增生异常,骨髓肿瘤浸润、营养缺乏等;稀释性血小板减少见于严重创伤,大量输注非血小板类血液制品或大量补液导致血小板被稀释;血小板分布异常见于脾功能亢进、门脉高压症。

二、重症患者常见的血小板减少症

1. 脓毒血症　脓毒症导致的机体高凝状态是 ICU 患者发生血小板消耗性减少的主要原因,且脓毒症的严重程度和血小板下降的幅度相关,其导致血小板降低的机制除血小板消耗或者破坏增加外,还包括血小板生成受损及脾滞留。脓毒症时血小板减少作为 DIC 的一个指标,主要与炎症介质导致生成减少,消耗增加,由于纤维蛋白的持续生成、吞噬作用等导致的破坏增加及稀释有关。脓毒症可通过以下 4 种机制导致 DIC 的发生:病原菌引起免疫反应导致内皮细胞损伤后血管内皮细胞下胶原暴露,内皮细胞及单核细胞产生组织因子可放大这一效应;组织因子途径抑制物的消耗;凝血酶调节蛋白及蛋白 C 功能障碍,脓毒性休克患者活化蛋白

C 浓度明显降低,使得局部区域低灌注状态;纤溶酶原途径的抑制。

2. 药物诱导的血小板减少症　由于重症患者往往多种药物联合使用,探索单一治疗药物和血小板降低之间的关系比较困难,药物诱导的血小板减少症的发生率尚不明确。药物导致血小板降低的机制可能为药物诱导的骨髓抑制或者免疫介导机制。随着肝素在重症患者临床应用的日趋广泛,肝素诱导的血小板减少症(heparin-induced thrombocytopenia, HIT)也日益引起人们的关注。这是一种免疫介导的严重并发症,分为两型,HIT Ⅰ型:非免疫机制导致的血小板聚集,较为常见,通常发生于使用肝素 1～3d 后,血小板仅轻度下降,无出血、血栓形成等并发症,可自行恢复;HIT Ⅱ型为免疫介导的,通常发生较 Ⅰ 型晚,为使用肝素 5～14d 后,血小板下降幅度较 Ⅰ 型明显,为 50%,常伴有出血、血栓等并发症,发生率 1%～3%。其诊断包括血小板功能检测及抗体检测。血小板活化试验包括:血清素释放试验、血小板聚集试验及血小板微颗粒,其中最为常用的是血小板聚集试验(PAT),较为简单;被认为是诊断 HIT 金标准的是血清素释放试验;血小板抗体检测可使用酶联免疫吸附法及微粒免疫凝胶法测定。一旦诊断为 HIT,立即停止所有含有肝素的药物,同时开始替代抗凝血治疗。

3. 血栓性微血管病　血栓性微血管病包括 TTP、溶血-尿毒症综合征(hemolytic-uremic syndrome, HUS)、HELLP 综合征、恶性高热及化疗导致的微血管病在内的一组疾病。共同的病理生理机制:内皮损伤导致血小板黏附、聚集,而后形成微血栓,血小板破坏和消耗增加,导致血小板减少症的发生。尽管 TTP 和 HUS 通常被认为是不同的,然而其区别仅在于肾衰竭的程度上的差异,诊断与治疗是相同的。TTP-HUS、HELLP 综合征及 DIC 临床鉴别诊断较为困难,现将 3 种疾病异同点罗列出来,见表 12-2。

三、治　疗

血小板减少症的治疗:积极治疗原发病;血小板制剂,输注的目的是用于防止和纠正血小板减少症和血小板缺陷所造成的严重的出血或具有出血倾向的疾病。当血小板计数 $>100\times10^9/L$ 时,无须预防性输注;对于出血或者有出血风险的患者,目前推荐 $<50\times10^9/L$ 作为输注血小板的标准;介于两者之间时需根据出血的风险权衡利弊。

表 12-2　DIC、TTP-HUS 及 HELLP 综合征的比较

参数	DIC	TTP-HUS	HELLP
血小板	降低	非常低	低至非常低
贫血	MAHA	MAHA	MAHA
破碎红细胞	一般有	总是有	总是有
INR/PT	正常或延长	正常	正常
APTT	正常或延长	正常	正常
TT	延长	正常	正常
纤维蛋白原	降低	正常	正常
FDP	升高	正常	正常
肝酶学	正常或轻度升高	正常	明显升高
潜在合并症	脓毒症	通常为先天性	通常为妊娠或产后
	恶性肿瘤	部分为妊娠	
	产科合并症	或药物导致	
LDH	升高	明显升高	升高
发热	通常为高热	通常为低热	不定
伴随症状	—	腹泻、肾衰竭	蛋白尿、高血压
		中枢症状	

FDP. 纤维蛋白原降解产物；INR. 国际标准化比值；LDH. 乳酸脱氢酶；TT. 凝血酶原时间；MAHA. 微血管病性溶血性贫血

大量输血后血小板的输注指征：当输入约相当于 2 倍的浓缩红细胞时，应保持血小板计数$>50\times10^9$/L；对于急性失血的患者一般认为血小板不低于 50×10^9/L；对于复合外伤，建议血小板达 100×10^9/L 以上。

（康　焰　左艳艳）

第三节　获得性凝血病

一、病　因

重症患者发生凝血系统功能紊乱较为常见，习惯上将继发于严重疾病的获得性凝血功能紊乱统称为获得性凝血病（acquired coagulopathy）。获得性凝血病包括稀释性、功能性和消耗性凝血病三大类。大量输血、输液（24h 内输注全血容量或 3~4h 输注 50% 血容量）却没有补充足够的凝血物质，造成凝血因子和血小板被稀释甚至缺乏而导致的凝血功能障碍被称作稀释性凝血病。因低体温（<35℃）或者酸中毒使得以酶促反应为基础的凝血因子及血小板活性下降而导致的凝血功能障碍为功能性凝血病。因血液高凝造成凝血物质大量消耗而产生的凝血功能紊乱为消耗性凝血病。不同疾病导致的凝血功能障碍的发生原因不同，临床上往往多种情况并存，导致获得性凝血病的原因：①获得性凝血因子缺乏，肝功能不全或维生素 K 缺乏造成合成减少；大量失血、DIC 等造成凝血因子丢失

或消耗。②凝血因子抑制物，是一种循环抗凝物质，可直接作用于某一特异性凝血因子，影响凝血反应，通常属于免疫球蛋白 IgG 抗体，可以中和某个凝血因子的凝血活性，较常见的有因子Ⅷ、Ⅺ、Ⅴ、Ⅹ、Ⅶ等抑制物。③低体温、酸中毒等。体温每降低 1℃，凝血因子活性降低 10%，核心体温≤34℃时就会造成凝血酶活性降低和血小板功能抑制，当核心体温低于 32℃时，病死率则明显增加。酸中毒造成凝血功能障碍的详细机制尚不明确，可能与抑制血小板的功能及级联反应过程中酶的活性有关。

二、监　测

凝血病最易引起临床医师注意的往往是患者存在出血倾向，如异常出血、切口渗血不止或已止血伤口再度出血。部分患者表现为大片瘀斑、血肿形成、出血点以及紫癜的出现。严重者可能造成休克，临床表现为心动过速、呼吸急促、低血压、小便

减少以及意识水平变差。然而部分患者出血征象隐匿，表现为焦虑、不安等，临床上不容易识别，因此对存在可能造成凝血功能异常病因的重症患者定期进行凝血功能方面的监测显得尤为重要。

1. 血小板计数 正常对照参考值（100~300）×10⁹/L，稀释性凝血病和消耗性凝血病均可导致血小板计数降低，而功能性凝血病可以正常，血小板数量多少并不能反映血小板本身的功能。

2. 活化部分凝血酶原时间（APTT） 是监测肝素用于治疗血栓-栓塞性疾病抗凝最常用的检查，为反映内源性凝血途径的试验。是在标准化的 pH，37℃温度下，在血浆中加入部分促凝血活酶激酶、适量的钙及白陶土，观察纤维蛋白形成的时间。APTT 延长见于Ⅷ、Ⅸ、Ⅺ、Ⅻ、Ⅴ、Ⅱ和Ⅰ因子减少，也见于肝素抗凝、纤维蛋白原降解产物增加、低体温以及低纤维蛋白原血症的患者；APTT 缩短见于高凝早期及血栓性疾病。对于手术患者，APTT 延长至正常上限 1.5~1.8 倍，即 APTT>60s 时需要输注新鲜冷冻血浆及凝血酶原复合物。

3. 凝血酶原时间（PT） 在血浆中加入过量的组织凝血活酶和适量的钙，观察凝固时间，反应外源性凝血系统的功能的试验。因实验室所用组织凝血活酶制剂的不同，实验室检查结果略有差异，统一利用 INR（国际标准比值）将 PT 数值标准化，有助于对不同实验室间或同一实验室不同时间的 PT 值进行比较。机械瓣膜或高凝状态需要抗凝治疗的患者，INR 目标值为 2.0~3.0 或 2.5~3.5。PT 延长见于Ⅱ、Ⅴ、Ⅶ、Ⅹ因子减少，也见于口服双香豆素类抗凝药物的患者。PT 缩短见于高凝血状态。

4. 凝血酶时间（TT） 是测定凝血酶将纤维蛋白原转化为纤维蛋白的时间，延长见于：纤维蛋白原减少、DIC、高肝素血症、抗凝血活酶Ⅲ（AT-Ⅲ）活性显著增高。

5. 活化凝血时间（ACT） 为内源性凝血途径的筛选试验，ACT 是血凝块形成所需要的时间，正常值为 110~130s。ACT 是一种简单而有效的检查，可用于肝素治疗过程中的监测。延长见于凝血因子减少及抗凝物质（如肝素或纤溶产物）增加；缩短可见于高凝血早期。

6. 纤维蛋白原浓度 正常 2~4g/L，低于 1.5g/L 为减少，消耗增加可导致纤维蛋白原的降低，有研究显示，纤维蛋白原在 0.5~1.0g/L 时可发生大出血，手术患者当应将纤维蛋白原水平至少维持在 1g/L 以上，目标水平为 2~3.8g/L。

7. 凝血因子检查 凝血因子分析是定量反映各种凝血因子活性的特殊检查，不作为首选，通常用于难以解释的出血，输注新鲜冷冻血浆等仍不能改善的情况下，凝血因子分析常用于确诊血友病 A 或 B（Ⅷ或者Ⅸ因子缺乏）。

8. 纤维蛋白（原）降解产物（FPD） FPD 是纤维蛋白原或纤维蛋白单体在纤溶酶的作用下产生的多肽。通过血清分析对 FPD 水平进行检测，原发性和继发性纤溶活性增强时，FDP 含量可明显升高。

9. D-二聚体 为纤溶酶消化交联纤维蛋白（血凝块）所产生的特异性片段，可通过血清分析进行测定。升高可见于肺栓塞、DIC 患者。

10. 血浆鱼精蛋白副凝试验（3P 试验） 高凝血产生过量的纤维蛋白单体，鱼精蛋白能够使纤维蛋白单体聚合成胶体或条状物。3P 试验可检出＞50μg/ml 的纤维蛋白单体，故具有较高的敏感性。阳性见于 DIC 继发纤溶。

11. 血栓弹力图（thromboelastography，TEG）和旋转式血栓弹力测定法（rotational thromboelastometry，ROTEM） 1946 年以开始使用此技术检测血凝块形成直至纤溶的全过程，可反映凝血过程的全貌。其检测参数（凝血反应时间 R、凝血形成时间 K、凝固角 α-Angle、最大振幅 MA、纤维蛋白溶解率 LY30 和凝血指数 CI）可以反映凝血级联反应，血小板的功能，血小板与凝血级联反应的相互作用以及纤溶系统的状况。随着 TEG 技术改进，其在心血管手术和肝移植术围术期应用日益增加，可较全面地发现止血和凝血的缺陷，减少血液制品的应用。但现在 2 种最为常用的检测仪器 TEG 和 ROTEM 所测结果与临床预期仍不一致，目前作为常规应用的手段尚缺乏足够证据。

三、治　疗

1. 积极治疗原发病 首先明确导致获得性凝血病的病因，消除获得性凝血病发生的诱因：如外科止血、控制感染，纠正低体温、酸中毒等。

2. 新鲜冷冻血浆（FFP）和血小板（PLT）制品
(1)新鲜冷冻血浆（FFP）：几乎含有所有的凝血因子，可用于先天性或获得性凝血因子缺陷的治疗。PT 和 APTT 延长＞1.5 倍时，临床上凝血病的风险大大增加，若患者存在活动性出血或者高的大出血风险时，需要输注 FFP 纠正凝血。至于输注 FFP 量上的规定,指南建议需要输注 10～15ml/kg 的 FFP 纠正凝血,但越来越多的证据显示 10～15ml/kg 远远不够,FFP 输入量应达到 30ml/kg。

(2)血小板制剂(PLT):对于血小板生成减少或者消耗增加者,输注血小板较为有效,但对于免疫性血小板减少症,输注血小板往往无效,需要激素或者人免疫球蛋白进行替代治疗;其他原因导致的血小板减少,如 HIT,一旦诊断为 HIT,立即停止所有含有肝素的药物,同时开始替代抗凝血治疗。大量输血后血小板的输注指征为:①当输入约相当于 2 倍的浓缩红细胞时,应保持血小板计数>50×10^9/L;②对于急性失血的患者一般认为血小板不低于 50×10^9/L;③对于复合外伤,建议血小板达 100×10^9/L 以上。目前指南推荐大手术前血小板须≥50×10^9/L;活动性出血患者 PLT 须≥75×10^9/L;而神经外科手术及多发伤患者 PLT 须≥100×10^9/L。

(3)FFP、PLT、浓缩红细胞(PRBC)比例:稀释性凝血病除积极治疗病因外,新指南强调早期积极输注 FFP 及其他成分输血,连同 RBC 一起输注,同时限制晶体、胶体液的输入,这个的举措被称为"止血复苏(haemostatic resuscitaion,HR)"。创伤患者接受>2L 的晶体、胶体液的液体复苏治疗,稀释性凝血病的发生率超过 40%,而接受>4L 的晶体、胶体液输入时,该病的发生率高达 70%,因此早期需限制晶体、胶体液的输入。同时人们开始关注血浆和浓缩红细胞的输注比例。Borgman 等对 246 例创伤大出血患者的回顾性研究提示输注 FFP:PRBC 比例在1:1.4 的患者总体病死率远远低于该比例在 1:2.5 和 1:8 的患者。对接受外科手术,需要大量输血的患者的研究也得出了同样的结论,135 例外科手术的患者,接受 FFP:PRBC 比例在1:1 的患者病死率为 26%,而该比例在 1:4 的患者病死率 87.5%。此外,大量输血时血小板和 PRBC 的比例也很重要。高的 FFP:PRBC 和 PLT:PRBC 的比例可提高大出血患者的生存率。目前对需要大量输血的患者采用 FFP:PRBC:PLT 比例为1:1:1 的输注策略的安全性和有效性,仍需进一步的研究来证实。

3. 凝血因子浓缩物　冷沉淀中富含纤维蛋白原、Ⅷ因子、ⅩⅢ因子及 vWF 因子,1U 冷沉淀可补充 4g 纤维蛋白原。

纤维蛋白原浓缩物是从健康献血者血浆中提取出来的,适用于纤维蛋白原缺乏或者纤维蛋白原减少的患者[纤维蛋白原浓度<0.5g/L(50mg/dl)]。冷沉淀及纤维蛋白浓缩液可有效提高患者纤维蛋白原的浓度。

凝血酶原复合物(含有维生素 K 依赖的凝血因子Ⅱ、Ⅶ、Ⅸ、Ⅹ),可进行凝血因子的补充。

4. 止血药物　止血药物可用于大出血的辅助治疗。如:去氨加压素,与天然激素精氨酸加压素的结构类似。去氨加压素可使血浆中凝血因子Ⅷ(Ⅷ:C)的活力增加 2～4 倍;也可增加血管性血友病抗原因子(vWF:Ag),同时释放出组织型纤维蛋白溶酶原激活剂(t-PA)。可用于血管性假性血友病、轻症血友病 A 及尿毒症相关血小板减少症。

5. 抗纤溶药物　氨基己酸、氨甲环酸适用于因纤维蛋白溶解过度所引起的出血。一个全球性、多中心研究将纳入的 20 000 例创伤患者随机分成氨甲环酸组(初始剂量 1g,8h 后追加 1g)和安慰剂组,结果发现氨甲环酸组全因病死率及出血导致的病死率明显低于安慰剂组($P=0.0077$)。抗纤溶药物在获得性凝血病的治疗中也占据着不可忽视的地位。

6. 重组活化人凝血因子Ⅶ(rFⅦa)　rFⅦa 通过两种机制发挥止血作用。

(1)经典的外源性凝血途径即组织因子途径,rFⅦa 可与组织因子形成复合物,激活一系列凝血因子,发挥止血作用。

(2)非组织因子途径,rFⅦa 与血管损伤处活化的血小板直接结合,激活凝血因子,产生凝血酶,形成凝血块。rFⅦa 可用于下列患者群体的出血发作及预防在外科手术过程中或有创操作中的出血。①凝血因子Ⅷ或Ⅸ的抑制物>5BU 的先天性血友病患者;②预计对注射凝血因子Ⅷ或凝血因子Ⅸ具有高记忆应答的先天性血友病患者;③获得性血友病患者;④先天性 FⅦ缺乏症患者;⑤具有 GPⅡb-Ⅲa 和(或)HLA 抗体和既往或现在对血小板输注无效或不佳的血小板无力症患者。使用文献检索方式对于 rFⅦa 在大出血患者应用有效性及安全性进行评价的荟萃分析提示,rFⅦa 可减少输血,不会增加血栓性事件的发生率,但在酸中毒、低体温及大量凝血因子消耗等情况存在时,rFⅦa 的效果会大大降低,因此适当的内环境是 rFⅦa 发挥效果所必需的,获得性凝血病患者使用 rFⅦa 前,应该给予纠正低体温、酸中毒。

(康　焰　左艳艳)

参考文献

[1] Vincent JL, Baron JF, Reinhart K, et al. Anemia and blood transfusion in critically ill patients. JAMA, 2002, 288: 1499-1507.

[2] Chohan SS, McArdle F, McClelland DB et al. Red cell transfusion practice following the transfusion requirements in critical care (TRICC) study: prospective observational cohort study in a large UK intensive care unit. Vox Sang, 2003, 84(3): 211-218.

[3] Corwin HL, Krantz SB. Anemia of the critically ill: acute anemia of chronic disease. Crit Care Med, 2000, 28: 3098-3099.

[4] DeBellis RJ. Anemia in critical care patients: incidence, etiology, impact, management, and use of treatment guidelines and protocols. Am J Health Syst Pharm, 2007, 64 (3 Suppl 2): S14-21.

[5] Smoller BR, Kruskall MS. Phlebotomy for diagnostic laboratory tests in adults: pattern of usage and effect on transfusion requirements. N Engl J Med, 1986, 314: 1233-1235.

[6] Corwin HL, Parsonnet KC, Gettinger A. RBC transfusion in the ICU: Is there a reason? Chest, 1995, 108: 767-771.

[7] Thavendiranathan P, Bagai A, Ebidia A, et al. Do blood tests cause anemia in hospitalized patients? The effects of diagnostic phlebotomy on hemoglobin and hematocrit levels. J Gen Intern Med, 2005, 20: 520-524.

[8] Brown RB, Klar J, Teres D, Lemeshow S, Sands M. Prospective study of clinical bleeding in intensive care unit patients. Crit Care Med, 1988, 16: 1171-1176.

[9] Nguyen BV, Bota DP, Melot C, Vincent JL. Time course of hemoglobin concentrations in nonbleeding intensive care unit patients. Crit Care Med, 2003, 31: 406-410.

[10] Napolitano LM, Kurek S, Luchette FA, Corwin HL, Barie PS, Tisherman SA, et al. Clinical practice guideline: red blood cell transfusion in adult trauma and critical care. Crit Care Med, 2009, 37: 3124-3157.

[11] The CRIT Study: Anemia and blood transfusion in the critically ill--current clinical practice in the United States. Crit Care Med, 2004, 32(1): 39-52.

[12] Adam RC, Lundy JS. Anesthesia in cases of poor risk: some suggestions for reducing the risk. Surg Gynecol Obstet, 1942, 74: 1011-1101.

[13] Hebert PC, Wells G, Blajchman A. A multicenter, randomized, controlled clinical trial of transfusion requirements in critical care. N Engl J Med, 1999, 340: 409-417.

[14] Walsh TS, Wyncoll DL, Stanworth SJ. Managing anaemia in critically ill adults. BMJ, 2010, 3(341): c4408.

[15] Takei T, Amin NA, Schmid G, Dhingra-Kumar N, Rugg D. Progress in global blood safety for HIV. J Acquir Immune Defic Syndr, 2009, 52(Suppl 2): S127-131.

[16] Carson JL, Grossman BJ, Kleinman S, et al. Red blood cell transfusion: a clinical practice guideline from the AABB*. Clinical Transfusion Medicine Committee of the AABB. Ann Intern Med, 2012 Jul, 157(1): 49-58.

[17] Corwin HL, Gettinger A, Pearl RG, Fink MP, Levy MM, Shapiro M, et al. EPO critical care trials group. Efficacy of recombinant human erythropoietin in critically ill patients: a randomized controlled trial. JAMA, 2002, 288: 2827-2835.

[18] Stainsby D, Willliamson L, Jones H et al. 6 Years of shot reporting—its influence on UK blood safety. Transfus Apher Sci, 2004, 31: 123-131.

[19] Goodnough LT. Risks of blood transfusion[J]. Crit Care Med, 2003, 31: S678-S686.

[20] Klein HG, Spahn DR, Larson JL. Red cell transfusion in clinical practice. Lancet, 2007, 370: 415-426.

[21] Vamvakas EC, Blajchman MA: Transfusion-related immunomodulation (TRIM): An upda-te. Blood Reviews, 2007, 21: 327-348.

[22] Nielsen HJ: Transfusion-Associated Immunomodulation: Experimental Facts and Clinical Reality-New Perspectives. Transfus Med Hemother, 2006, 33: 324-329.

[23] Biedler AE, Schneider SO, Seyfert U, et al. Impact of alloantigens and storage-associated factors on stimulated cytokine response in an in vitro model of blood transfusion. Anesthesiology, 2002, 97: 1102-1109.

[24] Rice TW, Wheeler AP. Coagulopathy in crit-ically ill patients: part 1. Chest, 2009, 136: 1631-1643.

[25] Levi M, Schultz M. Coagulopathy and platelet disorders in critically ill patients Minerva Anestesiol, 2010, 76 (10): 851-859.

[26] Vanderschueren S, De Weerdt A, Malbrain M, et al. Throm-bocytopenia and prognosis in intensive care. Crit Care Med, 2000, 28: 1871-1876.

[27] Oppenheim-Eden A, Glantz L, Eidelman LA, et al. Sponta-neous intracerebral hemorrhage in critically ill patients: inci-dence over six years and associated factors. Intensive Care Med, 1999, 25: 63-67.

[28] Levi M, van der Poll T. Inflammation and coagulation. Crit Care Med, 2010, 38: S26-S34.

[29] Rice TW, Wheeler AP. Coagulopathy in critically ill patients: part 1: platelet disorders. Chest, 2009, 136(6): 1622-1630.

[30] Levi M. Platelets. Crit Care Med, 2005, 33: 523-525.

[31] Levi M. Platelets in sepsis. Hematology, 2005, 10(Suppl 1): 129-131.

[32] Warr TA, Rao LV, Rapaport SI. Disseminated intravascular coagulation in rabbits induced by administration of endotoxin or tissue factor: effect of anti-tissue factor antibodies and measurement of plasma extrinsic pathway inhibitor activity. Blood, 1990, 75: 1481-1489.

[33] Faust SN, Heyderman RS, Levin M. Co-

agulation in severe sepsis: a central role for thrombomodulin and activated protein C. Crit Care Med, 2001, 29: 62-67.

[34] Blauhut B, Necek S, Vinazzer H, Bergmann H. Substitution therapy with an antithrombin Ⅲ concentrate in shock and DIC. Thromb Res, 1982, 27: 271-278.

[35] Levi M, Opal SM. Coagulation abnormalities in critically ill patients. Crit Care, 2006, 10 (4): 222.

[36] Chaari A, Medhioub F, Samet M, et al. Thrombocytope nia in cr itically ill patients: A review of the literature. Trends in Anaesthesia and Critical Care, 2011: 199-202.

[37] Selling K, Warkentin TE, Greinacher A. Heparin-induced thrombocytopenia in intensive care patients. Crit Care Med, 2007, 35: 1165-1176.

[38] 朱立苇, 杨　劲, 郑小凡, 等. 输血新技术—血小板输注指南. 国外医学输血及血液学分册, 2003, 26 (5): 459-466.

[39] Wolfhart MD, Carmen G, Inmaculada-RE, et al. Epidemiology of inhibitor development in haemophiliaApatients treated with virus inactived plasma-derived clotting factor concentration. Vox Sang, 1999, 77 (Supp I): 3.

[40] Shafi S, Elliott AC, Gentilello L. Is hypothermia simply a marker of shock and injury severity or an independent risk factor for mortality in trauma patients? Analysis of a large national trauma registry. J Trauma, 2005, 59 (5): 1081-1085.

[41] Mayer, B. Hematologic disorders and oncologic emergencies. In: Urden LD, Stacy KM, Lough ME, eds. Critical Care Nursing. 6th ed. St Louis, MO: Mosby Elsevier, 2010, 1091-1107.

[42] Sibylle A. Kozek-Langenecker. Perioperative coagulation monitoring Review Article. Best Practice & Research Clinical Anaesthesiology, 2012, 24 (1): 27-40.

[43] The British guideline:, Stainsby D, MacLennan S, Thomas D, Isaac J & Hamilton PJ. Guidelines on the management of massive blood loss. British

Journal of Anaesthesia, 2006, 135: 634-641.

[44] Charbit B, Mandelbrot L, Samain E et al. The decrease of fibrinogen is an early predictor of the severity of postpartum hemorrhage. Journal of Thrombosis and Haemostasis, 2007, 5: 266-273.

[45] Ak K, Isbir CS, Tetik S, et al. Thromboelastography-based transfusion algorithm reduces blood product use after elective CABG: a prospective randomized study. J Card Surg, 2009, 24 (4): 404-410.

[46] Wang SC, Shieh JF, Chang KY, et al. Thromboelastography-guided transfusion decreases intraoperative blood transfusion during orthotopic liver transplantation: randomized clinical trial. Transplant Proc, 2010, 42 (7): 2590-2593.

[47] Rugeri L, Levrat A, David JS, et al. Diagnosis of early coagulation abnormalities in trauma patients by rotation thrombelastography. J Thromb Haemost, 2007, 5 (2): 289-295.

[48] Moore J, Chandraharan E. Management of massive postpartum haemorrhage and coa-gulopathy. Obstetrics, Gynaecology & Reproductive Medicine, 2010, 20 (6): 174-180.

[49] Broomhead RH, Mallett SV. Clinical aspects of coagulation. Anaesthesia & Intensive Care Medicine, 2010, 11 (5): 195-199.

[50] Rossai nt R, Bouillon B, Cerny V, Coats TJ, Duranteau J, Fernández-Mondé jar E, et al. Management of bleeding following major trauma: an updated European guideline. Crit Care, 2010, 14: R52.

[51] Jansen JO, Thomas R, Loudon MA, Brooks A. Damage control resuscitation for patients with major trauma. BMJ, 2009, 338: 1436-1440.

[52] Maegele M, Lefering R, Yucel N, et al. Early coagulop athy in multiple injury: an analysis from the German Trauma Registry on 8724 patients. Injury, 2007, 38: 298-304.

[53] Borgman MA, Spinella PC, Perkins JG, et al. The ratio of blood products

transfused affects mortality in patients receiving massive transfusions at a combat support hospital. J Trauma, 2007, 63: 805-813.

[54] D uchesne JC, Hunt JP, Wahl G, et al. Review of current blood transfusions strategies in a mature level I trauma center: were we wrong for the last 60 years? J Trauma, 2008, 65: 272-276.

[55] Holcomb JB, Wade CE, Michalek JE, et al. Increased plasma and platelet to red blood cell ratios improves outcome in 466 massively transfused civilian trauma patients. Ann Surg, 2008, 248: 447-458.

[56] Zink KA, Sambasivan CN, Holcomb JB, Chisholm G, Schreiber MA. A high ratio of plasma and platelets to packed red blood cells in the first 6 hours of massive transfusion improves outcomes in a large multicenter study. Am J Surg, 2009, 197: 565-570.

[57] Johansson PI, Stensballe J. Hemostatic resuscitation for massive bleeding: the paradigm of plasma and platelets—a review of the current literature. Transfusion, 2010, 50: 701-710.

[58] Turnbull JH, Liu LL. Coagulation Issues with Massive Transfusions. ICU Director, 2011, 2: 128.

[59] Mannucci PM, Levi M. Prevention and treatment of major blood loss. N Engl J Med, 2007, 356 (22): 2301-2311.

[60] Mannucci PM. Desmopressin (DDAVP) in the treatment of bleeding disorders: the first 20 years. Blood, 1997, 90: 2515-1521.

[61] CRASH-2 trial collaborators, et al. Effects of tranexamic acid on death, vascular occlusive events, and blood transfusion in trauma patients with significant haemorrhage (CRASH-2): a randomised, placebo-controlled trial. Lancet, 2010, 376: 23-32.

[62] Monroe DM, Hoffman M, Oliver JA, Roberts HR. Platelet activity of high-dose factor Ⅶ a is independent of tissue factor. Br J Haematol, 1997, 99: 542-547.

[63] Von Heymann C, Jonas S, Spies C, et al. Recombinant activated factor Ⅶa for the treatment of bleeding in

major abdominal surgery including vascular and urological surgery: a review and meta-analysis of published data. Crit Care,2008,12(1):R14.

[64] Lau P, Ong V, Tan WT, et al. Use of Activated Recombinant Factor Ⅶ in Severe Bleeding-Evidence for Efficacy and Safety in Trauma, Postpartum Hemorrhage, Cardiac Surgery, and Gastrointestinal Bleeding. Transfus Med Hemother,2012,39(2):139-150.

第 13 章

多器官功能障碍综合征

多器官功能障碍综合征(multiple organ dysfunction syndrome,MODS)是指机体遭受严重感染、创伤、休克及大手术等急性损伤后,同时或序贯出现 2 个或 2 个以上脏器功能障碍。最初被命名为多器官功能衰竭(multiple organ failure,MOF)或多系统器官衰竭(multiple system organ failure,MSOF)。随着对发病机制的研究,认识到从 MODS 到 MOF 是一个动态、连续的病理生理过程,MOF 仅仅是 MODS 的终末阶段。为了临床早期识别和干预器官功能障碍,目前已用 MODS 的概念取代 MOF。

MODS 的发病基础是由感染性及非感染性疾病导致的全身炎症反应综合征(systemic inflammatory response syndrome,SIRS)。一些慢性疾病终末期出现的脏器功能衰竭和病因学上无相关性的疾病导致同时出现的脏器功能衰竭,虽涉及多个脏器,但不归于 MODS。MODS 的发病率及病死率高,有效的治疗方法还在不断探索、总结中。

一、MODS 概念的演变

从 MOF 到 MODS 概念的演变经历了近 40 余年的时间。1969 年 Skillman 等报道了 1 种新的临床综合征,包括呼吸衰竭、低血压、脓毒症、急性应激性溃疡和黄疸。1973 年 Tilney 报道了"序贯系统衰竭"的 18 例腹主动脉瘤破裂术后肾衰竭需行血液透析治疗的患者,这些患者大多数在术中出现低血压,所有的患者都出现了肺、胰腺的衰竭,之后出现黄疸、昏迷,顽固性低血压,最后均发展为器官功能衰竭。1975 年 Baue 用"多个,进展的或序贯

的系统衰竭"描述了创伤、手术、脓毒症等导致休克的患者。1977 年 Eiseman 首次使用 MOF 这个术语。Fry 认为 MOF 主要是由感染无法控制的结果。而 Goris 等认为 MOF 是机体过度的炎症反应导致的,但这种炎症反应既可以由感染性疾病也可由非感染性疾病诱发,比如继发于钝性创伤的患者并非都存在感染。他们称这种炎症反应为"自身破坏性炎症",炎症反应发生在血液中,破坏血管内皮细胞,导致组织低灌注和器官功能衰竭。Meakins 等发现胃肠道是导致 MOF 的始动因素。Marshall 等进一步研究发现 MOF 中的炎症反应有个体差异。1983 年 Meakins 提出了"二次打击"学说,1991 年在美国胸科医师学会和重症医学会的共识会议上提出了 MODS 和 SIRS 的概念。

二、流行病学

由于合并基础疾病和使用器官功能衰竭评分系统的不同,创伤后 MODS 的发病率差别很大。最近 1 项研究发现重症医学科(ICU),约 47% 创伤患者合并有 MODS。他们还指出,这些 MODS 患者中存活的病例与 ICU 中未发生 MODS 的患者需要其他日常护理的比例约为 3.9 以上。另外 1 个外科 ICU 的统计显示,约有 54% 的患者可能发生 MODS。2006 年,欧洲一项多中心大规模的"急性重症患者脓毒症发生率"的调查研究显示,约 71% 的患者存在 MODS,其中 41% 的患者合并有脓毒症。在脓毒症患者中,最常见的感染部位是肺(68%),其次是腹部(22%)。脓毒症的患者与其他无脓毒症患者相比,MODS 的发病率分别为 75%

和43%。脓毒症患者更易于发生MODS,合并4个或4个以上器官功能障碍的患者病死率可达65%;且MODS患者中,合并脓毒症和未合并脓毒症的患者病死率分别为32%和21%。

MODS最常见的危险因素是患者存在低灌注,或合并脓毒症但无休克的临床表现,容易被忽视。虽然大多数情况下,MODS的发生继发性休克,脓毒症和严重创伤等,许多其他条件也可诱发MODS,如移植排斥反应、输血、过度机械通气、药物反应和中毒等。

三、病因及发病机制

1. MODS的病因　任何能够导致SIRS的疾病均可能引发MODS。常见的病因有脓毒症,严重创伤、烧伤或重大手术,休克,心肺复苏术后,急性重症胰腺炎、挤压综合征、腹膜炎、腹腔间室综合征,大量输血、补液等。

2. MODS的发病机制　MODS发病机制极为复杂,尚未明确,不能用单一理论加以解释,机体炎症反应失控导致的免疫紊乱,是MODS发生的根本原因。炎症反应学说、缺血-再灌注学说及肠道细菌移位学说构成了发生MODS的基本理论。

(1)炎症反应学说:正常情况下,机体在感染和创伤时释放一系列炎症介质,如肿瘤坏死因子-α(TNF-α)、白介素-1(IL-1)、白介素-2(IL-2)、白介素-8(IL-8)、血小板活化因子(PAF)等,产生抗炎和促进组织修复的保护作用。与此同时,机体也迅速释放各种抗炎介质,如转移生长因子(TGF)、白介素-4(IL-4)、白介素-10(IL-10)、白介素-13(IL-13)及前列腺素E_2(PGE_2)等,下调炎症介质的生成,控制炎症的过度发展。炎症介质与抗炎介质之间的平衡可保持内环境稳定。当炎症介质占优势时,即出现逐级放大的瀑布样的炎性反应,对自身组织造成破坏,机体表现为SIRS。如果抗炎介质过度释放,则表现为代偿性抗炎性反应综合征(compensatory anti-inflammatory response syndrome,CARS),引起免疫功能麻痹。不论SIRS还是CARS,都是炎症反应失控的结果,均能使自身组织遭到损害,并打击远隔器官,导致MODS。因此,MODS的本质不是细菌和毒素直接作用的结果,而是在炎性反应过程中,SIRS/CARS失衡,造成炎性反应失控的结果。炎症反应学说是MODS发生机制的最根本假说,已经成为MODS发病机制的基石。

(2)缺血-再灌注学说:主要包括3方面。①创

伤、感染、休克导致微循环障碍和组织灌注不足,使组织细胞发生缺血、缺氧性损害;②缺血-再灌注促发自由基大量释放,趋化炎症介质;③中性粒细胞与内皮细胞的相互作用,导致组织、器官损伤。缺血-再灌注也是MODS发生的重要机制之一。

(3)肠道细菌、内毒素移位学说:肠道内有大量的正常菌群以维持机体的肠内环境平衡。当创伤、感染、休克等原因导致肠道黏膜缺血、损伤、上皮细胞功能受损,引起肠道黏膜屏障功能障碍,使细菌或内毒素移位,导致肠源性感染,启动SIRS并进一步发展导致MODS。

(4)"二次打击"学说:在MODS中,创伤、感染、休克等早期损伤作为第一次打击,激活了炎症细胞,合成和释放一系列的炎症介质,引起早期炎症反应,虽然可能不足以引起明显的临床症状,但上调了机体免疫系统,使炎症细胞处于"激活状态"。此后如果病情稳定,则炎症反应逐渐得到缓解,损伤组织得到修复。但如果机体再次遭遇致伤因素(如休克、继发严重感染),则构成第二次或第三次打击。再次打击(即使打击强度不及第一次)使已经处于"激活状态"的炎症细胞大量活化,超量释放介质,引起更为剧烈的、失控的炎症反应,导致MODS的发生。

四、临床类型及表现

MODS分为原发性和继发性两类:①原发性MODS为直接损伤引起的器官功能障碍,出现时间较早;②继发性MODS是在原发损伤引起SIRS后,在远隔器官发生功能障碍。此类患者多在损伤后经过治疗已进入稳定期,又受到"二次打击"而发生。

MODS的临床表现:MODS早期主要以原发病为临床表现,并有相应各受累器官的临床表现,由于器官功能障碍程度、机体的反应性、化验指标特异性等因素,临床表现可有较大差异。临床上应对高危人群常规进行各器官功能的动态监测。目前认为血乳酸、碱剩余、混合静脉氧饱和度(SvO_2)、胃肠黏膜pH等有助于早期识别组织灌注不良。

五、诊　断

完整的MODS诊断依据应包括诱发因素、SIRS和多器官功能障碍3个方面,即:存在严重创伤、感染、休克等诱发MODS的病史;具有SIRS的临床表现;存在2个或2个以上系统或器官功能障碍。MODS是一个器官从功能正常到代偿、失代偿

的动态发展过程。为了能早期诊断,采用器官功能评分标准进行连续、动态地评价器官功能,对于临床工作是十分必要的。关于 MODS 的诊断与病情严重程度评分目前国内、外尚无统一标准,可参考 Marshall 等提出了 MODS 评分标准(表 13-1)。

SIRS 的诊断标准:应具备如下两项以上的临床表现:①体温＞38℃ 或＜36℃。②心率＞90/min;③呼吸频率＞20/min(自主呼吸)或 $PaCO_2$＜32mmHg(机械通气);④外周血白细胞计数＞$12×10^9$/L 或＜$4×10^9$/L 或幼稚杆状核白细胞＞10%。

六、预 防

由于 MODS 一旦发生,治疗难度大,预后差,因此,重点在于如何预防 MODS 的发生。

1. 尽快控制原发病 采取积极、有效的措施,及早控制可能诱发 MODS 的各种原发病,阻断 MODS 序贯发生。只有原发病得到有效控制,才有可能防止 MODS 的发生。

2. 改善氧代谢,纠正组织缺氧 氧输送或微循环障碍影响氧的利用,从而造成组织缺氧,是 MODS 的特征之一。因此,纠正组织缺氧成为 MODS 重要的治疗目标。主要措施包括增加氧输送、降低全身氧耗和改善组织细胞利用氧的能力。

3. 连续监测和早期器官功能支持
(1)血流动力学与灌注监测
①血流动力学监测:前负荷中心静脉压(CVP)、肺毛细血管嵌压(PCWP)和后负荷肺循环的总阻力指数(PVRI)、体循环的总阻力指数(TPRI),心肌收缩力心排血指数(CI)、左心室每搏功能指数(LVSWI)等监测。还可通过经管道多普勒超声等监测心排血量。
②混合静脉血氧饱和度监测:混合静脉血氧饱和度(SvO₂)或上腔静脉血氧饱和度(ScvO₂),是感

染性休克的液体复苏治疗早期目标靶向治疗(early goal-directed therapy,EGDT)的指标之一,能反映全身氧供和氧需间的关系。若 SvO₂＜70% 则提示全身氧供不足,应及时适当治疗。但 SvO₂ 和 ScvO₂ 只受机体氧输送、氧消耗及氧利用等调节,它们在液体复苏中的作用尚待进一步研究。

③组织灌注的监测:动脉血气中血乳酸、碱剩余也是监测微循环的重要指标。另外,胃黏膜张力测量参数,例如,胃黏膜 pH 和 pCO₂ 能够反映胃灌注;舌下组织测得的 PCO₂(PslCO₂)与胃黏膜 pCO₂ 呈线性相关性;组织血氧饱和度(tissue oxygen saturation,StO₂)和血管阻断实验(vascular occlusion test,VOT)。以上指标可以连续评价局部组织氧代谢和微循环的功能,在重症患者休克复苏及临床研究中具有重要的价值。

④腹内压监测:监测腹内压(IAP)预防腹腔间室综合征(ACS),尤其对于高危患者,如破裂腹主动脉瘤或腹膜后出血剖腹探查术后,急性胰腺炎的患者,均应监测 IAP,防止 ACS 的发生,进而预防 MODS 的发生。

(2)器官功能的监测
①呼吸功能监测:观察呼吸的频率、节律和幅度;呼吸机械力学监测包括潮气量(Vt)、每分钟通气量(VE)、肺泡通气量、气道压力、肺顺应性、呼吸功能。肺泡通气血流之比(VA/VQ)。血气分析包括动脉血氧分压(PaO₂)、二氧化碳分压(PaCO₂)、HCO₃⁻、pH、碱剩余(BE)等。目前认为大潮气量机械通气可以导致呼吸机相关性肺损伤,甚至诱发其他远隔部位器官的功能障碍,导致 MODS。因此,应根据患者情况调节最适的呼吸机参数。
②肾功能监测:尿液监测包括尿量、尿比重、尿钠、尿渗透压、尿蛋白等;生化检查尿素氮、肌酐、渗透清除量、自由水清除率等。

表 13-1 MODS 评分标准(Marshall 1995 年)

	0	1	2	3	4
呼吸系统(PaO₂/FIO₂)	＞300	226～300	151～225	76～150	≤75
肾(血肌酐,μmol/L)	≤100	101～200	201～350	351～500	＞500
肝(血胆红素,μmol/L)	≤20	21～60	61～120	121～240	＞240
心血管(PAR,mmHg)	≤10.0	10.5～15.0	15.1～20.0	20.1～30.0	＞30.0
血液(血小板,×10⁹)	＞120	81～120	51～80	21～50	≤20
中枢神经系统(Glasgow 评分)	15	13～14	10～12	7～9	≤6

1. PAR(压力调整后心律)＝心律×右心房(中心静脉)压/平均血压;2. GCS,除非存在内在的神经障碍证据,如使用镇静药或肌松药,应做正常积分

③肝功能监测:测定血清胆红素、丙氨酸氨基转移酶(ALT)、谷氨酸氨基转移酶(AST)等。

④凝血功能监测:血小板计数、凝血时间、纤维蛋白原Ⅷ、凝血因子Ⅴ、凝血酶原等,有利于早期发现和治疗DIC。

七、治　疗

当预防措施无效,疾病发展为MODS时,除继续治疗原发病、改善氧代谢外,还应依据病情采取综合治疗,逐渐逆转病情。MODS累及多器官功能,且各个器官功能之间存在相互影响,1个脏器功能的衰竭可能很快累及其他器官功能,因此,MODS的治疗更强调早期和整体性治疗,及早控制病情发展。

治疗的目标是把风险降到最低:采取最佳的循环和呼吸功能支持治疗;减少蛋白质的消耗,控制感染;早期营养,尽量使用肠内营养;合理使用抗生素;减少不必要的输血。

1. 及时血流动力学复苏　早期目标靶向治疗(EGDT)对于严重感染和感染性休克患者,应及早开始液体复苏,研究表明,6h内给予液体复苏并使SvO_2达到70%以上,患者的病死率明显下降。及时进行血流动力学复苏,可及早改善组织的氧供,恢复线粒体的功能,从而阻断炎症反应的进一步发展,保护脏器功能,防止MODS的发生。脓毒症休克复苏指南指出,液体复苏应在短时间内中心静脉压达8～12mmHg,平均动脉压达65mmHg,尿量>0.5ml/(kg·h)和$ScvO_2$>70%。必要时可使用血管活性药物。目前EGDT已成为临床感染性休克早期液体复苏的重要方向,但EGDT是否为液体复苏的终点尚待研究。

2. 抗感染治疗　外科感染是引起MODS的重要病因。应根据微生物种类、感染部位及药敏试验,早期、足量、足疗程使用抗菌药物。感染灶尚未明确时,应反复、细致地进行全身体检,应用血培养及各种影像学检查寻找隐匿病灶。对明确的感染灶,尽可能及时、充分引流,采取各种措施清除感染灶或使其局限。

3. ARDS的治疗　机械通气原则:将气道平台压限制在3.43kPa(35cmH$_2$O)以下;应用容量控制的通气模式时,可选用小潮气量的肺保护性通气策略;实施肺复张。肺复张后应用合适的PEEP维持塌陷肺泡充张是改善ARDS患者氧合的重要环节。其他还有俯卧位通气、NO治疗、激素治疗、体

外膜氧合(ECMO)等。

4. 血糖控制　严格的血糖控制是否可以减少MOF的发生尚不清楚,但严格控制血糖可减少在ROS的产生,降低内皮功能障碍,对线粒体的保护作用。曾经提到强化胰岛素治疗,但发现低血糖的发生率增加从而导致死亡风险增加。因此,目前脓毒症治疗指南建议将血糖控制在180mg/dl左右。

5. 糖皮质激素的应用　糖皮质激素在严重感染和感染性休克中的应用一直存在争议,目前建议在足够液体复苏的基础上仍需要使用升压药维持血压的患者,推荐使用小剂量治疗,即氢化可的松200～300mg/d,连用5～7d。

6. 代谢(营养)支持　MODS常伴有以高分解代谢为特征的代谢紊乱。表现为蛋白质、脂肪分解和糖异生增加,而糖的利用能力明显下降,称为自噬现象。机体的这种高分解代谢和外源性营养利用障碍,可以加重脏器功能障碍。因此,提倡由传统的"营养支持"向"代谢支持"转变,强调此期应为机体提供适量的营养底物以满足细胞代谢的需求,避免提供过多的营养底物,增加脏器负荷。早期肠内营养可防止肠黏膜的萎缩、减少肠内细菌移位和脓毒症的发生。谷氨酰胺、ω-3多不饱和脂肪酸等具有增强免疫功能的作用;重组人生长激素可能会改善患者的负氮平衡。

7. CRRT的治疗　CRRT作为一种器官衰竭治疗技术,为重症患者的救治提供了有效的治疗手段。但是,下列问题尚待临床进一步研究:CRRT治疗疗效的评估;CRRT治疗剂量的选择;已知在严重全身性感染时,炎症介质和抗炎介质过度释放,导致器官功能障碍乃至患者最终死亡,CRRT非选择性地清除这些介质,是否对患者都是有益处的;CRRT能清除炎症介质,对于严重感染或感染性休克有治疗作用,那么应该是开始得越早越好,甚至在肾和其他器官功能发生障碍之前,以避免发生不可逆转性功能损害,因此,必须进一步加强基础研究给予理论支持;膜的吸附也是清除炎症介质的重要途径,如何评价各种生物膜的效能、价值和不良反应显得尤为重要。

8. 免疫调理　基于"失控的炎症是导致MODS发生的根本原因",免疫调理实质上就是对因治疗。但现有的治疗方法尚未取得很好的临床效果,有待进一步探讨、完善。

综上所述,MODS应以预防为主,早期诊断,早期治疗,采取各种有效措施控制原发病,早期给予

脏器功能支持。并注意在处理脏器功能障碍时,要有整体观念,防止对其他脏器带来损害。

八、预　后

MODS 作为危及生命的重症,主要集中在重症医学科救治,虽然病死率较高,但近年来随着各种监测技术和生命支持治疗的进步,其病死率也明显降低。重症医学的发展将在 MODS 的治疗前景上发挥着越来越大的作用。

(于凯江)

■ 参考文献

[1] Ulvik A, Kvale R, Wentzel-Larsen T, et al. Multiple organ failure after trauma affects even long-term survival and functional status. Crit Care, 2007, 11: R95.

[2] Barie PS, Hydo LJ. Epidemiology of multiple organ dysfunction syndrome in critical surgical illness. Surg Infect, 2000, 1:173-186.

[3] Barry A. Mizock, The Multiple Organ Dysfunction Syndrome Dis Mon, 2009, 55(8):476-526.

[4] 邱海波,于凯江. 重症医学-2012. 北京:人民卫生出版社,2012.

[5] Vincent JL, Sakr Y, Sprung CL, et al. Sepsis in European intensive care units: Results of the SOAP study. Crit Care Med,2006,34:344-353.

[6] Dellinger RP, Levy MM, Carlet JM, Bion J, Parker MM, Jaeschke R, et al. Surviving sepsis campaign: International guidelines for management of severe sepsis and septic shock:2008. Crit Care Med,2008,36:296-327.

第14章

循环功能障碍

第一节 休 克

一、概 述

自 18 世纪法国医师 Henri Francois Le Dran 提出"休克"一词表述这组综合征以来,已近 3 个世纪之久。19 世纪,Grile 通过实验,提出"休克是由血管运动中枢麻痹所致"。20 世纪,系统的研究表明,休克是循环功能急剧障碍所致,并将血压作为判断休克和复苏的主要指标。20 世纪 60 年代,Lillehei 提出,休克的关键环节是微循环衰竭,除了血压以外,甲皱、肤色、肤温等反映微循环变化的体征更受关注。70 年代随着床旁血流动力学的开展,区分出了"高动力型"和"低动力型"休克,不但能够对此前提出的所谓"冷休克"和"暖休克"作出更好的解释,并且能够借助血流动力学指标更有效地指导复苏。80 年代,又提出了"氧输送-氧消耗"理论,制定了以满足机体氧需求作为纠正休克的策略。这是复苏学上意义深远的进步,表明复苏已经突破仅局限在循环系统的旧观念,而升华到纠正机体缺氧的高度。90 年代,人们进一步把纠正机体缺氧的监测和治疗深入到器官乃至细胞水平,能够更早地识别休克和使复苏更加完善。

休克(shock)是各种强烈致病因素作用于机体,使其有效循环血量明显下降,引起组织器官灌注不足,细胞代谢紊乱和器官功能障碍的临床病理生理过程。为此,我们应把握休克的如下特征:休克是一种由多种病因引起的综合征(syndrome),而不是独立的疾病;微循环障碍(microcirculation dysfunction)是休克的主要特征;休克的本质是组织细胞缺氧,血流动力学特征是有效循环血量明显降低和器官组织低灌注,其最终结果是多器官功能障碍综合征(multiple organ dysfunction syndrome,MODS);由于休克时不仅有血流动力学的改变,同时有组织细胞的代谢改变,因此,处理好细胞的氧耗与氧供(或氧输送)的关系是休克治疗的重要基础。

(一)分类及病因

休克有多种分类方法。多年来临床上一直是按照病因分类,如心源性休克、过敏性休克、低血容量性休克、神经源性休克、感染性休克和内分泌性休克等。这种分类病因明确,便于临床针对病因直接进行治疗。但是当血流动力学理论应用于临床后,大多数患者可以安全度过直接损害的阶段,导致休克患者死亡的主要原因不再是基础病因而是由此造成的循环功能的紊乱。并且,不同的病因导致的休克可以表现为相同的或是相近的血流动力学改变。因此,针对病因进行的休克分类就显示出明显的不足。1975 年美国危重病医学之父 Max Hary Weil 和 Shubin 提出了按照血流动力学改变进行的新分类方法。按照这种分类方法,休克被分为低血容量性休克(hypovolemic shock)、心源性休克(cardiogenic shock)、分布性休克(distributive shock)、梗阻性休克(obstructive shock)4 类。血流动力学分类是病因分类的补充,反映了休克的诊断和治疗是以纠正血流动力学紊乱和氧代谢障碍为目标。

1. 低血容量性休克 基本机制是循环容量的丢失,各种原因引起的显性和(或)不显性容量丢失而导致的有效循环血量减少、组织灌注不足、细胞代谢紊乱和功能受损的病理生理过程。循环容量的丢失包括外源性丢失和内源性丢失。外源性丢失是指循环容量丢失到体外,如烧伤、创伤、外科大手术的失血、呕吐、腹泻等引起的失液。内源性丢失是指循环容量丢失到循环系统之外,但仍在体内,主要是因为血管通透性增加,如虫蛇毒素及内分泌因素等。血流动力学特征是中心静脉压下降,肺动脉嵌顿压下降,心排血量减少,心率加快,体循环阻力增高。

2. 心源性休克　基本机制是泵功能衰竭,主要病因为心肌梗死、严重心律失常、心力衰竭、终末期心肌病、急性心肌炎等。前负荷正常,但心脏泵功能减弱或衰竭,心排血量减少导致循环灌注不良,引起组织细胞缺血缺氧。血流动力学特征是心脏泵功能衰竭导致的心排血量急剧减少,中心静脉压升高,肺动脉嵌顿压升高,体循环阻力增高。

3. 分布性休克　基本机制是血管收缩舒张调节功能异常。一部分由于容量血管扩张,循环血量相对不足而导致的体循环阻力正常或增高,如脊髓休克、神经节阻断等神经性损伤或麻醉药物过量等。另外一部分则是体循环阻力下降,导致血液重新分布,主要由感染引起。感染性休克是临床最常见的一类分布性休克,其发病机制复杂、病情变化迅速、病死率高,典型的血流动力学特征是心排血量正常或升高,伴体循环阻力降低。

4. 梗阻性休克　基本机制是血流的主要通道受阻。如腔静脉梗阻、心包缩窄或心脏压塞、心瓣膜狭窄、肺栓塞、主动脉夹层动脉瘤、张力性气胸等。根据梗阻部位不同可以将其再分为心内梗阻性休克和心外梗阻性休克。血流动力学特征是心排血量减少,体循环阻力(代偿性)增加。

近年有学者提出新的分类,即显型失代偿性休克(overt uncompensated shock)和隐型代偿性休克(covert compensated shock),前者指的是全身性监测指标异常的、传统意义上的休克;而后者则是指无全身性指标异常,仅有内脏器官或其他局部组织缺血、缺氧。

(二)病理生理

休克的病理生理变化是个渐进的、连续的、无法分割的过程。当致病因素作用于机体并启动休克过程后,体内会发生一系列改变。但是早期血压可能正常或只是非常短暂的下降,这是因为机体通过一系列代偿机制调节和矫正所发生的病理变化,包括大量血管收缩因素。交感-肾上腺髓质系统强烈兴奋,导致大量儿茶酚胺释放,小血管收缩;肾素-血管紧张素-醛固酮系统分泌增加,血管收缩、水

钠潴留;左心房容量感受器对下丘脑合成和释放加压素的反射性抑制作用减弱,神经垂体加压素的分泌释放增加,导致外周及内脏血管收缩;血小板产生的血栓素 A_2 生成增多。这些因素的共同作用导致血管的收缩。因此,此阶段微循环血流特点是"少灌少流"。临床上患者神志清醒、心率轻度增加、血压变化不大、尿量正常或减少。如在此期能去除病因,积极复苏治疗,休克症状可迅速得以控制和逆转。

如果休克过程继续进展,组织细胞缺血缺氧持续加重,大量酸性代谢产物堆积。由于微动脉和毛细血管前括约肌对酸的耐受性差,逐渐对血液中儿茶酚胺收缩血管的反应性降低。而微静脉和小静脉对酸的耐受性较强,持续保持收缩状态。故此时微循环形成"多灌少流"的特点。这个时候毛细血管大量开放,血管内容量明显增加,毛细血管网内出现大量血液淤滞,毛细血管内静水压升高,血管通透性增加,血管内液体外渗,加重了组织细胞的缺血缺氧,导致回心血量和心排血量进一步下降。此时出现休克典型的临床表现,患者神志改变、皮肤黏膜苍白、发绀或出现花斑、四肢湿冷、呼吸浅快、心率加快、血压进行性下降、尿量明显减小或无尿,并可出现进行性加重的代谢性酸中毒。这时应给予紧急的循环支持,迅速恢复组织灌注和维持器官功能。如果治疗及时有效,患者有恢复的可能。

如果休克仍然得不到纠正,病情继续恶化,则上述损害进一步加剧。此时微循环中的血液浓缩,血液黏稠度增加,血液流动更加缓慢,甚至停止,血小板、红细胞容易发生积聚,凝血系统被激活,广泛微血栓形成,甚至出现弥散性血管内凝血(disseminated intravascular coagulation,DIC),继而引起多器官衰竭,最后导致休克的不可逆。此阶段微循环血流特点是血液"不流不灌"。临床上患者表现神志不清,皮肤、黏膜出现瘀点瘀斑等全身出血倾向,继之出现 MODS,导致更为严重的代谢紊乱和血流动力学异常。

(三)病理

1. 心脏　主要病理改变是心肌纤维变性、断裂、间质水肿。DIC 时,心肌微循环内血栓形成,可引起心肌的局灶性坏死。心源性休克时可见原发病的病理改变。

2. 肺　休克缺氧可使肺毛细血管扩张,内皮细胞和肺泡上皮受损,肺泡内大量液体渗出,肺组织淤血、出血、实变、间质水肿,有透明膜和毛细血管

微血栓形成,肺重量与含水量明显增加,称为"休克肺",严重时可导致急性呼吸窘迫综合征。

3. 肾 肾小管上皮细胞水肿、变性、坏死,管腔内常见大量蛋白,脱落细胞与蛋白形成管型,堵塞管腔。休克时,肾内血流重新分布,肾髓质因淤血而呈暗红色,而皮质区因肾小管缺血坏死而苍白,即所谓"休克肾",可发生急性肾衰竭。

4. 脑 休克早期脑组织的病理改变不明显。晚期因缺血、CO_2潴留和酸中毒会引起脑细胞肿胀、血管通透性增高而导致脑水肿和颅内压增高,甚至脑疝。

5. 胃肠道 胃肠道黏膜缺血坏死形成溃疡。DIC时黏膜下小血管有微血栓形成。正常的胃肠道黏膜上皮细胞屏障功能受损,导致肠道内的细菌或其毒素经淋巴或肝门静脉途径侵害机体,成为细菌移位和内毒素移位,形成肠源性感染,这是导致休克继续发展和形成多器官功能障碍综合征的重要原因。

6. 肝 休克早期可见肝细胞缺血性病理改变,后期有血管内微血栓形成,肝细胞坏死,初始为局灶性坏死,以肝小叶中央区明显,严重时可出现大面积坏死。

二、不同类型休克

不同类型休克的血流动力学指标、氧代谢指标的监测及临床表现和处理。

(一)低血容量性休克

1. 临床表现 低血容量性休克的发生及其程度,取决于机体循环容量丢失的量和速度。通常有大量失血、失液病史,如外伤、手术的失血,食管静脉曲张破裂出血,反复大量呕吐,腹泻,脱水,利尿等。症状体征包括精神状态改变(如烦躁不安或表情淡漠,严重者晕厥,甚至昏迷)、面色苍白、皮肤湿冷、收缩压下降(<90mmHg或较基础血压下降>40mmHg)或脉压减少(<20mmHg)、尿量<0.5ml/(kg·h),心率>100/min等。

2. 监测

(1)一般临床监测:包括意识状态、皮肤温度和色泽、血压、心率、尿量等。意识状态是脑组织血液灌流和全身循环状况的反映。皮肤温度和色泽是体表灌流情况的标志。尿量反映的是肾血液灌注情况。传统指标在休克的诊断和治疗中有一定的指导意义,但是这些指标在休克的早期阶段往往没有明显的变化。如血压,在休克早期由于代偿性血

管收缩,可能保持或接近正常,有时甚至升高,只有进入休克的失代偿期,才会出现血压下降。故这些指标需要密切地动态监测。

(2)血流动力学监测

①中心静脉压(central venous pressure,CVP)和肺动脉嵌顿压(pulmonary arterial wedge pressure,PAWP):CVP反映右心室的舒张末压,是反映前负荷的指标。正常值为5~10cmH₂O。心功能正常的情况下,CVP常反映血容量的状况。连续、动态监测CVP具有重要的临床意义。

PAWP用Swan-Ganz肺动脉漂浮导管来测定,反映左心室的舒张末压,也是反映前负荷的指标,正常值为8~15mmHg。与CVP相比,能更准确地反映患者的容量状态。它是在临床表现难以鉴别心源性休克和非心源性休克时的重要方法,在休克治疗中可以指导补液量及心肌收缩药物的使用,调节较佳的呼吸机PEEP的压力。

但近年来有较多研究表明,由于CVP和PAWP受到心脏顺应性、心脏瓣膜功能及胸腔内压力等多种因素的影响,CVP和PAWP与心脏前负荷的相关性不够密切,并不能准确反映心脏容量负荷状态。

②脉搏指示持续心排血量监测(pulse indicator continuous cardiac output,PiCCO):PiCCO是近几年来临床广泛使用的一种血流动力学监测技术,具有简便、微创、高效比的特性。该监测仪采用热稀释法检测心排血量(cardiac output,CO)、全心舒张末期容积(global end diastolic volume,GEDV)、胸腔内血容量(intrathoracic blood volume,ITBV)、血管外肺水(extravascular lung water,EVLW)、全心射血分数(cardiac ejection fraction,GEF)、心排血量指数(cardiac function index,CFI),还可通过脉搏轮廓分析技术获得持续心排血量(PiCCO)、有创动脉压、每搏量变异度(stroke volume variation,SVV)、脉压变异率(pulse pressure variation,PPV)、全身血管阻力(systemic vascular resistance,SVR)等。PiCCO除了可以测量连续的心排血量,还可以测量ITBV和EVLW,而ITBV已被许多学者证明是一项可重复、敏感,且比肺动脉嵌压(pulmonary artery obstruction pressure,PAOP)、右心室舒张末期容积(right ventricular end diastolic volume,RVEDV)、中心静脉压(CVP)更能准确反映心脏前负荷的指标。目前的一些研究也显示,监测低血容量性休克患者每搏量

变异度（SVV）、脉压变异率（PPV）、血管外肺水（EVLW）、胸腔内血容量（ITBV）等容量指标可以反映机体容量状态，进行液体管理，可能比传统方法更为可靠有效。而相关研究也证实功能性血流动力学指标能实时、动态反映机械通气状态下患者液体复苏时机体的容量反应性，可作为指导液体治疗的指标。

③心脏超声：能够评估患者的容量状态和容量反应性，是传统有创血流动力学监测评估的有益补充，并有可能比之更加准确。一般情况下，经胸心脏超声已经可以提供足够可用的信息。在ICU，当超声图像欠佳时，经食管超声心动图（transesophageal echocardiography，TEE）可以提供理想图像，比经胸心脏超声更准确地评估心脏前负荷、心肺相互作用、上腔静脉的变异度等。

④正交偏振光谱成像技术（orthogonal polarization spectral imaging，OPS）、侧流暗视野成像（sidestream darkfield imaging，SDF）：OPS和SDF为首创的可用于器官内微循环观察的新技术，由于其能直接用于活体微循环观察，并通过半定量分析计算小血管密度（small vessel density）、灌注小血管密度（perfused small vessel density，PVD）和灌注血管比例（proportion of perfused vessels，PPV），进一步还可以计算微循环血流指数（microcirculatory flow index，MFI）和不均质指数（heterogeneity index）等参数，故可用于微循环功能评价。

近期，美国科学家应用SDF直接监测评估失血性休克犬微循环的变化。结果显示：随着失血的发生，微血管变量，如灌注血管的比例（PPV）、密度及微循环血流指数（MFI）等明显降低，灌注血管密度与大血管变量、心率关系密切。

OPS和SDF可以在床边直视下观察低血容量性休克患者的微循环变化，包括血管密度下降和未充盈、间断充盈毛细血管比例升高。其中对舌黏膜下微循环的检查是几乎无损伤的最方便的微循环功能检测法，无论是临床研究还是动物实验均提示，OPS或SDF监测舌下微循环能反映肠道微循环灌注，故而OPS和SDF能适应临床监测的基本需求。

（3）氧代谢监测：随着对休克研究的逐步加深，人们认识到，血流动力学指标的改善并不能完全代表组织灌注的好转。因此，休克的氧代谢障碍概念是对休克认识的重大进展，休克的氧代谢监测改变了对休克的评估方式，同时使休克的治疗从血流动力学指标转为氧代谢状态的调控。

①脉搏血氧饱和度（SpO_2）：主要反映氧合，但低血容量性休克患者血压低，末梢循环差，氧输送能力下降，故会影响SpO_2的精确性。

②碱缺失（base excess）：可反映组织低灌注时乳酸等无氧代谢产物的水平，能敏感地反映组织低灌注的程度和持续时间，及时反映休克的严重程度和复苏程度，是反映机体内环境及组织代谢状况的重要指标之一。当休克致使组织灌注不足时碱缺失下降，提示乳酸血症的存在。如6～12h得不到纠正，往往提示预后不佳，可作为创伤性失血性休克液体复苏时的监测指标。碱缺失加重与进行性出血有关，对于碱缺失增加而病情似乎稳定的患者要仔细检查是否有活动性出血。

③动脉血乳酸（lactic acid）：正常值1～1.5mmol/L，可以直接反映无氧代谢、低灌注和休克的严重程度，是反映组织缺氧高度敏感的指标之一。休克时间越长，器官组织低灌注越严重，动脉血乳酸浓度越高。研究显示，在创伤后低血容量性休克的患者，血乳酸初始水平及高乳酸持续时间与器官功能障碍的程度及死亡率相关，可作为评价病情严重程度及预后的指标之一。但仅以血乳酸水平尚不能充分反映组织的氧合状态，如肝功能障碍患者，即使没有休克，血乳酸浓度也可明显升高。而且单纯监测某一时刻的血乳酸浓度只能说明此时（可能存在短时间的延迟现象）组织氧供与氧耗的平衡关系，而不能准确反映机体的状态、疾病的发展情况，尤其是不能准确反映治疗措施对氧供、氧耗的动态影响。作为一个结果性的预后指标，动态观察乳酸变化即计算乳酸清除率比单次的乳酸测定更为重要和准确，能更好地反映患者的预后。

④氧输送（oxygen delivery，DO_2）、氧消耗（oxygen consumption，VO_2）、混合静脉血氧饱和度（venous oxygen saturation，SvO_2）、中心静脉血氧饱和度（Central venous oxygen saturation，$ScvO_2$）：正常情况下，DO_2改变时，因为氧摄取率（O_2ER）的变化，VO_2保持不变，也就是说VO_2不受DO_2的影响。但当DO_2下降到一临界值时，VO_2依赖于DO_2的变化，氧摄取率（O_2ER）的增加也无法满足组织氧合，于是就发生无氧代谢。混合静脉血氧饱和度（SvO_2）反应DO_2和VO_2的平衡，当DO_2不能满足组织氧需时SvO_2下降。

低血容量性休克时，由于有效循环血容量下降，导致心排血量下降，因而DO_2降低。DO_2下降程度不仅取决于心排血量,同时受血红蛋白下降程度影响。DO_2、SvO_2可作为评估低血容量性休克早期复苏效果的良好指标,动态监测有较大意义。SvO_2与$ScvO_2$均是反映机体氧合状况的指标,其值达70%可作为复苏的目标。前者反映整个机体的氧平衡状态,而肺动脉置管增加了临床实施难度和并发症发生率;$ScvO_2$反映部分机体的氧平衡状态。

⑤胃黏膜pH:pH是通过特殊的导管(NGS导管)间接测量胃肠腔内的二氧化碳分压和动脉血的碳酸氢根浓度来完成的,反映胃肠道黏膜的血流灌注和代谢情况。由于休克时,肠道是最早缺血缺氧的器官,而休克纠正时,又是灌注恢复最晚的器官,所以pH也可间接反映出全身组织的氧合状态,评估复苏效果,并可以消除全身监测指标已完全恢复正常而胃肠组织灌注不足的"隐性代偿性休克",以阻止失血性休克向多器官功能不全的方向发展。

⑥组织血氧饱和度(tissue oxygen saturation,StO_2)和血管阻断试验(vascular occlusion test,VOT):通过近红外线分光光度法(near-infrared spectroscopy,NIRS)检测组织内氧合血红蛋白与去氧合血红蛋白的比例,即可计算出StO_2。在健康志愿者该值为(86±6)%。NIRS可以对脑、肠黏膜、肌肉等局部组织血氧饱和度进行无创持续动态的检查。StO_2常用监测部位为手掌侧大鱼际部位的肌肉组织。基础的StO_2体现了局部肌肉组织的氧代谢情况,数值越低,则往往提示存在的组织缺氧越严重。研究表明StO_2可作为判断是否需要输血治疗的参考指标以及指导低血容量性休克的复苏。StO_2检测方法有2种,静态检测和动态检测。静态检测指单纯记录StO_2数值变化,动态检测指阻断血管前、中、后的过程中记录StO_2变化,包括静脉阻断和动脉阻断。

VOT是一种定量评价微血管/微循环功能、血管内皮细胞功能、局部组织氧代谢相对无创的方法,目前VOT多使用无创血压袖带加压(收缩压之上50mmHg)来临时阻断上臂肱动脉血流3～5min后,释放血压袖带恢复血流,人为模拟前臂缺血再灌注的模型,在再灌注期血流恢复的速度和幅度与微动脉和毛细血管的再开放的能力相关,体现了反应性充血的能力及微循环的储备功能。目前一般通过计算VOT再灌注期前臂局部血流和代谢相关指标变化的幅度和速度(例如NIRS技术测量StO_2、无创ClarK电极测量PtO_2/$PtCO_2$、脉搏血氧仪测定PI等)作为定量评价微血管/微循环功能、

内皮细胞功能、氧代谢无创的指标。目前在VOT中最常用的监测指标是StO_2。VOT作为一个对局部组织的缺血负荷试验,能够反映组织微循环的完整性和储备能力,较基础的StO_2可能更具意义。虽然StO_2/VOT监测在评估组织灌注、微循环功能、局部氧代谢等方面具有广阔的临床应用前景,具备了床旁实用性、便捷、无创、定量测量等优势,但实际应用目前尚未达成统一的标准,特别是VOT在临床上如何指导评估并干预治疗,还需要大量研究去探讨。

(4)实验室监测

①血常规监测:观察红细胞计数、血红蛋白及血细胞比容的数值,可以帮助估计失血的程度,了解血液有无浓缩或稀释,对诊断低血容量性休克和判断是否存在继续失血有一定的临床参考价值。但在急性失血的初期,由于血液浓缩及血液重新分布等代偿机制,上述数值可以暂时无变化,一般需组织液渗入血管内补充血容量,即3～4h才会出现血红蛋白下降,故需动态监测。

②凝血功能监测:常规凝血功能监测包括血小板计数、凝血酶原时间(PT)、活化部分凝血活酶时间(APTT)、国际标准化比值(INR)和D-二聚体等。在休克早期即进行凝血功能的监测,对选择适当的容量复苏及液体种类有重要的临床意义。

3. 治疗

(1)病因治疗:治疗低血容量性休克的基本措施是及时去除引起容量丢失的病因。对于出血部位明确、存在活动性出血的休克患者,早期进行手术或介入止血是非常必要的,多项研究表明可以明显提高存活率。对于出血部位不明确、存在活动性出血的休克患者,应迅速利用包括床边超声和CT在内的各种检查方法,进行早期诊断。

(2)液体复苏:多种原因可以导致低血容量性休克,但无论何种原因引起,低血容量性休克都是由于心脏前负荷不足,导致心排血量减少,从而组织灌注减少。所以治疗低血容量性休克时及时补充循环容量是刻不容缓的治疗措施。应尽可能根据容量丢失的种类选择补充液体的种类。液体复苏治疗时可以选择晶体液(如生理盐水和等张平衡盐溶液)和胶体液,胶体液中又包括血液制品(如人血白蛋白或血浆蛋白成分)和人工胶体(右旋糖酐-20、明胶和羟乙基淀粉)。由于5%葡萄糖溶液很快分布到细胞间隙,因此不推荐用于液体复苏。

①晶体液:液体复苏治疗常用的晶体液是生理

盐水和乳酸林格液。生理盐水的特点是等渗,但含氯高,大量输注可引起高氯性代谢性酸中毒。乳酸林格液的电解质组成接近生理,含有少量的乳酸,但是大量输注乳酸林格液需要考虑其对血乳酸水平的影响。相关动物模型研究发现,与乳酸林格液相比,生理盐水进行液体复苏需要液体量大,将导致高氯血症酸中毒、加重机体凝血功能的损害、增加出血风险。

在一般情况下,输注晶体液后会进行血管内外再分布,大部分将迅速分布到血管外间隙。因此,低血容量性休克时若以大量晶体液进行复苏,可以引起血浆蛋白的稀释以及胶体渗透压的下降,同时出现组织水肿。建议低血容量患者初始液体复苏从晶体液开始,大量输注晶体液患者需监测凝血功能和血管外肺水等组织水肿的指标。

②胶体液:临床上低血容量性休克复苏治疗中应用的胶体液主要有人血白蛋白、羟乙基淀粉、明胶和右旋糖酐-20,都可以达到容量复苏的目的。由于各种胶体理化性质和生理学特性不同,在应用安全性方面,包括对凝血功能、肾功能的影响以及过敏反应等方面,均需要严密关注。"SSC2012"建议不应用分子量>200或取代其>0.4的羟乙基淀粉。

③复苏治疗时的液体选择:研究表明,应用晶体液和胶体液复苏达到同样水平的充盈压时,它们都可以同等程度的恢复组织灌注。目前,尚无足够的证据表明晶体液与胶体液用于低血容量性休克液体复苏的疗效与安全性方面有明显差异,也没有证据表明有一种胶体比其他胶体在复苏中更有效或更安全。

(3)输血治疗:失血性休克时,丧失的主要是血液。在补充血容量的同时,必须考虑到凝血因子的补充。浓缩红细胞临床输注指征为血红蛋白≤70g/L;血小板输注主要适用于血小板数量减少或功能异常伴有出血倾向的患者,血小板计数<50×10^9/L,或确定血小板功能低下可考虑输注;输注新鲜冷冻血浆的目的是为了补充凝血因子,新鲜冷冻血浆含有纤维蛋白原和其他凝血因子,大量失血时输注浓缩红细胞的同时应注意使用新鲜冷冻血浆;冷沉淀内含纤维蛋白原、凝血因子Ⅴ、Ⅷ、ⅩⅢ等,适用于特定凝血因子、纤维蛋白原缺乏所引起的疾病、肝移植围术期和肝硬化食管静脉曲张等出血。对于大量输注浓缩红细胞后并发凝血功能异常的患者应及时输注冷沉淀,可补充循环中凝血因子,

纠正凝血功能障碍。

(4)血管活性药:低血容量性休克患者一般不常规使用血管活性药。临床上通常仅对经充分的液体复苏后仍存在低血压或液体复苏早期存在严重低血压的患者,才考虑应用血管活性药。

(5)酸中毒:低血容量性休克时有效循环量减少可导致组织灌注不足,产生代谢性酸中毒,其严重程度与创伤的严重性及休克持续时间相关。代谢性酸中毒的处理首先应病因处理、容量复苏等,在器官组织灌注恢复过程中酸中毒可以逐渐纠正,临床上不主张常规使用碳酸氢钠,因为虽然可以暂时改善酸中毒,但是过度的血液碱化可以使氧离曲线左移,氧不易与血红蛋白解离,不利于组织供氧。

(6)肠黏膜屏障功能的保护:低血容量性休克时,胃肠道黏膜低灌注、缺血缺氧发生的最早、最严重。胃肠道黏膜屏障功能受损,易出现细菌或内毒素易位。保护肠黏膜屏障功能,减少细菌和内毒素易位,是低血容量性休克治疗中的一项重要内容。肠黏膜屏障功能的保护包括循环稳定、尽早肠内营养、肠道特需营养支持(如谷氨酰胺的使用)、肠道微生态环境调整等。

(7)体温控制:严重失血性休克合并低体温是一种疾病严重的临床征象,低体温(<35℃)可影响血小板的功能、降低凝血因子的活性、影响纤维蛋白的形成。低体温增加创伤患者严重出血的危险性,是出血和病死率增加的独立危险因素。

(8)限制性液体复苏:未控制出血的失血性休克是低血容量性休克的一种特殊类型。对于失血性休克,传统观念和临床处理是尽早、尽快地充分进行液体复苏,恢复有效血容量,使血压恢复至正常水平,以保证脏器和组织的灌注,阻止休克的进一步发展,这被称为充分液体复苏。近年来,许多实验及临床研究却观察到,在活动性出血控制前积极进行液体复苏会引起稀释性凝血功能障碍、伤口表面静态压力增加、血凝块移动,从而增加出血量,使并发症和病死率增加。因此,提出了限制性液体复苏(limited resuscitation)(延迟复苏)的概念,即在活动性出血控制前给予小容量液体复苏,在短期允许的低血压范围内维持重要脏器的基本灌注,并尽快止血,出血控制后再进行积极容量复苏。对合并颅脑损伤的严重失血性休克患者、老年患者及有高血压病史的患者应避免限制性液体复苏。

(二)分布性休克

分布性休克的基本机制是血管收缩舒张功能

异常,包括感染性休克、中毒性休克、神经源性休克、过敏性休克、内分泌性休克等。感染性休克是分布性休克的主要类型。

1. 感染性休克 为组织低灌注,即经初始液体复苏后仍持续低血压,或血乳酸浓度≥4mmol/L。

(1)诊断

①临床诊断:感染性休克可以被认为是严重全身性感染的一种特殊类型。感染性休克的临床诊断标准:临床上有明确的感染灶;有全身炎症反应存在;收缩压低于90mmHg或较原来基础值下降40mmHg,经积极液体复苏后1h不能恢复或需血管活性药物维持;伴有器官组织灌注不良的表现,如少尿(尿量<30ml/h)或有急性意识障碍等;血培养可能有致病微生物生长。

②血流动力学:特点为体循环阻力下降,心排血量正常或增加,肺循环阻力增加和心率的改变。感染性休克时的血压下降主要继发于阻力血管的扩张,导致体循环阻力下降。导致组织灌注不良的基本原因是血流分布异常。通常认为心排血量的增加是由于感染性休克时心脏后负荷的下降,血儿茶酚胺水平增高和高代谢状态所致。对于情况逐渐好转的感染性休克患者,由于心室容积缩小,顺应性恢复,心排血量也恢复正常。肺循环阻力增加可能与肺循环和体循环的血管反应性不同有关。心率在感染性休克时可以增加,但也可减慢,可能与β受体的数量减少及亲和力下降有关。

③病原学诊断:确诊感染性休克病因的关键是明确感染灶和致病微生物。感染性休克的常见病因是中枢神经系统感染、肺部感染、腹腔感染、泌尿系统感染、皮肤软组织感染等。实验室检查及各项辅助手段(如X线胸片、CT、B超等),有助于感染性休克的诊断及明确感染部位。感染部位的微生物培养是诊断病原菌的依据,也是选择抗生素的根据。SSC2012建议,在抗生素治疗前,至少要获得2份血培养标本。其中1份经体表穿刺抽取,另1份经各血管通路(除非为<48h的近期放置)。若有可能,提议用1,3 beta-D-葡聚糖(G试验)、半乳甘露聚糖(GM试验)和甘露聚糖抗体检测来早期诊断侵袭性真菌感染。

(2)监测

①一般临床监测:意识状态、皮肤温度和色泽、血压、心率、尿量等。这些传统临床监测指标没有特异性,与低血容量性休克表现基本相似。

②血流动力学监测

脉搏指示持续心排血量监测(pulse indicator continuous cardiac output,PiCCO):容量反应性指标SVV、PPV、EVLW、ITBV等,其临床意义、判定标准与低血容量性休克相同。

正交偏振光谱成像技术(OPS)、侧流暗视野成像(SDF):OPS或SDF能在床边直视下观察严重感染与感染性休克患者的微循环变化。感染性休克患者微循环的主要变化是毛细血管的密度下降和未充盈、间断充盈的毛细血管比例升高;动-静脉分流增加;一部分毛细血管无血流灌注,而邻近的另一部分血管则正常灌注甚至高灌注。感染性休克的微循环可分为5种类型。

淤滞型:毛细血管处于淤滞状态,小静脉的血流正常或者血流缓慢。

无灌注/连续型:微循环的某一区域毛细血管没有血流灌注,与其邻近的另一部分毛细血管则灌注较好。

淤滞/连续型:微循环的某一区域毛细血管血流淤滞,与其邻近的另一部分毛细血管灌注正常。

淤滞/高动力型:微循环的某一区域毛细血管血流瘀滞,与其邻近的另一部分毛细血管灌注呈高动力状态,一些微小静脉也呈现高动力状态。

高动力型,微循环的各级血管均处于高动力的血流动力学状态。

但是,OPS和SDF临床应用也有局限性。因为其仅仅是确定微循环血流指数的监测方法,故不能实时监测灌流血管密度;监测所得微循环血流指数仅在具有类似经验的检查者中具有可比性;床边监测设备的分辨率与下线分析时所用的液晶屏分辨率可能不同,可导致评分差异;受舌运动和分泌的影响;操作者对舌黏膜施压不当可导致微循环血流改变。

③氧代谢监测

动脉血乳酸:血乳酸作为全身灌注与氧代谢的重要指标,它的升高反映了低灌注情况下无氧代谢的增加。研究表明血乳酸水平、持续时间与休克患者的预后密切相关,可作为组织灌注的良好指标。Arnold等研究发现,79%的高乳酸血症患者ScvO₂高于70%,提示即使ScvO₂达到正常,乳酸仍处于过高状态,故临床上高乳酸血症比ScvO₂更能反映组织灌注不足。

最近研究发现乳酸清除率较血乳酸水平敏感性和特异性更高。Nguye等研究结果显示,重症感染和感染性休克患者最初 6h 乳酸清除率与预后的关系,发现乳酸清除率越高,则住院病死率、28d 病死率、60d 病死率越低,说明乳酸清除率对评估预后具有较高的临床价值,早期乳酸清除率低是预后不良的独立预测因素。

混合静脉血氧饱和度(SvO_2)、中心静脉血氧饱和度($ScvO_2$):SvO_2 和 $ScvO_2$ 反映组织器官摄氧状态,在临床得到广泛应用。感染性休克患者由于 CO 增加,氧输送相应增加,但氧消耗也是明显增加,因此 SvO_2 降低。$ScvO_2$ 与 SvO_2 有一定的相关性,在临床上更具可操作性,两者均可反映组织灌注状态。大量的研究提示在休克复苏早期,特别是感染性休克复苏早期,中心静脉血氧饱和度($ScvO_2$)的降低是休克时组织灌注不足的重要表现,同时也是心排血量改变的重要诊断指标。目前有很多研究验证了 SSC(The Surviving Sepsis Campaign)所提出的以 $ScvO_2$ 为组织氧合目标在内的集束化治疗策略在临床中的真实疗效。2010 年发表的一项对于 SSC 实施以来的回顾性研究报告,结果显示实施 SSC 2 年以来感染性休克患者住院病死率由 37% 降至 30.8%。这是迄今为止,全球最大规模的关于国际感染性休克指南实施效果的临床研究。另一项关于感染性休克集束化治疗策略的荟萃分析发现,在所有集束化治疗策略中,$ScvO_2$ 为组织氧合目标的早期目标指导策略与血糖控制策略是改善感染性休克预后的独立危险因素。

$ScvO_2$ 降低对于休克复苏的意义已经被广泛接受。但在 2010 年和 2011 年 2 项对于 $ScvO_2$ 高于正常值的研究发现,感染性休克中 $ScvO_2$ 异于正常的升高往往提示预后不良。$ScvO_2$ 受氧输送、氧消耗及氧利用的三重调节,氧输送下降合并氧利用障碍等情况下,也可出现 $ScvO_2$ 高于 70%。严重感染和感染性休克的病理生理特征就是血流分布异常及分流增多,由于血流分布异常,即使氧输送充足时也可以因组织氧利用障碍导致 $ScvO_2$ 高于 70%。研究证实,部分 $ScvO_2$ 高于 70% 的患者仍然存在组织缺氧,此时仍需要液体复苏来提高氧输送,进而改善组织缺氧。

组织血氧饱和度(tissue oxygen saturation,StO_2):StO_2 可以反映全身性感染患者局部组织氧代谢状况。Leone 等回顾分析 42 例感染性休克患者,发现病死组在早期复苏后的 StO_2 显著低于存活组,经早期复苏后 StO_2 低于 78% 与 28d 病死率相关。Vincent 等在 Intensive Care Medicine 上发表的一篇前瞻性临床研究结果显示,全身性感染中休克患者 StO_2 斜率明显低于非休克组。而 2009 年 Critical Care 的一项研究也发现,与健康志愿者相比,感染性休克患者的 StO_2 斜率更低,而且还与大循环(心排血量)、微循环(前臂皮肤血流激光多普勒)、氧代谢指标(乳酸)相关。Jaume Mesquida 等研究发现,在感染性休克患者中,StO_2 与 $ScvO_2$ 存在显著相关性,以 $StO_2 < 75\%$,可预测 $ScvO_2 < 70\%$ 的敏感性和特异性分别为 44% 和 93%。影响 StO_2 的因素很多,包括组织水肿程度、监测部位(鱼际肌 vs 前臂)探头大小等。此外,StO_2 的变化与肌肉活动相关,在镇静或机械通气条件下,由于肌肉活动减少,导致 StO_2 下降。因此,我们应该将疾病类型、病程阶段等与 StO_2 结合起来综合判断病情,单一的数据并不能提供可靠的信息。

动静脉二氧化碳分压差(central venous-arterial carbon dioxide or mixed venous-arterial carbon dioxide,$Pcv\text{-}a\,CO_2$):$Pcv\text{-}a\,CO_2$ 代表血液流经组织时细胞有氧代谢所产生的二氧化碳分压,其正常值 $\leqslant 5mmHg$。$Pcv\text{-}a\,CO_2$ 增加提示组织低灌注而无法进行充分有效的有氧代谢。现已有较多的研究证实 $Pcv\text{-}a\,CO_2$ 可作为 EGDT 的目标值,补充 $ScvO_2$ 来用于指导复苏的目标,排除高 $ScvO_2$ 水平,但实际患者仍存在氧供不足的现象,从而避免过早地终止复苏,导致复苏不充分,影响患者预后。

胃黏膜 pH 和胃肠道黏膜内 CO_2 分压($PgCO_2$):全身性感染患者胃肠道缺血发生最早,而复苏后血流恢复最迟。这些改变可以通过胃肠道黏膜 pH 和 $PgCO_2$ 来反映。

舌下黏膜二氧化碳分压(sublingual capnometry,$PslCO_2$):$PslCO_2$ 通过张力法来测定,测定原理同 pHi。Povoas 等研究指出,$PslCO_2$ 改变与组织氧合状态具有良好的相关性,随着休克的加重,$PslCO_2$ 升高,休克纠正,$PslCO_2$ 下降至正常,并且还发现 $PslCO_2$ 与动脉血乳酸变化呈现高度一致性,与舌下血流量、内脏血流量及胃黏膜 pH 具有密切相关性。因此,连续性监测 $PslCO_2$ 可作为组织低灌注的早期诊断指标,并对休克复苏具有指导意义。

(3)治疗:对于严重感染及感染性休克的治疗,除了积极有效的血流动力学支持外,还需要联合其他有效的治疗,形成一个联合治疗的套餐,称之为"严重感染的集束化治疗(sepsis bundle)"。尽早达到集束化治疗的目标,可以明显改善严重感染和感染性休克患者的预后。2008 年 SSC(Surviving

Sepsis Compa,SSC)指南把感染的集束化治疗分为6h复苏集束化治疗（6h resuscitation bundle）和24h管理集束化治疗（24h management bundle）。6h复苏集束化治疗包括早期血清乳酸水平测定；抗生素使用前留取病原学标本；急诊在3h内、ICU在1h内开始广谱抗生素的治疗；如果有低血压或血乳酸＞4mmol/L，立即给予目标指导的液体复苏（EGDT），目标是中心静脉压（CVP）≥8mmHg，维持平均动脉血压≥65mmHg，中心静脉血氧饱和度（ScvO₂）≥70%。如低血压不能纠正，加用血管活性药物；如果ScvO₂没达标可输注浓缩红细胞。24h管理集束化治疗包括小剂量糖皮质激素的应用，仅限于经充分的液体复苏和血管活性药物的应用仍存在循环不稳定的患者；积极控制血糖＜8.3mmol/L（150mg/dl）；保护性通气，平台压＜30cmH₂O。而2012年SSC指南则更新了严重感染的集束化治疗方案，推荐对严重感染诱导的休克进行程序化复苏，包括严重感染初始复苏的集束化治疗（sepsis resuscitation bundle）和感染性休克集束化治疗（septic shock bundle）。严重感染初始复苏的集束化治疗是在确认为严重感染和感染性休克时即启动，3h内需要完成血乳酸测定；应用抗生素前获得血培养标本；尽量提前广谱抗生素给药时间；在低血压和（或）乳酸＞4mmol/L时，至少输注30ml/kg晶体溶液（或相当的胶体液）。感染性休克集束化治疗（septic shock bundle）是对感染性休克患者在6h内启动和完成的治疗，包括低血压对初始液体复苏无反应者，应用缩血管药维持MAP≥65mmHg；在容量复苏后仍持续动脉低血压（感染性休克）和（或）初始血乳酸＞4mmol/L（36mg/dl）；达到CVP≥8mmHg，ScvO₂≥70%。指南强调一旦发现存在低灌注，应尽快启动初始复苏流程，不应延迟到入住ICU后才启动。

复苏的最初6h目标包括中心静脉压（CVP）8～12mmHg；平均动脉压≥65mmHg；尿量≥0.5ml/(kg·h)；ScvO₂≥70%或SvO₂≥65%。若液体复苏后CVP达8～12mmHg，而ScvO₂＜70%或SvO₂＜65%，则应根据血红蛋白浓度，输注浓缩红细胞悬液使血细胞比容达到30%以上，和（或）输注多巴酚丁胺[最大剂量20μg/(kg·min)]以争取达到复苏目标。

①血清乳酸水平测定：严重感染和感染性休克的本质是组织缺氧，纠正组织缺氧是改善预后的关键。在血流动力学监测指标改变之前，组织低灌注与缺氧就已经存在，乳酸水平已经升高。研究表明，动态监测血乳酸和乳酸清除率，有助于早期诊断，有利于严重感染和感染性休克的及早治疗。2012年指南提议对存在乳酸水平升高为标志的组织低灌注者，复苏目标为尽快达到乳酸正常。

②感染相关内容：2012年SSC指南提议采用或探讨选择性口咽部去定植（selective oropharyngeal decontamination,SOD）和选择性消化道去定植（selective digestive decontamination,SDD）以减少呼吸机相关性肺炎（ventilator-associated pneumonia,VAP）。有研究显示，在ICU人群，标准治疗的28d病死率为27.5%，而SDD组和SOD组分别下降3.5%和2.9%。

早期有效的抗生素治疗能够明显降低严重感染和感染性休克患者的病死率。严重感染无休克者及感染性休克者在确认后1h内开始静脉应用抗生素，并且要立即留取病原学标本。早期经验性使用抗生素要尽可能选择广谱的，应能覆盖所有可能的致病菌，然后根据微生物培养结果，结合临床疗效，选择窄谱抗生素进行降阶梯治疗，以降低抗生素压力。如果未发现感染证据，且降钙素原低于感染折点，临床可以停用经验性抗生素治疗。

除了积极的抗生素治疗外，外科手术或介入清除感染灶也是关键的一步，包括引流脓肿、清除坏死组织等。2012年指南建议对一些需紧急处理的感染，如复杂皮肤软组织感染、腹膜腔感染、化脓性胆管炎、肠道梗死等要尽快寻找病因，并确定或排除诊断，必要时应在诊断后12h内行外科手术以便控制感染源。

③液体复苏：复苏液体包括晶体液和天然或人工合成的胶体液。严重感染和感染性休克时液体复苏采用胶体还是晶体一直存在争议。2008年指南建议胶体液和晶体液均可用作复苏液体，无证据表明何种液体更优越；晶体液容量分布大，达相同复苏终点所需液体量多，可能更容易导致组织水肿；与胶体液比较，晶体液更便宜。而对感染患者和外科术后患者晶体液和胶体液复苏的临床荟萃分析显示，尽管晶体液复苏所需的液体量明显高于胶体液，但胶体液和晶体液复苏对肺水肿发生率、住院时间和28d病死率无明显影响。因此，2012年指南指出对于严重感染的初始复苏用晶体液进行；对严重感染诱导组织低灌注怀疑低血容量患者，初始液体治疗以输注晶体液≥1000ml开始（最初4～6h至少30ml/kg），部分患者可能需更快和更大量

输液;只要血流动力学改善,就继续采用分次递增方法进行液体负荷试验。

2011 年发表的 2 篇评价白蛋白在全身性感染患者液体复苏效果的研究,结果表明白蛋白的复苏效果优于其他液体。一项研究是对 SAFE study 中的严重感染患者作为总结,共入选 1 218 例患者(人血白蛋白组 603 例,生理盐水组 615 例),评估应用清白蛋白或生理盐水对随机分配的严重脓毒症患者进行液体复苏的效果。结果显示,人血白蛋白组和生理盐水组 28d 病死率分别为 30.7% 和 35.3%($P=0.03$),提示应用人血白蛋白进行液体复苏可能会改善脓毒症患者的预后。而且,人血白蛋白组输注更少的液体,获得更低的心率,维持更高的 CVP。当然,人血白蛋白还可以提高血浆胶体渗透压,具有抗氧化能力,抑制炎症反应等。另外一项发表在 CCM 的研究,对人血白蛋白在全身性感染患者液体复苏进行荟萃分析,结果提示与使用其他类型液体复苏相比,使用人血白蛋白进行复苏的患者病死率降低。故在严重感染和感染性休克初始液体复苏组合中可加入人血白蛋白。近年来,有研究将聚乙二醇(PEG)与人血白蛋白进行化学结合生成 PEG 蛋白,延长了人血白蛋白的半衰期、降低了人血白蛋白的免疫反应,增加了人血白蛋白的水溶性和耐热性。PEG 蛋白目前还处于动物实验研究阶段,是一个很有前景的理想复苏液体,能够有效改善血浆黏滞度,从而发挥保护微血管的功能,甚至能够减少红细胞的输注。

由于第一代和第二代羟乙基淀粉对肾损伤作用较为明显,因此 2012 年指南指出,复苏时不用分子量＞200kd 和(或)摩尔取代其＞0.4 的羟乙基淀粉。对于血液制品的使用,指南建议一旦消除组织低灌注,且没有进一步改善疾病状况时,如心肌缺血(或其他相关心脏病)、严重缺氧、急性出血或乳酸性酸中毒,有必要输注红细胞悬液使血红蛋白≥70g/L。

④血管活性药物的使用:对改善血流动力学状态、恢复器官组织灌注、逆转器官功能损害起着重要的作用。血容量恢复正常或前负荷基本恢复是血管活性药物应用的前提。一般认为,经积极液体复苏,而平均动脉压仍然低于 65mmHg 时,需要应用血管活性药物。然而,当感染性休克出现威胁生命的低血压时,在积极液体复苏的同时,往往需要早期应用血管活性药物,以维持重要脏器的灌注。去甲肾上腺素和多巴胺是最常使用的药物,其他还有血管加压素和多巴酚丁胺、肾上腺素等。

缩血管药物:去甲肾上腺素是临床最常用的儿茶酚胺类血管活性药,其对 α 受体有很强的兴奋作用,对 β 受体也具有一定的激动作用,表现为强烈的血管收缩和一定的正性肌力作用。由于其能提高休克状态下的动脉血压水平,维持组织灌注,且较少发生心律失常等不良反应,故是感染性休克的首选缩血管药物。感染性休克患者外周血管阻力降低,应用去甲肾上腺素可明显提高血压,在保证心脏和脑等重要器官灌注的同时,能改善其他内脏血流灌注。近年来研究证实,在感染性休克中,去甲肾上腺素对肾功能具有保护作用,其可改善感染性休克患者血流动力学状态,并明显增加尿量,改善肾功能。去甲肾上腺素可以增加心脏后负荷,但最近陆续有一些动物实验和临床研究,则通过一系列动态或静态血流动力学指标和心脏超声检查结果证实,去甲肾上腺素能够显著增加静脉回流和心脏前负荷效应。去甲肾上腺素必须由中心静脉导管给药。如外周静脉输注,一旦渗漏皮下,可能引起皮肤组织坏死。

多巴胺激动多巴胺能与肾上腺素能 α 受体和 β 受体,效应具有剂量依赖性。小剂量[＜5μg/(kg·min)]多巴胺作用于多巴胺受体,具有轻度的扩张血管作用。既往观点认为,小剂量多巴胺具有肾保护作用。但近来研究证实多巴胺的肾保护作用并不确切。在动物和临床试验中,小剂量多巴胺仅仅增加尿量,并不增加肌酐清除率,对急性肾衰竭无预防作用。因此,危重病患者不推荐应用小剂量多巴胺进行肾保护。中等剂量[5～10μg/(kg·min)]激动 β_1 受体为主,表现为心脏的正性肌力作用,可以增加心肌收缩力和心率,从而增加心肌的做功与氧耗。大剂量多巴胺[10～20μg/(kg·min)]则以 α_1 受体兴奋为主,表现为强烈的血管收缩。有研究显示感染性休克和低血容量性休克亚组,多巴胺和去甲肾上腺素 28d 病死率无差异,而心源性休克组多巴胺 28d 病死率显著高于去甲肾上腺素组,提示多巴胺的心脏负性事件发生率高于去甲肾上腺素,可增加心血管不良事件。

血管加压素是一种非肾上腺素能样的周围血管收缩药,是 V 受体激动药,休克患者常存在血管加压素不足和受体数量下调。血管加压素能有效升高平均动脉压和每搏量,降低心率、中心静脉压、平均肺动脉压及其他血管活性药的需要量,并特异性表现为收缩出球小动脉效应大于收缩入球小动脉效应,从而增加尿量,改善肾功能。由于血管加压素与儿茶酚胺类血管活性药物的作用机制不同,联合应用时可减少后者用量。因此,对于液体复苏和其他血管活性药物治疗效果不佳的感染性休克患者,可考虑加用血管加压素。2008年新英格兰杂志上发表了血管加压素与去甲肾上腺素在感染性休克中治疗作用比较的多中心、随机、对照研究(VASST试验),结果显示小剂量血管加压素联合儿茶酚胺类缩血管药物用于感染性休克,和单纯使用儿茶酚胺类缩血管药物的病死率比较,未有显著性差异。但是VASST小组后续发表的文章比较了小剂量血管加压素与去甲肾上腺素在伴有急性肾功能不全的感染性休克患者中的作用,结果显示,与去甲肾上腺素组比较,血管加压素组不但可以减缓急性肾衰竭的进展,而且显著降低28d和90d的病死率。因此,对于伴有急性肾功能不全的感染性休克患者,联合应用小剂量血管加压素较单纯应用去甲肾上腺素更具有优势。有研究还显示,对感染、全身性炎症反应或心脏手术后需要去甲肾上腺素维持血压的分布性休克患者联合应用血管加压素,不但可以维持患者的心血管功能,还可以减少去甲肾上腺素的用量。但总的来说,目前还是需要更多的临床试验加以验证。

2012年SSC指南建议对需要更多缩血管药物才能维持血压的患者可加用肾上腺素治疗。

正性肌力药物:多巴酚丁胺可以增加每搏量、心排血量,具有剂量依赖性,心肌收缩力和心排血量增加的同时可以使外周阻力下降,这更有利于心肌氧供需平衡的维持和心脏功能的恢复。当心脏充盈压升高并低心排血量,或已达到充分血容量和足够平均动脉压时仍有低灌注征象时,提示存在心肌功能障碍。2012年指南建议对存在心肌功能障碍时,输注多巴酚丁胺,或已使用缩血管药时加用多巴酚丁胺。

扩血管药物:硝酸甘油与其他的硝酸盐类药物一样,经过细胞内代谢可以生成一氧化氮(NO),介导血管舒张作用。其主要扩张静脉和微小动脉,降低肺动脉压、恢复组织灌注。但是研究表明在扩容稳定后,硝酸甘油并不能改善微循环,甚至对存活率有负性作用。因此,对于其是否可以改善微循环灌注,仍然有争议。

⑤糖皮质激素:用于治疗严重感染及感染性休克一直存在争议。研究表明,大剂量糖皮质激素治疗感染性休克会增加病死率及消化道出血发生率,提示大剂量糖皮质激素治疗感染性休克往往弊大于利。之前的研究显示,小剂量糖皮质激素可改善感染性休克患者的预后。但是在欧洲9个国家52家医学中心进行的CORTICUS研究显示,氢化可的松(50mg,每6小时1次,共5d,继而在之后的6d内逐渐减量至停药)并不能降低感染性休克患者的病死率,而糖皮质激素治疗会增加二重感染、新发全身性感染和感染性休克的发生率。2012年SSC指南建议:对感染性休克成人患者,若充分液体复苏和血管活性药物治疗可恢复血流动力学稳定,不应用糖皮质激素治疗;若经上述治疗不能维持循环功能稳定,则建议给予氢化可的松200mg/d静脉持续输注,并不建议采用ACTH刺激实验;感染性休克患者建议采用氢化可的松,而不用其他类型的糖皮质激素。

⑥积极控制血糖:多项研究表明,严格控制血糖可以改善重症患者的预后,但是对于是否也能有效降低严重感染患者的病死率,目前缺乏循证医学证明。但作为一项操作简便、易于临床推广应用的措施,控制血糖仍在严重感染患者中推荐应用。2012年SSC指南建议对严重感染的ICU患者进行程序化的血糖管理,当连续2次血糖水平>180mg/dl开始使用胰岛素,确定上限目标血糖≤9.99mmol/L（180mg/dl）,而非≤6.1mmol/L（110mg/dl）。

⑦机械通气:感染性休克时大量炎症介质的产生造成毛细血管弥漫性损伤,通透性增加,血管内液体进入组织间隙,导致有效循环血量的进一步减少,并且加重组织水肿,引起急性呼吸窘迫综合征（Acute respiratory distress syndrome,ARDS）。此时,患者因呼吸窘迫、进行性低氧血症往往需要机械通气来维持呼吸功能。2012年SSC指南建议对ARDS患者的潮气量目标是6ml/kg,但根据患者的呼吸驱动和需求、兼顾平台压前提下可有例外;建议对ARDS患者测量平台压,机械通气患者平台压上限目标为≤30cmH$_2$O(在正常肺外顺应性时);对更严重ARDS者,在给定FiO$_2$下给于更高水平的PEEP;对严重的顽固性低氧血症患者采用肺复张手法;对严重ARDS的患者、实施肺复张后PaO$_2$/FiO$_2$仍然<100时,采用俯卧位通气。

⑧其他支持治疗:如果严重感染的患者血流动力学不稳定、有急性肾损伤（acute kidney injury,AKI）(表现为无尿或少尿),可采用连续肾替代、而非间断血液透析,以便易化液体平衡的管理。严重

感染/感染性休克具有出血风险者,应用 H_2 受体阻滞药 或 PPI 进行应激性溃疡预防。

2. 过敏性休克(anaphylactic shock)　是外界某些特异性过敏原作用于致敏个体而产生的 IgE 介导的以急性周围循环灌注不足及呼吸功能障碍为主的全身性变态反应。过敏性休克的临床表现和严重程度与机体的反应性、抗原进入量及途径有关。通常都突然发生且很剧烈,若不及时处理,常可危及生命。引起过敏性休克的物质很多,最常见的是青霉素,其他还包括异种血清、毒液、局部麻醉药、化学性药物等。

(1)临床表现:多数发病急骤,多发生于注射、口服、吸入及体表接触过敏原 5min 内,少数患者症状起于 30min 甚至数小时以后,极少数患者在连续用药的过程中才出现。

①皮肤黏膜表现:是过敏性休克最早且最常出现的症状,包括皮肤潮红、手口眼甚至全身皮肤瘙痒或麻木,继以广泛的荨麻疹和(或)血管神经性水肿。

②呼吸道阻塞症状:是最主要的死亡原因。由于气道水肿、分泌物增加,加上喉和(或)支气管痉挛、肺水肿,患者出现胸闷、气促、喘憋、呼吸困难,可因窒息而死亡。

③循环衰竭症状:由于周围血管扩张导致有效循环血容量不足,表现为面色苍白、大汗、脉快而微弱,然后发展为四肢厥冷、发绀、血压迅速下降,脉搏消失,乃至测不到血压,最终导致心搏停止。少数原有冠状动脉粥样硬化的患者可并发心肌梗死。

④中枢神经系统症状:往往先出现恐惧感,烦躁不安和晕厥,随着脑缺氧和脑水肿的加剧出现抽搐、昏迷等。

⑤其他过敏症状:常见的有刺激性咳嗽、恶心、呕吐、腹痛、腹泻、发热等。

(2)诊断:患者有过敏史,接触过敏原后出现休克的临床表现;常伴有皮肤、呼吸系统及心血管功能障碍的症状及体症。而且,过敏性休克是临床诊断,需立即采取治疗措施,无须等待辅助检查。

(3)监测:休克严重者,密切监测呼吸、心率、血压,同时注意神志变化。

(4)治疗:一旦诊断,就应立即给予积极处理。

①立即停止使用或清除可疑的过敏原或致病药物。如由于皮试引起者,可立即应用止血带结扎注射部位上臂,并给予 0.1% 肾上腺素局部皮内注射。

②平卧,吸氧,保持呼吸道畅通,注意保暖,就地抢救,不宜搬动。

③肾上腺素是过敏性休克首选特效药物。肾上腺素能激动 α 受体和 β 受体。对 α 受体兴奋,可使皮肤、黏膜血管及内脏小血管收缩。作用 β_1 受体,增强心肌收缩力,扩张冠状血管。作用 β_2 受体,松弛支气管平滑肌,并抑制肥大细胞释放过敏性物质(如组胺等),还可使支气管黏膜血管收缩,降低毛细血管的通透性,有利于消除支气管黏膜水肿。立即给予 0.1% 肾上腺素 0.5~1.0ml,皮下注射或肌内注射。因肾上腺素易致心律失常,故过敏性休克发生时,一般不主张用没有稀释的肾上腺素直接静脉注射(抢救心搏呼吸骤停患者时除外)。

④糖皮质激素:若休克持续不见好转,应及早静脉注射地塞米松或氢化可的松。

⑤抗组胺药:H_1 阻滞药(如苯海拉明、异丙嗪)能降低血管通透性,H_2 阻滞药(雷尼替丁)具有对抗炎性介质损伤的作用。

⑥改善有效循环血容量:由于血管通透性增高,血管内容量在 10min 内可丢失 50%,因此,在 5min 内应快速输注生理盐水,5~10ml/kg(250~500ml),成年人首日补液量一般可达 4 000ml。

⑦血管活性药物:对于血压下降明显的患者,在维持呼吸功能稳定的同时,可使用缩血管药物。药物主要用于休克早期,对提高动脉压,增加冠状动脉供血,以及维护全身重要器官的血流量均有一定作用。

⑧其他紧急处理:有窒息者,气管内插管进行人工呼吸,如喉头水肿明显,可给予环甲膜穿刺。心搏骤停者给予心肺复苏等。

⑨用药切忌过多过滥:由于处于过敏性休克时,患者的过敏阈值甚低,可能使一些原来不过敏的药物转为过敏原。故治疗过敏性休克时用药切忌过多过滥。

3. 梗阻性休克　基本机制是心脏或心脏以外的原因导致心脏的主要通道受阻,回心血量降低,相对血容量不足而引起的休克症状。氧代谢的特征是心排血量减少引起氧输送减少,导致组织缺血缺氧。

(1)临床表现:根据梗阻部位不同分为心内梗阻性休克和心外梗阻性休克。心内梗阻性休克包括心瓣膜狭窄、乳头肌功能不全或断裂、室间隔窗孔、左心房黏液瘤或血栓等;心外梗阻性休克常见于腔静脉梗阻、心包缩窄或心脏压塞、肺栓塞、主动脉夹层动脉瘤、张力性气胸等。

患者有胸闷、烦躁不安、面色苍白、呼吸困难、皮肤湿冷甚至意识丧失,典型体征为血压突然下降、颈静脉怒张、心音低弱;张力性气胸者可有突发胸痛、呼吸困难或刺激性咳嗽,患侧胸部叩诊鼓音,听诊患侧呼吸音消失,纵隔向健侧移位等;急性肺栓塞可有呼吸困难、胸痛、咳嗽、咯血;心瓣膜狭窄可以在心脏瓣膜听诊区听到相应的杂音。

(2)监测

①一般临床监测:精神状态、皮肤温度和色泽、血压、心率、尿量等。

②血流动力学监测:监测左心室前负荷的主要参数肺动脉嵌顿压(PAWP)、中心静脉压(CVP)等,尽可能使其接近理想的范围。血流动力学特征是心排血量减少,体循环阻力(代偿性)增加,前负荷或充盈压随病因而不同。

③凝血功能及 D-二聚体监测:D-二聚体监测可作为肺栓塞的阴性预测指标,D-二聚体<500ng/ml 可以排除肺栓塞。凝血功能监测可指导抗凝血治疗。

④超声、X 线检查:B 超可了解心包积液的情况,有助于观察心包积液量的变化。X 线胸片是诊断气胸最可靠的方法,还可了解肺萎陷的程度。其对疑诊急性肺栓塞和鉴别其他胸部疾病有很大帮助,但仅凭 X 线不能确诊或排除肺栓塞。

(3)治疗

①立即解除导致梗阻的原因:多需采用外科或介入方式,如心包穿刺引流、剖胸探查、胸腔穿刺/引流、肺栓塞溶栓治疗等。

②快速的液体复苏与血管活性药物使用:可暂时代偿心室充盈量和心排血量的降低。

(王 玺 陈德昌)

第二节 重症心血管的 ICU 处理

一、急性冠状动脉综合征及心肌梗死

急性冠状动脉综合征(acute coronary syndrome,ACS)是指因冠状动脉血流突然受阻而发生的急性心肌缺血发作的现象,包括不稳定心绞痛、急性非 ST 段抬高心肌梗死(non-ST segment elevation myocardial infarction,NSTEMI)、急性 ST 段抬高心肌梗死(ST segment elevation myocardial infarction,STEMI)。

(一)流行病学

与西方国家相比,我国急性冠状动脉综合征的发病率和病死率处于世界较低水平,但呈快速增长趋势。据卫生部全国卫生统计年报资料显示,2004年中国城市居民冠心病死亡率为 46.27/10 万人,占所有心脏病死亡的 48%。在急性急冠状动脉综合征中,冠心病猝死是最为严重的类型。

(二)病因及发病机制

大多数急性冠状动脉综合征的病理表现为不同程度的动脉粥样硬化病变(多数不稳定,伴有斑块破裂或溃疡),伴有不同程度的血栓形成导致冠状动脉管腔严重狭窄甚至完全闭塞,从而导致心肌细胞缺血、损伤或坏死,以及再灌注损伤与心肌坏死的修复。还有少部分具有其他病理基础,如冠状动脉的炎症(如梅毒、多发性大动脉炎、系统性红斑狼疮等)、冠状动脉自发性夹层及冠状动脉痉挛。

(三)临床表现

心绞痛常表现为胸骨后或心前区疼痛,时间在 5~15min,急性心肌梗死疼痛刀绞样、压榨性,时间持续更久。诱因常为饱餐或情绪激动。

(四)心肌梗死新的定义、分型

1. 定义 单纯做出急性心肌梗死的诊断是不够的,还要确定梗死的范围、左心室的功能、冠状动脉病变的严重程度,从而预测患者的转归。2007、2012 年 ACC、AHA、ESC 及世界心脏联盟(WHF)制定了"心肌梗死全球统一定义"的专家联合共识。

心肌梗死定义为:心脏生物标记物(最好是肌钙蛋白)增高或增高后降低,至少有 1 次数值超过正常上限,并有以下至少 1 项心肌缺血的证据。①心肌缺血临床症状;②心电图出现新的心肌缺血变化,即新的 ST 段改变或左束支传导阻滞(按心电图是否有 ST 段抬高,分为急性 ST 段抬高型心肌梗死 STEMI 和非 STEMI);③心电图出现病理性 Q 波;④影像学证据显示新的心肌活力丧失或区域性室壁运动异常;⑤造影或尸检证实冠状动脉血栓形成。

2. 分型

1 型:由原发冠状动脉事件(如斑块侵蚀/破裂、裂隙或夹层)引起的与缺血相关的自发性心肌梗死。

2型：继发于氧耗增加或氧供减少（如冠状动脉痉挛、冠状动脉栓塞、贫血、心律失常、高血压或低血压）导致缺血的心肌梗死。

3型：突发心源性死亡（包括心脏停搏），通常伴有心肌缺血的症状，伴随新发 ST 段抬高或新发 LBBB，和（或）经冠状动脉造影或尸检证实的新发血栓证据，但死亡常发生在获取血标本或心脏标记物升高之前。

4a 型：与经皮冠状动脉介入治疗（PCI）相关的心肌梗死。

4b 型：尸检或冠状动脉造影证实与支架血栓相关的心肌梗死。

5型：与冠状动脉旁路移植术（CABG）相关的心肌梗死。

3. 实验室评估

(1)心电图：对疑似 ACS 患者，应在到达急诊室后 10min 内完成心电图检查（下壁心肌梗死时需加做 $V_3R \sim V_5R$ 和 $V_7 \sim V_9$）。如早期心电图不能确诊时，需 5～10min 重复测定。T 波高尖可出现在 STEMI 超急性期。左束支传导阻滞患者发生心肌梗死时，心电图诊断困难，需结合临床情况仔细判断。

(2)血清生化标记物：肌钙蛋白是诊断心肌坏死最特异和敏感的首选标记物，AMI 症状发生后 2～4h 开始升高，10～24h 达到峰值。首次 STEMI 后肌钙蛋白将持续升高一段时间（7～14d），CKMB 适于诊断再发心肌梗死。CK-MB 峰值前移（14h 以内）可判定冠状动脉再通。由于磷酸肌酸激酶（CK）广泛分布于骨骼肌，缺乏特异性，因此不再推荐用于诊断 AMI。天冬氨酸氨基转移酶、乳酸脱氢酶和乳酸脱氢酶同工酶对诊断 AMI 特异性差，也不再推荐用于诊断 AMI。肌红蛋白测定有助于早期诊断，但特异性较差。

(3)影像学检查：二维超声心动图有助于对急性胸痛患者的鉴别诊断和危险分层。但心肌缺血和陈旧性心肌梗死可有局部室壁运动障碍，应根据病史、临床症状和心电图等做出综合判断。

4. 鉴别诊断　急性心肌梗死的胸痛应与主动脉夹层、心包炎、急性肺动脉栓塞、气胸和消化道疾病等引起的胸痛相鉴别。向背部放射的严重撕裂样疼痛伴有呼吸困难或晕厥，但无 AMI 心电图变化者，应警惕主动脉夹层，后者也可延伸至心包，导致心脏压塞或冠状动脉开口撕裂。急性肺栓塞常表现为突发呼吸困难，可伴胸痛、咯血及严重低氧血症，心电图、D-二聚体检测及螺旋 CT 有助于鉴别。急性心包炎表现胸膜刺激性疼痛，向肩部放射，前倾坐位时减轻，可闻及心包摩擦音，心电图表现除 aVR 导联外的其余导联 T 段呈弓背向下型抬高，无镜像改变。

(五)治疗

1. 住院后初始处理　所有 ACS 患者到院后应立即给予吸氧和心电图、血压和血氧饱和度监测，对血流动力学稳定且无并发症的患者可根据病情卧床休息 1～3d。剧烈胸痛给予有效镇痛药，例如静脉注射吗啡 3mg，必要时 5min 重复 1 次，总量不宜超过 15mg。吗啡的不良反应有恶心、呕吐、低血压和呼吸抑制。一旦出现呼吸抑制，可每隔 3min 静脉注射纳洛酮 0.4mg（最多 3 次）拮抗。

2. 溶栓治疗　对 STEMI 患者，溶栓治疗具有快速、简便、经济、易操作的特点，特别当因各种原因使就诊至血管开通时间延长致获益降低时，静脉溶栓仍然是较好的选择。

(1)适应证：发病 12h 以内到不具备急诊 PCI 治疗条件的医院就诊、不能迅速转运、无溶栓禁忌证的 STEMI 患者均应进行溶栓治疗（Ⅰ，A）；患者就诊早（发病≤3h）而不能及时进行介入治疗者（Ⅰ，A），或虽具备急诊 PCI 治疗条件，但就诊至球囊扩张时间与就诊至溶栓开始时间相差>60 min，且就诊至球囊扩张时间>90min 者应优先考虑溶栓治疗（Ⅰ，B）；对再梗死患者，如果不能立即（症状发作后 60min 内）进行冠状动脉造影和 PCI，可给予溶栓治疗（Ⅱb，C）；对发病 12～24h 仍有进行性缺血性疼痛和至少 2 个胸导联或肢体导联 ST 段抬高>0.1mV 的患者，若无急诊 PCI 条件，在经过选择的患者也可溶栓治疗（Ⅱa，B）；STEMI 患者症状发生在 24h，症状已缓解，不应采取溶栓治疗（Ⅲ，C）。

(2)禁忌证：既往任何时间脑出血病史；脑血管结构异常（如动静脉畸形）；颅内恶性肿瘤（原发或转移）；6 个月内缺血性卒中或短暂性脑缺血史（不包括 3h 内的缺血性卒中）；可疑主动脉夹层；活动性出血或者出血素质（不包括月经来潮）；3 个月内的严重头部闭合性创伤或面部创伤；慢性、严重、没有得到良好控制的高血压或目前血压严重控制不良（收缩压≥180mmHg 或者舒张压≥110mmHg）；痴呆或已知的其他颅内病变；创伤（3 周内）或者持续>10min 的心肺复苏，或者 3 周内进行过大手术；近期（4 周内）内脏出血；近期（2 周内）不能压迫止血部位的大血管穿刺；感染性心内膜炎；5d 至 2 年内曾应用过链激酶，或者既往有此类药物过敏史（不能重复使用链激酶）；妊娠；活动性消化性溃疡；目前正在应用抗凝血药［国际标准化比值（INR）水平越高，出血风险越大］。

（3）溶栓药选择

①非特异性纤溶酶原激活药：链激酶 150 万 U，60min 内静脉滴注；尿激酶 150 万 U 溶于 100ml 生理盐水，30min 内静脉滴注。溶栓结束后 12h 皮下注射普通肝素 7 500U 或低分子肝素，共 3～4d。

②特异性纤溶酶原激活药：最常用的为人重组组织型纤溶酶原激活药阿替普酶，其冠状动脉开通率优于链激酶，但半衰期短，需要同时使用肝素。全量给药法，首先静脉推注 15mg，随后 0.75mg/kg 在 30min 内持续静脉滴注（最大剂量不超过 50mg），继之 0.5mg/kg 于 60min 持续静脉滴注（最大剂量不超过 35mg）。半量给药法，50mg 溶于 50ml 专用溶剂，首先静脉推注 8mg，之后 42mg 于 90min 内滴完。近来研究表明，半量给药法血管开通率偏低。其他特异性纤溶酶原激活药还有瑞替普酶、兰替普酶和替奈普酶等。3 种纤维蛋白特异性溶栓药均需要联合肝素（48h），以防止再闭塞。

（4）溶栓血管再通的间接判定指标：60～90min 抬高的 ST 段至少回落 50%；TnT(I)峰值提前至发病 12h 内，CK-MB 酶峰提前到 14h 内；2h 内胸痛症状明显缓解；治疗后的 2～3h 出现再灌注心律失常，如加速性室性自主心律、房室传导阻滞（AVB）或束支传导阻滞突然改善或消失，或者下壁心肌梗死患者出现一过性窦性心动过缓、窦房传导阻滞伴或不伴低血压。上述 4 项中，心电图变化和心肌损伤标记物峰值前移最重要。

3. PCI 治疗 直接 PCI：如果即刻可行，且能及时进行（就诊-球囊扩张时间＜90 min），对症状发病 12h 内的 STEMI（包括正后壁心肌梗死）或伴有新出现或可能新出现左束支传导阻滞的患者应行直接 PCI（Ⅰ，A）。

4. 抗栓和抗心肌缺血治疗

（1）抗栓治疗

①抗血小板治疗：冠状动脉内斑块破裂诱发局部血栓形成，是导致 ACS 的主要原因。在急性血栓形成中血小板活化起着十分重要的作用，抗血小板治疗已成为 ACS 常规治疗。

药物包括阿司匹林、氯吡格雷和静脉 GPⅡb/Ⅲa 受体拮抗药。对于非 ST 段抬高 ACS，建议与

阿司匹林联合应用 9～12 个月（Ⅰ，A）。在首次或再次 PCI 之前或当时应尽快服用阿司匹林 300mg，氯吡格雷初始负荷量 300mg（拟直接 PCI 者最好 600mg）（Ⅰ，A），或替格瑞洛 180mg（Ⅰ，B），或普拉格雷 60mg（Ⅱa，B）。出院后，未置入支架患者，长服阿司匹林 75～100mg/d，氯吡格雷 75mg/d 至少 28d，条件允许者也可用至 1 年（Ⅱa，C）。因急性冠状动脉综合征接受支架置入（BMS 或 DES）的患者，术后使用氯吡格雷 75mg/d（Ⅰ，B）至少 12 个月。置入 DES 患者可考虑使用氯吡格雷 75mg/d（Ⅰ，B）15 个月以上（Ⅱb，C）。

②抗凝血治疗：凝血酶是使纤维蛋白原转变为纤维蛋白最终形成血栓的关键环节，因此抑制凝血酶至关重要。主张所有 STEMI 患者急性期均进行抗凝血治疗。

普通肝素。rt-PA 为选择性溶栓药，故必须与充分抗凝治疗相结合。溶栓前先静脉注射肝素 60U/kg（最大量 4 000U），继以 12U/（kg·h）（最大 1 000U/h），使 aPTT 值维持在对照值 1.5～2 倍（为 50～70s），至少应用 48h。尿激酶和链激酶均为非选择性溶栓药，对全身凝血系统影响很大，因此，溶栓期间不需要充分抗凝血治疗，溶栓后 6h 开始测定 aPTT，或活化凝血时间（ACT），待其恢复到对照时间 2 倍以内时开始予皮下肝素治疗。

低分子量肝素。由于其应用方便、不需监测凝血时间、肝素诱导的血小板减少症发生率低等优点，建议可用低分子量肝素代替普通肝素。

利伐沙班和达比加群。分别为最新的 Xa 拮抗药和直接凝血酶抑制药，应用后患者的出血风险更小。

（2）抗心肌缺血和其他治疗

①硝酸酯类：急性心肌梗死最初 24～48h 静脉滴注硝酸酯类药物用于缓解持续缺血性胸痛、控制高血压或减轻肺水肿。常用硝酸酯类药物包括硝酸甘油、硝酸异山梨酯和 5-单硝山梨醇酚。

②β 受体阻滞药：通过降低交感神经张力、减慢心率，降低体循环血压和减弱心肌收缩力，以减少心肌耗氧量和改善缺血区的氧供需失衡，缩小心肌梗死面积，减少复发性心肌缺血、再梗死、心室颤动及其他恶性心律失常。无禁忌证，尽早使用。

③血管紧张素转化酶抑制药（ACEI）或血管紧张素受体阻滞药（ARB）：主要通过影响心肌重构、减轻心室过度扩张而减少充盈性心力衰竭的发生，降低病死率。发病 24h 后，如无禁忌证，所有急性

心肌梗死患者均应给予 ACEI 长期治疗。

④他汀类药物：除调脂作用外,他汀类药物还具有抗炎、改善内皮功能、抑制血小板聚集的多效性,因此,所有无禁忌证的 ACS 患者入院后应尽早开始他汀类药物治疗,将低密度脂蛋白胆固醇水平控制在 2.07mmol/L(80mg/dl)以下。

5. CABG　STEMI 合并心源性休克不适宜 PCI 者,急诊 CABG 可降低病死率。机械性并发症(如心室游离壁破裂、乳头肌断裂、室间隔穿孔)引起心源性休克时,在急性期需行 CABG 和相应心脏手术治疗。

二、心律失常

心律失常(cardiac arrhythmia)指心律起源部位、心搏频率与节律以及冲动传导等任一项发生异常。恶性心律失常在危重症患者中的发生率很高。

(一)流行病学

恶性心律失常是导致猝死的重要原因,全球每年猝死人数为 900 万,平均生还率不到 1%。在心脏猝死中(cardiac sudden death,CSD),室性心动过速(ventricular tachycardia VT)约占 62%,心室颤动(ventricular fibrillation,VF)约占 8%,尖端扭转性室性心动过速约占 13%,缓慢性心律失常约占 17%。只有 2%～15% CSD 患者得到救治,其中 50% 除颤前已经死亡。尸检显示 90% 的 CSD 者存在冠状动脉疾病(CAD),在突然死亡事件前,> 50% 的 CSD 者无明显 CAD 的表现。

(二)发病机制

1. 快速性心律失常

(1)自律性增高：窦房结和异位起搏点的自律性增高,病理生理状态多发生于内源性或外源性儿茶酚胺增多、电解质紊乱(高血钙或低血钾)、缺血缺氧、机械性效应(如心脏扩大)和洋地黄药物。

(2)折返：是发生快速心律失常的常见机制。形成折返的条件①心脏的 2 个或多个部位的电生理的不均一性(即传导性和不应性的差异),这些部位相互连接,形成一个潜在的闭合环;②在环形通路的基础上一条通道内发生单向阻滞;③可传导通道传导缓慢,使最初阻滞的通道再兴奋,从而可完成一次折返的激动。

(3)触发活动：在某些情况下,如局部儿茶酚胺浓度增高、低血钾、高血钙、洋地黄中毒等,在心房、心室或希氏浦肯野组织能看到触发活动。这些因素导致细胞内钙积累,引起动作电位后的除极化,

称为后除极化。

2. 缓慢心律失常

(1)窦房结自律性受损：如因炎症、缺血、坏死或纤维化可导致窦房结功能衰竭引起窦性心动过缓,窦性停搏。

(2)传导阻滞：窦房结及心房病变,可引起窦房阻滞,房内传导阻滞;房室传导阻滞是由于房室结或房室束的传导功能降低,窦房结的兴奋性激动不能如期向下传导而引起,可分为生理性和病理性 2 种,病理性常见于风湿性心肌炎、CAD、白喉及其他感染、洋地黄中毒;生理性多为迷走神经兴奋性过高。

(三)辅助检查

1. 心电图

(1)体表心电图：临床上采用 12 导联心电图。由于记录时间短,不容易描记到短暂心律失常的图形,所以临床上常采用 P 波清楚地导联(Ⅱ、Ⅲ、aVF 和 V_1 导联)较长时间描记,便于捕捉心律失常。P 波不明显时,可试加大电压或加快纸速,做 P 波较明显导联的长记录。

(2)心电图监测：床边有线心电图监测,适用于危重患者;无线心电图监测,便于捕捉患者活动后心律失常;动态心电图,也称 Holter 心电图,连续记录 24h 或更长时间的心电图,解决了只靠普通心电图无法诊断的心律失常问题;电话心电图。

(3)信号平均心电图(signal averaged,ECG)：又称高分辨体表心电图(high resolution body surface,ECG),可能在体表记录到标志心室肌传导延缓所致局部心肌延迟除极的心室晚电位。

2. 心脏电生理　是有创性电生理检查。这种方法可以十分准确地反应心脏电活动的起源和激动的传导顺序,对于临床诊断困难或用其他方法无法发现的心律失常有着非常重要的诊断和鉴别诊断价值。

3. 运动试验　可能在心律失常发作间歇时诱发心律失常,因而有助于间歇发作心律失常的诊断。

(四)治疗

1. 室上性心动过速

(1)一般治疗：针对病因治疗,包括心力衰竭、心肌梗死、缺氧、电解质紊乱、药物中毒。可给予吸氧、镇静药及休息。

(2)急性发作的处理：阵发性室上性心动过速绝大多数为旁路参与的房室折返性心动过速及慢

快型房室交界区折返性心动过速,终止发作除可用刺激迷走神经的手法、药物、经食管快速心房起搏法、同步电复律法,射频消融已成为有效的根治办法。

(3)药物治疗

①腺苷或三磷腺苷静脉快速推注,往往在10~40s能终止心动过速。

②维拉帕米静脉注射。

③普罗帕酮缓慢静脉推注。如室上性心动过速终止则立即停止给药。维拉帕米、普罗帕酮都有负性肌力作用,也都有抑制传导系统功能的不良反应,故对有器质性心脏病、心功能不全、基本心律有缓慢型心律失常的患者应慎用。

④毛花苷C静脉注射,因起效慢,目前已少用。

⑤也可考虑地尔硫草或胺碘酮静脉使用,但终止阵发性室上性心动过速有效率不高。在用药过程中,要进行心电监护,当室上性心动过速终止或出现明显的心动过缓及(或)传导阻滞时应立即停止给药。

(4)同步电复律

①电复律前准备:急救药品、氧气、吸引器、气管插管、心电图机、背垫木板等。

②操作:患者仰卧(背垫木板),建立静脉通道,严密心电监护,选择以R波为主的心电示波导联。电极板上均匀涂上导电糊备用。完全清醒病人给予地西泮适度镇静。电极板分别放置在心尖和右胸第2肋间部位,务必使电极板紧贴胸壁避免有空隙。将除颤器充电,室上性心动过速100J左右(心房扑动50~100J,心房颤动100~150J,室性心动过速200J),若1次复律不成功可重复进行或稍增加电量,直至复律3次或电量达300J为止。按下"同步电复律"按钮,放电后立即观察示波心律,心脏听诊并做心电记录,测血压,呼吸,观察神志情况,直至完全清醒。

③并发症:转复后可能有心肌损害、窦性心动过缓、交界性逸搏及房性期前收缩;栓塞症(发生率<1%,故栓塞史者在复律前、后须抗凝血治疗);低血压。

(5)射频消融治疗:主要针对房室结双径和房室旁路折返,方法为房室旁路消融和房室结改良,房室结改良分慢径路消融或快径路消融2种方式。

2. 心房颤动

(1)控制心室率:永久性房颤一般需用药物控制心室率,以避免心率过快,减轻症状,保护心功

能。地高辛和β受体阻滞药是常用药物,必要时两药可以合用。

(2)心律转复及窦性心律维持:阵发性心房颤动多能自行转复。超过1年的持续性心房颤动者,心律转复成功率不高,即使转复也难以维持。

心房颤动心律转复有药物转复、电复律和射频消融3种方法。电复律见效快、成功率高。电复律后需用药物维持窦律者在复律前要进行药物准备,用胺碘酮者最好能在用完负荷量后行电复律。药物转复常用Ic及Ⅲ类抗心律失常药,包括胺碘酮、普罗帕酮、莫雷西嗪、索他洛尔等,一般用分次口服的方法。静脉给予普罗帕酮、依布利特、多非利特、胺碘酮终止心房颤动也有效。有器质性心脏病、心功能不全的患者首选胺碘酮。对于阵发性心房颤动及部分持续性心房颤动者或药物不能维持窦律的心房颤动可行导管射频消融。最近对肺静脉内心肌袖诱发心房颤动的重要性的认识,已经促进了导管消融治疗心房颤动技术的进展。包括肺静脉心房的电隔离和心房内碎裂电位的消融,前者又包括肺静脉的局灶消融、节段消融、肺静脉环的消融,即刻成功率94%~100%,多达48%的患者在数日内复发。

对于预激综合征经旁路前传的心房颤动或任何引起血压下降的心房颤动,立即施行电复律。无电复律条件者可静脉应用胺碘酮。

(3)心房颤动血栓栓塞并发症的预防:2012年ESC心房颤动指南提出CHA2DS2-VASc积分系统来预测卒中风险指导抗凝血治疗,包括慢性心功能不全(1分),高血压(1分),年龄(新指南从1分增加到2分),糖尿病(1分),卒中/TIA/血栓栓塞史(2分),血管疾病(1分),年龄65—74岁(1分),女性(1分),评分>2分应给予华法林抗凝血;阿司匹林无预防血栓作用,出血风险与华法林无差异。最新的抗凝血药有利伐沙班、达比加群。

3. 室性心律失常

(1)器质性心脏病基础的室性心动过速

①非持续性室性心动过速:主要针对病因和诱因,即治疗器质性心脏病和纠正如心力衰竭、电解质紊乱、洋地黄中毒等诱因,在此基础上,应用β受体阻滞药有助于改善症状和预后。对于上述治疗措施效果不佳且室速发作频繁、症状明显者可以按持续性室性心动过速用抗心律失常药预防或减少发作。

②持续性室性心动过速:发生于器质性心脏病

患者的持续性室性心动过速多预后不良,容易引起心脏性猝死。除了治疗基础心脏病,必须及时治疗室性心动过速本身。对室性心动过速的治疗包括终止发作和预防复发。

终止室性心动过速:有血流动力学障碍者立即同步电复律,情况紧急(如发生晕厥、多形性室性心动过速或恶化为心室颤动)可非同步转复。药物复律需静脉给药,胺碘酮静脉用药安全有效;利多卡因会加重心功能不全,其优点是半衰期短。心率在 200/min 以下的血流动力学稳定的单形室性心动过速可以置右心室临时起搏电极,抗心动过速起搏终止。

预防复发:可以排除急性心肌梗死、电解质紊乱或药物等可逆性或一过性因素所致的持续性室性心动过速是 ICD 的明确适应证。

(2)无器质性心脏病基础的室性心动过速:亦称特发性室性心动过速,发作时有,特征性心电图图形可分为:起源于右心室流出道(偶可起源于左心室流出道)的特发性室性心动过速和左心室特发性室性心动过速。药物治疗可分为以下两种情况:

①发作时的治疗。对起源于右心室流出道的特发性室性心动过速可选用维拉帕米、普罗帕酮、β受体阻滞药、腺苷或利多卡因。

②对左心室特发性室性心动过速,首选维拉帕米静脉注射。特发性室性心动过速可用射频消融根治,成功率很高。

(3)某些特殊类型的室性心动过速

①尖端扭转型室性心动过速:其发作常反复,也可能恶化为心室颤动。多见于 Q-T 延长者。Q-T 延长综合征可以是先天的,也可以是后天获得性的。临床多见获得性。

首先寻找并处理 Q-T 延长的原因,如血钾、镁浓度降低或药物等,停用一切可能引起或加重 Q-T 延长的药物。

采用药物终止心动过速时,首选硫酸镁,首剂 $2\sim5g$ 静脉注射($3\sim5min$),然后以 $2\sim20mg/min$ 速度静脉滴注。无效时,可试用利多卡因、美西律或苯妥英钠静脉注射。

上述治疗效果不佳者行心脏起搏,可以缩短 QT,消除心动过缓,预防心律失常进一步加重。

异丙肾上腺素能增快心率,缩短心室复极时间,有助于控制扭转型室性心动过速,但可能使部分室性心动过速恶化为心室颤动,使用时应小心,适用于获得性 Q-T 延长综合征、心动过缓所致扭转型室性心动过速而没有条件立即行心脏起搏者。

②Brugada 综合征:患者心电图表现为右束支阻滞并 $V_1\sim V_3$ ST 段抬高,或仅有 $V_1\sim V_3$ ST 段抬高,出现类似终末 R' 波,并有心室颤动发作史。ICD 能有效地预防心脏性猝死,在安置 ICD 后,可试用胺碘酮和(或)β受体阻滞药。

③极短联律间期的室性心动过速:维拉帕米能有效地终止并预防其发作,对反复发作的高危患者应安置 ICD。

④加速性室性自主心律:在急性心肌梗死,特别是再灌注治疗时,其发生率可达 80% 以上。这是一种良性异位心律,多为一过性。由于丧失了心房同步收缩功能,原有心功能不全的患者,症状可能加重。阿托品通过提高窦性心率、夺获心室可终止这种异位室性心律。

4. 特殊临床情况下快速心律失常

(1)心肌梗死心律失常的处理:急性心肌梗死由于缺血性心电不稳定可出现室性期前收缩、室性心动过速、心室颤动或出现加速性室性自主心律;由于泵衰竭或过度交感兴奋可引起窦性心动过速、房性期前收缩、心房颤动、心房扑动或室上性心动过速;由于缺血或自主神经反射可引起缓慢性心律失常(如窦性心动过缓)、房室或室内传导阻滞。

①急性心肌梗死伴室上性快速心律失常的治疗。

阵发性室上性心动过速的快速心室率增加心肌耗氧量,必须积极处理。可静脉应用维拉帕米、地尔硫䓬或美托洛尔。合并心力衰竭、低血压者可用电转复或食管心房起搏治疗。洋地黄制剂有效,但起效时间较慢。

合并心房颤动常见且与预后有关。如血流动力学不稳定,需迅速电转复治疗。血流动力学稳定的患者,以减慢心室率为首要。无心功能不全者,可用美托洛尔、维拉帕米、地尔硫䓬静脉注射,然后口服治疗;心功能不全者,首选洋地黄制剂。胺碘酮对终止心房颤动、减慢心室率及复律后维持窦性心律均有价值,可静脉用药并随后口服治疗。

②急性心肌梗死伴室性快速心律失常的治疗除针对疾病本身的治疗外建议如下

心室颤动、血流动力学不稳定的持续性多形室性心动过速应迅速非同步电转复,双向波能量 $120\sim200J$ 。

持续性单形室性心动过速,伴心绞痛、肺水肿、低血压($<90mmHg$)应尽早同步电转复。

持续性单形室性心动过速不伴上述情况可选用静脉利多卡因、胺碘酮、索他洛尔给药治疗。

频发室性期前收缩、室性期前收缩成对、非持续性室性心动过速可严密观察或胺碘酮或利多卡因治疗（<24h）。

（2）心力衰竭中心律失常的处理：心律失常的治疗必须在积极治疗心力衰竭及原发病、消除诱发因素及纠正电解质紊乱基础上进行。胺碘酮对降低心力衰竭猝死、改善生存有益，对心脏功能的抑制及促心律失常作用小，如无禁忌证，是严重心力衰竭患者室性或房性心律失常的可选治疗药物。

①伴有心力衰竭的房颤治疗。a. 心房颤动可见于约20％的心力衰竭患者中，伴死亡率增加。心力衰竭伴有永久心房颤动可给予洋地黄或β受体阻滞药控制心室率。b. 使阵发性心房颤动转复为窦性，对提高心功能，避免血栓栓塞及快速不规则心律均有利。胺碘酮可用于复律并维持窦性心律。c. 心力衰竭伴慢性心房颤动者并发脑卒中的发生率每年可达16％；如合并其他危险因素，发生率更高，必须同时抗凝血治疗。

②心力衰竭室性心律失常的治疗：a. 对于无症状非持续性室性心动过速，不主张积极抗心律失常药物治疗。b. 心室颤动、血流动力学不稳定的持续性室性心动过速应立即电转复；血流动力学稳定的持续性室性心动过速，首选胺碘酮，其次利多卡因，无效者电复律。c. 缺血性和非缺血性心肌病，左心室射血分数≤35％（NYHA Ⅱ～Ⅲ）为ICD置入的Ⅰ类指征。d. 心力衰竭中室性心动过速药物治疗选择时应注意，Ⅲ类钾通道阻滞药以胺碘酮为主，可降低心脏性猝死，对总死亡降低可能有益。

三、急性心力衰竭

心力衰竭（heart failure）是在心脏充盈压正常的情况下，由于心脏结构或功能的异常或损害，不能泵出足够的血液来满足机体代谢需要的病理生理状态；是由各种原因的初始心肌损害（如心肌梗死、心肌病、炎症、血流动力负荷过重等）引起心室充盈和射血能力受损，最后导致心室泵血功能减退，而引发的心血管急症，必须紧急救治。

（一）流行病学

美国过去10年中，因急性心力衰竭而急诊就医者达1000万例次。急性心力衰竭患者中有15％～20％为首诊心力衰竭，大部分则为原有的心力衰竭加重。所有引起慢性心力衰竭的疾病都可导致急性心力衰竭。随着慢性心力衰竭患者的逐渐增加，慢性心功能失代偿和急性心力衰竭发作，业已成为心力衰竭患者主要的住院原因，每年心力衰竭的总发病率为0.23％～0.27％。

（二）病因及发病机制

急性心力衰竭通常由一定的诱因引起急性血流动力学变化，发病机制包括急性心肌损伤和重塑、血流动力学障碍、交感神经和肾素-血管紧张素-醛固酮系统（RAAS）系统激活、心肾综合征、原有慢性心功能不全急性加重等。

急性左侧心力衰竭时急性发作或加重的左心功能异常导致心肌收缩力明显降低、心脏负荷加重，造成急性心排血量骤降、肺循环压力突然升高、周围循环阻力增加，引起肺循环充血而出现急性肺淤血、肺水肿并可伴组织器官灌注不足和心源性休克的临床综合征。急性右侧心力衰竭则是某些原因使右心室心肌收缩力急剧下降或右心室的前后负荷突然加重，从而引起右心排血量急剧减低的临床综合征。

1. 心源性急性心力衰竭　急性弥漫性心肌损害，如急性心肌梗死、急性重症心肌炎、围生期心肌病等；急性心脏后负荷过重，如高血压危象、原有瓣膜狭窄或左心室流出道梗阻、急性心律失常等；急性容量负荷过重，如新发心脏瓣膜反流、慢性心力衰竭急性失代偿等。

2. 非心源性急性心力衰竭　无心脏病患者由于高心排血量状态、快速大量输液、急性肺静脉压显著增高，引起急性肺水肿。

（三）临床表现

1. 急性左心衰竭　发病急剧，患者突然出现严重呼吸困难、端坐呼吸、烦躁不安，呼吸频率达30～40/min，频繁咳嗽，严重时咳白色泡沫状痰或粉红色泡沫痰。患者面色灰白、发绀、大汗、皮肤湿冷。心率增快、心尖部第一心音减弱、舒张期奔马律（S_3）、P_2亢进。双肺可出现湿啰音和哮鸣音。可靠的容量超载体征是颈静脉怒张，肺部啰音只反映心力衰竭进展迅速而不能说明容量超载的程度。

2. 急性右侧心力衰竭　多见于大面积右室心梗死、大面积肺栓塞、心瓣膜病变及大量快速静脉输血、输液。右心室梗死伴右侧心力衰竭典型者可出现低血压、颈静脉显著充盈和肺部呼吸音清晰"三联症"。大面积肺栓塞可表现为呼吸困难、发绀、皮肤湿冷、休克和晕厥伴颈静脉怒张、肝大、肺动脉瓣区杂音。

3. **心源性休克** 血压降低;心率增加、脉搏细弱;皮肤湿冷有汗;神志障碍;尿量显著减少;低氧血症和代谢性酸中毒;除外由于疼痛、缺氧、心律失常、低血容量血症等因素的影响。

(四)辅助检查

1. **心电图** 可提供急性心力衰竭病因诊断依据,如有无急性心肌缺血、心肌梗死和心律失常等。

2. **X线胸片** 急性心力衰竭患者可显示肺门血管影模糊、蝶形肺门、弥漫性肺内大片阴影等肺淤血征。

3. **超声心动图** 了解心脏结构和功能、心瓣膜状况、心包病变;测定左心室射血分数、检测心脏收缩和舒张功能室壁运动失调;间接测定肺动脉压、左右心室充盈。

4. **脑钠肽检测** 检查血浆 BNP 和 NT-proBNP,有助于急性心力衰竭快速诊断与鉴别,阴性预测值可排除 AHF,诊断急性心力衰竭的参考值:NT-proBNP<400pg/ml 或 BNP<100pg/ml,心力衰竭可能性小,阴性预测值为 90%;NT-proBNP>1 500pg/ml 或 BNP>400pg/ml,心力衰竭可能性大,阴性预测值为 90%。

5. **动脉血气检查** 评价氧合和肺通气功能,急性左侧心力衰竭常伴低氧血症,肺淤血可影响肺泡氧气交换。患者常有酸中毒,还应检测酸碱平衡状况。

6. **心肌坏死标记** 包括心肌肌钙蛋白 T 或肌钙蛋白 I、肌酸激酶、肌酸磷酸激酶同工酶,旨在评价心肌损伤严重程度。

7. **常规实验室检查** 心肌酶、血常规、电解质、肝功能、肾功能、动脉血气分析等。

8. **血流动力学监测**

(1)中心静脉压(CVP)监测:常作为一种临床简单、实用的容量指标。

(2)肺动脉导管(Swan-Ganz)的测定:能提供有价值的血流动力学信息,包括肺动脉嵌顿压(PAWP)、肺动脉压、热稀释法心排血量等。根据监测数据,可以辨别心源性休克是否合并绝对循环血容量不足,决定是否补液及补液量。

(3)脉搏指示持续心排血量监测(pulse indicator continuous cardiac output,PiCCO) PiCCO 采用热稀释法检测心排血量(cardiac output,CO)、全心舒张末期容积(GEDV)、胸腔内血容量(ITBV)、血管外肺水(EVLW)、全心射血分数(GEF)、心排血量指数(CFI),以及持续心排血量(PiCCO)、每搏量变异度(stroke volume variation,SVV)、脉压变异率(pulse pressure variation,PPV)、全身血管阻力(systemic vascular resistance,SVR)等。而 ITBV 已被许多学者证明是一项肺动脉嵌压(pulmonary artery obstruction pressure,PAOP)、中心静脉压(CVP)更能准确反映心脏前负荷的指标。PICCO 能实时、动态反映机械通气状态下患者液体复苏时机体的容量反应性,可作为指导液体治疗的指标。

(五)诊断

诊断根据急性呼吸困难的典型症状和体征、NT-proBNP 升高,一般诊断并不困难。临床常用的急性心力衰竭严重程度分级有以下 2 种。

1. **killip 分级** 用于急性心肌梗死心功能损害的评价。具体分级方法是①Ⅰ级,无心力衰竭;②Ⅱ级,有心力衰竭,肺部中下野湿啰音(肺野下 1/2),可闻及奔马律,X 线片见肺淤血;③Ⅲ级,严重的心力衰竭,有肺水肿,满布湿啰音(超过肺野下 1/2);④Ⅳ级,心源性休克、低血压(收缩压≤90mmHg)、发绀、少尿、出汗。

2. **Forrester 分级** 根据临床表现和血流动力学状态分级,主要用于急性心肌梗死患者,也可用于其他原因急性心力衰竭评价。血流动力学分级根据肺毛细血管楔嵌压(PCWP)和心脏指数(CI)分为:①Ⅰ级,PCWP≤18mmHg,CI>2.2L/(min·m²),无肺淤血及周围灌注不良;②Ⅱ级,PCWP>18mmHg,CI>2.2L/(min·m²),有肺淤血;③Ⅲ级 PCWP<18mmHg,CI≤2.2L/(min·m²),有肺淤血和组织灌注不良。

(六)鉴别诊断

急性心力衰竭常需与重度支气管哮喘鉴别,后者表现为反复发作性喘息,两肺满布高音调哮鸣音,以呼气期为主。还需与非心源性肺水肿、非心源性休克相鉴别。根据临床表现及相关的辅助检查、BNP 或 NT-proBNP 的检测,可以进行鉴别诊断并做出正确的判断。

(七)治疗

急性心力衰竭发作是基础病因或诱因引发的血流动力学异常,治疗目的应当包括立即纠正血流动力学异常、去除诱因、尽早针对病因治疗等。

1. **一般治疗** 患者取坐位,双下肢下垂,减少静脉回流。吸氧,开始为 2~3L/min,也可高流量给氧 6~8L/min,需要时给予面罩加压给氧或正压呼吸。

2. 镇静 吗啡(推荐类型Ⅱa,证据水平 C)通过抑制中枢性交感神经,降低外周静脉和小动脉张力,减轻心脏前负荷;减慢呼吸和镇咳,松弛支气管平滑肌,改善通气功能;减轻或消除焦虑、紧张、恐惧等反应。一般推荐吗啡 3~5mg 静脉注射,必要时每隔 15min 重复 1 次,共 2~3 次。低血压或休克、慢性阻塞性肺部疾病、支气管哮喘、神志障碍及伴有呼吸抑制危重患者禁用吗啡。

3. 快速利尿(Ⅰ,B) 强效襻利尿药可大量迅速利尿,降低心脏容量负荷,缓解肺淤血。呋塞米 20~40mg 或托塞米 10~20mg,布美他尼 0.5~1mg 静脉注射。适用于急性心力衰竭和失代偿性心力衰竭急性发作,伴有继发肺充血或体液潴留情况。不良反应有低钾、低镁、低氯性碱中毒、心律失常等。

4. 扩张血管 硝普钠(Ⅰ,C)和硝酸甘油(Ⅰ,B)在体内转化为一氧化氮,扩张外周静脉和小动脉,减轻心脏前、后负荷,缓解肺淤血。硝普钠推荐从 0.3μg/(kg·min)静脉滴注缓慢加量至 1μg/(kg·min)再到 5μg/(kg·min),密切监测血压,本药适宜短期使用,长期应用可引起硫氰酸盐毒性。硝酸甘油推荐 20μg/min,密切监测血压,防止血压过度下降。乌拉地尔具有中枢与外周双重血管舒张作用,增加心排血量,但不影响心率,可用于高血压、冠心病(心肌梗死)、扩张性心肌病一起的急性心力衰竭。此类药在收缩压 90~100mmHg 谨慎使用,收缩压<90mmHg、严重阻塞性心瓣膜病者禁忌使用。

5. 重组人脑钠肽(rhBNP,奈西立肽)(Ⅱa,B) rhBNP 是基因重组人 BNP,具有扩张血管、利尿、抑制交感神经系统和激活醛固酮激素活性等作用,对于纠正急性心力衰竭时血流动力学异常具有较好作用。一般推荐负荷量 1.5μg/kg 静脉注射,维持剂量 0.0075~0.015μg/(kg·min)静脉滴注 3~7d。rhBNP 最常见不良反应为低血压。

6. 正性肌力药物 适用于低心排血量综合征或心排血量减低伴有淤血者,可减轻低灌注所致的症状,保证重要脏器的血供。

(1)多巴酚丁胺(Ⅱa,C):可增加心排血量,缓解症状,但并无临床证据表明可降低病死率。起始剂量为 2~3μg/(kg·min),最大剂量可达 20μg/(kg·min)。不良反应有室性或房性心律失常、心动过速,可触发冠心病患者胸痛,加重心肌缺血。

(2)多巴胺(Ⅱa,C):从小剂量开始,逐渐增加剂量 3~10μg/(kg·min),直接或间接增加心肌收缩力及心排血量;增加血管收缩和血管阻力,用于维持伴有低血压心力衰竭患者的收缩压,但有心动过速、心律失常的危险。

(3)毛花苷 C(Ⅱa,C):首剂 0.4mg,以后每 2~4 小时可再给 0.2~0.4mg,24h 总量 1~1.2mg。适用于心房颤动、快速心室率的心力衰竭及肺水肿。洋地黄类中毒、急性心肌梗死(尤其发病 24h 内)、急性心肌炎、低钾血症、房室传导阻滞、甲状腺功能减退患者禁用。

7. 钙通道增敏药 左西孟旦(Ⅱa,B)为新型钙离子通道增敏药,为非 cAMP 途径增加心肌收缩力的药物,但不增加心肌耗氧,正性肌力的同时扩张外周血管。研究显示左西孟旦在增加心排血量、降低病死率方面优于多巴酚丁胺。适用于传统治疗(利尿药、血管紧张素转化酶抑制药和洋地黄类)疗效不佳,且需要增加心肌收缩力的急性失代偿性心力衰竭(ADHF)的治疗。起始以 12~24μg/kg 负荷剂量静脉注射 10min,而后以 0.1μg/(kg·min)的速度滴注。用药 30~60min 后,观察药物的疗效,滴注速度可调整为 0.2~0.5μg/(kg·min)。建议进行 6~24h 的输注。

8. 氨茶碱(Ⅱa,C) 可用氨茶碱 0.25g 加入 5% 葡萄糖溶液 40ml 中缓慢静脉注射,强心、利尿、解除支气管痉挛,但急性心肌梗死时氨茶碱慎用。

9. 急性右侧心力衰竭治疗 对急性右心室心肌梗死伴右侧心力衰竭,由于右心射血减少导致心排血量下降、血压下降甚至心源性休克,应给予扩容治疗,直至血压回升、低灌注改善,充分扩容血压仍低者,可给予多巴酚丁胺或多巴胺。禁用利尿药、吗啡和硝酸甘油等血管扩张药。急性大块肺栓塞则以扩容、吸氧、机械通气、溶栓治疗为主。

10. 机械通气治疗 机械通气可以迅速纠正低氧血症、改善组织缺氧、减少呼吸做功,缓解肾上腺能刺激;同时减少回心血量、降低左心前、后负荷,改善心功能,减轻肺淤血和肺水肿。无创通气(NIV)治疗包括持续气道正压通气和双水平气道正压通气,可减少呼吸做功和适应全身代谢需求。有创机械通气治疗,主要用于病情危重、伴随发生Ⅰ型或Ⅱ型呼吸衰竭者,对 NIV 无反应的患者,以及继发于 ST 段抬高型急性冠状动脉综合征所致的肺水肿。

11. 血液净化 血液净化不仅可维持水、电解质酸碱平衡,而且可清除大量炎性介质和心肌抑制因子,对肾功能障碍、高容量负荷、利尿药反应不良者可考虑采用。

12. **主动脉内球囊反搏(intraaortic balloon pump,IABP)** 是一种有效的改善心肌灌注且同时降低心肌耗氧量、增加心排血量的治疗手段,适用于心源性休克、血流动力学障碍的严重冠心病、顽固性肺水肿。其他循环支持措施包括左心室辅助装置(LVAD)、经皮心肺旁路模式氧合器(EC-MO,体外循环机)。

13. **再灌注与血管重建术** AMI引起的心源性休克最有效的治疗措施是早期再灌注与血管重建术治疗,即早期溶栓、急诊冠状动脉介入(PTCA)和冠状动脉旁路移植(CABG),可一定程度上逆转心源性休克。

四、心源性休克

心源性休克(cardiogenic shock)是心力衰竭的最严重阶段,是由于心脏严重泵功能障碍,心排血量严重降低,发生周围循环衰竭和严重微循环功能障碍的临床综合征,其核心是低血压与组织灌注不足。

(一)病因及发病机制

凡是能够使心排血量急剧减少的各种原因,均可引起心源性休克。根据病理生理机制的不同,心源性休克的病因见表14-1。心源性休克病理生理机制复杂,但主要还是由于原发性心脏问题导致的心排血量下降,组织灌注不足。

表 14-1 心源性休克的病因

心室射血障碍	
功能性心肌数量减少	大面积心肌梗死,各种重症心肌病、心肌炎,各类晚期心脏病,严重心力衰竭等
心室射血梗阻	特发性肥厚型梗阻性心肌病,急性大块肺梗死
心室闭合缺损	心脏破裂、室间隔穿孔、感染性心内膜炎所致房室瓣穿孔、破裂等
心率过低	如三度房室传导阻滞、三支阻滞、病态窦房结综合征
心室充盈障碍	
心室舒张限制	心脏压塞、缩窄性心包炎、缩窄型及重症肥厚型心肌病
心室充盈受阻	心脏黏液瘤、球形二尖瓣梗阻性血栓、严重的二尖瓣钙化或狭窄、心内膜弹力纤维增生症等
心室充盈不足	阵发性心动过速,快速性心房纤颤,心室扑动与心室纤颤

1. **心排血量降低** 心排血量减少致有效循环血容量不足,缺血性损伤或细胞死亡所造成的大块心肌病变是导致心肌收缩力减退和引起休克的决定性因素。

2. **心肌收缩运动不协调及心律失常** 梗死部位的心肌不仅本身不能很好地收缩,在梗死早期,梗死心肌尚保持一定顺应性,正常心肌收缩时,该部位被动拉长,且向外膨出。继之梗死心肌变僵硬,心脏收缩时梗死部位不再被拉长,但也不能起收缩作用,这不协调的心室收缩现象,严重影响了心脏做功。急性心肌梗死发生快速心律失常时使心肌耗氧量增加,进一步加重心肌缺氧,可引起严重的心排血量降低。

3. **周围血管阻力变化、神经激素调节和炎症反应** 心排血量下降引起儿茶酚胺、血管加压素、血管紧张素水平增高,外周血管收缩,心排血量下降引起血压及冠状动脉血供下降,心肌缺血反过来又降低心肌收缩力,形成恶性循环。神经激素反应激活促进水钠潴留,组织灌注增加,但可能诱发肺水肿。全身性炎症反应在心源性休克的发生和发展中起着重要作用。

(二)临床表现

心源性休克患者有以下一些临床特征:①血压降低,收缩压低于80mmHg或者原有高血压者,其收缩压下降幅度超过30mmHg;②心率增快、脉搏细弱;③面色苍白、肢体发凉、皮肤湿冷有汗;④神志障碍;⑤尿量显著减少;⑥低氧血症和代谢性酸中毒;⑦除外由于疼痛、缺氧、继发于血管迷走反应、心律失常、药物反应或低血容量血症等因素的影响。

(三)辅助检查

心源性休克病情进展甚快,为此应严密观察病情和不断根据患者的血流动力学、呼吸及代谢状态制定合理的治疗方案。心源性休克患者的监测内容如下。

1. **血流动力学**

(1)血压的监测:包括无创和有创方法,是心源性休克时的最重要、最基本的监测手段。

（2）中心静脉压（CVP）监测：常作为一种临床简单、实用的容量指标。

（3）肺动脉导管（Swan-Ganz）的测定：肺毛细血管楔压（PAWP）用 Swan-Ganz 肺动脉漂浮导管来测定，反映左心室的舒张末压，也是反映前负荷、估计血容量、防治发生肺水肿的指标。ACC/AHA 对 AMI 的治疗指南推荐插入肺动脉导管作为心源性休克患者有创监测的Ⅰ类适应证。在休克治疗中可以指导补液量及心肌收缩药物的使用，调节较佳的呼吸机 PEEP 的压力。

（4）脉搏指示持续心排血量监测（pulse indicator continuous cardiac output，PiCCO）：PICCO 能实时、动态反映机械通气状态下患者液体复苏时机体的容量反应性，可作为指导液体治疗的指标。

（5）心脏超声：能够评估患者的容量状态和容量反应性，是传统有创血流动力学监测评估的有益补充。超声心动图可以了解心脏结构和功能、心瓣膜状况、心包病变；测定左心室射血分数、检测心脏收缩和舒张功能室壁运动失调；间接测定肺动脉压、肺毛细血管楔压及左、右心室充盈。一般情况下，经胸心脏超声已经可以提供足够可用的信息。在 ICU，当超声图像欠佳时，经食管超声心动图（transesophageal echocardiography，TEE）可以提供理想图像，比经胸心脏超声更准确地评估心脏前负荷、心肺相互作用、上腔静脉的变异度等。

（6）正交偏振光谱成像技术（orthogonal polarization spectral imaging，OPS）、侧流暗视野成像（sidestream darkfield imaging，SDF）：OPS 和 SDF 能直接用于活体微循环观察，并通过半定量分析计算小血管密度（small vessel density）、灌注小血管密度（perfused small vessel density，PVD）和灌注血管比例（proportion of perfused vessels，PPV），进一步还可以计算微循环血流指数（microcirculatory flow index，MFI）和不均质指数（heterogeneity index）等参数，故可用于微循环功能评价。

2. 重要器官功能监测　心源性休克时注意对各主要脏器功能监测，以便及时全面了解病情，包括呼吸功能、心功能和心肌供血、中枢神经系统、肾功能、血液系统监测等（辅助监测见急性心力衰竭）。

（四）诊断

①引起心源性休克的病因；②有精神迟钝、昏迷或烦躁、皮肤苍白湿冷、四肢厥冷，尿量减少<20ml/h 等低灌注表现；③收缩压降至 80～90mmHg 或以下，脉压<20mmHg 持续 30min 以上，并有心排血量指数显著下降，心脏指数（CI）<2.2L/(min·m²)、左心室舒张末压>18mmHg；肺动脉导管和多普勒超声心动图检查有助于诊断确立。

（五）鉴别诊断

1. 急性心脏压塞综合征　多突然发生，常因主动脉夹层动脉瘤破入心包，心脏介入治疗操作时损伤心包等所致。心包穿刺、心脏 B 超与 MRI 检查可确诊。

2. 大面积肺梗死　常以剧烈胸痛、气短、发绀、右侧心力衰竭为特点。检测 D-二聚体、X 线胸片、肺动脉造影及放射性核素扫描等有助于诊断。

（六）治疗

心源性休克的治疗目的是使心排血量达到保证组织器官有效灌注的水平，应从病因治疗与对症治疗 2 个方面着手。

1. 一般处理　绝对卧床休息，有效镇痛。持续吸氧，氧流量一般为 4～6L/min，必要时器官插管或气管切开，人工呼吸辅助呼吸。建立有效的静脉通道，持续心电、氧饱和度监测，留置导尿等。

2. 补充血容量　恰当的容量负荷对于心源性休克患者至关重要。大多数初治的心源性休克患者可能都存在血容量相对或绝对不足的问题，此时应根据血流动力学指标做容量负荷实验，观察压力、心率、尿量、组织灌注和心排血量的变化。

3. 维持血压　根据肺毛细血管楔压、中心静脉压，合理使用正性肌力药物和升压药，改善心功能和维持组织灌注（包括冠状动脉血流灌注）。常用药物有多巴胺、去甲肾上腺素、多巴酚丁胺等。多巴胺有对多巴胺受体、β受体和α受体的兴奋作用，增加心肌收缩力和心排血量，但增加外周血管阻力、增加左心后负荷。最近研究显示多巴胺用于有心脏基础疾病的患者，其负性心血管事件发生率高，有增加病死率的趋势，临床应用时应予注意。在低血压的情况下，去甲肾上腺素可以提高血压和心排血量指数，应用低浓度[0.03～0.15μg/(kg·min)]去甲肾上腺素，可通过提高心肌血流量而改善心肌供氧，宜低浓度短时静脉注射。ACC/AHA 指南推荐去甲肾上腺素用于严重的心源性休克低血压状态。多巴酚丁胺较多巴胺有更强的β₁受体选择性，可改善心肌收缩力，降低血管张力，特别在循环血管阻力、肺循环血管阻力（PVR）升高时应选用多巴酚丁胺，治疗量通常为 5～10μg/(kg·

min）。多培沙明是一种新型儿茶酚胺类制剂，主要兴奋 β_2 肾上腺素能和 I 型多巴胺受体，可扩张小动脉，降低全身血管阻力，增加内脏血流，具有正性肌力作用。

4. 血管活性药物　适当应用血管活性药物可以改变血管功能和改善微循环，减轻心脏后负荷、降低左心室射血阻力，从而增加心排血量、改善休克状态，是治疗心源性休克的一项重要措施。适用于淤血而无明显周围低灌注及肺楔嵌压高于 15mmHg 的患者，主要包括硝酸甘油、异丙肾上腺素、酚妥拉明等。

5. 辅助循环

（1）主动脉内球囊反搏（intraaortic balloon pump，IABP）：IABP 在心源性休克中得到广泛应用，被指南推荐为 I 级证据，然而最新的研究表明，对于计划行血供重建的心源性休克合并急性心肌梗死患者，主动脉内球囊反搏术不能显著性减少 30d 病死率。所以，IABP 在临床上运用效果尚存在争议。

（2）其他循环支持措施：包括左心室辅助装置（LVAD）、经皮心肺旁路模式氧合器（ECMO，体外循环机），前者用于 IABP 支持无效的患者；后者为心源性休克患者心脏切除后短期提供心肺功能支持，早期应用可尽快达到血流动力学的稳定。

6. 再灌注与血管重建术　AMI 引起的心源性休克最有效的治疗措施是早期再灌注与血管重建术治疗，即早期溶栓、急诊冠状动脉介入（PTCA）和冠状动脉旁路移植（CABG），可一定程度上逆转心源性休克。

7. 外科治疗　主要包括心脏移植和经皮心房-股动脉分流辅助器置入，前者用于一般治疗失败的心力衰竭终末期患者；后者可协助心脏产生 4L/min 以上排血量，使左心室负荷得以减轻，有利于心源性休克逆转。

8. 机械通气在心源性休克中的应用　机械通气是抢救心源性休克、重症急性左侧心力衰竭有效的措施，可以迅速改善氧合、降低呼吸肌做功、减轻应激反应、可能减少左心室的后负荷，导致心排血量增加，能够改善心力衰竭的状态。一旦患者确诊急性左侧心力衰竭，如果病情进入急性心力衰竭的 Killip II 级及以上的状态，就要根据分析和临床表现确定充分氧疗和无创机械通气的方案；如果肌疲劳不能解除、呼吸窘迫不能缓解、出现顽固低氧血症、高碳酸血症和严重的酸中毒，就要考虑气管插

管机械通气的干预治疗。合并有肺水肿的 ST 段抬高性急性心肌梗死患者应该在早期直接予以气管插管行有创机械通气，及时保证足够的氧供和减少氧耗。下列情况可作为气管插管和机械通气的指征：严重急性左侧心力衰竭，经过一般氧疗和药物治疗，大量泡沫样痰或粉红色泡沫样痰不缓解或加重；呼吸变慢和（或）不规则，胸腹反常呼吸；意识障碍；$PaO_2 < 60mmHg$ 和（或）$PaCO_2 > 55mmHg$。

五、高血压危象

高血压危象（hypertensive crisis）是指高血压在其发展过程中，在某些诱因的作用下，使血压急剧升高（收缩压高于 220mmHg，舒张压高于 140mmHg），病情急剧恶化，以及因血压急剧升高而引起心、脑、肾等重要靶器官功能严重受损的并发症，无论有无严重症状，即为高血压危象。

（一）概念

1. 高血压急症（hypertensive emergencies）　高血压急症是一种急性严重血压升高，伴有急性（或快速进展）靶器官（心、肾、脑）功能障碍的疾病状态。其典型临床表现为：血压 $> 220/140mmHg$，伴头痛，意识模糊，视力下降，恶心，呕吐，抽搐，肺水肿，尿少，有 3 级或 4 级高血压性视网膜病变。

2. 高血压亚急症（hypertensive urgencies）　高血压亚急症是一种血压高度升高但无进行性靶器官严重损害的临床疾病，应使血压在数小时到数天内降低，通常用口服降压药。亚急症可进一步加重或转为紧急高血压急症。

高血压急症与亚急症均可合并慢性靶器官损害，区别两者的唯一标准是血压升高的速度及有无新近发生的或急性进行性的严重靶器官损害，与高血压水平的绝对值无关。

（二）发病机制及病理生理

1. 机械应激，血管反应性增加，循环或局部缩血管物质（血管紧张素 II 或去甲肾上腺素）增多。

2. 胆碱能张力降低，循环或局部血管舒张因子（前列腺素或缓激肽）减少。

3. 钠潴留或容量负荷过重。

4. 氧化应激。这些机制共同作用导致血压明显升高、血管内皮损伤、小动脉发生纤维蛋白样坏死，继而出现缺血、血小板沉积、血管活性物质释放，最终结局即靶器官的低灌注、缺血和功能障碍，临床表现为高血压危象。

(三)急诊处理

急诊遇到血压显著升高的患者时,首先要做的并不是盲目降压处理,而是通过详细的病史采集、体格检查及必要的实验室检查、特殊检查来对患者进行评估,确认是否有急性靶器官损害及损害程度,初步诊断高血压急症或亚急症。治疗过程中把握的原则是:控制血压的同时预防和减轻终末脏器损伤、保护脏器功能。

1. 高血压亚急症患者没有急性靶器官损害的表现,此非急诊高血压处置的重点,主要采用口服短效降压药,如钙通道阻滞药、转化酶抑制药、血管紧张素受体阻滞药、α受体阻滞药、β受体阻滞药,还可根据情况应用襻利尿药。由负荷剂量逐渐至维持剂量,建议开始降压幅度宜小于平均动脉压的15%~20%,在24~48h达到目标血压。临床实践中应重视因为口服数种负荷剂量的降压药物产生累积效应引起过快、过度降压,而增加这类患者的病死率。因此,急诊医师用药后要监护4~6h,随访24h,密切关注血压波动情况。

2. 高血压急症患者往往伴有1个或多个脏器功能受损,应立即收入ICU进行监护,严密监测血压、尿量和生命体征的情况下,应用短效静脉降压药物,数分钟到数小时将血压降至安全水平。由于高血压急症患者暴露于极高水平的血压之下,重要脏器血管床包括脑动脉、冠状动脉及肾动脉等均有血压/血流自动调节曲线右移,故急剧地将严重升高的血压降至各脏器自动调节范围以下时,将加重脑、心、肾的缺血和梗死。故在紧急降压中,一定要根据患者的临床具体情况选择合适的降压节奏、降压目标和降压药物,切忌一味追求降压速度和幅度。一般原则是:初始阶段(数分钟至1h)血压控制的目标为平均动脉压的降低幅度不超过治疗前水平的25%。在随后的2~6h将血压降至较安全水平,一般为160/100mmHg左右,在以后24~48h期间,进一步降低血压至正常水平。下列情况应除外:主动脉夹层、血管缝合处手术后出血,需快速使血压降至正常水平。急性缺血性脑卒中,无明确临床实验证据要求立即降压。

(四)常见高血压急症的处理

1. **高血压脑病** 应注意与出血性和缺血性脑卒中鉴别,排除脑卒中后才可以诊断为高血压脑病。该病是在脑血管自动调节功能失调基础上,严重高血压致脑组织过度血流灌注,引起脑水肿和微出血。如果不积极治疗,最终导致脑出血、昏迷和死亡。常用静脉降压药物有尼卡地平、拉贝洛尔和非诺多泮等。其中尼卡地平不仅能够安全平稳的控制血压,同时还能较好地保证脑部、心、肾等重要脏器的血供。建议在最初1h内将收缩压降低20%~25%,血压下降幅度不可超过50%,舒张压一般不<110mmHg。在治疗时要同时兼顾减轻脑水肿、降颅内压。

2. **脑卒中** 大多数急性缺血性或出血性脑卒中患者都会存在不同程度的血压升高,后者是维持受损部位血流灌注的适应性调节机制。然而,急剧地降压治疗将影响脑血流灌注,加重脑损伤,因此,避免使用减少血流灌注的药物。脱水治疗除降低颅内压外,亦有不同程度的降压作用。

急性缺血性卒中发病24h内血压升高的患者应谨慎处理,除非收缩压≥180mmHg或舒张压≥100mmHg,或伴有严重心功能不全、主动脉夹层、高血压脑病者,一般不给予降压。美国和欧洲脑卒中指南均指出,急性缺血性脑卒中患者,其血压>220/120mmHg时才考虑降压治疗,建议应用拉贝洛尔或尼卡地平。其降压幅度在最初24h内<10%~15%。急性缺血性卒中溶栓前血压应控制在<185/110mmHg。有高血压病史且正在服用降压药物者,如神经功能平稳,可于卒中后24h开始使用降压药物。

脑出血患者因颅内压升高总是同时存在反射性血压升高,目前尚无证据证实高血压引起进一步的出血。目前普遍认为,血压>200/110mmHg或平均动脉压>130mmHg时才考虑缓慢及谨慎地降压。常用降压药物选择尼卡地平、拉贝洛尔、非诺多泮等。

3. **主动脉夹层** 处理详见本节七。

4. **急性左侧心力衰竭** 是高血压急症常见临床表现之一,严重时发生急性肺水肿。硝普钠能够有效地扩张动脉和静脉,降低心脏前、后负荷,故推荐为急性肺水肿的首选药物。硝普钠应该与吗啡、吸氧和襻利尿药等联合应用。拉贝洛尔因有负性肌力作用,不宜应用。

5. **先兆子痫和子痫** 大多数先兆子痫的患者存在血管收缩和血液浓缩。故先兆子痫的初始治疗包括扩容和硫酸镁的应用,以防止抽搐。硫酸镁能降低血压、防止抽搐,常用于先兆子痫和子痫患者。处理时,硫酸镁4~6g加入100ml葡萄糖盐水中,>15~20min滴注完,然后,根据尿量和深腱反射按1~2g/h持续静脉滴注。美国妇产科指南提出,妊娠期高血压应将血压控制在 SBP 140～160mmHg,DBP 90～105mmHg,建议选择静脉应用拉贝洛尔或尼卡地平。硝普钠和 ACEI、ARB 因不良反应大禁用于妊娠期妇女。利尿药可进一步减少血容量,加重胎儿缺氧,除非存在少尿情况,否则亦不宜使用。

6. 急进型-恶性高血压(accelerated-malignant hypertension) 临床上急进型-恶性高血压的常见原因是肾动脉狭窄,主要病理生理机制是 RAS 系统的激活,故 ACEI 及 ARB 是临床应用的主要降压药。慢性肾病或伴肾衰竭的原发性高血压伴有水肿时,襻利尿药为主要用药。严重肾衰竭患者,则应进行血液透析治疗以减轻高容量状态。

六、胸腹主动脉瘤

胸腹主动脉瘤(thoracoabdominal aortic aneurysm,TAA)是指同时累及胸腔段和腹腔段的主动脉,以及侵犯到肾动脉以上的腹主动脉瘤。当病变主动脉部位横截面直径扩张至正常值(升主动脉平均直径 3cm,主动脉弓 2.5～3.5cm,降主动脉 2.5cm)的 1.5 倍时可诊断为 TAA。通常表现为周围器官受压症状,瘤体破裂为其主要危险。

(一)病因病理分型

动脉壁中层受损,弹力纤维断裂,代之以纤维瘢痕组织,动脉壁失去弹性,不能耐受血流冲击,病变段逐渐膨大,形成动脉瘤。引起主动脉瘤的主要原因有动脉粥样硬化、感染、囊性中层坏死、外伤、先天性等。

根据动脉瘤累及的范围 Crawford 将 TAA 分为 4 型。

(二)临床表现

有 55%～60% 的 TAA 患者有症状,临床上主要有以下几方面表现。

1. 疼痛 肾区疼痛最为常见,通常在动脉瘤破裂时疼痛较严重,同时伴有低血压。

2. 邻近脏器压迫症状 TAA 对邻近脏器的压迫可以产生相应的症状,如声带麻痹、声音嘶哑、吞咽困难、呼吸困难等。

3. 多发动脉瘤 约有 20% 的患者同时有多部位的动脉瘤,最广泛者为巨主动脉(maga-aorta),动脉瘤可发生于升、降主动脉和胸腹主动脉。

4. 体征 90.4% 的患者在腹部可扪及膨胀性搏动性肿物,瘤体轻度压痛且在相应内脏血管开口区,如肾动脉及腹腔动脉开口,双髂动脉处可闻及收缩期杂音。

(三)辅助检查

1. X 线检查

(1)胸部平片:可显示纵隔增宽;腹部平片有时可见到动脉瘤壁钙化影。

(2)动脉造影:根据造影可判断动脉瘤大小、范围,累及脏器血管情况,侧支循环建立情况以及做到胸腹主动脉分型。

2. B 超 可显示腹主动脉瘤的大小,有无附壁血栓及累及腹内脏器血管情况及累及下肢髂动脉情况。

3. CT 和 MRI 检查 可显示动脉瘤的轮廓、大小及受累血管。尤其是动脉分层时可清楚分辨动脉瘤有无分层及范围。

4. 食管内超声检查(TEE) 可显示胸主动脉瘤的情况、夹层动脉瘤真假两腔等。

(四)鉴别诊断

1. 胸主动脉瘤的常见鉴别诊断

(1)主动脉夹层:两者很相似,较难鉴别。但夹层动脉瘤往往有突发病史,发病时剧烈胸痛,呈撕裂样或刀割样,常伴休克症状。

(2)胸主动脉假性动脉瘤:此病可发生于升主动脉、主动脉弓及降主动脉。但假性动脉瘤往往有创伤史或感染史。超声心动图、CT 和 MRI 检查可提供鉴别,必要时行血管造影。

2. 腹主动脉瘤的常见鉴别诊断

(1)肾绞痛:最常见的误诊疾病是肾绞痛,可占总误诊数的 20% 以上。在休克症状缺如时,剧烈的腰痛、镜下血尿等表现常被误认为尿路结石、肾绞痛而忽视了因浸泡于大量血液中的肾、输尿管受到刺激所致。

(2)其他腹腔疾病:腹痛等症状还经常被错误地归因于腹腔疾病,如胃肠道出血及破裂、乙状结肠憩室炎、肠梗阻、胆囊炎、胰腺炎等,可能与腹主动脉消化道瘘、瘤体内附壁血栓脱落、肠系膜下动脉急性缺血等因素有关。

(五)治疗

1. 非手术治疗 适用于高龄、直径<5cm 无症状性胸腹主动脉瘤、有伴随疾病,限制短期内手术的病例、患其他疾病而致生存期较短者。选择非手术治疗的患者,应积极使用 β 受体阻滞药,控制血压并戒烟治疗。

2. 手术治疗

(1)适应证

①症状:有症状的动脉瘤不考虑动脉瘤大小均应手术治疗。

②动脉瘤直径:考虑到年龄和其他伴随因素,入选标准为:a. 退行性Ⅰ～Ⅲ型 TAA,适合手术的入选标准为 6cm;b. Ⅳ型 TAA 完全位于腹腔内,手术的入选标准为 5cm;c. 继发于慢性夹层分离的 TAA,特别是马方综合征者,手术入选标准为 5cm,因为继发于夹层分离 TAA 的破裂往往在动脉瘤直径较小时即可发生。

③除动脉瘤直径外明显的 COPD、动脉瘤膨胀速度、女性病人和肾功能不全等都是与动脉瘤破裂有关的危险因素,应综合考虑手术危险及破裂可能后再作决定。

(2)手术方式:Crawford 法。

3. 胸腹主动脉瘤的腔内治疗　以腔内支架型人工血管自腔内对瘤体施行封闭的方法可明显减少手术打击,但涉及内脏缺血和脊髓功能,即截瘫问题,除局限性病变可用尽量短的腔内移植物外,该法需加内脏动脉重建术。

(六)并发症

胸腹主动脉瘤或降主动脉瘤患者入院时常已伴有其他脏器病变,因而更易发生不同程度的并发症。Coselli 统计 1 914 例术后并发症,包括肺(32.1%)、心脏(8.1%)、肾(6.1 %)、截瘫(4.8%)、出血(2.3%)和卒中(1.6%)等。

七、主动脉夹层

主动脉夹层(aortic dissection,AD)是指各种原因造成的主动脉壁内膜损伤,中层弹力纤维与平滑肌变性,在血流动力学变化影响下出现裂缝,强力的血液冲击局部撕裂的内膜而进入主动脉中膜,致使中膜沿主动脉长轴方向分离并扩展,循环中的血流进入主动脉壁间而形成双腔主动脉的两层分离状态。该病起病急骤,病情凶险,为病死率较高的急性大血管病变。

(一)流行病学

AD 每年发病率为 5～10/10 万,病死率约 1.5/10 万。国际主动脉夹层注册(IRAD)研究显示,男女发病率之比为(2～5):1,发病高峰年龄在 50－55 岁,平均发病年龄为 62 岁,女性(67 岁)大于男性(60 岁)。

(二)解剖学

主动脉夹层通常胸主动脉多于腹主动脉。主裂口有 2 个好发部位:一是发生于冠状动脉后 2～3cm 的升主动脉,在 A 型夹层中可占 89%;二是发出左锁骨下动脉后 1～2cm 的降主动脉,在 B 型夹层中可占 85%。

(三)病因病理

其相关病因为高血压、结缔组织遗传缺陷性疾病、动脉粥样硬化、妊娠以及如严重主动脉外伤、介入性心血管诊疗操作、药物滥用等。AD 的基本病理改变为囊性中层坏死,动脉中层弹性纤维局部断裂或坏死,基质有黏液样和囊肿形成。

(四)临床分型

根据病变的解剖部位可采用 Debakey 分型和 Stanford 分型。

(五)临床表现

1. 突发剧烈疼痛　其特点为疼痛程度剧烈、呈撕裂样;疼痛部位多在前胸部靠近胸骨区,并向后背部扩展;疼痛常呈持续性,常规剂量镇痛药难以缓解。

2. 休克与血压异常　AD 患者通常可出现面色苍白、大汗、呼吸急促等休克表现,但血压反而升高或仅轻度下降。约有 38% 的患者表现为两侧的血压不一致,相差 20mmHg(2.67kPa)以上才有意义。

(六)辅助检查

1. 实验室检查　血浆 D-二聚体可以作为排除 AD 的常规检测,当血清浓度<0.1μg/ml,可以除外所有急性 AD。此外,可溶性弹性蛋白片段对 AD 的预测性为 94.1%～98.1%,可作为 AD 的一项初步检查;平滑肌肌球蛋白重链在急性 AD 发作后 3h 内诊断意义最大,特异性高达 98%,敏感性达 90.9%。

2. 影像学检查

(1)X 线胸片:其影像学特点主要为上纵隔增宽、主动脉增宽延长及外形不规则、主动脉内膜钙化影与外膜间距达 10mm 以上(正常 2～3mm)等,且有动态改变。

(2)超声心动图:主要表现为真假双腔征象,主动脉腔内可见随心动周期摆动的内膜片,主动脉夹层内可现正负双向湍流信号、内膜破口。

(3)计算机断层扫描(CT):其诊断 AD 的基本特征为主动脉双腔、破口、内膜片。

(七)诊断

1. 疑似诊断　通过临床表现、体格检查、心电图和胸部 X 线片。

2. 定性诊断　包括超声波检查和实验室检查。

3. 确诊诊断　包括经食管主动脉彩超、主动脉 CTA、主动脉 MRA、DSA、血管腔内超声。

(八)鉴别诊断

1. 急性心肌梗死　心肌梗死发病之前多有心绞痛症状,疼痛一般逐渐加剧,心电图和心肌酶谱呈动态演变。而 AD 疼痛常突然发生,呈撕裂样,可出现双侧上下肢血压不对称;心电图和心肌酶谱多无特异性。但需注意 AD 累及冠状动脉时,亦可出现典型心肌梗死的改变。

2. 急腹症　AD 累及腹主动脉及其大分支时,可引起急腹症样临床表现,易误诊为肠系膜动脉栓塞、急性胰腺炎、急性胆囊炎、消化性溃疡穿孔、肠梗阻等。

(九)治疗

1. 急性期紧急处理　当临床拟诊 AD 时,应立即让患者绝对卧床休息、严密监测生命体征和血管受累征象,给予有效的镇痛、镇静和吸氧,忌用抗凝血或溶栓治疗。国外大量比较研究显示内科治疗可明显降低早期病死率,内、外科远期效果相似。

2. 内科药物治疗　目的是减低心肌收缩力,减低左心室收缩速度,降低外周动脉压,解除疼痛。治疗目标是使收缩压控制在 100～120mmHg,心率控制在 55～70/min。

(1)镇痛药物:剧痛患者应即刻静脉应用较大剂量吗啡(≥1 次 5mg)或哌替啶(≥1 次 100mg),亦可佐以舌下含服盐酸二氢埃托啡(1 次 20～40μg)。

(2)降压药物:常用降压药物有硝普钠[0.25～10μg/(kg·min)]、乌拉地尔(100～400μg/min)、艾司洛尔[50～300μg/(kg·min)]、拉贝洛尔[0.5～2mg/(kg·min)]等。待病情和血压稳定后逐渐改为口服降压药。但一般不应用血管紧张素转化药(卡托普利等),因其致咳嗽不良反应可能加重病情,也禁用肼屈嗪、二氮嗪和米诺地尔等强降压药,因其可同时增加心肌收缩力和心率,加重 AD 的分离。

(3)减低心肌收缩力:可选用 β 受体阻滞药(普萘洛尔等)或钙离子拮抗药(维拉帕米、地尔硫䓬等)。

临床上治疗 AD 的标准方案为 β 受体阻滞药联合硝普钠。硝普钠应晚于 β 受体阻滞药的应用,因其可反射性引起儿茶酚胺分泌增多,从而增强心肌收缩力,导致夹层撕裂。

3. 外科手术治疗　原则上,对于确诊的 Stan-ford A 型夹层应立即行手术治疗。对于药物非手术治疗的远端夹层患者,若在治疗期间出现夹层动脉瘤或血肿迅速扩展,疼痛及高血压持续且无法控制,夹层破裂等情况也应立即手术治疗。

4. 介入治疗　对多数 Stanford B 型患者可采用介入治疗,如果急性期无严重并发症,可度过急性期后尽早行介入治疗。介入治疗主要包括:主动脉覆膜支架置入、主动脉分支血管球囊支架置入、经皮球囊主动脉开窗术。

(十)并发症

1. 再次夹层。
2. 局部动脉瘤形成。
3. 进行性主动脉瓣关闭不全。

八、心脏压塞

心脏压塞(cardiac tamponade)是指心包腔内液(血液、脓液或渗出液)因创伤性或疾病性原因而导致其急剧聚积,心包囊不能迅速伸展扩张,导致心包内压力增高,妨碍心室舒张期充盈,静脉血液回流受阻,导致静脉压不断升高,回心血量减少,心排血量降低,心率增快等一系列变化,如不及时抢救,可能危及患者生命。

(一)病因

心脏压塞的主要病因有创伤性和疾病性之分,分述如下。

1. 心脏创伤,部位以右心室最常见(约占47%),其次为左心室(34%)、右心房(14%)和左心房(10%)。

2. 心脏创伤性检查或治疗。

3. 急性心肌梗死后室壁瘤破裂、主动脉夹层瘤破裂或主动脉窦瘤破裂出血至心包腔。恶性肿瘤心包转移。

4. 其他原因,如急性心包炎、维生素 C 缺乏症、尿毒症、系统性红斑狼疮、血小板减少症、血管胶原病、阿糖胞苷化疗药物作用、特发性等。

(二)病理生理

由于心包腔压力增高,对心室舒张功能产生影响,舒张末期心室容积缩小,使心排血量减低,周围血管阻力增加,动脉血压下降,可产生休克。心脏表面的冠状动脉受到升高的心包压力的压迫,冠状动脉血流减少,心肌供血不足。吸气时脉搏强度可明显减弱或消失,其机制为:①吸气时胸腔负压使肺血管容量明显增加,左心室充盈减少;②受液体包围的心脏容积固定,吸气时右心室血液充盈增加,室间隔向后移位,因而左心室充盈减少;③吸气时膈下降牵扯紧张的心包,左心室充盈进一步减少,出现奇脉(即吸气时周围脉搏消失或减弱)。

(三)临床表现

1. 症状

(1)呼吸困难、呼吸表浅,为心脏压塞突出的症状,患者呈被迫前倾坐位。

(2)心前区疼痛。如心室游离壁破裂常发生于急性心肌梗死后的 3~7d,破裂时常表现为心前区撕裂样疼痛,镇痛药不能缓解。

(3)急性面容,面色苍白,烦躁不安、大汗淋漓,发绀,休克。如当胸壁锐器伤及心前区或胸部挤压伤的患者,出现进行性血压下降、面色苍白、心率增快、心音遥远、颈静脉怒张、神志烦躁不安时,应首先想到心脏压塞的存在。

(4)气管食管受压症状,出现干咳,声音嘶哑,吞咽困难。

(5)急性心脏压塞易导致猝死,如心肌梗死后心脏破裂,患者大多迅速死亡。

2. 体征

(1)脉搏细速,可触及奇脉。

(2)收缩压降低,舒张压不变,故脉压变小。严重时心排血量降低,可发生休克,但临床经验证明,原有高血压的患者,虽已有心脏压塞,其血压可正常。

(3)颈静脉怒张,呈现 Kussmaul 征象,即吸气时颈静脉充盈更明显。

(4)心尖搏动减弱、消失或出现于心浊音界左缘内侧处。

(5)Beck 三联症①颈静脉怒张(静脉压升高、颈静脉压升高、肝颈反流征阳性);②血压骤降,脉压差变小、休克,奇脉;③心排血量下降,代偿性心动过速、心音低弱而遥远。

(6)左肺受压迫的征象,有大量心包积液时,心脏向后移位,压迫左侧肺部,可引起左肺下叶不张。左肩胛下常有浊音区,语颤增强,并可闻及支气管呼吸音(Ewart 征)。

(四)辅助检查

1. 实验室检查 如感染时白细胞计数和中性粒细胞均升高,红细胞沉降率加快,血红蛋白和红细胞减少。如肿瘤引起,心包穿刺抽液可查到肿瘤细胞。

2. 特殊检查

(1)心电图

①心律失常:窦性心动过速多见,部分发生房性心律失常。

②QRS 波低电压:推测为心包积液的电短路作用。如抽去心包渗液仍有低电压,应考虑与心包炎症纤维素的绝缘作用和周围组织水肿有关。

③非特异性 ST-T 改变:ST 段呈弓背下凹型上移(因炎症累及和心包渗液压迫心外膜下心肌,产生损伤和缺血),T 波改变(心外膜下心肌纤维复极延迟)。

④可出现 P、QRS、T 心电交替现象:为大量心包渗液的特征性心电图表现(心脏收缩时有呈螺旋形摆动的倾向,当大量心包渗液时,心脏似悬浮于液体中,摆动幅度明显增大,引起心脏电轴的交替改变)。

⑤P-R 段移位:除 aVR 和 V_1 导联外,P-R 段压低,提示心包膜下心房肌受损。

(2)超声心动图:是诊断心包积液最敏感可靠的检查方法。正常心包腔内可有 20~30ml 起润滑作用的液体,超声心动图常难以发现,如在整个心动周期均有液性暗区,则心包腔内至少有 50ml 的液体,可确定为心包积液。舒张末期右房塌陷和舒张期右心室游离壁塌陷是诊断心脏压塞的最敏感而特异的征象。

(3)X 线检查

①心影普遍增大,心脏搏动微弱。

②肺野无明显充血。

③上腔静脉明显扩张。

④心影呈烧瓶样改变。

(4)漂浮导管测定血流动力学:表现为肺毛细血管嵌压、肺动脉舒张压、右心室舒张末压及右房压相等;心排血量减少;压力测量显示心包内、右心房、右心室和左室舒张末压几乎相等,压力升高,一般 > 15mmHg。重度患者肺动脉收缩压可达 40mmHg。

(五)诊断

1. 具有心脏压塞的常见病因,如穿透性心脏损伤和心脏介入手术,急性前壁心肌梗死,主动脉夹层瘤,急性心包炎等。

2. 具有心脏压塞特征性的临床表现,Beck 三联症、心界扩大、心音遥远;呼吸困难;奇脉是其佐证,急性心脏压塞往往表现为猝死。

3. 辅助检查,包括超声检查、心电图检查、X 线检查、漂浮导管。

4. 心包穿刺有助于诊断,又是治疗的重要手段。

(六)鉴别诊断

1. 急性右侧心力衰竭　颈静脉怒张,心脏在短时间内扩大等表现和心脏压塞相似。有肝大,但无奇脉及 Kussmaul 征象。

2. 急性左侧心力衰竭　胸痛、呼吸困难、休克表现等都与心脏压塞相似。但无奇脉,左侧心力衰竭时咯粉红色泡沫痰、两肺底部湿啰音明显、呼吸窘迫、舒张期奔马律,而心脏压塞则无肺部啰音。

(七)急诊救治

救治原则是迅速降低心包腔内压,维持心室充盈压。

1. 紧急心包穿刺术　任何心脏压塞的患者,收缩压较正常水平下降 30mmHg,说明病情已进入晚期。应紧急行心包穿刺术。即使少量抽液 40ml 以上,也可以使症状有所缓解;抽液 500ml 左右,能明显改善症状,挽救患者生命。然而,对于外伤患者而言,如心包穿刺结果阳性,均应行开胸手术或正中胸骨切开术以检查心脏情况。由于血液可能是凝固的,心包穿刺术可能不是诊断性的或治疗性的手段,而开放性心包切开术是挽救生命的最佳办法。

穿刺须在心脏超声定位,液性暗区>10mm,术中、术后心电血压监护等条件下,首选在剑突与肋弓成角处(相当于解剖学的心包前下窦,即患者半坐位心包腔最低处),向左、向上、向后进针,为了患者安全,应由具有资质的医师操作。

2. 心包腔引流术　对肿瘤性大量心包积液,多次发生心脏压塞,需反复心包穿刺的患者,可行心包腔导管引流。

3. 剑突下经皮心包开窗探查术　心脏压塞症状发展迅速,常有心脏损伤存在,试验穿刺可取得黏稠全血样积液,即使症状得到片刻缓解,也应积极进行手术治疗。

4. 开胸心脏探查术　继发于闭合性胸部伤的心脏压塞,必须立即开胸探查,进行心包减压和止血。

5. 药物及其他对症支持治疗　异丙肾上腺素可以增加心率及心肌收缩力,使心排血量增加并降低周围血管阻力,故可用以改善心脏压塞患者的心排血量。感染性心包炎,除全身使用大剂量、有效抗生素外,还可在心包穿刺抽完积液后注入适量抗生素溶液。结核性心包炎,应较长时间积极使用抗结核药物。对于呼吸困难患者,应予吸氧。心前区疼痛给予镇痛药物,休克时应输液或输血,但水肿患者不能使用利尿药,否则会降低心排血量,导致血压进一步降低。还应注意,心包积液压迫心脏,并非心脏收缩功能异常,故不宜使用洋地黄等强心药物。

(陈德昌)

第三节　围术期循环障碍的处理

外科手术在治疗疾病的同时,手术操作对机体所造成的创伤或者不良刺激以及麻醉药物和技术的应用都会导致循环系统功能不稳定。若患者自身的基础状况,特别是与循环系统功能稳定密切相关的重要脏器和系统存在异常的病理生理改变,则更容易发生血压、心率的剧烈波动,严重者还会产生心律失常、心肌缺血、心肌梗死和心力衰竭等并发症,甚至危及患者的生命。因此,围术期循环系统功能状态的稳定对于减少并发症,缩短术后恢复时间具有至关重要的作用。

围术期循环障碍是围术期最常见的问题之一。对围术期循环障碍的处理,需了解其发生发展的规律,才能提高围术期循环障碍的救治成功率,从而提高手术安全性。

593 例接受手术的患者中,1 877 例患者死亡,病死率为 1.7%,其中 543 例(0.5%)患者确定死亡与心血管因素相关。

围术期心肌缺血评价研究(perioperative ischaemic evaluation POISE),研究时间历经 2002—2007 年,8 351 例患者接受非心脏手术,围术期死亡 226 例(2.7%),其中 133 例(1.6%)死于心血管因素,另外有 367 例(4.4%)发生非致命性心肌梗死。

国内文献报道显示术前循环、呼吸合并症随年龄增长而增多,循环合并症(34.6%)多于呼吸合并症(8.0%);术后循环并发症发生率随着年龄的增长,发生率逐渐上升,65 岁以下患者循环并发症为 2.1%,65 岁以上患者循环并发症为 3.7%,并且术前心血管合并症与术后循环并发症显著相关。

一、流行病学

在荷兰一所大学医院从 1991—2000 年 108

二、病因和发病机制

1. 患者因素　据国外统计资料,41—50 岁手术患者有不同程度心脏病变的约为 6%；51—60 岁为 23%；61—70 岁为 45%；71—80 岁为 100%。社会人口老龄化已是当今社会的现实问题，预计未来的 30 年间心脏患者进行非心脏手术的机会将会倍增，且以冠状动脉粥样硬化性心脏病为主。

2. 麻醉和手术　心功能欠佳患者进行非心脏手术其危险性在相当程度上大于心脏患者进行心脏手术。由于麻醉和手术可进一步改变心脏功能和血流动力学，从而加重了心血管功能负担；所有麻醉药与麻醉辅助用药在一定程度上均会改变心血管功能，且往往在术后不能立即恢复。

三、手术前评估

患者能否承受麻醉与手术，主要取决于心血管病变的严重程度和代偿功能，以及其他器官受累情况和需要手术治疗的疾病等。需要对患者做全面了解与评估。

1. 手术前评估简史　早在 1950 年就发现围术期心肌梗死是造成不良结局的重要问题，随着冠心病发病率不断增长，此问题显得更为突出。经过数十年的努力，主要集中研究心脏病严重程度与手术结局的相关，术前哪些临床和实验检查结果与患者预后有关，以及在围术期如何设法降低患者的并发症与死亡率。表 14-2 总结了多年来的主要研究成果，对临床实践有帮助，尤其是 1996 年美国心脏病协会对心脏病患者进行非心脏外科手术提出了围术期心血管评价指南，可作为临床工作的参考和依据。

2. 心功能分级　依据患者活动能力和耐受性估价心脏功能，从而预计对麻醉和手术的耐受情况在临床实际工作中有价值。目前多采用纽约心脏病协会（NYHA）4 级分类法，对心功能进行分级：Ⅰ级为体力活动不受限，无症状，日常活动不引起疲乏、心悸和呼吸困难等；Ⅱ级为日常活动轻度受限，且可出现疲劳、心悸、呼吸困难或心绞痛，但休息后感舒适；Ⅲ级为体力活动显著受限，轻度活动即出现症状，但休息后尚感舒适；Ⅳ级为休息时也出现心功能不全症状或心绞痛综合征，任何体力活动将会增加不适感。此是多年来传统分级，就原则而论仍有实用价值。若心功能为Ⅰ～Ⅱ级患者进行一般麻醉与手术安全性应有保障。Ⅳ级患者则属高危患者，麻醉和手术的危险性很大。Ⅲ级患者经术前准备与积极治疗，可使心功能获得改善，增加安全性。由于心功能分级参差太大，量化程度不够，许多有关因素无法概括，因此，目前以采用多因素分析法作为补充。

3. 心脏危险指数　Goldman 等在临床实际工作中把患者术前各项相关危险因素与手术期间发生心脏合并症及结局相互联系起来，依据各项因素对结局影响程度的大小分别用数量值表示，从而对心脏病患者尤其是冠心病患者行非心脏手术提供了术前评估指标，并可用于预示围术期患者的危险性、心脏并发症和死亡率。虽然有些作者，如 Detsky 对此做了更改和补充了心绞痛内容，但原则上仍大同小异。表 14-3 为 Goldman 等提出的多因素心脏危险指数（cardiac risk index，CRI）共计 9 项，累计 53 分。此外，传统认为心脏危险因素，如吸烟、高血脂、高血压、糖尿病、周围血管病变、心绞痛、心肌梗死时间超过 6 个月等均未包括在内，可

表 14-2　术前评估与围手期并发症发生主要研究成果

年份	主要研究成果
1952	ASA 确定围术期心肌梗死是一个重要问题
1961—1976	术前评估近期心肌梗死是围术期死亡的主要危险因素
1977—1982	多因素分析评估术前危险因素
1982—1984	特殊手术前试验，如 EST，RN，DT 用于评判手术危险性
1985—1986	围术期动态 ECG，TEE 监测确定危险因素
1987	术后危险因素动态观察研究
1990	术后心肌缺血对不良结局预示作用
1991	常规应用双嘧达莫-铊闪烁照相术
1992	术后心肌缺血对患者长期存活预示作用
1995	β 受体阻滞药和肾上腺能 α_2 受体激动药缓解术后心肌缺血
1996	围术期用 β 受体阻滞药可改善患者长期存活
1997	美国医师协会新临床指南建议围术期用 β 受体阻滞药

EST. 心电图应激试验；RN. 核素扫描；DT. 双嘧达莫-铊闪烁照相术；TEE. 经食管超声心动图

能认为这些均是非直接相关因素,以及病例数不足,相当一部分的心肌缺血,心绞痛为无痛性,因此未达到统计上有意义的程度。由于此分类法简单方便,目前仍有临床参考价值。其后,Zeldin 等做了前瞻性研究,证实多因素心脏危险指数的实用价值,且阐明了心功能分级与心脏危险因素记分对围术期心脏并发症与死亡之间的相关,两者联合评估可有更大的预示价值。从表 14-4 中可看出累计分数 13～25 分,相当临床心功能Ⅲ级,术前若进行充分准备,病情获得改善,心脏代偿功能有所好转,心功能改善成Ⅱ级或早Ⅲ级,麻醉和手术安全性就可提高。若累计值超过 26 分,心功能Ⅳ级,麻醉和手术必然存在较大危险,围术期死亡的患者中 50%以上发生于此组。值得注意的是在总计数值 53 分中有 28 分如第 3,5,6,7 项(表 14-3)通过适当的术前准备或暂缓手术,等待病情获得改善后就可减少麻醉和手术危险性。

4. 常规与特殊检查

(1)心电图

①常规心电图:心脏病患者术前常规心电图检查可以正常,如冠心病患者休息时常规心电图至少有 15%在正常范围。但多数患者存在不同程度的异常,如节律改变、传导异常和心肌缺血表现等,不仅可作为术前准备与治疗的依据,且有助于术中、术后处理和鉴别因代谢、电解质紊乱及其他系统病变引起心电图改变的参考。

②运动试验心电图:心电图运动试验可用作判断冠状动脉病变,部分冠心病患者常规心电图虽可以正常,但通过运动试验心电图就会显示异常。运动增加心率、每搏量、心肌收缩性和血压,共同引起心肌氧需量增加。因此,可作为围术期患者对应激反应承受能力的估计。最大心率与收缩压乘积(RPP)可粗略反映患者围术期的耐受程度。Gutler 等在血管外科手术患者中发现,术前运动试验心电图阳性者,术后心肌梗死发生率高。在心电图平板运动试验,若患者不能达到最大预计心率的 85%即出现明显 ST 段压低,围术期心脏并发症发生率高达 24.3%。而患者运动可达预计心率,且无 ST 段改变者,心脏并发症发生机会仅 6.6%。心电图运动试验时出现 ST 段压低,反映心内膜下心肌缺血,而 ST 段升高则提示跨壁心肌缺血或原心肌梗死区室壁运动异常。血压下降常表示存在严重心脏病应即终止试验。运动试验心电图阳性规则定义为 ST 段压低>1mm 伴典型心前区疼痛或 ST 段压低>2mm,常可帮助临床冠心病的诊断,但试验阴性并不能完全排除冠心病的可能,尤其是存在

表 14-3　Goldman's 多因素心脏危险指数

项目	内容	记分
病史	1. 心肌梗死<6 个月	10
	2. 年龄>70 岁	5
体检	3. 第三心音、颈静脉怒张等心力衰竭征	11
	4. 主动脉瓣狭窄	3
心电图	5. 非窦性节律,术前有房性期前收缩	7
	6. 持续室性期前收缩>5/min	7
一般内科情况差	$P_aO_2<8kPa$,$P_aCO_2>6.7kPa$,$K^+<3mmol/L$,$Bun>18mmol/L$,$Cr>260mmol/L$,SGOT 升高,慢性肝病征及非心脏原因卧床	3
腹内、胸外或主动脉外科		3
急诊手术		4
总计		53 分

表 14-4　心功能分级与心脏危险因素积分对围术期心脏并发症及心脏原因死亡的关系

心功能分级	总分数	心因死亡(%)	危及生命的并发症*(%)
Ⅰ	0～5	0.2	0.7
Ⅱ	6～12	2.0	5.0
Ⅲ	13～25	2.0	11.0
Ⅳ	≥26	56.0	22.0

* 非致命心肌梗死、充血性心力衰竭和室性心动过速

典型冠心病病史者。若患者存在左心室肥厚、二尖瓣脱垂、预激综合征及服用洋地黄类药等常会出现假阳性。若患者无法达到预计心率,运动耐受差,血压下降,以及服用β受体阻滞药会引起判断困难和假阴性。运动试验虽然有用,但在危重患者、血管外科患者由于无法达到必要的运动量而使应用受限。

③动态心电图:连续心电图监测不仅用于术前24h动态心电图检查判断是否存在潜在的心肌缺血、心率变化和有否心律失常。且可应用于术中和术后连续监测。Raby等对176例外周血管外科手术患者术前做24h动态心电图检查,发现有静止缺血表现32例中的12例(37.5%)发生术后心脏并发症。相反,术前动态心电图未见静止缺血表现的144例,仅1例发生心脏并发症。表明24h动态心电图检查无心肌缺血和心律异常发现,围术期发生心脏并发症机会不多。对于运动受限患者,休息时心电图正常,采用动态心电图检查有其价值。因为此项检查可了解患者心肌有否静止缺血,一旦存在可及早进行药物处理。一般认为此项检查心肌缺血敏感性可达92%,特殊性88%,阴性预示值99%,由于是非创伤性检查可较多采用。

(2)超声心动图

①常规超声心动图:观察心脏搏动时声波反射,了解心室腔二维图形,可了解室壁运动情况、心肌收缩和室壁厚度、有无室壁瘤和收缩时共济失调、瓣膜功能是否良好、跨瓣压差程度及左心室射血分数等。若左心室射血分数<35%常提示心功能差,围术期充血性心力衰竭机会增多。围术期采用经食管超声多普勒,可动态连续监测上述指标,及早发现心肌缺血、心功能不全,且可评估外科手术效果。

②超声心动图应激试验:在进行超声心动图检查时,采用药物使患者心脏产生应激,心率增快,观察心室壁是否出现异常或原有壁活动异常有否加重,从而判断心肌缺血及其严重程度。常用药物为多巴酚丁胺,$10 \sim 40 \mu g/(kg \cdot min)$ 或阿托品 $0.25 \sim 1.0 mg$ 静脉注射,使心率增快到预计目标。此项检查适用于不能进行运动耐量试验、休息时ECG正常的患者,其结果对预示围术期并发症发生有帮助。检查结果若心室壁异常活动范围越大,围术期发生心脏原因的并发症机会也越多,具有一定的量化价值。

(3)冠状动脉造影:是判断冠状动脉病变的金

标准,可观察到冠状动脉精确的解剖结构,冠状动脉粥样硬化的部位与程度。同样可进行左心室造影,了解左心室收缩功能,射血分数和左心室舒张末充盈压。进行冠状动脉造影指征:药物难以控制的心绞痛或休息时也有严重的心绞痛发作;近期心绞痛症状加重;运动试验心电图阳性;双嘧达莫-铊闪烁照相存在可逆性缺损;超声心动图应激试验有异常,提示缺血。通过冠状动脉造影可判断患者是否需做冠状动脉旁路移植术。

(4)生物标记物:一种新的技术是测量术前血清中的生物标记物。与临床数据相结合,可以进行基础的风险评估(低危、中危或高危)。这些信息将指导进一步的临床评估和诊断性检查的应用。有希望的候选标记物包括B型钠尿肽、通过血肌酐估算的肾小球滤过率以及心肌肌钙蛋白。这些生物标记物反映了可导致术后并发症发生的已有器官损伤的水平。然而,大多数支持生物标记物用于风险评估的证据均来源于单中心的研究,且临床应用受限。其他不确定性包括预测的精确度以及风险分级的最佳阈值。

5.术前评估 传统的术前评估方法常依据病史、体格检查、临床表现及各项常规与特殊检查结果进行评估,存在一定的局限性。如许多血管外科手术患者常可伴有冠状动脉病变,但仅有少数在围术期发生心脏原因的并发症。目前各项检查对发现冠状动脉病变的敏感性相对较高,而特殊性较低。若试验结果为阴性,一般表示情况良好,预计发生心脏并发症的机会很少。

(1)增加围术期心脏并发症的临床危险因素:根据病史、体格检查、各项常规和特殊试验结果估计患者围术期发生心脏并发症的机会,将临床危险因素分成高危、中危和低危(表14-5)。

(2)体能状态:患者的体能状态也是很重要的指标,通过对患者日常活动能力的了解,从而估计患者的最大活动能力。现用代谢当量水平(metabolic equivalent levels,METs)表示。1MET是休息时的氧消耗,如40岁男性、体重60kg,每分钟氧耗约相当于3.5ml/kg,依此为基础单位,对不同的体力活动就可计算出不同的MET。良好的体能状态,体能活动一般可>7METs;中等体能状态为4~7METs。若METs<4则提示患者体能状态差。由于METs与患者体力活动时氧消耗密切相关,目前已有不同的体力活动测试出的METs值(表14-6)。

(3)外科手术危险性:不同的外科手术类型会对患者产生不同的应激反应而产生不同的影响。如老年急诊患者行腔内手术可能伴有大出血或体液丢失,因此属高危。而血管外科手术不仅对患者血流动力学影响大,且常伴有冠心病或术前存在心肌梗死。根据不同类型的非心脏外科手术操作与围术期发生心脏原因并发症或死亡的机会而将手术分为高、中、低危 3 类(表 14-7)。

因此,根据患者的临床危险因素、体能状况和外科手术危险性,1996 年美国心脏学会/美国心脏协会(American College of Cardiology/American Heart Association,ACC/AHA)对非心脏手术患者围术期心血管评价提出了指南(表 14-8),可作为判断和处理患者的流程。2007 年 ACC/AHA 补充方案认为,心肌梗死后的择期手术尽可能延迟至梗死后 6 个月进行;对于急诊手术,如果病情危及生命,则当尽早进行,但必须做到全面的血流动力学监测;对于恶性肿瘤评估可以切除的患者,如果属于低危程度,则一般可考虑在梗死后 4~6 周进行手术;如果属高危程度患者则需先施行心导管、超声心动图或心脏核素检查,然后再做出是否预先做经皮冠状动脉成形术,或同期做冠状动脉主动脉旁路吻合术的决定。

如果手术时间紧急,用于稳定病情的药物和机械措施必须得到保证,如主动脉内气囊反搏术。若患者 5 年内曾行冠状动脉再通术、近 2 年内进行了

表 14-5　增加围术期心脏并发症的临床危险因素分级

高 危	中 危	低 危
不稳定性冠状动脉综合征	稳定性心绞痛	高龄、高血压和卒中史
急性(<1 周)或近期(<1 个月)心肌梗死	超过 1 个月的心肌梗死	左束支传导阻滞
失代偿性心力衰竭	充血性心力衰竭病史	非特异性的 ST 段改变
有临床意义的心律失常	糖尿病(尤需胰岛素治疗者)	有 CAD 倾向者
严重瓣膜疾病	慢性肾功能不全(血肌酐>200 μmol/L)	

表 14-6　不同体力活动时的能量需要(METs)

体力活动	METs
休息	1.00
室内行走	1.75
吃、穿洗漱	2.75
平地行走 100~200m	2.75
轻体力活动,如用吸尘器清洁房间等	3.50
整理园林,如耙草、锄草等	4.50
性生活	5.25
上楼或登山	5.50
参加娱乐活动,如跳舞、打高尔夫、保龄球、双打网球、投掷垒球、足球	6.0
参加剧烈体育活动,如游泳、单打网球、足球、篮球	7.5
重体力活动,如搬运重家具、擦洗地板	8.0
短跑	8.0

表 14-7　手术种类与危险程度分级

高 危 (心脏事件发生率≥5%)	中 危 (1%≤心脏事件发生率<5%)	低 危 (心脏事件发生率<1%)
急诊大手术,尤其老年人	胸腹腔内手术	内镜手术
主动脉、大血管及外周血管手术	颈动脉内膜剥脱术	活检手术
伴大量失血和液体丢失的手术	头颈手术	白内障手术
	骨科手术	乳腺手术
	前列腺手术	

表 14-8　美国 ACC/AHA 心脏患者进行非心脏手术围术期心血管评估指南

外科手术危险程度	临床危险因素分级				
	高危	中　危		低　危	
		体能良好或中等（>4METs）	体能差（<4METs）	体能良好或中等（>4METs）	体能差（<4METs）
高危	取消或延缓手术	进一步检查	进一步检查	进一步检查	不需检查可手术
中危	取消或延缓手术	不需检查可手术	进一步检查	不需检查可手术	不需检查可手术
低危	取消或延缓手术	不需检查可手术	不需检查可手术	不需检查可手术	不需检查可手术

系统的心脏功能评估，而未出现任何新的临床危险因素，则不必进行进一步的检查，否则要进一步考虑患者可出现的并发症、心功能状况与手术本身的危险程度。有高危临床危险因素的患者，如频发室性期前收缩、室性或室上性心动过速及严重心动过缓，未纠正前不宜手术，高度房室传导阻滞或病态窦房结综合征（SSS）致心动过缓者，应给予临时起搏；中危临床特征患者多需做进一步的检查，糖尿病和高血压发生隐匿性心肌梗死和心肌缺血的可能性很大。低危临床特征的患者不必进行进一步的检查和分类，高血压患者术前应将血压控制在安全水平。总之，无创检查在中等危险程度患者中最有价值。

若患者临床特征低危、心脏功能状态良好并且行低危手术，则不必行进一步的检查；相反，患者临床特征为高危，心脏功能又差，而且又行高危手术，必须进行进一步的术前评价。而中等危险程度的患者，可采用无创检查评价患者的心肌功能和灌注情况，心肌收缩功能的检查包括经胸超声心动图和放射性核素扫描，可得到左心室射血分数（LVEF），但目前的研究认为 LVEF 敏感性较差。此外还有运动耐量试验、药理学应激试验，如双嘧达莫铊显影、多巴酚丁胺超声心动图阴性预测率很高，可达100%，但阳性预测率较低，不足 20%。

四、围术期监测

术中和术后监测应该依据患者心脏状况、手术类型、创伤大小及时间、急诊或择期手术、监测装备、技术水平、有否 SICU 供术后监测治疗及价格和效果分析而采取不同的监测项目。

若患者心功能良好，进行中、低危择期手术，常规监测可采用非创伤性测血压、脉搏、血氧饱和度。听诊器听心音、呼吸音以及连续心电图监测心率、心律。

较重患者或一般心脏病患者施行大手术，术中预计血流动力学波动较大时，除上述监测外应经皮做动脉和中心静脉置管直接连续监测动脉压和中心静脉压，并插入导尿管监测尿量和进行体温监测。

严重心功能不全或心脏病变严重，特别是左、右侧心功能可能不一致时，除上述监测外，应做肺动脉压、肺毛细血管楔压和心排血量的监测，从而对血流动力学的评判具有较全面的依据，有利于指导临床治疗用药。术毕直到术后 48h 均要常规连续监测 ECG。对高危患者，某些生化指标，如肌酸激酶-MB 和肌钙蛋白也应在术后进行对比观察，围术期心肌缺血或心肌梗死可通过生化指标的变化、ECG 新的异常、血流动力学恶化、胸痛性质和程度以及其他一些症状予以判断。

所有患者均应随时按需做血气、血液生化和电解质测定。

流行病学证据提示临床医师常不能识别高危患者及未能对患者进行围术期分级治疗。大型流行病学研究显示，在英国少于 1/3 的高危患者术后转入重症监护病房。由于大多数死亡发生于高危人群，术前识别此类患者有助于改善围术期医疗质量。

五、心脏病患者围术期血流动力学的管理

1. 冠心病　冠心病围术期血流动力学管理的原则为维持心肌氧的供需平衡，避免加重心肌缺血。由于心肌的摄氧率平时即达 60%～65%，当心肌氧耗增加时，只有通过增加冠状动脉血流的方式来提供，但冠心病患者的冠状动脉储备能力低，难以完成氧耗增加时的血流匹配而发生心肌缺血，因此，欲维持心肌氧的供需平衡，必须尽可能地降低心肌氧耗。

心肌氧耗的影响因素有:心肌收缩力;心室壁张力,受其心室收缩压及舒张末压的影响;心率。围术期心肌氧需增加,通常是由于血压升高和(或)心率增快所致。心率增快除增加心肌氧耗外,还影响心肌血流的自动调节。动物实验观察到,在心率正常的情况下,心内膜血流自动调节的压力低限为 38mmHg,而当心率增快 1 倍时,则自动调节的压力低限升至 61mmHg。这提示,心率增快时,欲维持心肌同样多的血流供应,则需要较高的灌注压力。另,心率增快时舒张时间缩短,冠状动脉血流下降。因此,围术期避免心率增快,控制心率在术前安静状态下的水平,则明显有利于心肌氧的供需平衡。

动脉压对心肌氧供、氧耗平衡起双重作用。血压升高虽可增加冠状动脉的灌注压而增加心肌的血供,但也增加氧耗。术中、术后血压的剧烈波动对心肌氧的供、耗平衡极为不利,围术期应维持血压稳定。

左心每搏量与左心室舒张末期容量(LVEDV)密切相关,但 LVEDV 增加使左心室舒张末期压(LVEDP)升高到 16mmHg 以上则明显增加心肌氧耗。除心排血量减少的患者应维持较高的 LVEDP(14~18mmHg)外,LVEDP 不宜超过 16mmHg(合并瓣膜病变者除外)。冠心病患者的最佳前负荷应为能维持循环和内环境稳定、保证组织脏器灌注的最低前负荷。

心功能差者应维护心肌收缩力。但对术前无心肌梗死病史、心功能尚好者,适度地抑制心肌的收缩力则明显有利于维持心肌氧的供、需平衡。

由于围术期麻醉、手术等诸多因素均明显影响心率和血压,这两者的变化又直接关系着心肌的氧供需平衡,故维持心率与血压两者之间的关系对缺血性心脏病的氧供需平衡非常重要。要维持心肌氧的供需平衡应力求做到:血压的变化(升高或降低)不应超过术前数值的 20%;平均动脉压(MAP)-肺毛细血管嵌压(PCWP)>55mmHg;MAP(以 mmHg 计)与心率的比值>1;维持收缩压在 90mmHg 以上;尤其应避免在心率增快的同时血压下降。

动脉血中的氧能否向心肌组织充分释放,与血中 2,3-DPG 的含量、pH 及 $PaCO_2$ 等是否正常有关,围术期应注意这些参数的变化。

2. 瓣膜性心脏病 血流动力学管理以其病理生理改变及心功能的不同而异。心脏瓣膜病病理生理的共性为跨瓣膜血流异常使心腔的(压力或容量)负荷增加,心脏的有效心排血量(CO)下降。

以瓣膜狭窄为主要病变的瓣膜性心脏病血流动力学管理的关键是避免心动过速,维持心率在 100bpm 以内。病程较长的二尖瓣狭窄的患者往往合并心房纤颤和肺循环高压。如术前心室率较快,在洋地黄准备的基础上,静脉注射小量 β 受体阻滞药即可把心室率控制在满意水平。围术期必须避免恶化肺循环高压的因素,必要时给予前列腺素、硝酸甘油或吸入 NO 控制肺循环高压。因肺循环高压导致的右侧心力衰竭所引起的低血压,须行强心治疗,不宜给予缩血管药物提升血压,以免加重肺循环高压,恶化右侧心力衰竭。主动脉瓣狭窄患者须维持窦性心律,这类患者往往左心室高度肥厚,左心室扩大,基础氧耗增加,冠状动脉灌注压由于 LVEDP 升高而降低,收缩期射血时间延长,舒张期冠状动脉灌注时间缩短,心肌氧供受损,故存在心肌缺血的危险,须注意维持心肌氧的供耗平衡。

以瓣膜关闭不全为主要病变的瓣膜性心脏病应维持较快的心率,以减少反流,避免心脏舒张期过负荷。亦应降低左心后负荷,维持较低的外周阻力,以增加前向血流,减少反流。该类患者多有心功能不全,往往需要强心治疗。

在心力衰竭及低心排血量的治疗方面,由于该类患者可发生肾上腺素能受体脱敏感,故磷酸二酯酶抑制药、钙通道增敏药有其特殊的治疗价值。由于衰竭的心脏需要代谢支持,新近大剂量的 GIK 液的治疗价值又重新引起重视。GIK 可减少正性肌力药的需要量,降低围术期的死亡率和 ICU 的滞留时间。

3. 肥厚性梗阻型心肌病 心肌病分为原发性和继发性两大类。原发性心肌病病因尚未明确,病变主要在心肌,按 WHO 及国际心脏专家学会的分类,可分为扩张型心肌病、肥厚型心肌病和限制型心肌病 3 种类型。此病病理生理学改变的特点为心室壁肌和室间隔增厚使左心室流出道狭窄,致使左心室排血受阻。左心室流出道梗阻发生在收缩期。此类患者的流出道梗阻不同于瓣膜狭窄引起的固定性梗阻,梗阻的程度变异不定,随每次心搏而变化。凡增强心肌收缩力,减少心室容量,降低血压的因素均可加重流出道梗阻,而抑制心肌收缩力,增加前负荷和后负荷的因素则可减轻梗阻。因此,应适度的抑制心肌的收缩力,避免应激反应。

保持前后负荷,避免使用血管扩张药。维持"满意"的心率(略低于术前)和血压,避免使用增强心肌收缩力的药物。β受体阻滞药和钙通道阻滞药在该类患者具有特殊的治疗价值。

六、围术期循环障碍的处理

1. 低血压 围术期多见低血压,主要原因有失血,血容量绝对或相对不足;麻醉药对心血管的抑制作用;心律失常;体位改变;缺氧和(或)二氧化碳蓄积;心力衰竭或心肌梗死等。原则上应该预防为主,然后针对病因加以纠正。参照中心静脉压或PCWP进行容量复苏。如经容量复苏后仍有低血压者,则应用血管活性药物,如去甲肾上腺素或多巴胺纠正低血压。

低血压因心功能不全引起时,合理调整血容量后,应给予强心治疗,并及早使用血管扩张药。

2. 高血压

(1)原因:患者精神紧张、高血压患者术前降压治疗不满意;镇痛不全引起强烈的交感应激反应;早期缺氧、二氧化碳蓄积;输血、输液过量等。

(2)处理:针对原因预防为主;完全镇痛;维持良好的通气,纠正低氧血症;经上述处理血压仍高且伴心率快速时可静脉注射普萘洛尔0.25～0.5mg,需要时可重复,总量一般不宜超过2mg;或静脉注射拉贝洛尔5mg,效果不明显时可追加10mg;亦可用短效β受体阻滞药艾司洛尔0.25～0.5mg/kg并可按需重复使用,尤适用于交感肾上腺能应激引起的血压增高。乌拉地尔(Urapidil)具有外周和中枢双重的作用机制,在外周阻断突触后α受体,扩张血管;同时作用于中枢5-HT$_{1A}$受体,降低延髓心血管中枢的反馈调节而起降压作用。此药降压作用缓和,降低血压的同时对心率影响甚小,自限性降压,极少将血压降至较低水平,无血压反跳,使用相对比较安全,静脉注射初量25mg,需要时5min重复,或以9～30mg/h静脉滴注维持。

3. 心功能不全 主要指左侧心力衰竭和心排血量减少伴急性肺水肿,常见于严重高血压、冠心病患者。至于右侧心力衰竭相对少见,以中心静脉压升高为主要表现,但临床症状与体征常不够明确而容易忽略。

治疗原则以改善心肌收缩力、降低心室射血阻力、减轻肺充血。改善氧合和预防严重的心律失常。一般采用强心、利尿和改善心脏负荷等措施。具体步骤:建立良好的通气,充分供氧;静脉注射吗

啡5～10mg;心率快呈室上性心动过速或快速心房颤动等可应用洋地黄类药,如近期未服用过此类药时采用毛花苷C(西地兰)0.2mg静脉注射,隔2～4h可追加0.2mg;或用去乙酰毛花苷C 0.4～0.6mg,以后隔1～2h追加0.2mg;肺水肿伴可疑容量过荷时静脉注射呋塞米(速尿)10～20mg;应用增强心肌收缩力的药物。异丙肾上腺素适用于心率过缓、心排血量下降的患者。肾上腺素同样可增加心肌收缩力和心率,小量时扩张外周血管(β作用),较大量时收缩血管(α作用),适用于心功能损害、动脉压降低和心排血量不足患者,常用剂量1～5μg/min,依据效应调节用量,多巴胺可增加心肌收缩力和心率,常用剂量4～10μg/(kg·min);应用血管扩张药减轻心脏前、后负荷和心肌耗氧量。硝普钠可使动、静脉血管均扩张,作用迅速,效果确切,开始20～50μg/min,依据效应逐渐调节直至达到理想的血液动力学状态,逾量会发生血压显著下降,尤其血容量不足的患者。硝酸甘油扩张静脉、降低心脏前负荷为主,由于较少引起动脉舒张压下降,特别适用于冠心病患者,可舌下含0.3～0.6mg,2～3 min显效,持续约30min;或0.2～1.0μg/(kg·min)静脉滴注;硝酸甘油贴片则可起预防和维持治疗作用。酚妥拉明以扩张动脉为主,能兴奋心脏β受体,出现正性肌力作用和心率加速。常以1.5～2.0μg/(kg·min)静脉滴注,超量会引起心动过速及低血压。

临床上心功能不全常属多种因素的综合表现,应按具体情况选用或联合选用上述各种方法与药物。低血容量常常也是循环功能不全的重要原因,特别是外科手术患者,治疗时必须注意血管内容量是否足够。

4. 心律失常 心律失常是围术期常见并发症。

(1)窦性心动过速:心率达120～160/min,主要不是心脏本身异常,常反映其他病因。首先应纠治病因,如低血容量、发热、焦虑、低氧血症、充血性心力衰竭、全身麻醉过浅、部位麻醉镇痛不全或范围不够等。因此,药物治疗直接减慢心率常非恰当之举,应该纠正基本原因。当窦性心动过速发生心肌缺血,损害心脏功能时则在心电图和动脉压监测下缓慢静脉注射普萘洛尔0.25～0.5mg,可渐增至总量达5mg;或拉贝洛尔5mg;短效艾司洛尔0.25～0.5mg/kg静脉注射,必要时行连续滴注,效果确切。

(2)窦性心动过缓:首先解除原因,循环良好,

心率在 50/min 以上可不必处理；若心率慢伴血压下降，可用多巴胺 0.5～1.0mg 静脉注射，后根据血压和心率采用适当剂量静脉维持。窦房结功能低下伴有症状，术前应考虑装起搏器。

（3）室上性心动过速：可使用各种方法刺激迷走神经，常可终止室上性心动过速，β受体阻滞药可显著降低术中和术后室上性心律失常。钙通道阻滞药，如维拉帕米、地尔硫䓬（硫氮䓬酮）亦有效，若同时应用 β受体阻滞药会增加心肌抑制作用。若患者血压低、升压药作用不显著，上述药物作用效果不良时可采用电复律或超速心脏起搏。

（4）室性期前收缩：偶然发生可不必治疗，若每分钟期前收缩超过 4～5/min、多源性、连续 3 次以上、或期前收缩发生在前一个 QRS 综合波接近 T 波峰值时则应处理。通常室性期前收缩首选利多卡因 50～75mg 静脉注射，隔 20min 可重复 1 次，维持用 1～4mg/min。β受体阻滞药艾司洛尔单独应用并不一定有效，但在围术期由于交感肾上腺能活动增加而引起室性期前收缩则特别有效。

（皋 源）

■ 参考文献

[1] 刘大为.实用重症医学.北京:人民卫生出版社,2010.

[2] 刘大为,邱海波.重症医学——2011.北京:人民卫生出版社,2011.

[3] 刘大为,邱海波,于凯江.重症医学——2012.北京:人民卫生出版社,2012.

[4] SAFE Study Investigators, Finfer S, McEvoy S, et al. Impact of albumin compared to saline on organ function and mortality of patients with severe sepsis. Intensive Care Med, 2011, 37(1):86-96.

[5] Rossaint R, Bouillon B, Cerny V, et a1. Management of bleeding following major trauma: an updated European guideline. Crit Care, 2010, 14(2):52.

[6] De Smet AM, Kluytmans JA, Cooper BS, et al. Decontamination of the digestive tract and oropharynx in ICU patients. N Engl J Med, 2009, 360(1):20-31.

[7] Comparison of Dopamine and Norepinephrine in the Treatment of Shock. The SOAP II Investigators. N Engl J Med, 2010, 362:779-789.

[8] Waxman S, Ishibashi F, Muller JE. Detection and Treatment of Vulnerable Patients. Circulation, 2006, 114:2390-2411.

[9] 中华医学会心血管病学分会,中华心血管病杂志编辑委员会.急性 ST 段抬高心肌梗死诊断与治疗指南.中华心血管病杂志,2010,38:675-690.

[10] Harrington RA, Becker RC, Cannon CP, et al. Antithrombotic therapy for non-ST-segment elevation acute coronary syndromes; American College of Chest Physicians evidence-based clinical practice guidelines. chest, 2008, 133:670-707.

[11] Task force on myocardial c of the European Society of Cardiology (ESC) and the European Association for CardioThoracic Surgery (EACTS), European Association for Percutaneous Cardiovascular Interventiongs (EAPCI), Wijns W, et al. Guidelines on myocardial revascularization. Eur Heart J, 2010, 31:2501-2555.

[12] 中华医学会心血管病分会介入心脏病学组,中华心血管病杂志编辑委员会.中国经皮冠脉介入指南 2012(简本).中华心血管病杂志,2012,40:271-277.

[13] 中华医学会心血管病学分会,中华心血管杂志编辑委员会.急性心力衰竭诊断和治疗指南.中华心血管病杂志,2010,38(3):195-208.

[14] Hunt SA, Abraham WT, Chin MH, et al. 2009 focused update incorporated into the ACC/AHA 2005 Guidelines for the Diagnosis and Management of Heart Failure in Adults: a report of the American College of Cardiology Foundation/American Heart Association Task Force on Practice Guidelines; developed in collaboration with the International Society for Heart and Lung Transplantation. Circulation, 2009, 119(14):391-479.

[15] Felker GM, Lee KL, Bull DA, et al. Diuretic strategies in patients with acute decompensated heart failure. N Engl J Med, 2011, 364(9):797-805.

[16] 陆再英,钟南山.内科学(第 7 版).北京:人民卫生出版社,2011:165-181.

[17] McMurray JJ, Adamopoulos S, Anker SD, et al. ESC guidelines for the diagnosis and treatment of acute and chronic heart failure 2012: The Task Force for the Diagnosis and Treatment of Acute and Chronic Heart Failure 2012 of the European Society of Cardiology. Developed in collaboration with the Heart Failure Association (HFA) of the ESC. Eur J Heart Fail, 2012, 14:803-869.

[18] 陈灏珠.实用内科学[M].第 13 版.北京:人民卫生出版社,2009:1364-1365.

[19] Hamad E, Mather PJ, Feldman AM. Pharmacllogic therapy of chronic heart failure. Am J Cardiovasc Drug, 2007, 7(4):235-248.

[20] 中国高血压防治指南修订委员会,中国高血压防治指南(2010 年修订版).

[21] 柴湘平,唐明,周胜华.主动脉夹层的研究进展.中国急救复苏与灾害医学杂志,2010,5(12):1161-1163.

[22] Golledge J, Eagle KA. Acute aortic dissection. Lancet, 2008, 372(7):275-277.

[23] Tusscher BL, Groeneveld JA, Kamp O, et al. Predicting outcome of rethoracotomy for suspected pericardial tamponade following cardio-thoracic surgery in the intensive care unit. J Cardiothorac Surg, 2011, 6:79.

[24] Lee A. Fleisher, L. A., Beckman, J. A., Kenneth A. et al. ACC/AHA 2007

Guidelines on Perioperative Cardio-vascular Evaluation and Care for Non-cardiac Surgery. Circulation, 2007, 116:e418-e499.

[25] Fleisher LA, Beckman JA, Brown KA, et al. ACC/AHA 2007 Guidelines on Perioperative CardiovascularEvalua-tion and Care for Noncardiac Surgery: Executive Summary: A Report of the American College of Cardiology/A-merican Heart Association Task Forceon Practice Guidelines (Writing Committee to Revise the 2002 Guide-lines on Perioperative Cardiovascular Evaluation for Noncardiac Surgery): Developed in Collaboration With the American Society of Echocardio-graphy, AmericanSociety of Nuclear Cardiology, Heart Rhythm Society, So-ciety of Cardiovascular Anesthesiolo-gists, Society for Cardiovascular Angi-ography and Interventions, Society for Vascular Medicine and Biology, and Society for Vascular Surgery. Circula-tion,2007,116:1971-1996.

[26] American College of Cardiologists/A-merican Heart Association Task Force Report. Guidelines for perioperative cardiovascular evaluation for noncar-diac surgery. Circulation, 1996, 93: 1278.

[27] Boersma E, Kertai MD, Schouten O, Bax JJ,Noordzij P,et al. Perioperative cardiovascular mortality in noncardiac surgery:validation of the Lee cardiac risk index. Am J Med, 2005, 118: 1134-1141.

[28] Devereaux PJ,Yang H,Yusuf S,et al. Effects of extended-release metoprolol succinate in patients undergoing non-cardiac surgery (POISE trial):a ran-domised controlled trial. Lancet, 2008,371:1839-1847.

[29] Almanaseer Y, Mukherjee D, Kline-Rogers EM,et al. Implementation ofthe ACC/AHA guidelines for preoperative cardiac risk assessment in a general medicine preoperative clinic: impro-ving efficiency and preserving out-comes. Cardiology,2005,103:24-29.

[30] Cuthbertson BH, Card G, Croal BL, et al. The utility of B-type natriuretic peptide in predicting postoperative cardiac events and mortality in pa-tients undergoing major emergency non-cardiac surgery. Anaesthesia, 2007,62:875-881.

[31] Fleisher LA, Eagle KA. Clinical prac-tice:lowering cardiac risk in noncardi-ac surgery. N Engl J Med,2001,345: 1677-1682.

第15章

心肺脑复苏

心肺复苏(cardiac pulmonary resuscitation,CPR)是针对心搏呼吸骤停而采取的抢救治疗措施。为了强调脑功能恢复的重要性,提出心肺脑复苏(cardiac pulmonary cerebral resuscitation,CPCR)的概念。目前多数文献中 CPR 和 CPCR 是通用的。现代 CPR 的历史并不久远,其基本框架形成于 20 世纪 50～60 年代。经过半个多世纪的发展,CPR 技术有了长足进展,但心搏骤停的抢救成功率依然低下,即使存活者也往往遗留有程度不同的神经学残障。欧美等国家召集过一系列 CPR 专题会议,颁布和多次修订心肺复苏的标准或临床指南。国际复苏协调委员会(ILCOR)也于 2000 年制定和颁布了第一部国际性复苏指南。这些文件集中反映了同时代复苏科学和临床治疗实践的研究成果。CPR 指南的最新版本是 ILCOR《2010 心肺复苏和心血管急救国际协调意见和建议》和美国心脏协会《AHA 心肺复苏和心血管急救指南2010》。

第一节　心搏骤停的常见原因及心电图类型

心脏停搏是各器官系统疾病严重阶段的共同结果。常见原因除心脏本身病变外,创伤、休克、缺氧、严重水电解质平衡和代谢紊乱、中毒和呼吸系统疾病等均可导致心搏骤停。常见的心搏骤停原因可归纳为"6H5T"(表 15-1)。

表 15-1　导致心搏骤停的常见原因

6 个"H"	
Hypovolemia	低血容量
Hypoxia	低氧血症
Hydrogenion (acidosis)	酸中毒
Hyper-/hypokalemia	高钾/低钾血症
Hypoglycemia	低血糖
Hypothermia	低体温
5 个"T"	
Toxins	中毒
Tamponade (cardiac)	心脏压塞
Tension pneumothorax	张力性气胸
Thrombosis of the coronary/pulmonary vasculature	冠状动脉或肺动脉栓塞
Trauma	创伤

心搏骤停后的常见的初始心电图类型包括心室颤动(VF)、无脉搏性室性心动过速(VT)、心室停顿和无脉搏电活动等。依据是否有电击除颤指征,即电击能否有效终止异常心律而恢复灌注性心律,被划分为可电击性心律和非可电击性心律 2 类。①可电击性心律,包括 VF 和无脉搏 VT,发病率最高,抢救成功率也最高。抢救成功的关键是及早电击除颤和及时有效的 CPR。②非可电击性心律,指心室停顿和无脉搏电活动。无脉搏电活动涵盖一组不同的无脉搏心律,即假性电机械分离、心室自主节律、心室逸搏节律及除颤后心室自主节律等。非可电击性心律普遍复苏效果不佳。除电击除颤外,处理 2 组心律失常的其他抢救措施,包括胸外按压、气道管理和通气、药物治疗及纠正可逆性病因等措施均无差别。

第二节　生 存 链

1992 年，AHA 第 5 次心肺复苏会议提出生存链(chain of survival)的概念，用以概括提高院外心搏呼吸骤停抢救成功率的 4 个关键环节。专家们认为各个步骤一环扣一环，相互衔接，任何一个步骤的延误都可能导致抢救失败。生存链的概念在 2010 年国际复苏指南会议上得到重申和修订，并增加了第 5 个环节。修订的生存链包括：立即识别心搏骤停和激活急救反应系统；及早进行胸外按压为重点的 CPR；迅速电除颤；有效的进一步生命支持；整体化的停搏后处理(图 15-1)。

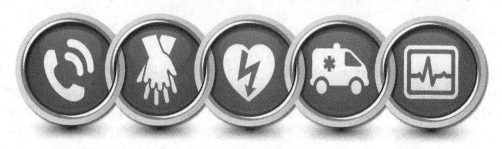

图 15-1　生存链

第三节　基本生命支持

基本生命支持(BLS)指在心搏骤停发生现场进行的抢救，基本目的是在尽快进行有效的人工循环和人工呼吸，为心脏和脑提供最低限度的血流灌注和氧供。BLS 抢救现场可能在院内，也可能在院外，故相当多的施救者可能是非专业人员。多数情况下抢救是在没有任何医疗设备的情况下进行，即所谓的徒手 CPR。

传统上将徒手 CPR 总结为气道开放(A，airway)、人工通气(B，breathing)和胸外按压(C，compression) 3 个步骤，并主张按 ABC 的顺序实施。近年来发现，多数院外心搏骤停为心脏原因所致，呼吸停止只是继发于全身循环中断后脑缺血的结果。早期呼吸支持并不重要，无须进行所谓"肺复苏"，而极为强调高质量的胸外按压。故提出此时应将心肺复苏(CPR)改为心脑复苏(cardiac cerebral resuscitation，CCR)。《2010 心肺复苏和心血管急救国际协调意见和建议》和《AHA 心肺复苏和心血管急救指南 2010》明确提出，院前复苏时急救顺序由 ABC 改为 CAB。

一、及时识别心搏呼吸骤停

心搏骤停的立即识别是一切急救措施的前提，对心搏呼吸停止的判断越迅速越好。徒手时完整的判断包括 3 项：判断患者有无应答反应、有无呼吸及有无心搏。

1. 判断患者有无反应　意识消失是心搏骤停的首要表现，循环停止后 10s 即可发生。判断方法是拍打或摇动，并大声呼唤患者。

2. 判断有无呼吸　心搏停止者多无呼吸，偶可有叹息样或不规则呼吸，部分患者可能有明显气道梗阻表现。判断方法是，施救者俯身将自己耳面部靠近患者口鼻，感觉和倾听有无气息，同时眼观察胸部有无隆起。判断时间不应超过 10s。

3. 判断有无心搏　判断方法触摸颈总动脉有无搏动，先用手指触摸到甲状软骨，向外侧滑到甲状旁沟，约相当于胸锁乳突肌中点内侧缘。也应在 10s 内完成。

研究表明，完成以上操作均可能延迟启动 CPR，非医务人员多难以熟练实施，即使医务人员也未必能够在要求 10s 内明确是否发生心搏骤停。故最新的指南要求简化 BLS 流程，去除"看、听和感觉"等步骤。强调对任何无呼吸或无正常呼吸(仅叹气)的成年人无反应者，应该立即通知本地急救服务系统，并开始胸外按压。医务人员可先检查脉搏，10s 不能确定即开始 CPR。院内发生心搏骤停可能与院外有所不同，但也应尽快识别，避免不必要的延误,如找听诊器听心音、量血压、接 ECG、检查瞳孔等。

二、高质量的胸外按压

迅速建立人工循环是 BLS 阶段的主要目标,基本方法是胸外按压。胸外按压是通过对胸前壁乃至心脏的直接压迫,驱动血流被动沿房室瓣导引的方向流出心脏。操作手法正确时,可使收缩(按压)压达到 60～80mmHg,但舒张压依然低下,平均动脉压极少超过 40mmHg。尽管如此,按压产生的血流可为心脑组织提供低水平的血流灌注,对于恢复自主循环和减轻脑缺氧损害至关重。尤其在停搏倒地时间较长(超过 5min)的患者,有效胸外按压可增加电击除颤成功率。现代心肺复苏极为强调胸外按压,其要点有以下几方面。

1. 启动复苏时首先进行 30 次胸外按压,再做急救呼吸等处理,即复苏顺序由 ABC 改为 CAB。

2. 简化按压部位的定位,以利尽快启动按压。最早建议的定位方法要求施救者先用手指触摸到肋弓,滑向剑突,然后向上找到胸骨下段,手法烦琐费时,且无必要。后又简化为将手掌置于胸部中央相当于双乳头连线水平。目前的建议是直接将手掌置于胸部中央即可。

3. 强调用力压和快速压,按压深度至少为 5cm(过去规定为 4～5cm),按压至少 100/min。

4. 每次按压后应放松使胸壁充分回弹,按压放松时间大致相当,放松时手掌不应离开胸壁。

5. 按压/通气频率比在单人施救时统一为 30:2,适于对从小儿(除新生儿外)到成年人的所有停跳者进行 CPR。因小儿停搏多系窒息所致,故专业急救人员对婴儿及青春期前儿童进行双人 CPR 时,可采用 15:2 的按压-通气比。而新生儿 CPR 时,对氧合和通气的要求远远高于胸外按压,故保留 3:1 按压-通气比。

6. 最大限度地减少胸外按压中断的时间和次数,包括进行急救呼吸、电击除颤和检查心律等操作时均应如此。

7. 为避免因疲劳影响胸外按压的质量,多人施救时应尽可能轮换进行,一般约 2min 应轮换 1次,可利用轮换的时间进行检查心律等操作。

三、有效的气道开放

医务人员施救时可采用仰头抬颏法进行气道开放,即使患者头后仰,托起其下颌使颏部抬起。但对头面部创伤,可疑存在脊柱损伤的患者,此法可能加重颈部脊髓损伤。此时可尝试采用托颌法,即不使头部后仰,而是保持头颈与脊柱成一条直线,仅仅用双手抬起下颌。此法操作不易,若不能保证有效实施,即使有高位颈髓损伤风险,也应将开放气道和通气作为优先考虑,直接采用仰头抬颏法。未经训练的非医务人员施救者可不考虑气道开放,积极开始胸外按压即可。

更可靠的气道开放方法是放置高级气道设备,包括气管内导管、食管气管联合导管和喉罩等。院内场合可酌情应用,但不应因此而延误胸外按压。

四、恰当的人工呼吸

研究表明 CPR 时普遍存在过度通气现象。过度通气可增加胸内压降低心排血量,并有可能增加胸外按压中断的次数和时间而影响复苏效果。因此现代心肺复苏强调避免过度通气。

口对口人工呼吸是徒手复苏时最便捷和有效的通气方法,急救者吹入气的氧浓度可达到 16%～17%,操作正确时患者肺泡内氧分压可达到 80mmHg。院内急救推荐使用面罩呼吸球进行加压人工呼吸,有条件时进行气管内插管实施机械通气。

目前建议,实施急救呼吸时每次通气时间应超过 1s,吹气量能够使胸部隆起即可。建立了应用高级气道设备且双人 CPR 时,每 6～8 秒钟通气 1 次(为每分钟 8～10 次),无须考虑与按压的比例。

近年来就所谓单纯胸外按压 CPR(Compression-only CPR)进行了广泛探讨。即在 CPR 早期仅进行胸外按压而不提供人工通气。大量调查证实,绝大部分专业医务人员和路人施救者,均不愿意为陌生的心搏骤停患者实施口对口通气。除普遍顾虑传染疾病外,患者口常有出血或呕吐物,使施救者产生心理上的障碍。动物研究显示,在非窒息性心脏停搏的最初数分钟内,仅仅进行胸外按压,可能与胸外按压加通气的复苏效果相当。此外发现,若气道开放良好,停搏后偶尔的喘气样呼吸和按压造成的胸廓被动运动,均可提供部分气体交换。此外,理论上讲胸外按压的心排血量普遍低下,与之相应的通气需求也较低,不必要提供很高的通气量即可达到通气/血流匹配。一些大型前瞻性临床试验也证实,对成年人院外心搏骤停者施救时,单纯胸外按压 CPR 的存活率,优于标准 CPR 或完全无 CPR。综合以上考虑,目前的建议是,若施救者不愿意无把握提供标准 CPR 时,应鼓励进行单纯胸外按压的 CPR。专业医务人员在院内施救时,应尽可能采用按压加通气的标准 CPR。但是注意,对于因呼吸停止或淹溺等原因导致的心脏停搏,应该进行人工通气。

第四节　进一步生命支持

进一步生命支持(ALS)是指自主循环仍未恢复,由专业医务人员在心搏呼吸停止现场,或向医疗机构转送途中进行的抢救。此阶段已有可能借助一些器械设备和药品,实施更有力的抢救措施。

一、持续高质量的胸外按压

由专业人员接受继续进行以高质量胸外按压为核心的 CPR,尤其强调在进行电击除颤、放置高级气道设备和静脉通路时减量缩短胸外按压的中断。抢救人手充分时应每 2min 更换胸外按压操作者,以保障胸外按压的质量。放置高级气道后可通过 CO_2 波形图监测呼气末二氧化碳分压($PetCO_2$)了解 CPR 效果。若 $PetCO_2 < 10mmHg$,提示胸外按压质量不佳,所产生的心排血量低下,未能将组织中的 CO_2 转运到肺泡。应通过增加按压力量或频率等改善 CPR 质量。若已经放置导管测压装置,而放松期(舒张)血压$<20mmHg$,也提示胸外按压质量不佳。而一旦恢复自主循环,除可触及脉搏外,动脉内导管监测也会出现自发动脉波形,并有动脉血压突然升高。

二、控制气道和人工通气

在 ALS 阶段应尽快控制气道控制设备,以便维持气道通畅和充分的通气。常用辅助器械分为基本气道设备和高级气道设备 2 种。① 基本气道开放设备:指口咽通气道和鼻咽通气道,分别经口和鼻孔放置,深入到咽部,将后坠的舌根等软组织推开,从而解除梗阻。怀疑颅底骨折时,应避免选用鼻咽通气道。② 高级气道设备:包括气管内导管、食管气管联合导管(combitube)和喉罩(laryngeal mask)3 种。参与 ALS 阶段的施救者应具备紧急气管内插管能力,其优点是可以保障气道通畅,防止呕吐物或其他异物误吸,方便进行机械通气或给氧等。但进行气管插管等操作时必须中断胸外按压,应尽可能缩短胸外按压中断时间。究竟选用何种方法,取决于心搏骤停现场的条件,以及施救者的经验和能力。

确认气管内导管是否放置到位的临床观察方法包括肉眼可见胸壁隆起、听诊双侧呼吸音对称以及上腹部无气体声音。目前主张利用气道 CO_2 波形图确认和监测导管位置是否恰当,若气管导管误入食管,则不会出现呼气期 CO_2 升高的波形,且 $PetCO_2$ 数值低。

建立高级气道后,即可连接呼吸机或简易呼吸囊进行急救通气。通气频率保持在 $8\sim10/min$,给气时可不间断胸外按压,也无须考虑胸外按压∶通气的比例。在未恢复自主循环时,可给予高浓度氧通气。

三、及时有效地体表电击除颤

近年来体表电击除颤在心肺复苏中的作用受到极大重视,理由在于:①目击下心搏骤停最常见的心律失常是 VF;②治疗 VF 最有效的措施是电除颤;③除颤成功率随着时间的延迟迅速降低。已证明 VF 患者昏迷倒地至首次电除颤的间隔时间每延长 1min,复苏成功率降低 $7\%\sim10\%$;④VF 有在数分钟内转变为心室停顿的倾向,后者复苏效果更差。有鉴于此,及早电除颤被视为生存链的重要环节。最高目标是力争在心搏骤停发生后的 5min 以内开始首次电除颤。

1. 除颤器的类型　除颤机制是以一定能量电流瞬间通过心肌,使绝大部分心肌细胞发生同步除极化,从而恢复窦性节律。目前用于心搏骤停抢救的除颤器均为非同步体表除颤器,有手动除颤器和自动体表除颤器(automated external defibrillators,AEDs)两大类,按所输出的除颤电流特征又可分为单相波除颤器和双相波除颤器。双相波除颤是近年来应用日益广泛的技术,其优点是除颤成功率高、除颤电能小,从而造成的心肌损害轻微,已逐渐取代单相波除颤。AEDs 是专门为非急救专业人员设计的一种小型便携式除颤器,适用于公众场所或家庭,近年来也有主张在医院的普通医疗区域广泛配置。

2. 电除颤的适应证　VF/无脉搏的 VT(可电击性心律)是电除颤治疗的适应证。没有证据表明电除颤对治疗心室停顿等(非可电击性心律)有益,相反重复电击可能导致心肌损害。目前除颤器一般具有快速监测和诊断功能,机器自动识别是否存在 VF/VT,不必要进行盲目除颤。

3. 电击除颤的技术要领

(1)除颤电极有手柄式和粘贴式 2 种,一般手动式除颤器多用手柄式电极,使用前需涂导电胶以减少与胸壁的电阻抗;AEDs 多用粘贴式电极。2 个电极并无左、右、正、负之分。最常用的电击安放部位是胸骨心尖位(sternal-apical position),电极分别置于胸骨右缘第 2 肋间和左第 5 肋间腋中线。AEDs 的粘贴式电极常用前后位,电极位置分别为左侧心前区和背部左肩胛骨下角处。

(2)除颤剂量(电击能量)。不同除颤仪和除颤波形所需要的电能不同,双相波除颤用 120～200J,或采用生产厂家推荐的最佳电能。一般除颤器均在显著位置标明最佳除颤电能,不了解所使用设备的最佳剂量范围时,首次电击直接用 200J,其后选用相同或更大剂量。单相波初始及后续电击均采用 360J(不同于先前建议由 200J、300J 到 360J 依次递增)。若电击成功除颤后 VF/VT 复发,再次电击采用先前成功除颤的电能进行。

(3)电击前的 CPR 对倒地时间 5min 以上的患者,或所有非目击下的心搏骤停者,均先进行 2min (5 个 30∶2 周期)的 CPR 再进行电除颤。院内停搏一般发生于监测下或目击下,可考虑首先进行电除颤。

(4)电击次数 均采用单次电击策略。电除颤完毕立即恢复 CPR,并以胸外按压开始,完成 5 个 30∶2 周期(约 2min)CPR 后,再停止检查是否恢复自主心律及脉搏。

四、复苏用药

1. 迅速建立有效的用药途径　抢救心搏骤停的有效用药途径有 3 种:静脉途径、骨髓腔途径、气管内途径。

(1)静脉途径:一般优先采用。又分为外周静脉和中心静脉 2 种。与外周静脉比较,经中心静脉用药血浆药物峰浓度高,循环时间短。但中心静脉穿刺置管操作多数需要中断 CPR,并且并发症多,对操作者的技术要求高,并非一般施救者所能胜任。而外周静脉置管快捷简便,应用更为广泛。为了促进药物尽快进入中心循环,经外周静脉用药后须推注 20ml 生理盐水。

(2)骨髓腔途径:过去仅推荐用于无法建立血管通路的儿童患者,现已证明在成年人也同样有效。经骨髓腔用药达到充分血浆浓度的时间与中心静脉相当。目前已有市售的用于成年人骨髓腔穿刺置管的套针。此外,经骨髓腔途径也可抽血进行血气分析、电解质和血红蛋白浓度等检测。

(3)气管内途径:某些抢救药物可通过气管给予。药物的吸收过程是经支气管进入肺泡,由肺泡毛细血管吸收后入左心房进而到达体循环发挥作用。其优点是吸收迅速,11～16s 即产生心脏效应,心脏内药物浓度高。方法是用一根 30cm 长的细导管,经气管导管深入到隆突或超过隆突进入支气管,喷药后加压张肺 5～6 次以助药物吸收。但是通过气管给药所达到的血浆药物浓度难以准确预知,最佳用药剂量也不完全明了。已证明 CPR 时气管内应用肾上腺素的剂量,是静脉用药剂量的 3～10 倍。故肾上腺素气管内给药时,单次剂量为 3mg,用至少 10ml 的注射用水稀释后应用。已经证明,用注射用水稀释较生理盐水吸收更佳。肾上腺素、阿托品和利多卡因等药物均可经气管内用药,碳酸氢钠则不宜。

2. ALS 阶段的静脉输液　如果心搏骤停与大量液体丧失导致的低血容量有关,应及时补液以迅速恢复血容量。对正常血容量的心搏骤停患者是否需要常规输液,尚无人类研究的资料。实验性心室颤动模型的动物研究结果既不能支持也不拒绝常规静脉输液。无低血容量存在时,过量输注液体似乎并无益处。复苏期间建立静脉通路的主要目的是用药。除非明确存在低血糖,一般也应避免输注含葡萄糖溶液。输注含糖液体容易引起高血糖,从而加重停搏后的神经系统功能障碍。同样,除大出血导致的停搏外,一般不必输血,因增加红细胞后血液黏滞度增加,反而不利于组织血流灌注。

3. 复苏药物　心搏骤停期间的药物治疗进展甚微。此时的理想用药应该能够促进自主循环的恢复,同时能够对重要生命器官提供某些保护作用。尽管目前用于心搏骤停的药物似乎能够改善短期结局,但无证据支持这些药物改善存活出院。

(1)肾上腺素:其作用机制是通过兴奋 α_1 受体,收缩外周血管,提高主动脉舒张压,从而增加冠状动脉灌注压。同时收缩颈动脉,增加脑血流量。因而对心脑复苏均有利。心肺复苏时 β 受体兴奋作用不重要。心搏骤停时应用肾上腺素后可以促使停搏的心脏恢复搏动,并使心室颤动波由细弱转为粗大,电击除颤容易成功。肾上腺素的用法是

1mg 静脉或骨髓腔内注射，每 3～5min 重复 1 次。若静脉通路未能及时建立，可通过气管导管使用肾上腺素，剂量为 2～2.5mg。一般不推荐大剂量应用肾上腺素，特殊情况下考虑使用更高剂量（如 β 肾上腺受体阻滞药或钙通道阻滞药中毒等）。有时自主循环恢复后仍然需要用肾上腺素输注维持血压，应细心调节输注速率，以达到合适的血压水平，剂量过大可能导致心动过速和加重心肌缺血，并可能诱发 VF 和 VT。

（2）血管加压素（Vasopressin）：即抗利尿激素，大剂量时刺激血管平滑肌上的 V1 受体，产生强效缩血管作用。目前没有足够证据支持将血管加压素常规作为肾上腺素的替代，或与肾上腺素联合使用。在 1mg 肾上腺素不能恢复自主循环时，可考虑应用血管加压素 40 U 静脉注射。也可以用血管加压素 40 U 代替首剂肾上腺素使用。血管加压素可能在心室停顿的治疗时更有效。

（3）胺碘酮：是作用于心肌细胞膜的抗心律失常药物，通过对钠、钾和钙等离子通道的影响发挥作用。与安慰剂和利多卡因比较，胺碘酮应用于 3 次电击后仍持续 VF 的患者，可提高存活入院率。用于人类或动物 VF（或）血流动力学不稳定的 VT 时，可能改善对电击除颤的反应。因此，胺碘酮可用于对 CPR、电击除颤和缩血管药等治疗无反应的 VF/无脉搏 VT 患者，初始剂量为 300mg，用 5% 葡萄糖溶液稀释至 20ml 静脉或骨髓腔内注射，随后可追加 150mg。

（4）利多卡因：是一种相对安全的抗心律失常药，但用于心搏骤停的抢救治疗，其短期或长期效果均没有得到证实。近年来的研究发现，利多卡因用于心搏骤停，自主循环恢复率低于胺碘酮，而心室停顿的发生率高于后者。故目前仅推荐在没有胺碘酮时应用利多卡因抢救心搏骤停。顽固性 VF/VT 而无胺碘酮可供使用时，可考虑静脉注射利多卡因 100mg（1～1.5mg/kg）。若 VF/VT 持续存在，每隔 5～10min 追加 0.5～0.75mg/kg，第 1 小时的总剂量不超过 3mg/kg。

（5）硫酸镁：镁缺乏时补充镁剂是有益的，但心搏骤停时常规使用镁剂的价值没有得到肯定。对院外成年人心搏骤停患者的研究也未证实 CPR 时常规应用镁剂能够增加自主循环恢复。有一些证据显示，顽固性 VF 时应用镁剂有益。镁剂使用的指征包括：对电击无效的顽固性 VF 并可能有低镁血症；室性快速性心律失常并可能有低镁血症；尖端扭转型 VT；洋地黄中毒。对电击无效的顽固性 VF，静脉注射硫酸镁的初始剂量为 2g（8mmol），1～2 min 注射完毕，10～15 min 后可酌情重复。镁离子抑制血管平滑肌收缩，引起血管扩张和与剂量相关的低血压，通常时间短暂，对输液和缩血管药等治疗反应良好。

（6）阿托品：是 M 型胆碱能受体拮抗药，可阻断迷走神经对窦房结和房室结的作用，增加窦房结自主节律性，促进房室结传导。曾经有应用阿托品后成功治疗心室停顿的报道，但相关的证据较老，质量较低，当前证据不支持用于这类患者有益。故已经不建议阿托品用于心室停顿或无脉搏电活动的治疗。其应用指征为：节律<60/min 的无脉搏电活动；血流动力学不稳定的窦性、房性或交界性心动过缓。成年人用法为 1mg 静脉注射，每 3～5 分钟重复 1 次，使心率达到 60/min 以上。有资料表明，总量 3mg 可获得完全性的迷走神经阻滞。

（7）钙剂：钙离子在心肌细胞收缩机制中有重要作用，但是极少有资料支持心搏骤停后应用钙剂能够提供任何益处。注射钙剂后的高血钙对于缺血心肌和受损脑细胞的恢复反而可能有害。仅在某些特殊情况下需及时补钙：高钾血症；低钙血症；钙离子通道阻滞药中毒。初始剂量为 10% 氯化钙 10ml（含 Ca^{2+} 6.8 mmol）静脉注射，必要时可重复。静脉推注过快可减慢心律，导致心律失常，心搏骤停时可加快推注速度。不宜与碳酸氢钠经同一通路同时补钙。

（8）碳酸氢钠：心搏呼吸停止时期间存在酸中毒，这是过去人们强调应用碳酸氢钠的理由。但此时酸中毒的性质为混合性的：既有呼吸性酸中毒，又有代谢性酸中毒。早期以呼吸性酸中毒为主。只有通过充分的肺泡通气才能予以纠正。而代谢性酸中毒的发生则是一个动态过程，随着停搏时间和组织低血流灌注时间延长，逐渐导致组织酸中毒和酸血症。此过程取决于心搏停止的时间和复苏期间的血流灌注水平。低血流使产生于组织的 CO_2 不能灌洗出来，加重酸中毒程度。故 CPR 期间控制酸碱平衡紊乱的主要手段，应该是首先提供充分的肺泡通气，同时尽可能提高组织的血流灌注水平，包括有效的胸外按压，并迅速恢复自主循环。

没有资料表明应用纠酸药物可改善心搏骤停的预后，动物实验未能提示应用碳酸氢钠可以改善除颤能力和存活率。也未能肯定血液低 pH 对除颤、自主循环恢复能力或短期存活率是否有不利影响。此外,组织酸中毒似乎也不影响肾上腺能药物的反应性。相反已有资料证明应用碳酸氢钠有诸多不利:降低冠状动脉灌注压;因细胞外碱中毒导致氧离解曲线左移影响氧释放;可能引起高渗血症和高钠血症;碳酸氢钠进入体内产生 CO_2,后者可自由透过心肌和脑细胞膜,导致反常性细胞内酸中毒;使同时输入的儿茶酚胺类药物失活。仅某些心搏骤停病例应用碳酸氢钠是有利的,如先前已有严重代谢性酸中毒、三环类或苯巴比妥类中毒者,或长时间停搏及复苏。

目前主张不首先应用碳酸氢钠,只有在采取公认有利的措施,如电除颤、心脏按压、气管插管、人工通气,及应用血管活性药等无效后才考虑使用。最初剂量为 1mmol/kg 静脉滴注,给药后做过度通气,以利 CO_2 排出。应根据血气分析结果考虑是否需要追加用药,避免过量应用导致医源性碱中毒。

(9)钙制剂:正常情况下,钙离子在心肌收缩和冲动传导时起重要作用,但是心搏骤停后的再灌注损伤,使得发生心肌细胞内钙超载,补钙过多引起的高钙血症可能反而有害。回顾性和前瞻性研究均显示,心搏骤停患者应用钙剂无效。故钙剂不宜常规用于心搏骤停的抢救,仅适用于因高钾血症、低钙血症或钙通道阻滞药中毒导致的心搏停止。用法是 10％氯化钙 2~4mg/kg 缓慢静脉注射,可酌情间隔 10min 重复使用 10％葡萄糖酸钙 5~8ml。

第五节 复苏后处理

传统意义上,复苏后处理(post-resuscitation care)是指自主循环恢复(ROSC)后,在 ICU 等场所实施的综合性治疗措施。ILCOR 和 AHA 的 2010 年指南则改称之为心搏骤停后处理(post-cardiac arrest care)。其涵盖范围大为扩展,开始于心搏骤停识别,持续到自主循环恢复,乃至患者出院及其以后阶段。并增加整体化的心搏骤停后处理为存活链的第五环。

一、心搏骤停后综合征

心搏骤停患者即使恢复自主循环,仍然有很高病死率。心脏停搏造成的全身缺血性损害,以及 ROSC 后的再灌注反应,可导致累及各器官系统的全身性病理生理改变。此外,导致心脏停搏的病因及原有合并症相重叠,使病变更为严重和复杂。这些心搏骤停后的特异病理生理过程,被 ILCOR 和 AHA 命名为"心搏骤停后综合征"。

心搏骤停后综合征(post-cardiac arrest syn-drome)大致分为以下几个阶段:①停搏后立即阶段(immediate postarrest phase):从 ROSC 开始,至随后的 20min 内;②停搏后早期阶段(early postar-rest phase):指 ROSC 后 20 min 至 6~12h,此时实施早期干预可能最为有效;③中间阶段(intermedi-ate phase):指早期阶段结束后,至自主循环恢复后 72h 之间。此时全身性缺血及再灌注所导致的各种损伤通路依然处于激活状态,一般均应该进行积极治疗;④恢复阶段(recovery phase):指自主循环恢复 3d 之后,此时进行临床转归的评估比较可靠。

心搏骤停后的病理生理改变由 4 个主要部分构成:①心搏骤停后脑损伤(post-cardiac arrest brain injury);②心搏骤停后心肌功能障碍(post-cardiac arrest myocardial dysfunction);③全身性缺血/再灌注应答反应(systemic ischaemia/reper-fusion response);④持续的停搏病因(persistent precipitating pathology)。各部分的主要病理生理改变及临床表现见表 15-2。

表 15-2 心搏骤停后综合征的主要病理生理改变

组分	病理生理	临床表现
心搏骤停后脑损伤	脑血管自主调节功能受损、脑水肿(有限的)、缺血后神经病变	昏迷、抽搐、肌阵挛、认知功能受损、持续植物性状态、继发帕金森病、皮质卒中、脊髓卒中、脑死亡
心搏骤停后心肌功能障碍	全身性低张力状态(心肌抑顿)、心排血量减少、急性冠状动脉综合征	急性心肌梗死的早期再血管化、低血压、心律失常、心血管崩溃

（续 表）

组分	病理生理	临床表现
全身性缺血/再灌注反应	全身性炎性反应综合征、血管调节受损、凝血功能亢进、肾上腺抑制、组织氧合和氧输送损害、感染的抵抗力低	组织缺氧/缺血、低血压、心血管崩溃、发热、高血糖、多器官衰竭、感染
持续的停搏病因	心血管疾病（急性心肌梗死/急性冠状动脉综合征/心肌病）、肺部疾病（COPD、哮喘、肺炎）、CNS病变（脑卒中）、栓塞性疾病（肺栓塞）、中毒（药物过量、毒物）、sepsis、低血容量（出血、脱水）	各病因的特异性表现，可能因心搏骤停后综合征的影响而复杂化

二、处理策略

1. 识别和治疗导致心脏停搏的直接病因 除冠心病等心脏本身的病变外，休克、缺氧、严重水电解质平衡和代谢紊乱、中毒和呼吸系统疾病等均可导致心搏骤停。可按上述"6H5T"的提示查找停搏病因并做相应处理（表15-1）。而对于怀疑为急性心脑血管事件患者，应请相关专科医师会诊，以便及时采取专科干预措施。

2. 治疗性浅低疗法（mild therapeutic hypothermia） 心搏骤停后患者容易出现高热，而高热预示不良结局。研究表明体温每升高1℃，脑代谢率增加8%左右。指南建议在复苏期间，一旦出现高热均应积极控制。

（1）适用人群：院外室颤所致心搏骤停ROSC后仍然昏迷的成年患者（即对语言指令无反应者），应降温至32~34℃，并持续12~24h；院内任何原因停搏，或院外初始心律为无脉搏电活动/心室停顿的ROSC后昏迷患者，也可考虑诱导低温治疗；ROSC后48h内自发出现轻度低温的昏迷患者，只要体温>32℃，应避免主动升高体温。

（2）低温治疗的阶段：可分为诱导、维持和复温3个阶段。①低温诱导，指启动降温并达到目标体温的过程。目前认为启动低温治疗越早越好，甚至有主张ROSC之前的CPR期间，或向医疗机构转运的途中便开始降温。诱导过程越短越好，迅速达到目标体温，即中心体温32~34℃（通过膀胱、食管、耳道和直肠等处测温或直接测量血温）。②低温维持，指将体温维持于目标水平的阶段。正式推荐的维持时间是12~24h，也有证据显示，维持48~72h效果更佳。此阶段的管理要点是尽量减少体温波动（波动幅度最多0.2~0.5℃）。③复温阶段，指缓慢而有控制地使体温恢复到正常的过程。复温速率控制在0.2~0.5℃/h（或<0.5~

1℃/h），切忌骤然升温。研究表明，过快复温将削弱或抵消低温治疗的神经保护作用。

（3）降温方法：分为体表降温法和体内降温法两大类。前者包括使用冰毯、冰帽和冰袋敷于大动脉走行处等手段，通过降低体表温度进而降低中心体温。方法简便无创，但达到目标体温时间长，有时甚至难以达到。体内降温法包括静脉输注冷液体、冰水洗胃或直肠灌肠、血液体外循环等方法。静脉快速输注冷却到4℃的生理盐水或乳酸林格液（约30ml/kg），可使体温迅速下降，且无肺水肿等并发症，多数可以耐受。该法简便易行，在CPR现场即可实施，但需要后续采用其他降温方法才能维持低温。ICU患者应用CRRT可有效达到降温目的。

（4）并发症：全身性低温毕竟是一种非生理状态，无疑会有一些并发症。尤其是体温低于目标水平时。但是相对于低温治疗给患者带来的益处，这些并发症均不严重，且不难克服。常见并发症有以下几种。

①寒战：在低温治疗中甚为常见，严重寒战可影响降温效果，故应积极处理。可通过加强镇静、镇痛治疗予以缓解。

②凝血功能障碍：低温治疗可能会导致凝血功能障碍，因此在低温治疗前，要首先控制好活动性出血。

③多尿和电解质紊乱：低温可减少肾髓襻升支的水分重吸收而增加尿量。而多尿液容易并发低钾、低镁和低钙等电解质紊乱。故应加强水、电解质酸碱平衡的监测，并给予相应的补充和纠正。

④心律失常：体温<32℃时可出现各种类型的心律失常，轻度低温时更多见的是窦性心动过缓，可酌情处理。

⑤增加感染率：由于低温导致免疫功能下降，容易合并感染，如并发肺炎、脓毒症等，要加强感染

监测和抗感染治疗。

⑥高血糖：由于低温降低了胰岛素受体的敏感性和胰岛素的分泌，所以低温治疗期间容易发生高血糖。

3. 气道管理和呼吸支持

（1）建立有效的人工气道：除非短暂心搏而意识和自主呼吸恢复完善，多数心搏骤停后患者均应气管内插管控制气道及便于机械通气。ALS 期间建立的临时性气道，如喉罩或食管气管联合导管等，应酌情更换为气管内插管。

（2）保护性机械通气：完全无自主呼吸或自主呼吸恢复不完善者应给予机械通气。应避免大潮气量和高气道压。已有资料证明，心搏停止后过度通气引起的低碳酸血症，可导致脑血管收缩，降低脑血流量，从而加重脑缺血。过度通气还升高气道压，增加内源性 PEEP，导致脑静脉压和颅内压升高，进而降低脑血流。此外，过度通气也可因胸腔内压力升高而减少静脉回流和心排血量。因此，应通过调整通气频率和潮气量，使血二氧化碳水平达到正常值上限，即 P_aCO_2 40~45mmHg 或 $P_{ET}CO_2$ 在 35~40mmHg。

（3）避免动脉高氧合：心脏停搏期间多采用纯氧通气，但研究发现，ROSC 后动脉高氧水平会增加大脑的再氧合损伤，反而导致病死率增加和神经学结局恶化。目前建议，只要能够维持 S_aO_2>94%，或 P_aO_2>60mmHg，即应尽量降低吸入氧浓度。

4. 循环支持　自主循环复苏后的早期阶段大多仍然需要应用缩血管药维持血压，应该加强血流动力学监测，一般应该进行动、静脉穿刺置管以便监测直接动脉压和中心静脉压，必要时采用有创性或无创性心排血量检测。还可根据血乳酸水平和中心/混合静脉血氧饱和度（$S_{cv}O_2$）监测组织灌注情况，以及通过超声心动图检查评估心肌功能。

目前尚无确切资料提示应将复苏后血压和血流动力学参数控制在何种水平，能够获得最佳的存活结局。但有资料证明，自主循环恢复后最初 2h，平均动脉压水平高于 100mmHg 的患者，与低于 100mmHg 者比较，神经学功能恢复更佳。考虑到全脑缺血后可能发生脑水肿，需要更高的脑灌注压才能维持充分的脑血流，适当提高血压水平是合理的，至少不应低于患者平时的血压水平。此外近年来主张，应参考感染性休克的早期目标指向疗法（EGDT），不要单纯关注体循环指标，而是着眼于组织灌注和细胞的氧供氧耗平衡。ILCOR/AHA

2010 年 CPR 指南建议，将治疗目标定在平均动脉压≥65mmHg 及 $S_{cv}O_2$≥70%。

由于急性冠状动脉综合征是导致心搏骤停的最常见原因之一，在恢复自主循环后，要立即做 12 导联心电图及相关心脏生化标记物检测，以检查是否发生急性 ST 段抬高型心肌梗死，并请心血管专家会诊。对 ST 段抬高型心肌梗死患者，要尽快启动急性心梗治疗方案，考虑冠状动脉造影与冠状动脉腔内成形术等，不具备介入治疗条件时，可进行静脉溶栓治疗。研究表明，急性心肌梗死患者在实施治疗性低温的同时，进行冠状动脉介入治疗是安全的，并能够改善结局。

5. 控制抽搐/肌阵挛　成年人心脏停搏自主循环恢复后，抽搐/肌阵挛发生率为 5%~15%，其中 40% 患者处于昏迷状态。抽搐时脑代谢增加 4 倍，癫痫发作时颅内压升高，均加重脑损伤。复苏期间任何时候发生的抽搐/肌阵挛均应积极控制。可选用苯二氮䓬类、异丙酚、巴比妥类药或硫酸镁制剂等治疗，近年来较多应用异丙酚持续静脉输注。对可以存在癫痫或肌阵挛的心搏骤停后患者，应尽早进行脑电图检查，以便明确诊断。尤其应该警惕非抽搐性癫痫持续状态，此类患者并不表现为可见的抽搐，但脑电图检查可见癫痫样放电，预后更差。确诊为癫痫者，应按癫痫的规范治疗予以控制，包括应用苯妥英钠、丙戊酸钠和静脉麻醉药等。进行低温治疗时，常诱发寒战，也应积极处理。上述药物均可导致低血压，须恰当应用，并加强循环监测。一般不主张常规使用肌松弛药控制抽搐和寒战，除非发生顽固性抽搐。

6. 控制血糖　回顾性研究显示，心搏骤停后的高血糖与病死率增加和不良结局相关，控制高血糖实属必要。但是心脏停搏后患者的最佳血糖水平尚不明确，尤其是昏迷患者一旦发生低血糖不宜被发现，故也应警惕严重低血糖发生。可参考其他类型重症患者血糖控制策略进行血糖管理。目前推荐的成年人心搏骤停后血糖应控制在 8~10mmol/L（144~180mg/dl），超过 10mmol/L（180mg/dl）时给予胰岛素。但要严格预防低血糖的发生，切忌血糖低于 4.4mmol/L（<80mg/dl）。

7. 其他处理　大脑损伤是影响心搏骤停后患者最终预后的关键因素之一。心搏骤停后的大脑损伤表现包括昏迷、癫痫、不同程度的神经功能障碍，以及脑死亡等。目前的大脑保护治疗方法主要为及时充分的低温治疗、有效的控制抽搐和内环境稳态的调节。

（1）脱水药应用：大脑缺氧性损伤后可能会出现脑组织水肿，指南中建议应避免使用低渗液体，以防止加重脑组织水肿，必要时需行头部 CT 监测颅内变化或排除颅内病因。总体而言，全脑停止循环后的脑水肿并不十分严重，至于是否使用脱水药治疗，当前指南并未推荐。甘露醇作为临床一线的脱水药物曾被广泛应用，也有应用高渗盐水进行脱水治疗，但都缺乏有力的循证医学证据支持。因此，对心搏骤停后患者，不推荐常规使用脱水药，但对于怀疑或证实存在脑水肿的患者，可考虑使用甘露醇或高渗盐水进行脱水治疗。

（2）神经保护药物：有动物研究显示，某些药物通过作用于缺血缺氧性脑损伤病理生理的不同环节，可能具有一定的脑保护和改善脑功能效应，但无一得到临床研究证据的支持，故目前不推荐任何药物用于心搏骤停后综合征的脑保护目的。

（3）糖皮质激素：心搏骤停后综合征患者存在相对性肾上腺皮质功能不全，并有研究显示与高病死率相关。但没有证据显示糖皮质激素应用能改善心搏骤停后患者的预后，且常规使用的剂量等尚不明确。因此，除非已知患者有肾上腺皮质功能不全临床病史，不主张常规使用糖皮质激素。

（4）肾替代治疗：急性肾损伤在重症患者极为常见，也常见于心搏骤停后患者。部分因严重水、电解质平衡紊乱所致心脏停搏，可能需要紧急启动肾替代治疗，而多数情况下可遵循普通重症患者肾替代治疗的指征。

8. 康复治疗 当前指南建议，对经过心搏骤停后综合治疗生命体征趋于稳定存活者，可在恢复阶段（ROSC 3d 后）开始进行必要的康复治疗，以促进神经功能的恢复。但对心搏骤停后患者是否需要进行高压氧治疗，目前还缺乏足够的临床证据支持。高压氧对脑损伤的作用主要在于能提高血氧分压，从而增加脑皮质毛细血管氧的弥散范围和改善能量代谢，以及促进脑血管和神经组织的修复。在脑外伤和脊髓损伤患者，高压氧有利于神经功能的恢复。而对于心搏骤停后长时间全脑缺血缺氧性损伤的脑复苏困难患者，没有直接证据表明有效。但如果生命体征稳定，不妨考虑适时进行高压氧治疗。

三、脑复苏转归的评估和预测

1. 脑复苏的转归（结局）

（1）国际上通用格拉斯哥-匹兹堡脑功能表现分级（Glasgow-Pittsburgh cerebral performance categories，CPC）评估脑复苏的转归，划分为 5 级。

①脑功能完好（good cerebral performance）：患者清醒警觉，有工作和正常生活能力；可有轻度心理及神经功能缺陷、轻度语言障碍、不影响功能的轻度偏瘫、或轻微脑神经功能异常。

②轻度脑功能残障（moderate cerebral disability）：患者清醒，可在特定环境中部分时间工作或独立完成日常活动，可存在偏瘫、癫痫发作、共济失调、构音困难、语言障碍、或永久性记忆或心理改变。

③严重脑功能残障（severe cerebral disability）：患者清醒，脑功能损害需依赖他人日常帮助，至少存在有限的认知力，脑功能残障的表现各异：或表现为可以行动但严重记忆紊乱或痴呆，或呈瘫痪状态而仅赖眼交流，如闭锁综合征。

④昏迷及植物状态（coma，vegetative state）：无知觉，对环境无意识，无认知力，不存在与周边环境的语言或心理的相互作用。

⑤死亡（death）：确认的脑死亡或传统标准认定的死亡。其中脑功能完好和中度脑功能残障这 2 级被认定为良好神经学结局。

（2）植物性状态：是指具有睡眠-觉醒周期、丧失自我和环境意识、但保留部分或全部下丘脑-脑干自主功能一种临床状态。可以是急慢性脑损害恢复过程中的暂时表现，也可能是不可逆性脑损害的永久性结局。植物性状态持续 1 个月以上称为持续植物性状态。也有认为持续 3 个月以上者为永久植物性状态。

植物性状态的诊断标准包括：无自我和环境意识的任何表现，不能与他人交流；对视觉、听觉、触觉或伤害性刺激，不能发生持续的、可重复的、有目的或自发的行为反应；无语言理解或表达的证据；存在具有睡眠觉醒周期的间断觉醒状态；下丘脑-脑干自主功能保留充分，足以在医疗保障和护理下存活；大、小便失禁；存在不同程度的脑神经反射（瞳孔对光反射、头-眼反射、角膜反射、前庭-眼反射和呕吐反射）和脊髓反射等。

（3）脑死亡：定义是包括脑干在内的全脑功能不可逆转的丧失，即死亡。根据卫生部 2009 年《脑死亡判定标准（成年人）（修订稿）》的规定，确认脑死亡包括判定的先决条件、临床判定、确认试验和判定时间 4 个方面。

①判定的先决条件：昏迷原因明确，排除了各种原因的可逆性昏迷）。

②临床判定，深昏迷：脑干反射全部消失，无自主呼吸（靠呼吸机维持、自主呼吸激发试验证实无呼吸）。

③确认试验：正中神经短潜伏期体感诱发电位（SLSEP）显示 N9 和（或）N13 存在而 P14、N18 和 N20 消失，脑电图呈电静息，经颅多普勒超声（TCD）显示颅内前循环和后循环呈振荡波、尖小收缩波或电信号消失（3 项中至少 2 项阳性）。

④观察时间：临床判定和确认试验结果均符合脑死亡判定标准者可首次判定为脑死亡，首次判定 12h 后再次复查，结果仍符合脑死亡判定标准者，方可最终确认为脑死亡。

2. 脑复苏转归预测方法 早期预测脑复苏的神经学结局，对于决定是否限制或撤除生命支持措施，以避免不必要的医疗资源浪费和经济负担具有重要意义。但是，心搏骤停后的神经学结局受缺氧持续时间、心搏骤停病因、心肺复苏质量和持续时间、心搏骤停后的低温治疗和循环灌注等众多因素影响，目前尚难准确预测。要结合多种手段综合判断，推荐的预测手段有以下几种。

（1）神经学评估：神经系统体格检查是最方便，也是应用最多的手段。若在心搏骤停 72h 后，排除了镇静、低温和低血压等因素影响，仍无瞳孔对光反射及角膜反射，则高度提示结局不良。

（2）脑电图检查：对心搏骤停后的昏迷，且未经低温治疗的存活者，排除了镇静和低温等因素影响后，ROSC 后 24h 的脑电图有助于预测结局。

（3）体感诱发电位：对心搏骤停后的昏迷，且未经过低温治疗的存活者，若 24h 后对于正中神经兴奋的 N20 皮质反应双向缺乏，能够预测不良结局。而对接受了低温治疗者，其精确性尚不肯定。

（4）神经影像学检查：许多研究发现行对脑 MRI、CT、脑血管造影术及经颅多普勒超声等影像学检查，有助于预测神经学不良结局或查找病因。但目前尚无足够临床证据，推荐某种影像学检查作为心搏骤停后预测不良结局的手段。

（5）血及脑脊液生物标记物：生物标记物是由濒死的神经或大脑神经胶质细胞释放物质，目前研究较多的有神经元特异烯醇化酶（NSE）、S100 B 蛋白等。生物标记物的主要优点是不受镇静药或肌松药的干扰，但容易受低温治疗和脏器损伤等多种临床因素干扰，所以，目前无法推荐以某种生物标记物为预测不良结局的唯一指标。

（李建国　卢章洪）

■参考文献

[1] Hazinski MF, Nolan JP, Billi JE, et al. Part 1: Executive summary: 2010 International Consensus on Cardiopulmonary Resuscitation and Emergency Cardiovascular Care Science With Treatment Recommendations. Circulation, 2010 Oct 19, 122(16 Suppl 2): S250-275.

[2] Sayre MR, Koster RW, Botha M, et al. Part 5: Adult basic life support: 2010 International Consensus on Cardiopulmonary Resuscitation and Emergency Cardiovascular Care Science With Treatment Recommendations. Circulation. 2010 Oct 19, 122(16 Suppl 2): S298-324.

[3] Morrison LJ, Deakin CD, Morley PT, et al. Part 8: Advanced life support: 2010 International Consensus on Cardiopulmonary Resuscitation and Emergency Cardiovascular Care Science With Treatment Recommendations.

Circulation. 2010 Oct 19, 122(16 Suppl 2): S345-421.

[4] Neumar RW, Otto CW, Link MS, et al. Part 8: adult advanced cardiovascular life support: 2010 American Heart Association Guidelines for Cardiopulmonary Resuscitation and Emergency Cardiovascular Care. Circulation. 2010 Nov 2, 122(18 Suppl 3): S729-767.

[5] Peberdy MA, Callaway CW, Neumar RW, et al. Part 9: post-cardiac arrest care: 2010 American Heart Association Guidelines for Cardiopulmonary Resuscitation and Emergency Cardiovascular Care. Circulation. 2010 Nov 2, 122(18 Suppl 3): S768-786.

[6] Garrett JS, et al. The association between intra-arrest therapeutic hypothermia and return of spontaneous circulation among individuals experiencing out of hospital cardiac arrest. Resuscitation, 2011 Jan, 82(1): 21-25.

[7] Weihs W, et al. The importance of surface area for the cooling efficacy of mild therapeutic hypothermia. Resuscitation, 2011 Jan, 82(1): 74-78.

[8] Larabee TM, Campbell JA, Severyn FA, et al. Intraosseous infusion of ice cold saline is less efficacious than intravenous infusion for induction of mild therapeutic hypothermia in a swine model of cardiac arrest. Resuscitation, 2011 May, 82(5): 603-606.

[9] Kory P, Weiner J, Mathew JP, et al. A rapid, safe, and low-cost technique for the induction of mild therapeutic hypothermia in post-cardiac arrest patients. Resuscitation. 2011 Jan, 82(1): 15-20.

[10] Nolan JP, Neumar RW, Adrie C, et al. Post-cardiac arrest syndrome: epidemiology, pathophysiology, treatment, and prognostication. A Scientific Statement from the International Liai-

son Committee on Resuscitation; the American Heart Association Emergency Cardiovascular Care Committee; the Council on Cardiovascular Surgery and Anesthesia; the Council on Cardiopulmonary, Perioperative, and Critical Care; the Council on Clinical Cardiology; the Council on Stroke. Resuscitation, 2008 Dec, 79(3):350-379.

[11] Binks A, Nolan JP. Post-cardiac arrest syndrome. Minerva Anestesiol. 2010 May, 76(5):362-368.

[12] Reynolds JC, Lawner BJ. Management of the post-cardiac arrest syndrome. J Emerg Med. 2012 Apr, 42(4):440-449.

[13] Sideris G, Voicu S, Dillinger JG, et al.

Value of post-resuscitation electrocardiogram in the diagnosis of acute myocardial infarction in out-of-hospital cardiac arrest patients. Resuscitation, 2011 Sep, 82(9):1148-1153.

[14] Gruenewald M, Meybohm P, Broch O, et al. Visual evaluation of left ventricular performance predicts volume responsiveness early after resuscitation from cardiac arrest. Resuscitation, 2011 Dec, 82(12):1553-1557.

[15] Kakavas S, Chalkias A, Xanthos T. Vasoactive support in the optimization of post-cardiac arrest hemodynamic status: from pharmacology to clinical practice. Eur J Pharmacol, 2011 Sep

30, 667(1-3):32-40.

[16] Knapp J, Heinzmann A, Schneider A, et al. Hypothermia and neuroprotection by sulfide after cardiac arrest and cardiopulmonary resuscitation. Resuscitation, 2011 Aug, 82(8):1076-1080.

[17] Rittenberger JC, Raina K, Holm MB, et al. Association between Cerebral Performance Category, Modified Rankin Scale, and discharge disposition after cardiac arrest. Resuscitation, 2011 Aug, 82(8):1036-1040.

[18] 卫生部脑死亡判定标准起草小组. 脑死亡判定技术规范(成年人)(修订稿). 中国脑血管病杂志, 2009, 6(4):220-224.

第 16 章

呼吸功能障碍

第一节　呼吸衰竭

呼吸衰竭(呼衰,respiratory failure,RF)是指外呼吸功能严重障碍,以致不能进行有效的气体交换,导致缺氧伴或不伴二氧化碳潴留而引起一系列的生理功能和代谢障碍的临床综合征。其标准为海平面静息状态呼吸空气的情况下动脉血氧分压(PaO_2)<60mmHg 伴或不伴有动脉血二氧化碳分压($PaCO_2$)>50mmHg。

呼吸衰竭必定有动脉血氧分压的降低。根据动脉血二氧化碳分压($PaCO_2$)是否升高,可将其分为低氧血症型(Ⅰ型)呼吸衰竭和伴有低氧血症的高碳酸血症型(Ⅱ型)呼吸衰竭。根据主要发病机制不同,可分为通气性和换气性呼吸功能衰竭。根据病因的不同,可分为肺衰竭和泵衰竭。根据原发病变部位不同,可分为中枢性呼吸衰竭和外周性呼吸衰竭。根据发病的缓急,可分为慢性呼吸衰竭和急性呼吸衰竭。

一、病　因

肺气体交换涉及 2 个环节,首先为通气(依赖"通气泵"作用),其次为肺换气(肺泡和血液之间的气体交换过程)。根据气体交换的 2 个环节,可将常见的呼吸衰竭的病因分为通气功能衰竭和换气功能衰竭。

1. 通气功能衰竭　通气功能取决于呼吸泵功能和呼吸负荷。呼吸泵功能主要决定于胸廓、呼吸肌以及调节呼吸肌收缩和舒张的神经系统的功能,是影响 CO_2 排出的主要因素,其主要功能是保持一定的跨肺压梯度。引起通气功能衰竭的常见病因如下。

(1)呼吸肌疲劳或衰竭:气体阻力增加和肺顺应性降低导致呼吸肌过负荷。

(2)胸廓和胸膜病变:严重气胸,大量胸腔积液,连枷胸,脊柱侧后凸,血胸,上腹部和胸部术后。

(3)神经肌接头病变:重症肌无力,药物阻滞作用。

(4)运动神经病变:脊髓损伤,脊髓灰质炎,吉兰-巴雷综合征,肌萎缩侧索硬化。

(5)中枢神经系统抑制或功能紊乱:脑血管意外,病毒性脑炎,细菌性脑膜炎,药物中毒,脑水肿,颅脑损伤,中枢性通气功能不足综合征等。

2. 换气功能衰竭　换气功能衰竭是各种原因引起的肺泡气体交换不足的病理状态,主要表现为动脉血氧合不足,而无明显的二氧化碳潴留。引起肺衰竭的主要病因如下。

(1)呼吸道气流受限:喉头水肿、喉痉挛、异物、肿瘤、外伤、感染等上呼吸道梗阻,以及支气管哮喘严重发作,慢性支气管炎、阻塞性肺气肿和肺心病等广泛和严重的下呼吸道阻力增加。

(2)肺实质性疾病:严重肺部感染、毛细支气管炎、间质性肺炎、肺水肿、肺栓塞和各种原因引起的肺实质损伤及急性呼吸窘迫综合征等。

二、发病机制

呼吸衰竭包括肺通气障碍和(或)肺换气功能障碍,肺换气功能障碍又可以分为通气/血流(V/Q)比值失调和弥散障碍。

1. 通气功能障碍　呼吸系统排除 CO_2 的能力主要取决于肺泡通气量。肺泡通气量主要受到呼吸频率,潮气量和无效腔的影响。当潮气量或呼吸频率明显降低,或无效腔明显增加时,则肺泡通气量明显降低,引起呼吸系统 CO_2 排出明显减少,导致 CO_2 潴留。肺泡通气障碍的常见原因为阻塞性通气功能障碍和限制性通气功能障碍,主要见于下列情况,肺实质或气道的严重疾病(如 COPD),影响呼吸中枢的疾病,抑制中枢神经系统的麻醉药或镇静药物过量,损伤呼吸肌功能的神经肌肉疾病,胸廓损伤。

2. 通气/血流(V/Q)比例失调　肺内气体交换有赖于单位时间内肺泡通气量和肺泡血流灌注量之间一定的比例。正常情况下 V/Q 值为 0.8,当病变引起局部肺通气发生变化而血流未相应变化,或局部血流变化而通气未相应变化时,即发生 V/Q 比例失调。凡累及气道、肺泡、肺间质的肺部疾病均可导致不同程度的肺部气体分布不均和 V/Q 比例失调,从而引起 PaO_2 下降。病理状态下,V/Q 比例失调常见的原因如下。

(1)部分肺泡通气不足:慢性阻塞性肺疾病,哮喘,肺水肿,肺纤维化等往往引起肺泡通气严重不均匀,病变部分通气明显减少,而血流未相应减少,使得 V/Q 比例显著降低,使得流经这部分肺泡的静脉血未能充分动脉化便进入动脉血内,成为功能性分流。

(2)部分肺泡血流不足:肺动脉栓塞,弥散性血管内凝血,肺血管痉挛等都可以使得肺部分血流减少或中断,V/Q 比例可显著高于正常或无穷大,肺泡通气不能被充分利用,成为无效腔样通气。

(3)真性分流:正常情况下,一部分静脉血经支气管静脉和极少的肺动、静脉交通支直接流入肺静脉,即为解剖分流,这部分血液完全未经气体交换过程,属于真性分流。

3. 弥散功能障碍　是肺换气功能障碍的一种形式,指的是肺泡膜面积减少或肺泡膜异常增厚和弥散时间缩短而引起的气体交换障碍。气体弥散率取决于肺泡膜两侧的气体分压差,肺泡膜面积与厚度及气体的弥散常数,气体弥散量取决于血液与肺泡接触的时间。弥散障碍的常见原因如下。

(1)肺泡膜面积的减少:正常成年人肺泡总面积约为 $80m^2$,面积减少 50% 以上时才会发生换气功能障碍。常见于肺实变,肺不张和肺叶切除等。

(2)肺泡膜厚度增加:健康人血液通过肺部毛细血管约需要 0.75s,而肺泡膜两侧的氧气仅需 0.25s 即达到平衡。肺泡膜病变时,虽然弥散速度减慢,但通常不会发生血气异常。在体力负荷增加等使心排血量增加和肺血流加快时,血液和肺泡接

触时间过于缩短才会导致低氧血症。

三、临床表现

对于一个呼吸衰竭的患者来讲,其显示的临床表现往往是缺氧和二氧化碳潴留共同作用的结果。

1. 呼吸功能紊乱　呼吸困难和呼吸频率增快往往是临床上最早出现的重要症状。表现为呼吸费力,伴有呼吸频率加快,呼吸表浅,鼻翼扇动,辅助肌参与呼吸活动,特别是 COPD 患者存在气道阻塞、呼吸泵衰竭的因素,呼吸困难更为明显。有时也可出现呼吸节律紊乱,表现为叹息样呼吸等,主要见于呼吸中枢受抑制时。呼吸衰竭并不一定有呼吸困难,严重时也可以出现呼吸抑制。

2. 发绀　是一项可靠的低氧血症的体征,但不够敏感。实际上当 PaO_2 50mmHg,血氧饱和度 80% 时,即可出现发绀。舌色发绀较口唇、甲床显现得更早,更明显。发绀主要取决于缺氧的程度,也受血红蛋白量、皮肤色素及心功能状态的影响。

3. 神经精神症状　轻度缺氧可有注意力不集中,定向障碍;严重缺氧者特别是伴有二氧化碳潴留时,可出现头痛、兴奋、抑制、嗜睡、抽搐、意识丧失甚至昏迷等。慢性胸肺疾病引起的呼吸衰竭急性加剧,低氧血症和二氧化碳潴留发生迅速,因此可出现明显的神经精神症状,此时可为肺性脑病。

4. 心血管功能障碍　严重的二氧化碳潴留和缺氧可引起心悸、球结膜充血水肿、心律失常、肺动脉高压、右侧心力衰竭、低血压等。

5. 消化系统症状　包括溃疡病症状,上消化道出血,肝功能异常。上述变化与二氧化碳潴留、严重低氧有关。

6. 肾并发症　可出现肾功能不全,但多为功能性肾功能不全,严重二氧化碳潴留、缺氧晚期可出现肾衰竭。

7. 酸碱失衡和电解质紊乱　呼吸衰竭时常因缺氧和(或)二氧化碳潴留,以及临床上应用糖皮质激素、利尿药和食欲缺乏等因素存在,可并发酸碱失衡和电解质紊乱。常见的异常动脉血气和酸碱失衡类型包括:严重缺氧伴有呼吸性酸中毒,严重缺氧伴有呼酸并代谢性碱中毒,严重缺氧伴有呼酸并代谢性酸中毒,缺氧伴有呼吸性碱中毒,缺氧伴有呼碱并代碱,缺氧伴有三重酸碱失衡。

四、治　疗

呼吸衰竭的治疗原则是治疗病因,去除诱因,

保持呼吸道通畅,纠正缺氧,解除二氧化碳潴留,治疗与防止缺氧和二氧化碳潴留所引起的各种症状。

1. 通畅气道、增加通气量 在有效抗生素治疗基础上常采用支气管扩张药治疗和雾化吸入治疗,必要时可采用气管插管或切开以及机械通气和治疗。

(1)支气管扩张药:正确使用支气管扩张药对慢性呼吸衰竭患者通畅气道,改善缺氧是非常有益的。常用有吸入、口服用药,最好选用吸入方式给药,如沙丁胺醇、特布他林等;茶碱类的药物口服或静脉用药。

(2)雾化吸入治疗:呼吸道的湿化和雾化疗法采用湿化或雾化装置将药物(溶液或粉末)分散成微小的雾粒和雾滴,使其悬浮在气体中,并进入呼吸道及肺内,达到洁净气道,湿化气道,局部治疗及全身治疗的目标,起到较好的解痉、祛痰、通畅气道作用。常用湿化及雾化的药物有,祛痰药盐酸氨溴索;支气管扩张药,如 β_2 受体激动药沙丁胺醇、特布他林和抗胆碱类药物;糖皮质激素等。

(3)机械通气:机械通气是借助于人工装置的机械力量产生或增加患者的呼吸动力和呼吸功能,是治疗急性呼吸衰竭和慢性呼吸衰竭急性加重最有效的手段。

机械通气的目的主要包括:改善肺气体交换功能,纠正严重的低氧血症,缓解急性呼吸性酸中毒,以避免即时的生命危险,获得治疗肺、气道疾病以及原发病的机会;缓解呼吸窘迫症状,减少呼吸做功和氧耗量,改善呼吸肌疲劳;预防和逆转肺含气不全或不张,并根据压力－容量的关系改善肺顺应性,预防更进一步的肺损害;避免因呼吸衰竭而致的严重并发症。关于机械通气治疗的应用指征,目前仍没有广泛认可的指南,仍主要取决于临床医师的判断,医师根据患者的呼吸衰竭的程度、对重要器官的影响、预后的判断、参考一些呼吸动力学指标等决定是否进行机械通气。

机械通气时建立适当途径的人工气道是非常重要的,根据患者的具体情况选择合适的人工气道是合理应用机械通气的主要环节。人工气道的选择尽可能采用无损伤性的方法。可供选择的方法有:口、鼻面罩,经口或鼻导管插管,气管切开。

机械通气包括无创通气(NPPV)和有创通气。NPPV 是通过面罩或鼻罩与患者连接而进行的人工通气方式,在临床上应用较广泛的是采用正压方式的无创通气,应用 NPPV 可减轻呼吸肌负荷、改善呼吸形式、增加氧合,以及促进二氧化碳的排出等。目前的应用经验表明,NIV 应用于 Ⅱ 型呼吸衰竭时较为有效,特别是 COPD 者,可以减少或避免气管插管的有创机械通气,避免相关并发症(如呼吸机相关性肺炎、呼吸机相关性肺损害等)的发生,缩短住院时间、减少病死率;故目前认为,对于 COPD 患者它不应作为备选措施,一旦条件符合应尽快应用。但对于 Ⅰ 型呼吸衰竭者,NPPV 的应用则存在较大争议。目前的临床观察发现 NIV 对心源性肺水肿所致呼吸衰竭的疗效较为肯定,也是治疗睡眠呼吸障碍的理想手段,对手术后出现的呼吸衰竭也有一定帮助;但其他的病因(如 ARDS)所引起者则疗效不佳,对预后的帮助不大。应用 NPPV 时,患者的耐受性对疗效有很大的影响,耐受较差者对病情没有帮助,有时反而会加重病情,因为影响分泌物排出、增加反流误吸的发生率等。

有创机械通气是纠正严重低氧血症或二氧化碳潴留的最有效措施。但是,机械通气仅是应用于纠正严重呼吸衰竭,而对于原发病或其加重因素,一般无明显治疗效果,故在机械通气的同时,应加强原发病等治疗。应用机械通气治疗严重的呼吸衰竭,通气模式和参数的设置应根据患者的基础疾病种类、病情,以及患者的个体情况而定,总的来说应达到以下目标:达到充分的气体交换,维持合适的动脉血氧和二氧化碳水平;尽量减少机械通气对肺及其他脏器生理的影响,特别是循环系统;呼吸机与患者的呼吸努力尽量协调、一致,亦即是保持良好的同步性。若人与机不同步,或呼吸机参数设定不能满足患者的通气需求,会导致人机对抗、患者呼吸做功增加。

当呼吸衰竭的原发病得到有效治疗,病情改善和呼吸功能恢复时,应尽早撤离呼吸机,这是公认的原则。撤机的决定和时机应根据患者呼吸功能和其他因素的综合评估而定,但须满足一定的前提条件,包括肺部感染得到有效控制、气道分泌物较少、患者有较强的气道保护能力等,这可增加撤机的成功率和避免再次插管。

2. 抗感染治疗 反复的支气管-肺部感染即是引起慢性呼吸衰竭的重要因素,又是呼吸衰竭加重的关键所在。积极的防治感染是成功的治疗呼吸衰竭的关键。有条件者应尽快留取痰培养及药物敏感试验,明确致病菌和选用敏感有效的抗生素,必须明确痰培养的结果并不完全代表肺部感染病原菌,需结合病史、临床综合分析判断。

3. 氧气治疗 氧气治疗是应用氧气纠正缺氧的一种治疗方法,简称氧疗。理论上只要 PaO_2 低于正常就可给予氧疗,但实际应用中允许临床医师根据患者情况灵活掌握。临床上最常用、简便的方法是应用鼻导管吸氧,氧流量 $1\sim3L/min$,有条件者也可用面罩吸氧。对慢性呼吸衰竭应采取控制性氧疗,其吸氧浓度通常为 $25\%\sim33\%$。对于 I 型呼吸衰竭的患者吸氧浓度可适当提高,尽快使其 $PaO_2>60mmHg$。对于 II 型呼衰的患者,宜从低浓度开始,逐渐增大吸氧浓度,其最终目标是 $PaO_2>60mmHg$,而对升高的 $PaCO_2$ 没有明显加重趋势。

4. 呼吸中枢兴奋药的应用 缺氧伴有二氧化碳潴留的患者若出现精神症状及肺性脑病时,如无机械通气条件,可以使用呼吸中枢兴奋药。不仅可以达到兴奋呼吸中枢的目的,而且可以起到清醒意识,利于祛痰作用。使用呼吸中枢兴奋药时,剂量不宜偏大,使用过程中应注意保持呼吸道通畅,必要时增加吸氧浓度。

(隆　云)

第二节　急性肺损伤与急性呼吸窘迫综合征

急性呼吸窘迫综合征(ARDS)是在严重感染、休克、创伤及烧伤等非心源性疾病过程中,肺毛细血管内皮细胞和肺泡上皮细胞损伤造成弥漫性肺间质及肺泡水肿,导致的急性低氧性呼吸功能不全或衰竭。以肺容积减少、肺顺应性降低、严重的通气/血流比例失调为病理生理特征,临床上表现为进行性低氧血症和呼吸窘迫,肺部影像学上表现为非均一性的渗出性病变。以往认为,ARDS 是肺部遭受直接损伤的结果,目前认为各种原因导致的机体失控的炎症反应才是 ARDS 的根本原因,ARDS 并不是孤立的疾病,而是多脏器功能障碍综合征在肺部的表现。

一、流行病学

ARDS 是常见临床危重症。根据 1994 年欧美联席会议提出的 ALI/ARDS 的诊断标准,ALI 的发病率为 18/10 万,ARDS 为每年(13~23)/10 万。2005 年的一项研究表明,美国 ALI 和 ARDS 的发病率分别为 86/10 万和 64/10 万,且随着年龄的增长发病率逐渐升高。而在 ICU 中,$10\%\sim15\%$ 的患者符合 ARDS 的标准,机械通气的患者其比例甚至超过 20%。

虽然不同研究对于 ARDS 病死率的报道差异较大,但是总体来说 ARDS 的病死率仍然较高,对 1967—1994 年国际正式发表的 ARDS 临床研究进行荟萃分析的结果表明,3 264 例 ARDS 患者的病死率为 $30\%\sim50\%$。中国上海市 15 家成年人 ICU 2001 年 3 月至 2002 年 3 月 ARDS 患者的病死率也高达 68.5%。不同研究中,ARDS 的病因构成、疾病状态和治疗条件的不同可能是导致其病死率不同的主要原因。

二、病因及发病机制

1. 病因 多种因素可以诱发 ARDS,其中感染是导致 ARDS 的最常见原因。有研究显示报道,ARDS 患者中,约有 40% 与感染或全身性感染相关,30% 与误吸相关,也有部分与肠道屏障功能障碍导致的肠源性感染相关。根据肺损伤的机制,可以将 ARDS 的病因分为直接性和间接性损伤。

(1)直接性损伤

①误吸:吸入胃内容物,毒气,烟雾,溺水等。

②弥漫性肺部感染:细菌,病毒,真菌及卡氏肺囊虫感染等。

③肺钝挫伤。

④肺部手术:肺移植术后,肺部分切除术后。

⑤肺栓塞:血栓栓塞,脂肪栓塞,羊水栓塞等。

⑥放射性肺损伤。

(2)间接性损伤

①休克:低血容量性、感染性、心源性、过敏性休克。

②严重的非胸部创伤:头部伤,骨折,烧伤等。

③急诊复苏导致高灌注状态。

④代谢紊乱:急性重症胰腺炎,糖尿病酮症酸中毒,尿毒症等。

⑤血液学紊乱:弥散性血管内凝血,体外循环,血液透析,大量输血。

⑥药物:海洛因,噻嗪类,水杨酸类,巴比妥类药物等。

⑦神经源性因素:脑干或下丘脑损伤,颅内压

升高等。

⑧妇产科疾病:妊娠高血压综合征,子宫肌瘤,死胎。

2. 发病机制　目前认为,ARDS 发病的基础是各种原因引起的肺泡-毛细血管的损伤,是感染,创伤导致机体炎症反应失控的结果。外源性损伤或毒素对炎性细胞的激活是 ARDS 的启动因素,炎性细胞在内皮细胞表面黏附及诱导内皮细胞损伤是导致 ARDS 的根本原因。大量研究显示:细菌、内毒素或损伤刺激后,机体异常释放大量炎性介质;给动物注射炎性介质可以复制 ARDS 模型,注射炎性介质单克隆抗体可以防止动物发生 ARDS。感染或创伤导致 ARDS 等器官功能损害的过程表现为 2 种极端,一是大量炎性介质瀑布样释放,而内源性抗炎介质又不足以抵消其作用,结果导致全身炎性反应综合征(SIRS);另一个是内源性抗炎介质释放过多,结果导致代偿性抗炎反应综合征(CARS)。CARS 和 SIRS 作为炎症反应对立统一的两个方面,一旦失衡将导致内环境失衡,引起 ARDS 等器官功能损害。就本质而言,ARDS 和 SIRS 和 CARS 失衡的结果,在 ARDS 的防治过程中,积极控制原发病,遏制其诱导的全身失控性炎症反应,是预防和治疗 ARDS 的必要措施。

近年来对炎性反应在 ARDS 中的作用进行了大量的研究,炎性细胞,如多形核白细胞(PMN)、单核-巨噬细胞的聚集和活化、炎性介质,如肿瘤坏死因子、白介素、血小板活化因子、花生四烯酸代谢产物等物质的合成与释放均为促进 ALI 和 ARDS 发生发展的主要因素。另外,国内外学者近年来又从信号传导、细胞凋亡、肺泡水肿液的清除和基因易感性等方面对 ARDS 的发生机制进行了探讨,取得了一定的成就。

三、病理及病理生理

1. 病理改变　各种原因引起的 ARDS 的病理改变基本相同,需要经过 3 个阶段。第 1 个阶段是渗出期,其主要表现为弥漫的肺泡损伤。7～10d后,进入增殖期,主要表现为肺水肿减轻,肺泡膜因 II 型上皮细胞增生,间质中性粒细胞和成纤维母细胞浸润而增厚,毛细血管数目减少,并出现胶原的早期沉积。有些患者会进展到纤维化期,其主要表现为正常肺部结构的破坏,弥漫的肺部纤维化形成。

2. 病理生理改变　正常的肺组织能够调节肺内液体的运动以少量的组织间液及肺泡的干燥。这种调节机制被打破后,会造成肺间质及肺泡中大量液体的渗出,从而引起气体交换减少,顺应性下降及肺动脉压的升高。正常肺功能的实现需要维持肺泡的干燥,而这与适当的毛细血管灌注密切相关。正常情况下,肺的毛细血管内皮具有选择通透性:液体在静水压和胶体渗透压的控制下穿过细胞膜,而蛋白在血管内维持一定的胶体渗透压。而 ARDS 造成了弥漫的肺泡损伤,使得肿瘤坏死因子、白介素(IL)1、IL-6、IL-8 等炎性因子大量释放,中心粒细胞活化并释放细胞毒性介质,破坏了毛细血管内皮及肺泡内皮,蛋白大量渗出,胶体渗透压梯度被破坏,导致液体大量渗入间质,使得肺泡腔中被大量血性的富含蛋白的水肿液及坏死的细胞碎片填充。同时,功能性的表面活性物质减少,导致肺泡表面张力增加,引起肺泡塌陷。

肺损伤会引起许多并发症,其中包括气体交换减少,肺顺应性下降及肺动脉压力的升高。另外,气道阻力(Raw)的增加也是 ARDS 的特征,尽管其临床重要性尚不明确。

(1)气体交换减少:ARDS 患者中气体交换的减少主要是由于通气血流的不匹配引起的;生理性的分流造成低氧血症,而生理性无效腔的增加使得二氧化碳清除减少。尽管高碳酸血症并不常见,但仍通常需要较高的分钟通气量来维持正常的动脉二氧化碳分压。

(2)肺顺应性下降:肺顺应性的下降是 ARDS 的主要特点之一。它主要是由通气少或完全不通气的肺引起的,而与剩余的有功能的肺单位的压力容积特征无关。甚至是小潮气量都会超过肺的吸气能力从而引起气道压的显著升高。

(3)肺动脉高压:在需要机械通气的 ARDS 患者中,超过 25% 的患者会出现肺动脉高压。其原因包括低氧引起的血管痉挛,正压通气引起的血管受压,间质的破坏,气道塌陷,高碳酸血症及肺动脉血管收缩药物的使用。肺动脉高压对 ARDS 患者的临床作用尚不确定,但严重的肺动脉高压会引起病死率的升高。

四、临床表现

1. 症状与体征

(1)症状:ARDS 的典型症状为在起病 6～72h迅速出现的呼吸困难,并进行性加重。典型的症状为呼吸困难,发绀(比如低氧血症),呼吸窘迫的症状通常非常明显,会出现呼吸频率增快,心动过速等症状。缺氧症状以鼻导管或面罩吸氧的常规方法无法缓解。此外在疾病的后期多伴有肺部感染,表现为发热、畏寒、咳嗽和咳痰等症状。

(2)体征:疾病初期除呼吸频速以外,可无明显的呼吸系统体征,随着病情的进展,出现唇和指甲发绀,有的患者两肺可闻及干、湿啰音,哮鸣音,后期可出现肺实变体征,如呼吸音较低或水泡音等。

(3)并发症:ARDS 的患者出现并发症的风险很高。有些并发症是与机械通气相关,如压力性肺损伤、医源性肺炎,还有与疾病本身相关,如谵妄、深静脉血栓、消化道出血等。

2. 辅助检查

(1)实验室检查结果:常规实验室检查无特异性,重要的特征表现为顽固低氧血症。动脉血氧分压降低,吸入气氧浓度>50%(FiO₂>0.5)时,PaO_2 仍低于 8.0kPa(60mmHg),$PA\text{-}aO_2$ 显著增加,当 $FiO_2=1.0$ 时,PaO_2 低于 46.7kPa(350mmHg),计算 QS/QT 常超过 30%,或 $PaO_2/PAO_2 \leqslant 0.2$。$PaCO_2$ 可正常或降低,至疾病晚期方增高。pH 可升高、正常或降低,这要取决于低血压和代谢性酸中毒是否出现。

(2)影像学检查:胸部 X 线早期可无明显变化或只表现纹理增粗,常迅速出现双侧弥漫性浸润性阴影,且受治疗尤其通气治疗干预影响很大。CT 可以更准确地反映病变肺区域的大小,从而较准确的判定气体交换和肺顺应性病变的程度。

(3)肺力学监测:是反映肺机械特征改变的重要手段,可通过床边呼吸功能监测仪监测。主要改变包括顺应性降低和气道阻力增加等。

五、诊　断

长期以来,临床上一直广泛采用 1994 年欧美联席会议提出的 ARDS 诊断标准。具体包括:①急性起病;②$PaO_2/FiO_2 \leqslant 200mmHg$(不管 PEEP 水平);③正位 X 线胸片显示双肺均有斑片状阴影;④肺动脉嵌顿压≤18mmHg 或无左心房压力增高的临床证据。如 $PaO_2/FiO_2 \leqslant 300mmHg$ 且满足上述其他标准则诊断为急性肺损伤。

2012 年提出的 ARDS 的柏林标准已经取代了以往的 ARDS 诊断标准,其主要的改变是取消了"急性肺损伤"的概念,并且取消了肺动脉嵌顿压的标准,同时加入了最小的呼吸机设定条件。

ARDS 的柏林定义需满足以下标准

(1)呼吸症状必须在已知的临床损害 1 周内出现,或者患者在 1 周内出现新的症状。

(2)X 线或 CT 扫描示双肺致密影,并且胸腔积液、肺叶/肺塌陷或结节不能完全解释。

(3)患者的呼吸衰竭无法用心力衰竭或体液超负荷完全解释。如果不存在危险因素,则需要进行客观评估(例如超声心动图)以排除静水压相关的肺水肿。

(4)必须存在中到重度的氧合下降,定义为动脉氧合指数(PaO_2/FiO_2)。低氧的程度决定了 ARDS 的严重程度:①轻度 ARDS,$PaO_2/FIO_2 =$ 201~300mmHg,且呼气末正压(PEEP)或持续气道正压(CPAP)≤5cmH₂O;②中度 ARDS,$PaO_2/FIO_2 = 101$~200mmHg,且 PEEP≥5cmH₂O;③重度,$PaO_2/FIO_2 \leqslant 100mmHg$,且 PEEP5 > 5cmH₂O。

六、鉴别诊断

1. 心源性肺水肿　心源性肺水肿常见于高血压性心脏病、冠状动脉硬化性心脏病、心肌病等引起的急性左心室衰竭以及二尖瓣狭窄所致的左心房衰竭,它们都有心脏病或明显其他脏器疾病史和相应的临床表现,如结合胸部 X 线表现胸部浸润影在中央及血管根部增宽,心电图检查以及相应脏器功能损害化验检查等,诊断一般不难。心导管肺毛细血管楔压(Paw)在左侧心力衰竭时上升(Paw>2.4kPa),对诊断更有意义。

2. 急性肺栓塞　多见于手术后或长期卧床者,血栓来自下肢深部静脉或盆腔静脉。本病起病突然,有呼吸困难、胸痛、咯血、发绀、PaO_2 下降等表现。但长期卧床,手术,肿瘤病史以及深静脉血栓病史等有提示作用;心电图异常(典型者 SⅠQⅢTⅢ改变),放射性核素肺通气、灌注扫描等改变对诊断肺栓塞有较大意义。

3. 重症肺炎　肺部严重感染包括细菌性肺炎、病毒性肺炎、粟粒性肺结核等可引起 ARDS。然而也有一些重度肺炎患者(特别如军团菌肺炎)具有呼吸困难、低氧血症等类似 ARDS 临床表现,但并未发生 ARDS。这类疾病大多肺实质有大片浸润性炎症阴影,感染症状(发热、白细胞增高、核左移)明显,应用敏感抗菌药物可获治愈。

4. 特发性肺间质纤维化　有Ⅱ型呼吸衰竭表

现,尤其在合并肺部感染加重时,可能与 ARDS 相混淆。本病胸部听诊有 Velcro 啰音,胸部 X 线检查呈网状、结节状阴影或伴有蜂窝状改变,病程发展较 ARDS 相对缓慢,肺功能为限制性通气障碍等可做鉴别。

七、治 疗

ARDS 是 MODS 的一个重要组成部分,对于 ARDS 的治疗是防治 MODS 的一部分。其原则为纠正缺氧,提高氧输送,维持组织灌注,防止组织进一步损伤,同时尽可能避免医源性并发症,主要包括液体负荷过高、氧中毒、容积伤和院内感染。在治疗上,可以分为病因治疗和支持治疗,后者可以分为一般的支持治疗和呼吸支持治疗。另外,国内外学者对一些药物在 ARDS 治疗中的作用也进行了大量的研究。

1. 病因治疗 原发病是影响 ARDS 预后和转归的关键,及时去除或控制致病因素是 ARDS 治疗最关键的环节。全身性感染、创伤、休克、烧伤、急性重症胰腺炎等是导致 ARDS 的常见病因。严重感染患者有 25%～50% 发生 ARDS,而且在感染、创伤等导致的多器官功能障碍(MODS)中,肺往往也是最早发生衰竭的器官。目前认为,感染、创伤等原发疾病导致的全身炎症反应是导致 ARDS 的根本病因,也最终影响 ALI/ARDS 预后和转归。控制原发病(骨折固定;烧伤组织移植),积极控制感染(包括有效清创;感染灶充分引流;抗生素合理选用),早期纠正休克,改善微循环。遏制其诱导的全身失控性炎症反应,是预防和治疗 ALI/ARDS 的必要措施。

2. 一般的支持治疗 只有少量 ARDS 的患者仅死于呼吸衰竭。更常见的是,这些患者死于原发病或者继发的并发症,如感染或多器官功能衰竭。因此,ARDS 的患者需要细致的支持治疗,其中包括合理使用镇静药和肌松药物,血流动力学管理,营养支持,血糖控制,院内获得性肺炎的快速评估及治疗以及深静脉血栓(DVT)和消化道出血的预防。

(1)镇静:对于 ARDS 的患者而言,镇静与镇痛可以提高患者对机械通气的耐受程度并减少氧耗。因为 ARDS 的患者往往需要数天或者更长时间的镇静,因此,可以选择一些长效的相对便宜的药物,如劳拉西泮。因为苯二氮䓬类的药物并没有镇痛作用,因此需要加用阿片类药物(如芬太尼或吗啡)来治疗疼痛。阿片类同时也有协同作用,可以减少苯二氮䓬类药物的用量。给药途径首选间断的静脉注射,对于需要反复给药的患者可以使用持续泵入的方式。另外,必要时可以使用氟哌啶醇以及丙泊酚等药物。

镇静深度可以应用 Richmond Agitation-Sedation Scale(RASS)镇静评估量表来评价,对于不同的患者选择不同的镇静目标,以达到有效镇静的同时,减少过度镇静的风险。另外,采用每日唤醒策略,间断给药而不持续给药以及严格按照镇静、镇痛流程等方法都能够减少过度镇静,从而减少呼吸机使用时间和院内获得性肺炎的发生率。

(2)肌松药:尽管大家已经广泛认识到,在 ARDS 患者中使用肌松药物有着明确的优点(改善氧合)和缺点(肌无力时间延长),但这 2 种效应对于患者预后的影响仍不明确。最近的一项多中心随机对照研究显示,在气体交换严重受累($PaO_2/FiO_2 \leqslant 120mmHg$)的 ARDS 患者短期使用(48h内)肌松药物可能是安全有益的。但是要将其作为早期重症 ARDS 患者的常规治疗,仍需要进一步证据的支持。

(3)血流动力学监测:对 ARDS 的患者需要在监测下进行血流动力学的管理已经得到了大家的广泛共识。但研究表明,使用 PAC(肺动脉导管)进行血流动力学监测,并不优于中心静脉导管(CVC),反而导管相关的并发症明显增加,因此,不应该常规使用 PAC 对 ARDS 患者进行监测。

(4)营养支持:ARDS 的患者处于严重的分解状态,需要进行营养支持。在胃肠道可用的情况下首选肠内营养,可以降低血管内感染、消化道出血的发生率,保护肠道黏膜屏障从而减少肠道菌群移位的风险。需要注意的是,应该避免过度营养,因为其不但不能使患者获益反而会产生过量的二氧化碳。另外,患者进行胃肠营养时,保持半卧位以减少呼吸机相关肺炎的发生率,这一点也非常重要。

(5)院内获得性肺炎:ARDS 的患者的病程中常常会伴发院内获得性肺炎(比如呼吸机相关性肺炎),它会增加 ARDS 患者的病死率,并且不恰当的治疗不仅对患者会带来后果,同时还会诱导对耐药菌的出现。选择一种有效的可以覆盖可能的病原微生物的抗生素对于肺炎的治疗至关重要,而这需要结合各个医院的药敏谱来决定。因为 ARDS 的患者通常处于营养不良和免疫抑制状态,再加上正常的气道屏障被气管插管所破坏,而肺水肿又是细菌生长的一个良好的培养基,要预防院内获得性肺炎的发生非常困难。

如何降低 VAP 的发生率,目前已经提出了一系列的治疗策略。机械通气的患者,尤其是对于进行胃肠营养的患者保持床头抬高已经证实可以显著降低 VAP 的发生率,另外,避免不必要的抗生素的使用,注意口腔的护理,及时拔管以减少机械通气的时间,避免过度镇静,避免呼吸机管路的更换等措施也非常重要。而选择性的消化道去污,持续声门下吸引,密闭吸痰装置等措施是否能够降低 VAP 的发生率,目前尚不确切。

(6)DVT 的预防:ARDS 患者 DVT 和肺动脉栓塞的发生率尚不明确,但其风险相当的高。这些患者通常存在深静脉血栓的多个危险因素,包括长时间卧床,外伤,凝血途径的激活及原发病,如肥胖、恶性肿瘤。因此,需要警惕患者出现 PE 的风险,及时予以预防。

(7)液体管理:高通透性肺水肿是 ARDS 的病理生理特征,肺水肿的程度与 ARDS 的预后呈正相关,由于肺毛细血管通透性增加和肺毛细血管静水压增加加重肺水肿形成。适当利尿和限制液体输入,尤其应限制晶体液入量,保持较低前负荷,PAWP<1.6kPa,降低肺毛细血管静水压以减轻肺间质水肿。因此,通过积极的液体管理,改善 ALI/ARDS 患者的肺水肿具有重要的临床意义。研究显示液体负平衡与感染性休克患者病死率的降低显著相关,且对于创伤导致的 ALI/ARDS 患者,液体正平衡使患者病死率明显增加。但是利尿减轻肺水肿的过程可能会导致心排血量下降,器官灌注不足。因此,ALI/ARDS 患者的液体管理必须考虑到两者的平衡,必须在保证脏器灌注的前提下进行。

最近 ARDSnet 完成的不同 ARDS 液体管理策略的研究显示,尽管限制性液体管理与非限制性液体管理组病死率无明显差异,但与非限制性液体管理相比,限制性液体管理(利尿和限制补液)组患者第 1 周的液体平衡为负平衡(−136ml vs +3 992ml),氧合指数明显改善,ICU 住院时间明显缩短。特别值得注意的是,限制性液体管理组的休克和低血压发生率并无增加。可见,在维持循环稳定,保证器官灌注的前提下,限制性的液体管理策略对 ALI/ARDS 患者是有利的。而且如果在对容量判断有困难时,推荐漂浮导管等加强有创血流动力学监测。

ARDS 患者输注晶体液还是胶体液进行液体复苏一直存在争议。最近的大规模 RCT 研究显示,应用人血白蛋白进行液体复苏,在改善生存率、机械通气时间及 ICU 住院时间等方面与生理盐水无明显差异。但值得注意的是,胶体渗透压是决定毛细血管渗出和肺水肿严重程度的重要因素。争议核心在于对管外肺水的影响。研究证实,低蛋白血症是严重感染患者发生 ARDS 的独立危险因素,而且低蛋白血症可导致 ARDS 病情进一步恶化,并使机械通气时间延长,病死率也明显增加。因此,对低蛋白血症的 ARDS 患者有必要输入人血白蛋白或人工胶体,提高胶体渗透压。最近 2 个多中心 RCT 研究显示,对于存在低蛋白血症(血浆总蛋白<50～60g/L)的 ALI/ARDS 患者,与单纯应用呋塞米相比,尽管白蛋白联合呋塞米治疗未能明显降低病死率,但可明显改善氧合、增加液体负平衡,并缩短休克时间。因此,对于存在低蛋白血症的 ARDS 患者,在补充人血白蛋白等胶体溶液的同时联合应用呋塞米(速尿),有助于实现液体负平衡,并改善氧合。人工胶体对 ARDS 是否也有类似的治疗效应,需进一步研究证实

3. 呼吸支持治疗

(1)氧疗:ARDS 及时进行氧疗,改善气体交换功能,保证氧输送,防止细胞缺氧。患者治疗的基本目的是改善低氧血症,使动脉氧分压(PaO_2)达到 60～80mmHg;但吸入氧浓度尽可能<60%,如吸入更高浓度氧尽可能<24h,一旦氧合改善就应尽快调整吸入氧浓度。根据低氧血症改善的程度和治疗反应调整氧疗方式,首先使用鼻导管,当需要较高的吸氧浓度时,可采用可调节吸氧浓度的文丘里面罩或带储氧袋的非重吸式氧气面罩。ARDS 患者往往低氧血症严重,大多数患者一旦诊断明确,常规的氧疗常难以奏效,机械通气仍然是最主要的呼吸支持手段。

(2)无创机械通气(NIV):可以避免气管插管和气管切开引起的并发症,近年来得到了广泛的推广应用,但 NIV 在 ARDS 急性低氧性呼吸衰竭中的应用却存在很多争议。迄今为止,尚无足够的资料显示 NIV 可以作为 ALI/ARDS 导致的急性低氧性呼吸衰竭的常规治疗方法。

当 ARDS 患者神志清楚、血流动力学稳定,并能够得到严密监测和随时可行气管插管时,可以尝试 NIV 治疗。如 NIV 治疗 1～2h 后,低氧血症和

全身情况得到改善,可继续应用 NIV。若低氧血症不能改善或全身情况恶化,提示 NIV 治疗失败,应及时改为有创通气。evransky 等建议,在治疗全身性感染引起的 ALI/ARDS 时,如果预计患者的病情能够在 48~72h 缓解,可以考虑应用 NIV。

应用 NIV 可使部分合并免疫抑制的 ALI/ARDS 患者避免有创机械通气,从而避免呼吸机相关肺炎(VAP)的发生,并可能改善预后。免疫功能低下的患者发生 ALI/ARDS,早期可首先试用 NIV。

一般认为,ALI/ARDS 患者在以下情况时不适宜应用 NIV:神志不清;血流动力学不稳定;气道分泌物明显增加而且气道自洁能力不足;因脸部畸形、创伤或手术等不能佩戴鼻面罩;上消化道出血、剧烈呕吐、肠梗阻和近期食管及上腹部手术;危及生命的低氧血症。应用 NIV 治疗 ALI/ARDS 时应严密监测患者的生命体征及治疗反应。如 NIV 治疗 1~2h 后,低氧血症和全身情况得到改善,可继续应用 NIV。若低氧血症不能改善或全身情况恶化,提示 NIV 治疗失败,应及时改为有创通气。

(3)有创机械通气

①机械通气的时机选择:ARDS 患者经高浓度吸氧仍不能改善低氧血症时,应气管插管进行有创机械通气。ARDS 患者呼吸功明显增加,表现为严重的呼吸困难,早期气管插管机械通气可降低呼吸功,改善呼吸困难。虽然目前缺乏 RCT 研究评估早期气管插管对 ARDS 的治疗意义,但一般认为,气管插管和有创机械通气能更有效地改善低氧血症,降低呼吸功,缓解呼吸窘迫,并能够更有效地改善全身缺氧,防止肺外器官功能损害。

②肺保护性通气:由于 ARDS 发生后大量肺泡塌陷,肺容积明显减少,常规或大潮气量通气易导致肺泡过度膨胀和气道平台压过高,加重肺及肺外器官的损伤。小潮气量通气要求是 ARDS 病理生理结果的要求。目前有数项多中心 RCT 研究比较了常规潮气量与小潮气量通气对 ARDS 病死率的影响。其中 Amato 和 ARDSnet 的研究显示,与常规潮气量通气组比较,小潮气量通气组 ARDS 患者病死率显著降低。应尽早采用潮气量设置为 6ml/kg 通气。通气模式选择有研究提示压力控制通气模式比容量控制模式更少产生气压伤,更易达到人机同步,可选择的模式有压力控制反比通气、压力释放通气、双相气道正压通气。

气道平台压能够客观反映肺泡内压,其过度升高可导致呼吸机相关肺损伤。在 Amato 总结了上述多中心 RCT 研究中,小潮气量组的气道平台压均<30cmH$_2$O,其中结论为小潮气量降低病死率的 2 项研究中,对照组气道平台压>30cmH$_2$O,而不降低病死率的 3 项研究中,对照组的气道平台压均<30cmH$_2$O。Brochard、Brower 和 Stewart 3 个研究提示按气道平台压分组(<23、23~27、27~33、>33cmH$_2$O),随气道平台压升高,病死率显著升高($P=0.002$)。而以气道平台压进行调整,不同潮气量通气组(5~6、7~8、9~10、11~12ml/kg)病死率无显著差异($P=0.18$),并随气道平台压升高,病死率显著增加($P<0.001$)。说明在实施肺保护性通气策略时,限制气道平台压比限制潮气量更为重要。推荐维持气道平台压<25~30cmH$_2$O。

由于 ARDS 肺容积明显减少,为限制气道平台压,有时不得不将潮气量降低,允许动脉血二氧化碳分压(PaCO$_2$)高于正常,PaCO$_2$ < 10.7~13.3kPa,即所谓的允许性高碳酸血症。允许性高碳酸血症是肺保护性通气策略的结果,并非 ARDS 的治疗目标。一般急性二氧化碳升高导致酸血症可产生一系列病理生理学改变,包括脑及外周血管扩张、心率加快、血压升高和心排血量增加等。但研究证实,实施肺保护性通气策略时一定程度的高碳酸血症是安全的。当然,颅内压增高是应用允许性高碳酸血症的禁忌证。此外合并代酸患者其酸中毒严重影响血液 pH,警惕其对心血管严重抑制作用。酸血症往往限制了允许性高碳酸血症的应用,目前尚无明确的二氧化碳分压上限值,一般主张保持 pH>7.20 接近 7.30,否则可考虑静脉输注碳酸氢钠。

③肺复张:充分复张 ARDS 塌陷肺泡是纠正低氧血症和保证 PEEP 效应的重要手段。为限制气道平台压而被迫采取的小潮气量通气往往不利于 ARDS 塌陷肺泡的膨胀,而 PEEP 维持复张的效应依赖于吸气期肺泡的膨胀程度。而且肺复张有利于减少肺泡反复开放与萎陷所致的损害。目前临床常用的肺复张手法包括控制性肺膨胀、PEEP 递增法及压力控制法(PCV 法)。其中实施控制性肺膨胀采用恒压通气方式,推荐吸气压为 30~45cmHg,持续时间 30~40s。临床研究证实肺复张手法能有效地促进塌陷肺泡复张,改善氧合,降低肺内分流。尽管一项 RCT 研究显示,与常规潮气量通气比较,采用肺复张手法合并小潮气量通气,可明显改善 ARDS 患者的预后。但一般而言复张

效果较短暂,合理的 PEEP 也显得很重要,而且对预后影响仍有争议。

肺复张手法的效应受多种因素影响。实施肺复张手法的压力和时间设定对肺复张的效应有明显影响,不同肺复张手法效应也不尽相同。另外,ARDS 病因也影响肺复张手法的效果,一般认为,肺外源性的 ARDS 对肺复张手法的反应优于肺内源性的 ARDS;ARDS 病程也影响肺复张手法的效应,早期 ARDS 肺复张效果较好。值得注意的是,肺复张手法可能减少心排血量,影响患者的循环状态,还可引起气胸,实施过程中应密切监测。

④PEEP 的选择:ARDS 广泛肺泡塌陷不但可导致顽固的低氧血症,而且部分可复张的肺泡周期性塌陷开放而产生剪切力,会导致或加重呼吸机相关肺损伤。充分复张塌陷肺泡后应用适当水平 PEEP 防止呼气末肺泡塌陷,改善低氧血症,并避免剪切力,防治呼吸机相关肺损伤。因此应采用能防止肺泡塌陷的最低 PEEP。

ARDS 最佳 PEEP 的选择目前仍存在争议。一般使用 PEEP 在 5~15cmH$_2$O 之间,合理选择目标是尽可能避免肺泡萎陷的趋势下将 PEEP 对机体不利影响降到最低。具体可以在维持吸入压不变的情况下,逐渐增加 PEEP,观察潮气量以及循环的变化。Barbas 通过荟萃分析比较不同 PEEP 对 ARDS 患者生存率的影响,结果表明 PEEP>12cmH$_2$O,尤其是>16cmH$_2$O 时明显改善生存率。其建议可参照肺静态压力-容积(P-V)曲线低位转折点压力来选择 PEEP。Amoto 及 Villar 的研究显示,在小潮气量通气的同时,以静态 P-V 曲线低位转折点压力+2cmH$_2$O 作为 PEEP,结果与常规通气相比 ARDS 患者的病死率明显降低。若有条件,应根据静态 P-V 曲线低位转折点压力+2cmH$_2$O 来确定 PEEP。

⑤自主呼吸:自主呼吸过程中膈肌主动收缩可增加 ARDS 患者肺重力依赖区的通气,改善通气血流比例失调,改善氧合。尽可能保有自主呼吸是有创呼吸中比较重要的趋势。一项前瞻对照研究显示,与控制通气相比,保留自主呼吸的患者镇静药使用量、机械通气时间和 ICU 住院时间均明显减少。因此,在循环功能稳定、人机协调性较好的情况下,ARDS 患者机械通气时有必要保留自主呼吸,有助于降低气道峰压,促使肺泡复张,气道廓清并尽可能减少通气支持手段对循环和消化道的影响。

⑥俯卧位通气:俯卧位通气通过降低胸腔内压力梯度、促进分泌物引流和促进肺内液体移动,明显改善氧合。如无明显禁忌,可考虑采用俯卧位通气。Gattinoni 等采用每天 7h 俯卧位通气,连续 7d,结果表明俯卧位通气明显改善 ARDS 患者氧合,但对病死率无明显影响。然而,若依据 PaO$_2$/FiO$_2$ 对患者进行分层分析结果显示,PaO$_2$/FiO$_2$<88mmHg 的患者俯卧位通气后病死率明显降低。此外,依据简化急性生理评分(SAPS II)进行分层分析显示,SAPS II 高于 49 分的患者采用俯卧位通气后病死率显著降低,其明显优于仰卧位。最近,另外一项每天 20h 俯卧位通气的 RCT 研究显示,俯卧位通气有降低严重低氧血症患者病死率的趋势,防止低位肺水肿、肺不张、肺部感染。可见,对于常规机械通气治疗无效的重度 ARDS 患者,可考虑采用俯卧位通气。具体实施可采用翻身床或人工垫枕于额、双肩、下腹和膝部。

严重的低血压休克、室性心律失常、颜面部创伤及未处理的不稳定性骨折为俯卧位通气的相对禁忌证。当然,体位改变过程中可能发生如气管插管及中心静脉导管以外脱落等并发症,需要予以预防,但严重并发症并不常见。

⑦高频振荡通气:高频振荡通气(HFOV)是指通过往复运动的活塞泵、扬声器隔膜或旋转球的方式产生正弦波,使气管内气体产生高频往返运动,将气体主动送入和吸出气道。ARDS 的患者实施 HFOV 的过程中,应用一定水平的驱动压,可保持肺泡持续处于膨胀状态,避免常规通气模式呼气时的肺泡塌陷,避免了肺泡反复塌陷复张导致的肺损伤,同时也避免了由于部分肺泡塌陷所致的肺内分流,有助于改善 ARDS 患者氧合。目前,HFOV 尚不能作为 ARDS 的常规通气模式,对于积极的肺复张手法实施后仍难以改善其低氧血症的 ARDS 患者,可考虑应用 HFOV。

(4)液体通气:部分液体通气是在常规机械通气的基础上经气管插管向肺内注入相当于功能残气量的全氟碳化合物,以降低肺泡表面张力,促进肺重力依赖区塌陷肺泡复张。目前认为可能是一种必要的补充策略。部分液体通气 72h 后,ARDS 患者肺顺应性可以得到改善,并且改善气体交换,对循环无明显影响。但患者预后均无明显改善,病死率仍高达 50% 左右。部分液体通气能促进下垂部位或背部的肺泡复张,改善患者气体交换,增加肺顺应性,可作为严重 ARDS 患者常规机械通气无效时的一种选择。

（5）体外膜氧合技术（ECMO）：建立体外循环后在肺外进行气体交换可减轻肺负担、有利于肺功能恢复。非对照临床研究提示，严重的 ARDS 患者应用 ECMO 后存活率为 46%～66%。但 RCT 研究显示，ECMO 并不改善 ARDS 患者预后。随着 ECMO 技术的改进，需要进一步的大规模研究结果来证实 ECMO 在 ARDS 治疗中的地位。

（6）"六步法"机械通气策略：缺乏统一、规范的治疗策略是重症 ARDS 治疗是临床医师面临的重大难题。如小潮气量设定，最佳持续气道正压（PEEP）选择，肺复张频率、时机、压力都十分困惑临床医师；另外高频通气，俯卧位，体外膜氧合等抢救性治疗措施的适应证、应用时机等不明确可能是重症 ARDS 患者预后差的原因之一。2010 年珍妮特（Janet）和马特海（Matthay）等从现有资料、指南推荐和临床实施经验等角度总结归纳了重症 ARDS 治疗的具体步骤和实施方法，共 6 个步骤（简称"六步法"）。

步骤 1：小潮气量肺保护性通气（6ml/kg，如果气道平台压仍高于 30cmH$_2$O，则潮气量可逐渐降低至 4ml/kg），测量气道平台压里。如果 < 30cmH$_2$O，进入步骤 2a。如果>30cmH$_2$O，则进入步骤 2b。

步骤 2a：实施肺复张和（或）单独使用高 PEEP。

步骤 2b：实施俯卧位通气或高频振荡通气。

步骤 3：评价氧合改善效果，静态顺应性和无效腔通气。如果改善明显则继续上述治疗。如果改善不明显，则进入步骤 4。

步骤 4：吸入一氧化氮；如果数小时内氧合及顺应性改善不明显，则进入步骤 5。

步骤 5：小剂量糖皮质激素（须权衡利弊）。

步骤 6：考虑实施体外膜氧合。入选患者通气高压机械通气时间<7d。

"六步法"使得重症医生在及时、准确判断 ARDS 患者病情严重程度的基础上，规范、有序地实施小潮气量通气、肺复张等治疗措施。重症 ARDS"六步法"将提高 ARDS 规范化治疗的可行性和依从性，有望降低患者病死率。

4. 药物治疗　目前对于 ARDS 的绝大多数治疗均为支持性的，目的在于改善气体交换，并预防治疗过程中的并发症。而一些药物在 ARDS 治疗中的作用近年来也进行了大量的研究，并取得了一

定的成果。然而，由于疗效并不确切或者是否能够改善患者预后尚不明确，这些治疗方案均尚没有列入 ARDS 的常规治疗中，需要进一步研究的证实。

（1）肺泡表面活性物质：ARDS 患者存在肺泡表面活性物质减少或功能丧失，易引起肺泡塌陷。肺泡表面活性物质能降低肺泡表面张力，减轻肺炎症反应，阻止氧自由基对细胞膜的氧化损伤。因此，补充肺泡表面活性物质可能成为 ARDS 的治疗手段。然而在早产儿发生的 ARDS 中替代治疗相当有效的前提下在成年人效果却不明显。早期的 RCT 研究显示，应用表面活性物质后，ARDS 患者的血流动力学指标、动脉氧合、机械通气时间、ICU 住院时间和 30d 生存率并无明显改善。最近一项针对心脏手术后发生 ARDS 补充肺泡表面活性物质的临床研究显示，与既往病例比较，治疗组氧合明显改善，而且病死率下降。目前肺泡表面活性物质的应用仍存在许多尚未解决的问题，如最佳用药剂量、具体给药时间、给药间隔和药物来源等。因此，尽管早期补充肺表面活性物质，有助于改善氧合，还不能将其作为 ARDS 的常规治疗手段。有必要进一步研究，明确其对 ARDS 预后的影响。

（2）抗氧化药治疗：观察发现，在 ARDS 的发生和发展过程中，活性氧自由基的产生及抗氧化屏障的部分破坏起着非常大的作用，因此，理论上抗氧化治疗应该能够改善 ARDS 患者的预后。有研究表明，通过肠道给 ARDS 患者补充 EPA、γ-亚油酸和抗氧化药，可以明显缩短机械通气时间，改善生存率。但是，更近期的研究显示，与安慰剂组相比，额外补充鱼油等抗氧化药没有发现任何临床结果的改善。因此，通过补充鱼油进行抗氧化治疗依然需要进一步研究的证实，尚未纳入 ARDS 的常规治疗中。另外，其他的一些抗氧化药，如利索茶碱、N-乙酰半胱氨酸也被证实对患者的临床终点没有任何的改善。

（3）吸入性的血管扩张药：吸入性的血管扩张药（比如一氧化氮，前列环素，前列腺素 E$_1$）可以选择性的舒张通气良好肺区域的血管，显著降低肺动脉压，减少肺内分流，改善通气/血流比例失调，从而改善氧合。

①NO：临床上 NO 吸入可以使得约 60% 的 ARDS 患者氧合改善，同时肺动脉压，肺内分流明显下降，但是对平均动脉压和心排血量无明显改变。氧合改善效果一般仅限于开始 NO 吸入治疗的 24～48h。但 2 个随机对照研究证实 NO 吸入并

不能改善 ARDS 的病死率。目前,吸入 NO 并不是 ARDS 的常规治疗手段,在一般治疗无效的严重低氧血症患者中可应用,可能会减少医源性肺损伤,为治疗赢得宝贵的时间。

②前列腺素 E_1(PGE_1):不仅是血管活性药物,还具有免疫调节作用,可抑制巨噬细胞和中性粒细胞的活性,发挥抗炎作用,抑制血小板聚集,降低肺和体循环阻力,提高心排血量。但是 PGE1 没有组织特异性,静脉注射 PGE1 会引起全身血管舒张,导致低血压。静脉注射 PGE1 用于治疗 ALI/ARDS,有研究报道吸入型 PGE1 可以改善氧合,但这需要进一步 RCT 研究证实。因此,只有在 ALI/ARDS 患者低氧血症难以纠正时,吸入 PGE1 作为可以考虑的治疗手段。

(4)抗感染治疗:全身和局部的炎症反应是 ARDS 发生和发展的重要机制,研究显示血浆和肺泡灌洗液中的炎症因子浓度升高与 ARDS 病死率成正相关。调控炎症反应不但是 ARDS 治疗的重要手段,而且也可能是控制 ARDS,降低病死率的关键。

①糖皮质激素:对机体炎症反应有强烈的抑制作用,有减轻肺泡上皮细胞和毛细血管内皮细胞损伤,降低血管通透性,减少渗出的作用。长期以来,大量的研究试图应用糖皮质激素控制炎症反应,预防和治疗 ARDS。但争议极大。

早期的 3 项多中心 RCT 研究观察了大剂量糖皮质激素 ARDS 的预防和早期治疗作用,结果糖皮质激素既不能预防 ARDS 的发生,对早期 ARDS 也没有治疗作用。但对于过敏原因导致的 ARDS 患者,早期应用糖皮质激素经验性治疗可能有效。此外感染性休克并发 ARDS 的患者,如合并肾上腺皮质功能不全,可考虑应用替代剂量的糖皮质激素。

持续的过度炎症反应和肺纤维化是导致 ARDS 晚期病情恶化和治疗困难的重要原因。糖皮质激素能抑制 ARDS 晚期持续存在的炎症反应,并能防止过度的胶原沉积,阻止肺纤维化的进展,从而有可能对"晚期"ARDS 有保护作用。然而,最近 ARDSnet 的研究观察了糖皮质激素对晚期 ARDS(患病 7~24d)的治疗效应,结果显示糖皮质激素治疗[甲泼尼龙 2mg/(kg·d),分 4 次静脉滴注,14d 后减量]并不降低病死率,但可明显改善低氧血症和肺顺应性,缩短患者的休克持续时间和机械通气时间。对于"晚期"ARDS 患者常规应用糖皮质激素治疗也有一定争议。

②他汀类:在动物模型中发现,他汀类药物能够降低促炎性细胞因子的浓度,减少间质的炎性浸润,从而改善生存率。然而,在随后的随机对照研究中,辛伐他汀组较对照组并没有显示出氧合和气道峰压的明显改善,对病死率也没有影响。其对于 ARDS 患者的治疗作用需要进一步的证据。

③大环内酯类药物:具有抗菌与抗炎双重效果,并且动物模型显示,这些药物对 ARDS 可能有一定的疗效。使用 LARMA(Lisofylline and Respiratory Management of Acute Lung Injury)随机对照研究中的数据进行的观察性研究表明,使用大环内酯类药物的患者 180d 的生存率较不使用大环内酯药物的患者有显著的下降。但这需要随机对照研究的进一步证实。

需要注意的是,有一些曾经认为对 ARDS 患者的治疗有益的药物,已经被证实是无效的甚至是有害的,其中包括 β 受体激动药、N-乙酰半胱氨酸、丙半胱氨酸、利索茶碱、静脉的前列腺素 E_1、中性粒细胞弹性酶抑制药、酮康唑以及布洛芬。

八、预 后

有文献统计 ARDS 的病死率由 20 世纪 80 年代的 50%~60% 到 21 世纪初的 30%~40%。既往治疗焦点集中于改善患者氧合,有趣的是经过治疗尽管很多患者低氧血症有明显的改善,但预后并未有大幅度的改善,而唯一的发现是如在治疗最初对治疗反应良好的患者(氧合在 24h 明显改善)预后相对较好。此外,近年认识到影响病死率的首要原因是易感因素,大都主张分为直接肺损伤和间接肺损伤两大类。

1. 直接肺损伤因素 常见为肺炎、胃内容物吸入;少见为肺挫伤、脂肪栓塞、淹溺肺栓子切除或肺移植后的再灌流性肺水肿等。

2. 间接肺损伤因素 常见为脓毒症、严重创伤伴休克及大量输血液;少见为心肺转流、急性胰腺炎、输注血液制剂等。由脓毒症所致的 ARDS 病死率高达70%~90%,多数 ARDS 患者死于脓毒症或多器官功能衰竭,并非死于呼吸衰竭。肺外脏器功能的衰竭程度在很大程度上影响 ARDS 的预后。

(隆 云)

第三节　重症肺炎

根据美国国家医院获得性感染监测系统（the national hospital acquired infection monitoring system，NNIS）的资料，下呼吸道感染已经超过泌尿系感染，成为最常见的医院获得性感染。根据感染环境不同，肺炎分为社区获得性肺炎（community-acquired pneumonia，CAP）和医院获得性肺炎（hospital acquired pneumonia，HAP）。CAP 是指在医院外罹患的感染性肺实质炎症，包括感染了具有明确潜伏期的病原体而在入院后潜伏期内发病的肺炎。HAP 是指入院时不存在，也不处在潜伏期，入院 48h 后发生的肺实质炎症。2005 年美国胸科学会（American Thoracic Society，ATS）公布的医院获得性肺炎治疗指南重新界定了 HAP 指代范围，定义 HAP 共包括 HAP、呼吸机相关性肺炎（ventilator-associated pneumonia，VAP）和医疗卫生保健机构相关性肺炎（healthcare associated pneumonia，HCAP）3 个部分。其中，呼吸机相关性肺炎（VAP）是指开始机械通气 48h 后出现的肺实质炎症；医疗卫生保健机构相关性肺炎（HCAP）包括具有以下特点的肺炎患者：本次感染前 90d 内因急性病住院治疗且住院时间超过 2d 者；住在养老院和康复机构中者；本次感染前 30d 内接受过静脉抗生素治疗、化疗或伤口护理者；到医院或透析门诊定期接受血液透析者。

迄今为止，由于各临床专业存在不同的认识和理解，重症肺炎还没有明确的诊断标准。从重症医学专业范畴出发，重症肺炎是由致病微生物在肺组织内生长繁殖引发感染，导致患者因呼吸功能受累或衰竭而需要进入重症医学科病房（intensive care units，ICU）监护、治疗的肺实质炎症。重症肺炎的提出，区别于普通肺炎的概念，强调患者病情的严重性和积极治疗的迫切性。参考肺炎的分类，重症肺炎也分为重症社区获得性肺炎（severe community-acquired pneumonia，SCAP）和重症医院获得性肺炎（severe hospital acquired pneumonia，SHAP），受病情严重所限，VAP 在后者中占有相当大的比例。

一、流行病学

1. 重症社区获得性肺炎（SCAP）的流行病学　CAP 在美国每年发病 300 万～560 万例，需住院治疗者 60 万～110 万例，在主要致死病因排名中列第 8 位，已成为发达国家最常见的致死性感染性疾病。有文献报道，我国每年 CAP 的患病人数约为 250 万，年均因肺炎死亡者约 12.5 万人，若按人口比例与美国比较，这一统计数字很可能被明显低估。

据国外统计，近年来，进入 ICU 治疗的 CAP 患者（SCAP）数量持续上升，占住院肺炎患者的 12.7%～22%，病死率为 22%～50%。SCAP 日益升高的发病率和病死率已经引起临床医学工作者的高度重视。

2. 重症医院获得性肺炎（SHAP）的流行病学　在美国，HAP 的发病率为 5～10/1 000 住院患者，接受气管插管或机械通气患者的发病率为非机械通气者的 6～10 倍，达到 10%～20%，占所有 ICU 内医院获得性感染的 25%。1992 年欧洲进行的 ICU 医院获得性感染调查（the european prevalence of infection in intensive care，EPIC）发现，总计 10 038 名患者中，2 064 名（20.6%）有 ICU 获得性感染，其中 967 名（46.9%）为肺炎，HAP 的患病率为 9.6%。

HAP 的总病死率很高（24%～71%），占住院死亡患者的 15%，是因院内感染导致死亡的首位原因，其中 1/3～1/2 的病例因肺炎直接导致死亡（attributable mortality）。根据发病时间，HAP 可分为 2 类，入院后 4d 以内发生的肺炎称为早发型，5d 或以上发生的肺炎称为迟发型，2 种类型 HAP 在病原菌分布、治疗和预后上均有明显的差异。尤其是迟发型 HAP，由于耐药菌感染机会的增加，导致治疗难度显著上升，病死率高达 33%～50%。有关重症医院获得性肺炎的流行病学目前还没有具体的资料，有报道合并耐药菌感染的病死率高达 70% 以上。

二、病因及发病机制

下呼吸道感染的发生应具备下列条件之一：患者的防御功能发生障碍，有足够数量的致病菌达到患者的下呼吸道并破坏患者的自身防御机制；或者出现致病力极强的致病菌。

1. 合并基础病是发生 SCAP 和 SHAP 的共同风险因素，几乎 50% 的 SCAP 患者合并慢性阻塞性肺疾病（COPD），是最主要的易感因素；此外，还有慢性心脏疾病、糖尿病、酗酒等。相较于 SCAP，

SHAP 发生的易感因素还包括感染控制相关因素和治疗干预引起的宿主防御能力变化，住院患者先前的治疗措施可以削弱宿主对病原菌的防御能力，从而增加 SHAP 的患病风险，如镇静药可引起中枢神经系统功能抑制而增加误吸危险，长时间应用免疫抑制药或皮质激素可抑制患者免疫功能等。

2. SCAP 的发生机制目前仍未完全清楚，多数学者认为，通常情况下，局部肺组织炎症反应产生的炎症介质释放入血后同时诱发内源性炎症介质和抗炎介质的释放增强，有利于机体在控制感染的同时维持内环境稳定。因此，大多数肺炎患者的炎症反应仅限于局部，不会影响到未感染部位或其他器官；而少数肺炎患者由于易感因素作用机体抗炎机制存在代偿缺陷，在内源性炎症介质和抗炎介质诱导释放过程中出现全身炎症反应综合征（systemic inflammatory response syndrome，SIRS）/代偿性抗炎症反应综合征（compensatory anti-inflammatory response syndrome，CARS）的严重失衡，从而引起严重全身性感染和组织、器官的继发性损害，最终发展为重症肺炎甚至多器官功能不全综合征（multi-organ dysfunction system，MODS）。

3. SHAP 的主要发病机制包括口咽部微生物的误吸、远处感染灶的血行播散和肠道细菌转移定植等（图 16-1）。

4. 基于 HAP 发病机制，美国疾病防控中心（Centers for Disease Control and Prevention，CDC）等权威机构提出了 HAP 预防措施（表 16-1）、（表 16-2）和（表 16-3）。

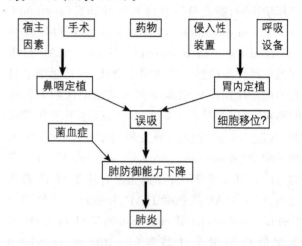

图 16-1　SHAP 的发病机制

表 16-1　医院获得性肺炎的宿主相关危险因素及其预防措施

危险因素	预防措施	CDC/HICPAC*	Kollef 分级**
年龄＞60 岁	初级预防；保持身体健康	NS	NS
吸烟	忌烟	NS	NS
基础疾病	治疗 COPD；刺激性肺活量计	Ⅱ	NS
	流感、肺炎球菌疫苗	Ⅰ A	D
免疫功能抑制	减少激素	NS	NS
	缩短中性粒细胞缺乏时间±GCSF	NS	D
	减少医院获得性致病菌的暴露	NS	NS
制动	侧位翻身床	NR	B
意识障碍	谨慎使用中枢神经系统抑制药物	NS	NS
	使患者保持 30°～45°半卧位	Ⅰ B/Ⅰ A***	B/A
药物			
抗生素	不推荐使用抗生素预防医院获得性肺炎	Ⅰ A	B
	谨慎使用抗生素	NS	C
镇静药	谨慎使用	NS	NS
神经肌肉阻断药	谨慎使用	NS	NS
应激性出血预防	使用非碱性细胞保护药	Ⅱ	NS
	仅在有适应证时使用	NS	B
腹部/胸部手术	充分镇痛	Ⅰ B	NS
	鼓励咳嗽和深呼吸	Ⅰ B	NS
口咽部/胃内细菌定居	避免选择性胃肠道去污染	NR	B

　　* 疾病控制中心/医院感染控制措施顾问委员会（CDC/HICPAC）指南：Ⅰ A 级为"设计良好的试验或流行病学研究结果支持，强烈推荐所有医院采用"；Ⅰ B 级为"尽管可能尚未进行有关的科学研究，但是该领域的专家认为有效，且医院感染控

制措施顾问委员会根据理论和相关证据也达成共识,因此强烈推荐所有医院采用";Ⅱ级为"推荐意见可能得到某些临床或流行病学研究支持,同时得到理论研究的有力支持,或相关研究对于一些而非所有医院可行。推荐多数医院采用";无推荐意见(NR)指"未解决的问题,尚无足够证据或共识阐明其效果的措施";NS.未提及;COPD.慢性阻塞性肺疾病;GCSF.粒细胞集落刺激因子;** Kollef 分级标准:A级,至少2项随机对照研究支持;B级,至少1项随机对照研究支持;C级,非随机队列研究,历史对照研究或病例观察支持;D级,其他医院获得性感染的随机对照研究支持;U级,临床研究未确定或尚未进行;*** 推荐意见发表后根据最新资料进行修正

表 16-2 医院获得性肺炎设备相关危险因素及其预防措施

危险因素	预防措施	CDC/HICPAC	Kollef 分级
肠道营养	确定导管位置	IB	NS
	使用无菌水配制	NS	NS
	如有可能,使用经口胃管	NS	D
	使患者保持30°~45°半卧位	IB	B
	清除残余胃液	IB	NS
供氧系统	不同患者使用前应更换管路	IB	NS
有创设备	正确的清洗和无菌措施	IA	NS
	尽早拔除	IB	C
肺活量计	清洁;不同患者使用前应无菌/消毒	IB	NS
温度/氧气传感器	清洁;不同患者使用前应无菌/消毒	IB	NS
抢救气囊	清洁;不同患者使用前应无菌/消毒	IA	NS
支气管镜	谨慎使用	NS	
气管切开护理	更换插管时注意无菌技术	IB	NS
交叉感染	教育和培训医务人员	IA	NS
	调查并向医务人员反馈结果	IA	NS
	洗手,使用手套和隔离衣	IA	B

表 16-3 医院获得性肺炎的呼吸机相关危险因素及其预防措施

危险因素	预防措施	CDC/HICPAC	Kollef 分级
气管插管	保持适当的套囊压力;套囊抽气前清除声门下分泌物	IB	C
	声门下分泌物持续吸引	NR*	A
	经口插管	NR*	D
	半卧位	IB	B/A**
呼吸机管路	更换管路不短于48h	IA	A
	引流/清除冷凝水	IB	C
	使用人工鼻(heat-moisture exchanger)	NR	A
药物/雾化器	治疗间进行消毒;使用前无菌	IB	NS
气管内吸痰管	无菌技术	IA	NS
	开放系统使用无菌一次性导管	Ⅱ	NS
	密闭回路气管内吸痰管	NR	NS

* 如有可能,建议使用声门下分泌物持续吸引以及经口气管插管;** 推荐意见发表后根据最新资料进行修正

三、病原学

1. SCAP 的病原学

(1)SCAP 的致病菌与普通 CAP 者类似,但发生率稍有不同,最常见的仍然是肺炎链球菌,约占 SCAP 的 1/3,其中包括耐药肺炎链球菌(drug re-sistant S. pneumonia,DRSP);接下来是军团菌属和革兰阴性肠杆菌等。铜绿假单胞菌也是引起 SCAP 的病原菌之一,但它的发病常伴有某些因素,例如长期应用广谱抗生素、支气管扩张症、严重营养不良、HIV、免疫抑制状态等(表 16-4)。

(2)非典型病原体也是 SCAP 的较常见病原

体,包括军团菌属、肺炎衣原体、肺炎支原体以及某些呼吸道病毒等,常与细菌引起混合感染,发生率为5%~40%。病毒引起免疫功能正常的成年人SCAP不常见,但既往曾发生过较大规模的SARS(严重急性呼吸综合征)病毒感染,严重者呈SCAP、急性呼吸窘迫综合征(ARDS)表现。对于存在免疫功能抑制的患者(HIV、器官移植、肿瘤化疗),病毒感染较为常见,并易继发细菌(肺炎球菌、金黄色葡萄球菌、革兰阴性肠杆菌等)感染。

(3)近年来真菌感染的发生率逐渐升高,成为引起SCAP的病原体之一,在器官移植、HIV等免疫抑制患者中尤为常见。在引起SCAP的真菌中,最常见的仍然是念珠菌属,但所占比例有所下降,其中非白念珠菌所占比例逐渐增高,如光滑念珠菌、热带念珠菌、近平滑念珠菌、克柔念珠菌等。白念珠菌占50%左右。曲霉菌属的感染率近年来也不断升高,特别是器官移植患者,而且病死率极高。其他真菌,如新型隐球菌、球孢子菌等的感染也时有发生。

有40%~60%SCAP患者的致病病原体无法确定,但文献报道其预后与可确定病原体患者没有明显差异。

表 16-4　引起重症社区获得性肺炎的病原菌

常　见	少　见
肺炎链球菌(包括 DRSP)	肺炎衣原体
军团菌属	Coxiella bumetii
流感杆菌	呼吸道病毒
革兰阴性肠杆菌(特别是克雷伯杆菌)	真菌
金黄色葡萄球菌	化脓性链球菌
肺炎支原体	结核分枝杆菌
铜绿假单胞菌	卡氏肺孢子菌

2. SHAP 的病原学

(1)多数 HAP 为细菌感染所引起,混合性感染亦较为常见。常见的致病菌为铜绿假单胞菌、肺炎克雷伯杆菌、不动杆菌等革兰阴性杆菌及金黄色葡萄球菌等革兰阳性球菌,其中多为耐甲氧西林金葡菌(MRSA);厌氧菌较为少见,免疫功能正常者真菌或病毒引起的 HAP 较少见。早发型 HAP 与晚发型的病原菌有明显不同,早发型与 CAP 者类似,如肺炎球菌、流感杆菌、肺炎支原体、肺炎衣原体

等;晚发型以肠杆菌科细菌多见,如铜绿假单胞菌、不动杆菌、大肠埃希菌及 MRSA 等。若先前没有抗生素应用史,多重耐药的铜绿假单胞菌及其他耐药菌少见;但若先前应用抗生素者,多重耐药(multidrug-resistant,MDR)铜绿假单胞菌、不动杆菌、肺炎克雷伯杆菌及 MRSA 的发生率明显升高。SHAP 的病原菌以高度耐药或多重耐药菌多见,致使抗感染治疗难度增加,预后较差。

(2)美国 NNIS 分析了从 1986－2003 年 ICU医院获得性感染的 400 000 株致病菌,约 65%的肺炎致病菌为革兰阴性杆菌,其中铜绿假单胞菌占18%、肠杆菌属 10%、肺炎克雷伯杆菌 7%、不动杆菌属 7%等,革兰阴性杆菌致病菌的分布在这10 多年中较为稳定,只有不动杆菌从 4%上升至 7%。近年来 MRSA 的发生率显著增加,诱发因素包括先前广谱抗生素应用、皮质激素、机械通气、COPD等。德国 Nosocomial infection surveillance system(KISS)分析了 6 888 例合并 HAP 的 ICU 患者,发现 MRSA 的发生率明显升高,从 1997 年的 8%升至 2003 年的 30%。随着近年来广谱抗生素的广泛应用,真菌的发生率也有所增加,其中真菌感染所致的 HAP 病死率上升尤为明显。

四、临床表现

1. SCAP 的临床表现

(1)全身表现:肺炎患者大多出现发热,一般为急性发热,热型可为稽留热或弛张热,伴或不伴畏寒、寒战;部分身体衰弱患者可仅表现为低热或不发热。其他的表现有全身不适感、头痛、肌肉酸痛、食欲缺乏、恶心、呕吐等,病情严重者可出现神志障碍或精神异常。

(2)呼吸系统表现:肺炎所致的典型临床表现以咳嗽、咳痰为主要症状,常咳黄脓痰或白黏痰,部分患者咯铁锈色痰或血痰;胸痛也是肺炎的常见表现之一,一般在深吸气或剧烈咳嗽时出现;病情严重时可有气促、呼吸困难表现,伴有唇、甲发绀等缺氧体征。SCAP 者由于双肺出现弥漫性损害,导致进行性低氧血症,出现进行性呼吸困难、窘迫等ARDS 的临床表现。

咳嗽、咳痰、咯血、胸痛、呼吸困难被认为是典型肺炎患者的五大症状。某些病原体感染所致肺炎的临床表现可不典型,仅表现为干咳、少痰、气促等,但重症者亦出现进行性呼吸困难及严重缺氧的ARDS 表现。

早期肺部体征表现为局部的异常体征,如局部叩诊呈浊至实音、触觉语颤增强、听诊可闻及肺泡呼吸音减弱、局部湿啰音等。随着病情发展至病变弥漫的SCAP时,表现为呼吸急促、窘迫,可有鼻翼扇动,而且出现发绀等明显缺氧表现,肺部体征为广泛的肺实变征,肺泡呼吸音明显减弱,而湿啰音改变多不明显。

(3)肺外表现:SCAP患者病情进展迅速,除呼吸系统损害外,常引起身体其他脏器损害。严重肺炎时,可出现机体炎症反应异常,从而引起SIRS、Sepsis、MODS等的一系列病理生理过程。除了肺是最常受累的器官外,随着病情的进展,其他脏器可相继出现不同程度的功能损害。

循环系统功能的损害较为常见,表现为顽固性休克、低血压、组织低灌注表现,一般液体复苏治疗难以纠正,须应用血管活性药物才能改善。临床研究表明,肺炎患者需进入ICU的原因主要是需机械辅助通气和因严重休克而需循环支持治疗。循环功能的损害可影响其他器官的血流灌注,促进其功能损害的发生。

肾也是较常受损的器官,表现为少尿、无尿,血清非蛋白氮(BUN)、肌酐(Cr)呈进行性升高。肾功能损害的发生可导致病情进一步加重,并可影响治疗方案的实施,致使预后更差。

其他脏器可序贯地出现不同程度的损害,如消化道、肝、血液系统、神经系统、内分泌系统等,出现相应的功能不全表现。

2.SHAP的临床表现 HAP起病隐匿,临床表现初期可不典型,病情进展至SHAP时,肺炎症状可较明显,包括咳嗽、咳痰、呼吸困难等。患者若有基础病则一般有不同程度加重,如合并COPD者出现严重呼吸衰竭等。随着病情的进展,炎症反应亦进行性加重,可导致其他器官功能的损害,包括感染性休克、急性肾衰竭等。感染性休克是SHAP患者较常出现的临床征象,也是患者需进入ICU监护的常见原因之一;同时因为循环功能的不稳定,致使其他器官的灌注受到影响,出现不同程度的功能损害,导致MODS的发生。

五、辅助检查

1. 实验室检查

(1)血常规:血白细胞计数和中性粒细胞分类升高,少部分患者白细胞计数可呈下降。若累及血液系统时,可有血小板计数进行性下降,导致凝血功能障碍。

(2)血气分析:多数患者主要表现为严重低氧血症(Ⅰ型呼吸衰竭),氧合指数(PaO_2/FiO_2)进行性下降,甚至低于200mmHg,需进行机械通气辅助治疗。若患者存在COPD等基础疾病,血气分析可能会表现为Ⅱ型呼吸衰竭。由于严重呼吸衰竭及其他脏器(如肾等)功能损害,血气分析可表现为不同类型及程度的酸碱平衡失调。

2. 影像学检查

(1)X线胸片:是最常应用的影像学检查方式,能够早期发现肺部炎症渗出性病灶,应常规进行检查。肺炎X线表现可为片状、斑片状、网结节状阴影,SCAP者肺部阴影进展迅速,甚至出现双肺大片实变阴影,部分患者在48h内增加达50%以上。

(2)胸部CT:可以较准确了解肺炎的范围、肺组织实变程度,同时可早期发现肺脓肿、空洞(曲霉菌的halo征、新月征、空洞征等)等,有助于获得更多的临床信息,以便进行早期诊断和治疗。同时,CT检查影像学检查还有利于肺炎与大量胸腔积液、肺水肿、肺结核等做出鉴别。

3. 病原学检查

(1)痰、气道分泌物涂片革兰染色:易于执行、廉价,但它的敏感性和特异性均较差,虽然如此,也是值得临床上采用的措施之一,作为常规的检查手段。

(2)痰培养:作为细菌学检查的重要手段,临床上最为常用,应尽可能在抗生素治疗前留取痰液进行检查,可提高阳性率。痰培养的阳性率较低,为40%~50%,而且常难以区分致病菌与定植菌。

(3)血培养:是疑有严重感染性疾病常采用的病原学检查手段,结果特异性高,但阳性率也较低,约25%。近年来强调必须在抗生素应用前采集血液标本,建议每系列(set)采血2~3次,每次不少于20ml血液,并不要求在高热或寒战时采血,这样可提高阳性率,达到40%~50%。必要时可重复进行,一般2个系列已足够。

(4)经纤支镜防污染性毛刷(PSB)、支气管肺泡灌洗液(BAL)标本培养:这2种技术近年得到多数学者提倡,两者的敏感性和特异性均较高,PSB者分别为69%和95%;BAL者敏感性72%~100%、特异性69%~100%。两者的操作存在一定不良影响,需技术熟练人员操作。

(5)军团菌检查:尿的军团菌抗原测定;痰军团菌特殊培养或直接免疫荧光检测;发病初期及其后

的血清军团菌抗体测定。血清直接荧光试验阳性并滴度升高、血清间接荧光试验≥1：256 或呈 4 倍增长有临床意义。

(6)非典型病原体的血清学检查：如肺炎支原体、衣原体等，一般在发病初期及其后 2～4 周采集标本。血清支原体抗体滴度升高≥1：32 或前后呈 4 倍升高者有临床诊断意义。

(7)真菌血清学检测：由于痰培养阳性较低，近年来研究发现通过测定真菌的细胞壁成分(半乳甘露聚糖)和代谢产物(1-3-β 葡聚糖)可提高对真菌感染的诊断能力。半乳甘露聚糖(GM)是真菌细胞壁特有成分，阳性者提示存在感染可能，由于对阳性判定值尚存在争议，故敏感性及特异性的报道也有不同。对于 1-3-β 葡聚糖，几乎所有真菌中均存在，故它的阳性结果仅表明可能存在真菌感染，而不能分类；它的阳性判定值也存在争议，而且它与某些药物存在交叉反应而出现假阳性，因此，临床上的作用还有待更进一步观察。

六、诊断和鉴别诊断

迄今为止，重症肺炎还没有建立统一的诊断标准，各国通用的评价指标和诊断方法多是通过回顾性的临床资料分析来验证其敏感性和特异性，尚缺乏大型、多中心的前瞻性研究进行对比评估，临床工作者应结合当地条件和患者病情变化进行综合判断。

1.SCAP 的诊断　SCAP 是肺炎的一个类型，诊断流程应包括以下 2 个步骤。

(1)确立肺炎诊断：1998 年中华医学会呼吸病分会制订的 CAP 诊断和治疗指南规定，CAP 的临床诊断依据包括：①新近出现的咳嗽、咳痰，或原有呼吸道疾病加重，并出现脓性痰；伴或不伴胸痛；②发热；③肺实变体征和(或)湿啰音；④WBC＞10×10^9/L 或＜4×10^9/L，伴或不伴核左移；⑤胸部 X 线检查显示片状、斑片状浸润阴影或间质性改变，伴或不伴胸腔特别积液。以上①～④项中任何一项加第⑤项，并除外肺结核、肺部肿瘤、非感染性肺间质性疾病、肺水肿、肺不张、肺栓塞、肺嗜酸粒细胞浸润症、肺血管炎等，可建立临床诊断。

(2)病情严重程度评估：确立肺炎诊断后，应立即评估患者病情的严重程度是否达到 SCAP 标准，以进入 ICU 治疗。目前医学界对于肺炎患者是否进入 ICU(即诊断 SCAP)仍然没有统一的标准。应用较广泛的肺炎严重程度评价工具有 PSI 评分

(pneumonia severity index)和 CURB-65。

PSI 评分是 Fine MJ 等于 1997 年提出的，并被 IDSA(infectious diseases society of america)的 CAP 指南所采用(表 16-5)，根据得分将所有肺炎患者分为 Ⅱ～Ⅴ级，预测其病情严重程度以及治疗预后和病死率。PSI 评分≤70 为 Ⅱ 级，评分 71～90 为 Ⅲ 级，评分 91～130 为 Ⅳ 级，评分＞130 为 Ⅴ 级，对应各级别病死率分别为：Ⅱ 级 0.6%～0.7%，Ⅲ 级 0.9%～2.8%，Ⅳ 级 8.2%～9.3%，Ⅴ 级 27.0%～31.1%，其中Ⅳ～Ⅴ级患者的死亡风险明显升高，须住院或进入 ICU 治疗。2001 年 ATS 一项大型研究 PORT(pneumonia patient outcomes research)验证这个评分作为 SCAP 的判断，其敏感性为 70.7%，特异性为 72.4%。这个评分系统并没有明确进入 ICU 的标准，多用于作为病情较轻肺炎患者的筛选；而且它的评价项目较多，虽然结果较准确，但是在临床上的操作却较为困难。

(3)CURB-65 是英国胸科协会(British Thoracic Society，BTS)最近修订的指南中采用的标准，应用较为方便，能较好地区别低死亡风险患者及明确严重患者住院或进入 ICU 的指征，已经有多项临床研究证实其有效性。CURB-65 包括 5 个指标(表 16-6)，分别是年龄、意识障碍(confusion)、血 BUN、呼吸频率(respiratory rate)、血压(BP)，每个指标为 1 分，累积为总分。多项研究统计表明，0 分时的 30d 病死率＜2%，1～2 分为 8%，3 分以上可达到 30% 以上。BTS 的指南建议 CURB-65 得分达 2 分或以上时，可诊断为 SCAP，需住院或进入 ICU 治疗。Lim WS 等报道此评分的敏感性为 78%、特异性为 68%。多数学者认为 CURB-65 能较好评价 CAP 患者的病情及预测死亡风险。

(4)2007 年 ATS 诊断标准：2007 年，美国胸科协会(ATS)在公布的社区获得性肺炎诊疗指南中对 SCAP 诊断标准进行重新修订，修订后的诊断标准包括主要标准 2 项和次要标准 9 项(表 16-7)，符合 1 项主要标准或 3 项次要标准可诊断为 SCAP，需进入 ICU 治疗。

2. SHAP 的诊断　1996 年，美国胸科协会(ATS)发布的成年人 HAP 诊疗指南中首次提出了 SHAP 的诊断标准，主要包括以下 7 项。

(1)需进入 ICU。

(2)呼吸衰竭(需行机械通气或 FiO_2 需超过

表 16-5　PSI 评分细则

评价指标	评定分数
人口学因素	
年龄：男	岁数
女	岁数－10
在护理单位居住	＋10
合并疾病	
肿瘤	＋30
肝疾病	＋20
充血性心力衰竭	＋10
脑血管疾病	＋10
肾疾病	＋10
体检结果	
精神状态改变	＋20
呼吸频率≥30/min	＋20
收缩压＜90mmHg	＋20
体温＜35℃或≥40℃	＋15
脉搏＞125/min	＋10
实验室和 X 线检查	
动脉血 pH＜7.35	＋30
血 BUN≥11mmol/L	＋20
血钠＜130mmol/L	＋20
血糖≥14mmol/L	＋10
血细胞比容＜30%	＋10
动脉血氧分压＜60mmHg	＋10
胸腔积液	＋10

表 16-6　BTS 提出的 CURB-65 标准

年龄＞65 岁
意识障碍（AMT≤8 分）
呼吸频率＞30/min
血管收缩压＜60mmHg
血清 BUN＞7mmol/L（19.6mg/dl）

表 16-7　ATS 重症社区获得性肺炎诊断标准（2007 年）

主要标准	次要标准[a]
需要有创机械通气治疗	呼吸频率[b]＞30/min
需血管活性药物治疗的 Septic Shock	PaO_2/FiO_2[b]＜250
	双侧或多叶肺炎
	意识障碍或定向力异常
	BUN≥7.14mmol/L
	血白细胞减少[c]＜4×10⁹/L
	血小板减少＜10×10⁹/L
	体温降低，肛温＜36℃
	血压下降需积极液体复苏治疗

a. 其他的指标还包括低血糖（非糖尿病患者）、酗酒/戒酒、低钠血症（hyponatremia）、难以解释的代谢性酸中毒、血乳酸水平升高、肝硬化、无脾或脾缺失等；b. 需无创通气治疗可代替呼吸频率或 PaO_2/FiO_2；c. 仅为感染引起者

35%以维持 SpO_2 达到 90%）。

（3）X 线胸片肺部渗出进展迅速、多叶肺炎或空洞形成。

（4）合并休克和（或）器官功能不全的严重全身性感染。

（5）需血管活性药物维持血压超过 4h。

（6）尿量＜20ml/h 或 80ml/4h。

（7）急性肾衰竭需要透析治疗。

此外，SHAP 的诊断还需排除其他疾病，包括肺栓塞、肺不张、肺水肿、肺挫伤、急性呼吸窘迫综合征、肺出血等。

七、治　疗

重症肺炎治疗策略主要分为抗感染治疗和器官功能支持治疗 2 部分。

1. 抗感染治疗　重症肺炎的抗感染治疗十分重要，对患者预后起决定性作用，延迟或不适当的抗生素治疗均可使重症肺炎的病死率明显升高。

重症肺炎的抗感染治疗原则主要包括以下几点：①尽早进行恰当的抗生素治疗；②充分了解当地致病菌分布特点和药敏结果，参照药动学特点选用强力广谱抗生素经验性治疗，给予足够治疗剂量并提倡个体化用药；③在抗生素治疗开始前送检下呼吸道病原学标本，一旦获得可靠的培养和药敏结果，及时换用有针对性的窄谱抗生素，即"降阶梯治疗（de-escalation therapy）"；④根据临床治疗反应控制抗生素使用疗程以防止过度用药、减少细菌耐药发生，一般 SCAP 链球菌感染者推荐 10d，军团菌为 14～21d，非典型病原体为 14d，金黄色葡萄球菌、革兰阴性肠杆菌为 14～21d；⑤建议以下呼吸道标本培养结果作为判断最初经验性抗生素治疗是否恰当的依据。

（1）SCAP 的抗感染治疗

①对 SCAP 而言，合理运用抗生素的关键是如何将初始的经验性治疗（empiric therapy）和后续的针对性治疗（target therapy）有机结合形成一个连续的整体，并适时实现转换，即能够或可改善临床治疗效果，同时避免广谱抗生素联合治疗方案可能导致的细菌耐药。早期的经验性治疗应针对性全面覆盖所有可能的致病菌，包括非典型病原体、铜绿假单胞菌感染等，国内目前仍缺乏相关用药指南。2007 年，美国胸科协会（ATS）/感染病协会（IDSA）和英国胸科协会（BTS）制订了 SCAP 经验性抗感染治疗用药指南，见表 16-8。

表 16-8　ATS、BTS、IDSA 推荐的 SCAP 经验性治疗

	ATS/IDSA	BTS
一线用药	β-内酰胺类（Cefotaxime、Ceftriaxone 或 Ampicillin-sulbactam）加上阿奇霉素或喹诺酮类 青霉素过敏者可选呼吸喹诺酮加 Aztreonam	β-内酰胺类/β-内酰胺酶抑制药（Co-amoxiclav 或 Cefuroxime or Cefotaxime or Ceftriaxone）加上大环内酯类[红霉素或克拉霉素（±利福平）]
替代或修正因素	存在铜绿假单胞菌诱因者：抗铜绿假单胞菌 β-内酰胺类（Cefepime、Imipenem、Meropenem、Piperacillin-tazobactam）加上 Ciprofloxacin or Levofloxacin 或者上述 β-内酰胺类加上氨基糖苷类和阿奇霉素 或加上氨基糖苷类和抗肺炎球菌喹诺酮类 合并 MRSA 感染者加用 Vancomycin 或 Linezolid	喹诺酮类（增强抗肺炎链球菌）

②SCAP 中真菌感染的比例逐年升高,临床预后差,治疗上应参考目前抗真菌治疗的用药指南,根据患者临床情况选择经验性治疗、抢先治疗或针对性治疗的策略。目前应用的抗真菌药物有多烯类、唑类、棘霉素类等。

多烯类应用时间较长,普通两性霉素 B 虽然广谱、抗菌作用强,但毒性很大,重症患者难于耐受。近年研制的两性霉素 B 脂质体毒性明显减轻,且抗菌作用与前者相当,已广泛应用于临床,但费用较前者明显升高。

唑类常用的有氟康唑、伊曲康唑及伏立康唑等。氟康唑常应用于白念珠菌感染,但对非白念珠菌及真菌疗效较差或无效;伏立康唑是新一代唑类药物,对念珠菌及真菌均有强大的抗菌作用,且可透过血-脑屏障,但对结核菌无效。

棘霉素类是近年研制的新一类抗真菌药物,通过干扰细胞壁的合成而起抗菌作用。卡泊芬净是第一个棘霉素类药,已被 FDA 批准应用于临床,具有广谱、强效的抗菌作用,与唑类无交叉耐药,但对隐球菌无效。

对于病情严重、疗效差的真菌感染患者,可考虑联合用药,但需注意药物间的拮抗效应。抗真菌治疗的疗程应取决于临床治疗效果,根据病灶吸收情况而定,不可过早停药,以免复发。

(2)SHAP 的抗感染治疗:由于 SHAP 患者病情危重,致病菌常为多重耐药菌,临床上常见的有铜绿假单胞菌、不动杆菌、产超广谱酶(ESBLs)肠杆菌科细菌和 MRSA 等,故在治疗上多建议采用"猛击"方案。在获得培养结果前,早期给予广谱抗生素联合治疗,要求覆盖所有可能致病菌,推荐方案为碳青霉烯类或具有抗假单胞菌活性的 β-内酰胺类联合氨基糖苷类或喹诺酮类。在获得培养结果后,应根据药敏调整方案,选择较窄谱抗生素进行针对性治疗,即所谓的降阶梯治疗（de-escalation）,以避免细菌耐药的恶化及减轻致病微生物选择的压力,避免二重感染的发生。由于 SHAP 患者病情一般较为危重,抗感染治疗的疗程应依临床疗效而定。

近年来由于抗生素的过度使用,导致细菌耐药日益严重,临床治疗十分困难。正如上所述,铜绿假单胞菌、不动杆菌等的耐药十分严重,甚至出现泛耐株或全耐株;革兰阳性球菌也出现耐万古霉素的金黄色葡萄球菌、凝固酶阴性葡萄球菌、肠球菌(VRSA、VRE)等。临床上可采用的对策较为有限,对于不动杆菌属泛耐株,有学者建议试用多黏菌素 B 和多黏菌素 E;VRSA、VRE 等可选择环脂肽类等治疗,如达托霉素等,临床报道表明有一定疗效。近年推出的新药还包括替加环素,体外试验表明它不受目前所发现的细菌耐药机制的影响,但对铜绿假单胞菌属无效。

2. 器官功能支持治疗

(1)机械通气治疗:重症肺炎常引起严重的呼吸衰竭,需应用机械通气辅助治疗,包括无创通气、有创通气。通气方式的选择应根据患者的神志、分泌物情况、呼吸肌疲劳程度、缺氧程度等因素而定。

合并严重呼吸衰竭或 ARDS 的 SCAP,应建立人工气道进行有创机械通气。ARDS 的机械通气策略一直是重症医学领域的重大挑战,目前推广应用的保护性肺通气策略,是以复张并维持实变、塌陷的肺组织开放、减少肺容积性损伤和生物性损伤为最终目标,通气方式采用低潮气量(5～8ml/kg)和高水平呼气末正压(PEEP),必要时可允许一定

程度的高碳酸血症。除此之外,俯卧位通气、高频振荡通气及体外膜肺氧合(extracorporeal memberane oxygenation,ECMO)等技术的逐渐开展与成熟,为严重 ARDS 患者呼吸功能的改善提供了越来越多的选择。

(2)循环支持治疗:顽固性休克是重症肺炎患者进入 ICU 的主要原因之一,也就是感染性休克,此类休克属于血容量分布异常的休克,存在明显的有效血容量不足,治疗上首先应进行充分的液体疗法,参考 SSC(surviving sepsis campaign)的集束(bundle)液体复苏方案,尽早达到复苏终点:中心静脉压 8～12mmHg、平均动脉压（MAP）≥65mmHg、尿量≥0.5ml/(kg·h)、混合血氧饱和度(SVO$_2$)≥70%。在补充血容量后若血压仍未能纠正,应使用血管活性药物,根据病情可选择多巴胺、去甲肾上腺素等;若存在心脏收缩功能减退者,可联合应用多巴酚丁胺,同时应加强液体管理,避免发生或加重肺水肿,影响氧合功能及抗感染治疗效果。

(3)其他重要器官功能的监护、治疗:重症肺炎患者病情危重、进展迅速,通常可引起肾、消化道、肝、内分泌、血液等多器官或系统功能受到损害。在 ICU 治疗期间,临床上应密切监测机体各器官功能状况,持续监测重要生命体征,一旦出现病情

变化,根据程度不同迅速给予有效的支持治疗措施。

(4)营养支持治疗:重症肺炎患者热量消耗大,应注重加强营养支持。疾病早期分解代谢亢进,建议补充生理需要量为主;病情逐渐稳定后则需根据患者体重、代谢情况而充分补充热量及蛋白,一般补充热量 125.5～146.4kJ/kg,蛋白质 1～1.5g/kg,改善营养状态,有利于病情恢复及呼吸肌力增强、撤离呼吸机。

在完成上述治疗同时,还应该重视重症肺炎患者的基础病治疗,如 COPD、心功能不全、糖尿病等,有助于缓解病情进展和维持内环境稳定。

八、预　后

重症肺炎患者的临床预后差、病死率高,病死原因主要包括顽固性低氧血症、顽固性休克、肺炎相关性并发症以及多器官功能衰竭。其中,SHAP 病死率增加的因素还包括:菌血症尤其是由铜绿假单胞菌或不动杆菌属细菌引起的菌血症、MDR 病原菌、合并其他内科疾病及不适当的抗生素治疗。早期、充分、足量抗感染治疗是影响重症肺炎患者预后的重要因素。

(隆　云)

第四节　肺动脉高压

肺动脉高压(Pulmonary arterial hypertension,PAH)是各种原因引起的肺动脉血管阻力增加伴或不伴右心功能不全的一组疾病。通常认为通过右心导管测量,在静息状态下肺动脉平均压≥25mmHg,或运动时肺动脉平均压>30mmHg 即为肺动脉高压。但最近的研究发现,健康成年人在运动时肺动脉平均压也有可能超过 30mmHg。因为缺乏进一步研究数据的支持,目前对于运动时肺动脉高压的诊断阈值还未达成共识。肺动脉高压除作为一种疾病独立存在外,更常见的是众多全身性、系统性疾病进展到一定阶段,侵袭肺循环所导致的病理生理改变,也是多种心肺疾病发生、发展过程中的重要环节。尽管肺动脉高压的发展速度具有明显的个体差异性,但若不尽早加以治疗,仍是一类高致死率疾病。

一、分　类

既往根据肺动脉高压的病因和相关危险因素,

将其分为原发性(特发性)肺动脉高压和继发性肺动脉高压。但在临床实践中,发现这种分类法存在许多局限性。2008 年第四届国际肺动脉高压会议根据病理生理机制、临床表现和治疗措施,发布了新的肺动脉高压临床分类,见表 16-9。

二、流行病学

曾有文献报道,在法国肺动脉高压的发病率为 15 人/百万成年人。美国对 1980－2002 年肺动脉高压患者的监测数据进行分析,发现病死率由 5.2/10 万上升至 5.4/10 万,其中非洲裔美国人和女性死亡率上升最快,男性的死亡率在下降,白种人的死亡率则保持稳定。住院人数也在 10 余年间增加了 1 倍,而主要的入院原因则为下呼吸道疾病和心力衰竭。

三、病因及发病机制

引起肺动脉高压的病因和相关危险因素多种

表 16-9 肺动脉高压分类(2008)

1. 肺动脉高压	2.1 收缩功能不全
1.1 特发性肺动脉高压	2.2 舒张功能不全
1.2 遗传性肺动脉高压	2.3 瓣膜病
1.2.1 BMPR2	3. 肺疾病和(或)低氧血症所致肺动脉高压
1.2.2 ALK1、endoglin 基因(伴或不伴遗传性出血性毛细血管扩张症)	3.1 慢性阻塞性肺疾病
	3.2 间质性肺病
1.2.3 未知基因	3.3 其他伴有混合性通气障碍的肺疾病
1.3 药物和毒物所致肺动脉高压	3.4 睡眠呼吸暂停综合征
1.4 相关因素所致肺动脉高压	3.5 肺泡通气不足
1.4.1 结缔组织病	3.6 慢性高原病
1.4.2 HIV 感染	3.7 发育异常
1.4.3 肝门静脉高压	4. 慢性血栓栓塞性肺动脉高压
1.4.4 先天性心脏病	5. 不明机制和(或)多种机制所致肺动脉高压
1.4.5 血吸虫病	5.1 血液系统疾病:骨髓增生性疾病、脾切除术
1.4.6 慢性溶血性贫血	5.2 系统性疾病:结节病、肺朗格汉斯细胞增生症、淋巴管肌瘤病、多发性神经纤维瘤、血管炎
1.5 新生儿持续性肺动脉高压	
1.6 肺静脉闭塞病和(或)肺毛细血管瘤	5.3 代谢性疾病:糖原贮积症、Gaucher 病、甲状腺疾病
2. 左心疾病所致肺动脉高压	5.4 其他:肿瘤栓塞、纤维性纵隔炎、透析治疗的慢性肾衰竭

ALK1. 激活素受体样激酶 1;BMPR2. Ⅱ型骨形成蛋白受体

多样,既受遗传因素、性别、药物和毒物等影响,也常见于结缔组织病、人类免疫缺陷病毒(human immunodeficiency virus,HIV)感染、肝门静脉高压、先天性心脏病、左心疾病等。同时一些慢性疾病,如慢性阻塞性肺疾病、间质性肺病、睡眠呼吸暂停综合征等也可进展为肺动脉高压。

尽管已经做了大量的研究,但肺动脉高压的发病机制仍不清楚。一般认为,肺微小动脉内皮损伤是肺动脉高压的始动因素。肺血管阻力的增加是由不同机制共同导致的,包括:肺血管收缩、肺血管壁重建、炎症、血栓栓塞,内皮细胞、平滑肌细胞、成纤维细胞、血小板及单核-巨噬细胞所分泌的多种血管活性物质的平衡失衡也促进了肺动脉高压的发生。此外,遗传因素在肺动脉高压的形成中也起了重要作用。

四、临床表现

肺动脉高压缺乏特异性的临床症状和体征。患者早期可无自觉症状,或仅出现原发疾病的临床表现,如劳力性呼吸困难、劳力性胸痛、胸闷、乏力、头晕、晕厥等,这些通常会被认为与年龄、环境不适或原发病等有关而忽视。随着肺动脉压逐渐升高,在静息时也开始出现上述症状。此时查体可发现第二心音亢进,三尖瓣关闭不全引起的全收缩期杂

音,肺动脉瓣关闭不全引起的舒张期杂音和右心室第三心音。当病情进一步加重,出现右心房、右心室肥厚,甚至右侧心力衰竭时,则出现纳差、四肢末梢水肿等。查体可见颈静脉怒张、肝大、腹水等。肺动脉高压患者很少咯血,但若合并肺血栓栓塞、肺梗死或严重二尖瓣狭窄,也可出现咯血。

肺动脉高压患者还会表现出一些与病因相关的症状和体征,如有基础肺部疾病的患者会经常出现咳嗽和哮喘发作;间质性肺病患者肺部听诊可闻及爆裂音;毛细血管扩张症和指端硬化常见于硬皮病患者;如果患者有蜘蛛痣、肝掌则提示肝疾病;杵状指则是先天性心脏病或周围血管闭塞症的常见表现。

五、辅助检查

1. **实验室检查** 主要是帮助明确和排除肺动脉高压的病因和相关危险因素。血常规、肝肾功能、凝血功能可了解患者有无基础的肝、肾疾病和血液系统疾病;内分泌检查,如甲状腺功能,可除外一些代谢性疾病;免疫学检查,如抗核抗体、狼疮抗凝血物、抗心磷脂抗体等则对甄别结缔组织病和血栓形成倾向有重大意义;而感染性指标,如 HIV 的血清学检查、血吸虫检查则对寻找肺动脉高压病因也有重要作用。

2. 心电图　如果心电图表现为右心房、右心室增大,则支持肺动脉高压的诊断,但若没有上述心电图表现,也不能排除肺动脉高压的存在。心电图检查作为肺动脉高压的筛查手段,其敏感性(55%)和特异性(70%)均不是很高。

3. 胸部 X 线检查　胸部 X 线检查的改变包括中心肺动脉的扩张和周围肺纹理的减少。右下肺动脉最宽处宽度在 16~20mm 或以上的患者提示肺动脉高压。严重患者可有右心房、右心室的扩大。胸部 X 线检查可帮助排除中、重度的肺部疾病或左心功能异常导致的肺静脉高压,但仍不能排除轻度肺动脉高压或肺静脉梗阻性疾病。此外,肺动脉高压的严重程度与胸部 X 线检查的结果也并不一致。

4. 肺功能检查和动脉血气分析　肺功能检查和血气分析有助于区别气道或肺实质疾病。肺动脉高压患者表现为肺弥散功能障碍(一氧化碳弥散试验通常显示为预期值的 40%~80%)和轻到中度肺容积减少。动脉氧分压在静息状态下是正常的或轻度降低。由于过度换气,动脉二氧化碳分压通常降低。慢性阻塞性肺疾病会导致缺氧性肺动脉高压,因为不可逆的气流受阻,肺功能和血气分析表现为残气量增加,一氧化碳弥散功能降低,二氧化碳分压正常或升高。肺容积下降伴肺弥散功能下降通常需考虑间质性肺病。多导睡眠图则可以除外睡眠呼吸暂停/低通气综合征。

5. 超声心动图　经胸超声心动图通过测量肺动脉压,能够反映右心血流动力学变化,每一个疑似肺动脉高压患者都应进行此项检查。肺动脉压是通过三尖瓣反流峰速度来估计的,根据简化的 Bernoulli 公式,肺动脉收缩压=4×(三尖瓣反流峰速度)²+右心房压。但是在重度三尖瓣反流患者中,容易低估或高估肺动脉收缩压,因此,肺动脉高压不能完全依赖超声心动图估计肺动脉收缩压来确诊。另外,对于无症状的轻度肺动脉高压患者,也不适宜用超声心动图估测肺动脉压。

超声心动图检查中的一些其他参数也可提示肺动脉高压的存在,包括肺动脉瓣反流速度的增加、右心室射血加速时间缩短、右心室增大、室间隔形态和功能异常,右心室壁增厚,主肺动脉扩张等。但这些参数的变化均是随疾病的进展而愈加明显,因此敏感性较差。此外,超声心动图检查还有助于寻找肺动脉高压的病因,如冠心病、房/室间隔缺损的诊断。

6. 肺通气灌注扫描　肺通气灌注扫描适用于怀疑慢性血栓栓塞性肺动脉高压的患者。肺通气灌注扫描在确诊慢性血栓栓塞性肺动脉高压时比 CT 的敏感性高。一个正常或低风险的肺通气灌注扫描结果排除慢性血栓栓塞性肺动脉高压的敏感性为 90%~100%,特异性为 94%~100%。当存在小范围通气血流不匹配,或无灌注缺损时,肺通气灌注扫描可出线假阴性结果。

7. 高分辨率计算机体层成像(computed tomography,CT)、增强 CT 和肺血管造影　高分辨率 CT 能够清晰地显示肺实质的影像,有助于确诊间质性肺病和肺气肿。同时对于怀疑肺静脉闭塞病的患者也有帮助,其特征表现是间质水肿,伴弥漫小叶中心模糊影及小叶间隔增厚。增强 CT 对确诊血栓栓塞性肺动脉高压很有帮助,其特征表现为肺血管内充盈缺损,准确性和可靠性与数字减影血管造影相同。肺血管造影也是诊断血栓栓塞性肺动脉高压的常用手段,同时还可辅助诊断血管炎和肺动、静脉畸形。

8. 心脏磁共振成像　心脏磁共振成像可直接评价右心室大小、形态、功能,还可测出每搏量、心排血量等血流动力学参数。若每搏量下降,右心室舒张末期容积增加,左心室舒张末期容积下降则提示预后不良。

9. 腹部超声检查　腹部超声检查可以除外肝硬化和肝门静脉高压。彩色多普勒超声能够提高检查的准确性。

10. 右心导管和血管反应性试验　右心导管是确诊肺动脉高压、评估对血流动力学影响、测试肺循环血管反应性的金标准。其可测量肺动脉压、右心房压、右心室压、肺毛细血管嵌顿压,通过热稀释法或 Fick 法还可测出心排血量。通过右心导管行血管反应性试验还能预测肺动脉高压患者长期应用钙离子拮抗药是否能获益。若平均肺动脉压下降≥10mmHg,且肺动脉压绝对值≤40mmHg,心排血量升高或不变则为阳性。

六、诊断和评估

肺动脉高压的诊断应包括 2 部分:①确诊肺动脉高压;②确定肺动脉高压的类型和病因。如前所述,肺动脉高压的诊断标准为静息状态下右心导管测得的肺动脉平均压≥25mmHg,但在临床工作中,不可能对每个怀疑肺动脉高压的患者都放置右心导管来测量肺动脉平均压,因此,需要进行一定的筛查和甄别。

当患者出现劳力性呼吸困难、晕厥、活动耐量进行性减低等症状时,需考虑肺动脉高压的可能性。首先,结合患者是否存在肺动脉高压的危险因素,如家族史、结缔组织病、先天性心脏病、HIV 感染、肝门静脉高压、溶血性贫血、曾摄入致肺动脉高压的药物或毒物等,以及病史、症状、体征和一些无创检查,如心电图、胸部 X 线检查、经胸超声心动图、肺功能检查、高分辨率 CT 等来进行初筛。因为各种类型中,左心疾病和肺疾病所致肺动脉高压最为常见,因此上述检查不但能协助诊断肺动脉高压,还能部分确定肺动脉高压的类型和病因。若上述检查不能确诊,进一步行肺通气灌注扫描,观察到肺血管节段性充盈缺损则高度怀疑血栓栓塞性肺动脉高压,最终靠肺血管造影和右心导管来确诊。通过高分辨率 CT 和肺血管造影还能诊断肺静脉闭塞病和肺毛细血管瘤。若肺通气灌注扫描为阴性,则需放置右心导管测定肺动脉平均压,完善免疫学、内分泌、血液、感染相关指标检查和腹部

超声,来甄别一些少见病因所致肺动脉高压。

诊断肺动脉高压后,还要对其严重程度进行评估,以指导治疗方案的选择和治疗效果的评价。世界卫生组织(WHO)根据肺动脉高压患者的临床表现,参照纽约心脏学会心功能分级,将肺动脉高压严重程度分为 4 级(表 16-10)。此外,还可通过 6min 步行试验(6-minute walking test,6MWT)和心肺活动试验(cardiopulmonary exercise testing,CPET)来评价肺动脉高压患者的活动耐力,目前研究已证实,这 2 项检查的结果和肺动脉高压患者的预后密切相关。脑钠肽(brain natriuretic peptide,BNP)和氨基末端脑钠肽前体(N-terminal pro-brain natriuretic peptide,NT-proBNP)的升高提示右心室压力超负荷,与右心功能不全和肺动脉高压患者的病死率相关,动态监测 BNP 和 NT-proBNP 的变化,可评价治疗效果,判断预后。心脏肌钙蛋白 T(cardiac troponin T,cTNT)的变化也与肺动脉高压的预后有一定关系。

表 16-10　WHO 肺动脉高压功能分级

级别	表现
Ⅰ级	体力活动不受限 一般体力活动不引起呼吸困难、乏力、胸痛、晕厥
Ⅱ级	体力活动轻度受限 休息时无不适,一般体力活动可引起呼吸困难、乏力、胸痛、晕厥
Ⅲ级	体力活动明显受限 休息时无不适,轻微体力活动可引起呼吸困难、乏力、胸痛、晕厥
Ⅳ级	不能进行任何体力活动,有右侧心力衰竭的表现 休息时即可出现呼吸困难、乏力,随着体力活动增加,症状加重

右心导管除了确诊肺动脉高压外,通过一些血流动力学参数的变化,如心排血量、右心房压、混合静脉血氧饱和度等,可以间接评价肺动脉高压的严重程度。结合血管反应性试验,对判断预后也有一定的帮助。超声心动图的某些参数,如心包积液量、右心房大小、三尖瓣环收缩期前移(tricuspid annular plane systolic excursion,TAPSE)对肺动脉高压也有一定的预测价值。

七、治　疗

1. 治疗原则　肺动脉高压的治疗不仅仅局限于单纯的药物治疗,而应该是一套完整的治疗策

略,包括病情严重程度的评估、一般支持治疗、血管反应性的评价、治疗有效性的评价以及多种药物的联合应用。根据肺动脉高压的病因和临床类型,制订个体化治疗方案。参照肺动脉高压功能分级,选择适当的治疗药物。经规范内科治疗无效,可考虑介入或手术治疗。

2. 基础疾病的治疗　大多数肺动脉高压的产生都是由一些其他基础疾病或相关危险因素引起的,因此,治疗相关疾病是缓解肺动脉高压进展的关键措施。如慢性阻塞性肺疾病和间质性肺病的治疗可减缓肺疾病所致肺动脉高压的进展;部分先天性心脏病和瓣膜病的早期治疗可避免发展为重

度肺动脉高压;而对结缔组织病所致肺动脉高压,可选用激素和免疫抑制药。

3. 一般治疗 肺动脉高压的患者可以进行适当的体力活动,但活动强度应限制在不引起身体不适为宜。此外,还应避免去高海拔地区,避免滥用药物,积极预防感染。若存在低氧血症(动脉血氧分压<60mmHg),可给予适当氧疗。妊娠和分娩可能会使肺动脉高压恶化,增加病死率,因此,肺动脉高压患者若需妊娠,应联合妇产科医师制定有针对性地治疗计划,适时分娩。对肺动脉高压患者还应加强健康宣教,进行心理辅导治疗。

4. 药物治疗

(1)口服抗凝血药:当肺动脉高压患者存在静脉血栓栓塞的高危因素,如心力衰竭、久坐等,或有血栓形成倾向时,应服用口服抗凝血药。长期经静脉应用前列环素的患者也应抗凝血,否则会增加导管相关血栓形成的风险。抗凝血的目标是维持国际标准化比值(international normalized ratio, INR)在1.5~2.5(北美标准,欧洲国家推荐2.0~3.0)。但同时也需监测抗凝血的不良反应,如肝门静脉高压所致肺动脉高压,因存在食管-胃底静脉曲张,抗凝血会增加出血的风险。

(2)利尿药:肺动脉高压患者若存在失代偿性右侧心力衰竭,引起液体潴留导致中心静脉压升高、肝淤血、腹水、四肢水肿等表现,可使用利尿药。但应注意密切监测电解质和肾功能情况。

(3)地高辛:肺动脉高压患者急性期应用地高辛可增加心肌收缩力,提高心排血量。但目前对长期使用的效果还缺乏明确的结论。地高辛主要适用于伴有房性快速性心律失常的患者。

(4)钙通道阻滞药(calcium channel blockers, CCB):理论上,应用扩血管药物可降低肺血管阻力,有研究证明大剂量钙通道阻滞药对于血管反应性试验阳性的肺动脉高压患者有治疗和预防作用。常用的CCB有硝苯地平、氨氯地平和地尔硫䓬。心率较慢时选择硝苯地平和氨氯地平,心率较快时则选用地尔硫䓬。使用CCB一般从小剂量开始,逐渐增加剂量,直至达到硝苯地平120~240mg/d,氨氯地平>20mg/d、地尔硫䓬为240~720mg/d的治疗剂量。不良反应主要为低血压和下肢水肿,因此,用药过程中需密切监测血压和心率。

(5)前列环素:是花生四烯酸的代谢产物,主要由内皮细胞产生,可通过扩张肺血管、抑制血小板聚集和细胞增生、阻止肺血管重构等作用来治疗肺动脉高压。前列环素类药物有多种剂型,包括依前列醇(epoprostenol)、伊洛前列素(iloprost,万他维)、曲罗尼尔(treprostinil)、贝前列素(beraprost)等。前列环素类的主要不良反应为面部潮红、头痛、咳嗽等。

(6)内皮素受体拮抗药(endothelin receptor antagonists,ERA):内皮素1(endothelin-1,ET-1)具有很强的血管收缩和促平滑肌细胞分裂作用,ET-1有两种不同的受体:ETA和ETB。ERA可通过作用于这两种受体拮抗ET-1的作用。其中波生坦是非选择性受体拮抗药,司他生坦和安倍生坦是ETA受体拮抗药。它们的主要不良反应均为肝功能损害、头晕等。

(7)5型磷酸二酯酶抑制药(phosphodiesterase type-5 inhibitors):通过增加细胞内的cGMP浓度,舒张血管平滑肌,降低肺动脉压。常用的有西地那非(万艾可)、他达那非等。

(8)药物联合治疗:因为肺动脉高压的形成机制复杂,应用2种或2种以上药物联合治疗可能会达到更好的治疗效果。有研究证实,前列环素、ERA和5型磷酸二酯酶抑制药联合应用的效果明显好于单独用药。

5. 介入和手术治疗

(1)球囊房间隔造口术(balloon atrial septostomy):适用于经充分内科治疗,仍反复出现晕厥,右侧心力衰竭的患者,可作为肺移植的过渡治疗和姑息治疗方法。通过在心房之间制造右向左分流,增加左心排血量,降低右心房和右心室压力。但对终末期患者(右心房平均压>20mmHg,自然状态下静息时氧饱和度<80%)则不建议行此手术。

(2)肺动脉内膜剥脱术:对慢性血栓栓塞性肺动脉高压患者可行肺动脉内膜剥脱术清除血栓,恢复肺血流,降低肺动脉压。术后需终身抗凝血治疗。

(3)移植:重度肺动脉高压经充分内科治疗无效,反复出现晕厥或右侧心力衰竭,可考虑肺移植或心肺联合移植。移植后5年存活率为40%~45%。

八、预 后

肺动脉高压的预后受分类、严重程度、分级、治疗效果等影响。不同类型肺动脉高压患者的预后有所不同。特发性肺动脉高压的自然病程仅为2~

3年,先天性心脏病引起的肺动脉高压病情进展则较慢。若患者合并有严重的血流动力学改变和右心室功能障碍,则预后极差。

(隆 云)

第五节 肺 水 肿

肺水肿(pulmonary edema)是指各种原因引起肺内血管与组织之间液体交换功能紊乱,致肺间质液体积聚过多,甚至侵入肺泡,严重影响呼吸功能的一类疾病。主要表现为呼吸困难、发绀、咳嗽伴大量白色或粉红色泡沫痰,听诊双肺可闻及对称性湿啰音,影像学提示两肺蝶形片状模糊影。肺水肿作为引起呼吸衰竭的常见病因之一,其转归受病因、肺水肿严重程度、并发症、治疗方法等多种因素影响。

一、病因及分类

临床上,根据病因可将肺水肿分为两大类型:心源性肺水肿(静水压增高性肺水肿)和非心源性肺水肿(通透性增高性肺水肿)。而根据发病机制的不同,肺水肿又可划分为以下类型。

1. 肺毛细血管静水压增高 见于各种原因引起的急/慢性左侧心功能不全(如二尖瓣或主动脉瓣病变、高血压性心脏病、冠心病、心室舒张功能不全等)、输液过量、肺静脉闭塞性疾病(先天性肺静脉狭窄、纵隔肿瘤等压迫肺静脉)。

2. 肺毛细血管壁通透性增高 生物、理化物质能直接或间接损伤肺毛细血管壁,引起通透性改变,最终导致肺水肿。包括:细菌性或病毒性肺炎、放射性肺炎、吸入有害气体、急性呼吸窘迫综合征、免疫反应、尿毒症、氧中毒、弥散性血管内凝血、严重烧伤、溺水等。

3. 血浆胶体渗透压降低 如肝肾疾病、营养不良,以及其他原因导致的低蛋白血症。

4. 淋巴回流障碍 某些病变可导致肺内淋巴回流不畅引起肺水肿,如硅沉着病(矽肺)。

5. 组织间隙负压增高 大气道突然闭塞、短时间内负压抽吸气胸和大量胸腔积液,均可使肺内压骤降,形成肺泡腔负压,毛细血管内液体进入肺间质或肺泡腔,形成肺水肿。

6. 其他原因不明的肺水肿 包括高原性肺水肿、神经性肺水肿、麻醉药过量、肺栓塞、电复律、心肺转流术、子痫等。

二、发病机制

1. 解剖基础 肺毛细血管壁由一层薄而扁平的内皮细胞组成,其连接较为疏松,允许少量液体及蛋白质通过。肺泡表面大部分为Ⅰ型肺泡上皮细胞所覆盖,这些细胞排列紧密,正常情况下液体不能透过。在Ⅰ型肺泡上皮细胞之间还分布着少量Ⅱ型肺泡上皮细胞,它们可分泌磷脂类物质,主要是二软脂酰卵磷脂,在肺泡表面形成一薄层可降低肺泡表面张力的表面活性物质,防止肺泡塌陷及肺泡周围间质液向肺泡腔渗漏。肺泡上皮细胞和毛细血管内皮细胞的基底膜一部分相互融合,有利于血与肺泡的气体交换;另一部分则未融合,其间存在肺间质,与支气管血管束周围间隙、小叶间隔等相通,以利液体交换,间质中的液体最终由淋巴系统回收。

2. 生理基础 通过生物半透膜的液体量多少遵循 Starling 公式,结合滤过面积、传导性和肺毛细血管膜的通透性,则肺内的液体交换可用下面的公式来表示:

$$EVLW = (Lp \times S)[(Pc\text{-}Pi) - \sigma(\pi c\text{-}\pi i)] - Flymph$$

式中 EVLW 为血管外肺水,Lp 为水流体静力传导率,S 为滤过面积,Pc 和 Pi 分别为毛细血管内和间质内静水压力,πc 和 πi 分别为毛细血管内和间质内胶体渗透压,σ 为蛋白反射系数,Flymph 为淋巴流量。

蛋白反射系数 σ 代表了血管对蛋白的通透性。如果半透膜能够完全阻止蛋白滤过,则 σ 值为 1.0;反之,若半透膜对蛋白的滤过没有阻力,σ 值为 0。因此,σ 值可反映血管通透性变化如何影响渗透压梯度的变化,并最终引起肺血管内外液体的流动。肺血管内皮细胞的 σ 值为 0.9,肺泡上皮细胞的 σ 值为 1.0。因此,在某种程度上肺血管内皮细胞较肺泡上皮细胞容易滤出液体,导致肺间质水肿发生在肺泡水肿前。

从上述公式可以得出,若水流体静力传导率、滤过面积、毛细血管内静水压力和间质内胶体渗透压增加,其他因素不变,血管外肺水将增多,而间质内静水压力、蛋白反射系数、毛细血管内胶体渗透压和淋巴流量减少也可使血管外肺水增多。由于重力和肺机械特性的影响,肺内各部位的毛细血管内静水压力和间质内静水压力并不均匀一致。在低于右心房水平的肺区域中，虽然毛细血管内静水压力和间质内静水压力均可升高，但毛细血管内静水压力升高的程度大于间质内静水压力升高程度，因此，肺水肿易首先发生在重力影响大的部位。

正常情况下，尽管肺毛细血管内静水压力和间质内静水压力受重力、全身容量状态等多种因素的影响，但由于存在一些自我代偿机制，使肺组织能在一定范围内维持合适的干、湿状态。这些自我代偿包括淋巴回流的增加，肺间质蛋白的稀释效应、肺间质顺应性的特性以及肺泡上皮的主动液体转运功能。当肺毛细血管静水压力升高和通透性增加时，淋巴回流量也可增加 10 倍以上，以对抗液体潴留；而当毛细血管内静水压力升高引起液体滤过增多时，间质内增加的液体稀释了肺间质蛋白，降低了间质内胶体渗透压，从而抵消了一部分促进滤过因素的作用。但若是因血管通透性增高引起的肺水肿，肺间质内蛋白含量也相应增加，稀释效应则不起作用。肺间质中紧密连接的凝胶结构不易变形，顺应性较差，当肺间质出现水肿时，其内部压力迅速升高，阻止肺间质水肿的加重。但同时由于肺间质顺应性差，间质腔扩大范围小，当排除肺间质水分的速度赶不上毛细血管滤出的速度时，易发生肺泡水肿。除此之外，Ⅱ型肺泡上皮细胞还有主动液体转运功能，可清除肺泡内的水分，减轻肺泡水肿的程度。

3. 发病机制　从 Starling 公式可以看出，血管外肺水的产生受多个因素的影响。因此，肺水肿的发生既可以由一个因素的改变引起，也可以是多个因素改变的综合效应。常见的肺水肿发病机制如下。

(1)肺毛细血管静水压力增高：随着肺毛细血管静水压力的逐步升高，肺血管首先出现膨胀，当超出自身代偿调节范围时，即出现肺间质水肿和肺泡水肿。

(2)肺毛细血管壁通透性增加：由于毛细血管内皮细胞和肺泡上皮细胞受损，肺毛细血管壁通透性增加，蛋白和液体大量漏出至肺间质和肺泡腔，引起肺水肿。

(3)肺毛细血管内胶体渗透压降低：血浆中蛋白质的含量决定了胶体渗透压的大小。当出现低蛋白血症时，肺毛细血管内胶体渗透压下降，若比间质内胶体渗透压下降幅度大，则易出现肺水肿。

(4)肺间质淋巴回流障碍：如前述，淋巴回流是预防肺水肿发生的重要环节。当淋巴回流受阻时，易诱发肺间质甚至肺泡水肿。

此外，某些特殊类型的肺水肿也有其各自独特的发病机制。神经性肺水肿与颅脑损伤后交感神经功能紊乱有关。高原性肺水肿与缺氧引起肺小动脉痉挛相关。而复张后肺水肿是由于骤然增大的胸腔负压降低了毛细血管周围静水压，增加了滤过压力差，还使肺毛细血管开放的数量和流入的血流量增多，滤过面积和滤过系数有所增加。肺组织塌陷后表面活性物质生成减少，降低了肺泡上皮细胞的蛋白反射系数，对复张后肺水肿的发生也起了一定的作用。

三、病理及病理生理

肺水肿时，肺表面苍白，含水量增多，切面有大量液体渗出。显微镜下观察，可分为间质期、肺泡壁期和肺泡期。间质期是肺水肿的早期表现，液体局限在肺泡外血管和传导气道周围的疏松结缔组织中，支气管、血管周围腔隙和小叶间隔增宽，淋巴管扩张。而进入肺泡壁期，液体进一步增多，蓄积在肺泡毛细血管膜一侧，肺泡壁进行性增厚。当肺水肿发展到肺泡期时，充满液体的肺泡壁丧失环形结构，出现褶皱。

伴随着肺水肿的逐渐加重和肺表面活性物质的破坏，肺顺应性逐渐下降；肺间质和肺泡壁积聚液体导致气体弥散距离加大，肺泡内充满液体又可引起肺弥散面积减少，最终导致通气/血流比例降低，肺泡-动脉氧分压差增大，出现低氧血症。此外，因为肺间质水肿刺激呼吸感受器，出现浅快呼吸，进一步增加无效腔通气量，降低了通气效率，增加了呼吸功。当呼吸肌不能再代偿时，即出现高碳酸血症和呼吸性酸中毒。

肺水肿的进展，还会使肺间质静水压力升高，压迫附近毛细血管，增加肺循环阻力，升高肺动脉压。缺氧和酸中毒还可直接收缩肺动脉，进一步升高肺循环阻力，加重右心负荷，最终引起心功能不全。

四、临床表现

肺水肿常表现为急性起病，进展较快，若不及时治疗，病死率极高。典型的肺水肿根据病理变化过程，其临床表现可划分为以下 4 个时期。

1. 间质性水肿期　主要表现为夜间阵发性呼吸困难、大汗、口唇发绀。查体可见颈静脉怒张，双肺可闻及干啰音或哮鸣音。有时还伴有心动过速、血压升高，这是由于肺间质压力增高、气体交换功能变差，细小支气管受压变窄、缺氧引起支气管痉挛所致。

2. 肺泡性水肿期 主要表现为严重的呼吸困难，呈端坐呼吸，伴窒息感。口唇发绀加重，大汗淋漓，咳嗽，咳大量粉红色泡沫样痰。查体双肺满布湿啰音，心率明显增快。若为心源性肺水肿，心尖部第一心音减弱，可听到病理性第三心音和第四心音。

3. 休克期 短时间内大量血管内液体渗入肺间质和肺泡，出现低血容量性休克；若为心源性肺水肿，还可由于心肌收缩力减弱引起心源性休克。临床表现为意识障碍、血压下降、皮肤湿冷、少尿或无尿等。

4. 终末期 若肺水肿进行性加重，最终会导致昏迷，因心、肺功能衰竭死亡。

五、辅助检查

1. 实验室检查 通过血液生化学检查，可了解患者有无肝、肾、胰腺功能异常和低蛋白血症，明确部分肺水肿的病因，结合毒物分析化验，还可发现有无药物中毒因素。心肌酶作为心肌细胞损伤的敏感指标，对心源性肺水肿的识别有特别重要的意义。但应注意的是，某些非心源性肺水肿，也可有心肌酶的升高。

血浆脑钠肽（brain natriuretic peptide，BNP）的分泌受心室被牵张程度和心室内压力调节。心室受牵张越重，心室内压力越高，则 BNP 分泌越多。因此，其可用于鉴别心力衰竭、容量负荷过多所致的肺水肿。但对于肾衰竭或某些不伴有心力衰竭的重症患者，其基线 BNP 水平也可升高，因此观察 BNP 的动态变化趋势对诊断静水压增高性肺水肿更有意义。

2. 心电图 对由心肌缺血、心肌梗死、恶性律失常等病因引起的心源性肺水肿具有提示作用。

3. 胸部影像学检查 间质性水肿期的 X 线表现为肺血管纹理模糊，增多，肺门显示不清，肺野透光度减低，两下肺肋膈角区可见与胸膜垂直横向走行的 Kerley B 线，偶可见肺门周围放射状排列的 Kerley A 线。Kerley A 线和 Kerley B 线均被认为是淋巴管扩张所致。而进展到肺泡性水肿期，X 线主要表现为边界不清的片状模糊阴影相互融合，呈弥漫或局限分布；或者从肺门两侧向外扩展逐渐变淡的蝴蝶状阴影，有时可伴有少量胸腔积液。

X 线虽然是肺水肿诊断中最常用的辅助检查之一，但其也有一定的局限性：X 线的敏感性及特异性均不高，当血管外肺水含量增加 30% 以上时，X 线检查才有上述表现，因此对于轻度肺水肿，X 线可能识别不出来。另外，肺水肿和肺泡出血、痰液堵塞、支气管肺泡癌的 X 线表现类似，因此，单纯依靠 X 线检查不能区分这几类疾病。同时，X 线还不能判断血管外肺水的含量和评估肺水肿的严重程度，因此，必要时还需要胸部 CT 和磁共振成像来进一步评估肺水肿。

4. 血气分析 由于肺间质和肺泡水肿、支气管痉挛等因素，使肺泡通气量降低，通气/血流比例失调，并伴有氧弥散障碍，血气分析中 PaO_2 随病情发展呈进行性下降趋势。而 $PaCO_2$ 在肺水肿早期，由于通气代偿性增强，可维持正常或轻度降低；后期随着呼吸功能的下降而逐渐升高，甚至出现呼吸性酸中毒。

5. 肺功能 肺水肿早期，弥散功能下降，肺顺应性轻度下降。而后期随着肺顺应性越来越差，肺活量明显减少，呼吸功增加。

6. 超声心动图 有助于评价心脏结构、瓣膜功能、心肌收缩力等，明确肺水肿的病因。对部分舒张性心功能不全的诊断也有帮助。

7. 血流动力学监测 利用肺动脉漂浮导管和脉搏连续心排血量监测（PICCO）可直接测定血管外肺水，定量评价肺水肿的程度。结合肺动脉漂浮导管中的肺毛细血管楔压或连续心排血量监测中的肺血管通透性指数，可进一步区分心源性肺水肿和非心源性肺水肿。另外，血流动力学监测还可得到心排血量、容量指标、外周血管阻力等参数，既可以辅助判断肺水肿的病因，还可以全面评估肺水肿的严重程度。

六、诊断和鉴别诊断

根据病史、症状、体征和 X 线表现常可对肺水肿做出明确诊断，但由于 X 线敏感性和特异性较差，必要时需胸部 CT 和磁共振成像来协助早期诊断和鉴别诊断。对于一些危重病例，需放置肺动脉漂浮导管或脉搏连续心排血量监测等血流动力学监测手段，以对病情做全面评估，并进行滴定式治疗。因心源性肺水肿和非心源性肺水肿在治疗上有所不同，因此应加以鉴别，见表 16-11。

表 16-11　心源性肺水肿与非心源性肺水肿的鉴别

项目	心源性肺水肿	非心源性肺水肿
发病机制	肺毛细血管静水压增高	肺毛细血管壁通透性增加
起病	急	相对较缓
病史	有心脏病史	无心脏病史
痰的性质	粉红色泡沫样痰	非泡沫痰
体位	端坐呼吸	可平卧
听诊	双下肺湿啰音	广泛分布的湿啰音
X线表现	从肺门两侧向外扩展的蝴蝶状阴影	边界不清的片状阴影,呈弥漫或局限分布
肺毛细血管楔压	>18mmHg	<18mmHg
心排血量	下降	正常或升高

七、治　疗

肺水肿起病急、进展快、危害大,因此一经诊断,就应立即启动治疗措施。肺水肿的治疗既应包括针对病因的较长期治疗,也应包括短期内的支持治疗手段,应是多种措施并用的综合性治疗。同时,由于肺水肿的病因、发病机制、病情严重程度各异,因此还要注意治疗的个体化。

1. 病因治疗　越早祛除肺水肿发生的始动因素,越有利于改善预后。如感染诱发者应立即应用适当抗生素;心功能不全或容量过负荷者应注意控制入量;中毒患者尽快脱离中毒环境,通过洗胃、使用解毒药等降低毒物对机体的侵害。

2. 一般治疗　心源性肺水肿患者可通过保持坐位,双足下垂,减少回心血量,缓解部分症状;对于存在低氧血症的患者,可给予氧疗,并予75%～95%乙醇雾化以消除呼吸道中的泡沫;对心源性肺水肿患者,还可予吗啡皮下或静脉注射减轻焦虑。吗啡不但通过中枢性交感抑制作用降低周围血管阻力,将血液从肺循环转移到体循环,还能松弛呼吸道平滑肌,改善通气。但需注意吗啡抑制呼吸的不良反应。

3. 药物治疗

(1)利尿药:可减少循环血量,降低毛细血管静水压,升高血浆胶体渗透压,减少毛细血管滤过液体量。利尿后除引起容量不足外,还可能出现低钾血症等电解质紊乱,应注意监测。

(2)血管扩张药:起效较快,包括α受体阻滞药和血管平滑肌扩张药两大类。α受体阻滞药,如酚妥拉明,可阻断儿茶酚胺、组胺和5-羟色胺等介质的血管收缩作用,扩张肺循环和体循环的小动脉、小静脉。血管平滑肌扩张药,如硝普钠,也可扩张周围小动脉和小静脉,减少肺循环血流量,降低毛细血管静水压力,进而减轻肺水肿。血管扩张药的主要不良反应为低血压。

(3)强心药:主要适用于快速心房颤动或心房扑动诱发的肺水肿,如去乙酰毛花苷等。

(4)氨茶碱:氨茶碱对肺水肿是一把双刃剑,既可以缓解支气管平滑肌痉挛,扩张支气管,改善心肌收缩力;但同时,它又是呼吸兴奋药,可引起呼吸过速,增加呼吸肌疲劳,并增快心率,增加心脏做功。

(5)肾上腺皮质激素:具有减轻炎症反应,减少毛细血管通透性,促进表面活性物质合成,增强心肌收缩力的作用,但对肺水肿的治疗还存在争议。

4. 机械通气　当患者呼吸困难进行性加重,低氧血症或高碳酸血症难以纠正时,可考虑应用正压机械通气,包括无创正压通气和有创正压通气。机械通气可赋予胸腔正压,提高肺间质静水压,减少心排血量,降低毛细血管内静水压,减少液体滤出。

(隆　云)

第六节　重症哮喘

重症哮喘又称致死性哮喘,是指支气管哮喘剧烈发作,呈持续状态,用一般支气管扩张药治疗1h或24h仍不能缓解,和(或)有意识障碍、呼吸及循环衰竭、脱水、酸碱失衡的一种严重情况。国外的定义为:"对拟交感神经胺类药物吸入、注射或茶碱类药物的口服、直肠或静脉给药均无良好反应的严重哮喘。"国内外对于重症哮喘目前还没有完全统一的定义,因为很难根据特殊的病理生理学异常来描述。目前倾向于不把它作为一个独立的疾病,而看作是哮喘发展过程中的严重阶段。在治疗和风险评估方面,最好由临床专家亲自评估,而不是人为确定所谓"标准"。

一、流行病学

从欧洲哮喘协作组(EuorpeanN etworkF orUnderstanding Mechanismso fA sthma,EN FUMO-SA)的一项资料得知,成年人重症哮喘以女性患者居多,且多为肥胖,男、女之比是1∶4,与过敏因素关联较少。哮喘可以引发很高的病死率和过早的死亡。重症哮喘约占支气管哮喘(简称哮喘)患者的5%,虽然所占比例不高,其急诊就医率和住院率却分别为轻、中度哮喘患者的15倍和20倍,是导致哮喘治疗费用增加的重要原因之一。目前重症哮喘对于临床医师来讲,无论在识别还是治疗上都面临挑战,约30%的患者需要到ICU治疗,病死率约8%,复发率波动于7%~15%,最终结果取决于患者对治疗的反应。

二、病因及发病机制

哮喘发病的危险因素仍主要分为宿主因素(即遗传因素)和环境因素。

导致重症哮喘的原因,常为感染未能有效的控制,过敏原持续作用,黏液痰块阻塞气道,严重脱水,缺氧,物理、化学、生物学等过敏原的经常性刺激,复合性酸中毒,对平喘药物耐药或治疗措施不力,突然停用激素及神经精神因素等原因单独或综合存在。国外亦有文献指出,虽然重症哮喘的准确机制还不十分清楚,但可以肯定这里面牵涉的因素包括炎症、气道重塑和β受体向下调节,关于环境因素对发生致死性哮喘的作用说法不一,多数研究认为遗传的多态性与重症哮喘有关,类固醇应答性缺乏也与重症哮喘的发生有关。近2年来,大量研究致力于促进与哮喘有关研究的标准化的有效性比较。过敏和免疫学研究对于明确环境与哮喘发病的关系非常重要。把研究环境因素成果从应用于患者过渡到改变现实环境。近年来多个研究结果表明,吸烟、空气质量差、贫穷(污染,住宅环境差,食品缺乏,交通不便利)、室内真菌接触等均与哮喘的发病有关。哮喘是一种具有遗传倾向的疾病,受多基因调控,如 HLA 基因多态性、染色体5q

的多种细胞因子基因、IgE 受体、β_2 受体及激素受体等基因多态性皆与哮喘发病及治疗反应相关。可以推测,重症哮喘也可能存在遗传易感性,许多哮喘遗传因素也是难治性哮喘的重要危险因素之一。目前对重症哮喘的遗传因素研究不多,多认为与受体基因突变及基因多态性有关。

COPD 与哮喘虽然均是呼吸道慢性炎症导致气道堵塞,治疗反应不同。COPD 组织学研究主要涉及末梢气道(细支气管炎)和肺实质,而哮喘涉及所有气道炎症(主要大气道),但并未累及肺实质。有细支气管阻塞伴纤维化和巨噬细胞和 T 淋巴细胞浸润,有肺实质的破坏和巨噬细胞与 T 淋巴细胞数的增加,$CD8^+$ 较 $CD4^+$ 细胞明显增加。在严重 COPD 患者,支气管活检也显示类似变化。BALF 和痰证实有明显巨噬细胞和中性粒细胞增加。而在哮喘,嗜伊红细胞是主要的。重症哮喘按照炎症机制分为:嗜酸粒细胞型、中性粒细胞型和少炎症细胞型。痰液的嗜酸性粒细胞与中性粒细胞被认为与哮喘的控制不佳有关。

在急性哮喘加重期,起始吸气不受影响,但呼气障碍,呼气变为主动过程,因此增加了呼吸做功。如果气道阻塞非常严重,则呼气被下一次吸气终止。此时呼气末肺容量增加,促使功能残气量(FRC)增加。这受3种因素的影响,潮气量、呼气流速限制和气道阻力。在哮喘病中呼气阻力增加源于气道缩窄,这是由于呼气时胸腔内压力增高、气管痉挛、炎症或气道重塑及呼气性喉部缩窄等动力性的萎陷。其中呼气流速受限尤为重要,因为这会使肺弹性回缩力降低及呼气肌肉的持续运动造成外部胸壁高度的弹性回缩。此外,吸气肌群机械负荷随着呼气末肺容量的增加而进行性增加,由于容量-压力曲线关系随之前移,继而顺应性下降。随着呼吸的对抗性和弹性做功的增加,吸气肌群必须更加用力来释放呼气末压力,而下一次的吸气开始时 FRC 还未能回到原来水平,吸入的气量伴随着等压点内移而使肺内气体增加,此现象称为内源性 PEEP。如前所提到,此过程是极为不平衡的分布,哮喘的肺表现为少部分肺严重的过度充气,所以,我们观察到有时有很高的潮气量,但更多是肺泡萎陷的低通气区域。

三、临床表现

重症哮喘患者多有喘息、咳嗽、呼吸困难等,部分重症哮喘常呈现极度严重的呼气性呼吸困难、吸气浅、呼气时相延长且费力、强迫端坐呼吸、不能讲话、大汗淋漓、焦虑恐惧、表情痛苦。病情严重患者可出现意识障碍,甚至昏迷。并非所有征象都会出现:17%～18%的患者可不出现呼吸困难。尽管没有研究咳嗽的出现率,但其为显著的前驱症状。

体征:呼吸>30/min,呼吸时辅助呼吸肌活动,有三凹征,甚至出现胸腹矛盾运动,哮鸣音响亮弥漫,甚至减弱、消失,脉率>120/min,甚至减慢呈缓脉。可并发气胸、纵隔气肿、呼吸衰竭。

四、辅助检查

1. 气道阻塞程度的检查　肺功能是评估哮喘发作严重程度的基础,进行诸如呼气峰流速(PEF)或第 1 秒用力呼气容积(FEV_1)及动脉血氧饱和度等肺功能检查,因为单纯体格检查可能并不能全面反映哮喘急性加重的严重程度,特别是低氧血症的程度。如果不是太延误治疗,则应在开始治疗前就进行基线 PEF 或 FEV1 检查。随后间断进行随访检查,直到患者出现明显疗效。PEF 和 FEV1 表达预测值百分比的作用并不相当,FEV_1 比 PEF 的平均值低 5%～10%(也就是说,FEV_1 为 30%预计值相当于 PEF 为 35%～40%的预计值)。这意味着如果依靠肺功能检测,在哮喘严重程度分级上可能会存在很大区别,并且治疗是以哮喘严重程度为基础的。应用于评估和控制危及生命的哮喘(FEV_1 值比 PEF 值低 4%～10% 且 FEV_1 在 20%～30%预计值范围)时应尤为注意。如果认识到临床表现和生理测量值之间的相关性较差,FEV_1 30%预计值更可能出现于不能讲话的患者,而不是能讲几个字、$PaCO_2$ 在 40mmHg、无喘鸣、RR 在 30/min、奇脉为 20mmHg 的"沉默肺"患者。

重要的是:应用支气管扩张药治疗之后,肺功能改善程度可以为急性发作期的严重程度及住院治疗的需要提供最有用的信息。所以,哮喘严重程度是按照治疗疗效判断而非是按照患者发病的初始状态判断。

2. 动脉血气分析　哮喘持续状态患者均有中、重度的低氧血症。目前研究表明 PaO_2 与 FEV1 之间关系不大,但 PaO_2 与气道阻塞程度有关。应当注意的是:即使重症哮喘患者,氧疗仍可改善低氧血症,若难以纠正,则应考虑哮喘诊断的正确性,或应进一步检查是否出现了哮喘并发症。对于 PEFR<30%预计值和呼吸窘迫患者,测定动脉血气非常重要。

3. 常规实验室检查　重症哮喘可出现电解质紊乱,但无特异性。应该检测血钾浓度,17%患者可出现低钾血症,尤其对于曾用糖皮质激素和利尿药的患者,大剂量应用 β 受体激动药治疗所致的低钾血症在重症哮喘患者较少见。

重症哮喘时中性粒细胞和嗜酸粒细胞增多也常见,中性粒细胞增多提示可能存在阻塞性感染,也可能与 β 受体激动药及糖皮质激素的临床应用更为密切。中性粒细胞和嗜酸粒细胞增多与哮喘严重程度无关。

4. 痰液检查　哮喘患者痰液中可见大量嗜酸粒细胞、脱落的上皮细胞、Creola 小体、Charcot-Leyden 晶体(嗜酸粒细胞溶血磷脂)、Curschmann 螺旋体(细支气管管型)。若怀疑 ABPA,则须查痰液中是否存在菌丝。

5. 胸部 X 线检查　常见肺过度充气,也可见气胸、纵隔气肿、肺不张或肺炎等并发症表现。胸部 X-R 检查并不作为常规,急诊患者一旦怀疑有并发症应立即摄 X 线片,胸部 X 线检查对于哮喘持续状态患者来说十分重要。

6. 心电图　心电图检查常表现为窦性心动过速、电轴右偏,偶见肺性 P 波。重症哮喘患者在使用大剂量糖皮质激素和 β 受体激动药后,可出现房性或室性期前收缩,室上性心动过速,但可随哮喘病情的控制而缓解,无须特殊治疗。

目前对于哮喘严重程度难以精确量化。在治疗和风险评估方面,最好是由临床专家亲自评估,而不是人为确定一个所谓"标准"。在这一角度来讲,将其称为"难治性哮喘"比"重症哮喘"要更好。确定哮喘的严重程度尤为重要。

五、诊　断

根据 2010 年难治性哮喘诊断与处理专家共识,参照 ATS、ERS 和 GINA 对重症哮喘的定义,结合临床可操作性,提出以下诊断标准:①符合我国哮喘防治指南中哮喘的诊断标准;②按照我国哮喘防治指南规范治疗和管理 6 个月以上;③排除患者治疗依从性不良,并排除诱发加重或使哮喘难以控制的因素;④采用 2 种或 2 种以上控制性药物尚不能达到理想控制。符合以上 4 条标准的患者,可诊断为难治性哮喘。以下情况有助于诊断。

1. 呼气性呼吸困难　吸气浅,呼气延长而费力,发绀、大汗淋漓、面色苍白。因过度疲惫、无力呼气而使肺气肿加重或痰栓阻塞细支气管时,听诊哮鸣音反而减弱或消失,感染者肺部尚有湿啰音,或出现呼吸衰竭、意识障碍等。哮喘持续发作 24h 以上或数日数周,应用支气管扩张药治疗无效。

2. 循环障碍 心率增快常＞100/min,部分患者有奇脉,当循环障碍进一步加重时,由于胸腔内压力增高,使静脉回心血量减少,可使血压降低。

3. 脱水及酸碱平衡失调 由于长时间的哮喘持续状态,张口呼吸,多汗,进食少以及使用氨茶碱而利尿失水等,使体液消耗过多,常有不同程度的脱水。

哮喘发作时,由于过度通气,$PaCO_2$ 常低于正常,气管严重阻塞时,常有不同程度的低氧血症、CO_2 潴留,如 PaO_2 低于 6.65kPa,$PaCO_2$ 逐渐升高伴有逐渐加重的代谢性酸中毒,提示病情严重。

4. 意识障碍 出现意识障碍是哮喘患者病情极为严重的征象,由于缺氧、CO_2 潴留,常出现焦虑、不安、定向力障碍、精神错乱、嗜睡以至昏迷。

5. 心电图 窦性心动过速,电轴右偏,顺钟向转位、右束支传导阻滞、ST-T 改变,肺型 P 波。

6. 肺功能测定 用力肺活量(FVC)及第 1 秒用力呼气量(FEV_1)均降低,尤以 FEV_1 降低明显,FEV_1/FVC 可降至 70% 以下。当 FEV_1 低于预计值的 60% 时,提示病情严重,FEV_1 继续降低者,将产生高碳酸血症,患者随时有窒息危险。

7. 分型 根据临床和实验室检查,临床上将哮喘分为外源性哮喘和内源性哮喘 2 型。

我国 1984 年制定的支气管哮喘有关规定中指出,重危哮喘的指标是:哮喘发作时哮鸣音明显减弱或消失,一般支气管扩张药无效;心电图电轴明显偏,P 波高尖;血压低,奇脉,呼吸性酸中毒和(或)合并代谢性酸中毒;意识模糊,精神错乱。

目前较多学者认为,凡临床上出现以下指标,多提示病情重笃:哮喘持续状态,极度疲惫,无能力清楚地说话,中心型发绀明显;治疗中症状仍日趋严重,出现痉挛性咳嗽,呼吸困难加重;发气胸、纵隔气肿、肺不张、心力衰竭;心动过速,心率超过 120/min,血压降低,奇脉、心律失常;严重的意识障碍或精神症状;脱水、电解质紊乱及酸碱失衡,低氧血症,PaO_2 低于 6.65kPa(50mmHg),PaO_2 逐渐升高,代谢性酸中毒,pH 低于 7.3;FEV_1 明显降低,低至预计值的 60% 以下。

六、鉴别诊断

重症哮喘在临床上需要与以下疾病相鉴别,如

变应性支气管肺曲霉病(ABPA)、变应性肉芽肿性血管炎(CSS)等,哮喘仅是其系统性疾病的一个部分,对这部分患者吸入激素治疗难以奏效,需要全身激素治疗。另外,还有一些临床症状类似哮喘的疾病,如慢性阻塞性肺疾病(COPD)、支气管扩张症、慢性心功能不全、肺血栓栓塞症、囊性纤维化、声带功能障碍、α_1 抗胰蛋白酶缺乏症、复发性多软骨炎、气管异物和肿瘤以及睡眠呼吸暂停低通气综合征等,临床上均可出现难以控制的气促或喘息,应仔细鉴别。

重症哮喘还应与下列疾病相鉴别。

1. 对于伴有喘鸣的儿科患者,应与细支气管炎、假膜性喉炎相鉴别。

2. 与误吸或其他原因造成的喘鸣相鉴别。

3. 与伴有或不伴有哮喘的气胸相鉴别。

4. 与心源性哮喘鉴别。

七、治 疗

通常的哮喘经过中等剂量的强有力的类固醇吸入以及长效 β 受体激动药的使用,都能达到很好的控制,很少数的哮喘患者症状整天持续、恶化或有明显的气道炎症。这些患者占据了这类疾病相当大的发病率,并且消耗了大量的医疗资源,而且很难充分地缓解。

如有以下情况需要重症监护:严重哮喘加重的患者[最大呼气流速(PEFR)＜50% 预期];对于初步治疗效果不佳(例如 PEFR 增加＜10%)在治疗过程中病情恶化、呼吸骤停、神志恶化、心肌损伤及需要反复进行雾化吸入治疗的患者。

1. 药物治疗

(1)长效 β 受体激动药:关于长效 β 受体激动药(LABAs)安全性的争议一直在持续。2010 年 2 月,美国食品和药物管理局要求对 LABAS 和含 LABA 药物进行限制性标识。需要特别关注的建议是,LABAS 仅用于和其他控制类药物联用。在达到控制后应立即停用 LABAS,而不是在控制后仍继续使用一段时间。

(2)新型药物:一些难以控制的哮喘患者对于 ICSs 或者 ICSs/LABAs 无反应,促使人们对于替代药物的研究。哮喘患者在过敏原免疫治疗之前先给予奥马佐单抗预处理,能减少全身过敏反应的发生,但是其成本效益并不好。

阻断 IL-5 通路是一个吸引人的理论,因为 IL-5 在嗜酸粒细胞的分化、激活、增殖过程中起着十分

重要的作用。美泊利单抗，一种抗 IL-5 的人单克隆抗体，已经被成功应用于变应性肉芽肿性血管炎 (churg-strauss syndrome) 和嗜酸粒细胞增多症。近期有研究证实该药物能减少哮喘的严重发作，并允许口服类固醇逐渐减量，但停用该药物后存在反复。MEDI-563 是一种人抗 IL-5 受体 α 单克隆抗体，能杀死嗜酸粒细胞和嗜碱粒细胞，机制是能增强抗体依赖的细胞介导细胞毒性，从而消耗组织和循环中的嗜酸粒细胞。它对某些成年人哮喘患者有效。

（3）糖皮质激素：糖皮质激素仍然是难控制哮喘或者哮喘严重发作时必需的治疗药物。

（4）镇痛、镇静、麻醉及吸入麻醉药：氯胺酮是一种静脉麻醉药，有镇静、镇痛、气管扩张作用，它间接刺激儿茶酚胺释放，且当剂量达到 2mg/kg 时，能够使重危哮喘患者气管扩张。它可用于治疗重症气管痉挛强化治疗的补充。使用吸入性麻醉药（氯烷异氟烷和恩氟烷），这些药物可降低气管痉挛、动力性过度充气及与之有关的气压损伤危险，尚有戏剧性的改善动脉血气及轻微的血流动力方面的不良作用。吸入性麻醉药的气管扩张作用时间短，易出现反弹性气管痉挛。所以在停止给予气体之前药物治疗应该达到最大化。虽然在吸入性麻醉药治疗难治性哮喘是有效的，但由于麻醉后大部分的呼吸肌瘫痪，明显降低呼气流速，所以应该小心使用。

2. 无创机械通气　一项回顾性研究及 2 个随机对比性试验证实，支持对急性重症哮喘患者使用无创性通气（NIV），面罩 NIV 可改善肺泡通气和气体交换，改善呼吸窘迫，防止呼吸肌疲劳，降低气管插管机会。同时它能改善血流动力，而不会增加气压伤的危险或与延迟气管插管相关的并发症。若选择患者合适，NIV 能够缩短发作时间，改善肺功能。一项统计学回顾性研究总结现有证据支持在急性哮喘加重期可使用 NIV，但并不建议所有这类患者使用这种方法，相关机制还有待于进一步的研究。

3. 有创机械通气　插管的绝对适应证为休克或呼吸暂停，相对适应证为急性哮喘，肺功能进行性恶化，呼吸功增加导致疲劳，呼吸衰竭对强化治疗无效或神志状态改变等。机械通气的最初目的是纠正重症哮喘，低氧血症伴高 FiO_2。机械通气中尽可能地清除分泌物和应用气管扩张药，并非要使肺泡通气恢复正常。当气管阻塞缓解能够纠正

高碳酸血症，重新建立较好的通气-灌注分布，这样发生气压伤和心脏循环衰竭的风险则显著降低。这些是治疗哮喘的保护性肺通气方法的基本概念，其目的在于降低呼吸做功，提供充分的氧合及有效的通气，通过低通气造成可耐受较高水平 $PaCO_2$（或低血 pH），把过度充气和正压通气造成的肺损伤降到最低，是允许性高碳酸血症或控制性低通气最重要的目标。

4. 急救措施　重症哮喘是急性哮喘加重的极端表现，早期发现气道阻塞或出现过度通气，对于提供全面的治疗方法至关重要。肺保护通气方案并不能缓解气道阻塞，但它能提供充分的氧合，降低并发症的发生，及可能由此导致的死亡。一些急救措施则用于对强化治疗无效及应用机械通气仍出现呼吸衰竭的患者。近期随机性前瞻性的研究体外膜肺支持适于应用呼吸机治疗失败的重症患者。患有重症哮喘的患者，通过静-静脉 ECMO 或无泵的人工膜肺的辅助在未来可能是一种充满吸引力的补救治疗措施。

八、并 发 症

1. 气胸。

2. 纵隔气肿。

3. 痰栓阻塞。

4. 呼吸衰竭。

5. 其他，如上消化道大出血、低血钾、高血糖、乳酸性酸中毒。

九、预　防

1. 所有哮喘患者，尤其是那些病情控制不理想的患者应该坚持常规定期复查。

2. 除了对哮喘的诊断，进行哮喘危险因素的评估是有益的。

3. 病情不易控制的患者应由社区医院转给专科医师处理。

4. 警惕那些合并有精神社会因素的患者。

5. 只有那些症状最轻的哮喘患者可以单用 β 受体激动药治疗，其他都应综合治疗为主。

6. 不单是医师，所有第一时间接触患者的人，包括导诊员、救护车司机等都必须会初步鉴别哪些伴有呼吸困难的哮喘患者必须送到急诊室马上治疗。

7. 患者入院应该作为一个回顾整个治疗、护理方案的机会。

8. 所有需要住院的患者都应有一个呼吸科医师随访。

9. 对患者进行必要的教育和培训,以便当病情加重时不至于任由病情发展到重危哮喘,患者有必要制定自我监护治疗计划。

十、预　后

重危哮喘的预后与许多因素有关,如开始使用类固醇类药物的时机延迟,合并充血性心力衰竭,合并 COPD 或有吸烟史均会增加死亡的危险。国外一项关于 1989－2003 年 15 年间死于哮喘发作的患者的临床特征的回顾性研究结果表明,早期发现哮喘的"预警信号",早期到急诊室就诊,充分恰当的治疗措施,以及特别密切地观察病情变化,尤其是患者就诊 1h 内的病情变化,将有助于降低致死性哮喘的发生率和病死率。

(高心晶　秦英智)

第七节　慢性阻塞性肺疾病急性加重期

慢性阻塞性肺疾病(chronic obstructive pulmonary disease,COPD)是一种可防治的常见疾病,其特征为持续性气流受限,并呈进行性发展,阻塞性细支气管炎和肺气肿是引起气流受限的主要病因;其最初影响器官主要为肺,但也可引起全身性的炎症反应。COPD 是全球死亡原因的主要疾病之一,也是 ICU 患者中的主要病因,且其患病率和病死率呈逐年上升的趋势。临床上将 COPD 分为 2 个阶段:COPD 急性期(acute exacerbations of COPD)和 COPD 稳定期(stable COPD)。AECOPD 是指患者出现超越日常状况的持续恶化,并需改变基础 COPD 的常规用药者,通常在疾病过程中,患者短期内咳嗽、咳痰、气短和(或)喘息加重,痰量增多,呈脓性或黏脓性,可伴发热等炎症明显加重的表现。GOLD 2011 版认为 AECOPD 一种急性事件,特征为患者的呼吸症状加重,超过日常的波动范围,且导致药物治疗的改变。目前大多数研究仍采用 Anthonisen 定义和分型标准,至少具有以下 3 项中的 2 项即可诊断:①气促加重;②痰量增加;③痰变脓性。

一、流行病学

1997 年 WHO 统计数据显示,COPD 居慢性非传染性疾病第 2 位,全球范围内约有 6 亿人罹患此病;GBD(The Global Burden of Disease Study)数据显示 1990 年 COPD 病死率居第 6 位,预计于 2020 年其病死率可升至第 3 位。据文献报道,中国城市 COPD 病死率居第 4 位(13.89%),农村居第 1 位(20.04%),全国 COPD 患者多达 4 000 万例,每年因此死亡者 100 万例,约 50%的 AECOPD 患者发作时没有就医。此外,在住院患者中,AECOPD 的病死率约 10%,1 年内病死率可达 40%,而在年龄>65 岁的老年患者中,1 年内病死率可高达 59%。尽管目前关于 COPD 的研究中对于其危险因素的发现并不全面,已经明确吸烟是其中之一。尽管目前欧美已经采取措施限制烟草消费,但在亚洲烟草消费还处于一个增加的阶段,说明 COPD 的防治任务依然艰巨。吸烟可引起小气道功能受损、阻力增加,继续进展可造成周围气道纤维化和结构重塑。长期吸烟除了可造成气道阻塞,还可损伤血管系统,加速动脉硬化;尤其当已患有轻、中度 COPD 的长期吸烟者发生支气管气道高,预示着将进入肺损伤进展期。反应性一秒用力呼气容积(forced expiratory volume in the first second,FEV_1)是 COPD 严重程度的重要指标。此外,其他环境因素还包括工业粉尘、空气污染以及生物制品燃烧等有害气体颗粒均可造成肺损伤。在以往的研究中,肺部感染曾经被认为是气道受损的重要原因,但对其的纵向队列研究表明两者没有必然联系,目前还没有研究发现儿童期肺部感染与成年后肺功能之间有直接联系。最后,基因也是 COPD 发生的危险因素之一,已经证实的即 α_1-抗胰蛋白酶(α_1-antitrypsin,α_1-AT)的缺乏。由于蛋白酶-抗蛋白酶系统保持着平衡状态是防止肺气肿发生的重要因素,平衡失调不仅造成细胞外基质蛋白和胶原破坏,还造成肺实质细胞成分的损伤,并在炎症的驱动中起诱导作用。体内最主要的抗蛋白酶即 α_1-AT,先天性 α_1-AT 缺乏多见于欧美等国家的白种人,在东亚人群中较为少见。高龄、哮喘、气道高反应性、慢性支气管炎、感染等均已列为 COPD 危险因素。

二、病　理

COPD 包括 3 种重叠状态,即慢性支气管炎

（气道黏液高分泌）、慢性细支气管炎（小气道疾病）和肺气肿（由于肺泡毁损导致气腔扩大）。

1. 大气道 指气管、支气管和呼气相内径＞2mm的细支气管，主要表现为气道黏液高分泌和黏液纤毛功能障碍，常见病理改变有黏液腺增生、浆液腺管的黏液腺化生、腺管扩张、杯状细胞增生、灶状鳞状细胞化生和气道平滑肌肥大，支气管黏膜上皮细胞的纤毛发生粘连、倒伏、脱失，纤毛细胞数减少，异常纤毛的百分率明显增加，纤毛结构异常发生在干和顶部，包括纤毛细胞空泡变性、细胞膜凸出、形状改变等。

2. 小气道 呼气相内径＜2mm的细支气管主要表现为管壁单核巨噬细胞和$CD8^+$ T淋巴细胞浸润、杯状细胞化生、平滑肌增生及纤维化，管腔扭曲狭窄、腔内不同程度黏液栓形成，管壁因肺气肿引起气道外部附着力降低。

3. 肺气肿的形成 肺气肿是指终末支气管远端部分（包括呼吸性细支气管、肺泡管、肺泡囊和肺泡）膨胀，并伴有气腔壁的破坏。肺气肿根据病变的分布分为小叶中央型和全小叶型肺气肿。前者主要发生在吸烟者，而后者在α_1-AT缺乏患者更明显，目前认为2种类型在吸烟引起的阻塞性肺气肿中都可存在。

当AECOPD发生时上述呼吸力学异常进一步加重，耗氧量和呼吸异常显著增加，不能维持有效的肺泡通气，从而造成缺氧及CO_2潴留。

三、病理生理

1. 黏液分泌亢进和黏液纤毛清除功能紊乱 黏液的分泌和清除之间保持着一种平衡，持续过多的黏液分泌会阻塞呼吸道管腔，导致气流受限。长期过多的黏液分泌又称慢性黏液高分泌。COPD患者往往合并纤毛结构、功能和黏液流变学特征的改变，这些病变引起气道黏液纤毛清除功能障碍，从而引起慢性支气管炎。Peto等的研究发现气道慢性黏液腺增生与COPD急性发作次数有关。气道黏液高分泌是COPD患者肺功能损失的潜在危险因素。慢性黏液腺增生对预后的影响虽不如FEV_1，但可使COPD患者死亡的危险性增加3～4倍。

2. 呼吸生理异常和肺功能改变

（1）肺容量：肺容积增加可引起肺过度充气，可分为静态过度充气和动态过度充气（dynamic hyperinflation，DH），是COPD的典型特征。前者主要见于COPD后期及α_1-AT缺乏的患者，后者则可发生于所有COPD患者，是引起肺容量增加的最常见原因，也是COPD病理生理的核心部分。DH形成机制主要与呼气受限和呼吸频率有关。COPD由于支气管壁的炎症、黏液分泌增加与痰栓形成、支气管痉挛等，使气流阻力增加，加上肺实质的破坏，使支撑小气道的肺泡隔破坏，呼气过程中由于小气道失去有效的支撑而被压缩甚至闭塞，引起呼气受限。DH在AECOPD或运动后可加剧，患者休息减慢呼吸频率后减轻。此外，DH可引起呼气末胸廓过度扩大，从而显著增加呼吸肌尤其是吸气肌的负荷，增加呼吸功。DH和肺容积增加还可使膈肌低平及曲率半径增大、吸气肌纤维初长度缩短，导致COPD患者的吸气肌力量及耐力均下降，最终导致肌肉收缩力下降、疲劳甚至衰竭。上述情况在AECOPD患者中尤为明显，与气急或气急加重密切相关。

（2）肺通气功能：慢性进行性不完全可逆性气流受限是COPD的病理生理特征。小气道纤维化和狭窄、肺泡弹性回缩力降低和维持小气道开放的肺泡支持结构破坏引起不可逆阻塞；而COPD也存在不同程度的可逆阻塞，尤其是AECOPD患者合并有感染时，支气管黏膜充血水肿、黏液和浆液的渗出、平滑肌痉挛等病理特征更为明显。

（3）肺换气功能：肺泡壁膨胀破裂，肺泡面积减少及肺泡周围毛细血管广泛损害，可使弥散功能减退。由于COPD肺部病变程度不一，同一部位支气管和血管受累程度也不一致。有些肺区支气管病变严重，但肺泡毛细血管血流量减少不显著，另一些肺区的肺泡通气变化不大，但肺泡周围毛细血管受损严重，都可引起通气/血流比失调，这种情况在AECOPD更为明显。弥散功能减退和通气/血流比例失调是除通气功能障碍外导致COPD低氧血症的重要原因。

（4）动脉血气分析：COPD肺通气功能和换气功能障碍发展到一定程度（$FEV_1 < 40\%$）就会发生低氧血症和（或）二氧化碳潴留。低氧血症多发生于AECOPD，与炎症性充血、水肿、黏液分泌增多和支气管痉挛导致肺泡低通气、通气/血流比例失调有关。

3. 肺动脉高压和急性心功能不全 低氧血症引起肺小动脉痉挛是肺动脉高压最主要的病因，长期缺氧可引起肺小动脉平滑肌肥厚、内膜灶性坏死、纤维组织增生和血管狭窄，肺血管重构使得肺动脉高压不可逆。而慢性缺氧导致红细胞增多,血容量和血黏度增高也可增加肺循环阻力。由于AECOPD多发生低氧血症,可诱发上述情形加重,从而引起急性心功能不全。

四、病因及发病机制

AECOPD的最主要诱因为感染,造成感染的微生物主要是细菌或病毒,其次为非典型病原体。Monsó等的研究表明,轻度AECOPD病原体中,流感嗜血杆菌占59%,肺炎球菌为17%,卡他莫拉菌占12%。Fagon的研究表明重度AECOPD病原体中,副流感嗜血杆菌占25%,肺炎链球菌占16%,流感嗜血杆菌占14%,并可能合并铜绿假单胞菌。其次还有气道痉挛(空气污染、气候改变等所致)、痰液引流不佳、合并心功能不全、肺栓塞、肺不张、气胸、胸腔积液、误吸反流、电解质紊乱、酸碱失衡、不适当吸氧、镇静药和利尿药、呼吸肌疲劳等。此外,1/3的AECOPD诱因尚不明确。

AECOPD的发病机制:①炎症反应。COPD患者,尤其是长期吸烟者,有害颗粒吸入可刺激免疫系统,激活巨噬细胞、中性粒细胞、$CD8^+$ T淋巴细胞产生一系列的化学趋化因子,从而破坏肺部结构,而机体对损伤的修复使其结构改变最终可导致气道壁增厚、管腔狭窄、弹性减弱和气流阻力增加。当COPD患者感染加重时,炎症反应可在此基础上刺激黏液分泌,增加基底膜通透性;②肺通气/换气功能下降。肺弹力纤维富含蛋白酶-抗蛋白酶和其他种类的基底蛋白酶作用体系,COPD患者气道和肺实质慢性炎症时,炎症细胞可打破蛋白酶作用体系平衡,从而引起弹力纤维破坏,造成肺气肿。此外,气道壁和肺实质的慢性炎症还可引起组织破坏,对损伤的修复使其结构改变最终导致气道壁增厚、管腔狭窄、弹性减弱和进行性气流阻力增加,引起气道重塑。当AECOPD的诱因出现时,上述气道和肺部的病理改变可加重,从而引起肺功能的急性下降。

五、临床表现

1. 症状

(1)肺部症状:呼吸困难加重、脓性痰增加、痰量增加。

(2)全身症状:包括有全身不适、失眠、嗜睡、疲乏、抑郁、精神错乱等。

2. 体征　AECOPD患者多表现为肺气肿体征。桶状胸,急性发作期呼吸浅快,辅助呼吸肌,如斜角肌及胸锁乳突肌参加呼吸运动,重症可见胸腹矛盾运动。剑突下心尖波动。低氧血症者可出现黏膜及皮肤发绀,伴二氧化碳潴留者可见球结膜水肿。伴右侧心力衰竭者可见下肢水肿。叩诊呈过清音,心浊音界缩小,肺肝界降低。

六、辅助检查

1. 肺功能检查　肺功能检查是判断有无气流受限、诊断COPD的金标准,对COPD严重度评价、监测治疗反应和疾病进展、估计预后均有重要意义。吸入支气管扩张药后$FEV_1/FVC<70\%$,可诊断COPD;确诊COPD患者推荐每年至少随访1次肺功能。2011版GOLD认为任何呼吸困难、慢性咳嗽或多痰、有暴露于危险因素病史的患者,均考虑临床诊断COPD。FEV_1占预计值的百分比是判断气流受限严重程度良好指标,$FEV_1<1L$常提示为严重发作。深吸气量IC与呼吸困难及运动能力的关系较FEV_1更密切,评价支气管扩张药疗效也较FEV_1好。呼气峰流速(peak expiratory flow,PEF)及最大呼气流量-容积曲线(maximal expiratory flow-volume,MEFV)也可作为气流受限的参考指标,但COPD患者PEF与FEV_1的相关性不够强,PEF有可能低估气流阻塞的程度。肺泡隔破坏及肺毛细血管床丧失可使弥散功能受损,一氧化碳弥散量(diffusing capacity for carbon monoxide,DLco)下降反映了能够提供气体交换的肺泡表面积减少,并可大致估测肺气肿的严重程度,但DLco与肺泡通气量(alveolar ventilation,VA)之比(DLco/VA)较单纯DLco更敏感。值得注意的是,对于严重AECOPD患者来说,通常都无法配合进行肺功能检查。

2. 实验室检查　血常规、生化、C反应蛋白、血气分析等结果均可有助于AECOPD的诊断及进展程度。AECOPD患者多伴有慢性缺氧,可出现血红蛋白及红细胞升高,合并肺心病者血液黏稠度增加,血细胞比容升高,合并感染时,可出现白细胞增高,中性粒细胞比率升高并核左移。生化检查可提示电解质及器官功能的异常。合并感染时白细胞总数及中性粒细胞均可增高,CRP也会非特异性升高,有助于细菌性感染的早期诊断及鉴别诊断。此外,由于CRP水平与气流受限程度呈正相关,且其有随FEV_1下降而增高的趋势,因此能反映COPD急性加重期的严重程度并作为治疗效果评判的重要标记物。痰涂片中可见大量脓细胞或中性粒细胞，也可了解球菌或杆菌感染，指导早期经验性用药。痰培养最好连做 3 次以上，明确致病菌及抗生素的使用。痰培养可检出各种病原菌，常见者为肺炎链球菌、流感嗜血杆菌、卡他莫拉菌、肺炎克雷伯杆菌等。AECOPD 患者出现病情变化时也需及时行病原学检查。

$FEV_1 <40\%$ 预计值者及具有呼吸衰竭或右侧心力衰竭临床征象者，均应行动脉血气分析检查。COPD 患者早期可无变化，随着病情发展，低氧血症逐渐加重，可出现明显缺氧及二氧化碳潴留、呼吸性酸中毒和 pH 异常。$PaO_2 <50mmHg$，$PaCO_2 >70mmHg$，$pH<7.30$ 提示病情危重。pH 是疾病严重程度的标志，它反映了肺泡通气状况的急性恶化。$pH<7.26$ 多提示预后不良，与病死率明显相关。此外，pH 也提示是否需要进行无创正压通气或有创通气。

3. 影像学检查 胸部 X 线检查可除外其他肺部疾病，多用于轻、中度 COPD 及部分重度 COPD 患者诊断，急性发作时与合并肺炎鉴别。COPD 典型 X 线征表现为胸廓饱满，肋间隙增宽，肺过度充气，肺容积增大，胸腔前后径增长，膈肌下降，肺野透亮度增高，肺纹理纤细、稀疏，心影狭长、垂直；肺门血管纹理呈残根状，肺野外周血管纹理纤细，有时可见肺大疱形成。并发肺动脉高压和肺源性心脏病时，除右心增大的 X 线征外，还可有肺动脉圆锥膨隆、肺门血管影扩大及右下肺动脉增宽等。23.5% 的 AECOPD 患者可出现新的浸润影。胸部 CT 检查一般不作为常规检查，但在肺气肿类型的评估以及确定肺大疱的大小和数量上有较高的敏感性和特异性。

4. 其他 AECOPD 合并急性心功能不全时，心电图可出现右心室肥大、心肌缺血及心律失常的表征。早年出现严重肺气肿或有 COPD 家族史的患者应检查 α_1-AT 量及活性，出现 α_1-AT 缺乏者多见于白种人。如临床怀疑患者存在睡眠呼吸暂停或出现动脉血氧水平清醒和睡眠时相矛盾的情况，可考虑进行睡眠监测。

七、诊 断

1. AECOPD 诊断 任何患有呼吸困难、慢性咳嗽或多痰的患者，并且有暴露于危险因素的病史，在临床上需要考虑 COPD 的诊断。做出 COPD 的诊断需要进行肺功能检查，吸入支气管扩张药之后 $FEV_1/FVC<0.7$ 表明存在气流受限，即可诊断 COPD。急性加重的诊断完全凭借患者的临床表现：COPD 患者主诉症状[基线呼吸困难、咳嗽和（或）咳痰]发生急性改变，超过日常波动范围。

2. AECOPD 的临床分级 AECOPD 严重度的评估应根据患者加重前的用药史、合并疾病、症状、体检、动脉血气和其他实验室检查等综合评定。特别需要了解患者的气促、咳嗽、痰量、痰色和日间活动受限频度和发作时的严重度。2007 年美国胸科学会年会（ATS）上欧美专家达成新的共识，认为 AECOPD 的分级为：Ⅰ级/轻度，呼吸症状加重，患者可以通过增加药物来控制；Ⅱ级/中度，需要全身激素和（或）抗生素治疗；Ⅲ级/重度，急性加重，需住院或急诊治疗。

2011 年版 GOLD 有 2 种方法评估 AECOPD 的风险。第一，应用 GOLD 的肺功能分级，即 GOLD 3 级或 4 级（表 16-12）表明有高风险，这种方法较常用。第二，根据患者急性加重的病史进行判断，在过去的 1 年中有 2 次或 2 次以上的急性加重次数，表明具有高风险。如果当肺功能评估获得的风险分类与急性加重史获得的结果出现不一致时，则以两种方法评估所得到的风险最高的结果为准。

表 16-12 COPD 患者气流受限分级（吸入支气管扩张药后的 FEV_1）

GOLD 分级	患者肺功能 $FEV_1/FVC<0.70$
GOLD 1：轻度	$FEV_1\%$ pred$\geq 80\%$
GOLD 2：中度	$50\%\leq FEV_1\%$ pred$<80\%$
GOLD 3：重度	$30\%\leq FEV_1\%$ pred$<50\%$
GOLD 4：非常重度	$FEV_1\%$ pred$<30\%$

八、鉴别诊断

1. 支气管扩张 有反复发作咳嗽、咳痰特点，常反复咯血。合并感染时咳大量脓性痰。查体常有肺部固定湿啰音，部分胸部 X 片示肺纹理粗乱或呈卷发状，高分辨 CT 可见支气管扩张改变征。

2. 肺结核 可有午后低热、无力、盗汗等结核中毒症状，痰检可发现抗酸杆菌，胸部 X 线片检查可发现病灶，病原学检查可有助鉴别。

3. 弥漫性泛细支气管炎 大多数为男性非吸烟者，几乎所有患者均有慢性鼻窦炎，X 线胸片和高分辨率 CT 显示弥漫性小叶中央结节影和过度充气征。

4. 肺栓塞　多有静脉血栓的危险因素，可发生咯血、晕厥及明显呼吸困难，颈静脉充盈。X线示区域性肺血管纹理减少，有时可见尖端指向肺门的楔形阴影。CT肺动脉造影和MRI等检查可帮助鉴别。

5. 急性充血性心力衰竭　胸部X线片示心脏扩大、肺水肿；肺功能测定示限制性通气障碍（而非气流受限）。

九、治　疗

AECOPD治疗目的在于使当前加重的危害最小化，以及预防随后的病情进展。短期治疗目标在于改善症状、减少或清除细菌负荷、减轻支气管炎症反应以及尽早恢复。长期治疗目标为延长急性发作间隔时间、减慢肺功能下降速度、减缓COPD进展、提高患者生活质量以及降低社会经济负担。

1. 门诊治疗　适用于轻、中度AECOPD患者。

（1）支气管扩张药：适当增加所用支气管舒张药的剂量和频度；加用抗胆碱能药物吸入治疗，异丙托溴铵或噻托溴铵。给予较大剂量的雾化治疗，沙丁胺醇$250\mu g$，异丙托溴铵$500\mu g$或沙丁胺醇$1\,000\mu g$加异丙托溴铵$250\sim500\mu g$。

（2）糖皮质激素：全身使用糖皮质激素可促进病情缓解和肺功能的恢复；基础$FEV_1<50\%$预计值，可口服泼尼松龙，每日$30\sim40mg$，疗程$7\sim10d$。

（3）抗生素：合并有脓性痰者，可酌情使用；根据不同的肺功能状态，兼顾有无铜绿假单胞菌感染的因素，及当地流行趋势选用抗生素。推荐轻、中度AECOPD患者短疗程抗生素治疗，以防止出现真菌感染。

2. 住院治疗/ICU治疗　院外治疗的AECOPD患者出现以下指征：症状显著加重，突然出现静息状态下呼吸困难；出现新的体征，如发绀、外周水肿等；原有治疗方案不能缓解；出现严重的伴随疾病；新近发生的心律失常；诊断不明、高龄患者，可考虑住院治疗。

（1）AECOPD收治ICU的指征：严重呼吸困难对初始治疗反应不佳；出现精神错乱、嗜睡、昏迷；氧疗及无创正压通气后的低氧血症不能纠正（$PaO_2<40mmHg$），和（或）高碳酸血症恶化（$PaCO_2>60mmHg$），和（或）呼吸性酸中毒加重（pH<

7.25）。

（2）呼吸支持：呼吸肌疲劳是导致呼吸衰竭的主要原因，此时予以无创正压机械通气（noninvasive positive pressure ventilation，NPPV）早期干预可获得良好疗效。若痰液引流障碍或有效通气不能保障时，需建立人工气道行有创正压机械通气（invasive positive pressure ventilaton，IPPV）以有效引流痰液和提供较NPPV更有效的通气。有效的NPPV治疗可在短时间内（通常为$1\sim6h$）使其pH增高、动脉血二氧化碳分压降低、呼吸困难程度下降，长时间应用可降低气管插管率，缩短住院时间。因此，NPPV可作为AECOPD的一项常规治疗手段。而早期NPPV成功率高达93%，延迟NPPV成功率则降为67%。对于出现轻中度呼吸性酸中毒（7.25<pH<7.35）及明显呼吸困难（辅助呼吸肌参与、呼吸频率>25/min）的AECOPD患者，推荐应用NPPV。而对于严重呼吸性酸中毒的患者可在严密监测下尝试使用NPPV。气道保护能力和自主呼吸能力较差，以及无法应用面罩的患者均为NPPV禁忌证。

对于有NPPV禁忌或使用NPPV失败的严重呼吸衰竭患者，一旦出现严重的呼吸形式、意识、血流动力学等改变，应及早插管改用IPPV。IPPV的禁忌证包括危及生命的低氧血症[$PaO_2<50mmHg$或氧合指数（PaO_2/FiO_2）$<200mmHg$]；$PaCO_2$进行性升高伴严重的酸中毒（pH≤7.20）；严重的意识障碍（如昏睡、昏迷或谵妄）；严重的呼吸窘迫症状（如呼吸频率>40/min、矛盾呼吸等）或呼吸抑制（如呼吸频率<8/min）；血流动力学不稳定气道分泌物多且引流障碍，气道保护功能丧失NPPV治疗失败的严重呼吸衰竭患者。一旦患者的自主呼吸有所恢复，宜尽早采用辅助通气模式，保留患者的自主呼吸，使患者的通气能力得到锻炼和恢复，为撤机做好准备。

3. 药物疗法

（1）抗生素：使用抗生素治疗AECOPD可以缩短AECOPD的病期及减轻其症状严重度，并可防止气道感染进展为肺实质感染。病情危重患者需要NPPV或IPPV均需使用抗生素，其范围必须覆盖铜绿假单胞菌。具有下列指标中任何2项应强化抗菌治疗（主要针对革兰阴性杆菌）：短期内急性加重发作3次以上；接受多种抗生素治疗；既往抗生素治疗无效；有机械通气病史；既往有下呼吸道革兰阴性杆菌定植或感染病史；长期全身激素应用;需要氧疗者;吸烟;合并有严重并发症(免疫抑制、HIV 感染、恶性肿瘤等)。抗菌治疗应尽可能将细菌负荷降至最低水平以延长 AECOPD 的间隔时间,推荐治疗疗程为 5～7d。但长期应用广谱抗生素和糖皮质激素易继发深部真菌感染,因此,应注意抗生素使用疗程;但对于使用 IPPV 的病情危重者或存在革兰阴性杆菌感染多重耐药的患者,可在预防继发深部真菌感染的前提下,适当延长抗生素的使用时间。

(2)支气管扩张药:单一吸入短效 β_2 受体激动药,或短效 β_2 受体激动药和短效抗胆碱能药物联合吸入,通常在急性加重时为优先选择的支气管扩张药。这些药物可以改善症状和 FEV_1,使用 MDI 和雾化吸入没有区别,但后者可能更适合于较重的患者。急性加重时长效支气管扩张药合并吸入糖皮质激素是否效果更好尚不确定。茶碱仅适用于短效支气管扩张药效果不好的患者,不良反应较常见。

(3)糖皮质激素:全身应用糖皮质激素和抗生素能够缩短康复时间,改进肺功能(FEV_1)和 动脉血氧分压,并降低早期复发的危险性,减少治疗失败的概率和缩短住院时间。推荐口服泼尼松 30～40mg/d,使用 10～14 d,也可以选用雾化吸入布地奈德。

4.其他　包括维持液体平衡,特别注意利尿药的使用、抗凝血、治疗合并症、改善营养状况、积极戒烟。AECOPD 是可以预防的。应戒烟,用流感疫苗和肺炎链球菌疫苗,现有疗法包括单独应用长

效支气管扩张药吸入,或长效支气管扩张药和糖皮质激素联合吸入,可降低急性加重的次数和减少住院。

十、并 发 症

1. 心血管疾病。
2. 感染。
3. 呼吸衰竭。
4. 自发性气胸。
5. 肺癌。

十一、随 访

患者出院后 4～6 周应进行随访。随访内容包括劝导戒烟、评价药物疗效、评价肺功能、评价患者对治疗策略的理解和自我管理、复查血气,若低氧血症持续存在应进行长期家庭氧疗(long term oxygen therapy,LTOT)。

十二、预 防

AECOPD 的预防主要是避免出现急性加重的诱发因素及增强机体免疫力。戒烟是预防 COPD 的重要措施,也简单易行。流感疫苗、肺炎链球菌疫苗、细菌溶解物、卡介苗多糖核酸等对防止 COPD 患者反复感染可能有益。同时应加强体育锻炼,增强体质,提高机体免疫力,可帮助改善机体一般状况。

(黎毅敏)

第八节　大 咯 血

咯血(haemoptysis)是指喉及喉以下的呼吸道任何部位的出血经口咯出的一种临床症状。对大咯血(severe or massive hemoptysis)的定义,目前国内外尚无普遍公认的标准,咯血的主要危险为窒息,而 24h 咯血量 200ml 以上即有窒息的风险,因此,目前普遍被呼吸病学专家认可的大咯血的标准是每 24 小时咯血量超过 200～600ml;或者咯血量虽达不到以上标准,但已引起血流动力学障碍或者出现呼吸功能障碍,如影响气体交换或导致气道阻塞。大咯血在咯血患者中所占比例不超过 5%,但大咯血患者中急性致命性出血的发生率可达 7%～30%,如未予及时有效的治疗,大咯血患者的病死率可达 50% 以上。研究表明,大咯血致死的风险与咯血量、出血速度、肺内潴留的血量及患者基础的

心肺功能储备有关,而与咯血的病因无关,且咯血量的多少也并不必然和基础疾病的严重性完全一致。因此,一旦临床上发现大咯血的患者,应对其进行迅速的风险评估并及时给予适当治疗。目前对于咯血的管理尚无统一的临床指南作为指导借鉴,即使对经验丰富的临床医师,大咯血的处理也存在一定的挑战。

一、病理生理和病因学

肺具有双重动脉供血系统,支气管动脉发自于主动脉,为高压循环系统,其压力等于体循环压力,主要为支气管及肺组织供血(营养血管);肺循环是一个低压、低阻力循环,其阻力为体循环的 1/6,主要执行氧合和气体交换功能。引起咯血的病变血

管中,有90%来源于支气管动脉,5%来自于肺循环,5%来源于主动脉循环系统(主动脉-支气管动脉瘘,主动脉瘤破裂)和非支气管动脉系统(如肋间动脉、冠状动脉、起源于腋下或锁骨下动脉的胸骨角动脉、膈上或膈下动脉等)。支气管动脉通常于第3~8胸椎水平(以第5~6胸椎水平最常见)起源于降主动脉,5%~10%的脊髓前角动脉起源于支气管动脉的肋间动脉分支。

咯血通常存在多因素的机制,主要发病机制可归纳为血管通透性增高(如肺部感染、中毒或血管栓塞等);血管壁侵蚀和破裂(如肺部感染、肿瘤、结核等);血管瘤破裂(如支气管扩张、肺结核空洞等);肺淤血(如二尖瓣狭窄、肺动脉高压、高血压性心脏病等);凝血因子缺陷或凝血过程障碍(如白血病、血小板减少性紫癜、血友病等);其他(如肺挫伤、子宫内膜异位症等)。咯血可能提示潜在严重的基础疾病,因此,一旦临床上出现咯血,需进一步寻找其病因。据统计有100余种疾病可引起咯血,在引起大咯血的病因中,以慢性感染,如支气管扩张症、肺结核、肺脓肿、肺恶性肿瘤、在空洞基础上合并的足分枝菌感染等最为常见。表16-13列举了大咯血的常见病因。

表 16-13　大咯血的常见病因

支气管肺疾病	感染	分枝杆菌(结核分枝杆菌最常见)
		真菌(曲霉菌,足分枝菌等)
		坏死性肺炎或肺脓肿(克雷伯杆菌,铜绿假单胞菌,金黄色葡萄球菌,肺炎链球菌,其他链球菌属及放线菌属)
		伴有脓毒性栓子的细菌性心内膜炎
		寄生虫(肺吸虫,肺包虫)
	肿瘤	支气管肺癌
		肺转移癌
		气管或支气管内良性肿瘤
		肉瘤
	其他	支气管扩张、囊性肺纤维化
		慢性支气管炎
		肺泡出血
心血管疾病		支气管动脉瘤,肺动脉瘤
		先天性心脏病或肺血管畸形,动、静脉畸形,肺动脉高压
		左侧心力衰竭,二尖瓣狭窄
系统性疾病		韦格纳肉芽肿
		肺出血-肾炎综合征
		白塞病
		系统性红斑狼疮
血液病		凝血疾病(先天性、获得性或医源性)
		血小板减少症或功能障碍
其他		子宫内膜异位症,淋巴管肌瘤病
		支气管结石症
		肺隔离症
		淀粉样变性
		外源性吸入
		肺移植

（续 表）

创伤	诊断性支气管镜刷检或活检术 肺介入治疗相关（肺减容术，金属支架置入术，高剂量近距离放射治疗） 导管诱发的肺动脉破裂 肺挫伤或贯通伤 气管手术
药物或毒素	青霉胺 溶剂 强效可卡因 贝伐单抗 偏苯三酸酐

1. 肺结核 在世界范围内，结核仍是引起咯血的重要原因，尤其在发展中国家，结核仍是咯血的首位病因。约有25%的结核病患者在其病程中会发生咯血，咯血可发生在结核急性感染或慢性瘢痕、钙化的基础上。大多数咯血是由活动性结核引起，急性期肺组织被破坏产生结核空洞，空洞壁上增生的血管容易破裂导致咯血，这些增生的血管多来自支气管动脉与肺动脉之间相互联系的血管网。国外学者对肺结核致死患者进行的病理研究发现，非急性期肺结核患者大咯血的原因是横跨慢性结核厚壁空洞的肺动脉扩张部分的局部破裂，这些血管位于结核空洞或机化组织的边缘，切线经过空洞，血管的外膜或肌层可被结核累及或局部炎症对血管壁产生破坏作用，导致血管突入空洞腔和动脉瘤形成。肺动脉压的短暂增加或持续性炎症致动脉瘤破裂，血流入空洞而引起致命性出血。结核空洞出血的另一个重要原因是在空洞基础上继发足分枝菌或曲霉菌感染导致足分枝菌病或曲霉肿。足分枝菌病是一种腐物寄生菌感染，主要由菌丝成分与坏死细胞碎屑、纤维素和黏液混合所成。足分枝菌病的腔壁是纤维性的，含有丰富的肉芽组织和数量不等的慢性炎性细胞，与空洞相连接的血管是支气管动脉网的分支。结核引起的慢性空洞性病变尚可诱发淀粉样变，是结核感染后期大咯血的少见原因。对于没有空洞的肺结核患者，出血常由邻近气道的支气管石（钙化的淋巴结）侵蚀支气管壁及慢性支气管扩张引起。

2. 支气管扩张症 目前支气管扩张症的发生率已有所下降，但至今仍为临床上大咯血的常见原因。据文献报道，支气管扩张症出现咯血的发生率为25%～91%。支气管扩张是由于长期反复感染，支气管壁的软骨支撑受破坏，与支气管扩张段相关

的支气管动脉床也发生形态改变，包括支气管动脉增生，密集的支气管周围血管和黏膜下支气管小动脉丛的扩张与肺动脉床吻合的增加，当发生慢性炎症或感染时，出血可来自扩张扭曲的支气管血管，也可来自支气管扩张段管壁内丰富的黏膜下血管丛，承受体循环压力的血管发生破裂时可引起致命性大咯血。

3. 肺部肿瘤 支气管肺癌在其临床病程中，咯血发生率约为20%，近年来由于肿瘤介入技术的应用，大咯血的发生率已有所控制，据文献统计，肺癌患者在其病程终末期大咯血的发生率为3%。大部分肺癌患者在发生大咯血前已有少量的咯血，但约20%的患者可发生没有先兆的突发大咯血，大咯血主要发生于肺鳞状细胞癌及支气管类癌，常由给肿瘤供血的增生的支气管动脉因炎症或坏死而破裂出血所致，肿瘤直接侵犯血管所致大咯血较为少见。恶性实体瘤发生肺转移的患者，咯血常因病变侵犯支气管所致，支气管肺转移癌中与咯血有关的最常见的原发癌有乳腺癌、结肠癌、肾癌和黑色素瘤。纵隔肿瘤，尤其是食管癌，可直接扩展侵蚀气管支气管树发生大咯血。

4. 其他因素 克雷伯杆菌、铜绿假单胞菌、金黄色葡萄球菌、肺炎链球菌及其他链球菌属、放线菌属等病原体感染等可引起肺实质及血管的坏死性破坏，也可能引起致命性大咯血。约30%的肺栓塞患者可发生咯血，出现大咯血较为少见。自身免疫性血管炎及系统性疾病累及肺部所致的咯血多表现为弥漫性肺泡出血，有时可出现大咯血。肺隔离症（叶内型）可表现为顽固性大咯血。二尖瓣狭窄导致肺静脉压和肺毛细血管压力增高可致咯血，但大咯血不多见。先天性心脏病患者，咯血主要由原发或继发性肺动脉高压所致。咯血可作为肺血

管畸形的首发症状,但大咯血少见。医源性咯血主要是支气管镜检查、经皮肺组织穿刺活检术及Swan-Ganz导管检查的并发症。在大咯血患者中,尚有8%～15%经详细检查未能明确原因,考虑为隐源性大咯血,需长期追踪明确咯血病因。

5. ICU患者的咯血 据多项研究结果表明,ICU患者出现大咯血的主要原因为支气管扩张症、活动性肺结核、感染所致的坏死性肺炎、肺癌等,同时也可发现可能存在与原发病无关的咯血,此时需考虑到患者的全身病理生理状况及医源性病因。常见的医源性病因,如反复气道内吸痰所致呼吸道出血,气管插管或气管切开导管尖端的损伤,导管套囊刺激致气道黏膜狭窄等;压力性坏死和导管侵蚀无名动脉、颈动脉其至侵蚀主动脉弓均可引起大咯血;留置肺动脉导管尖端气囊过度充盈、导管尖端刺破血管、气囊偏心等均可能导致肺动脉破裂引起大咯血,这种导管相关并发症的发生率不高,但病死率非常高。无论何种原因引起的咯血,若患者存在弥散性血管内凝血(DIC)、凝血功能障碍、尿毒症或药物所致血小板功能异常或血小板减少症,均会加重出血,且可能会出现自发性肺泡出血。

二、临床特征

1. 症状 详细、系统的病史采集,对出血量的评估、咯血的病因判断以及及时有效的治疗有一定的指导意义。对咯血量的询问,应详细询问某个精确的时间段内的具体出血量,比如可用杯子或调羹等具体的工具来对咯血进行评估计量。病史方面,除呼吸、循环系统疾病外,尚需注意少见病因的病史询问,与月经相关的反复咯血常提示子宫内膜异位症;外出旅游史提示某些传染病,如流行性出血热、钩端螺旋体病等;生活居住在西北或内蒙古牧区者,有肺包虫病可能;有进食喇蛄石蟹史,应考虑肺吸虫病。接受抗凝血治疗者应考虑抗凝血药物剂量过大引起的肺内出血或剂量过小引起的复发肺栓塞。

咯血作为疾病的一种症状,除原发病的表现外,部分患者在大咯血前已有少量咯血,如痰中带血的表现,然而部分患者在发生致命性大咯血前可毫无征兆。部分患者伴有胸部不适,如胸闷症状,可能提示出血的部位。咯血时咳嗽的严重程度存在个体差异,可表现为顽固性咳嗽,或仅感血液涌入口腔而几乎没有咳嗽刺激。咯血后呼吸困难的程度与咯血量及心肺储备功能有关,中、重度慢性阻塞性肺疾病、肺结核后大面积肺毁损及存在心脏基础疾病的患者,即使咯血量不多,呼吸困难的表现也可能较为明显。

2. 体征 首先必须认真仔细查体以排除口腔、鼻咽等上呼吸道出血的情况,还应注意腹部体征以协助排除上消化道出血的可能。体征对出血部位及病因的判断有一定的提示作用,但单纯通过肺部体征也较难准确定位。气道内积血可出现局限性或广泛性喘鸣音,大量出血导致肺段堵塞时可出现叩诊呈浊音。除肺部体征外,还需注意心脏、皮肤黏膜等部位的体征,心律失常、心脏杂音提示为循环系统疾病;皮肤黏膜出血提示可能为血液病、血管炎、某些传染病,如流行性出血热、钩端螺旋体病等。心血管系统必须全面检查,以发现充血性心力衰竭、肺动脉高压、心脏瓣膜病等特征性表现。

3. 实验室检查

(1)血液检查:常规的检查包括全血细胞计数、血电解质、肌酐、尿素氮、出凝血时间、血气分析等。外周血白细胞计数或中粒细胞比例增高,伴或不伴核左移提示感染性疾病或合并感染;如发现有幼稚细胞则应考虑白血病的可能;嗜酸粒细胞增多提示过敏性疾病或寄生虫病的可能;血红蛋白量及红细胞计数、血小板计数、凝血时间、凝血酶原时间异常等均须考虑血液系统疾病。咯血患者合并肾功能不全,需考虑肺出血肾炎综合征、韦格纳综合征等,进一步完善尿液分析、相关自身抗体检测。

(2)痰液检查:通过该项检查可以查找到一些致病原,如细菌、抗酸杆菌、真菌、寄生虫卵及肿瘤细胞等。

4. 影像学检查 胸部X线检查是咯血患者的一项非常重要的基本检查,占位性病变、肺实变、空洞性病变、支气管扩张等较易发现,然而,有高达46%的咯血患者的X线胸片表现完全正常,24%的肺癌患者在咯血时X线胸片完全正常。此时需进一步行胸部CT或支气管镜检查。常规X线胸片及胸部CT,可以表现为肺部炎症浸润、空洞、肺不张或其他提示出血的征象。需慎重解读对待这些影像学表现,避免误诊,如局部出血可导致远离出血部位的肺不张或浸润影;肺部空洞常为多发、双侧,且累及多个肺叶。但是空洞出血并不能迅速明确诊断,需进一步鉴别肺结核、真菌感染、结节病、坏死性肺炎及其他疾病。临床怀疑曲菌球伴空洞,在不同体位(如仰卧位、俯卧位)下显像更明显。

三、处　理

大咯血是一种临床急症,病死率较高,尽管随着临床诊疗技术的提高,病死率已有所下降,最近的研究表明大咯血的病死率仍波动于 9%~38%。大咯血的病死率与咯血的速度密切相关,4h 内咯血量≥600ml 时,患者的病死率高达 71%;4~16h 内咯血量≥600ml 者,病死率为 22%;16~48h 内咯血量≥600ml 者,病死率为 5%。另一项研究表明,24h 内咯血量≥1 000ml 者,其病死率高达58%,<1 000ml 者,其病死率为 9%。咯血量与预后相关,但导致患者死亡最常见的直接原因是咯血窒息而不是失血。因此,最重要的危险因素是失血的速度以及对心肺影响的严重程度。致命性的咯血比普通大咯血更需关注,常见的影响致命性咯血的因素见表 16-14。新近的文献中有学者建立了大咯血患者短期死亡风险评估的评分系统模型,评分系统中的相关因素包括:慢性酒精中毒,肺动脉受累,影像学表现,肿瘤,曲霉菌感染,机械通气等。

表 16-14　影响致命性咯血的因素

大量咯血(估计 24h 内出血量>600ml)
肺功能减退(阻塞性或限制性肺疾病)
精神错乱或意识障碍
因高龄、应用镇静药、神经肌肉无力或无力咳嗽
凝血功能障碍或血小板减少症
咯血的机制
基础疾病

尽管大咯血的病死率较高,目前尚无统一的指南以指导大咯血的管理,医师需尝试多种治疗方法,甚至需多学科联合共同处理。在患者发生大咯血时,首先要保持气道通畅,尽量清除气道积血,必要时建立人工气道,并维持有效的血液循环,其重点为注意气道保护、维持有效的氧合功能及充分的容量复苏。

一旦临床怀疑为下呼吸道出血,接着就应尽量明确出血的具体部位,如气管、左肺或是右肺,除详细细致的病史采集外,可借助一些辅助检查手段予以明确。

1. 胸部 X 线检查或胸部 CT　胸部 X 线检查或胸部 CT 上的浸润影或空洞不一定代表出血部位,在结核、感染和其他炎症性疾病时常呈双侧病变;浸润影可能提示着局部血液聚集,但这些血液

也可能来自对侧肺或其他肺叶或肺段。

2. 支气管镜检查　较为准确地确定支气管树上的出血部位的手段是支气管镜检查,尤其在活动性出血期间进行支气管镜检查可显著提高定位诊断的准确率,因肺内出血可沿气管支气管树较广泛地分布,只有发现活动性出血病灶而不是血块才能确定为出血部位;另外,在大咯血时应用支气管镜尚可清除气道局部积血预防窒息、肺不张等并发症,同时可于镜下给予局部止血治疗。在支气管镜的选择方面,一般认为硬质支气管镜的好处是管腔大,通气好,便于气道内操作和吸引,维持气道开放和提供通气支持的能力均较强;缺点是可视范围小,进行高质量操作比较困难,且常需全身麻醉;可弯曲的纤维支气管镜可在床旁进行,便于镜下操作,临床上更为常用。总体而言,如果咯血停止且病情稳定,可延迟数天使用纤维支气管镜以便对气管支气管树进行细致的检查,而在紧急情况下,如果出血速度超过纤维支气管镜的吸引能力且不能清除观察支气管树,不能对出血定位时,硬质支气管镜优于纤维支气管镜。

3. 支气管动脉和肺动脉造影　动脉造影常在胸部 X 线或 CT 及支气管镜检查后进行。当支气管镜检查不能对出血定位时,支气管和非支气管伴随动脉、肺动脉床的系统性动脉造影检查有助于出血的定位,动脉造影所见提示可能为出血血管的征象包括血管增多、血管增生扭曲、肥大、动脉瘤和支气管肺动脉吻合支形成,血栓形成等;造影时如有活动性出血,尚可见造影剂从血管向支气管的急性外渗。在鉴定易出血血管后通常还可进行栓塞治疗。因临床上大多数大咯血患者的出血来自支气管动脉系统,来自肺动脉床的出血者不足 10%。因此,行动脉造影时,如果未发现支气管动脉异常的证据,需考虑行肺动脉造影以明确有无肺循环出血。

四、治　疗

大咯血治疗的首要目标是保持气道的通畅和迅速控制出血,第 2 位目标才是治疗原发病,达到去除咯血病因,治愈疾病的目的。

1. 初始治疗　气道管理和容量复苏。首先应对大咯血患者进行严密的监控,并注意评估呼吸功能及血流动力学情况,如存在急性呼吸功能障碍及血流动力学障碍,应积极采用综合手段稳定病情。

稳定病情的初始首要手段是给予气道保护,保

证有效的氧合及充分的容量复苏。应尽量由有经验的具备专业素质的医护团队来处理。保持呼吸道通畅的最好办法是让患者自行咳嗽；如咯血的速度、咯血量超过患者自行咳出的能力而出现窒息等紧急情况或存在呼吸衰竭的表现时，应立即给予患者行气管插管，气管插管的直径至少为 8mm，以便下一步经支气管镜吸痰处理。如果出血部位明确，患者应采取患侧卧位以避免或预防健侧误吸。也可采取单侧肺通气策略即如有广泛地持续性出血，可将气管插管插入健侧肺的主支气管以起到保护作用。建议由有经验的医师给予双腔气管插管。如无条件行双腔气管插管，可选择使用单腔气管插管，并经支气管镜插入左侧或右侧主支气管。如为右侧活动性出血，可在支气管镜引导下将气管插管插入左侧主支气管行左肺选择性通气；如左侧出血而选择右肺通气，因当气管插管插入右侧主支气管时易堵塞右上叶支气管开口，一般建议可在支气管镜引导下将尖端带有球囊的导管（Fogarty 球囊导管）封闭左主支气管，球囊膨胀时，可贴紧左主支气管，便于气管插管，从而保证右肺通气而减少误吸的风险。行气管插管后，应对局部的血液及血块充分抽吸，以保证气体交换。

如患者存在血流动力学障碍，同时需使用晶体或血制品进行容量复苏，纠正凝血功能异常。

对潜在病因的治疗也应作为初始治疗。如对感染性疾病使用抗生素治疗，对肺结核患者抗结核治疗，对真菌感染者给予抗真菌治疗。凝血功能异常者必要时给予补充血制品，对肺泡出血者应协同肾内科专家共同处理，甚至需要免疫抑制治疗及血浆置换等。慎用镇静药及止咳药。

2. 初步稳定后的下一步处理　一旦血流动力学稳定，气道通畅及可维持有效的气体交换，下一步治疗的重点是局部止血及处理出血的源头。

将患者转至专科进行治疗，并建议尽早与胸外科、放射介入科团队联合商议最佳止血及治疗方案。止血治疗主要包括止血药物治疗与非药物治疗。

（1）止血药物治疗：内科止血药物治疗可作为止血的基础治疗。一般止血药物，如氨甲环酸、维生素 K_1、酚磺乙胺、巴曲酶等的作用多为改善凝血机制、增强毛细血管及血小板功能，故主要适用于因凝血功能障碍引起的咯血。其他病因引起的咯血，临床治疗效果并不确切。临床上一般选用 1～3 种作用机制不同的止血药物配合应用，避免过量或

过多的应用，以防患者呈高凝血状态和血栓形成。常用的止血药物如下。

①垂体后叶素：可收缩肺小动脉，使肺内血流量减少，肺循环压力降低而达到止血的效果，是治疗咯血尤其是大咯血的首选止血药。一般以 5～10U 垂体后叶素，加入 25％葡萄糖溶液 20～40ml，缓慢静脉注射；再以 10～20U 垂体后叶素，加入 5％葡萄糖溶液 250～500ml，缓慢静脉滴注维持，直至咯血停止 1～2d 后停用。用药期间需严格掌握药物剂量和滴速，并观察患者有无头痛、面色苍白、出汗、心悸、胸闷、腹痛、便意、血压升高等不良反应，并予以相应处理。对患有冠心病、高血压、动脉粥样硬化症、心力衰竭者及妊娠妇女均应慎用或不用。

②酚妥拉明：为 α 受体阻滞药，可直接舒张血管平滑肌，降低肺动静脉压、减少肺内血流量而止血。可用 10～20mg 酚妥拉明加入 5％葡萄糖溶液 250～500ml 中静脉滴注，每日 1 次，连用 5～7d。由于全身血管阻力下降，回心血量减少，应在补足血容量的基础上应用，用药时需卧床休息，注意观察血压、心率、心律等变化，并酌情调整剂量和滴速。

③普鲁卡因：通过扩张血管、降低肺循环压力而达到止血效果，尤适用于有垂体后叶素禁忌证者。使用前应做皮试，过敏者禁用。一般予普鲁卡因 50mg，加入 25％葡萄糖溶液 20～40ml 中静脉注射，视病情需要可每 4～6h 重复 1 次；或以 300～500mg 加入 5％葡萄糖溶液 500ml，静脉滴注，每日 1～2 次。注射剂量过大、注射速度过快，可引起颜面潮红、谵妄、兴奋和惊厥。

（2）非药物止血治疗：如果病情稳定，应予行胸部 CT 检查以发现出血的部位及原因。近年来的研究表明，胸部血管 CT 增强扫描优于传统的血管造影术，且对是否适合或计划行支气管动脉栓塞术非常重要。支气管镜检查也经常于 CT 增强扫描后进行。如果病情不稳定，不适合送检 CT 增强扫描，应立即行支气管镜检查。大咯血时首选硬质支气管镜以方便抽吸血液或血块；如果需要，需立即行支气管镜下治疗。

①支气管镜下治疗：通过支气管镜可有多种治疗手段，支气管镜下局部止血可采用局部滴入肾上腺素（1∶20 000），4℃冰盐水局部灌洗，局部使用纤维蛋白原、凝血酶或氨甲环酸等，尽管依据有限，在部分研究中也取得了一定的临床疗效。支气管镜

下介入治疗技术包括支气管内球囊填塞、支架置入及支气管内置入止血网或使用凝胶修补等；气管支气管内激光治疗、冷冻治疗、短距离放射治疗等技术对肺癌患者减轻咯血有一定作用。

②支气管动脉栓塞：支气管动脉栓塞是目前应用广泛且较为成熟的技术，可使大部分患者（86%～99%）的出血得以控制。常用的栓塞材料包括聚乙烯乙醇、明胶海绵、钢圈等，以聚乙烯乙醇最为常用。因大咯血最常来源于支气管动脉系统，故动脉栓塞法常用于支气管动脉出血的治疗；在肺循环系统，动脉栓塞主要用于治疗肺动静脉畸形。在行支气管动脉栓塞前，患者需行胸主动脉造影以明确支气管动脉的解剖学情况及出血部位。常见的通向患侧肺的支气管动脉是在第 5～6 胸椎之间从主动脉发出的 1 支或 2 只支支气管动脉。这些动脉的分支可能也供应脊髓前角动脉和肋间动脉，因此，支气管动脉栓塞常见的并发症为远处动脉栓塞和脊髓损伤；如导管未能达到选择性动脉栓塞，将发生远处动脉栓塞；如栓塞的动脉同时供应支气管动脉和脊髓，将发生脊髓损伤。如动脉导管尖端位置不能有效地固定于支气管动脉内时，栓塞剂可能反流入主动脉或系统循环而引起支气管食管瘘、小肠坏死、前胫动脉闭塞和癫痫发作等。其他并发症包括短暂性胸痛、发热、呼吸困难、腹股沟血肿以及导丝所致动脉内膜剥离或穿孔等。支气管动脉栓塞治疗的并发症发生率通常<5%，随着超选择性插管技术（通过靶血管的远端插管而避开脊髓动脉）的应用，其发生率将更低。如果操作得当，支气管动脉栓塞治疗咯血的即时控制率高达 90%，但咯血的复发是非常常见的，发生率为 10%～55%，复发常见的原因有：不完全性栓塞，异常血管再生或栓塞血管再通。不完全栓塞经常是由于造影时未发现或未重视非支气管系统侧支血管，常见于足分枝菌病或胸膜肺结核患者。有残余肺疾病和真菌病，如曲霉肿的患者，再出血的发生率也较高。

动脉栓塞治疗对咯血是一种迅速有效的治疗手段，但不能去除病因，彻底治愈大咯血，还需采取内科或外科手段根治原发病。如曲霉肿患者发生大咯血通常需要在紧急支气管动脉栓塞术后行手术治疗。

③外科手术：紧急外科手术切除出血的肺叶或肺段的患者病死率达 20%～30%，随着目前血管内治疗的技术的提高，紧急外科手术治疗并非大咯血的常规治疗手段，尤其不能用于全身状况较差、中

重度肺功能障碍、双肺疾病及存在其他并发症者。目前肺切除手术仅用于动脉造影技术失败、支气管动脉栓塞术后大咯血复发，或者一些特殊的情况，如咯血量或患者的全身情况具有威胁生命的风险而无法转移至具备支气管动脉栓塞治疗条件的医疗机构；也可作为弥漫性或复杂性动静脉畸形、医源性肺动脉破裂、胸部外伤、其他治疗手段效果不佳的其他致命性大咯血的治疗手段。

大咯血的处理流程见图 16-2。

3. 大咯血并发症的处理

(1)窒息：窒息是咯血最严重的并发症，也是患者死亡的最主要原因。一旦发现患者有明显胸闷、烦躁、原先的咯血突然减少或停止、喉部作响、呼吸浅快、大汗淋漓甚至神志不清等，即提示窒息的可能，应立即组织抢救，常用的措施包括立即将患者取头低脚高位，清除口、咽部血块，叩击胸背部使堵塞的血块咳出；用经鼻插入粗导管，吸引器吸出血液(块)，并刺激咽喉部，使患者用力咳出堵塞于气管内的血液(块)，如有必要应给予气管插管，通过吸引和冲洗，迅速恢复呼吸道通畅。

(2)失血性休克：咯血导致失血性休克并不常见，仅在大量咯血、患者原有血容量偏低等情况偶有发生。当患者因大量失血而出现脉搏细速、四肢湿冷、血压下降、脉压减小、尿量减少甚至意识丧失等失血性休克的临床表现时，应按照失血性休克的救治原则立即予以大量补液以容量复苏。

(3)吸入性肺炎：患者咯血后体温轻度升高(≤38℃)，常为血液吸收后引起的吸收热。但如患者出现寒战、高热、咳嗽剧烈、咳浓痰，血白细胞总数和(或)中性分类增高伴或不伴核左移、X 线胸片显示片状浸润影等情况，提示有合并吸入性肺炎可能，应给予积极充分的抗感染治疗及气道引流，应选用广谱强效抗生素治疗，抗菌谱应注意覆盖革兰阴性杆菌及厌氧菌。

(4)肺不张：引起肺不张的原因①大量咯血，血液溢流或误吸，血块堵塞支气管；②患者大量使用镇静药、镇咳药后，咳嗽反射被抑制，或患者年老体衰、无力咳嗽，导致血液或支气管分泌物在气道内潴留。据阻塞的部位不同可引起全肺、肺叶或肺段不张，从而发生程度不同的呼吸困难和缺氧表现。其治疗首先是注意加强血液(血块)的引流，并鼓励和帮助患者咳嗽，尽可能咳出堵塞物，也可用雾化方式湿化气道，有利于堵塞物的排出，或者行支气管镜局部冲洗吸引，清除气道内的堵塞物。

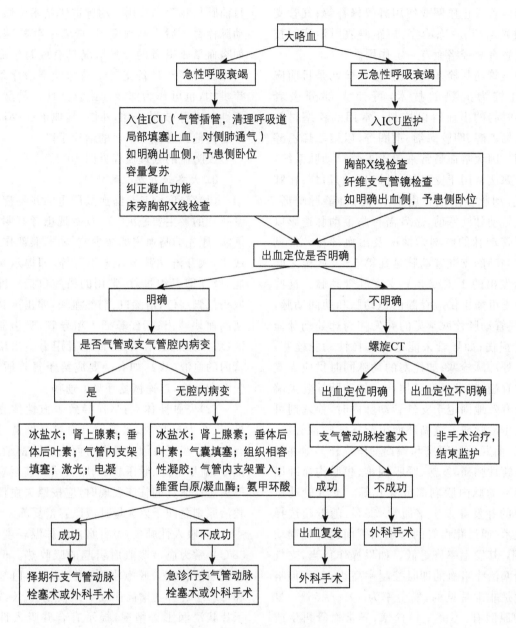

图 16-2 大咯血处理流程

（黎毅敏）

第九节 误吸（吸入性肺炎）

吸入是一种将外来异物吸入声带以上咽喉部的行为。外来异物可包括分泌物、血液、细菌、液体及食物碎块等。吸入性肺炎（aspiration pneumonia，AP）是口咽部分泌物或胃内容物被吸入下呼吸道后所导致的肺部感染过程，也称之为"坠积性肺炎"或"吞吸性肺炎"，但目前仍缺乏十分明确的定义。为此，在日本成立专门研究吸入性肺疾病委员会，该委员会将此种疾病定义为 4 种类型：一般吸入性肺炎、弥漫吸入性细支气管炎、Mendelson's综合征及呼吸机相关性肺炎（ventilator associated pneumonia，VAP）（表 16-15）。其中，最为重要的是一般吸入性肺炎和 Mendelson's 综合征。前者是由于吸入有致病菌繁殖的口咽部分泌物而引起的感染过程，后者是由于误吸胃内容物而引起的化学性肺炎。虽然 2 种综合征有共同点，但两者属于不同的临床概念。

表 16-15　吸入性肺炎的定义与分类

吸入性肺疾病(aspiration pulmonary disease，APD)的概念：由非正常的吞咽功能或者吞咽困难所引起的肺部疾病

APD 的分类：APD 可按照属性、数量及吸入异物的种类等进行分类

一般吸入性肺炎(一般吸入性肺炎也可称为吞吸性肺炎)

VAP

Mendelson's 综合征

弥漫性吸入细支气管炎(diffuse aspiration bronchiolitis，DAB)

误吸可能发生在吞咽性功能障碍基础上，分为明显误吸即在进餐时的呛咳和沉默误吸即主要发生在晚上吸入鼻、喉和牙周分泌物。但误吸和吸入性肺炎的产生有所区别，由明显误吸导致的吸入性肺炎少见，但沉默误吸导致的医院获得性肺炎则不在少数，即使禁食或胃造口亦不能绝对避免吸入性肺炎。本节将对吸入性肺炎的流行病学、危险因素、细菌学、诊断方法、治疗和预防等方面进行全面阐述。

一、流行病学

随着人口老龄化、脑卒中、鼻咽癌放化疗后患者增多等因素，吸入性肺炎近年来呈逐年增多趋势，已成为成年人医院获得性肺炎的主要形式之一，据统计在美国占养老院患者的 30%，社区获得性肺炎(community acquired pneumonia，CAP)患者的 5%～15%，病死率更高达老年肺炎死亡患者的 33.3%。在一项危重症的前瞻研究中，Methany 研究组利用胃蛋白酶的 BAL 水平作为吸入的间接标记物，估计出至少有一种吸入性疾病发生在 88.9% 的患者身上。由吞咽障碍导致吸入性肺炎最为常见，有研究显示，近 50% 护理院吞咽障碍患者可发生误吸，其中 1/3 最终发展为肺炎，对于阿尔茨海默病患者和年龄>80 岁吞咽障碍患者，误吸是导致其肺炎的最主要因素。而沉默性吸入(silent aspiration，SA)更不容忽视，可占老年人 CAP 患者的 71%，急性脑卒中患者的 2%～25%，亦是神经疾病性吞咽困难患者的最主要致死原因。

二、病因与病理

1. 病因　由于会厌、声门、保护性的反射和吞咽的协同作用，正常人不易将食物和异物吸入下呼吸道，少量液体亦能通过咳嗽排出。当出现吞咽障碍(如脑卒中、脑外伤、全身麻醉及气管插管、脑血管意外、癫痫发作、酒精中毒或催眠药中毒等)时，由于吞咽和声门关闭动作不协调，使咳嗽受到抑制，导致异物吸入；食管病变，如食管失弛缓症、食管上段癌肿，使食物下咽不能全部入胃，而反流入气管；癌肿或创伤引起的食管气管瘘可使食物经食管直接进入气管内；医源性因素，例如胃管刺激咽部引起呕吐，气管插管或气管切开影响喉功能而抑制正常咽部运动等，可将呕吐物吸入气道。表 16-16 对各项可能引起误吸的因素进行了全面概括。

2. 生理病理　当吸入异物时，首先刺激支气管引起管壁强烈痉挛，随后产生支气管上皮的急性炎症反应和支气管周围炎性浸润。进入肺泡的异物迅速扩散至肺组织，引起现泡上皮细胞破坏、变性，并累及毛细血管壁、使血管壁通透性增加，血管内液体渗出，引起水肿及出血性肺炎。同时由于肺泡毛细血管膜的破坏，形成间质性肺水肿。数日后肺泡内水肿和出血逐渐吸收，并被透明膜所代替。

当吸入的食物或分泌物定植有致病菌，或吸入时将咽部寄居菌带入肺内，可导致以定植菌为主的继发性细菌感染，形成肺脓肿。肺水肿使肺组织弹性减弱、顺应性降低、肺容量减少，加之肺泡表面活性物质减少，使小气道闭合，肺泡萎陷引起微肺不张，均可产生通气不足、通气/血流比例失调和静动脉血分流增加，导致低氧血症或伴代谢性酸中毒。血管内液大量渗出或反向性血管扩张，可产生低血压。碳氢化合物吸入的病理过程与胃酸吸入相仿，因其表面张力低，吸入后可立即在肺部大面积扩散，并使表面活性物质失活，而易产生肺不张、肺水肿，导致严重低氧血症。

表 16-16　误吸的高危因素

①意识障碍	胃、食管反流
镇静	胃轻瘫
酒精中毒	肠梗阻
创伤性脑损伤	④药物
脑病	抗胆碱能类
癫痫	拟肾上腺素药
②咽反射障碍	硝酸盐类药物
气管插管	磷酸二酯酶抑制药
延髓麻痹	钙通道阻滞药
③胃肠障碍	⑤其他
食管运动障碍	肥胖

3. 吸入性肺炎的高危因素

(1)脑卒中：吞咽功能障碍是脑卒中患者的常见并发症之一，发生率高达 16.0%～60.4%，使其发展成为吸入性肺炎的风险性增加，脑卒患者如果被证实有吸入的话，患肺炎的可能性要比那些没有有吸入的人高出 7 倍。在美国，每年约有新发的卒中病例 50 万，30%～40%可证明有明显的吞咽障碍，其中至少 20%是由于吸入性肺炎而在卒中第 1 年内死亡，存活超过 1 年的患者，有 10%～15%在以后数年内也因吸入性肺炎死亡。曾有多名学者采用电视荧光镜观察急性脑卒中患者整个固体食物和水的口腔吞咽过程，发现 22%～38%的患者均存在误吸现象。脑卒中后脑功能严重受损，大脑中枢对脑神经控制失调，使吞咽肌群不能协调地完成吞咽过程，患者出现舌、唇、颊、咽部肌无力或协调障碍，致使食团或口腔、鼻腔内分泌物不能咽下，而经喉部流入气管、支气管和肺泡中，导致吸入性肺炎的发生。

(2)老年：由于吞咽机制随着年龄增长而衰弱，许多看起来正常的老年人其实已患有慢性吞咽障碍。据调查，约有 50%的老年人进食有困难，长期鼻饲影响口咽部细菌定植，局部防御机制、特异性和非特异性细胞和体液免疫机制下降，部分老年人更存在神志或意识障碍，气管插管或气管切开、机械通气、应用激素等因素，致使老年人一旦发生吞咽障碍则可导致肺炎的发生。一项对 475 位长期入住养老院患者的持续 3 年跟踪调查中发现，吞咽食物困难(OR，2.0；95%CI：1.2～3.3，P＝0.01)和口服药物困难(OR，8.3；95% CI：1.4～50.3；P＝0.02)是导致吸入性肺炎最重要的 2 个独立危险因素。

(3)鼻饲管：鼻饲管、颈椎手术以及头颈部癌症等均可使吞咽障碍发生，从而导致吸入性肺炎的发生。一项 189 名患者参与的多因素相关性分析中显示，鼻饲管的留置使食管上括约肌和下括约肌失去完整性、食管下括约肌开放的次数和程度增加、咽声门的内收反射敏感性降低和胃食管反流物在咽滞留。鼻饲管留置时吸入的吸入物为有害的酸性物质，与吸入性肺炎的发生有着密切的相关性(OR，19.98；P＜0.0001)。

(4)沉默性吸入：当患者口部、喉部肌肉无力或咽部感觉神经损坏可导致咳嗽反射减弱或消失，以至多次少量食物吸入并进入气管但不引起咳嗽，称之为沉默性吸入，此类吸入隐匿性更高，引起的危

害更大。通过荧光屏录像 2 000 名患者进行研究，发现 51%患者出现误吸，其中 55%的误吸患者无咳嗽反射，出现沉默性吸入，该类患者包括有脑部肿瘤、脑干卒中、头颈部恶性肿瘤、阿尔茨海默病、慢性阻塞性肺疾病(chronic obstructive pulmonary disease，COPD)、癫痫等。另一项关于各吞咽障碍程度级别发展为肺炎的相关性研究显示，在 381 位患者中，与对照组相比，喉部渗漏患者、气管支气管误吸、沉默气管支气管误吸患者最终发展为肺炎的概率分别为 4 倍(P＝0.008)、10 倍(P＜0.0001)及 13 倍(P＜0.0001)。

三、病 原 学

目前有效的证据显示，吸入性肺炎的细菌学与院内获得性肺炎(hospital acquired pneumonia，HAP)或者 VAP 的相似，主要致病菌来自于定植口鼻腔或移行至胃部的细菌，包括有革兰阴性杆菌、厌氧菌或革兰阳性球菌等。对于不同患者吸入性肺炎感染的病因学有所差别，在大多数 ICU 内病原菌鉴定为有意义的数量为＞10^4 CFU/ml，无论是保护性毛刷或支气管肺泡灌洗术检查是确诊吸入性肺炎的常用检查方法。

一项针对于不同肺炎种类患者所进行的研究显示，CAP 的吸入性肺炎患者以吸入口鼻腔分泌物为常见，分离出的病原菌厌氧菌占 59%，需氧菌 10%，其余 31%为混合感染，其中需氧菌以肺炎链球菌等革兰阳性球菌为主。

HAP 的吸入性肺炎患者分离出的病原菌则以铜绿假单胞菌、肺炎克雷伯杆菌等革兰阴性杆菌为主，需氧菌 36%，厌氧菌占 18%，其余 47%为混合感染。HAP 患者基础疾病多，病情复杂，特别是对于伴有意识障碍、留置胃管、使用胃酸分泌抑制药等情况的重症患者，吸入的多为胃内滋生的革兰阴性杆菌，导致的肺炎亦较为严重，并具有细菌抗药性、疗效较差。Ali A. El-Solh 通过对 95 名重症吸入性肺炎的老年住院患者进行调查，发现该类患者分离出的病原菌中，革兰阴性肠杆菌占 49%、厌氧菌占 16%、金黄色葡萄球菌占 12%，其中混合感染占 55%。

四、临床表现

吸入可能完全无症状或呈现变化很大的体征和症状，吸入疾病的临床表现范围很大，小至亚临床表现，如干咳和发音困难，大至急性威胁生命的

衰竭,如急性呼吸窘迫综合征(acute respiratory distress syndrome,ARDS)。这包括哮喘、气短、脸色发白、低血压和缺氧。不可见性的胃性吸入是最难的临床诊断之一。

在有基础疾病的相关因素前提下,出现呼吸急促(呼吸频率每分钟超过 26 次)可作为吸入性肺炎的早期提示,有时伴有咳嗽、呼吸困难或异常呼吸音,常见的呼吸系统症状包括有呼吸困难、咽炎、咳嗽、胸壁疼痛、喘鸣、湿啰音、干啰音及脓痰,其他相关症状则包括有发热、缺乏活力、神志错乱、意识不清、沮丧、低营养状态、功能状态改变以及体重减轻等。而老年患者呼吸系统的症状往往不典型,只有50%老年患者出现发热及咳嗽,此时一些看似无关紧要症状的改变则应该引起我们的重视,如神志的改变、功能状态改变以及食欲缺乏等。对于怀疑有吞咽障碍导致吸入性肺炎的患者应详细询问病史,随后有针对性地进行检查,包括实验室相关检查、影像学及纤维支气管镜检查等。

五、辅助检查

1. 实验室检查

(1)血常规:白细胞增多者一般在(10～15)×10^9/L,但有部分患者白细胞增高不明显,并有核左移现象,胞质中可见中毒颗粒。但在重症金黄色葡萄球菌肺炎或革兰阴性杆菌肺炎时白细胞可增高亦可降低。

(2)电解质:常出现电解质紊乱,以低钠、低钾多见。当饮食不佳、呕吐、腹泻及应用利尿药后尤甚。

(3)血气分析:动脉血气显示低氧血症。当患者已吸入纯氧数分钟后,其动脉血氧张力并未升至预计水平,这表明肺内血液分流增多。动脉血PCO_2可能略有升高、正常或轻度下降。

(4)支气管镜检查:在气管或支气管中看到食物颗粒和其他胃内容物,则具有诊断价值。

(5)病原学检查:是诊断吸入性肺炎的重要依据。包括痰涂片,痰及下呼吸道分泌物涂片检查,细菌检查特异性高最常见的标本是痰及下呼吸道分泌物。细菌培养需包括需氧及厌氧的特殊培养基培养。

①痰的病原学检查:痰的病原学检查是确定吸入性肺炎病原学诊断的重要方法。选择恰当抗生素的依据,应尽可能在用抗生素前做此项检查。临床的实际情况是做出肺部感染或肺炎的诊断比较容易,但判断病原却较困难。由于吸入性肺炎患者呼吸道排痰能力较弱,所留痰标本常不能代表下呼吸道的状况,合格痰标本的采集尤为重要。

在部分重症或经验性治疗无效的老年性肺炎迫切要求可靠的病原学检查,但其他取痰法易受污染影响结果判断。目前最常用的技术为纤维支气管镜检查(活检、灌洗、保护性毛刷取样)或经皮肺活检,此为侵袭性诊断技术,在合并疾病的患者中进行困难,危险性高。保护性毛刷和肺泡灌洗 2 种取材法减少了标本受上呼吸道的污染。保护性毛刷取痰理想,敏感性为 70%,特异性为 90%,肺泡灌洗取标本较广泛,故为首选方法。

直接痰涂片革兰染色镜检简便易行,有早期诊断价值,尤其是对肺炎链球菌、葡萄球菌及革兰阴性杆菌,借此可以判断痰中的优势菌是革兰阴性杆菌或革兰阳性球菌,其不受短时间内应用抗生素的影响。

②C 反应蛋白(C-reaction protein,CRP):细菌感染时,CRP 浓度上升(上升的阳性率可达40%～90%),而非细菌感染时则上升不明显,对细菌性肺炎的诊断和鉴别诊断有较高的价值。

2. 放射学检查 吸入性肺炎的影像学特点是多变的,双侧和多中心阴影最为常见,通常于吸入1～2h 即能见到两肺散在边缘模糊的不规则片状阴影。肺内病变分布与吸收时体位有关,仰卧位吸入最常见的发生部位在肺上叶后段和下叶背段。直立或半卧位吸入的部位则多发生在下叶基底段。如致病菌为厌氧菌则易形成空洞。因右主气管解剖学位置更平直,吸入物质更易通过右侧的气管移行至右下叶。发生肺水肿,则两肺出现的片状、云絮状阴影融合成大片状,从两肺门向外扩散,以两肺中内带为明显;这与心源性急性肺水肿的 X 线表现相似,但心脏大小和外形正常,无肺静脉高压征象。图 16-3 为吞咽障碍患者吸入性肺炎胸片。

3. 吞咽功能的评估 诊断吸入性肺炎需要查找肺部感染的依据及发生误吸的证据,如果一个存在吞咽障碍的患者发生不明原因的肺炎,则可被高度怀疑为吸入性肺炎。因此,在诊断吸入性肺炎的流程中,对患者吞咽功能的评估有时是必须。评估的方法包括水吞咽测试、重复唾液吞咽测试、吞咽激发试验、电视透视吞咽检查及洼田饮水试验等。

这些都是吞咽障碍的诊断中很有用的方法,但是吸入性肺炎的诊断方法、诊断摄食和吞咽障碍存

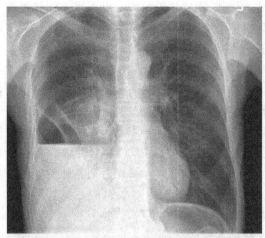

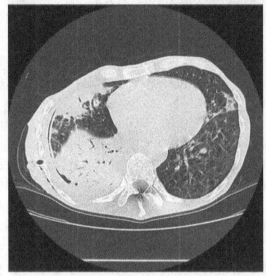

图 16-3　吞咽障碍患者吸入性肺炎

（上图为胸部 X 线平片，下图为胸部 CT）

边即可完成，并具有较高的灵敏度和特异性。

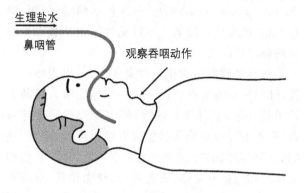

图 16-4　简单吞咽激发试验

在很大的不同。电视透视检查可在透视下观察患者整个吞咽动态过程，被认为是诊断吞咽障碍，评定口咽期功能的"金标准"。但电视透视检查要求患者 45°～90°坐位或站立，危重患者难以耐受，亦因有放射性损害，不能经常反复检查，临床运用有一定局限。而简单吞咽激发试验则相反，患者采用仰卧位，无须患者配合，可于床旁直接完成试验，且在鉴别吸入性肺炎的危险因素方面具有较高的敏感性和特异性。当然，比较准确的方法是放射性核素检查法，即将含有放射性核素氯化铟的膏状物黏附于患者的牙床上，如发生吸入性肺炎，经一夜溶解，放射性核素铟可与唾液一起进入肺部，通过 γ 照相机即可评估患者误吸情况。

与此相反，简单的吞咽激发试验（东京大学的方法）（图 16-4）可让患者处于仰卧位实施测试，床

无论何种检测方法，如患者可顺利完成吞水动作，即可认为其吞咽功能保持较好。相反，如患者无法顺利吞水，则可认为属于吞咽功能失调，此类检测方法为诊断吸入性肺炎提供了良好基础。

六、诊断及鉴别诊断

1. 吸入性肺炎的诊断　吸入性肺炎常发生于外伤或 ICU 患者，并可伴有意识状态改变（如头部外伤、乙醇或药物引起的感觉中枢、心脑血管疾病的改变）。低 pH 胃液的吸入或食物碎屑会导致肺炎初期，并有可能伴发细菌性肺炎而使病情加重或复杂化。无意识的胃性吸入被认为在一些难以解释的围术期肺功能紊乱中具有潜在的重要性。然而，大多数吸入性肺炎很难确诊，且常被误诊为细菌性肺炎。图 16-5 为吸入性肺炎诊断的诊断流程图。

吸入性肺炎细菌感染的标准为：误吸综合征后新出现的发热或患者体温有明显上升趋势；误吸综合征 36～48h X 线胸片出现新的或进展的肺部渗出性病变；白细胞总数或分类的改变；出现脓痰；经气管吸出物发现细菌病原体。但需注意的是老年患者往往很难获得合格的痰标本，由于操作的不规范，易被上呼吸道定植细菌污染。

2. 吸入性肺炎的鉴别诊断

（1）心源性肺水肿：患者既往有高血压或心脏病史，常见病因包括心肌缺血（有或无心肌梗死）、慢性收缩性或舒张性心力衰竭病情恶化、二尖瓣或主动脉瓣功能不全；往往表现为在夜间睡眠中突然憋醒，被迫坐起，发作时伴有频繁咳嗽、咳泡沫样（特别是血沫样）痰，端坐后可以使症状有所缓解。心源性肺水肿患者在接受心脏检查时往往有异常

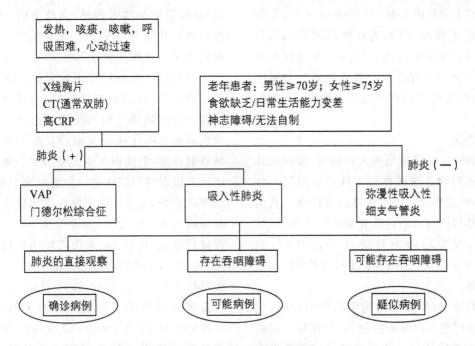

图 16-5　吸入性肺炎诊断流程

发现,如可见心脏扩大、心律失常和心音异常等。奔马律是左心室舒张末压升高和左心室功能不全患者相对特异的表现。血浆脑型钠尿肽(brain natriuretic peptide,BNP)水平常用于本病与吸入性肺炎的鉴别。

(2)CAP:发热、咳痰、胸痛为本病最常见的临床症状(重症患者可有呼吸困难、缺氧、休克等表现),还常伴有肺外症状,如头痛、乏力、腹胀、恶心、呕吐、食欲缺乏等。血白细胞计数和中性粒细胞的比例通常升高。胸部 X 线检查示肺叶或段性实变,或呈片状或斑片状浸润影,边缘模糊不清,没有空腔形成。本病常见病原体为肺炎链球菌、流感嗜血杆菌、支原体、衣原体和病毒等。

(3)ARDS:是由于严重感染、创伤、休克等肺内外袭击而出现的以肺泡毛细血管损伤为主要表现的临床综合征。临床特点为急性起病,呼吸频速、窘迫,进行性低氧血症,可持续数周,单纯氧疗无法纠正低氧血症;影像学检查显示双肺弥漫性浸润影。

七、治　疗

在临床上常见的大多数吸入物为液体状态。吸入物的成分决定了肺部实质损伤的范围和过程。肺炎的病理过程可以大致划分为 2 个临床阶段。阶段一涉及剧烈的咳嗽或支气管痉挛,之后迅速转入第二阶段,在接下来的 4～6h,肺部炎症开始出现。虽然关于吸入性肺炎的决定性治疗方法的随机临床试验只提供了极其有限的数据资料,但已能得出一定的指导准则用于治疗该类患者。

具有吸入性肺炎风险和已患有吸入性肺炎的患者需要多学科的管理和治疗方式,除了抗感染治疗,高危因素的管理及各医护专业人员(即病理学家、营养师、物理治疗师)之间的协商对于成功救治至关重要。

1. 介入治疗

(1)侵入性的肺部治疗方法:肉眼可见的吸入性疾病的患者应先固定体位,以便减少胃内容物的吸入。如为神志清醒的患者,最佳的方法是让其把头偏向一侧并在口腔和咽部插入吸管。同时,可将患者的床头抬高 45°。而插管与否则取决于患者的总体精神状态、缺氧程度及血流动力学稳定程度。此外,吸入大量颗粒的病患也可能需要插管,以便随后进行的支气管镜检。对于支气管痉挛患者,可使用专用的支气管扩张药。即时发生的吸入,不提倡使用非侵入性的通气设备。根据现行的肺保护对策标准,可选用机械通气设备。

(2)肺泡灌洗:对于吸入性肺炎患者常规使用气管镜早期进行气管、支气管和肺泡灌洗可及时清除误吸物,减少支气管阻塞及酸碱化学因素对支气管黏膜的损伤,大大降低炎症反应,同时亦有助于病原学诊断以及尽早有效地纠正低氧血症和提高机械通气成功率。Wochenschr 等比较了灌洗组和非灌洗组，发现常规、早期进行气管、支气管和肺泡灌洗组体温、白细胞和肺部阴影的消散吸收时间明显短于非灌洗组。Fagon JY 等经研究认为纤维支气管镜直视下取痰培养特异性和敏感性高，可为抗生素的应用提供细菌学依据，及时控制感染。

2. 药物治疗

(1)抗菌药物：一旦发生吸入性肺炎，需积极认真对待。抗菌药物是细菌性吸入性肺炎的第一线治疗措施，能否选择适当的抗菌药物直接决定其治疗效果。选择药物的原则包括有吸入的临床背景；患者的病史；发生的肺炎种类（CAP、HCAP 或 HAP）；痰涂片革兰染色结果；下呼吸道需氧菌和厌氧菌培养结果。

美国胸科协会/美国传染病学会指引建议，吸入性肺炎的治疗包括内酰胺抑制药，克林霉素或碳青霉烯类抗生素的使用。在药物敏感试验结果出来之前，CAP 患者针对革兰阳性球菌的感染，可首选克林霉素、青霉素以及抗厌氧菌的硝基咪唑类药物，但近期研究显示，除非有严重的牙周炎、坏死性肺炎或肺脓肿，一般无须常规选用抗厌氧菌药物，这一观点仍有待验证。对于 HCAP、HAP 和 VAP 患者，可首选抗革兰阴性杆菌并对 β-内酰胺酶稳定的药物，如哌拉西林/他唑巴坦，危重症者可选择碳青霉烯类药物。

当患者体温恢复正常，血流动力学稳定并能口服药物时，给药途径可从静脉转为口服，抗菌药物的使用疗程与 VAP 相似，应建立在患者临床反应的基础上进行评估，一般在 3～13d，平均 7～10d。一项 155 名的开放性随机对照试验，比较了哌拉西林/他唑巴坦和亚胺培南/西司他丁对中、重度有吸入危险肺炎的疗效，发现两者临床疗效无显著性差异（82.9% vs 82.3%，$P>0.05$），值得注意的是哌拉西林/他唑巴坦组无论是腋温（$P<0.05$）还是白细胞计数（$P=0.01$）的下降均更快，预后更好（$P=0.03$）。该项研究认为，对于中、重度吸入性肺炎，派拉西林/他唑巴坦与亚胺培南/西司他丁疗效和安全性相似。

ICU 内或有携带耐药菌株高危因素的患者MRSA 感染概率较高，可选用利奈唑胺或万古霉素，但为减少耐药菌株产生，建议在药敏结果的指导下使用。革兰阴性杆菌常可在老年人、有严重疾病和需特殊护理的人群中分离出来，该类患者可选用 β-内酰胺/β-内酰胺酶抑制药的抗生素（哌拉西林/他唑巴坦和替卡西林/克拉维酸，头孢哌酮/舒巴坦钠）；并联用万古霉素、喹诺酮类（莫西沙星，左氧氟沙星）、克林霉素等药物。

(2)激素：全身性使用激素的方案因其存在较多不良反应，目前仍有所争议。根据可靠数据，不推荐激素常规用于吸入性疾病患者。虽然有一项单独研究表明在使用激素后有助于进行早期浸润物放射诊断，但随后 2 个大型多中心随机研究却未能证实激素使用的优势。但近年来有研究显示，对于重症肺炎，全身性使用糖皮质激素类药物有利于降低病死率。Garcia-Vidal 等对 308 名重症肺炎患者进行研究，其中 238 名患者使用常规抗菌药物治疗，另 70 名患者同时加用甲泼尼龙≥24mg/d 或者泼尼松≥30mg/d，经过 26 个月的观察，发现肺炎严重程度作为唯一增加病死率的独立因素（OR 2.923；95% CI：1.262～6.770)的同时，全身性皮质激素的使用是降低其病死率的独立因素（OR 0.287；95% CI：0.113～0.732）。仍需更多的实验数据论证非重症患者糖皮质激素的效果。

3. 缓解症状的措施　缓解症状常可采取如吸氧、化痰药物、异丙托铵/沙丁胺醇雾化等措施。吸入性肺炎吸氧治疗有利于改善低氧血症以及呼吸窘迫综合征的症状。但对于此类患者，主要是存在着呼吸道阻塞、通气不畅，血氧分压降低的同时往往伴有 CO_2 潴留，不宜高浓度吸氧，可给予持续或间断低流量吸氧，如动脉血氧分压≤55mmHg 或脉搏血氧饱和度低于 88%。

八、并发症

1. 肺部细菌感染。
2. 肺不张。
3. 肺水肿。
4. 低氧血症。
5. 急性肺损伤。
6. ARDS。
7. 肺纤维化。
8. 呼吸衰竭。

九、预　防

目前证实有较多的方法可减少吞咽障碍导致的吸入性肺炎危险度，如表 16-17 所示，包括口腔卫生清洁、改变食物的黏稠度以及调整卧床患者体位等措施。

表 16-17　预防吸入性肺炎措施

经口饮食
监督下饮食/喂食
检查口腔是否残留食物
身体垂直坐好
保持头部挺直或略向下的姿势
避免饮食速度过快或强迫进食
提供稠度大的食物
管饲
观察有否恶心或腹胀等胃潴留症状
保持床头抬高 30°
饮食前测量胃残留物体积
口腔卫生
每日使用牙刷进行口腔护理；推荐每次饮食后
吞咽治疗
语言病理学专家提供锻炼吞咽肌肉的个体化方案
药物治疗
服用胃动力药物以促进胃的排空
服用叶酸以改善吞咽反射
减少胃酸分泌抑制药的使用，如 PPIs 等
尽量避免镇静药和催眠药的使用

1. 口腔卫生及减少口腔分泌物误吸　口腔部细菌定植是吸入性肺炎发生的一个危险因素，口腔卫生具有一定的预防作用，每次饮食后用柔软的牙刷以及使用局部抗菌药物及时进行口腔卫生清洁尤为关键，可大大降低吸入性肺炎的发生，据统计，住院的老年肺炎患者病死率高达 1/10，但通过改善口腔卫生可显著降低此比率。Yoneyama T 等曾进行一项试验，有牙和全口无牙患者分别分为口腔护理组和无口腔护理组，每次饮食后护士或护理人员使用牙刷对口腔护理组患者牙、佩戴的义齿、舌头背部、腭部及下颌骨黏膜清洁 5min，同时，使用清洁剂每周清洗义齿 1 次，牙医每周清洁牙垢 1 次。经过 3 个月的随访，发现 2 组相比，口腔护理组患者无论是吸入性肺炎的发生率、吸入性肺炎发热天数，还是吸入性肺炎病死率均有明显降低，降低幅度可达 50%，有趣的是，患者日常生活的活动和认知能力亦有着改善的趋势。另一种有助于节省人工的"技术"是木糖醇或山梨糖醇及无糖甜味口香糖或硬糖的使用，这些产品有利于促进唾液的形成和吞咽。但口腔清洁不推荐使用含有乙醇的漱口剂或泡沫拭子。

近年有文献认为下颏收拢的姿势有利于减少口腔分泌物的误吸，特别是卒中、颅脑损伤以及头颈部癌症的患者，Ralsey 等通过电视荧光镜检查证实改变头部位置可成功消除 77% 吞咽障碍患者钡误吸的现象。但大部分专家对于这种措施在各类吞咽障碍患者中能否实施仍未达成共识，且缺乏大样本随机对照实验数据。

2. 减少胃内容物反流　胃内容物反流同样是导致吸入性肺炎发生的重要因素，管饲患者放置鼻胃管可减弱食管括约肌功能，易发生胃食管反流，胃内细菌随反流物进入呼吸道。而机械通气患者气管插管可损伤咽喉部，消除咽喉部与下呼吸道的屏障作用，削弱呼吸道纤毛清除系统和咳嗽机制，抑制吞咽活动使胃液反流，胃内容物的误吸发生得更为频繁，肺炎亦更易发生。研究显示，如升高患者床头至 30°～45°，可使气管插管患者肺炎发病率减少 77%。Norma A 等对机械通气并放置胃管的重症患者进行回顾性研究，降低吸入风险干预组（ARRP 组）采取 3 种措施降低其误吸率：除非存在禁忌，否则均保持床头抬高 30°或更高角度；必要时按需放置鼻肠管以及减少胃残留量。经过医护人员对方案的严格执行，ARRP 组 90% 患者床头保持抬高 30°或更高角度，3/4 患者放置小肠管，治疗期间，只有 3 例患者存在胃潴留。结果显示，与对照组相比，ARRP 组误吸发生率更低（39% vs 88%），肺炎发生率更低（19% vs 48%）。提示此三种措施能显著降低机械通气放置胃管的重症患者吸入性肺炎发生率。床头抬高是重症监护病房的一个标准护理内容，但需注意此位姿可增加骶部皮肤的压力。

3. 吞咽功能训练　及早改善吞咽障碍患者的吞咽功能，有利于减少误吸及吸入性肺炎的发生。常见的方法有直接训练（摄食训练）和间接训练（基础训练）。直接训练包括患者保持 30°仰卧位；选择柔软、有适当黏性、不易松散及不易滞留黏膜的食物；减少每口喂食量；去除咽部滞留食物法等。其中食物的选择尤为重要，低温、碳酸汽水饮料、柠檬酸饮料或加糖的酸性饮料比纯水的误吸率低，咽部残留量少，对不能耐受碳酸饮料者，可使用汤勺进食较浓稠的流质食物。

间接训练包括口唇闭锁练习、下颌运动训练、舌的运动训练、冷刺激以及电刺激等。电刺激可兴奋咽喉部肌肉，防止失用性萎缩，减轻肌肉挛缩；通过反复刺激兴奋大脑的高级运动中枢，实现神经系统的重新组合，促进新的中枢至咽喉运动传导通路形成。Burnett 等发现同步电刺激甲状舌骨肌，可以帮助吞咽时喉部上抬。

为探讨综合性吞咽训练对急性脑卒中患者吞咽功能的重建及对吸入性肺炎的影响,李华等对48例急性脑卒中患者进行研究,治疗组在常规治疗基础上接受综合性吞咽训练,每日1次,每次30min,共计治疗1个月。分别于治疗前和治疗1个月后进行反复唾液吞咽试验、饮水试验评分,并统计治疗1个月期间患者出现吸入性肺炎的情况。结果显示,与对照组相比较,治疗组反复唾液吞咽试验、饮水试验评分显著提高($P<0.05$),吞咽障碍疗效显著提高($P<0.05$),吸入性肺炎发生率显著下降($P<0.05$)。提示早期介入吞咽训练可以促进急性脑卒中患者吞咽功能的重建,改善患者的吞咽功能,减少吸入性肺炎的发生。

4. 药物治疗　如表16-1所示,较多的药物可用于预防吞咽障碍患者误吸的发生,对于口咽分泌物过多的患者,采用抗胆碱能药物抑制口咽分泌减少误吸、咳嗽、噎塞等,但过度的唾液减少会使唾液又黏又稠,成丝状而难以清理。对于存在胃肠障碍患者,可选用胃肠动力药物促进胃肠蠕动,减少胃潴留的发生。近年来,有研究认为肾素血管紧张素转化酶抑制药(angiotensin-converting enzyme inhibitors,ACEI)亦可用于吞咽障碍患者。Ebihara等证实在预防脑卒中后吞咽障碍患者继发吸入性肺炎方面ACEI有一定作用。ACEI类药物可抑制P物质在气道分解代谢,提高血和气道内P物质浓度,可改善咳嗽及吞咽反射,预防吸入的发生。有学者对有基底核脑梗死、既往有吸入性肺炎的非高血压老年患者22例,给予咪达普利(Imidapril)治疗2周,经水吞咽法证实患者的吞咽反射有了明显的改善。Van de Garde等在一项4 925例患者参与持续6年的研究中发现,ACEI无法减少白种人及无卒中病史患者吸入性肺炎发生率,但是对亚洲人群以及脑卒中后的患者则有显著疗效。

(黎毅敏)

第十节　气　胸

胸膜腔是不含气体的密闭的潜在性腔隙。胸膜腔内有气体进入称为气胸(pneumothorax)。气胸是常见的内科急症。气胸可分成自发性和创伤性两大类。

一、病因与病理

正常情况下胸膜腔内没有气体,呼吸周期胸腔内压均为负压,系胸廓向外扩张,肺向内弹性回缩对抗产生的。胸腔内出现气体在3种情况下发生:①肺泡与胸膜之间产生破口,气体从肺泡经脏层胸膜进入胸腔;②胸腔与外界空气相通,最常见于胸壁创伤,也可见于空气经胸膜的各种操作进入胸腔;③胸腔内有产气的微生物。临床上主要见于前2种情况。

1. 急性气胸对心肺功能的影响

(1)肺容量缩小、通气功能下降:肺被压缩20%以上时,肺容量明显缩小,表现为限制性通气功能障碍,同时胸腔内压变大,失去负压对肺的牵引作用。

(2)血气变化:急性气胸时肺受压、肺容积缩小,肺泡通气量减少,但开始时肺血流量并未减少,导致动静脉分流,发生通气/血流比例失调,表现为动脉氧分压下降。

(3)心血管变化:大量气胸,尤其是张力性气胸时,胸腔内正压压迫血管和心脏,阻碍静脉血回流,心排血量降低,引起心率加快,低血压,休克,并可引起纵隔移位或摆动,导致心律失常、休克或心搏骤停。

2. 慢性气胸对心肺功能影响　由于肺长期受压,通气/血流比例已自动调整而适应,一般活动时症状不明显,激烈活动时出现明显呼吸困难。

二、分　类

气胸可分成自发性和创伤性两大类。

1. 自发性气胸

(1)原发性自发性气胸:原发性气胸的发病率男性为18～28/10万人口,女性为1.2～6/10万人口。多见于无基础肺疾病史、瘦高体型的男性吸烟青年,常表现为突发的患侧胸痛。

(2)继发性自发性气胸:多见于有基础肺部病变者,由于病变引起细支气管不完全阻塞,肺大疱破裂形成脏层胸膜瘘口。如慢性阻塞性肺疾病(COPD)、肺囊性纤维化、支气管哮喘、急性细菌性肺炎、肺脓肿、肺癌、结节病、组织细胞增多症、艾滋病、淋巴管平滑肌瘤病等。患者心肺功能储备差,病情较自发性气胸重,需更多的排气引流和住院治疗。

(3)其他类型:月经性气胸即与月经周期有关

的反复发作的气胸。其发生率占女性自发性气胸的 0.9%。仅在月经来潮前后 24～72h 发生,病理机制尚不清楚,可能是肺、胸膜、横膈上有异位子宫内膜破裂所致。

妊娠期气胸 可因每次妊娠而发生,可能跟激素变化和胸廓顺应性改变有关,其发生机制尚不十分清楚。

脏层胸膜破裂或胸膜粘连带撕裂,如其中的血管破裂可形成自发性血气胸。航空、潜水作业而无适当防护措施时,从高压环境突然进入低压环境,可发生气胸。

2. 创伤性气胸　胸部创伤或医疗操作损伤脏层胸膜引起气胸,如胸部锐器刺伤、严重挤压伤、枪弹的贯通伤。创伤性气胸在 ICU 也较常见,在胸外伤的患者中,特别是合并有肋骨骨折的胸外伤患者,发生率达到 50%。

医源性气胸也属于创伤性气胸,由诊断和治疗操作所致。医源性因素包括:中心静脉导管、胸腔穿刺、胸膜活检术、气管插管、心肺复苏术中的胸外按压、心内注射、穴位针刺、臂丛神经麻醉、气管切开、支气管镜使用等均可导致气胸的发生,常为血气胸。需要机械通气的 ICU 患者中气胸的发生率为 4%～15%,是正压通气的常见和严重并发症。原因为:①正压通气是正压不同于正常呼吸,破坏了正常的呼吸生理过程;②通气过程中跨肺泡压急剧升高,易造成肺泡破裂,气体外溢,形成气压伤。

三、临床类型

根据脏层胸膜破裂情况及其发生后对胸腔内压力的影响,气胸通常分为以下 3 种类型。

1. 闭合性(单纯性)气胸　胸膜破裂口较小,气胸发生后脏层胸膜破口随肺萎缩而闭合,在吸气和呼气过程中空气不再继续进入胸膜腔。胸膜腔内压略超过大气压,测定时可为正压亦可为负压,视气体量多少而定。抽气后压力下降而不复升,表明其破裂口不再漏气。胸膜腔内残余气体可自行吸收,压力可恢复负压,肺随之复张。

2. 交通性(开放性)气胸　破裂口较大、支气管胸膜瘘或因两层胸膜间有粘连或牵拉,使破口持续开放,吸气与呼气时空气自由进出胸膜腔。胸膜腔内压在 0cmH$_2$O 上下波动;抽气后可呈负压,但观察 2～3min,压力又复升至抽气前水平。

3. 张力性(高压性)气胸　脏层胸膜破裂口呈单向活瓣或活塞作用,吸气时胸廓扩大,胸膜腔内压变小,空气进入胸膜腔;呼气时胸膜腔内压升高,压迫活瓣使之关闭,致使胸膜腔内空气越积越多,胸腔内压持续升高,使肺脏受压,纵隔向健侧移位,影响心脏血液回流、心排血量下降,通气功能受损,呼吸困难严重,有生命危险。此型气胸胸膜腔内压测定常超过 10cmH$_2$O,甚至高达 20cmH$_2$O,抽气后胸膜腔内压可下降,但又迅速复升,必须紧急抢救处理。

四、临床表现

气胸症状的轻重与有无肺基础疾病及功能状态、气胸发生的速度、胸膜腔内积气量及其压力大小 3 个因素有关。若原已存在严重肺基础病损重,即使气胸量小,也可有明显的呼吸困难。

1. 症状　自发性气胸患者大多数起病急,患者突感患侧胸痛,针刺样或刀割样,持续时间短暂,继之胸闷和呼吸困难,可伴有刺激性咳嗽,系气体刺激胸膜所致。起病前部分患者可能有持重物、屏气、剧烈体力活动等诱因,但多数患者在正常活动或安静休息时发生,偶有在睡眠中发病者。

张力性气胸患者常表现为表情紧张、胸闷、挣扎坐起、烦躁不安、发绀、冷汗、脉速、虚脱、心律失常、血压下降、皮肤湿冷甚至发生意识不清、呼吸衰竭。如果不及时抢救、常导致死亡。此外,一些张力性气胸时可首先出现肺外表现,如气腹、心搏骤停等。

2. 体征　取决于积气量的多少和是否伴有胸腔积液。少量气胸体征不明显,尤其在肺气肿患者更难确定,听诊呼吸音减弱具有重要意义,部分患者可出现哮鸣音。气胸量在 30% 以上时,气管向健侧移位,患侧胸部隆起,呼吸运动与触觉语颤减弱,叩诊呈过清音或鼓音,心浊音界或肝浊音界缩小或消失,听诊呼吸音减弱或消失。

3. 对重症患者　尤其是机械通气过程中气胸的临床表现不典型。出现以下临床表现时注意气胸可能:①机械通气期间出现病情恶化(排除原气胸引流不畅);②呼吸困难突然或进行性加重,部分为哮喘样发作或伴刺激性咳嗽;③突然出现发绀或发绀加重,SpO$_2$ 迅速下降至 90% 以下,上调 PEEP 或吸气压后缺氧无好转甚至恶化;④不明原因的烦躁或意识障碍;⑤心动过速或心率下降,早期血压增高、继之迅速出现低血压,伴发绀等循环衰竭表现;⑥部分患者出现颈、胸部等处皮下气肿或患侧肺充气体征,如气管和纵隔移位,胸廓饱满而呼吸幅度小、叩诊过清音,呼吸音减弱或消失;⑦不明原因的人机对抗,高气道压和低潮气量报警或肺顺应性进行性下降,呼吸机显示气道峰压较前明显增高 $10\sim20\mathrm{cmHg}$ 以上,叩背吸痰、解痉等处理无好转;⑧左侧气胸时心脏顺钟向转位,心电图示 $V_{1\sim5}$ 呈 qS 型或 rS 型,坐位后 r 波明显增高;⑨CVP 明显升高,对于麻醉和昏迷患者,突发发绀、高气道压或低肺顺应性、低血压和心律失常可能是唯一的诊断线索。

五、辅助检查

1. X 线胸片检查　X 线胸片是诊断气胸的重要方法,可显示肺受压程度,肺内病变情况以及有无胸膜粘连、胸腔积液及纵隔移位等。气胸的典型 X 线表现为外凸弧形的细线条形阴影,称为气胸线,线外透亮度增高,无肺纹理,线内为压缩的肺组织。大量气胸时,肺向肺门回缩,呈圆球形阴影。大量气胸或张力性气胸常显示纵隔及心脏移向健侧。合并纵隔气肿在纵隔旁和心缘旁可见透光带。肺结核或肺部慢性炎症使胸膜多处粘连,发生气胸时,多呈局限性包裹,有时气胸互相通连。气胸若延及下部胸腔,肋膈角变锐利。

在 ICU,随着床边超声的应用,床边 X 线胸片已不再是主要诊断依据,因后前位 X 线胸片难以获得,目前仅能获得仰卧位和半卧位的前后位的 X 线胸片。呼气相 X 线胸片曾被推荐用于少量气胸的诊断,特别是在通气患者中,目前受到质疑,也不被指南推荐。仰卧位 X 线胸片的气胸表现有多种方式,除了在肺尖及周围经典的气胸线外,在仰卧位气体习惯性的聚集在胸前部,而没有清晰的气胸线。因为床边 X 线胸片的局限性,不能只依赖影像学的表现更重要的是及时评估和治疗。但怀疑张力性气胸,如果没有床边超声的和 X 线胸片,应及时抽气治疗,以避免进一步失代偿。如果对 X 线胸片的表现有怀疑而患者又比较稳定,应请放射科专家会诊或行胸部 B 超、CT 的进一步检查。

2. 超声检查　目前超声检查可以方便、快捷、可靠地诊断气胸。应用超声检查气胸时,患者可取坐位及仰卧位。取仰卧位时,检查前胸壁及侧壁,多于锁骨中线、腋前线、腋中线逐个肋间隙检查。当超声探头垂直于肋骨方向扫查时,可借助肋骨的声影判断胸膜线等征象,每个肋间隙应扫查 4~5 个呼吸周期。当患者取坐位时,注意扫查肺尖部的,当发现可疑区域时,应重点扫查。目前认

为,若检查时没有发现肺滑行征和"彗尾征",则提示气胸可能,出现肺点时可确诊气胸。检查时结合患者病史、体征等综合考虑。首先观察是否存在肺滑移征,肺滑移征存在则排除气胸;若未发现肺滑移征,则观察是否存在"慧尾征",慧尾征存在也可排除气胸;若肺滑移征和慧尾征均未发现,则需考虑气胸可能;可进一步观察是否存在肺点;若发现肺点,则气胸诊断明确,若 3 个征象均不能观察到,则气胸诊断不能明确。超声检查的优点有没有辐射、便携、实时成像、易于操作、动态和反复评估。一项比较超声、CT 和 X 线胸片在诊断隐匿性气胸的研究表明:以 CT 为标准,超声对隐匿性气胸诊断的敏感性为 92%,X 线胸片为 52%。及时评估气胸的引流情况,排除中心静脉置管及经支气管肺活检后的气胸。

3. CT 检查　胸部 CT 是诊断和测量气胸的金标准。表现为胸膜腔内存在无肺纹理的极低密度气体影,可伴有肺组织不同程度的压缩改变。CT 检查的优势:显示少量气胸、局限性气胸、某些胸片上因受组织重叠而显示不清的气胸,可确定气胸的部位、程度、形态。能很好地鉴别气胸与肺大疱,可以避免不必要的穿刺引流,导致可能的肺胸膜瘘。

六、诊断及鉴别诊断

根据临床症状、体征、影像学表现及超声检查,通常能确诊气胸。若病情十分危重无法搬动做 X 线检查时或没有床边超声检查,应当机立断在患侧胸腔体征最明显处试验穿刺,如抽出气体,可证实气胸的诊断。

在 ICU 隐匿性气胸易漏诊,隐匿性气胸多发生在 COPD 基础上,由于胸部的多种病变均可导致胸膜发生纤维性炎症,进而形成胸膜增厚、粘连,使得该气胸有其特异性,气腔相对固定。隐匿性气胸常规 X 线平片不易显示,如果气胸部位靠前或后胸腔及胸腔顶部,可能与肺、纵隔或肋骨及锁骨等影像重叠;加之气胸时少量气体会随体位的改变及投照位置的不同而出现相应的 X 线征象。直立时气体向上聚集于肺尖;仰卧位时气体在前,故常规的 X 线胸片及透视在气胸的好发部位经常见不到游离积气,容易疏忽和遗漏。CT 有横断扫描及高分辨率的特点,空间定位性强,而且不受气胸量及患者体位的影响,易发现隐匿性气胸及分辨气胸究竟位于肺内或胸膜腔,有利于局限性气胸与肺大疱相鉴别,并可准确判断肺组织压缩程度,明确有无 X

线胸片不能发现的其他因素,为临床诊断及治疗提供了可靠准确的依据,必要时可在CT的引导下进行穿刺排气,加快气腔吸收。隐匿性气胸在创伤患者的患病率是 $2\%\sim15\%$,在多发性创伤患者中高达 64%。

气胸临床表现常与其他心、肺急症相似,应认真鉴别。

(1)慢性阻塞性肺疾病:两者均有不同程度的气促及呼吸困难,体征亦与气胸相似,COPD患者的呼吸困难多呈长期缓慢进行性加重,急性发作时有明显的呼吸困难、心悸,体征有过清音、呼吸音减低。当予支气管舒张药、抗感染药物等治疗效果不好,且症状加剧,应注意同时合并气胸的可能,X线及超声检查有助鉴别。

(2)支气管哮喘:支气管哮喘患者常有反复哮喘阵发性发作史,双肺有哮鸣音,呼气明显延长。急性发作是症状可相似,一旦体检发现两肺哮鸣音不对称,应及时考虑合并气胸可能,X线及超声检查有助鉴别。

(3)急性心肌梗死:患者常有高血压、冠状动脉粥样硬化性心脏病史,有突然胸痛、胸闷,甚至呼吸困难、休克等临床表现,酷似气胸,但体征、心电图、X线检查,血清酶学检查有助于鉴别。

(4)急性肺栓塞:此病可表现为突发起病,呼吸困难和发绀、胸痛、烦躁不安,酷似气胸。但患者可有咯血、发热和晕厥,并常有下肢或盆腔血栓性静脉炎或血栓形成、骨折、手术后、脑卒中、心房颤动或长期卧床等病史。病史、体检、胸部CT肺血管造影、MRI、肺动脉造影等检查可鉴别。

(5)肺大疱:位于肺周边的肺大疱,尤其是巨型肺大疱易被误认为气胸,在胸部X线上有时不易与气胸相鉴别。肺大疱的病史长,起病缓慢,呼吸困难并不严重,而气胸症状多突然发生。影像学上,肺大疱气腔呈圆形或卵圆形,位于肺野内,疱内有细小的条纹理,为肺小叶或血管的残遗物。肺大疱向周围膨胀,将肺压向肺尖区、肋膈角及心膈角。而气胸则呈胸外侧的透光带,其中无肺纹理可见。从不同角度做胸部X线透视,可见肺大疱为圆形透光区,在大疱的边缘看不到发丝状气胸线,肺大疱内压力与大气压相仿,抽气后,大疱容积无明显改变。经较长时间观察,肺大疱大小很少变化,而气胸形态随时日而变化。如误对肺大疱抽气测压,其易引起气胸。

七、治 疗

气胸的治疗目的是排除气体、缓解症状、促进患侧肺复张、消除病因及减少复发。应根据气胸的临床表现、类型与病因、发生频次、肺压缩程度、气胸发生的速度、有无胸腔积液、原有肺功能状态及有无并发症等适当选择。治疗具体措施有非手术治疗、排气治疗、经胸腔镜手术或开胸手术、胸膜粘连术和并发症处理等。对于机械通气患者,一旦怀疑或确诊气胸则采用肺保护性通气策略,即在保证基本氧合和通气的前提下,尽量降低通气压力和潮气量,限制平台压在 $30cmH_2O$ 以下,潮气量 $4\sim8ml/kg$,适当增加频率必要时允许高碳酸血症($pH>7.25$)。允许性高碳酸血症的通气策略可较快地撤离呼吸机,减少漏气和促使胸膜裂口的愈合,增加存活率。不少研究表明在实行肺保护性通气策略后气胸的发生率明显下降。

1. 非手术治疗 主要适用于首次发生的,肺萎陷在 20%,症状较轻不伴有呼吸困难的自发性气胸患者,但较少应用于ICU患者。应严格卧床休息,适当给予镇静、镇痛等药物。由于胸腔内气体分压和肺毛细血管内气体分压存在压力差,每日可吸收胸腔内气体容积(胸片的气胸面积)的 1.25%。持续吸氧可加快胸腔内气体的吸收,经鼻导管或面罩吸入 $2\sim3L/min$ 的氧,可使气体吸收率提高达 4.2%。非手术治疗需密切监测病情改变,尤其在气胸发生后 $24\sim48h$。如患者年龄偏大,并有肺基础疾病,其胸膜破裂口愈合慢,呼吸困难等症状严重,即使气胸量较小,也不主张采取非手术治疗。

2. 排气疗法

(1)胸腔穿刺抽气:适用于肺被压缩 $>20\%$ 的气胸、伴有呼吸困难症状者。抽气可加速肺复张,迅速缓解症状。通常选择患侧胸部锁骨中线第2肋间或腋下区第4、5、6肋间为穿刺点,局限性气胸则要选择相应的穿刺部位。皮肤消毒后用气胸针或细导管直接穿刺入胸腔,随后连接于50ml注射器或气胸机抽气并测压,有助于判断气胸的类型并了解抽气的情况。每次抽气量不宜超过 $1\,000ml$,每日或隔日抽气1次。张力性气胸病情危急,需要紧急处理。如果怀疑张力性气胸而又没有床旁超声,结合气道高压及临床表现、体征,不能过分依赖影像学的诊断而错失最宝贵的抢救时机,延迟治疗将导致进一步的呼吸衰竭、血流动力学不稳定。机械通气患者易并发张力性气胸将迅速出现低氧、低血压、心动过速、气道压升高、心搏骤停。张力性气胸也可能出现在心肺复苏术后、已经放置胸腔引流管(引流管打折或堵塞)的不稳定患者中。应迅速解除胸腔内正压以避免发生严重并发症,立即胸腔穿刺排气,可用粗针头迅速刺入胸膜腔以达到暂时减压的目的,减压后必须放置胸腔闭式引流管。特别是继发于气压伤的张力性气胸与患者的死亡风险显著相关,需快速诊断并紧急处理。据报道紧急处理的张力性气胸病死率为 7%,而延迟 30min 至 1h 则达到 31%。

(2)胸腔闭式引流:是治疗气胸最常用的方法,适用于呼吸困难明显、肺压缩程度较重,交通性或张力性气胸,反复发生气胸的患者,英国胸科协会的指南推荐对机械通气并发气胸、可疑张力性气胸、血胸、创伤后气胸及术后气胸的患者需行胸腔闭式引流。插管部位一般多取锁骨中线外侧第 2 肋间,或腋前线第 4~6 肋间,如为局限性气胸或需引流胸腔积液,则应根据 X 线胸片或超声或 CT 定位部位进行插管排气引流。插管前,在选定部位先用气胸箱测压以了解气胸类型,然后在局麻下沿肋骨上缘平行做 1.5~2cm 皮肤切口,用套管针穿刺进入胸膜腔,拔去针芯,通过套管将灭菌胶管插入胸腔。亦可在切开皮肤后,经钝性分离肋间组织达胸膜,再穿破胸膜将导管直接送入胸膜。一般选用胸腔引流专用硅胶管,或外科胸腔引流管。胸腔引流管的大小范围较宽为 6~40F,以前一般选用较大的引流管,但最近的已广泛采用改良的 seldinger 技术放置管径较小的引流管,常用的有 12G 单腔的深静脉导管作为引流管使用。英国胸科协会指南推荐首选使用小管径的胸腔引流管。使用小管径的引流管,组织损伤小、不易移位,最大的风险是管腔堵塞(发生率 8.1%),但可用无菌注射用水冲管预防堵塞。对于机械通气的患者使用小管径的引流管目前仍有争议。对于有支气管胸膜瘘或机械通气的患者,如果考虑漏气量大,应选择 24~28F 的大导管。导管固定后,另端可置于水封瓶的水面下 1~2cm,使胸膜腔内压力保持在 1~2cmH_2O 以下,置管成功则导管持续逸出气泡,呼吸困难迅速缓解,压缩的肺可在数小时至数天内复张。对肺压缩严重,时间较长的患者,插管后应夹住引流管分次引流,避免胸腔内压力骤降产生肺复张后肺水肿。有时虽未见气泡冒出水面,但患者症状缓解不明显,应考虑为导管不通畅,或部分滑出胸膜腔,需及时更换导管或做其他处理。

原发性自发性气胸经导管引流后,即可使肺完全复张;继发性者常因气胸分隔,单导管引流效果不佳,有时需在患侧胸腔插入多根导管。两侧同时发生气胸者,可在双侧胸腔做插管引流。若经水封瓶引流后未能使胸膜破口愈合,肺持久不能复张或机械通气并发气胸患者,可在引流管加用负压吸引装置。使用低负压可调节吸引机,一般负压为 -5~-18cmH_2O。闭式负压吸引可连续开动吸引机,如经 12h 后肺仍未复张,应查找原因。如无气泡冒出,表示肺已复张,停止负压吸引,观察 2~3d,经影像学和超声证实气胸未再复发后,并夹管 1~2d 后即可拔除引流管,用凡士林纱布覆盖手术切口。水封瓶应放在低于患者胸部的地方(如患者床下),以免瓶内的水反流进入胸腔。应用各式插管引流排气过程中,应注意严格消毒,防止发生感染。

3. 手术治疗　经内科治疗无效的气胸可为手术的适应证,主要适应于张力性气胸引流失败者、长期气胸所致肺不张者、血气胸、双侧气胸、复发性气胸、胸膜增厚致肺膨胀不全、伴巨型肺大疱或多发性肺大疱者、特发性气胸、月经性气胸等。手术治疗成功率较高,复发率低。但对于机械通气的患者和 ICU 中其他重患者是否使用手术治疗临床研究较少。

(1)胸腔镜直视下粘连带烙断术促使破口关闭;对肺大疱或破裂口喷涂纤维蛋白胶或医用 ZT 胶;或用二氧化碳激光烧灼<20mm 的肺大疱。电视辅助胸腔镜手术(VATS)可行肺大疱切除修补术,具有微创、安全等优点。

(2)开胸手术如无禁忌,可考虑开胸修补破口,结扎肺大疱。若肺内原有明显病变,可考虑将肺叶或肺段切除。

(3)经纤维支气管镜放置单向活瓣栓子(endobronchial valve,EBV)治疗气胸,使用单向活瓣支架进行,该支架具有允许远端气体和分泌物排出,阻止气体进入远端肺组织的特点。目前,单向活瓣支架包括螺旋伞状支架和 Emphasys 单向活瓣支架 2 种。支架移位后重新放置及取出可通过支架近端中心杆进行。动物实验证实,螺旋伞状支架放置 6 个月后对气道壁的损伤为轻度或中度,并不影响气道的正常生理功能,且支架取出后气道损伤可以恢复。有研究报道 7 例患者经纤维支气管镜放置单向活瓣栓子治疗支气管胸膜瘘,患者的临床症状明显改善。

4. 化学性胸膜固定术　由于气胸复发率高,为了预防复发,通过物理或化学方法刺激胸膜表面,产生无菌性胸膜炎症,使脏层和壁层胸膜粘连,胸膜腔闭塞、瘘口闭合,同时行胸腔闭式引流,使气胸消失。主要适应于不宜手术或拒绝手术的下列患者:①持续性或复发性气胸;②双侧气胸;③合并肺大疱;④肺功能不全,不能耐受手术者。常用硬化剂有多西环素 $0.5\sim1g$,滑石粉 $2\sim8g$ 等,用生理盐水 $60\sim100ml$ 稀释后经胸腔导管注入,夹管 $1\sim2h$ 引流;或经胸腔镜直视下喷洒粉剂。胸腔注入硬化剂前,尽可能使肺完全复张,胸腔闭式引流液< $200ml/d$。若一次无效,可重复注药。观察 $1\sim3d$,经 X 线透视或摄片证实气胸已吸收,可拔除引流管。

八、并发症

1. 纵隔气肿与皮下气肿　引起皮下气肿和纵隔气肿的常见原因:①由于肺泡破裂逸出的气体进入肺间质,形成间质性肺气肿。肺间质内的气体沿血管鞘可进入纵隔,甚至进入胸部或腹部皮下组织,导致皮下气肿。②张力性气胸抽气或闭式引流后,亦可沿针孔或切口出现胸壁皮下气肿,或全身皮下气肿及纵隔气肿。当气体积聚在纵隔间隙可压迫纵隔大血管,出现干咳、呼吸困难、呕吐及胸骨后疼痛,并向双肩或双臂放射。疼痛常因呼吸运动及吞咽动作而加剧。患者发绀、颈静脉怒张、脉速、低血压、心浊音界缩小或消失、心音遥远、心尖部可听到清晰的与心搏同步的"咔嗒"声。X 线检查于纵隔旁或心缘旁(主要为左心缘)可见透明带。皮下气肿及纵隔气肿随胸腔内气体排出减压而自行吸收。吸入较高浓度的氧可增加纵隔内氧浓度,有利于气肿消散。皮下积气仅存在于颈部及上胸部皮下组织,虽有呼吸困难表现,但经皮下留置粗针头排气后症状可缓解,气体不再继续迅速扩散。若纵隔积气量大、压力高,纵隔器官受压可能出现呼吸循环障碍时,可于胸骨切迹上方、锁骨上方及颈部等部位,切开皮肤减压。做胸骨切迹上方切口时,要剥离气管前筋膜,排气减压,在胸骨切迹上方做长约 2cm 的横行切口,特别注意切开气管前筋

膜,否则达不到纵隔气肿排气减压效果。切开后置入剪有侧孔的细橡皮管或细软硅胶管 1 根,并做缝线固定。定时挤压排气,待原发病灶治愈,纵隔气肿明显吸收后方可拔除。对于气肿严重不能睁眼的患者,可以在局部麻醉下于眼睑和颈部的皮肤皱褶处做一些 5 mm 长的切口,置入橡胶或硅胶引流管或引流片,缝扎固定,或者排出气体后切口敞开,外盖清洁纱布。定时挤压周围的软组织使空气排出以缓解症状。

2. 脓气胸　由金黄色葡萄球菌、铜绿假单胞菌、肺炎克雷伯杆菌、鲍曼不动杆菌、结核分枝杆菌及多种厌氧菌引起的坏死性肺炎、肺脓肿,以及干酪样肺炎可并发脓气胸,也可因胸部穿刺或肋间插管引流并发感染所致。病情多危重,常有支气管胸膜瘘形成。应多次取脓液行病原学检查及药敏试验。治疗上使用敏感抗生素,加强引流,胸腔内生理盐水冲洗,必要时行手术治疗。

3. 复张后肺水肿　多发生于抽气过多或过快时,气胸时肺被压缩,缺血缺氧损伤肺毛细血管,再加上肺迅速复张时血液迅速灌流,导致氧自由基释放,进一步损伤肺毛细血管,引起血管通透性增加,大量血管内液体进入肺间质及肺泡,引起肺水肿。临床表现为持续性咳嗽、胸闷,进一步出现咳大量白色泡沫痰或泡沫血痰。应及时处理:取半卧位,吸氧,应用利尿药利尿等治疗,一般情况下效果较好。

4. 血气胸　气胸伴有胸膜腔内出血常由于胸膜粘连带内血管断裂引起,肺复张后,出血多能自行停止,若继续出血不止,应及时胸腔置管引流,监测出血量,除适当输血外,必要时开胸或经胸腔镜下结扎出血的血管。

九、预后

影响患者预后的主要因素包括气胸的原因和基础肺疾病。如果能及时诊断,胸腔穿刺引流能有效的治疗气胸,可减少急性和长期的后遗症,明显改善预后。

(黎毅敏)

第十一节　围术期患者呼吸功能管理

近 $10\sim20$ 年来,外科患者的围术期的管理得到不断提高,这包括外科手术技巧和辅助器械的不断发展和更新、麻醉技术和药物的发展,以及围术

期监护和并发症防治水平的不断提高。围术期患者的呼吸功能管理对患者的预后有重要意义。包括术前对患者呼吸功能与手术风险的评估、术中呼

吸功能的维持,以及术后呼吸功能监测和相关呼吸系统并发症的防治。

一、流行病学

随着目前临床医疗水平的不断提高,人们各种急慢性疾病得到较好的治疗,人口的平均寿命不断延长。与此同时,各种慢性疾病的患者人数也不断增多,例如冠心病、糖尿病、慢性肾衰竭、慢性阻塞性肺疾病等。同样需要外科手术患者的慢性并发症发生的概率也不断升高,这就对手术者、麻醉管理和围术期监护提出了更高的要求。

呼吸系统术后并发症的发生率较高,在不同的研究中波动于2%～19%,在各种重大的外科手术,例如胸部和腹部大手术,呼吸系统的并发症可能影响患者的治疗效果甚至预后。研究显示,患者如果存在呼吸系统慢性疾病、术后合并肺炎或呼吸衰竭会延长手术患者的机械通气时间和住院时间。同时,呼吸系统并发症有可能继发引起患者心血管系统疾病的发生和加重,同样会增加患者的住院时间和医疗费用。

二、高危因素

1. **患者本身因素** 年龄,吸烟史,营养状态,肺部基础疾病(如慢性阻塞性肺疾病、慢性肺源性心脏病、支气管哮喘、肺动脉高压等)。

2. **医疗相关因素** ①手术部位:风险最大的手术部位包括胸腔内手术和上腹部手术。手术有可能影响患者的生理呼吸运动、破坏胸廓的完整性、对呼吸相关神经肌肉功能造成病理性损伤。②由于气管插管、机械通气使呼吸道处于开放状态,增加肺部和上呼吸道感染的风险;自主咳嗽清除能力的下降导致呼吸道分泌物引流不畅而增加感染和肺不张的风险。③术后咳嗽反射和吞咽功能异常,腹内压的增高,口咽部或胃内容物反流至支气管树造成的呼吸系统继发感染。④休克、全身炎症反应综合征(SIRS)导致的急性肺损伤或急性呼吸窘迫综合征(ARDS)。

三、术前呼吸功能评估和术前准备

1. **详细的病史询问和仔细体格检查** 是发现高危患者的最基本方法。详细的病史询问应该包括具体的吸烟史、环境暴露因素、呼吸系统症状、运动耐力情况、平常生活质量、是否存在呼吸系统慢性疾病(如COPD)、近期呼吸系统感染情况。体格检查需要观察患者有无胸廓形态改变,呼吸动度,听诊呼吸音有无降低、呼气延长和啰音等。

2. **实验室检查**

(1)肺功能检查:包括肺通气功能和弥散功能检查。通气功能检查包括第1秒用力呼气量(force expiratory volume in the first second of exhalation,FEV_1)、用力肺活量(forced vital capacity,FVC)、最大通气量(maximal ventilatory volume,MVV)以及FEV_1/FVC。在现有的研究中已经提示FEV_1是预测患者术后呼吸系统并发症和病死率的良好指标。2003年,美国胸科医师协会在肺癌的诊治指南中提出:如果患者的FEV_1＞80%预计值或绝对值＞2L可以考虑接受一侧全肺切除术;如果FEV1绝对值＞1.5L可以考虑接受肺叶切除术。弥散功能检查主要有一氧化碳弥散量(diffusion capacity of the lung for carbon monoxide,DLco),DLco的高低能反映患者肺毛细血管床减少的程度,当患者肺毛细血管床减少,气体交换能力下降,术后患者更容易出现心肺相关的并发症。和FEV_1一样,DLco同样是患者术后呼吸系统并发症和病死率的相关指标。当患者的DLco＜60%时,其术后呼吸系统并发症发生率增高、住院时间延长和病死率增加。对于存在肺间质疾病的患者即使FEV_1在正常范围也应该接受DLco检查。如果患者的FEV_1和(或)DLco＜40%预计值应该考虑行运动耐力测试。

(2)动脉血血气分析:血气分析中的氧分压(PaO_2)反映肺的弥散功能,二氧化碳分压($PaCO_2$)反映肺的通气功能。PaO_2＜60mmHg和$PaCO_2$＞45mmHg是术后并发症出现的高危因素。

(3)运动耐力测试:FEV_1检测只能反映患者的通气功能状态,在围术期心肺功能负担均可能加重,其并不能预测患者心肺功能对手术的耐受性,因此,为了手术的安全进行,对于FEV_1和(或)DLco＜40%预计值的患者应该考虑行运动耐力测试。运动耐力测试中最简单的方法是爬楼梯试验、来回行走试验和6min行走试验,但是这些试验缺乏标准性。在爬楼梯试验中,一般认为如果患者能爬5层楼梯可以考虑接受单侧全肺切除术,如果患者能爬3层楼梯可以考虑接受肺叶切除术。相对标准的运动耐力试验应该是骑单车或跑步机测试,在测试过程中监测患者的生命体征变化及计算最大分钟耗氧量(VO_2max)。如果患者VO_2max＞20ml/(kg·min)或＞75%预计值可以考虑接受单侧全肺切除术;如果 $VO_2max>15ml/(kg \cdot min)$ 可以考虑接受肺叶切除术;如果 $VO_2max<10ml/(kg \cdot min)$ 或 $<40\%$ 预计值不建议行肺叶切除术。在来回行走试验中,如果患者能行走 25 个来回(每个来回 10m),相对应 VO_2max 约 $10ml/(kg \cdot min)$。6 分钟行走试验中,如果患者行走距离 $<2\,000$ 英尺[1 英尺(ft)=0.3048m]则提示 $VO_2max<15ml/(kg \cdot min)$。

3. 术前呼吸系统相关准备

(1)术前戒烟:吸烟会增加心血管系统和阻塞性肺疾病的发生概率,也会因使组织缺氧的时间延长而导致伤口愈合减慢和增加术后感染的风险。在一项关节置换手术患者的前瞻性临床对照研究中显示,对于能够术前戒烟或者减少吸烟的患者,其总体术后并发症比未戒烟组患者要低(18% vs 52%),包括较低的伤口并发症和泌尿系感染概率,而住院时间和心血管事件的发生率在未戒烟组患者稍高,但未有统计学差异。这可能得益于戒烟后减少对呼吸系统的刺激,使咳嗽减少和呼吸系统分泌物减少,支气管纤毛运动的改善。一般鼓励患者在手术前戒烟 8 周以上。

(2)哮喘和 COPD 患者的准备:哮喘患者的气道痉挛和气流受限是可逆的,术前的评估主要是要确认患者的症状已经得到很好的控制,最大呼气峰流速(peak expiatory flow,PEF)$>80\%$ 预计值或者处于患者平常最好的状态。通常这类患者都会长期吸入短效 β_2 受体激动药和表面激素,如果仍不能控制症状可以考虑加用长效 β_2 受体激动药。研究显示,在围术期使用全身性的激素是安全的,并没有增加哮喘患者感染和其他术后并发症的概率。COPD 患者术前除必须行肺功能检查及评估外,需要按照指南给予相应规范治疗。

(3)存在术后呼吸系统并发症高危因素的患者:应该给予术前教育,包括咳嗽锻炼和深呼吸锻炼,使患者掌握术后气道分泌物的排除和肺膨胀的一般方法。

四、手术过程中的呼吸功能管理

1. 手术过程中的人工气道管理　手术过程中的气管插管可以保证患者的通气和氧合功能,同时可以有效避免麻醉过程中的口腔和胃内容物的反流。但是麻醉过程中的患者处于镇静、肌松状态,自主气道保护能力丧失,对于手术过程中可能出现的气道分泌物、手术造成的气道内积血都无法自行

清除,因此,麻醉过程中必须定期对人工气道进行吸引以保持气道的通畅,异常分泌物的清除。这有利于减少肺不张的发生,避免通气/血流比例失调情况的出现,保证手术过程中的通气效果。术中气道分泌物和积血的及时清除还可以减少患者术后肺部感染的发生率。

2. 手术过程中的氧合功能监测　手术麻醉过程中必须持续监测患者的脉搏血氧饱和度,麻醉机需要接气体分析仪,保证持续对吸入气体的成分进行监测。使用脉搏血氧饱和度监测仪时应该开启脉搏音,同时要观察患者脉搏波形的形态,准确的脉搏血氧饱和度监测依赖于良好的脉搏波形和末梢灌注状态,脉搏信号差的监测数据并不可靠。患者应该处于光线暴露状态,以利于观察患者口唇和皮肤颜色。

3. 手术过程中的通气功能监测

(1)所有全麻患者必须连续评估通气是否充分,临床观察指标包括:胸廓运动、呼吸囊运动、呼吸音听诊,应该连续监测呼气末二氧化碳浓度和呼出气容量。

(2)气管插管和喉罩插管患者必须采用呼气末二氧化碳监测,以确认气管导管和喉罩的位置是否正确,并实时监测呼气末二氧化碳曲线形态,保持呼气末二氧化碳报警功能正常开通。

(3)当进行呼吸机控制通气时,必须有设备连续监测呼吸回路的脱离、连接状态,并使报警功能处于正常工作状态。

(4)局部麻醉或镇静监测期间,必须采用定性临床征象或呼气末二氧化碳监测评估通气是否充分。

五、术后呼吸功能管理

1. 术后常规呼吸功能监测

(1)持续生命体征和血氧饱和度监测。

(2)机械通气患者呼吸力学监测。气道峰压、平台压、动态顺应性、静态顺应性、呼气峰流速、压力-容量环、流速-时间环。

2. 术后呼吸系统相关并发症处理

(1)肺不张:引起术后肺不张的常见原因包括①由于麻醉药和肌松药的应用,抑制了患者的咳嗽反射和咳嗽力量,术后疼痛使得患者害怕咳嗽,致使分泌物滞留气道,堵塞相应支气管引起肺不张;②胸廓手术后部分限制了胸廓的运动;③腹部手术后肠麻痹造成腹胀,膈肌位置上移,压迫下肺组织造

成肺不张。

肺不张会导致通气/血流比例失调,患者临床表现主要为低氧血症。

除了术前做好准备和术中做好气道管理外,术后应早期鼓励患者自主咳嗽、深呼吸以及胸部物理治疗。主动的咳嗽除了可以尽早排出滞留的气道分泌物以外,对于肺部手术患者还可以促进排出支气管内残血,以及促进胸腔内残气的排出,保持良好的肺复张。在近期一个腹部血管外科术后患者的随机临床对照研究中显示,使用鼻罩间歇进行持续气道内正压(CPAP)可以减少肺不张,有效降低出现低氧血症、肺部感染和重新气管插管通气的概率。

(2)呼吸机相关性肺炎:麻醉手术过程中的气管插管及部分术后患者需要继续呼吸机支持的情况都是发生呼吸机相关性肺炎的高危因素。

早期呼吸机相关性肺炎(术后 48～72h 发生)的常见病原菌:包括大肠埃希菌、阴沟肠杆菌、变性杆菌、肺炎克雷伯杆菌、流感嗜血杆菌、肺炎链球菌、甲氧西林敏感的金黄色葡萄球菌。首选药物可以考虑 β-内酰胺/β-内酰胺酶抑制药,第二代头孢菌素,氟喹诺酮类药物。

迟发呼吸机相关性肺炎(72h 后发生)或重症早期呼吸机相关性肺炎常见病原菌包括:大部分早期呼吸机相关性肺炎的常见病原菌以及铜绿假单胞菌、不动杆菌属、耐甲氧西林的金黄色葡萄球菌。首选药物可以考虑 β-内酰胺/β-内酰胺酶抑制药,第三代或第四代头孢菌素,氟喹诺酮类＋氨基苷类,联用结构不同的具有抗假单胞菌活性的抗感染方案,如果考虑有 MRSA 感染可以考虑万古霉素或利奈唑胺。

(黎毅敏)

参考文献

[1] Bernard GR, Artigas A, Brigham KL, et al. The American-European Consensus Conference on ARDS. Definitions, mechanisms, relevant outcomes, and clinical trial coordination. Am J Respir Crit Care Med, 1994, 149:818.

[2] Rubenfeld GD, Caldwell E, Peabody E, et al. Incidence and outcomes of acute lung injury. N Engl J Med, 2005, 353:1685.

[3] Esteban A, Anzueto A, Frutos F, et al. Characteristics and outcomes in adult patients receiving mechanical ventilation: a 28-day international study. JAMA, 2002, 287:345.

[4] Ware LB, Matthay MA. Alveolar fluid clearance is impaired in the majority of patients with acute lung injury and the acute respiratory distress syndrome. Am J Respir Crit Care Med, 2001, 163:1376.

[5] Lim CM, Jung H, Koh Y, et al. Effect of alveolar recruitment maneuver in early acute respiratory distress syndrome according to antiderecruitment strategy, etiological category of diffuse lung injury, and body position of the patient. Crit Care Med, 2003, 31:411.

[6] Iscimen R, Cartin-Ceba R, Yilmaz M, et al. Risk factors for the development of acute lung injury in patients with septic shock: an observational cohort study. Crit Care Med, 2008, 36:1518.

[7] The ARDS Definition Task Force. Acute Respiratory Distress Syndrome: The Berlin Definition. JAMA, 2012, May 21, 2012, Epub ahead of print.

[8] Gammon RB, Shin MS, Buchalter SE. Pulmonary barotraumas in mechanical ventilation. Patterns and risk factors. Chest, 1992, 102:568.

[9] Ventilation with lower tidal volumes as compared with traditional tidal volume for acute lung injury and the acute respiratory distress syndrome. The Acute Respiratory Distress Syndrome Network. N Engl J Med, 2000, 342:1301.

[10] Papazian L, Forel JM, Gacouin A, et al. Neuromuscular blockers in early acute respiratory distress syndrome. N Engl J Med, 2010, 363:1107.

[11] Schwarz MI, Albert RK. "Imitators" of the ARDS: implications for diagnosis and treatment. Chest, 2004, 125:1530.

[12] National Heart, Lung, and Blood Institute Acute Respiratory Distress Syndrome (ARDS) Clinical Trials Network, Wiedemann HP, Wheeler AP, et al. Comparison of two fluid-management strategies in acute lung injury. N Engl J Med, 2006, 354:2564.

[13] Jacobi J, Fraser GL, Coursin DB, et al. Clinical practice guidelines for the sustained use of sedatives and analgesics in the critically ill adult. Crit Care Med, 2002, 30:119.

[14] Cheng IW, Eisner MD, Thompson BT, et al. Acute effects of tidal volume strategy on hemodynamics, fluid balance, and sedation in acute lung injury. Crit Care Med, 2005, 33:63.

[15] Ventilation with lower tidal volumes as compared with traditional tidal volumes for acute lung injury and the acute respiratory distress syndrome. The Acute Respiratory Distress Syndrome Network. N Engl J Med, 2000, 342:1301.

[16] Needham DM, Colantuoni E, Mendez-Tellez PA, et al. Lung protective mechanical ventilation and two year survival in patients with acute lung injury: prospective cohort study. BMJ, 2012, 344:e2124.

[17] Zhan Q, Sun B, Liang L, et al. Early use of noninvasive positive pressure ventilation for acute lung injury: a multicenter randomized controlled trial. Crit

Care Med,2012,40:455.

[18] Bouhemad B, Brisson H, Le-Guen M, et al. Bedside ultrasound assessment of positive end-expiratory pressure-induced lung recruitment. Am J Respir Crit Care Med,2011,183:341.

[19] Peter JV, John P, Graham PL, et al. Corticosteroids in the prevention and treatment of acute respiratory distress syndrome (ARDS) in adults: meta-analysis. BMJ, 2008,336:1006.

[20] American Thoracic Society; Infectious Diseases Society of America. Guidelines for the management of adults with hospital-aquired, ventilator-associated, and healthcare-associated pneumonia. Am J Respir Crit Care Med,2005,171:388-416.

[21] Chastre J, Fagon JY. Ventilator-associated pneumonia. Am J Respir Crit Care Med,2002,165:867-903.

[22] Rello J, Ollendorf DA, Oster G, et al. Epidemiology and outcomes of ventilator-associated pneumonia in a large US database. Chest,2002,122:2115-2121.

[23] Wilkinson M, Woodhead MA. Guidelines for community-acquired pneumonia in the ICU. Curr Opin Crit Care, 2004,10:59-64.

[24] This official statement of the ATS was approved by the ATS board of directors. Guidelines for the managements of adults with community-acquired pneumonia. Am J Respir Crit Care Med,2001,163:1730-1754.

[25] Fagon JY, Chastre J, Hance AJ, et al. Nosocomial pneumonia in ventilated patients: a cohort study evaluating attributable mortality and hospital stay. Am J Med, 1993,94:281-288.

[26] Mandell LA, Wunderink RG, Anzueto A, et al. Infectious Diseases Society of America/American Thoracic Society Consensus Guidelines on the management of community-acquired pneumonia in adults. Clinical Infectious Diseases,2007,44:27-72.

[27] http://www.ihi.org/IHI/Topics/CriticalCare/IntensiveCare/Changes/Implement the Ventilator Bundle,2010.

[28] Dodek P, Keenan S, Cook D, et al, Canadian Critical Care Trials Group, Canadian Critical Care Society. Evidence-based clinical practice guideline for the prevention of entilator-associated pneumonia. Ann Intern Med, 2004,141:305-313.

[29] Boyce JM, Pittet D, Healthcare Infection Control Practices Advisory Committee, Society for Healthcare Epidemiology of America, Association for Professionals in Infection Control, Infectious Diseases Society of America, Hand Hygiene Task Force. Guideline for Hand Hygiene in Health-Care Settings: recommendations of the Healthcare Infection Control Practices Advisory Committee and the HICPAC/SHEA/APIC/IDSA Hand Hygiene Task Force. Infect Control Hosp Epidemiol, 2002,23:S3-S40.

[30] NHSN Patient Safety Component Manual-Ventilator-Associated Pneumonia (VAP)Event. March,2009.

[31] Hawe CS, Ellis KS, Cairns CJ, et al. Reduction of ventilator-associated pneumonia: active versus passive guideline implementation. Intensive Care Med,2009,35:1180-1186.

[32] Cinel I, Dellinger RP. Guidelines for severe infections: are they useful? Curr Opin Crit Care, 2006, 12: 483-488.

[33] Diaz E, Ulldemolins M, Lisboa T, et al. Management of ventilator-associated pneumonia. Infect Dis Clin North Am, 2009,23:521-533.

[34] This official statement of the ATS was approved by the ATS board of directors. Hospital-aquired pneumonia in adults: diagnosis, assessment of Severity, Initial Antimicrobial Therapy, and Preventative Strategies. Am J Respir Crit Care Med, 1995, 153:1711-1725.

[35] Galiè N, Hoeper MM, Humbert M, et al. Guidelines for the diagnosis and treatment of pulmonary arterial hypertension. Eur Respir J, 2009, 34 (6):1219-1263.

[36] 刘大为.实用重症医学.北京:人民卫生出版社,2010:540-553.

[37] Kovacs G, Berghold A, Scheidl S, et al. Pulmonary arterial pressure during rest and exercise in healthy subjects: a systematic review. Eur Respir J,2009,34:888-894.

[38] Humbert M, Sitbon O, Chaouat A, et al. Pulmonary arterial hypertension in France: results from a national registry. Am J Respir Crit Care Med, 2006, 173:1023.

[39] Condliffe R, Kiely DG, Gibbs JS, et al. Improved outcomes in medically and surgically treated chronic thromboembolic pulmonary hypertension patients. Am J Respir Crit Care Med, 2008, 177:1122-1127.

[40] Badesch BD, Champion HC, Gomez-Sanchez MA, et al. Diagnosis and assessment of pulmonary arterial hypertension. J Am Coll Cardiol, 2009, 54:55-56.

[41] Fisher MR, Forfia PR, Chamera E, et al. Accuracy of Doppler echocardiography in the hemodynamic assessment of pulmonary hypertension. Am J Resp Crit Care Med, 2009, 179:615-621.

[42] Dartevelle P, Fadel E, Mussot S, et al. Chronic thromboembolic pulmonary hypertension. Eur Respir J, 2004, 23:637-648.

[43] Rich S, Kaufmann E, Levy PS. The effect of high doses of calcium-channel blockers on survival in primary pulmonary hypertension. N Engl J Med, 1992,327:76-81.

[44] Sitbon O, Humbert M, Jais X, et al. Long-term response to calcium channel blockers in idiopathic pulmonary arterial hypertension. Circulation, 2005,111:3105-3111.

[45] Nagaya N, Nishikimi T, Uematsu M, et al. Plasma brain natriuretic peptide as a prognostic indicator in patients with primary pulmonary hypertension. Circulation,2000,102:865-870.

[46] McLaughlin VV, McGoon MD. Pulmonary arterial hypertension. Circulation, 2006,114:1417-1431.

[47] Ware LB, Matthay MA. Clinical practice. Acute pulmonary edema. N Engl J Med,2005,353:2788.

[48] Heart Failure Society of America, Lindenfeld J, Albert NM, et al. HFSA 2010

Comprehensive Heart Failure Practice Guideline. J Card Fail,2010,16:e1.

[49] Gropper MA,Wiener-Kronish JP,Hashimoto S. Acute cardiogenic pulmonary edema. Clin Chest Med, 1994, 15: 501.

[50] 刘大为.实用重症医学.北京:人民卫生出版社,2010:554-568.

[51] Taylor AE. Capillary fluid filtration. Starling forces and lymph flow. Circ Res,1981,49:557.

[52] Felker GM,Lee KL,Bull DA,et al.Diuretic strategies in patients with acute decompensated heart failure. N Engl J Med,2011,364:797.

[53] Dickstein K,Cohen-Solal A,Filippatos G,et al. ESC Guidelines for the diagnosis and treatment of acute and chronic heart failure,2008:the Task Force for the Diagnosis and Treatment of Acute and Chronic Heart Failure 2008 of the European Society of Cardiology. Developed in collaboration with the Heart Failure Association of the ESC (HFA) and endorsed by the European Society of Intensive Care Medicine (ESICM). Eur Heart J,2008,29:2388.

[54] 陈灏珠.实用内科学.第 12 版.北京:人民卫生出版社,2005:1746-1750.

[55] Peacock WF, Hollander JE, Diercks DB,et al. Morphine and outcomes in acute decompensated heart failure:an ADHERE analysis. Emerg Med J, 2008,25:205.

[56] Kaza V,Bandi V,Guntupalli KK. Acute severe asthma:recent advances. Curr Opin Pulm Med,2007 Jan,13(1):1-7.

[57] Chen CZ,Lee CH,Chu YC,Chen CW, Chang HY,Hsiue TR. Clinical features of fatal asthma. Kaohsiung J Med Sci, 2006 May;22(5):211-216.

[58] Spyros Papiris, 1 Anastasia Kotanidou, 1 Katerina Malagari, 1 and Charis Roussos1. Clinical review: Severe asthma. Crit Care,2002,6(1):30-44.

[59] Wenzel S. Mechanisms of severe asthma.. Clin Exp Allergy, 2003 Dec, 33 (12):1622-1628.

[60] Restrepo RD, Peters J. Near-fatal asthma:recognition and management. Curr Opin Pulm Med, 2008 Jan, 14 (1):13-23.

[61] Levine DA. Novel therapies for children with severe asthma. Curr Opin Pediatr,2008 Jun,20(3):261-265.

[62] Wenzel S. Physiologic and pathologic abnormalities in severe asthma. Clin Chest Med,2006 Mar,27(1):29-40.

[63] Miller CW, Krishnaswamy N, Johnston C, Krishnaswamy G. Severe asthma and the omalizumab option. Clin Mol Allergy,2008 May, 20;6(1):4.

[64] Sally Wenzel. Severe Asthma in Adults. American Journal of Respiratory and Critical Care Medicine Vol,2005, 172:149-160.

[65] Sally Wenzel, MD, FCCP. Severe/Fatal Asthma. Chest, 2003, 123: 405S-410S.

[66] Greenberger PA, Patterson R. The diagnosis of potentially fatal asthma. N Engl Reg Allergy Proc, 1988 Mar-Apr, 9(2):147-152.

[67] 韩继冉,杨 震,张金国.重症支气管哮喘.内科危重病诊治,2000,1.

[68] 中华医学会呼吸病学分会哮喘学组.难治性哮喘诊断与处理专家共识.(2010).

[69] Kim S,Marigowda G,Oren E,Israel E, Wechsler ME. Mepolizumab as a steroidsparing treatment option in patients with Churg-Strauss syndrome. J Allergy Clin Immunol,2010,125:1336-1343.

[70] Haldar P,Brightling CE,Hargadon B, Gupta S,Monteiro W,Sousa A,et al. Mepolizumab and exacerbations of refractory eosinophilic asthma. N Engl J Med,2009,360:973-984.

[71] 中华医学会呼吸病学分会慢性阻塞性肺疾病学组.慢性阻塞性肺疾病诊治指南(2007 年修订版)[J].中华内科杂志,2007,46(3):254-261.

[72] Global Strategy for the Diagnosis, Management,and Prevention of Chronic Obstructive Pulmonary Disease. Update 2011 [accessed 01.02.12]. Available from:www.goldcopd.org.

[73] Anthonisen NR,Manfreda J,Warren CP,Hershfield ES,Harding GK,Nelson NA. Antibiotic therapy in exacerbations of chronic obstructive pulmonary disease. Ann Intern Med, 1987, 106: 196-204.

[74] Goldman´s Cecil Medicine, 24th ed. Philadelphia, Pa: Saunders Elsevier, 2011.

[75] MacIntyre N,Huang YC. Acute exacerbations and respiratory failure in chronic obstructive pulmonary disease. Proc Am Thorac Soc, 2008 May 1, 5 (4):530-535.

[76] Wedzicha JA. Choice of bronchodilator therapy for patients with COPD. N Engl J Med,2011 Mar, 24;364(12):1167-1168.

[77] 俞森洋.呼吸危重病学.北京:中国协和医科大学出版社, 2008:1264-1284.

[78] Hurt K,Bilton D. Haemoptysis:Diagnosis and Treatment. Acute Medicine, 2012,11(1):39-45.

[79] Sakr L,Dutau H. Massive Hemoptysis: An Update on the Role of Bronchoscopy in Diagnosis and Management. Respiration,2010,80(1):38-58.

[80] Fartoukh M, Khoshnood B, Parrot A, et al. Early prediction of in-hospital mortality of patients with hemoptysis: an approach to defining severe hemoptysis. Respiration, 2012, 83 (2): 106-114.

[81] 郭海英,周 新.咯血的临床思维与诊治流程.中国实用内科杂志,2007, 27(8):634-637.

[82] Japanese Respiratory Society. Aspiration pneumonia. Respirology, 2009. 14 Suppl 2:S59-64.

[83] Paul E. Marik. Pulmonary aspiration syndromes. Current Opinion in Pulmonary Medicine,2011,17:148-154.

[84] Metheny NA, Meert KL, Clouse RE. Complications related to feeding tube placement. Curr. Opin. Gastroenterol, 2007,23:178-182.

[85] Krishnan Raghavendran, Jean Nemzek, Lena M. Napolitano, et al. Aspiration-Induced lung injury. Crit Care Med,2011,39(4):818-826.

[86] Metheny NA,Clouse RE,Chang YH,et al. Tracheobronchial aspiration of gastric contents in critically ill tube-fed patients: frequency, outcomes, and risk factors. Crit Care Med, 2006, 34 (4):1007-1015.

[87] Hidenobu Shigemitsu, Kamyar Afshar.

Aspiration pneumonias: under-diagnosed and under-treated. Current Opinion in Pulmonary Medicine, 2007, 13: 192-198.

[88] Bernard R. Garon, Tess Sierzant, Charles Ormiston. Silent aspiration: results of 2,000 video fluoroscopic evaluations. J Neurosci Nurs, 2009, 41: 178-185.

[89] Drinka PJ, Crnich CJ. Pneumonia in the nursing home. J Am Med Dir Assoc, 2005, 6: 342-350.

[90] Paul Drinka. Preventing Aspiration in the Nursing Home: The Role of Biofilm and Data from the ICU. J Am Med Dir Assoc, 2010, 11: 70-77.

[91] Leonard, R, Kendall, K. Dysphagia assessment and treatment planning: A team approach. San Diego: Plural Publishing, 2008.

[92] Infectious Disease Society of America. Practice guidelines of the management of community-acquired pneumonia in adults. Clin Infect Dis, 2000, 31: 347-382.

[93] Ito I, Kadowaki S, Tanabe N, et al. Tazobactam/piperacillin for moderate-to-severe pneumonia in patients with risk for aspiration: comparison with imipenem/cilastatin. Pulm Pharmacol Ther, 2010, 23(5): 403-410.

[94] Garcia-Vidal C, Calbo E, Pascual V, et al. Effects of systemic steroids in patients with severe community-acquired pneumonia. European Respiratory Journal, 2007, 30: 951-956.

[95] Yoon, M. N. Steele, C. M. The oral care imperative: The link between oral hygiene and aspiration pneumonia. Topics in Geriatric Rehabilitation, 2007, 23: 280-288.

[96] Cherin C. Pace, Gary H. McCullough. The Association Between Oral Micro-organsims and Aspiration Pneumonia in the Institutionalized Elderly: Review and Recommendations. Dysphagia, 2010, 25: 307-322.

[97] Robbins J, Gensler G, Hind J, et al. Comparison of interventions for liquid aspiration on pneumonia incidence: a randomized trial. Ann Intern Med, 2008, 148: 509-518.

[98] Norma A. Metheny, PhD, RN. Effectiveness of an Aspiration Risk-Reduction Protocol. Nurs Res, 2010, 59(1): 18-25.

[99] Peterson M, Schwab W, McCutcheon K, et al. Effects of elevating the head of the bed on interface pressure in volunteers. Crit Care Med, 2008, 36: 3038-3042.

[100] Satoru Ebihara, Takae Ebihara, Masahiro Kohzuki. Effect of Aging on Cough and Swallowing Reflexes: Implications for Preventing Aspiration Pneumonia. Lung, 2012, 190: 29-33.

[101] Ellen Sue Eisenstadt, MSN, CRNP-G. Dysphagia and aspiration pneumonia in older adults. Journal of the American Academy of Nurse Practitioners, 2010; 2217-2222.

[102] 陈灏珠. 实用内科学. 第 13 版. 北京: 人民卫生出版社, 2009: 1875-1878.

[103] Yarmus L, Feller-Kopman D. Pneumothorax in the critically ill patient. Chest, 2012 Apr, 141(4): 1098-1105.

[104] Gardelli G, Feletti F, Nanni A, et al, Zompatori M. Chest ultrasonography in the ICU. Respir Care, 2012 May, 57(5): 773-781.

[105] Ding W, Shen Y, Yang J, et al. Diagnosis of pneumothorax by radiography and ultrasonography: a meta-analysis. Chest, 2011 Oct, 140(4): 859-866.

[106] MacDuff A, Arnold A, Harvey J. BTS Pleural Disease Guideline Group. Management of spontaneous pneumothorax: British Thoracic Society Pleural Disease Guideline, 2010. Thorax, 2010 Aug, 65 Suppl 2: ii18-ii31.

[107] Briel M, Meade M, Mercat A, et al. Higher vs lower positive end-expiratory pressure in patients with acute lung injury and acute respiratory distress syndrome: systematic review and meta-analysis. JAMA, 2010 Mar, 3; 303(9): 865-873.

[108] Bille A, Barker A, Maratos EC, et al. Surgical access rather than method of pleurodesis (pleurectomy or pleural abrasion) influences recurrence rates for pneumothorax surgery: systematic review and meta-analysis. Gen Thorac Cardiovasc Surg, 2012 Jun, 60(6): 321-325.

[109] Duggan M, Kavanagh BP. Perioperative modifications of respiratory function. Best Pract Res Clin Anaesthesiol, 2010(24): 145-155.

[110] Bernstein WK, Deshpande S. Preoperative evaluation for thoracic surgery. Semin Cardiothorac Vasc Anesth, 2008(12): 109-121.

[111] Colice GL, Shafazand S, Griffin JP, et al. Physiologic evaluation of the patient with lung cancer being considered for resectional surgery. Chest, 2007(132): 161-177.

第 17 章

肾功能障碍

第一节　急性肾损伤

近年来,国内外学者对于急性肾衰竭(acute renal failure,ARF)的概念进行了广泛而深入的论证。越来越多的研究表明,急性、相对轻度的肾损伤或肾功能受损,即表现为尿量与血液生化指标的变化,常提示将发生严重的临床结局。基于此,2005 年,国际肾病及重症医学界使用急性肾损伤(acute kidney injury,AKI)替代 ARF。

AKI 是指各种原因引起的肾功能损害,在短时间(数小时至数日)内出现血中氮质代谢产物积聚,水、电解质和酸碱平衡失调及全身并发症,是一种严重的临床综合征。

大量研究证明,肾功能的轻度改变即对预后产生影响,所以,提出 AKI 概念的意义在于早发现、早诊断、早治疗,改善 AKI 患者的预后。AKI/ARF 反映急性肾衰竭的整个发展过程,是同一个疾病的不同病理过程,而不是 2 个独立的疾病。

一、诊断标准

2002 年的一项调查显示目前关于急性肾衰竭的诊断标准有 30 余种,缺少共识,而且原有的诊断标准过于严格,范围过小,确诊的患者多属病程晚期,缺少预防价值,失去了改善预后的机会。所以,2002 年,ADQI(Acute Dialysis Quality Initiative)制定了 ARF 的 RIFLE 分级诊断标准,并得到广泛认可。RIFLE 标准依据血清肌酐(SCr)、肾小球滤过率(GFR)和尿量的变化将 ARF 分为 3 个等级,即危险(risk)、损伤(injury)和衰竭(failure),以及 2 个预后级别,即肾功能丧失(loss)和终末期肾病(end stage renal disease,ESRD),并发表于 2004 年,使 AKI 的定义和诊断标准化(表 17-1)。

2005 年 9 月,急性肾损伤网络(acute kidney injury network,AKIN)工作组,在 RIFLE 基础上对 AKI 的诊断及分级标准进行了修订,并将 AKI 分为 3 期,分别与 RIFIE 标准的危险、损伤和衰竭等级相对应,仍强调 SCr 和尿量的变化(表 17-1)。此修改是基于一些研究证据证实 SCr 的轻度变化,即上升 $26.4\mu mol/L(0.3mg/dl)$,可使病死率上升 4.1 倍。

1. AKI 诊断标准

(1)肾功能突然恶化(48h 内)。

(2)SCr 升高:绝对值$\geqslant26.4\mu mol/L$,或增加值$\geqslant50\%$(基础值的 1.5 倍)。

(3)尿量减少:少于 $0.5ml/(kg\cdot h)$,至少 6h。

2. RIFLE 和 AKIN 诊断标准　见表 17-1。

二、流行病学

实际上,AKI 是一个严峻的问题,很长时间以来,因为缺少有关 ARF 的统一定义,阻碍了对 AKI 流行病学正确的分析和比较。然而,RIFLE 分级诊断标准实现了对 AKI 流行病学的调查和研究。

按照 RIFLE 分级诊断标准,AKI 发病率为每年 2 000 ～3 000/百万人,2%～7%的住院患者可能会发生 AKI,超过 35%的 ICU 患者可能会发生 AKI,而且 5%～6%的重症患者会接受肾替代治疗(renal replacement therapy,RRT),AKI 发病率和需要 RRT 的比例持续增长。AKI 患者较非 AKI 患者住院时间延长,花费增加,是病死率增加的独立危险因素,而且,随着 AKI 病情的加重,其住院病死的风险随之增加,接受 RRT 的患者,病死率为 50%～80%。

表 17-1　AKI 的 RIFLE 和 AKIN 诊断标准

	Scr 指标/GFR 指标	尿量指标
RIFLE 标准		
Risk	SCr 增加值≥基础值的 1.5 倍,或 GFR 降低>25%	<0.5ml/(kg·h)×6h
Injury	SCr 增加值≥基础值的 2 倍,或 GFR 降低>50%	<0.5ml/(kg·h)×12h
Failure	SCr 增加值≥基础值的 3 倍,或 GFR 降低>75%,或 SCr≥354μmol/L,伴有急性升高>44μmol/L	<0.3ml/(kg·h)×24h,或无尿×12h
Loss	持续 ARF>4 周	
ESRD	终末期肾病>3 个月	
AKIN 标准		
1 期	SCr 增加值≥26.4μmol/L,或增加值≥基础值的 1.5~1.9 倍	<0.5ml/(kg·h)×6h
2 期	SCr 增加值≥基础值的 2~2.9 倍	<0.5ml/(kg·h)×12h
3 期	SCr 增加值≥基础值的 3 倍,或 SCr≥354μmol/L,伴有急性升高>44μmol/L,或接受了 RRT	<0.3ml/(kg·h)×24h,或无尿×12h

三、病因及发病机制

1. 病因　传统上将 AKI 的病因分为肾前性、肾性和肾后性,其中脓毒症、大手术、严重创伤、静脉应用造影剂及应用具有肾毒性的药物,如抗生素、化疗药,如顺铂等。虽然 AKI 的病因是多因素的,但脓毒症一直是 AKI 的首要原因,占 50% 以上,而且脓毒症患者 10%~50% 发生 AKI。

2. 发病机制　AKI 的发病机制复杂,并且与特定的病因相关,现未完全阐明,主要矛盾是泌尿功能障碍,与下列因素有关。

(1)肾血流灌注减少:AKI 初期存在肾血流量不足和肾内血液分布异常,肾皮质外层血流量明显减少,从而使肾小球滤过率降低。原有的血容量不足,常是缺血性损伤引起急性肾衰竭的先决条件。一些体内和肾内的体液因素,如儿茶酚胺释放增多、肾素-血管紧张素系统激活、激肽与前列腺素生成减少等介导血管血流动力学的异常变化,同时还有血液黏滞度升高、白细胞变形能力降低、白细胞对血管壁的黏附增加等血液流变学的变化参与。

(2)炎症反应、凋亡:传统的观点认为肾的缺血/低灌注即肾血流动力学的改变是脓毒症 AKI 的主要发病机制,但越来越多的研究证实,脓毒症 AKI 时肾血流实际上是增加的,肾皮、髓质的血流分布是没有变化的。所以,肾的低灌注在低动力血流动力学状态下可能是重要的,但是,在液体复苏后、高动力持续进展的脓毒症 AKI 中,可能不是关键性的;而炎症反应、细胞凋亡可能在脓毒症 AKI 的发病机制中起着关键作用,但是确切机制不明。

(3)肾小管阻塞:管型阻塞在缺血性肾衰竭及肾小管被血红蛋白或肌红蛋白阻塞所致的 AKI 的持续期,是导致肾小球滤过率降低的重要因素,而在肾毒物引起的 AKI 中,并不起主要作用,但可能是加重肾衰竭的因素。

(4)原尿回漏:对解释肾衰竭持续期中少尿的发生机制有较大的意义。

四、临床表现

AKI 在临床上常是多因素的,它综合了包括脓毒症、肾低灌注和肾毒性药物等因素,临床病程典型可分为 3 期。

1. 起始期　此期患者常遭受一些打击,例如低血压、缺血、脓毒症和肾毒素等,但尚未发生明显的肾实质损伤,在此阶段 AKI 是可预防的。但随着肾小管上皮细胞发生明显损伤,GFR 进一步下降,临床上 AKI 综合征的表现变得明显,则进入维持期。

2. 维持期　又称少尿期。典型的为 7~14d,也可短至数天,长至 4~6 周。GFR 处于低水平,少尿为突出表现(也有的患者不出现少尿,称为非少尿型 AKI),同时出现以下一系列表现。

(1)AKI 的全身并发症:①消化系统症状,如食欲缺乏、恶心、呕吐、腹胀、腹泻等,严重者可有消化道出血;②呼吸系统症状,因容量过负荷,可出现呼吸困难、咳嗽、胸闷等症状;③循环系统症状,因容量过负荷,出现高血压、心力衰竭、肺水肿表现,因毒素滞留、电解质紊乱、贫血及酸中毒引起各种心律失常及心肌病变;④神经系统症状,出现意识障碍、躁动、抽搐、谵妄、昏迷等尿毒症脑病的表现；⑤血液系统症状,可有出血倾向及轻度贫血。

(2)水、电解质和酸碱平衡紊乱:可表现为①代谢性酸中毒;②高钾血症;③低钠血症;④还可以有低钙、高磷血症,但远不如慢性肾衰竭时明显。

3. 恢复期　肾小管再生、修复,肾小管完整性恢复。GFR逐渐回复正常或接近正常范围,少尿型患者开始出现多尿表现。通常持续1~3周,继而逐渐恢复。与GFR相比,肾小管上皮细胞功能(溶质和水的重吸收)恢复相对延迟,常数月才能恢复。少数患者可最终遗留不同程度的肾结构和功能缺陷,进入慢性肾病期。

五、辅助检查

1. 血液检查　可有轻度贫血、SCr、BUN进行性上升,血钾增高,血pH降低,血钠正常或降低,血钙降低,血磷升高。

2. 尿液检查　尿蛋白多为±~+,常以小分子蛋白为主。尿沉渣检查可见肾小管上皮细胞管型、颗粒管型及少许红细胞、白细胞等;尿比重降低或增高;尿渗透浓度降低或增高;尿钠含量增高或降低等。应注意尿液检查结果受很多因素影响,如输液、使用利尿药、高渗药物应用等,要注意分析。

3. 影像学检查　尿路超声影像对排除尿路感染、梗阻很有帮助,可以应用超声评价肾血流的变化;CT血管造影、MRI或核素检查可以评价血管有无阻塞;核素检查还可以评价肾灌注、GFR。

六、鉴别诊断

在鉴别诊断方面,首先应明确是否是在慢性肾病的基础上合并AKI,慢性肾病表现为双肾缩小、贫血、尿毒症面容、肾性骨病和神经病变等;其次应除外肾前性和肾后性原因;在确定为肾性因素后,还要鉴别是肾小球、肾小管还是间质性病变引起。

1. 肾性少尿与肾前性少尿鉴别

(1)病史及体格检查:有无肾前性因素,如体液或血容量降低所致低血压、充血性心力衰竭、严重肝病;有无肾性因素,如严重烧伤、创伤性休克、感染性休克、应用肾毒性药物治疗等。体格检查有助于鉴别诊断。

(2)补液试验:若考虑存在容量不足,可以补充一定量的液体,如复方氯化钠溶液或生理盐水250~500ml,观察尿量的变化,如果尿量增多,提示是肾前性因素起着一定作用;但是,即使通过补液试验,患者尿量没有增加,除了考虑是肾性因素外,还要考虑可能存在心功能障碍所导致的有效循环不足,而这些患者的AKI可能要获益于限液和利尿。

(3)尿液诊断指标:见表17-2。

表 17-2　鉴别肾前性及肾性 AKI 的尿液诊断指标

诊断指标	肾前性	肾性	诊断指标	肾前性	肾性
尿沉渣	透明管型	棕色颗粒管型	尿钠浓度(mmol/L)	<20	>40
尿比重	>1.020	<1.010	肾衰竭指数	<1	>1
尿渗透压[mOsm/(kg·H$_2$O)]	>500	<300	钠排泄分数(%)	<1	>1

肾衰指数=尿 Na/(尿 Cr/血 Cr);尿钠排泄分数=(尿 Na/尿 Cr)/(血清 Na/血清 Cr)×100%

2. 肾性AKI与肾后性尿路梗阻AKI鉴别　有结石、肿瘤或前列腺肥大病史患者,突发完全无尿或间歇性无尿;肾绞痛,胁腹或下腹部疼痛;肾区叩击痛阳性;膀胱出口处梗阻等所导致的膀胱区膨胀,均提示可能存在尿路梗阻的可能。超声影像和X线检查可帮助诊断。

3. 不同疾病导致的肾性AKI鉴别　可根据各种疾病所具有的特殊病史、临床表现、化验异常及对药物治疗的反应做出鉴别诊断。肾活检常可帮助鉴别。

七、治　疗

1. 病因治疗　早期、及时纠正原发病是AKI治疗的根本。

2. 预防　避免AKI发生、发展,是改善AKI危重患者预后的最有效手段。因此,应尽可能地避免应用肾毒性药物,如万古霉素、阿米卡星、造影剂和乙酰水杨酸类药物,尤其是那些具有发生AKI高危因素的患者,如高龄、糖尿病、充血性心力衰竭和慢性肾病。保证肾灌注是预防AKI的关键,在进行容量、血流动力学管理时,应该进行实时监测,在保证灌注时要警惕容量过负荷。

3. 纠正全身循环血流动力学障碍 对于 AKI 患者和具有发生 AKI 高危因素的患者,应该密切监测患者的血流动力学状态,以避免低血压加重肾损伤。在血流动力学管理中,应该密切滴定液体和血管活性药物的应用。

(1)如果不存在失血性休克,建议应用等渗晶体液进行扩容,而不是人血白蛋白和人工胶体。

(2)如果伴有休克,建议在补液的基础上加用血管活性药物,对于感染性休克,首选去甲肾上腺素,合并心功能不全者,可去甲肾上腺素与多巴酚丁胺联合应用,不建议应用多巴胺。血管加压素在那些对去甲肾上腺素抵抗的难治性休克中的优势越来越明显。

(3)对于那些感染性休克和具有高危因素的围术期患者,建议应用目标指导性管理策略,如早期目标指导性治疗(early goal directed therapy, EGDT),优化血流动力学和氧合指标,防止 AKI 发生和进展。

4. 血糖控制和营养支持

(1)对于危重患者,建议应用胰岛素控制血糖,目标为 $6.1\sim8.3mmol/L$。

(2)AKI 患者,建议优先使用肠内营养,营养摄入量 $83.7\sim125.5kJ(kg\cdot d)$。

(3)不需要限制蛋白质摄入,对于那些没有高分解代谢的、非透析患者,建议蛋白质摄入量$0.8\sim1.0g/(kg\cdot d)$,接受 RRT 的患者,$1.0\sim1.5g/(kg\cdot d)$,需用持续肾替代治疗(continuous renal replacement therapy,CRRT)的患者,可达到 $1.7 g/(kg\cdot d)$。

5. 其他药物应用

(1)利尿药:不建议应用利尿药来预防 AKI 的发生,利尿药应该用于那些伴有容量过负荷的患者。

(2)血管扩张药:不建议应用小剂量多巴胺以及非诺多泮、心房尿钠肽来扩张肾血管、预防和治疗 AKI。

6. 纠正酸碱、电解质紊乱 详见第 7 章。

7. 肾替代治疗

(1)RRT 开始和终止的时机。毫无疑问威胁生命的高钾血症、代谢性酸中毒、尿毒症性心包炎是开始 RRT 的绝对指征,而且在出现这些并发症之前尽早开始 RRT 会降低病死率,但是最佳时机仍然不能确定。无论是哪一人群的重症患者,"尿量的减少、液体正平衡的量、非肾脏器衰竭的程度"等临床指标较其他指标相对可靠。其中,"非 AKI 重症患者"可能会获益于更早期 RRT,如重症感染、急性肝衰竭等。另外,终止 RRT 的时机也没有固定的指标,而需要根据患者的临床表现做出决定。

(2)对于那些血流动力学不稳定的患者,建议应用 CRRT。

(3)RRT 的治疗剂量。如果应用间断或延长 RRT,应该保证每周 Kt/V 达到 3.9,如果应用 CRRT,应该保证废液流速达到 $20\sim25ml/(kg\cdot h)$。

(4)抗凝血。对于那些没有出血风险的患者,如果是间断 RRT,建议应用普通肝素或低分子肝素,如果是 CRRT,建议应用局部枸橼酸抗凝血,如果有禁忌证,可以应用普通肝素或低分子肝素抗凝血;如果有出血的高危因素,建议应用局部枸橼酸抗凝血。

八、预后

近年调查显示,AKI 病死率有下降趋势,AKI 患者如能存活出院,长期存活率好,能够逐渐恢复日常生活,但是,部分 AKI 患者肾功能不能完全恢复,特别是原有慢性肾病的患者,这也是导致 ESRD 的一个主要原因。

(胡振杰 刘丽霞)

第二节 围术期肾功能支持

调查研究显示,围术期急性肾损伤(acute kidney injury,AKI)是外科手术的严重并发症之一,是围术期患者病死的独立危险因素,尽管在肾支持方面已经取得一定进步,但发病率和病死率仍居高不下。这意味着围术期肾功能支持是关键的,而危险因素识别,密切监测肾功能和早期采取预防性和治疗性手段是改善其预后的保证。

一、流行病学

手术仍然是住院患者 AKI 发病的主要原因,占到 AKI 发病原因的 $18\%\sim47\%$。约 1% 的非心脏手术患者术后会发生 AKI,其 30d 病死率较非 AKI 患者增加 8 倍;而高达 $15\%\sim20\%$ 的心脏手术患者术后会发生 AKI,其病死率显著增加,尤其是那些需要肾替代治疗(renal replacement therapy,RRT)的患者,病死率高达80%。

二、围术期AKI危险因素

有研究调查了围术期AKI发生的高危因素,其中有些因素,无论是与患者相关还是与手术相关的因素,都同时与心脏和非心脏手术术后AKI的发生密切相关,而患者相关因素与术后AKI病死率增加的相关性显著高于手术相关因素。这些因素包括年龄、高血压、糖尿病、心力衰竭、外周血管病变、脑血管疾病和慢性肾病,尤其是后者,见表17-3。

表17-3　围术期AKI发生的危险因素

患者相关因素	手术相关因素
年龄	手术时间
高血压	腹腔手术
糖尿病	体外循环的时间
慢性阻塞性肺病	钳夹时间
左心室功能,EF<40%	溶血(心脏手术)
慢性肾病	血液稀释(心脏手术)
急症手术	主动脉球囊反搏术(心脏手术)
脓毒症	
外周血管病变	
脑血管疾病	
腹水	

Kheterphal等学者对约76 000例普通外科手术患者进行了调查研究,制定了一个普通外科手术术后发生AKI的危险因素评分系统,分成了5个等级,AKI的发生率分别为0.2%、0.8%、2.0%、3.6%和9.5%,见表17-4。

表17-4　普通外科手术AKI危险评分指数

危险因素
年龄≥65岁
男性
充血性心力衰竭急性期
腹水
高血压
急症手术
腹腔手术
轻度或中度肾功能障碍(术前血肌酐>106μmol/L)
糖尿病患者口服降糖药或胰岛素治疗

I级:0～2个危险因素;II级:3个危险因素;III级:4个危险因素;

IV级:5个危险因素;V级:≥6个危险因素

三、预防策略

识别围术期AKI的高危因素的目的是采取针对性的治疗策略,其中预防是关键,通过支持肾功能,预防术后AKI的发生和发展,改善预后。

1. 根据患者危险程度,权衡手术的风险与获益,选择手术方式,尽量选择创伤较小的手术,尽量缩短手术时间,做好充分的术前准备。

2. 优化血流动力学状态。保证肾灌注是主要的预防手段,研究表明,约80%的围术期AKI患者在围术期经历过血流动力学的不稳定,此时液体管理非常关键,应该密切监测血流动力学状态,应用目标指导性管理策略,优化血流动力学状态和氧供,滴定式地管理液体和血管活性药物的应用,如果不存在失血性休克,建议应用等渗晶体液进行扩容,而不是人血白蛋白和人工胶体。如果伴有休克,建议在补液的基础上加用血管活性药物,对于感染性休克,首选去甲肾上腺素,合并心功能不全者,可去甲肾上腺素与多巴酚丁胺联合应用,不建议应用多巴胺。血管加压素在那些对去甲肾上腺素抵抗的难治性休克中的优势越来越明显。

3. 血糖控制和营养支持。可以应用胰岛素控制血糖,目标为6.1～8.3mmol/L,避免大的血糖波动和低血糖。不应限制蛋白摄入,并给予合理的营养支持,营养摄入量83.7～125.5kJ/(kg·d)。

4. 其他药物应用

(1)利尿药:不建议应用利尿药来预防AKI的发生,利尿药应该用于那些伴有容量过负荷的患者。

(2)血管扩张药:不建议应用小剂量多巴胺及非诺多泮、心房尿钠肽等来扩张肾血管,预防和治疗AKI。

(3)尽可能地避免应用肾毒性药物,如万古霉素、阿米卡星、造影剂和乙酰水杨酸类药物等。

5. 预防性肾替代治疗,不建议预防性应用RRT。

肾替代治疗　详见本章第一节治疗中的肾替代治疗部分。

总之,围术期AKI是外科手术的一种严重并发症,是手术患者不良预后的独立危险因素,而在术前应用"危险分层指标"识别和评估高危患者可能是有益的。针对围术期AKI的治疗,预防应该是主要的,包括优化血流动力学状态,避免应用肾损伤药物。到目前为止,还没有足够的证据表明一些药物,如多巴胺、甘露醇、非诺多泮、心房尿钠肽等对肾有保护、预防和治疗作用。有些研究提示,心脏手术患者可能会获益于非诺多泮、心房钠尿肽。

（胡振杰　刘丽霞）

■ 参考文献

[1] VA/NIH Acute Renal Failure Trial Net-work, Palevsky PM, Zhang JH, et al. Intensity of renal support in critically ill patients with acute kidney injury. N Engl J Med, 2008, 359:7-20.

[2] Mehta RL, Kellum JA, Shah SV et al. Acute Kidney Injury Network: report of an initiative to improve outcomes in a-cute kidney injury. Crit Care, 2007, 11:31.

[3] Wan L, Bagshaw SM, Langenberg C, et al. Pathophysiology of septic acute kidney injury: what do we really know? Crit Care Med, 2008, 36 (4 Suppl): 198-203.

[4] Kellum JA, Lameire N, Aspelin P, et al. KDIGO Clinical Practice Guideline for Acute Kidney Injury. Kidney Interna-tional, 2012, Supplements 2:124-138.

[5] Kheterpal S, Tremper KK, Heung M, et al. Development and Validation of an Acute Kidney Injury Risk Index for Patients Undergoing General Surgery. Results from a National Data Set. An-esthesiology, 2009, 110:505-515.

[6] Brienza N, Giglio MT, Marucci M, et al. Does perioperative hemodynamic op-timization protect renal function in sur-gical patients? A meta-analytic study. Crit Care Med, 2009, 37:2079-2090.

第18章

消化系统功能障碍

第一节 急性胃肠功能障碍

一、急性胃肠功能障碍

胃肠功能障碍或衰竭（gastrointestinal dysfunction or failure）：指用于描述 ICU 患者各种胃肠道症状（如腹泻、呕吐）及诊断（如胃肠炎、腹腔高压）。急性胃肠功能障碍（AGI）是指急性病引起的危重患者的胃肠功能障碍。

（一）流行病学

约有 62% 的重症患者会出现胃肠道症状，而胃肠功能是重症患者预后的一项重要决定因素，功能不全的胃肠道将是多器官功能障碍综合征（multiple organ dysfunction syndrome，MODS）的发动机。

（二）症状与管理

重症患者常处于镇静状态，胃肠道不适常无法直接表达，故重症患者的胃肠症状及治疗有其自己的特点。

1. 呕吐 因脏器或胸腹壁肌肉的收缩导致胃肠内容物经口吐出，重症患者的呃逆应与呕吐同等对待。常规术后患者恶心、呕吐的治疗及预防，相关指南已很多见，但机械通气患者的危重患者的呕吐如何处理，尚缺乏系统研究，但有呕吐可能的患者，在无其他禁忌的情况下，床头应抬高 $30°\sim45°$，防止误吸。

2. 高度胃残留量 单次胃残留量超过 200ml，则定义为高度胃残留量，提示需要密切的床旁评估及监测；但如果单纯的胃残留量在 $200\sim500$ml，不应停止输注肠内营养；若胃残留量超过 500ml，则应停止经胃营养，考虑行幽门后营养。但需要注意的是，幽门后营养易引起小肠扩张，少数引起穿孔，

故不作常规推荐。药物治疗方面，高度胃残留时推荐使用上消化道促动力药物，如甲氧氯普胺（胃复安）等，但不推荐使用全消化道促动力药物，如莫沙必利、西沙比利等。

3. 腹泻 稀水样便每日超过 3 次，且大便量超过 $200\sim250$g/d 或 250ml/d，则称为腹泻。常规的腹泻分为动力型、分泌型、渗透型和渗出型，但重症患者的腹泻分类更习惯于从病因角度来分，分为疾病本身相关（如短肠综合征的患者）、药物相关（如抗生素相关性腹泻）、食物或喂养相关（肠内营养不耐受等）。

对于重症患者腹泻的治疗，主要分对症治疗和对因治疗。对症治疗包括调整水电解质平衡、保证血流动力学稳定及脏器保护，如纠正低血容量以防止肾功能损害等。对因治疗方面包括停用通便药、山梨醇、乳果糖、抗生素等药物；治疗吸收功能障碍、炎症性肠病等疾病本身的问题；对于肠内营养不耐受导致的腹泻，可以通过减慢输注速度、调整喂养管位置、营养液稀释后输注、配方中加入可溶性纤维以延长通过时间来改善。

此外，近年来常有报道的严重或者反复发作的难辨梭状芽胞杆菌相关性腹泻，口服万古霉素优于甲硝唑。

4. 下消化道麻痹 便秘及顽固性便秘包括排便不适、大便干结、排便疼痛等，重症患者常无法正常表达，如接呼吸机后持续镇静或意识障碍等，故建议使用下消化道麻痹这一概念。其主要表现为肠道蠕动功能受损，3d 以上无大便而无机械性梗阻，肠鸣音存在或不存在。

治疗上尽可能停用抑制胃肠动力药物（如儿茶

酚胺类、镇静药、类罂粟碱等），纠正损害胃肠动力的状态（如高血糖、低钾血症等），同时可使用促胃肠动力药物。通便药物由于其延迟效应，可早期使用或预防性使用。

5. **肠管扩张** CT或者腹部X线平片上测得小肠直径超过3cm，结肠直径超过6cm，其中盲肠直径超过9cm，则称为肠管扩张。常见的如肠梗阻、中毒性巨结肠、Ogilvie's综合征等。

治疗方面，首先要注意纠正水、电解质失衡，鼻胃管减压可能有效，但对于择期开腹手术的患者不推荐常规放置鼻胃管。排除机械性梗阻后，对于盲肠直径超过10cm而在24h内无缓解，应考虑静脉使用新斯的明；若非手术治疗24～48h仍无效，推荐行结肠镜检查；非手术治疗联合结肠镜检查应持续48～72h，除非结肠直径进一步进展至12cm以上。

(三)分级与治疗

2012年欧洲危重病学会的腹部问题工作小组推出急性胃肠损伤（acute gastrointestinal injury，AGI）的概念，并将其分为4级。

Ⅰ级：有发展为胃肠功能障碍或衰竭的风险，表现为胃肠功能的部分受损，例如腹部手术后第1天的恶心、呕吐、肠鸣音减弱，休克早期的肠蠕动减少。这种胃肠损伤多为暂时性的、自限性的，常伴随一般情况的好转而消失，无须特殊处理，推荐损伤后24～48h内开始行早期肠内营养。

Ⅱ级：胃肠功能障碍，表现为急性发生的胃肠道症状，胃肠道的消化吸收功能受损，需要外界干预才能满足机体对营养物质和水分的需求，如胃轻瘫伴高度胃残留或反流、下消化道麻痹、腹泻、腹高压Ⅰ级（腹内压12～15mmHg）、肉眼可见胃内容物或粪便内有血、喂养不耐受[72h内的喂养尝试仍然不能通过肠内途径达到每日20kcal/(kg·BW)的喂养目标]。治疗方面主要是治疗腹高压，促进胃肠动力的恢复及高度胃残留的处理。

Ⅲ级：胃肠功能衰竭，即使外界干预，胃肠功能也无法恢复。表现为持续性的肠内喂养不耐受，治疗后仍无法改善，可能导致MODS的持续及加重，如持续性的胃肠麻痹、出现肠管扩张或进一步加重、腹高压进展为Ⅱ级（腹内压15～20mmHg）、腹腔灌注压<60mmHg。治疗方面主要包括腹高压的监测及靶向性治疗，同时注意排除腹部可能存在的其他问题，如胆囊炎、腹膜炎、肠缺血等，定时尝试小剂量肠内营养；在住入ICU的前7d，若肠内营

养无法达到目标热卡量，不推荐使用肠外营养来补充，因为其可能会增加院内感染的发生率。

Ⅳ级：胃肠功能衰竭伴有远隔器官功能的严重损害，直接或立即威胁生命，同时加重MODS及休克，如肠管缺血坏死，胃肠道出血导致失血性休克，需要减压的腹腔间隙综合征（Abdominal Compartment syndrome，ACS），Ogilvie's syndrome等，应立即开腹手术或其他急诊干预以挽救生命，无有效的非手术治疗方案。

二、急性消化道出血

(一)流行病学

急性消化道出血在ICU患者中的发生率为5%～25%，其中机械通气患者急性消化道出血的发生率为1.5%～4%。急性消化道出血来势凶险，需及时诊断和紧急处理。

(二)诊断

1. **出血部位的初步判断** ①根据有无呕血；②胃管引流液；③确诊主要依靠内镜检查。

2. **出血量估计** 根据呕血和黑粪的量，包括胃内血液经胃管等引流出的量，对判定出血量有一定的作用，但最有价值的是观察血流动力学变化。

目前比较公认的消化道"大出血"定义为：明显的出血（呕血、肉眼看到的出血、胃管吸出"咖啡样"液体，便血或黑粪），同时出血24h内收缩压下降20mmHg以上；心率增加20/min以上；坐位时收缩压下降10mmHg以上；或血红蛋白下降20g/L（2g/dl）以上，并且输血后测定的血红蛋白数值不高于所输血的单位数减20g/L（2g/dl）。

3. **对出血是否停止的判定**

(1)反复呕吐或频繁排黑粪；生命体征不平稳，心率增快；肠鸣音活跃；经胃管或三腔二囊管监测出血情况，用数千毫升冰水冲洗后，液体仍呈鲜红色或颜色变浅后又呈鲜红色，提示活动性出血。

(2)排便间隔时间延长，黑粪由稀转干；生命体征转平稳；胃管引流液颜色越来越浅或无色说明出血停止。

4. **病因诊断方法**

(1)内镜检查是急性上消化道出血的首要诊断工具，尤其是在血流动力学不稳定的时候。

(2)腹部血管造影，通常用于原因不明的反复消化道出血，或活动性出血且出血量大。

(3)放射性核素扫描，通过核素^{99m}Tc标记红细胞扫描方法，可观察到血管内有放射性核素标记的

血液渗至血管外,出血速度仅 0.5ml/min 即能诊断。

(4)其他,对反复黑粪急性上消化道出血内镜不能确定出血原因,选择性消化道钡剂透视,小肠气钡双重造影,胶囊内镜及小肠镜的检查等。

(三)治疗

1. 立即输血补液,维持正常的血液循环。

2. 应用制酸剂迅速提高胃内 pH,使之≥6,创造胃内止血必要的条件。

3. 对于食管静脉曲张破裂大出血的患者,可迅速放置三腔双囊管压迫止血;压迫 12～24h 后如胃管冲洗不见活动出血,可松掉牵拉,观察 24h 如未再出血即可放气拔管。同时应用血管加压素＋硝酸甘油、垂体后叶素、或生长抑素及其类似物降低肝门静脉压力。建议 12h 内行内镜检查。

4. 对合并有凝血机制障碍的患者,可输注血小板悬液、凝血酶原复合物等,以及其他促进凝血的药物。

5. 对药物不能控制病情者,应立即行紧急内镜检查,以明确诊断,并可在内镜下做止血治疗,内镜下治疗有:胃镜下喷洒去甲肾上腺素液、孟氏液、凝血酶及进行电凝血、激光、弹夹、微波治疗 GV 破裂出血,内镜下硬化剂注射治疗等。常规不推荐行二次内镜检查,除非出现再次出血。

6. 对于出血部位不明确的急性消化道出血,应先行上消化道内镜检查,若阴性,则行结肠镜检查,若仍为阴性,则行小肠镜检查;若内镜结果均为阴性,应行 DSA 检查明确出血部位后,行动脉血管栓塞治疗。若经内镜及介入检查不能明确出血部位或止血,则应行手术治疗,术中行内镜或血管造影检查,以明确出血部位,并行相应治疗。

7、对消化性溃疡大出血或应激性溃疡患者,在出血停止后,应继续应用抗溃疡药物,直至溃疡愈合。

三、肠道菌群失调

正常肠道定植着大量动态变化的菌群。这些共生菌对肠道具有多重的重要意义:主要包括定殖抵抗营养免疫调理和黏液产生。而危重患者免疫功能的变化(抑制或改变)会直接打破肠道的微生态平衡,这种平衡的打破和重症患者的感染并发症及病死率是明显相关的。

(一)流行病学

在 30％体表面积烧伤的大鼠模型中,这种微生态的改变可最早发生在烧伤后 5min 内,4h 到达高峰,并且可持续 21d 之久。严重创伤患者肠道菌群在创伤后 6h 内即已发生变化,且专性厌氧菌(乳酸杆菌)仅为正常人的 0.1％;对肠屏障有益的细菌代谢产物短链脂肪酸(short chain fatty acids,SCFA)急剧下降,与肠道菌群变化相一致;肠道菌群和短链脂肪酸的改变在 2 周内改善不明显;肠道有害菌数量在创伤后明显增加。肠道菌群的枯竭和肠道专性厌氧菌的减少会增加肠源性脓毒症、肠炎和发病率。

约 80％的重症患者在入院时即已存在宿主和肠道菌群交互作用的紊乱,肠通透性增加。肠屏障功能的紊乱会增加肠源性细菌的易位。其主要机制包括:小肠道菌群的过度生长、肠屏障通透性的增加和宿主免疫的抑制。约有 15％的开腹手术会有细菌易位的发生,41％的肠源性细菌易位的发生发展为脓毒症,并且仅有 14％的脓毒症休克患者的细菌培养为阴性。

在创伤性休克时,肠源性非细菌可溶性因子可以通过肠道淋巴结参与肠源性脓毒症的发生和远隔脏器的损伤,肠道以肠杆菌过度生长为主的肠微生态的紊乱,参与肠系膜淋巴液的产生和肠上皮细胞的破坏。这表明危重症时患者的肠道菌群紊乱在系统炎症中起重要作用。同样,严重 SIRS 时肠道菌群和肠道局部微环境的明显改变。危重症患者较正常志愿者粪便中,有益菌和致病菌的平衡明显紊乱,具体表现在厌氧菌(双歧杆菌和乳酸杆菌)的总体数量明显下降,而需氧菌(葡萄球菌和铜绿假单胞菌)的数量明显增加。抗生素和肠道内大肠埃希菌的过度生长导致的菌群紊乱会直接引起肠上皮细胞的损伤。

(二)发病机制

危重症患者应激时儿茶酚胺的释放,自主神经的激活导致的相关激素的分泌是导致肠道内致病菌过度增长的原因之一。动物和体外实验均表明:儿茶酚胺能够刺激肠致病菌的生长。ICU 患者肠道菌群紊乱的发生不仅是患者疾病本身的应激导致,另外,抗生素的使用、不恰当的营养支持和其他治疗引起对患者的应激均会进一步加重患者肠道菌群的紊乱。同时重症患者 SIRS 的发生会导致肠蠕动的减弱,研究表明,SIRS 伴或不伴有肠道蠕动的减弱对患者肠道菌群的影响是十分显著的。肠蠕动减弱的患者的肠道厌氧菌的数量较肠蠕动正常明显减少,肠道需氧菌的数量显著增多。导致重症患者肠道内专性厌氧菌减少主要有 2 个机制：局部微环境的高氧和肠壁组织的低灌注。危重患者的肠道蠕动与肠道菌群的紊乱密切相关。肠道菌群有无、数量和结构改变也会对肠道蠕动产生影响，电生理检测显示肠道中无菌群的大鼠肠道蠕动是明显紊乱的。因此，重症患者的肠道菌群紊乱与肠蠕动是相互影响的，且这种改变和患者病情的严重程度密切相关，可能成为预测患者病情严重程度和预后的指标。

（李维勤）

第二节　急性肝衰竭

急性肝衰竭（acute liver failure，ALF）一般是指原来肝病患者肝受损后短时间内出现的严重临床综合征。2006 年我国肝衰竭诊疗指南将肝衰竭定义为：多种因素引起的严重肝损害，导致肝合成、解毒、排泄、生物转化等功能发生严重障碍或者失代偿，出现以凝血机制障碍和黄疸、肝性脑病、腹水等为主要表现的一组临床综合征。2005 年美国肝病学会关于急性肝衰竭的定义是：原来不存在肝硬化的患者 26 周内出现凝血功能异常和不同程度的意识改变。肝豆状核变性、垂直获得性 HBV 或者自身免疫性肝炎患者可能已存在肝硬化，如发病＜26 周，仍可纳入 ALF 范畴。ALF 临床上主要表现为严重的消化道症状，黄疸迅速加深，出血倾向，并先后出现各种并发症。此病发生于许多严重的肝疾病过程中，临床过程为进行性多器官功能衰竭，除中毒引起者可用解毒药外，无特效疗法。预后多不良，严重威胁人类健康。

一、病　因

急性病毒性肝炎是 ALF 的最常见病因，占所有病例的 72%，但急性病毒性肝炎发生 ALF 者少于 1%。肝炎病毒（所有亲肝类型）、非肝炎病毒（巨细胞病毒、EB 病毒、单纯疱疹病毒、肠道病毒等）、药物及有毒物质（氟烷、异烟肼、对乙酰氨基酚、四氯化碳、乙醇、毒蕈等）、急性妊娠脂肪肝/HELLP 综合征、自身免疫性肝炎、肿瘤细胞广泛浸润和细菌感染等均可引起急性肝衰竭，但每一个病因在每个国家的发病率不一样。在我国，85%～95% 的肝衰竭是由病毒性肝炎引起的。主要是乙型肝炎病毒。在欧美等国家，药物引起急性肝衰竭占首位，尤其是对乙酰氨基酚。除此之外，其他一些药物也可引起肝衰竭，如硬膜外麻醉药、抗抑郁药的单氨氧化酶抑制药、抗结核药、中草药等。儿童肝衰竭还可见于遗传代谢性疾病。急性缺血缺氧亦可导致肝衰竭，可见于急性循环衰竭、肝血管阻塞、严重感染、休克等。但多数情况下仅引起血清转氨酶和血清胆红素轻度升高；严重缺血缺氧不能得到及时有效的纠正时，可发展为 ALF 且可导致多器官功能衰竭（MOF）。另外肝移植术后也可发生 ALF，多见于肝移植术后早期。

二、病　理

由肝炎病毒、药物中毒、毒蕈中毒所致 ALF，肝病理特点是广泛肝细胞变性坏死，肝细胞大块或者弥漫性坏死，肝细胞消失，肝体积缩小，一般无肝细胞再生，多有网状结构塌陷，残留肝细胞肿胀、气球样变性、胞质嗜酸性小体形成，汇管区炎症细胞浸润，极少数可表现为多发局灶性肝细胞坏死。妊娠急性脂肪肝、Reye 综合征等肝病理特点为肝细胞内微泡状脂肪浸润，线粒体严重损害，而致代谢功能失常，肝小叶至中带细胞增大，胞质中充满脂肪空泡，呈蜂窝状，无大块肝细胞坏死，肝缩小不明显。

三、发病机制

不同病因引起的 ALF 的机制不同，是多种因素作用的结果。以肝炎病毒和药物导致的肝损害为代表。在病毒引起的 ALF 中，病毒固然可以引起肝细胞的损伤，但免疫机制的参与可能更加重要。以前以为 ALF 的发病主要是原发性肝损伤，包括免疫病理反应和病毒本身的作用，是由体液免疫、细胞免疫介导的免疫性肝损伤和多种病毒混合感染、病毒基因变异等均可加重肝细胞损伤进而导致肝衰竭。现在认为细胞因子过度激活和细胞代谢紊乱起到主要作用，免疫反应释放的细胞因子和炎症介质通过对肝内皮细胞的损伤，引起缺血性肝细胞损伤并且通过损伤肝细胞的浆膜而致肝细胞坏死。细胞代谢紊乱机制包括自由基过量生成、谷胱甘肽的耗竭、细胞膜脂质过氧化、钙自稳调节机制障碍等。

药物对肝细胞的损害机制比较复杂。主要分为 3 种类型：代谢产物导致肝细胞损害、胆汁淤积导致肝细胞损害和免疫介导的肝细胞损害。肝衰竭的发生一方面与药物本身的毒性有关,另一方面与个体的易感性有关,其中多个因素影响个体易感性,包括遗传因素、年龄、性别、基础疾病、营养状况、多种药物之间的作用等。2009 年,Russmann 提出了药物性肝损害的 3 步损伤模型,根据这个模型,DILI 包括 3 个主要步骤,第一,初始损伤包括直接细胞应激、直接抑制线粒体和(或)特定免疫反应,第二,初始损伤可致线粒体通透性转换(mitochondrial permeability transition,MPT)的发生,第三,MPT 依赖于 ATP 的获得性导致细胞坏死或凋亡。根据 3 步损伤模型的观点,可知线粒体是初始直接毒性的靶点,线粒体提供大部分细胞的 ATP 供应,维持着细胞内氧和氮自由基。线粒体损伤的程度,最后决定肝细胞的凋亡或坏死。

四、临床表现

1. 一般情况 患者健康状况全面衰退,虚弱、极度乏力、生活不能自理,反映患者细胞能量代谢障碍。患者食欲极差,厌食、恶心、呕吐、呃逆,明显腹胀,这是由于肝灭活肠源性毒性物质的功能障碍导致胃肠功能抑制的结果。

2. 黄疸 短期内黄疸进行性加深,极少数患者黄疸较轻甚至完全缺如,后者多见于 II 型暴发性肝衰竭。以肝细胞性黄疸为主,血清胆红素迅速上升,总胆红素>171μmol/L,每日上升幅度往往>17~34μmol/L,同时具有肝功能严重损害的其他表现,如出血倾向、凝血酶原时间延长等,黄疸持续时间长,若经 2~3 周黄疸仍不退,提示病情严重,另外如黄疸出现后 1 周症状无好转,需警惕为重型肝炎。

3. 肝性脑病 肝性脑病(hepatic encephalopathy,HE)是肝功能严重障碍和(或)门体分流术后患者发生的以代谢紊乱为基础,神经、精神症状为主要表现的综合征。其症状包括意识混乱、定向力障碍、协调能力降低,甚至昏迷。其发病机制被认为是高氨血症使脑星形胶质细胞内谷氨酰胺浓度升高、钙离子内流启动氧化应激、破坏线粒体功能、干扰能量代谢并诱发炎症反应,破坏血-脑屏障使内皮细胞、脑星形胶质细胞对水通透性增加,引发脑水肿。炎症反应又反过来升高脑内氨浓度,增加其中枢神经系统毒性,而锰是参与上述过程的重要组成成分,故目前公认为高氨血症和炎症反应的协同作用导致星形胶质细胞肿胀,进而引起脑水肿导

致 HE。HE 的发病机制除氨中毒引起脑星形胶质细胞肿胀外,近年来研究证明炎症反应、神经类固醇、氧化或硝基化应激以及锰中毒等因素也参与 HE 发病。在众多因素的协同作用下,导致星形胶质细胞发生肿胀,使胶质细胞与神经元之间的神经递质传递障碍,引发 HE 的神经、精神症状。其临床表现因原有肝病的类型、肝细胞损害的程度、起病的缓急及不同的诱因而有所不同。肝性脑病一般分为 4 期,I~II 期属轻度、可逆转;III~IV 期属重度、难逆转、预后差。最早出现性格改变,其次是行为改变。早期还出现昼夜睡眠颠倒的现象,说明中枢神经系统兴奋与抑制处于紊乱状态,有学者将其称为"迫近昏迷",预示肝性脑病即将发生。扑翼样震颤可出现在肝性脑病的早期、中期、昏迷前期,是一种相对特异的体征,具有早期诊断意义。震颤亦可见于舌、下颌及面部肌肉的微细震颤。随着病情的进展,可发生智力改变,表现为定向力障碍、人物概念不清、计算能力减退。随后出现意识障碍,开始处于昏睡状态,但对刺激有反应,各种反射均可引出。若患者进入昏迷期,各种反应、发射均消失。

4. 凝血功能障碍和出血 ALF 时,严重的凝血功能障碍可导致出血,出血的发生率 50%~80%。最常见的是皮肤黏膜出血和胃肠道出血,还可出现注射或穿刺部位渗血,紫癜,瘀斑,牙龈、结膜、胃肠道、泌尿生殖道、肺、肾、腹膜后出血,甚至颅内大出血。大多数凝血因子和抗凝血因子在肝合成,同时许多凝血活性因子及其抑制物也在肝代谢。因此,凝血功能障碍的转归主要取决于肝细胞损害的程度,一些凝血指标和抗凝血指标具有判断预后的意义。ALF 患者由于肝细胞坏死导致合成凝血因子(特别是 II、V、VII、IX、X 等因子)减少。临床上通过检测 PT 和因子 V 作为诊断、判断预后及疗效评价的指标。通常凝血功能障碍的程度与上述这些指标的降低程度成正比。另外,ALF 时抗凝血酶III(AT-III)合成减少,清除可溶性凝血物功能降低,激活物功能减退,可导致原发纤溶;由于脾大、消耗性凝血和骨髓抑制导致血小板的数量减少,单核巨噬细胞系统对衰老血小板的清除作用衰退导致血小板的质量减退;毛细血管脆性增加。DIC 伴局部继发性纤溶,血浆内血浆素和其激活物质均降低,均可导致出血。

5. 感染 ALF 时由于患者免疫功能低下、患者昏迷以及肠道屏障功能下降,常易并发感染;另

外，侵袭性操作和广谱抗菌药物和免疫抑制药的应用增加了继发感染的机会。引起感染的致病菌主要是革兰阳性球菌，其次是革兰阴性杆菌。主要感染部位为呼吸系统及泌尿系统，其次为胆道、肠道等，最严重的感染为全身性感染与自发性腹膜炎。

6. 脑水肿、脑疝与颅内出血　脑水肿是 ALF 较常见的并发症。其典型临床表现为血压持续升高，瞳孔异常变化，呼吸不规则，视盘水肿。发生Ⅲ或Ⅳ级肝性脑病者，80%以上可发生脑水肿。严重脑水肿可导致脑疝。脑水肿临床表现具有颅内压（ICP）升高和脑功能障碍的表现，与肝性脑病的临床表现有重叠，难以区分，易漏诊。肝性脑病合并脑水肿时，患者可出现烦躁不安、激动、肌张力增高，较单纯肝性脑病多见，若出现瞳孔、呼吸改变、抽搐或癫痫发作，应警惕脑疝发生。ALF 晚期可发生颅内出血，可导致患者呼吸循环骤停而猝死。因此，一旦发生原因不明的心搏呼吸骤停，应考虑颅内大出血的可能。

7. 高动力循环综合征与低血压　高动力循环综合征表现为心排血量增加、皮肤温暖、末梢毛细血管搏动明显、脉搏洪大、外周血管阻力降低、低血压、脉压增大和循环时间缩短。其血流动力学特点为：心排血量增加、射血分数增大、全身血管扩张、外周血管阻力降低、通过组织的血流量增高和内脏血容量增加。这种高排低阻状态并不能改善组织的氧代谢。高动力循环的机制十分复杂，概括起来主要与肝内组织结构的破坏引起肝内血流短路、肺内血管结构改变形成肺内动静脉瘘、系统性血管结构异常导致门腔静脉短路、门肺血流短路、扩血管物质代谢障碍和释放增多导致的循环扩血管物质含量增高等有关。各种循环短路导致循环中扩血管物质含量增高，而大量扩血管物质的持续作用导致各种循环短路的开放，因此形成恶性循环。当收缩压低于 90mmHg 时为低血压，对缩血管药物的敏感性降低，因此，对 ALF 患者的低血压要提高警惕。

8. 肺功能异常　常见的主要有肺部继发感染和肺水肿，其他有肺内出血、肝肺综合征和肝性胸腔积液、肺不张、支气管胸膜瘘、气胸和纵隔气肿等。免疫功能低下且呼吸道分泌物排出不畅是引起肺部继发感染的基础因素，常可引起细菌和真菌感染。由于肺内分流明显增多，肺内血管异常扩张，肺静脉压增加及神经源性因素等参与肺水肿的

发生；另外还可见急性心源性肺水肿。部分患者由于凝血功能障碍可发生肺内出血，临床表现呼吸困难、严重低氧血症、血痰、肺部湿啰音、肺野弥漫性浸润阴影。大出血时可引起窒息而危及生命。肝肺综合征是肝衰竭终末期因肺部血流动力学改变，出现肺功能严重障碍，50% 失代偿患者的临床表现为在严重肝病终末期，肺部血管异常扩张，肺通气/血流比值失调，出现不同程度的 PaO_2 降低、杵状指和高动力循环的表现。80%～90%的患者因肺内动静脉短路、肺内血管异常扩张、肺水肿、肺弥散容积缩小，患者由平卧位改为直立位时，在重力作用下大量血液滞留于肺底异常扩张的血管床，PaO_2 可降低 10% 以上；平卧时呼吸困难可缓解。

9. 肝肾综合征　ALF 并发肾血流动力学改变及肾功能异常者占 50%～80%，表现为肌酐清除率＜40ml/min、肾小球滤过率＜10ml/min、血清肌酐＞133μmol/L、稀释性低钠血症（＜130mmol/L）、少尿（＜400ml/d）或无尿（＜100ml/d），称为肝肾综合征。大部分患者归因于功能性肾衰竭，另有部分患者归因于急性肾小管坏死，少数为肾前性氮质血症，如内脏大出血、脱水、低血压等。肝肾综合征的主要诊断标准：①血清肌酐＞133μmol/L 或 24h 肌酐清除率＜40ml/min，提示肾小球滤过率降低；②能排除其他同时存在的病因，即休克、严重感染、大量失液（如大量利尿、腹腔穿刺放腹水）、应用肾毒性药物等；③停用利尿药并补充 1.5L 的血浆扩容，肾功能无持续改善；改善的指标：血清肌酐≤133μmol/L 或 24h 肌酐清除率≥40ml/min；④蛋白尿＜500mg/d，影像学检查证实无尿道梗阻或肾实质性疾病；以上 4 项是确定诊断的必备条件。次要诊断标准：①尿量＜500ml/d；②尿钠＜10mmol/L；③尿渗透压＞血浆渗透压；④尿红细胞＜50/HP；⑤血清钠＜130mmol/L。晚期肝病患者除可引起肝肾综合征之外，还可引起急性肾小管坏死，或因利尿、放腹水、消化道出血等引起的肾前性氮质血症，难以区分，需仔细鉴别。

10. 低氧血症　ALF 患者组织缺氧的主要原因是高乳酸血症及代酸；动静脉分流时动脉血氧通过动静脉短路绕过组织细胞直接回流而导致组织细胞缺氧；肝内毛细血管堵塞，血流不畅，对氧的摄取与利用障碍；长期缺氧导致患者的呼吸中枢受抑制可导致高碳酸血症。

11. 低血糖症　当肝细胞大量坏死时，糖原分解减少和糖异生作用障碍，可导致部分患者出现低

血糖症,严重者可出现休克或昏迷。

12. 多器官功能衰竭(MOF) ALF 常引起 SIRS、MODS,甚至 MOF,SIRS 可由肝功能障碍直接引起,但更多见于继发感染,感染又会加重肝及其他器官的损害,而形成恶性循环。肝衰竭时感染与非感染因素均可引起 SIRS。ALF 时存在多种免疫功能紊乱和缺陷,若继发感染后可发生感染性 SIRS 即全身性感染。部分患者无感染,而 ALF 本身可直接诱发机体产生损伤反应而出现无菌性 SIRS 或非感染性 SIRS。机体在处于 SIRS 的同时,发生代偿性抗炎反应,包括 Th2 细胞活性增加,内源性抗炎介质,如 IL-10、转化生长因子、IL-1 抑制物等释放增多,糖皮质激素水平增高等,从而抑制炎症反应,减轻组织损伤。若代偿过度,则将发生代偿性抗炎反应综合征(CARS),使机体免疫功能紊乱,加重机体损伤,可继发严重感染。ALF 时,若 SIRS 不能及时控制,进行性加重,则可导致 MODS,出现肺、肾、心血管系统、血液系统、神经系统等功能障碍,甚至衰竭。ALF 时常引起 MOF,其原因复杂,概括起来与下列几个因素有关:①全身炎症反应失控。②肝细胞功能障碍,清除功能降低,对血管活性物质和毒性物质灭活减少。③细胞碎片及血管内皮细胞损伤等引起微循环障碍。

13. 其他 电解质紊乱以及酸碱平衡紊乱,以呼吸性酸中毒和低钾血症常见。亦可见高钾血症、其他类型酸碱平衡紊乱。

五、实验室检查

1. 血清胆红素 血清胆红素进行性上升,总胆红素＞171μmol/L,每日上升幅度往往＞17～34μmol/L。

2. 血清转氨酶 谷丙转氨酶(ALT)和谷草转氨酶(AST)常明显升高,尤以后者升高明显。AST/ALT 对估计预后有意义,存活者比值在 0.31～2.26,平均为 1.73,当出现血清胆红素明显上升而转氨酶下降,即胆酶分离,对暴发性肝衰竭的诊断及预后有重要意义。

3. 血清胆固醇 正常范围为 2.83～6.00mmol/L,如低于 2.6mmol/L 则提示预后不良。

4. 血清胆碱酯酶 肝衰竭时胆碱酯酶活性下降。

5. 血清清蛋白 最初可在正常范围,若进行性下降则提示预后不良。

6. 凝血酶原时间以及凝血酶原活动度 是目前最常用的估计肝细胞功能的指标之一,但需排除维生素 K 缺乏导致的凝血酶原时间延长,发病数天内即可有凝血酶原时间延长以及凝血酶原活动度下降。

7. 凝血因子 Ⅱ、Ⅴ、Ⅶ、Ⅸ、Ⅹ 等因子明显减少。

8. 病毒型标志物 肝炎病毒标记物,如甲型、乙型、丙型、戊型病毒及其他病毒抗体的检查有助于病因的诊断。

9. 血氨 肝性脑病时血氨值升高。

六、诊 断

1. 临床诊断 ALF 的临床诊断需要依据病史、临床表现以及辅助检查等综合分析而定:急性起病,2 周内出现 Ⅱ 度及以上肝性脑病并有以下表现者:①极度乏力,并有明显畏食、腹胀、恶心、呕吐等消化道症状;②短期内黄疸进行性加深;③出血倾向明显,PTA≤40%,且排除其他原因;④肝进行性缩小。

2. 组织病理学表现 组织病理学检查在肝衰竭的诊断、分类以及预后判定上具有重要价值,但由于肝衰竭患者凝血功能极差,实施肝穿刺具有一定的风险,因此在临床工作中应特别注意。急性肝衰竭时,肝细胞呈现一次性坏死,坏死面积≥肝实质的 2/3,或者亚大块坏死,或桥接坏死,伴存活肝细胞严重变性,肝窦网状支架不塌陷或者非完全性塌陷。

3. 鉴别诊断

(1)肝内胆汁淤积:黄疸可以明显升高,转氨酶水平可以不高,因此容易与慢性重症肝炎相混淆。有以下 4 个鉴别点。①肝内胆汁淤积时,黄疸深但消化道症状不明显;②黄疸深而凝血酶原时间正常,或者凝血酶原时间虽延长,但经过补充维生素 K 后可以纠正;③患者多有皮肤瘙痒以及粪便颜色变浅,血清中 γ-GT 以及 ALP 水平明显升高;④患者经治疗后黄疸可逐步消退,一般不会出现肝性脑病、腹水及出血等临床表现。

(2)肝外梗阻性黄疸:常为胆管结石、胆管肿瘤、胰腺肿瘤所致,常有发热、腹痛、黄疸三联征,肝明显增大,质地坚硬,黄疸进行性加重,以结合胆红素升高为主,血清中 γ-GT 及 ALP 水平明显升高,ALT 不高,影像学检查可以发现结石或者肿瘤以及胆总管及肝内胆管扩张。

七、治 疗

1. 内科综合治疗 目前肝衰竭的内科治疗尚无特效药物和手段。原则上强调早期诊断、早期治疗，根据不同病因采取相应的综合治疗措施，并积极防治各种并发症。

(1)一般支持治疗：①卧床休息，减少体力消耗，减轻肝负担，避免外界刺激；②加强病情监护，密切观察患者精神状态、神志、血压、尿量。保留导尿管以测定每小时尿量，留置深静脉导管监测中心静脉压，动脉插管连续监测血压和采集血标本。病情进一步恶化需要机械通气者常需要更进一步的血流动力学监测；③高糖类、低脂、适量蛋白饮食；进食不足者，每日静脉补给足够的液体和维生素，保证每日 6276kJ(1 500kcal)以上总热量；④积极纠正低蛋白血症，补充白蛋白或新鲜血浆并酌情补充凝血因子；⑤注意纠正水、电解质及酸碱平衡紊乱，特别要注意低钠、低氯、低钾血症和碱中毒；⑥注意消毒，隔离加强口腔护理，预防医院内感染发生。

(2)针对病因和发病机制的治疗

①针对病因治疗或特异性治疗：针对病因采取不同治疗措施。对于 HBV 复制活跃的病毒性肝炎肝衰竭患者，目前多主张早期采取有效的抗病毒治疗，以阻止 HBV 复制，继而阻止免疫病理损伤。中华医学会感染病学分会和中华医学会肝病学分会《肝衰竭诊疗指南》(2006 年)推荐：对 HBV-DNA 阳性的肝衰竭患者，在知情同意的基础上可尽早酌情使用核苷类似物，如拉米夫定、阿德福韦酯、恩替卡韦等，但应注意后续治疗中病毒变异和停药后病情加重的可能。对于药物性肝衰竭，应首先停用可能导致肝损害的药物；对乙酰氨基酚中毒所致者给予 N-乙酰半胱氨酸(NAC)治疗。最好在肝衰竭出现前即口服药用炭加 NAC 静脉滴注。毒蕈中毒根据欧美的临床经验可应用水飞蓟素或青霉素。

②免疫调节治疗：目前对于肾上腺皮质激素在肝衰竭治疗中的应用尚存在不同意见。非病毒感染性肝衰竭，如自身免疫性肝病及急性酒精中毒(严重酒精性肝炎)等是其适应证。其他原因所致的肝衰竭早期，若病情发展迅速且无严重感染、出血等并发症者，可酌情使用。为调节肝衰竭患者机体的免疫功能、减少感染等并发症可酌情使用胸腺素 α_1 等免疫调节药，它对 T 淋巴细胞功能可能有双向调整作用，同时可增强抑制肝炎病毒的复制。静脉用免疫球蛋白，具有免疫替代和免疫调节的双重治疗作用，对于预防和控制肝衰竭患者发生各类感染和减少炎症反应具有重要作用，目前多推荐使用。

③促肝细胞生长治疗：为减少肝细胞坏死，促进肝细胞再生，可酌情使用促肝细胞生长素和前列腺素 E_1 脂质体等药物，但疗效尚需进一步确认。

④其他治疗：可应用肠道微生态调节药、乳果糖或拉克替醇，以减少肠道细菌易位或内毒素血症；酌情选用改善微循环药物及抗氧化药，如 NAC 和还原型谷胱甘肽等治疗。

(3)防治并发症

①肝性脑病：祛除诱因，如严重感染、出血及电解质紊乱等，限制蛋白饮食，应用乳果糖或拉克替醇口服或高位灌肠，可酸化肠道，促进氨的排出减少肠源性毒素吸收；视患者的电解质和酸碱平衡情况酌情选择精氨酸、鸟氨酸门冬氨酸等降氨药物；酌情使用支链氨基酸或支链氨基酸、精氨酸混合制剂以纠正氨基酸失衡。

②脑水肿：有颅内压增高者，给予高渗性脱水药，如 20% 甘露醇或甘油果糖，但肝肾综合征患者慎用；袢利尿药一般选用呋塞米，可与渗透性脱水药交替使用。

③肝肾综合征：药物治疗包括内脏血管收缩药物以及扩张肾动脉的药物，目前扩张肾动脉的药物已不推荐使用，内脏血管收缩药物包括 3 类，即垂体后叶素类似物(鸟氨酸加压素、特利加压素)；生长抑素类似物(奥曲肽)；α 肾上腺素受体激动药物(去甲肾上腺素)。特利加压素联合人血白蛋白应用可明显改善 I 型肝肾综合征患者的肾小球滤过率，增加肌酐清除率，但急性肝衰竭患者慎用特利加压素以免因脑血流量增加而加重脑水肿。另外，可给予大剂量袢利尿药冲击，可用呋塞米持续泵入，限制液体入量，24 h 总入量不超过尿量加500～700ml。

④感染：肝衰竭患者容易合并感染，常见原因是机体免疫功能低下、肠道微生态失衡、肠黏膜屏障作用降低及侵袭性操作较多等；肝衰竭患者常见感染包括自发性腹膜炎、肺部感染和败血症等；感染的常见病原体为大肠埃希菌等革兰阴性杆菌、葡萄球菌、肺炎链球菌、厌氧菌、肠球菌等细菌及假丝酵母菌等真菌；一旦出现感染，应首先根据经验用药，选用强效抗生素或联合应用抗生素，同时可加服微生态调节药。尽可能在应用抗生素前进行病原体分离及药敏试验，并根据药敏结果调整用药同

时注意防治二重感染。

⑤出血：对肝门静脉高压性出血患者，为降低肝门静脉压力，首选生长抑素类似物，也可使用垂体后叶素或联合应用硝酸醋类药物可用三腔管压迫止血；或行内镜下硬化剂注射或套扎治疗止血；内科非手术治疗无效时，可急诊手术治疗。对弥散性血管内凝血患者，可给新鲜血浆、凝血酶原复合物和纤维蛋白原等补充凝血因子。血小板显著减少者可输注血小板，可酌情给予小剂量低分子肝素或普通肝素，对有纤溶亢进证据者可应用氨甲环酸或氨甲苯酸(止血芳酸)等抗纤溶药物。

2. 人工肝支持治疗 人工肝是指通过体外的机械、理化或生物装置清除各种有害物质，补充必需物质，改善内环境，暂时替代衰竭肝的部分功能的治疗方法，能为肝细胞再生及肝功能恢复创造条件或等待机会进行肝移植。人工肝支持系统分为非生物型、生物型和混合型 3 种。非生物型人工肝已在临床广泛应用并被证明确有一定疗效。目前应用的非生物型人工肝方法包括血浆置换(plasma exchanges，PE)、血液灌流(hemoperfusion，HP)、血浆胆红素吸附(plasma bilirubin absorption，PBA)、血液滤过(hemofiltration，HF)、血液透析(hemodialysis)、清蛋白透析(albumin dialysis，AD)、血浆滤过透析(plasma diafiltration，PDF)和持续性血液净化疗法(continuous blood purification，CBP)等。由于各种人工肝的原理不同，因此，应根据患者的具体情况选择不同方法单独或联合作用：伴有脑水肿或肾衰竭时可选用 PE 联合 CBP、CHF 或 PDF，伴有高胆红素血症时可选用 PBA 或 PE；伴有水、电解质紊乱时，可选用 HD 或 AD。注意人工肝治疗操作的规范化。生物型及混合生物型人工肝不仅具有解毒功能，而且还具备部分合成和代谢功能，是人工肝发展的方向，现正处

于临床研究阶段。

3. 肝移植和肝细胞移植 肝移植是治疗晚期肝衰竭最有效的治疗手段，肝移植有多种手术方式。其适应证如下。

(1)各种原因所致的中晚期肝衰竭，经积极内科和人工肝治疗效果欠佳。

(2)各种类型的终末期肝硬化。绝对禁忌证包括①难以控制的全身性感染；②肝外有难以根治的恶性肿瘤。

(3)难以戒除的酗酒或吸毒合并严重的心脑肺等重要器官器质性病变。

(4)难以控制的精神疾病。相对禁忌证包括①年龄＞65 岁；②肝恶性肿瘤伴肝门静脉主干癌栓或转移；③合并糖尿病、心肌病等预后不佳的疾病；④胆道感染所致的败血症等严重感染，人类免疫缺陷病毒(HIV)感染；⑤明显肝门静脉血栓形成等解剖学异常等。

肝细胞移植是对获得完整正常的肝或手术切下的部分肝组织，进行体外分离纯化，将分离纯化的肝细胞植入体内，恢复或重建肝功能的一种手段。在目前供肝缺乏的情况下，肝细胞移植可以作为肝移植治疗的辅助治疗手段，为肝衰竭与肝移植之间架起桥梁，为患者自体肝细胞的恢复、再生和增殖创造机会和时间，同时也为患者争取到等待供肝的时间。但目前其临床应用受到肝细胞来源紧缺、肝细胞冻融后活力降低等因素的制约。目前临床肝细胞移植应用的主要障碍仍是细胞来源问题，如果在肝细胞来源和细胞保存方面取得进一步突破性进展，可解决细胞和器官移植供者不足、免疫排斥的问题，在治疗肝衰竭方面的应用前景将更为广阔。

（李维勤 郑以山）

第三节 重症胰腺炎

急性胰腺炎(acute pancreatitis，AP)是指多种病因引起的胰酶激活，继以胰腺组织自身消化、水肿、出血甚至坏死的炎症反应为主要特征，伴或不伴有其他器官功能改变的疾病。临床以急性上腹痛、恶心、呕吐、发热和血胰酶增高等为特点。病变程度轻重不等，轻症急性胰腺炎(mild acute pancreatitis，MAP)临床多见，病情常呈自限性，一般不

遗留后遗症。重症急性胰腺炎(severe acute pancreatitis，SAP)病情凶险，常继发感染、休克、器官衰竭等多种并发症，病死率高。

一、流行病学

急性胰腺炎是常见的临床疾病，近年来其发病率呈现上升趋势。美国急性胰腺炎的发病率达

79.8/100 000,每年约有 210 000 例急性胰腺炎患者,其中 SAP 的发生率高达 20%,SAP 病死率高达 20%。我国尚无急性胰腺炎的流行病学统计数据。随着诊疗水平的提高,尽管急性胰腺炎的发病率呈现上升趋势,美国急性胰腺炎总体病死率下降至 2%左右。

二、病因及发病机制

SAP 的病因构成存在地域差异。在发达国家,80%的急性胰腺炎与胆石有关,其中 40%的急性胰腺炎与胆石症有关。根据欧洲研究估计 60 岁以上胆石症的发生率超过 20%,而男性胆石症的发生率为 11%~15%。美国的研究提示 3%~7%胆石症患者会发展成为急性胰腺炎。壶腹部机械性阻塞导致胰酶活化及胰腺炎的发生,小胆石更容易通过胆囊管,因此导致胰腺炎的发生率更高,<5mm 结石相对大结石更易导致胰腺炎的发生。乙醇是急性胰腺炎的第二大主要诱因,30%急性胰腺炎与酗酒相关。SAP 常见的病因还包括高钙血症、高脂血症、Oddis 括约肌功能障碍、药物和毒素、ERCP(最常见的引起医源性胰腺炎的诱因)、创伤、手术。约 10%的胰腺炎病因不明,称之为特发性胰腺炎。少见的病因包括:胰腺分裂、壶腹部癌、胰腺癌、血管炎等。罕见的病因包括感染、自身免疫性、α_1 抗胰蛋白酶缺乏等。SAP 的发生机制如下。

1. 胰腺自身消化学说 正常胰腺分泌的消化酶有 2 种形式:一种是有生物活性的酶;另一种是以前体或酶原形式存在的无活性的酶。在正常情况下,合成的胰酶绝大多数是无活性的酶原,酶原颗粒与细胞质是隔离的,胰腺腺泡的胰管内含有胰蛋白酶抑制物,灭活少量的有生物活性或提前激活的酶,这是胰腺避免自身性消化的生理性防御屏障。正常情况下,胰酶的激活位于胰管或十二指肠内。在胰管梗阻与胆汁反流及乙醇对胰腺腺泡和 Oddi 括约肌的作用的前提条件下,溶酶体酶与胰蛋白酶原的正常隔离机制被破坏,溶酶体内组织蛋白酶 B 引起胰蛋白酶原在胰腺内的异位激活,导致胰腺的自身消化。活化的消化酶通过正常或病理通路入血,又可引起远处组织损伤。

2. 炎症反应学说 炎症反应是引起胰腺炎炎症的全身性扩散、病情加重、多器官功能障碍以致死亡的重要原因。被激活的胰酶能刺激胰腺内的单核巨噬细胞及破坏的胰腺腺泡产生细胞因子,细胞因子可以通过"扳机样作用"触发炎症介质的"瀑布样级联反应",使得 AP 易于从局部病变迅速发展成为全身炎症反应综合征(systemic inflammatory response syndrome,SIRS)和多器官功能障碍综合征(multiple organ dysfunction syndrome,MODS)。研究发现,多种炎症因子参与急性胰腺炎的发生发展,如肿瘤坏死因子-α、白细胞介素、血小板活化因子、磷脂酶 A_2 等。

3. 细胞凋亡学说 研究发现,在 SAP 时细胞存在明显的坏死,释放细胞内容物和炎症介质,引起强烈炎症反应,只有较少的细胞凋亡,而在轻症胰腺炎中发现有大量的细胞凋亡。因此,在发生损伤时可以通过诱导胰腺腺细胞凋亡的方法,减轻炎症反应、减少坏死,而治疗 SAP。近期的研究发现胰腺腺泡细胞对损伤的反应在评价疾病严重程度中起重要作用。因此,可能是对 AP 胰腺腺泡细胞的有利反应,腺泡细胞通过凋亡的方式来阻止坏死发生的现象可能会降低 AP 的严重程度。

4. 胰腺微循环障碍 急性胰腺炎早期往往有毛细血管缺血、淤血、通透性增加及微血栓形成等微循环障碍的表现,可成为急性胰腺炎的启动、持续损伤的因素。首先,巨噬细胞、中性粒细胞和内皮细胞激活,引起促炎细胞因子和炎症介质过度释放是胰腺微循环障碍发生的主要机制;其次,胰腺小叶内动脉属终末动脉,这一解剖学特点决定其小叶易因小动脉的痉挛、栓塞或压迫而造成所支配区域的缺血、坏死。胰酶释放和活化可能伴随某些激肽和其他毒性物质的释放,破坏微血管功能和凝血机制,减少胰腺血供,导致胰腺和其他组织器官出血及血栓形成。胰腺微循环因素在发生和发展中的作用非常复杂,确切机制仍需深入研究。

5. 胰腺腺泡内钙超载学说 当 AP 的超强刺激、乙醇代谢物等破坏了 Ca^{2+} 的体内平衡时,Ca^{2+} 储存池消耗殆尽,胞液中持续的 Ca^{2+} 升高将导致严重的结果-线粒体持续的除极化,这可能是消化酶在细胞内过早地被激活并通过开放的线粒体通透转换微孔,使得细胞内的 ATP 消耗,并使能量依靠的 Ca^{2+} 泵失活,从而引起胞液中 Ca^{2+} 超负荷,依赖 Ca^{2+} 的细胞继而发生坏死。胰腺腺泡细胞钙超载是引发 AP 的关键环节。

6. 高脂血症

(1)三酰甘油(triacylglycerol,TG):TG 分解产物对腺泡细胞的直接损伤。游离脂肪酸增多诱发酸中毒,激活胰蛋白酶原,导致腺泡细胞自身消化;高浓度 FFA 可引起胰腺毛细血管内皮损伤,导致胰腺微循环障碍;FFA通过细胞膜脂质过氧化反应对细胞膜有毒性作用,损伤胰腺腺泡细胞。

(2)胰蛋白酶原激活加速:高TG血症时,胰腺组织TG分解产物FFA增多,腺泡细胞内pH下降,在酸性环境,溶酶体水解酶组织蛋白酶B活性增强,胰蛋白酶原激活加速,腺泡细胞自身消化及胰腺炎的病理损害加重。

(3)胰腺微循环障碍:高脂血症时血液和血浆黏滞度均上升,并使纤溶酶原激活抑制物(PAI21)活性增高干扰纤溶,易于形成血栓。

三、临床表现

1. 临床表现

(1)急性腹痛:急性及持续性上腹部疼痛是急性胰腺炎的典型特征。疼痛往往非常剧烈,呕吐不能使其缓解,也非一般镇痛药所能缓解,疼痛可能持续数天,仰卧位疼痛最剧烈,直立胸膝卧位可使程度减轻。腹痛常位于上腹部正中偏左,并可放射至后背。

(2)腹胀:往往伴随着腹痛,是大多数急性胰腺炎患者的共有症状。

(3)伴发症状:恶心、呕吐发作时间早且频繁。早期还可伴有发热,发热的时相性具有重要的临床意义,1周内的发热常源于急性炎症,由炎性因子所介导并随胰腺炎症消退而下降。第2周至第3周的发热则常见于坏死胰腺组织继发感染。胆源性胰腺炎时发热也可能起源于急性胆管炎。

(4)休克:液体渗入组织间隙,有效循环血量不足,可出现休克等表现,早期为低血容量性休克,可出现中心静脉压低、心率增快、血压降低、尿少、尿比重增加、血乳酸升高等临床表现。晚期多为感染性休克,在上述临床表现基础上出现感染指标的升高,如体温、白细胞、PCT的上升,病原学检查阳性等。

(5)器官功能衰竭:是SAP常见的并发症,炎症反应及炎症因子释放,导致远隔器官出现功能障碍,常见呼吸、循环、肾、肠道器官功能障碍。

2. 临床分期 病程分期全病程大体可以分为3期,但不是所有患者都有3期病程,有的只有第1期,有的有2期,有的有3期。

(1)急性反应期:自发病至2周,可有休克、呼吸功能障碍、肾功能障碍和脑病等并发症。

(2)全身感染期:发病2周至2个月,以全身细菌感染、深部真菌感染或双重感染为其主要临床表现。

(3)残余感染期:发病2～3个月以后,主要临床表现为全身营养不良,存在后腹膜或腹腔内残腔,常常引流不畅,窦道经久不愈,伴有消化道瘘。

四、体格检查

1. 腹部体征 腹部压痛、反跳痛及腹肌紧张等腹膜炎体征,可仅局限于上腹部或波及全腹;肠鸣音减弱或消失,腹胀明显,腹腔压力明显升高等表现。部分病例腰部皮肤可有成片青紫色改变,称为Grey-Turner's征;脐周部分呈青紫改变称为Cullen征,此征象是由于胰液外渗至皮下组织间隙,使皮下组织溶解及毛细血管破裂出血的表现。

2. 全身表现 可有心动过速、血压下降、肢端湿冷或皮肤花斑等休克表现;呼吸系统:呼吸急促、血氧饱和度下降;肾:少尿或无尿等。

五、辅助检查

1. 实验室检查

(1)血、尿淀粉酶测定:血清淀粉酶在起病后6～12h开始升高,48h开始下降,持续3～5d。其水平至少是正常值上限的3倍才具有诊断意义。其他急腹症如消化性穿孔、胆石症、胆囊炎、肠梗阻、急性肠系膜血栓形成、异位妊娠等都可有血清淀粉酶升高,因此临床上注意鉴别诊断。尿淀粉酶升高较晚,在发病后12～14h开始升高,下降缓慢,持续1～2周。

(2)血清脂肪酶测定:血清脂肪酶较血清淀粉酶对于急性胰腺炎的诊断具有更高的敏感性和特异性。通常在起病后24～72h开始上升,可持续至起病后14d,相对血清胰腺炎对迟发型表现的急性膜腺炎患者具有更高的诊断价值。肾功能不全等患者可能出现假阳性。

血清淀粉酶及脂肪酶水平的高低与胰腺炎病情的轻重无相关性,不能提示病情的严重程度。

(3)白细胞计数:多有白细胞增多及中性粒细胞核左移。

(4)血细胞比容:由于血管内液体大量转移至第3间隙,有效循环血量不足,导致血细胞比容升高,其水平超过44%是敏感性较高的评估急性胰腺炎严重程度的指标之一。

(5)生化检查:暂时性血糖升高常见,可能与胰岛素释放减少和胰高血糖素释放增加有关,持久的空腹血糖高于11.1mmol/L反映胰腺广泛坏死,提示预后不良。高胆红素血症可见于少数患者,多于发病后4~7d恢复正常。血清ALT可升高,其水平＞150U/L高度提示胆石症病因的存在。血钙降低多发生在第2~3天,与脂肪组织坏死和组织内钙皂形成有关。

2.影像学检查

(1)腹部X线平片:排除其他急腹症,如消化道穿孔等。可发现肠梗阻征象。

(2)腹部B超:应作为常规初筛检查,急性胰腺炎B超可见胰腺肿大、膜内及膜周围回声异常,亦可了解胆囊和胆道情况;后期对脓肿及假性囊肿块有诊断意义。但因患者腹胀常影响其观察。

(3)CT:目前CT检查已成为急性胰腺炎重要的检查方法。CT扫描有很好的空间分辨率和密度分辨率,适合显示胰腺与周围结构的细微解剖关系和急性胰腺炎产生的病理变化,如胰腺的增大、出血、坏死,胰腺周围的水肿、蜂窝织炎及化脓性改变、腹膜后其他间隙的受累等。CT增强扫描更有利于全面、细致、准确地显示急性胰腺炎时胰腺本身和胰周、腹膜后、腹腔内等部位的病变,对急性胰腺炎的诊断和鉴别诊断、评估其严重程度等具有重要临床价值。

六、危险因子和病情严重度评估

由于符合SAP诊断标准患者,其病情严重度、病程经过及预后可能有很大差别。病情严重度评估是预测SAP临床过程、决定患者是否需要ICU加强治疗和估计预后的基础,可依据胰腺坏死范围和器官功能障碍的状况进行评估。

1.入院重症危险因子 入院时即应关注诸如高龄(＞55岁)、肥胖(BMI＞30),器官衰竭、胸腔积液和(或)渗出等重症危险因子。具有上述特征的患者可能尽早转入ICU加强治疗。

2.全身状况的评估

(1)Ranson评分系统(表18-1):Ranson于1974年设计的Ranson评分系统是首先取得成功的评分系统,被认为是急性胰腺炎严重度评估指标的里程碑,长期以来一直用于急性胰腺炎严重度的评估,但其不足之处在于需长达48h才能做出完整的评估,不能用于病情的动态评估,而且评分无患者的以往健康状况,逐渐改良的Ranson标准包括Glasgow评分系统和Imrie评分系统,依然存在不能动态评估病情的缺陷。

表18-1 Ranson评分系统变量

Ranson评分	分值
入院时	
年龄＞55岁	1
WBC＞16×10⁹/L	1
血糖＞11.1mmol/L	1
LDH＞350U/L	1
AST＞250U/L	1
入院48h内	
血细胞比容下降＞10%	1
血清Ca²⁺＜2mmol/L	1
碱剩余＞4mmol/L	1
Bun增加＞1.79mmol/L	1
体液丧失＞6L	1
PaO₂＜60mmHg	1

(2)急性生理和慢性健康状况评分系统II(acute physiology and chronic health evaluation scoring system II,APACHE II):是目前临床上应用最广泛最具权威的危重病情评估系统,尽管在此基础上衍生出来新的评分系统,依然无法取代APACHE II的作用,是早期评估危险分层最常用的指标之一。

(3)急性胰腺炎严重程度床边指数(bedside index of severity in acute pancreatitis,BISAP)(表18-2):急性胰腺炎患者病死率随着BISAP分数升高而增加。BISAP评分≥3作为临界值评估急性胰腺炎病死率的敏感性为71%,特异性为83%,阳性预测值17.5%,阴性预测值99%。

3.局部病变的评估 Bathazar CT分级被认为能较好地反映胰腺病变状况,其对预后具有较好的价值。引入增强CT后,Bathazar CT分级增加了胰腺坏死范围加分,发展了CT严重度指数(CT severityindex,CTSI)(表18-3),根据分级评分和

表18-2 BISAP评分

BISAP评分	分值
尿素氮(BUN)＞25mg/dl	1
意识障碍(格拉斯哥评分＜15)	1
全身炎症反应综合征(SIRS)	1
年龄＞60岁	1
影像学检查显示有胸膜渗出	1

24h内出现1项记1分

表 18-3 Bathazar CT 严重度指数（CTSI）

A 级	胰腺正常	0 分
B 级	胰腺局限性或弥漫性肿大（包括轮廓不规则、密度不均、胰管扩张、局限性积液）	1 分
C 级	除 B 级病变外，还有胰周炎性改变	2 分
D 级	除胰腺病变外，胰腺有单发性积液区	3 分
E 级	胰腺或胰周有 2 个或多个积液积气区	4 分
	胰腺坏死范围	
	0%	加 0 分
	<30%	加 2 分
	30%~50%	加 4 分
	>50%	加 6 分

胰腺坏死范围分为 3 级（Ⅰ级，0~3 分；Ⅱ级，4~6 分；Ⅲ级，7~10 分）。

4. 生化标记物

（1）C 反应蛋白（CRP）：CRP 是组织损伤和炎症的非特异性标记物，有助于评估与监测急性胰腺炎的严重性。发病后第 1 个 72h 内血浆水平高于 150mg/L 与坏死相关，其敏感性及特异性均 >80%。因为 CRP 通常在入院后 36~72h 达峰值，故该指标无助于入院时评估病情严重度。

（2）PCT、IL-6、IL-8 等：可能是一系列潜在的实验室指标，但暂时未纳入临床用于评估急性胰腺炎的病情程度。

七、诊断标准

1. 急性胰腺炎诊断标准 需满足以下 3 项中至少 2 项。①急性胰腺炎特征性腹痛；②血淀粉酶或脂肪酶≥3 倍正常上限；③CT 提示胰腺炎的特征性改变。

2. SAP 的诊断标准 具有急性胰腺炎的诊断标准并伴有以下 4 项临床表现之一。①伴有 1 一个或 1 个以上器官功能障碍；②伴有胰腺坏死，假性囊肿或胰腺脓肿等局部并发症；③Ranson 评分≥3；④APACHE Ⅱ评分≥8。

八、鉴别诊断

急性胰腺炎需与以下疾病相鉴别。

1. 消化性溃疡急性穿孔 有较典型的溃疡病史，腹痛突然加剧，腹肌紧张，肝浊音界消失，X 线透视见膈下有游离气体等可鉴别。

2. 胆石症和急性胆囊炎 常有胆绞痛史，疼痛位于右上腹，常放射到右肩部，Murphy 征阳性，血及原淀粉酶轻度升高，B 超及 X 线胆管造影可明确该断。

3. 急性肠梗阻 腹痛为阵发性，腹胀，呕吐，肠鸣音亢进，有气过水声，无排气，可见肠型。腹部 X 线可见液-气平面。

4. 急性心肌梗死，尤其下壁心肌梗死 有冠心病史，突然发病，有时疼痛限于上腹部。心电图显示，心肌梗死图像，血清心肌酶升高。血、原淀粉酶正常。

九、转诊 ICU 与监测

1. 转诊 ICU ICU 加强医疗对 SAP 改善预后具有重要影响，能使 SAP 患者的住院时间和死亡率明显降低，然而将没有必要 ICU 监护的患者纳入 ICU 则可能导致医疗资源的浪费、医院内获得性感染的增加。因此，需要评估 SAP 患者转入 ICU 的时机及必要性。美国急性胰腺炎指南提出存在器官功能不全是立即转诊 ICU 的最重要理由，特别是持续性低氧血症、静脉输液无效的低血容量和肾功能不全（如 Cr>2mg/dl）者应立即转诊 ICU。如患者需非常积极补液以纠正血液浓缩或存在劳力性呼吸困难，也需转诊 ICU 以利于监测心、肺状况，测算补液量及判断是否需插管及辅助通气。文献报道老年患者、明显肥胖者（BMI>30kg/m²）、需要进行容量复苏及胰腺坏死面积>30% 的患者发生病情恶化的概率很高，应尽可能转入 ICU 监护治疗。

2. 监测 入住 ICU 的 SAP 患者需要进行以下的监测项目。

（1）常规的监测项目：即淀粉酶、脂肪酶、血糖、血脂、血钙及酸碱平衡等及心率、呼吸、血压及脉搏监测。

（2）系统器官功能监测：包括监测循环内血容

量状态,常规监测项目难以评估,可进行有创血流动力学监测,包括中心静脉压、有创血压或功能性血流动力学监测项目;动态评估患者氧合及呼吸状态,并结合患者血流动力学参数进行治疗方案的调整;动态测量腹围及腹腔压力(如膀胱压),观察肠道功能,警惕腹腔间室综合征、腹腔出血、消化道出血,实时评估器官功能,若腹腔压力持续升高超过25mmHg,可能需要外科医师介入手术。

(3)局部并发症的监测:包括发生于胰腺炎病程的早期,位于胰腺内或胰周,无囊壁包裹的液体积聚。通常靠影像学检查发现。影像学上为无明显囊壁包裹的液体积聚。急性液体积聚多会自行吸收,少数可发展为急性假性囊肿或胰腺脓肿。胰腺及胰周组织坏死,指胰腺实质的弥漫性或局灶性坏死,伴有胰周脂肪坏死。根据感染与否,分为感染性胰腺坏死和无菌性胰腺坏死。增强CT是目前诊断胰腺坏死的最佳方法。CT扫描主要表现为胰腺或胰周包裹性低密度病灶。急性胰腺假性囊肿,指急性胰腺炎后形成的由纤维组织或肉芽囊壁包裹的胰液积聚。急性胰腺炎患者的假性囊肿少数可通过触诊发现,多数通过影像学检查确定诊断。常圆形或椭圆形,囊壁清晰。胰腺脓肿,发生于急性胰腺炎胰腺周围的包裹性积脓,含少量或不含胰腺坏死组织。脓毒综合征是其最常见的临床表现。它发生于重症胰腺炎的后期,常在发病后4周或4周以后。有脓液存在,细菌或真菌培养阳性,含极少或不含胰腺坏死组织,这是区别于感染性坏死的特点。胰腺脓肿多数情况下是由局灶性坏死液化继发感染而形成的。

十、治 疗

1. 急性反应期的治疗

(1)液体复苏:由于血管内液体大量丢失至第3间隙,加上呕吐、禁食等因素,往往存在循环内血容量的显著降低。积极的静脉液体补充对于纠正低血容量至关重要。低血容量可累及胰腺微循环,也是坏死性胰腺炎发生的主要原因。血容量减少导致血液浓缩(Hct≥44%)、心动过速、低血压、尿量少和肾前性氮质血症。现有大量试验证据显示早期的积极补液和改善氧供可防止或最小化胰腺坏死并提高生存率。因此,SAP早期液体复苏应将Hct下降作为重要的治疗目标。

液体复苏的过程,除根据血压、尿量、四肢末梢温度等常规指标外,还需要根据血乳酸、碱剩余等

指标的动态变化了解容量状态及有创血流动力学监测,如中心静脉压、肺动脉楔压等评估容量状态。在容量复苏的过程中注意监测氧合及膀胱压等改变。

(2)病因治疗:尽快明确病因,设法去除病因。

①胆源性急性胰腺炎:首先要鉴别有无胆管梗阻病变。凡伴有胆管梗阻者,一定要及时解除梗阻。首选做经纤维十二指肠镜下行Oddi括约肌切开取石及鼻胆管引流,或联合腹腔镜胆囊切除,或做开腹手术,包括胆囊切除,胆总管探查,明确胆总管下端有无阻塞。若无胆管梗阻者先行非手术治疗,待病情缓解尽早进行进一步诊断和治疗(表18-4)。

②高血脂性急性胰腺炎:早期监测血脂水平,治疗的关键是迅速降低血三酰甘油水平;通常认为血清三酰甘油高于4.4mmol/L,应该慎用脂肪乳剂;药物治疗可以采用小剂量低分子肝素和胰岛素,能够激活脂蛋白酶脂肪酶,加速乳糜微粒降解,显著降低血TG值,加速乳糜微粒的降解;对重症高TG血症性胰腺炎可采取血浆置换(PE)。

表18-4 急性胆源性胰腺炎行ERCP、EUS、和MRCP的推荐指征

急诊ERCP(适于入院24h内)
重症胰腺炎(器官衰竭)
疑诊胆管炎
择期ERCP+EST
影像学检查显示持续存在的胆总管结石
胆管梗阻的证据(如肝生化指标升高)
不适合腹腔镜胆囊切除术
胆囊切除术后高度疑似胆管结石
EUS或MRCP确定需否行ERCP
临床病程改善不足以允许及时进行腹腔镜胆囊切除术
及术中胆管造影
孕妇
高风险或高难度ERCP(如凝血功能障碍,解剖变异)
不确定的胆管病因的胰腺炎

超声内镜成像(endoscopic ultrasonograph,EUS):内镜下逆行胰胆管造影术(endoscopic retrograde cholangiopancreatography,ERCP)。

磁共振胰胆管成像(magnetic resonance cholangiopancreatography,MRCP)

(3)胰腺休息疗法:如禁食、胃肠减压、抑酸和

抑制胰酶分泌及胰蛋白酶抑制治疗。

（4）早期抗生素治疗：大多 SAP 起病时为无菌性炎症，文献报道胰腺感染的发生高峰时间为 14d 左右，因此，早期应用抗生素的目的不是治疗而是预防胰腺感染。目前对 SAP 是否该早期预防感染治疗仍存在很大争议，尚无有效的证据证明其能有效的预防胰腺感染的发生。

目前 SAP 抗生素早期预防应用原则包括以下几方面：胆源性胰腺炎或 SAP 应常规使用抗生素；抗菌谱为革兰阴性菌和厌氧菌为主；脂溶性强、有效透过血胰屏障；预防性抗生素应用的时间不宜过长，一般持续 10～14d，以防在病程中期发生多重耐药菌感染和机会性感染。

（5）营养支持：重症急性胰腺炎（severe acute pancreatitis，SAP）早期的代谢特点主要表现为，静息能耗（REE）增加（可达 1.5 倍），出现高分解代谢，患者很快出现严重负氮平衡和低蛋白血症。肠内营养能维护肠道结构和肠黏膜屏障的完整性，从而有助于降低感染性并发症发生率、缩短住院时间及降低病死率。因此，早期经空肠途径的肠内营养是最佳的营养途径。遵循以下几个原则：要求将空肠营养管置于屈氏韧带以远 30～60cm 处；给予氨基酸和短肽为氮源、低三酰甘油的预消化制剂较为适宜，胰酶不足时可添加外源性胰酶制剂；急性应激期营养支持应掌握"允许性低热卡"原则[83.7～104.6kJ/（kg·d）]。

若肠内营养 5～7d 不能或预计不能达到热卡需求，需要添加肠外营养，SAP 患者输注脂肪乳剂并非禁忌，但应该严密监测血脂水平，通常认为血清三酰甘油高于 4.4mmol/L，应该慎用脂肪乳剂；进行肠外营养时应当添加＞0.30 g/kg 的丙氨酰-谷氨酰胺双肽。

（6）血液净化：目前仍有较大的争议。血液净化能将过多的抗炎、促炎症介质滤出，减轻炎症介质引起的 SIRS 放应，对脏器功能有明显的保护作用、稳定内环境、更好的液体管理、减轻组织间隙水肿、改善氧合、降低腹腔内压力。

（7）早期手术治疗：SAP 早期一般不主张手术治疗，手术指征包括，SAP 同时存在肠系膜梗死和坏疽性胆囊炎；弥漫性腹膜炎诊断不确定；胆管梗阻或急性化脓性胆管炎 ERCP 治疗无效；急性腹腔间室综合征非手术治疗无效。

2. 全身感染期的治疗　①根据细菌培养及药敏试验，选择敏感的抗生素。②结合临床征象做动态 CT 监测，明确感染灶所在部位。对感染病灶，进行积极的手术处理是控制感染的关键之一。③加强全身支持治疗，维护脏器功能和内环境稳定。④在病情尚未缓解时，继续采用空肠营养支持；饮食恢复一定要在病情缓解后逐步进行。⑤肠穿孔及腹腔大出血需及时处理。

3. 残余感染期的治疗　后腹膜残腔敞开引流；继续强化全身支持疗法，加强营养支持，改善营养状况。

（唐朝霞　管向东）

第四节　腹腔室隔综合征

腹腔室隔综合征（adominal compartment syndrome，ACS）又称腹腔间室综合征，是由于腹腔高压引起心、肺、肾等多器官功能损害的临床综合征。

一、定义和分级

正常情况下，人体腹内压（intra-abdominal pressure，IAP）为 0mmHg 到 1 个大气压。

腹腔高压（IAH）定义：持续 IAP≥12mmHg，在 4～6h 内分别至少 3 次标准化测量，有/无 APP（腹腔灌注压＝MAP－IAP）＜60mmHg。

腹腔间隔综合征（ACS）定义：持续 IAP≥20mmHg，有/无 APP＜60mmHg，合并 1 个或多个新发生的器官功能衰竭。

根据 IAP 的高低，可将 IAH 分为 4 级。IAP12～15mmHg 为Ⅰ级，16～20mmHg 为Ⅱ级，21～25mmHg 为Ⅲ级，＞25mmHg 为Ⅳ级。

二、病理生理学改变

1. 腹壁　腹内压升高可引起腹壁血流下降，导致组织缺氧、腹壁顺应性下降，腹壁几乎无缓冲能力，同时又加重了 IAH，此时，腹壁的切口极易感染或裂开。

2. 胃肠道　肠黏膜血流量是维持肠上皮细胞正常生理状态及黏膜屏障功能的重要基础。腹内压升高造成小肠黏膜和黏膜下灌注受损，导致组织无氧代谢、酸中毒发生，氧自由基、细胞因子的释放，使器官进一步受损。胃肠缺血造成肠壁通透性增高，胃黏膜 pH 下降，内毒素及肠道病原菌移位，大量细胞炎性因子释放,从而诱发或加重 MODS。

3. 呼吸系统　腹内压的升高,可导致低氧血症、高碳酸血症、代谢性酸中毒等。膈肌抬高,胸腔内容量减少,胸腔压力随之增高,肺扩张受限,肺顺应性降低,肺通气量下降,肺功能性残气量及气道阻力的增加,肺小动脉压(PAWP)升高,肺通气/血流比值失调和肺无效腔量增加。持续的胸内压升高和缺氧性肺血管收缩会引起肺动脉高压。ACS 时肺功能受影响往往是最早和除腹胀以外最显著的临床表现,常表现为呼吸增快和呼吸困难,低氧血症和高碳酸血症,气道压力升高。

4. 循环系统　由于腹内压的升高,直接压迫下腔静脉,使回心血量减少;膈肌抬高导致胸腔内压力的上升,进一步减少下腔静脉和上腔静脉的回心血量,心脏前负荷降低;胸内压增高后静脉回流障碍,心脏受压,心室舒张末期容量降低、心室顺应性下降、室壁运动减弱;腹内压升高,压迫毛细血管床和小动脉,使心脏后负荷增加。其结果是心排血量减少,心率代偿性加快,外周阻力增加,肺小动脉压(PAWP)及中心静脉压偏高,因而造成容量评估困难。

5. 肾　IAH 直接压迫下腔静脉,回心血量减少,血压下降,肾灌注量下降,肾小球滤过率减少;与此同时,激素系统活性增高,导致肾血管收缩,水钠潴留,尿量和含氮物质的排出减少;肾动静脉受压,肾血流下降,肾血管阻力增加,肾静脉薄壁压力低更易受压,静脉阻力增加,肾皮髓质的血液分流再分布,肾素-血管紧张素-抗利尿激素分泌增多,加重肾损害,导致了肾小管急性坏死及肾衰竭的发生。

6. 中枢神经系统　腹内压升高可以引起颅内压升高,脑灌注压下降,是胸腔内压和中心静脉压升高导致颅内静脉血流受阻所致。临床上有明显的精神症状,腹腔减压后可使精神症状消失。

7. 肝　IAP 升高时,肝动脉、肝门静脉血流减少,血乳酸清除率下降,葡萄糖代谢减少,肝线粒体和细胞色素 P450 功能下降。IAH 时由于 CO 下降,肝动脉血流减少,IAH 使肝机械性受压及肝静脉穿过膈肌处的解剖性狭窄,从而使肝静脉和肝门静脉血流量降低。

8. 炎症介质　IAP 急剧升高后机体应激反应加重,导致全身炎症反应进一步加剧,炎症介质大量释放是导致 ACS 后多器官功能障碍的重要原因,包括 IL-1、IL-6、TNF 等浓度明显升高,肺组织中中性粒细胞浸润和炎性细胞丙二醛和髓过氧化酶活性均明显增加,从而加重肺组织损伤。

三、分型及临床表现

ACS 可分为原发性、继发性和复发性 3 种。原发性 ACS 为腹部疾病所致,常见于胰腺炎等疾病引起的腹膜炎、肠梗阻、胃肠穿孔、腹腔盆腔外伤,尤其是腹腔、腹膜后大出血。继发性,ACS 常见于烧伤等腹腔以外的疾病;抢救、复苏过程输入过量液体,特别是输入过量晶体液体所致;强行加压关闭腹腔,或腹腔巨大缺损和巨大切口疝强行进行一期修复,也会造成 IAP 增高而引起继发 ACS。复发性 ACS 常见于原发性 ACS 和继发性 ACS 经治疗后病情加重。

根据原因的不同,IAH/ACS 可分为胃肠型(Ⅰ型)和腹膜后型(Ⅱ型)。Ⅰ型 IAH/ACS 对邻近脏器功能的影响主要表现为呼吸影响较大,患者因限制性呼吸功能障碍而出现呼吸频率明显增快,血氧饱和度显著下降,心率增加,但血压变化不明显,尤其是肾功能影响较Ⅱ型小,可不出现无尿或者明显少尿。CT 检查表现为腹腔纵径/横径≥0.8,肾静脉、下腔静脉受压不明显。Ⅱ型 IAH/ACS 主要由腹腔后大量组织坏死、渗出出血等因素引起,临床以腰肋部大量水肿、皮下出血、少尿及循环变化为特征,而对胃肠道和呼吸系统的影响相对较小。腹部叩诊呈实音,胃肠蠕动可以存在,血氧饱和度下降不明显。CT 检查表现腹膜后前后径/腹腔前后径比值较大,肾静脉、下腔静脉受压明显。

四、诊　断

1. ACS 的诊断通常包括:①腹内压(IAP)>20mmHg;②合并 1 个或多个新发生的器官功能衰竭;③采用腹腔减压后器官功能明显改善。

2. 临床上有下述表现者往往提示可能存在 ACS:①急性腹胀和腹壁紧张;②液体复苏后心率加快和(或)血压下降;③气道峰压(PIP)逐步增加,出现低氧血症必须增加吸氧浓度;④出现少尿或无尿,液体复苏后应用利尿药无效。

五、腹内压的监测

直接法是一种创伤性检查,在腹腔高压操作时存在危险,临床上基本不使用。

间接法有以下几种:①胃内测压法,容易受胃内气体影响,误差较大;②下腔静脉测压法,由于本法有侵袭性,偶可并发静脉血栓形成,重复性差,应用不够方便,临床上较少应用;③膀胱测压法,膀胱是腹膜间位器官,膀胱壁良好的顺应性能很好地反映腹内压力的改变。易操作、重复性好,被认为是测量腹内压的金标准。具体方法是向膀胱内置1根 Foley 导管,排空膀胱,注入 50～100ml 生理盐水,通过"T"形连接或三通接头导管与测压器连接。患者仰卧,以耻骨联合为"0"点,水柱高度即为腹内压(1kPa＝10.2cmH₂O)(图 18-1)。但部分患者结肠上区水肿、渗出严重,上腹张力很高,而下腹张力基本正常;或胰腺炎病变局限,腹膜后水肿、渗出严重,但游离腹腔内压升高不明显,此时膀胱内压测定正常不能排除 ACS 的存在,必须结合临床和其他检查才能明确诊断。

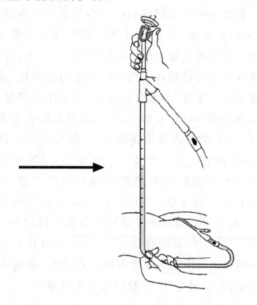

图 18-1　膀胱测压法

六、预　防

1. 积极治疗原发病,避免诱发因素。

2. 动态监测腹内压。

3. 液体治疗。尽量减少液体尤其晶体输注量可减少由于脏器水肿、血管内液体向组织间隙渗漏增加导致的 IAP 增高趋势。

4. 对于行腹部手术治疗的患者,当具有 IAH 的多项危险因素时,可采用临时关腹,待 IAH 的诱发因素解除后再缝合腹腔。

5. 其他监测。观察和监测患者意识、呼吸频率、血氧饱和度、血气分析、心率、平均动脉压、中心静脉压、每小时尿量、出入量、胃黏膜 pH、乳酸、肌酐、尿素氮,及早发现 ACS 的征象,及时对症处理。其中 IAH 与 Starling 定律不相符,一般情况下,

PAWP、CVP 升高,CO 下降,意味着液体过多,应快速利尿和限制液体,但在 IAH 情况下则相反,应积极实施液体复苏。右心室舒张末期容积指数(RVEDVI)是该情况下反映血管内容积的较好指标。

6. 预防栓塞,尤其 DVT 的发生。

七、治　疗

1. 监测　ICU 内进行监护与治疗,常用措施包括生命体征、IAP 和血流动力学的监测。

2. 体位　腹内压的监测患者一般取仰卧位。最近经常用床头抬高预防吸入性肺炎的发生,但这种体位的改变反而可以增加 IAP,床头提高≥20°腹内压增高 2mmHg。ARDS 俯卧位通气同样会增加腹内压。

3. 液体复苏　一般情况下,PAWP 和 CVP 升高,CO 下降,提示液体过多,应予立即利尿。但在 IAH/ACS 时则相反,要求给予液体输入,而不是利尿。

4. 机械通气　由于气管内压力升高,患者易发生高碳酸血症、肺泡萎陷、功能残气量下降、肺内分流升高。因此,要求降低患者的潮气量,并采用压力控制机械通气,推荐使用呼气末正压(PEEP)。

5. 奥曲肽　使用奥曲肽不仅可减少胃肠道消化液分泌从而降低 IAP,还可以通过抑制中性粒细胞浸润而减轻腹内脏器再灌注时的氧化损伤。

6. 肌松药物　通过松弛腹壁来降低 IAP,尽管近期效果较好,但患者此后可死于严重的感染和心肺并发症。

7. 胃肠动力药　肠梗阻时肠腔内的气体和液体会导致腹内压升高和 ACS 的发生。胃肠动力药,如红霉素、甲氧氯普胺(胃复安)、新斯的明可以帮助清空肠内容物和减少腹腔容积。但至今为止,仍未有明确获益的循证医学证据。

8. 血液滤过　床旁血液滤过治疗 ACS 取得好的效果。通过对流或吸附,血液滤过可降低炎症介质浓度和减轻机体炎症反应;同时通过超滤作用可减轻腹腔内脏器和腹壁水肿,从而可以降低 IAP。

9. 穿刺引流　患者存在明显的腹腔内积液时可在 CT 或超声的引导下进行腹腔穿刺。存在明显的腹膜后液体积聚时,也可腹膜后穿刺引流。

10. 开腹减压手术　分为3个阶段:①打开腹腔,控制出血和(或)腹腔污染,腹部临时封闭;②主要是恢复重要器官的生理功能,给予有效复苏、复

温;③待生理正常,处理好伤口即最终闭合腹腔。

11. 多种模式的临时关腹 ①毛巾钳夹封法;②波哥大袋法;③聚丙烯网;④真空辅助技术。真空辅助技术其优点是使腹腔与外界隔开,对肠管起到了保温、保湿作用,减少腹壁和肠道之间粘连的形成,有助于更好延期腹腔闭合;持续的负压利于炎症和水肿的消退,大大减少换药次数,也减少院内感染发生率;负压提高组织灌注,促进局部血流量和组织氧合,并刺激肉芽组织的形成,加速伤口愈合。

(管向东)

第五节　消化系统相关重症的ICU处理

一、肠坏死

肠坏死指缺血缺氧导致小肠或结肠出现组织细胞死亡。肠坏死可导致菌血症,而肠壁全层坏死会引起消化道穿孔及腹膜炎,是ICU常见的消化系统重症。

(一)病因

肠坏死的病因可分为动脉系统疾病、肝门静脉系统疾病和炎性疾病。

1. 动脉系统疾病指任何堵塞、压迫或收缩肠系膜动脉的疾病。堵塞肠系膜动脉的疾病包括肠系膜动脉栓塞、肠系膜动脉血栓形成,以及主动脉夹层或人工血管/支架覆盖肠系膜动脉开口。压迫肠系膜动脉的疾病包括绞窄性肠梗阻、肠套叠、肠扭转。收缩肠系膜动脉的疾病包括各类型休克,及大量使用血管活性药物,所致的肠缺血称为非堵塞性肠系膜缺血。

2. 肝门静脉系统疾病即静脉系统疾病,主要是肠系膜静脉-肝门静脉系统血栓形成。引起肠系膜静脉-肝门静脉系统血栓形成的原发疾病包括门静脉高压、手术/创伤、脾切除、血吸虫感染以及机体高凝血状态。

3. 炎性疾病导致的肠坏死较少见,主要是急性出血性肠炎。

(二)病理生理

1. 动脉系统疾病 病理生理特点是肠道经历急性缺血、坏死的过程,伴随细菌移位、液体丢失。肠道浆膜层血供最丰富,其次是肌层,最后是黏膜,而耗氧量黏膜>肌层>浆膜,故一旦出现缺血,坏死的顺序由内而外。血流完全中断1h,黏膜层即开始坏死,细菌通过肠壁移位入淋巴及肝门静脉系统,被库普弗细胞清除,并引起肝细胞及胆管细胞损伤、全身SIRS反应;此期供血供氧如能恢复,缺血段肠管仍有活力,黏膜将再生。如缺血持续,肠腔内细菌大量繁殖、产生大量气体,黏膜脱落后大量液体进入肠腔,肠腔内压力急剧升高、肠管扩张明显、肠壁组织缺血损伤进一步加重;移位细菌量超过肝清除能力,导致菌血症、肝脓肿;大量体液通过黏膜层、浆膜层丢失入第3间隙,导致血容量下降、腹腔压力升高;此期供血供氧如能恢复、肠腔压力如能下降,缺血段肠管仍可能存活,但将瘢痕愈合、日后出现肠梗阻。如缺血仍继续,肠壁将发生全层坏死,肠内容物在肠腔压力的驱动下突破肠壁进入腹腔,引起急性腹膜炎、腹腔室隔综合征、感染性休克甚至MODS。肠坏死各阶段均有可能发生呕吐及消化道出血,加重机体的容量丢失。

由于肠系膜血管分布特点,肠坏死呈节段性,严重时也可出现全部小肠和结肠坏死。缺血初期,受累肠管呈苍白色,后期则变为发绀或暗黑色;如同时合并静脉回流障碍可为暗红色。

2. 肝门静脉系统疾病 特点是肠道静脉回流障碍,组织水肿并影响组织供血供氧,肠道发生慢性的缺血缺氧过程。当氧供不能满足氧耗时,肠道开始坏死,各阶段特点同动脉系统疾病。由于肝门静脉系统疾病在进入肠坏死阶段前往往已经形成大量侧支循环,故一旦出现坏死,移位的细菌及毒素不经肝清除而直接进入体循环,脓毒症休克及MODS程度较动脉系统疾病为重。

3. 炎性疾病 特点是细菌毒素直接作用于肠黏膜,导致大面积肠黏膜坏死脱落,大量液体经肠道丢失,以及消化道出血、细菌移位。坏死范围往往限于黏膜及黏膜下层,但严重时也可以累及全层并导致穿孔。与动脉及肝门静脉性疾病相比,感染性休克可先于肠坏死出现。

(三)临床表现

1. 腹痛 肠道血供中止后,肠道肌层痉挛,因此持续性、药物难以缓解的腹痛是肠坏死的首发表现。引起肠坏死的病因通常已有腹痛、腹胀、呕吐等腹部症状,当腹痛症状程度加重,或变为持续性时,应当考虑肠坏死的可能性。如果肠坏死系动脉性疾病所致，腹痛程度可在起病初期就达到高峰，而消化道出血、脓毒症症状也可在起病初期就出现。如果病因为肝门静脉性疾病，腹痛程度可在起病后较长时间才加重。

2. 其他表现 如果在原先症状的基础上，合并如下表现时，也应当考虑合并肠坏死：①原发灶的表现，如消化道出血，血性腹水，腹膜炎；②脓毒症的表现如高热、寒战；③休克的表现，如烦渴、尿少、意识障碍、肢端皮肤冰冷。

3. 肝功能不全表现 肝门静脉性疾病由于肝门静脉血流减少，可出现肝功能不全的表现，如黄疸、肝性脑病、大量腹水。

(四)诊断

肠坏死并非一独立疾病，而是各种导致肠缺血的疾病发展到一定程度的结果，因此，需要结合前述的病因、原发灶表现、脓毒症和休克表现，并根据如下检验检查指标综合诊断。

1. 血液实验室检查 应包括凝血功能，以明确机体有无高凝血状态，溶栓或抗凝血治疗有无禁忌；反映脓毒症程度的指标，如白细胞、中性粒细胞比例、PCT、CRP、IL-6、内毒素、血病原体培养等；休克的指标，如乳酸、碱剩余、$ScvO_2$、SvO_2等；肝功能指标，如胆红素、肝酶等；有条件的单位还应包括肠屏障功能的指标，如血淀粉酶、D-乳酸、二胺氧化酶。需注意上述指标可提示肠源性感染，但肠源性感染并不等同肠坏死。

2. 腹水实验室检查 可行腹水检查，如腹水呈血性、红细胞水平较高，则强烈提示肠坏死；如腹水淀粉酶和胆红素水平均升高，则提示肠坏死已合并穿孔；如主要为漏出液，则提示肝门静脉回流障碍。

3. 影像学检查 腹部增强CT检查为肠坏死的确诊手段。如果患者呼吸、循环尚稳定，肾功能正常，可考虑尽早行腹部增强CT检查，以明确坏死肠段、堵塞的血管及腹部原发疾病。MR需要的条件较多，如患者需脱离所有含金属的监护或支持设备，阅片人员需有较多的经验，但较CT相比具有软组织分辨能力强的优势，因而能早期发现肠穿孔及明确腹腔感染范围。

(五)鉴别诊断

肠坏死的鉴别诊断主要包括其他引起腹腔感染的外科疾病，如重症胰腺炎、重症胆管炎和引起腹痛的内科疾病，如过敏性紫癜肠炎、酮症酸中毒。

1. 重症胰腺炎 血淀粉酶峰值可达1 000U

以上，而肠坏死或穿孔的血淀粉酶水平仅100～300U；增强CT可确诊或排除胰腺炎。

2. 重症胆管炎 在起病早期即有血胆红素升高，并且除肝区外腹部体征可不明显，而肠坏死如果不合并肝脓肿，通常在起病1周后血胆红素才逐渐超过正常范围，并且腹部体征明显；肝B超或增强CT可确诊或排除重症胆管炎。

3. 过敏性紫癜肠炎 通常有反复的皮下、黏膜出血或肾炎病史，全身感染情况不明显。

4. 酮症酸中毒 通常有明确的糖尿病病史，腹部症状或体征为一过性、随液体复苏而很快消失，全身感染情况亦不明显。

(六)手术治疗

一旦确诊肠坏死，应当尽早行急诊手术，切除坏死和缺血肠段，并冲洗腹腔，充分引流，吻合血供正常的肠管。如果腹腔感染严重，肠管吻合口难以生长，可将血供正常的肠管行腹壁造口，此法可在术后继续观察肠黏膜的血供情况，但消化液丢失可能较多，需及时补充水电解质。

术中判断肠管血供正常的方法：可直接观察肠系膜缘动脉搏动、肠管蠕动和颜色以判断肠管血供是否正常，也可行术中血管彩超或静注荧光素法。如仍难以判断，可在肠系膜动脉主干内注射罂粟碱、依前列醇并观察肠管血供、蠕动是否恢复，如能够恢复则留置肠系膜动脉导管以备术后继续灌注此类药物。如仍难以判断，可将可疑肠管置于腹腔外以备术后观察，或术后12～36h行再次腹腔探查。

(七)抗凝血及溶栓治疗

1. 动脉系统疾病 对于肠系膜动脉栓塞或血栓形成引起的肠坏死，由于腹腔感染不宜行直视血管手术，可同期经皮经股动脉行肠系膜动脉腔内取栓术，血栓形成的病例在取栓后可视血管狭窄程度置入支架。术后应继续留置肠系膜动脉导管，持续泵注肝素（20 000U/24h）和扩张血管药物，如罂粟碱[0.7mg/（kg·h）]、前列腺素[前列腺素 E_1 60～80μg/24h 或依前列腺醇（前列腺素 I_2）5～6ng/（kg·min）]以预防血栓形成及血管痉挛，术后24～36h经导管行造影术，如血管通畅，在恢复排气排便后可拔除肠系膜动脉导管，拔除后继续使用抗凝血（血栓栓塞病例）或抗血小板（血栓形成病例）药物。

2. 肝门静脉系统疾病 对于肠系膜静脉或肝门静脉血栓形成引起的肠坏死，术中应经肠系膜静脉小分支置入导管,予 rt-PA 2mg/h 泵注溶栓,维持 2～3d,并同时予肝素全身抗凝血,维持 APTT 在正常值高限的 2.0～2.5 倍。之后经肠系膜静脉导管行造影观察肠系膜静脉通畅情况,如血管通畅、排气排便恢复,可移除导管,继续肝素全身抗凝血,并逐渐改为口服华法林,维持 INR 2.0～3.0。由于肠系膜静脉导管需开腹放置,近期有被经皮股动脉-肠系膜上动脉导管取代的趋势,溶栓效果同样理想。经皮颈内静脉-肝静脉-肝门静脉(TIPS)导管由于可增加肠道移位细菌进入体循环的量,不适用于肠坏死溶栓治疗。只要 APTT 或 INR 维持在前述范围内,肝硬化并非溶栓或抗凝血的禁忌证。

由于肠道经历缺血再灌注损伤,某些病因,如静脉血栓疾病可造成肠道淤血,因此,肠坏死术后如有指征使用溶栓、抗凝血药物,需使用抑酸药物及生长抑素预防消化道出血。一旦发生消化道出血,应当暂停溶栓、抗凝血药物使用,并尽快通过内镜套扎等方法止血,止血后尽快恢复抗凝血治疗。

(八)非手术治疗

1. **抗感染治疗** 肠坏死由于在早期即合并细菌移位,一经诊断即应当开始抗生素治疗。抗生素应当覆盖肠杆菌属和厌氧菌,如头孢类抗生素＋甲硝唑。如果患者在入院 48h 后发生肠坏死,应当使用对产 ESBL 酶的肠杆菌属敏感的抗生素,如头孢＋酶抑制药类或碳氢霉烯类抗生素,并联合使用肠球菌属敏感的抗生素,如糖肽类或噁唑烷类抗生素。如果患者已经长期使用抗生素、肠外营养、血透治疗、免疫抑制治疗,或已有真菌定植,在肠坏死发生后,应当在抗生素治疗的基础上,联合使用抗真菌药物。感染控制 3～7d 可停抗生素,连续 2 周未培养出真菌可停抗真菌药物。经过手术清创,腹腔可能残留肉眼看不见或无法清除的感染灶,吻合口或造口可能出现瘘,肠道可能出现新的坏死,因此,术后应当定期复查 B 超和 CT,对腹腔内新产生的脓肿或积液及液化的肝脓肿进行引流。机体自身免疫力对病原体清除至关重要,应予免疫增强治疗,如补充胸腺肽、丙种球蛋白。

2. **腹腔脏器功能保护** 肠坏死通常合并多种类型的休克,肠道和肝的血供和微循环已经受影响,因此,应当保证腹腔的灌注以避免肠道、肝损伤加重。一方面应当通过氧疗、机械通气、输血、液体复苏、正性肌力药物和血管活性药物等方法纠正低氧血症、贫血和低血压,另一方面通过增加血浆胶体渗透压、限制液体入量、腹腔引流、胃肠减压、肛管排气等方法降低腹腔压力和肠腔压力。对于肝门静脉血栓形成的患者,在保证腹腔灌注的前提下,可使用护肝药物改善肝细胞功能,并且尽量避免使用具有肝毒性的药物。

3. **营养支持** 在血供未恢复正常的情况下,肠内营养会增加肠道的氧耗、加重缺血。因此,肠坏死术后呼吸、循环系统稳定,腹腔压力下降,影像学检查提示肠道血供正常、未见吻合口或造口,肛门或造口排气排便恢复后,可开始肠内营养。肠内营养应当从短肽或氨基酸类配方开始,并添加谷氨酰胺及短链脂肪酸,以保证肠黏膜上皮细胞的营养、促进其再生。如果引起肠坏死的病因是肝门静脉血栓形成,在开始肠内营养后,仍应继续使用抑酸药物以预防消化道出血;肠内营养应当添加支链氨基酸、中链脂肪乳、谷氨酰胺以保护肝功能。

二、消化道穿孔

消化道穿孔指消化道内容物通过消化道壁上的缺损进入腹腔或其他空腔脏器。消化道穿孔是 ICU 内腹腔感染最常见的原因,是 ICU 常见的消化系统重症。

(一)病因

1. **按部位** 可分为食管穿孔、胃穿孔、十二指肠穿孔、小肠穿孔、结肠穿孔。

2. **按性质** 可分为溃疡性穿孔、肿瘤性穿孔、憩室性穿孔、炎症性穿孔、坏死性穿孔、外伤性穿孔、梗阻性穿孔和吻合口瘘。

以上任一部位均可与任一性质搭配构成一病因,如胃溃疡性穿孔。此外,阑尾和胆囊也可以再发生炎症性、坏死性、外伤性、梗阻性或肿瘤性穿孔。

(二)病理生理

1. **腹腔消化道穿孔** 分为化学性腹膜炎期和细菌性腹膜炎期。穿孔发生后,消化液刺激腹膜,引起大量液体渗出和丢失。此期为化学性腹膜炎,刺激性以胃液和胆汁最强。数小时后,消化液内的细菌大量繁殖,引起腹腔感染,加重腹腔液体的丢失,严重时可导致腹腔高压、腹腔室隔综合征,造成潮气量、回心血量及心室舒张末期容量的降低和肝、肾、肠道血供减少。细菌和毒素由腹腔和肠道进入肝门静脉或静脉系统,导致脓毒症、肝功能异常甚至 MODS。在消化液(特别是胰酶水平较高的消化液)及感染的作用下,腹腔血管可出现腐蚀、渗血甚至腹腔大出血,加剧容量丢失;腹壁各层亦可被侵蚀,引起皮下气肿、蜂窝织炎、肌肉坏死甚至高肌红蛋白血症,加剧感染程度及肾功能损伤。综上所述,消化道穿孔严重时可同时合并低血容量性、梗阻性和分布性休克及 MODS,因此,如果处理不及时,病死率极高。由于腹腔污染、细菌及毒素进入循环的量较大,消化道穿孔所致脓毒症及 MODS 严重程度也常较其他部位,如肺部感染为重。部分病例即使经过及时处理,腹腔感染仍复发或迁延不愈,称为第三型腹膜炎,严重脓毒症及腹腔大出血是此类患者的主要死亡原因。

2. 纵隔或胸腔消化道穿孔　早期亦为化学性刺激,数小时后进入纵隔脓肿、脓胸阶段,在此阶段也可以发生前述的皮下气肿、蜂窝织炎、脓毒症、大出血及 MODS。由于容积所限,纵隔感染液体丢失程度较腹腔为轻;但纵隔内大血管较多,一旦被腐蚀则出血难以控制、病死率极高。胸腔感染对潮气量影响较腹腔感染大,并发肺炎比率较高,由于肺复张对感染控制很重要,所需呼吸机支持时间较长。

3. 消化道内瘘　少数情况下,消化道内容物并不进入体腔,而是进入其他空腔脏器,如肠道-膀胱瘘、直肠-阴道瘘、消化道内瘘及食管-支气管瘘。前三者多见于克罗恩病,后者多见于食管肿瘤,另外,放疗、手术也可导致这些并发症。此类消化道穿孔的以长期反复的局部感染为主,较少造成全身性的感染或影响脏器功能。

（三）临床表现

1. 腹痛　消化道穿孔后,由于化学性及细菌刺激腹膜,患者主要表现为突发持续性、药物难以缓解的腹痛,范围可扩展至全腹,以穿孔部位为甚。有些引起穿孔的病因,如肠梗阻、肠坏死,穿孔前已有腹痛、腹胀、呕吐等症状,当腹痛症状程度突然加重,或范围扩大,或变为持续性时,应当考虑穿孔的可能性。

2. 其他表现　老年人、肥胖患者、镇静镇痛患者及昏迷患者腹痛程度可能较轻,因此,合并如下表现时,也应当考虑合并穿孔:①原发灶的表现,如压痛、反跳痛、肝浊音区消失、皮下气肿;②腹腔高压的表现,如腹胀、腹围急剧增加、下肢及会阴水肿;③脓毒症的表现,如高热、寒战;④休克的表现,如烦渴、尿少、意识障碍、肢端皮肤冰冷;⑤MODS 的表现,如气促、血氧饱和度下降、血压下降、心率增快和心律失常。

3. 食管穿孔的局部症状　剧烈胸痛、呼吸困难、血氧饱和度下降和皮下气肿。

（四）诊断

消化道穿孔一旦进入细菌性腹膜炎(或纵隔脓肿/脓胸)阶段,治疗策略将改变,治疗难度将大大增加,进入 MODS 阶段将显著增加病死率,因此,早期诊断消化道穿孔是很必要的。不同部位穿孔的处理方法略有差异,因此,明确穿孔部位也是重要的。除了前述的原发灶、脓毒症、休克和 MODS 表现外,消化道穿孔的诊断还可以结合如下的检验检查指标综合判断,但不能因为检验检查而耽误治疗时机。

1. 验血检查　应包括反映脓毒症程度的指标,如白细胞、中性粒细胞比例、PCT、CRP、IL-6、内毒素、血病原体培养等;休克的指标,如乳酸、碱剩余、ScvO$_2$、SvO$_2$ 等;肠屏障功能的指标,如血淀粉酶、D-乳酸、二胺氧化酶。需注意上述指标可提示肠源性感染,但肠源性感染并不等同消化道穿孔。

2. 腹水检查　可行口服或鼻饲亚甲蓝溶液检查,如果在胸腔或腹腔引流液中发现颜色变蓝,可基本明确消化道穿孔诊断,此法在上消化道穿孔尤为适用;由于亚甲蓝溶液在小肠吸收,因此,用于下消化道穿孔诊断价值有限。进一步的腹水检查可初步定位穿孔部位,例如 whipple 术后通过引流液淀粉酶、胆红素水平和 pH 初步判断是哪一个吻合口发生渗漏,结肠术后根据引流液涂片细菌量初步判断有无结肠吻合口瘘。

3. 内镜检查　内镜检查是消化道穿孔的确诊手段,具有直观、可同时行病理检查及留置引流管或营养管的优点,适用于食管、胃、十二指肠及结直肠穿孔的检查,但操作费时、对检查人员经验要求较高,且操作过程中需往消化道内注入气体,本身可引起或加重消化道穿孔,亦不能进行穿孔修补,故一般不作为首选检查手段。少数病例,如食管支气管瘘,可通过内镜检查同时置入生物蛋白胶堵塞瘘口。

4. 影像学检查　消化道造影也是穿孔的确诊手段,适用于全消化道。如果患者呼吸、循环尚稳定,可考虑尽早行消化道造影检查,以明确穿孔诊断及部位;造影剂可选用稀释 10～20 倍的碘普罗胺注射液,注射部位、速度及液量根据拟诊的穿孔部位而定。增强 CT 有助于鉴别其他急腹症及发现腹腔积液和脓肿,可明确诊断游离气体较多的消化道穿孔,对于无游离气体的消化道穿孔则诊断价值有限。腹部立位 X 线片亦可明确诊断膈下游离气体较多的消化道穿孔。MR 需要的条件较多，如患者需脱离所有含金属的监护或支持设备，读片人员需有较多的经验，但较 CT 相比具有软组织分辨能力强的优势，因而能早期发现穿孔部位及明确腹腔感染范围。

（五）鉴别诊断

主要包括其他引起腹腔感染的外科疾病，如重症胰腺炎、重症胆管炎及引起腹痛的内科疾病，如过敏性紫癜肠炎、酮症酸中毒。

1. **重症胰腺炎**　血淀粉酶峰值可达 1 000U以上，而肠坏死或穿孔的血淀粉酶水平仅 100～300U；增强 CT 可确诊或排除胰腺炎。

2. **重症胆管炎**　起病早期即有血胆红素升高，并且除肝区外腹部体征可不明显，而消化道穿孔合并腹腔感染通常在起病 1 周后血胆红素才逐渐超过正常范围，并且腹部体征明显；肝 B 超或增强 CT 可确诊或排除重症胆管炎。

3. **过敏性紫癜肠炎**　通常有反复的皮下、黏膜出血或肾炎病史，发病时全身感染情况不明显，症状以血便为主，肠鸣音持续活跃。

4. **酮症酸中毒**　通常有明确的糖尿病病史，腹部症状或体征为一过性、随液体复苏而很快消失，全身感染情况亦不明显。

（六）手术治疗

1. **开腹手术**　一旦确诊消化道穿孔，应当尽早：①终止消化道内容物继续通过瘘口；②清除已经通过瘘口的消化道内容物；③清除并引流感染灶。开腹手术能同时、彻底地达到这 3 个目的。因此，对于血供较丰富的消化道穿孔，如食管、胃、十二指肠，即使腹腔感染较重，也应当争取一期修补。对于血供较差的消化道，如小肠、结肠，由于瘘口修补后愈合困难，可将瘘口置于腹壁外，利用腹壁肌层丰富的血供及相对清洁的环境，促进瘘口愈合。对于造口困难的消化道，如胆管或粘连严重的肠道，修补后再次穿孔的发生率极高，可在缩小瘘口的同时经瘘口放入引流管进行外引流以减轻腹腔感染，同时在相应的消化道管腔内留置引流管以减轻消化道内容物对瘘口的压力。修补或造瘘后应彻底冲洗腹腔，在感染部位及穿孔周围放置引流管。

2. **二次手术与腹腔开放**　少数情况下，消化道穿孔经手术治疗不能控制感染灶，无法修补穿孔部位或进行造瘘，患者仍处于严重的脓毒症休克状态，应采取暂时关腹措施，待脓毒症休克状态得到控制、腹腔感染开始局限，再进行二次开腹手术以彻底清除感染灶及恢复肠道连续性。如合并重度腹腔高压（腹腔压力＞25mmHg）或腹壁大面积缺损，可采取腹腔开放措施，术后争取 1 周内关腹以避免继发感染。

3. **经皮引流**　少数消化道穿孔，在内容物外漏已局限包裹形成脓肿时，可考虑不进行非大手术治疗，仅做穿刺引流，必要时联合消化道减压及局部冲洗，例如阑尾脓肿、食管穿孔形成纵隔脓肿等。如果消化道穿孔后漏出物及腹腔感染不能局限，不进行手术治疗、仅做穿刺引流可导致腹腔感染反复、病情迁延不愈，此时穿刺引流应只作为控制感染的辅助手段。

4. **术后处理**　经过手术清创或经皮引流，腹腔可能残留肉眼看不见或无法清除的感染灶，修补部位及造瘘口周围可能再次出现穿孔，因此，术后应当定期复查 B 超和 CT，对腹腔内新产生的脓肿或积液进行引流。

（七）非手术治疗

1. **抗感染治疗**　消化道穿孔一经诊断即应当开始抗生素治疗。抗生素应当覆盖肠杆菌属和厌氧菌，如头孢类抗生素＋甲硝唑。如果患者在入院48h 后发生穿孔，应当使用对产 ESBL 酶的肠杆菌属敏感的抗生素，如头孢菌素＋酶抑制药类或碳氢霉烯类抗生素，并联合使用肠球菌属敏感的抗生素如糖肽类或噁唑烷类抗生素。如果患者已经长期使用抗生素、肠外营养、血透治疗、免疫抑制治疗，或已有真菌定植，在穿孔发生后，应当在抗生素治疗的基础上，联合使用抗真菌药物。感染控制 3～7d 可停抗生素，连续 2 周未培养出真菌可停抗真菌药物。机体自身免疫力对病原体清除至关重要，应予免疫增强治疗，如补充胸腺肽、丙种球蛋白。

2. **腹腔脏器功能保护**　消化道穿孔通常合并多种类型的休克，腹腔脏器的血供和微循环已经受影响，因此，应当保证腹腔的灌注以避免脏器损伤加重。一方面应当通过氧疗、机械通气、输血、液体复苏、正性肌力药物和血管活性药物等方法纠正低氧血症、贫血和低血压，另一方面通过增加血浆胶体渗透压、限制液体入量、腹腔引流、胃肠减压、肛管排气等方法降低腹腔压力和肠腔压力。

3. **营养支持**　消化道穿孔修补或造口后，为减轻消化液对修补部位或吻合口的腐蚀作用，控制腹腔压力，早期需使用抑酸药物及生长抑素减少消化液分泌，必要时联用消化道减压。待腹腔感染控制、腹腔压力下降，未出现新的消化道穿孔，呼吸、循环系统稳定,肛门或造口排气排便恢复后,可开始肠内营养。对于空肠或以上的消化道穿孔,肠内营养的给药部位应当在穿孔部位远端;对于回肠或以下的消化道穿孔,肠内营养的给药部位应当位于上消化道,并选用不含纤维素的制剂,以减轻远处穿孔部位的压力。肠内营养应当添加谷氨酰胺及短链脂肪酸,以保证肠黏膜上皮细胞的营养、促进其再生。肠内营养的热卡可逐渐增加,达到全量后可逐渐停止肠外营养并逐渐过渡到经口进食,期间需密切注意患者的耐受情况,既要考虑营养需求,又要根据耐受情况调整肠内营养速度,因为腹腔感染可导致麻痹性肠梗阻,腹腔粘连可导致机械性肠梗阻,都可明显降低患者对肠内营养的耐受力,导致消化道内压力的增加甚至再次出现穿孔。

三、急性梗阻化脓性胆管炎

急性梗阻化脓性胆管炎(AOSC,或急性重症胆管炎,ACST)指胆管内压力升高导致细菌进入血液引起的局部及全身细菌性炎症,由于细菌及毒素进入血液的量较大,是最凶险的消化系统重症。

(一)病因

AOSC 的病因包括各种引起胆管梗阻的疾病。

1. 堵塞性疾病,如胆管结石、胆管蛔虫病、胆管出血。

2. 狭窄性疾病,如胆管炎性狭窄,胆管/壶腹/胰头/十二指肠肿瘤。

3. 压迫性疾病,如胰腺假性囊肿。

4. 胆管内菌量增加性疾病,如胆肠吻合术后反流性胆管炎。

ERCP 引流管或 PTCD 引流管置入术可造成胆管堵塞及胆管内菌量增加,术后各有 $0.5\%\sim1.7\%$ 和 7% 的 AOSC 发生率。

(二)病理生理

AOSC 的发生取决于 2 方面因素,即胆汁内的细菌和胆管内的压力。生理状态下,胆汁内的细菌量即达到 $10^8/L$ 以上,但并不引起感染,原因是胆管上皮细胞的分泌作用可以对抗一定的胆管内压力,从而保持肝门静脉血和淋巴液无菌。正常胆管内压力为 $7\sim14cmH_2O$,当升高至 $18\sim29cmH_2O$ 时,细菌即可在压力的驱动下由毛细胆管进入肝血窦,引起局部和全身的炎症反应。某些特殊情况,如胆肠吻合术后,胆管内细菌的量较生理状态下增加,此时胆管或肠襻内压力稍微升高即可引起细菌进入肝血窦。综上所述,入血的细菌量与胆汁菌量成正比,与胆管内压和分泌压之差成正比。

细菌入血后,巨噬细胞和中性粒细胞进入肝血窦内释放大量炎症因子,引起局部血窦内皮损伤、肝细胞水肿、坏死及肝脓肿形成,并进一步加重全身炎症反应。由于细菌及毒素进入血液的量较大,SIRS 程度及各脏器发生功能障碍的速度较其他腹腔感染为快。

(三)分级

根据 2012 年东京指南,急性胆管炎分为轻、中、重 3 级。

1. **中度急性胆管炎**　存在预后不良的潜在危险。满足下列条件中至少 2 项:白细胞 $>12\times10^9/L$ 或 $<4\times10^9/L$,体温 $\geqslant39℃$,年龄 $\geqslant75$ 岁,血胆红素 $\geqslant34.2\mu mol/L$,清蛋白 $<25g/L$。

2. **重度急性胆管炎**　指合并至少 1 个脏器功能不全的急性胆管炎。包括下列条件中至少 1 项:血压需要去甲肾上腺素或多巴胺维持,意识障碍,$PaO_2/FiO_2 < 300mmHg$,少尿或血肌酐 $>153\mu mol/L$,PT-INR >1.5,血小板 $<100\times10^9/L$。东京指南定义的重度急性胆管炎即 AOSC。

3. **轻度急性胆管炎**　不符合前述高危因素或脏器功能不全。

(四)临床表现

AOSC 的典型症状包括上腹痛、黄疸、寒战高热,即 Charcot 三联征。上腹痛的程度:阻塞性疾病＞狭窄性疾病＞压迫性疾病;胆囊病变＞胆总管病变＞肝内胆管病变。肝区压痛而其他腹部缺乏阳性体征是 AOSC 与其他急腹症鉴别的要点。黄疸见于大部分患者,在肝内胆管病变,或胆肠吻合术后、胆总管支架/引流管置入术后患者可不明显。如果在 Charcot 三联征基础上合并意识障碍和低血压,则称为 Reynold 五联征。

(五)诊断

1. **临床表现**　AOSC 的症状体征较为典型,$50\%\sim70\%$ 的 AOSC 患者发生 Charcot 三联征,30% 的患者发生 Reynold 五联征。此外可结合既往史(如胆石症、胆管支架置入史)、B 超、CT、MR 及验血检查共同确诊。

2. **验血检查**　应包括反映胆管梗阻的指标,如胆红素、GGT;反映肝功能损伤的指标,如转氨酶、胆碱酯酶;反映脓毒症程度的指标,如血病原体培养、内毒素、白细胞、中性粒细胞比例、PCT、CRP、IL-6 等;休克和其他脏器损伤的指标,如乳酸、碱剩余、pH、$ScvO_2$、SvO_2、Cr、BUN、PaO_2/FiO_2、肌钙蛋白、肌红蛋白等。胆红素升高水平较快,血病原体培养、内毒素阳性率较高,脏器损伤的指标较早出现是 AOSC 区别于其他部位感染的特点。

3. 胆汁检查 AOSC 治疗过程中引流的胆汁应与血标本同时送病原体培养,结果往往一致,胆汁培养可补充血培养的结果。培养送检应在使用抗生素前进行,但不应影响抗生素的早期使用。

4. 影像学及内镜检查 B 超应作为首选检查,可评估胆管扩张情况、胆石症分布情况及有无肝脓肿形成,并可引导 PTCD 放置。CT 及 MR 可以更直观、全面地评估上述情况,并鉴别其他急腹症,但由于无法进行床边检查,会增加危重患者的转运风险。内镜检查在急性感染期可作为胆管冲洗、取出胆总管结石及留置 ERCP 的治疗手段,在感染控制后可行造影检查,评估肝内胆管狭窄情况,在技术水平较高、经验较丰富的单位,也可以作为首选的检查及治疗措施。

(六)鉴别诊断

AOSC 的鉴别诊断包括其他引起肝功能异常的急腹症及休克,最主要是急性重症胰腺炎和急性肝炎。

1. 急性重症胰腺炎 在我国急性重症胰腺炎的主要病因也是胆石症;两者均可引起上腹痛,并且腹膜炎症状不明显;AOSC 由于感染性休克及壶腹部梗阻可引起血淀粉酶升高,急性重症胰腺炎由于 SIRS 及壶腹部梗阻可引起转氨酶及胆红素升高。因此,AOSC 与急性重症胰腺炎有很多病因、临床表现、检验结果相似之处,两者也可以一并发作。因此,对于一些复杂病例,可行 CT 或 MR 检查以确诊。

2. 急性肝炎 AOSC 与急性肝炎两者均可发生肝区疼痛、黄疸、高热、寒战、胆红素及转氨酶升高,B 超检查均可见肝大,但 AOSC 寒战、高热较急性肝炎更剧烈,并早期出现休克及脏器功能不全,可综合病毒学检查、B 超及 CT 检查进行鉴别。

(七)治疗

1. 胆管减压引流 一旦确诊 AOSC,应当尽早(24h 内)进行胆管减压引流。引流的方法首选 ERCP 或 PTCD;ERCP 和 PTCD 均可进行外引流或内引流。

(1)ERCP:优势包括可进行十二指肠乳头切开、可进行取石操作,胆总管引流成功率高,风险包括可能加重胆管炎及诱发胰腺炎。

(2)PTCD 的优势包括可作为胆总管无法通过

时的替代措施,以及操作对患者的刺激较小,风险包括胆总管引流成功率低,可能引起胆汁性腹膜炎及腹腔出血、增加住院时间。

(3)开腹胆管减压一般情况下不作为首选,但适用于胆管解剖改变、不能进行 ERCP 或 PTCD 的情况,如胆管空肠吻合术后的患者。

2. 抗感染治疗 AOSC 一经诊断即应当开始抗生素治疗。抗生素的选择应首先考虑病原体的敏感程度,再考虑胆汁内浓度。社区获得性 AOSC 主要致病菌为大肠埃希菌、肺炎克雷伯菌及肠球菌,而院内获得性,如胆肠吻合术后反流性胆管炎、胆管支架堵塞所致的 AOSC,致病菌需考虑 MR-SA、VRE 及假单胞菌属。选用抗生素时还需结合本单位细菌流行病学、之前使用何种抗生素及患者肝、肾功能等情况。根据东京指南,对于轻度急性胆管炎,可选用头孢第一~第二代抗生素,如头孢唑林、头孢美洛,或氨苄西林舒巴坦;对于中、重度急性胆管炎,可选用头孢三/四代抗生素+甲硝唑,或氨苄西林舒巴坦/哌拉西林他唑巴坦+甲硝唑,或喹诺酮+甲硝唑,或碳氢霉烯类抗生素进行治疗。使用抗生素前尽快留取胆汁及血液病原体培养,并根据培养结果进行抗生素降阶梯治疗。轻度胆管炎抗生素疗程可持续 3d,中、重度胆管炎抗生素疗程需持续 7d,并根据体温、CRP、白细胞水平及菌血症是否消除决定是否停用抗生素。由于胆管内压力增加程度与细菌入血量成正比,应予生长抑素抑制胆汁分泌从而降低胆管内压力。机体自身免疫力对病原体清除至关重要,应予免疫增强治疗,如补充胸腺肽、丙种球蛋白。

3. 腹腔脏器功能保护 AOSC 通常合并感染性休克,腹腔脏器特别是肝、肾的血供和微循环已经受影响,因此,应当保证腹腔的灌注以避免脏器损伤加重。一方面应当通过氧疗、机械通气、输血、液体复苏、正性肌力药物和血管活性药物等方法纠正低氧血症、贫血和低血压,另一方面通过增加血浆胶体渗透压、限制液体入量、胃肠减压、肛管排气等方法降低腹腔压力和肠腔压力。在保证腹腔灌注的前提下,可酌情使用护肝药物,如多烯磷脂酰胆碱、谷氨酰胺以促进肝细胞修复,以及通过肠内营养、维生素 K_1 促进肝合成功能恢复。肠内或肠外营养制剂应补充支链氨基酸及中链脂肪乳,以减轻肝负担。定期复查肝 B 超或 CT,如果发现液化的肝脓肿应当及时引流。

(管向东)

第六节 肝移植围术期管理

一、前沿学综述

自 1963 年在人体成功地完成了世界第一例肝移植到现在,全球接受肝移植患者已达 60 000 例,最长生存达 29 年。肝移植作为目前治疗终末期肝病的惟一有效手段已被社会各界所接受。在经历了 2 次发展高潮以后,我国肝移植正逐步进入平稳发展期,这一阶段不再是单纯追求例数的增加,而是从提高术后长期存活率等多个层次提出更高的要求。

2002 年 2 月美国 UNOS(Unite Network for Organ Sharing)将终末期肝病模型(model for end-stage liver disease,MELD)作为成年人肝移植的新标准。Onaca 等认为分值越高患者移植后生存率越低。美国梅奥医学中心(Mayo Medical Center)的 Patrick 认为终末期肝病模型(MELD)评分>24 或 MELD 评分>18 伴有全身炎症反应综合征是肝衰竭患者肝移植后死亡的高风险因素。因此移植前行 MELD 评分对预测肝移植术后患者生存率有一定的意义。

此外,众多研究同时表明水和钠潴留是终末期肝病严重程度的决定因子和预后预测因子。于是提出了 MELD-Na 的概念。

随着肝移植例数的逐年增加,供体不足的问题已成为制约肝移植发展的瓶颈之一。移植学家们为肝源的有效利用及新肝源的开拓也尝试开展了多种新移植术式,扩展供肝来源的方式也越来越多。

1989 年 Strong 等利用成年人左外侧叶肝对一例胆道闭锁的患儿成功实施了世界首例活体肝移植,1994 年 Yamaoka 等成功开展了首例成年人活体右半肝移植。进入 21 世纪,活体部分肝移植在全球范围内得到迅猛发展。截止 2010 年 6 月,国内共完成 1 483 例活体肝移植,活体肝移植技术也随之日趋成熟。

德国的 Pichlmayer 教授于 1988 年最早实施自体肝移植,随后 Hannoun 等对该技术进行了改进和简化,自体肝移植已有 20 余年历史,但开展很少,自体移植是目前肝外科难度系数最高、最需多学科共同协作的一种外科技术,中国 2005—2007 年仅开展 8 例。

多米诺肝移植是一种针对家族性淀粉样多发性神经病(familial amyloidotic polyneuropathy,FAP)的手术术式。原位肝移植 1990 年被用于治疗 FAP,并成为目前治疗 FAP 的惟一方法。来自西班牙 1999—2009 年肝移植统计网的数据显示:多米诺肝移植后的生存率稍高于尸体肝移植和活体肝移植。中国自 2006 年开展第 1 例多米诺肝移植,目前开展很少。

劈离式肝移植最早由 Pichelmayr 和 Bismuth 提出,并逐渐在世界各大移植中心开展。劈离式肝移植最常应用于 1 例成年人受者和儿童,目前也越来越多应用于成年人之间。随着 SLT 技术的进步和手术医师水平的提高,采用 SLT 的术后生存率不断提高,术后发生血管和胆管并发症的风险也在可接受的范围内。目前,SLT 在欧洲和澳洲开展较多,并逐渐扩展到双成年人受者的肝移植,开展处于上升趋势。而国内 2002 年开展第 1 例 SLT,截止到 2009 年,仅进行 72 例。

辅助性肝移植能帮助急性肝衰竭的患者稳妥地渡过肝衰竭期,待受体原肝(native liver,NL)肝细胞再生和肝功能恢复正常后可停用免疫抑制药,辅助性肝移植的常用术式主要有 3 类,其中,辅助性部分原位肝移植(auxiliary partial orthotopic liver transplantation,APOLT)现在已经成为 ALT 的标准术式,是将原左半肝或右半肝切除,再植入劈裂的部分供肝于原位。随着手术方式的改进和上述各种技术问题的解决,辅助性肝移植的适应证将不断扩大,与原位肝移植互为补充。

心死亡供体近几年也开始有所增加。心脏死亡器官捐献(donation after cardiac death,DCD)始于美国。1995 年 Pittsburgh 和 Madison 的医疗团队首先报道了 DCD 移植案例。2009 年 11 月底,中国红十字会总会在北京召开了 DCD 试点工作研讨会,会上决定制定 DCD 工作指南。随后全国人体器官捐献试点工作正式开展。天津、浙江、广东等 11 个省市成为首批试点地区。截至 2012 年 2 月 29 日,通过人体器官捐献试点工作渠道,我国内地实现 DCD 共 196 例,捐献大器官 511 个(其中肝 161 个、肾 342 个、心 5 个、肺 3 个)。

在原位肝移植术后开始阶段,较典型的血流动力学状态是高心排血量(CO)、低体循环阻力

(SVR)及高氧输送(DO_2)状态,少有完全正常的血流动力学状态。有学者认为有必要在移植部分供肝时监测受者血流动力学。为避免开通血流即刻出现过高的灌注压,在处理时需考虑受者原始肝的肝门静脉压、临时性门腔静脉分流时的肝门静脉血流数据,有效的入肝血流调节有利于减小部分移植肝的体积。

肝移植术后感染也是常见的并发症。一些移植中心还出现了较多的耐药菌株,如抗甲氧西林金黄色葡萄球菌、抗万古霉素肠球菌。出现耐药菌的风险因素包括抗生素使用史、反复住院、有创操作、二次移植和胆管并发症等。加强控制感染的措施包括对受者和环境的微生物监测、对机会性感染的预防和抢先治疗措施等。

另外一个常见并发症是代谢综合征,近年发生率正呈逐渐上升的趋势,其中丙型病毒性肝炎和非酒精性脂肪肝病是重要的危险因素。

在免疫抑制药的进展方面,免疫抑制药的使用更加规范化,关于移植后免疫耐受的研究一直都是移植学专家们热衷的领域。有研究发现,至少13个外周血中的基因组能预测成年人和儿童可控性耐受的表型,其中在儿童中的预测更好。

此外,对术后如何预防乙型肝炎和丙型肝炎的复发及肿瘤的复发也一直受到关注。乙型肝炎免疫球蛋白联合核苷类抗病毒药物,可以使移植术后乙型肝炎的复发和乙型肝炎变异问题得到部分解决,但对丙型肝炎的复发和移植肝内肝外肿瘤复发尚未找到满意的解决方法,也是尚待解决的难题。

影像学在肝移植围术期发挥越来越重要的作用,尤其是准确的供体影像学评估是开展活体肝移植的先决条件,也应进一步加强其在围术期处理中的地位。

总之,随着新的移植式的不断发展,以及供肝肝源多途径的扩展,肝移植患者的围术期管理显得更为重要,更应该从供肝的获取、保存、植入及术后管理等各个环节采取有效的措施,以最大程度的减少各种并发症的发生。

(一)移植肝功能的评估

1. 肝代谢功能的评估 移植手术完成后,置入新肝功能能否恢复及恢复时间是人们最为关心的问题。通常情况下,肝功能在72~96h迅速改善至正常或接近正常水平。可以通过测定乳酸和葡萄糖合成来评估,正常情况下乳酸被清除,糖原合成良好,高血糖较轻。肝的合成功能可以通过测定凝血功能来评估,如血栓弹性图和凝血时间的测定。总之,凝血功能障碍的纠正、患者很快从麻醉中清醒、乳酸被迅速清除、各大脏器的逐步恢复均提示移植肝功能的良好。

2. 原发性移植肝无功能(primary liver graft nonfunction,PNF) 一般是指移植肝血流恢复后即可发生的无明确病因导致的移植肝的功能衰竭,需要紧急行再移植术,否则受体死亡不可避免。其他病因不明的术后早期肝功能不良则定义为初期的移植肝功能不良(initial poor function,IPF)。

美国 Johns Hopkins 提出 IPF 的 5 个诊断标准:①转氨酶的升高-持续加重的肝损害;②大量补充新鲜冰冻血浆,但 INR 仍持续升高-肝合成功能的恶化;③胆汁分泌量减少,稀薄;④血氨升高-肝代谢功能无法恢复;⑤彩色超声多普勒发现移植肝血流缓慢。在 IPF 的基础上,若术后 3d 上述情况无改善,则 PNF 的发生往往不可避免。

可能与以下因素有关:与供体有关的因素,如"边缘"供体、脂肪肝、供体年龄过大、某些未知疾病等;与手术及冷、热缺血时间相关的因素,如热缺血时间超过 8min、冷保存时间过长、保存温度过低或过高、肝门静脉或肝动脉血栓形成、再灌注损伤、氧自由基释放等;与受体相关因素,如免疫反应、药物毒性、内毒素释放等。

此外,活体肝移植术后出现的小肝综合征(small-for-size syndrome,SFSS)也被认为是一种特殊类型的原发性移植肝无功能。

(二)肝移植围术期的容量管理

1. 肝移植患者血流动力学的特点 肝移植患者有着自身的特殊性:①大部分患者循环动力学变化特征是高排低阻,同时有肝门静脉高压,使肝门静脉系统毛细血管床的滤过压增加,加上存在一定程度肝功能不全,使得血浆清蛋白的合成减少,血浆胶体渗透压降低,另外,体内醛固酮和抗利尿激素的代谢降低,体液经过再分布,第 3 间隙液增加,而体内液体总量实际不足;②肝移植术中无肝期、新肝期对循环的干预,血流动力学存在不同的变化;③术中及术后大剂量激素的使用引起水钠潴留,如果输液过量可能会加重机体各脏器的水肿。

一般外科手术后 36~72h 毛细血管壁通透性逐渐恢复正常,液体治疗中正平衡转为负平衡,而肝移植患者术后需要使用一段时间的激素,特别在术后数天内,激素用量较大,引起水钠潴留,负平衡出现时间将被推迟,所以,术后早期应当限制补液并应用利尿药有利于术后早期液体负平衡的发生。

2. 肝移植术后患者的血流动力学监测 判断液体复苏的标准以血流动力学稳定为基础，以纠正氧代谢紊乱和防止 MODS 为目的。

肝移植术后早期（24～36h），由于术中血容量的丢失、大量的第3间隙体液丢失及早期的腹腔引流出大量液体，术后常表现出有效循环血容量明显减少，其监测的方法除了常用的中心静脉压（CVP）及肺动脉嵌顿压（PAWP）为指标外，还有每搏量变异度（stroke volume variation,SVV）及被动抬腿试验（passive leg raising,PLR）。每搏量变异度（SVV）是评估患者血容量状态的敏感指标，也是判断机体对液体治疗反应性的重要指标。可预测循环系统对液体负荷反应性；患者低血容量时 SVV 值明显增大。SVV>10% 时提示血容量不足；SVV<10% 时予容量负荷后很难出现 CO 增加，应避免输入过多液体。SVV、CO、CI、CVP 与血容量变化均具有很好的相关性，其中 SVV 与血容量变化的相关性最高。通过对 SVV 值分析可预测心血管系统对液体负荷反应的效果，判断其容量状态，对指导血流动力学调控具有较大价值。如 CVP<6cmH$_2$O，或 SVV>10%，PLR 阳性，同时合并有少尿，血压和（或）心率波动较大时则提示血容量严重不足或出血，必须密切观察患者的腹腔引流量、腹围、血细胞比容和血流动力学情况，并采取相应措施。如为出血应立即探查止血；如为术后低血容量应给予扩容治疗。术后早期 24～36h,纠正患者低血容量状态应以胶体为主。

另外，彩色多普勒血流显像（colour doppler flow imaging,CDFI）对术后血流动力学的监测及并发症的早期诊断和鉴别诊断也能提供重要的依据。CDFI 对血流的监测具有较高的敏感性及特异性，特别是肝门静脉血流量的定量分析、肝动脉频谱形态、阻力指数等在预测肝移植术的预后方面具有重要的价值。

3. 维持肝移植术后血流动力学稳定的治疗策略 在维持循环方面，腹腔出血是术后48h内低血压的常见原因。术后应早期迅速补充术中、术后失血（血细胞比容<30%），维持血流动力学稳定在最佳状态。对于循环稳定的患者，肺动脉嵌顿压（或中心静脉压）低，提示容量不足时，应选用胶体液扩容。在循环、容量皆稳定后，使用最小量的晶体液保持静脉通道开放。在 24～36h 后，"第3间隙"体液逐渐减少，补液过程中应避免液体负荷过重，中

心静脉压不宜过度升高（<12cmH$_2$O），容量正常时出现低血压，可使用钙剂（特别是在血钙低的情况下）、肾上腺素。早期注意应避免使用 α 受体兴奋药。

在补液量方面，与普通手术后患者一样，肝移植患者术后的补液也必须遵循补液的基本原则按生理需要量、额外损失量和累计损失量3个方面计算，应注意的是必须考虑到第3间隙体液的进行性丢失。

补液的类型应根据患者的具体情况而定，人血白蛋白与小分子羟乙基淀粉在生理影响较小的情况下能有效增加血浆胶体渗透压扩充血容量；新鲜冰冻血浆可扩充血容量及补充凝血因子；全血或单纯红细胞可纠正患者的失血以维持血细胞比容在30%；输入晶体液可维持生理需要量及补充第3间隙丢失的液体；一定量的胶体可扩充血容量并维持机体的胶体渗透压。补液过程中，应注意保证水、电解质和酸碱的平衡，尤其是纠正钾的异常和代谢性碱中毒。

4. 24h 乳酸清除率对肝移植术后患者预后的影响 既往的研究已经证明，血乳酸可以作为判断肝移植患者预后的有效指标。但在临床中仍发现血乳酸监测有以下缺陷：基础血乳酸值与部分患者的预后关系不密切，特别是肝移植患者，手术创伤大、时间长，新移植的肝不能迅速产生功能，术后的血乳酸值不能反映患者病情的严重程度。单纯血乳酸水平尚不能充分反映患者术后的状态。因此，提出了血乳酸清除率的概念。

24h 血乳酸清除率=（入 ICU 血乳酸值－24h 后血乳酸值）/入 ICU 血乳酸值×100%

研究结果证实了肝移植早期并发症的发生与24h 血乳酸清除率关系密切，通过 ROC 分析来确定肝移植患者发生早期并发症时乳酸清除率的阈值，以及敏感性和特异性，研究结果显示阈值为34.5% 时,ROC 的曲线下面积达 0.951,其敏感性和特异性分别为 95.3% 和 86%,因此，当早期血乳酸清除率<34.5% 可以很好的预测肝移植早期并发症的发生。

（四）肝移植围术期的器官功能支持

1. **呼吸系统**

（1）肝移植术后呼吸功能的改变：肝移植是上腹部的大手术，由于手术直接在膈下操作，手术时间长，术中分离肝及肝癌周围淋巴清扫时对膈肌的直接损伤，术后局部渗血、出血等刺激膈肌，此外，

切口疼痛及术后镇静、镇痛,以及术后发生的肺水肿、肺部感染、肺不张、胸腔积液等并发症,这些因素均对呼吸功能产生影响。加上术前部分患者已经存在有低氧血症,故肝移植术后患者易发生术后呼吸功能不全。因此,机械通气是肝移植患者术后ICU 的标准支持治疗。

然而,由于肝移植受者多身体状况衰弱,对血流动力学变化耐受力差,术中患者下腔静脉及肝门静脉阻断的无肝期内需输入较多液体,以至恢复肝循环后中心静脉液体负荷突然剧烈增加,从而极易引起肺水肿。另外,血流阻断时血管床内淤血及缺血再灌注时移植肝产生的炎性介质也是导致术后肺动脉压力增高以及肺血管床通透性改变的重要因素。即使在应用静脉-静脉转流的肝移植患者,也会因为转流过程中补体激活而导致肺损伤及肺间质水肿,加之患者术前已存在的广泛肺内分流及肝移植术后肺顺应性严重下降而导致的广泛肺泡萎陷,使术后呼吸衰竭在普通机械通气模式时常难以纠正,因此,人工通气时多采用 PEEP 促进肺氧合。

(2)肝移植术后呼吸功能管理的特点:原位肝移植术后早期肺水肿及胸腔积液的常见原因是液体负荷量过大,通过严密的液体管理可将这类危险降到最低水平。值得注意的是,在术后 24~36h 循环血容量通常有一个从较低转为逐渐升高的过程,需严密监测中心静脉压(CVP)并使之维持在 6~10cmH_2O。在灌注良好的情况下,只要 CVP>10cmH_2O,就可采用限制液体及利尿措施。

术后早期呼吸机辅助呼吸时间视患者呼吸能力而定,一般手术后 12~36h 停机拔除气管插管。但是术中失血量多(>3 000~5 000ml)、术前已存在呼吸功能不全、术后供肝衰竭者,应延长辅助呼吸时间。

(3)肝移植术后呼吸机条件的设定:高水平的PEEP 虽可使肺容量增加,但可引起静脉回流受阻及横膈下移,导致心排血量减少和中心静脉压升高。但是,由 PEEP 引起的肝血流量的减少却无法通过补充血容量恢复体循环血流动力学来纠正,因此,在应用 PEEP 过程中,应在满足基本氧分压需要的同时尽量降低 PEEP 值,以减少对心排血量的影响,而最大限度地维持血流动力学稳定,消除对肝血流量的影响。

推荐肝移植术后患者宜用 4cmH_2O 左右的低水平预防性 PEEP,以防止肺泡膨胀不全,但不应>15cmH_2O,以免影响血流动力学,特别是影响肝氧供需平衡。

(4)肝移植术后机械通气的撤机指征:当一般情况改善生命体征稳定并达下列标准时可考虑终止辅助呼吸:患者完全清醒;咳嗽及呕吐反射正常;有足够的换气功能;气道峰压<20cmH_2O;胸部 X线片正常;气体交换正常。一旦停机拔管,即应开始胸部理疗,包括鼓励咳嗽和深呼吸、呼吸功能锻炼。如患者出现呼吸功能短时间内不能改善,呼吸机暂不宜撤离的情况,应加强气管管理。由于患者处于免疫抑制状态,应尽可能避免气管切开。

2. 泌尿系统 肝移植术后常并发肾功能不全,临床上可以表现为轻度的血肌酐和尿素氮增高,也可以表现为少尿[<0.5ml/(kg·h)]或者无尿。其发生可能与术前存在肝肾综合征、手术中出血较多、无肝期阻断下腔静脉以及多种药物的损害有关,因此,保护肾功能比肾功能损害后的治疗更为重要。首先要避免过量液体负荷对肾脏的不利影响,严格控制液体的出入量,在维持满意的肺动脉楔压的同时,以尽可能少的液体维持组织灌注,避免血压的大幅度波动。

术后对尿量的记录非常重要,一旦发现每小时尿量有所减少,如可排除由于有效血容量不足引起的肾前性少尿,就应高度警惕肾功能的损害。对于术前肾功能正常且手术过程平稳无较大血流动力学改变的患者,这种少尿常为自限性的,一般只需对症处理。对于顽固的少尿或无尿,可予以甘露醇联合呋塞米,有时可有效改善尿量。但甘露醇对肾有一定的毒性作用,且输注速度快,使用时需权衡利弊,不宜滥用,尤其对年老体弱心功能不全者更需小心谨慎。如果治疗后尿量仍无明显的增加,则应限制液体的输入,等待肾功能的恢复。液体被限制后,应调整其他药物的剂量,并尽可能减少肾毒性药物的使用,必要时可考虑透析治疗。

3. 凝血系统 多数准备接受肝移植的患者存在凝血功能障碍,如无活动性出血,术前可暂不处理。

术后早期亦可出现凝血功能障碍。主要是因为:原发肝疾病及移植肝的功能不全致凝血因子合成不足,严重的手术创伤和移植排斥反应致凝血物质聚集性消耗及纤溶亢进,肝缺血灌注损伤产生类肝素样物质和酸性代谢产物影响血管的收缩功能和凝血机制,外源性的促凝和抗凝血物质输入等均可引起肝移植术后的出、凝血功能异常。肝移植术后常见血小板减少,血小板在创伤处和移植肝中被消耗,在脾中被清除。

PT、APTT 如延长至 2 倍正常值,应予纠正。严重的持续的凝血功能障碍,通常提示移植肝原发性无功能或原发性移植肝功能不全。术后腹腔内出血,有时量很大但仅表现为血细胞比容下降和腹围增加,需密切检测血红蛋白、血细胞比容、血压、心率、引流液的质和量,行超声检查有助诊断腹腔内出血。如血红蛋白经积极输血仍无法纠正,或循环不稳定,腹腔内大量积血时,需在抗休克的同时剖腹探查,控制出血,清理血块。Budd-Chiarri 综合征存在高凝血状态,肝移植术后应适当使用抗凝血药以防止血栓再形成。

4. 神经系统 肝移植术后神经系统病变的预后取决于对病情的判断和及时正确的处理。弥漫性脑病在治疗上必须强调综合治疗,包括积极的纠正全身代谢紊乱、有效控制感染、合理的使用免疫抑制药物等。在控制术后高渗透压高血钠方面,单纯的限制钠的摄入往往起效缓慢。CRRT 可以有效合理的降低过高的渗透压和血钠,维持水、电解质的平衡,并可同时清除体内的毒素和代谢废物,值得推荐。与免疫抑制药物毒性有关的患者,可以减少或暂时停用这些药物。同时,免疫抑制药物之间的转换也有利于改善症状。

对癫痫的治疗,因其多有明确的病因,针对病因的治疗更为重要,同时,至少应使用一段时间的抗癫痫药,以避免再发。但必须明确大多数抗癫痫药物会干扰细胞色素 P450 系统而影响免疫抑制药物的血中浓度,此时应严密监测血药浓度并适当调整免疫抑制药物的用量。随着病因的消除和全身状态的改善,多不需要抗癫痫药物的维持。

脑血管意外特别是脑出血的治疗更强调预防的重要性,及早纠正凝血功能,保持血小板浓度在 $50 \times 10^9/L$ 以上是必要的。一旦发病,预后较差。脑梗死的预后远好于脑出血,在临床处理中应区别对待。

脑桥中央髓鞘溶解症(CPM)的预后与临床表现严重程度、原发病及影像学结果均无关。CPM 患者如果没有出现并发症并能及时处理,就有生存的希望。治疗的关键在于积极防治。其他并发症,如长期卧床导致的感染,并给予神经营养和康复训练。

中枢神经系统感染一旦发生,预后多较差,提高对本病的认识并预防性使用抗生素有利于防治该病的发生。

5. 消化系统 原位肝移植术后早期胃肠道较为严重的并发症是消化道出血,常见的原因是应激性胃炎、肠内缝合线出血、十二指肠溃疡、鼻胃管黏膜损害。所有原位肝移植术后早期患者应常规使用预防应激性溃疡药物。

此外,肝移植术中需要阻断肝门,易发生肠组织缺血、缺氧,氧自由基增多,导致再灌注损伤。由于肝门部的血流被阻断,肠道内毒素增加,对肠黏膜有直接损伤作用的 TNF-α 增加,导致内毒素血症发生及免疫屏障受损,从而使肠道菌群易位的发生成为可能。而术后免疫抑制方案的调整、患者免疫状态的改变、抗生素的使用、肠外营养的治疗及各种术后并发症的发生也可能会在一定程度上造成肠道菌群失调,促进细菌移位的发生,使病情进展。

(四)肝移植术后营养支持

尽管肝移植解决了肝代谢的紊乱,但肝移植患者术前多伴营养不良,术后又处于严重应激后的高分解代谢状态,积极的营养支持仍然非常必要。手术后应激反应及大量皮质激素的使用导致高血糖症更为明显,糖的利用减少。但过多的脂肪供给可导致脂肪廓清障碍,机体免疫抑制及网状内皮系统对内毒素清除障碍。因此,营养支持时需加强代谢及肝功能监测。

肝移植术后早期电解质紊乱较常见,胃液引流、胆汁引流和腹腔引流使电解质丢失增加,大量使用利尿药使血钾、磷、镁迅速下降,大量血制品输入、激素、环孢素和 FK506 可导致高血钾和其他电解质紊乱(如高钠),环孢素还可加重镁和磷的丢失,另外,移植术后患者食欲改善重新使血钾、磷、镁进一步下降,必须严密监测血清电解质的浓度。

1. 肝移植术后营养支持的原则 肝移植术后代谢率增高,热量提供可从 20~25kcal/(kg·d) 开始,糖脂比 6:4 或 5:5。由于常伴高血糖症及可能出现的脂肪廓清障碍,需严密监测血糖及血脂的代谢。且因移植术后补液容量的限制,宜适当提高补充的营养底物密度。

肝移植成功后,血浆支链氨基酸/芳香族氨基酸比例在趋于正常,此时如无明显应激、氮质血症或肝性脑病,可补充平衡氨基酸液或是强化支链氨基酸的复方氨基酸液,对于病情无明显影响。蛋白质供给量 1~1.5g/(kg·d)。

此外,必须严密监测血清电解质的浓度,并根据检验结果及时纠正肝移植术后的电解质紊乱。

肠内营养（EN）是肝移植术后的最佳营养途径，对合并营养不良的肝移植患者，推荐术中置入空肠营养管，术后数小时内即可低速泵入等渗的肠内营养制剂。能口服摄食时，肠内营养逐渐减量，至术后5~7d，过渡到正常经口摄食。

不能接受EN的患者，术后立即给予肠外营养可使营养不良患者ICU停留时间缩短，氮平衡改善。不伴有营养不良且术后数天内很快进食者可以不给肠外营养，术后3~4d开始流质饮食，逐渐过渡至普通饮食。

二、肝移植围术期感染

(一)肝移植术后患者感染的特点

细菌是肝移植术后严重感染的主要病原体，发生率是35%~70%，多发生在移植后2周内。感染常发部位是腹腔和胆管、手术伤口、肺及伴有或不伴有尿道感染的血液感染。

肝移植受者较其他器官移植受者更易发生真菌感染，深部真菌病可达50%，以白色念珠菌感染最常见，其次为曲霉菌感染。真菌感染的高危因素包括：营养不良，术前已反复、长期使用多种广谱抗生素，脾功能亢进导致白细胞计数减少，低丙种球蛋白血症，氮质血症等。肝移植术后发生真菌感染的受者病死率非常高，达25%~69%，曲霉菌感染更高达80%~100%。

腹部感染是肝移植受者较为独特的感染方式。与其他器官移植相比，肝移植的手术时间更长，手术操作更复杂，出血量更大，而其特殊的手术方式，如Roux-en-Y胆肠吻合术也是引起腹部感染的潜在因素。

移植肝肝脓肿大多与手术操作有关，如胆道梗阻和肝动脉血栓，脓肿可以是单发或多发。肝脓肿可表现为发热和白细胞计数升高。常见的病原体包括肠道杆菌、肠球菌、厌氧菌。超声或CT可协助诊断。治疗方法为引流和静脉应用抗生素，如果感染来源于胆道则应该纠正胆道的异常。在动脉血栓形成的病例中，感染症状可用抗生素控制。

胆道感染除与手术操作有关外，危险因素尚包括胆道梗阻和胆道放射性检查后引起的胆管炎，如胆管造影或ERCP。胆道梗阻的患者可周期性发生胆管炎，部分病例在行胆管扩张术后可以缓解，但其他的患者往往需要手术解除阻塞。胆道感染的诊断有一定困难，因为许多患者不表现典型的三联征：发

热、腹痛和黄疸。临床上很难和肝排斥反应相鉴别。如果出现菌血症或胆管周围组织活检显示有中性粒细胞聚集的胆管周围炎则可以诊断。当怀疑发生胆管炎时，治疗方面应选用针对革兰阴性肠道杆菌和厌氧菌的抗生素。行胆管造影和ERCP后，由于会发生胆管炎和菌血症，所以应该预防性使用抗生素。

腹膜炎常伴随其他的腹腔感染，比如腹腔脓肿、胆管炎、胆汁漏及腹腔器官破裂等。胆汁性腹膜炎发生在T形引流管拔除后，患者对胆汁性腹膜炎的耐受性较好，常可以自行恢复，但有时持续的胆汁漏引起的化学性腹膜炎会引起二次感染。最常见的病原体是肠球菌和需氧的肠道革兰阴性杆菌，而葡萄球菌较少见。确诊腹膜炎后，治疗方法包括持续使用抗生素、脓肿穿刺引流和纠正胆汁漏等。

对于需要经常性进行腹腔内操作以及腹腔手术时间较长的患者，腹腔脓肿是常见的感染。仅有1/3的腹腔脓肿伴有菌血症。好发部位是肝周围，而脾周围、结肠周围、盆腔也可见脓肿发生。大多数发生脓肿的患者在过去30d内有移植或腹腔手术史。1/3的脓肿是多发性的，虽然厌氧菌和革兰阴性肠道细菌是主要致病菌，但凝固酶阳性或阴性的葡萄球菌也可引起感染。一般可以用放射学检查，如CT和超声来给脓肿定位，有时只有通过开腹手术才能发现脓肿。治疗方法是穿刺引流及应用针对病原菌的抗生素。在多数病例中，患者会有发热，但也有一些脓肿患者，尤其是念珠菌引起的脓肿，没有明显的发热。

(二)导致肝移植术后患者发生感染的危险因素

1. 术前因素　肝移植患者原发肝疾病及由此而产生的全身病理生理状况是固有的危险因素。如终末期肝疾病肝性脑病导致的术前气管插管使用呼吸机或坠积性肺炎病史、大量腹水(或自发性细菌性腹膜炎)病史、移植前进行的缓解手术等，均增加了手术后感染的机会，且致病菌通常具有多重耐药性。另外，长期营养不良也是儿童感染发生的诱因之一。

年龄是另一个重要的易感因素，肝移植患者免疫状态与感染表现的严重程度均与年龄密切相关。

在术前因素中也必须考虑供体相关感染，肝移植受体患者直接暴露在供体可能存在的活动性或潜在性感染面前，如供体细菌、真菌或CMV、HIV和肝炎感染等。

2. 术中因素　肝移植手术某些特殊性操作可能是手术后感染性并发症的诱因，如Roux-en-Y胆总管空肠吻合术及胆总管胆总管吻合＋T形管引

流；手术时间延长（＞8h）；术中大最出血（＞5 000ml），术中手术野的污染等。这些因素均明确增加术后感染性并发症的发生率。

3. 术后因素 肝移植技术性问题、免疫抑制药物、动静脉导管和各种引流管的放置及术后医院内的暴露过程，是术后主要的四大危险因素。

（三）肝移植术后感染时间的特点

Fishman 和 Rubin 曾总结了各类感染发生的时间先后特点，即术后感染谱随时间的不同而变化。该"感染时刻表"将移植术后划分为 3 个阶段：移植术后第 1 个月、第 2 个月至第 6 个月及手术 6 个月之后。不同阶段感染的特点不同。

1. 移植术后第 1 个月往往是感染发生率最高的时间，根据受体的感染情况可分成 3 种类型。①病原体与接受相同时限重症监护的其他术后患者类似，为院内感染。细菌仍然是移植术后早期最常见的病原菌。②受体在术前的潜伏性感染，只是未被发现，移植后感染有所加重。③移植物携带细菌、真菌、寄生虫以及病毒造成的感染。其中 95% 以上的感染属于第 1 种类型。另外，在这段时间内，尽管免疫系统被严重抑制，但机会性感染并不多见，提示免疫抑制药物的持续应用时间是一个重要的感染相关因子。

2. 移植术后第 2 个月至第 6 个月，患者主要面临机会性感染的危险，绝大多数由巨细胞病毒和卡氏肺囊虫引起。部分可由术后第 1 个月发生的感染迁延或术后因技术、解剖并发症引起。

3. 移植术 6 个月之后，感染的类型主要取决于移植物的功能和制定的免疫抑制方案，80% 以上的移植患者拥有功能良好的移植物且免疫抑制药维持在最低水平，此类患者的感染并发症少，主要是肺部感染。约 10% 的移植患者有慢性病毒感染，此类感染危害较大，可以引起移植物失功。

（四）肝移植术后的机会性感染、二重感染和混合感染的特点

实体器官移植后有 7%～32% 的受者会出现 CMV 感染相关问题。结核的发生率根据所在地区传染性不同，发生率为 1%～15%，其他像肺囊虫、弓形虫、诺卡菌属、李斯特菌属感染也并不少见。免疫抑制方案对机会性感染的发生率也有影响。对于术后正在使用环孢素、甲泼尼龙和 FK506 免疫抑制的患者，如果血清学阳性其发展成为有症状感染即 CMV 病的可能性为 10%，如果使用

OKT3，那么发展成 CMV 病的可能性则＞50%。

免疫低下和广谱抗生素的广泛应用是造成二重感染明显增多的原因，而肝移植受者比其他器官移植受者更易发生真菌感染，发生率是 20%～42%，一旦发生其病死率高达 25%～69%。念珠菌仍然是真菌感染中的主要致病菌，导致念珠菌感染发生的高危因素有血肌酐升高、手术时间过长、再次移植或者手术时念珠菌侵入。具有以上 4 种诱因的受者中有 2/3 的发生了侵入性真菌感染。其他的危险因素有术前或术后使用固醇类药物、长期使用广谱抗生素和 CMV 感染。肝移植受者有 1.5% 发生侵袭性曲霉菌感染，其感染后病死率更高达 80%～100%。发生时间稍晚于念珠菌感染，50% 的感染发生在移植后 38d 内。新生隐球菌是位列第三的常见病原菌。

由于越来越多的移植受者接受预防性抗真菌治疗，因此，新出现的耐药真菌（或对抗真菌药物敏感性下降的菌种）感染也日渐增多。新出现的真菌病原体有球孢子菌、毛霉菌、组织胞浆菌和其他真菌等。球孢子菌感染的移植受者容易出现播散性感染，常见感染部位包括：皮肤、骨、关节、中枢神经系统、淋巴结、脾和泌尿生殖系统。免疫受损患者多有肺外表现且预后较差，其感染多发生在移植术后 1 年内。毛霉菌病是一种新出现的危及免疫受损患者生命的严重感染，在原位肝移植、肾移植和心脏移植中均有报道。毛霉菌感染进展很快，虽经治疗，仍然会导致死亡。目前国内较少有对组织胞浆菌感染的报道，免疫功能正常者吸入该菌孢子可导致亚临床感染，然而移植患者可发生严重的播散性感染，感染高峰期为术后 18 个月内。

（五）肝移植围术期的抗感染药物应用原则

术前、术中及术后预防性应用抗感染药物，宜选择肝、肾损害与负担较轻的药物，多用头孢类或青霉素类（加酶抑制剂型）。慎用氨基糖苷类、磺胺类、大环内酯类。

术后早期，在无明确临床感染证据与感染危险因素的情况下，预防性使用抗感染药物时间是术后 3～5d。

（六）肝移植围术期的感染危险因素与可能的致病菌有何关系

根据术前、术中及术后危险因素不同，肝移植患者感染的致病菌也有所不同，见表 18-5。

表 18-5　肝移植术前、术中和术后危险因素及可能出现的致病菌

	危险因素	术后可能出现致病菌
术前	呼吸道感染(肺炎)＋广谱抗生素治疗	革兰阴性杆菌(ESBL)、MRSA、真菌
	其他局部(脏器)感染	革兰阴性杆菌(肠杆菌属)
	＞60 岁	革兰阴性杆菌(肠杆菌属)、革兰阴性球菌、真菌
	使用糖皮质激素＞5d	革兰阴性杆菌(肠杆菌属)、真菌
	中、重度低蛋白血症	革兰阴性杆菌(ESBL)、假单胞菌、真菌
	糖尿病	
	肾功能不全	革兰阴性杆菌(ESBL)、革兰阳性球菌
	使用广谱抗生素＞1 周	
术中	胆总管空肠吻合	
	手术时间＞8h	革兰阴性杆菌(肠杆菌属)
	出血＞8 000ml	厌氧菌
	术中污染	
术后	延迟呼吸机使用＞72h	革兰阴性杆菌(肠杆菌属)
	肺动脉漂浮导管和(或)中心静脉置管＞7d	革兰阳性球菌、革兰阴性杆菌、真菌
	留置导尿管＞7d	革兰阴性杆菌(ESBL)、革兰阳性球菌、真菌
	使用广谱抗生素＞1 周	革兰阴性杆菌(ESBL)、MRSA、肠球菌、假单胞菌、真菌
	胆瘘	
	血液净化治疗	革兰阴性杆菌、革兰阳性球菌、真菌

(七)肝移植术后如何应用经验性抗感染药物

经验应用抗感染药物宜选择对肝、肾损害较轻的药物,一般选青霉素类或头孢菌素类(慎用氨基糖苷类、大环内酯类)。

方案 1:如肝移植受体无表 18-5 所列出的各项危险因素,经验性预防感染药物可选用氨苄西林、哌拉西林、三代头孢(头孢曲松、头孢他啶等)。手术当天术前 30min 静脉滴注 1 次抗感染药物。如手术时间延长,术中每 3～4 小时加用 1 次。预防性使用时间是术后 3～5d。

方案 2:如肝移植受体出现所列出的危险因素 1 项以上,经验性预防感染药物可选用加酶抑制的抗生素(如氨苄西林＋克拉维酸、哌拉西林＋他唑巴坦、头孢哌酮＋舒巴坦)、四代头孢菌素(头孢吡肟-马斯平),须加用抗真菌药物(氟康唑)。手术当天术前使用 1 次抗感染药物,术中每 3～4 小时加用 1 次,预防性使用时间是术后 3～5d。

方案 3:如肝移植受体出现表 18-5 中所列出的危险因素中的感染性并发症,经验性预防感染药物可选用加酶抑制的抗感染药物(如替卡西林＋克拉维酸、哌拉西林十他唑巴坦、头孢哌酮＋舒巴坦)或四代头孢菌素(头孢吡肟-马斯平)。须加用抗真菌药物(氟康唑)。手术前应使用抗菌药物进行有效控制。手术开始前使用 1 次抗感染药物,术中每 3～4 小时加用 1 次,术后根据感染是否得到控制决定使用抗感染药物的时间。此类患者宜在术前及时明确病原微生物及药物敏感试验结果,以利于手术后准确选用抗感染药物。

(八)肝移植术后真菌感染的预防策略

肝移植术后真菌感染防治重点应放在提高早期诊断率,发现更有效、毒性更低的药物方面。肝移植术后应常规做痰培养,预防性应用抗真菌药物。有研究表明,氟康唑预防移植后念珠菌感染安全、有效。而曲霉、隐球菌防治措施尚未明确。预防性应用氟康唑(100mg/d×28d)可明显减少真菌集落形成和浅表真菌病,深部真菌感染亦有下降趋势。在此剂量下无肝毒性发生,未出现与环孢素相互作用引起的不良反应。

肝移植术后接受透析治疗的患者中深部其他真菌和曲霉菌感染发生率(分别为 36％和 14％)明

显高于无须透析患者(7%和2%)。预防性应用两性霉素脂质体后,接受透析治疗的肝移植患者深部真菌病发生率自36%(8/22例)降为0%(0/11例),但病死率无降低。

对具有下列2种以上危险因素的肝移植患者,美国感染性疾病协会推荐预防应用抗真菌药(氟康唑或两性霉素B)。危险因素包括再移植、肌酐水平>176μmol/L(2.0mg/dl)、胆管空肠吻合术、应用>40U的血制品及移植后3d内真菌菌落形成。

三、肝移植术后ICU的监测与治疗

肝移植手术后,患者转入ICU时,一般带有气管插管、漂浮导管及动脉测压导管。进入ICU病房后,负责接收患者的ICU医师和护士应当迅速连接好各种监测通道,并详细阅读麻醉单和手术记录,了解手术经过和麻醉方式,术中的详细情况(包括术中出血量、液体出入量、血流动力学参数、免疫抑制药的应用方案及术中发生的其他情况),并对患者的生命体征和各脏器功能做好评估、监测和管理。ICU内管理内容包括血流动力学、供肝功能、凝血功能、呼吸、神经、血液常规及生化、代谢、腹腔引流、胆汁引流质与量、免疫抑制药浓度、感染情况等。

(一)血流动力学监测

术前及术后早期常规保留有创动脉压监测及Swan-Ganz肺动脉漂浮导管监测,目前新开展的监测手段还有脉波指示剂连续心排血量(PiCCO)和微捷流技术,通过监测平均动脉压、心排血量指数、心脏每搏射血指数、血管外肺水、肺血管阻力、外周血管阻力、左心室收缩功指数、氧输送等血流动力学及氧动力学等指标,对了解术前心功能储备、心脏前后负荷变化、判断术后是否存在心肌功能抑制及程度、全身氧输送及利用状况意义较大,也对术后多器官功能衰竭的发生率的评估具有特别重要的意义。

(二)供肝功能

术后有意义的供肝功能良好的指标有:患者神志清楚、各项肝功能指标正常、术前代谢性酸中毒(如果存在)纠正、凝血功能稳定和改善、体循环阻力稳定或逐步升高。目前肝移植常规均不留置T形管,如因特殊原因有T形管留置,则24~48h内T形管应引出金黄色胆汁。

(三)凝血功能监测

凝血因子的测定反映供肝的合成功能。术毕转入ICU应立即监测的凝血功能指标是凝血酶原时间(PT)、部分凝血活酶时间(APTT)、血小板、全血细胞计数、D-D二聚体和纤维蛋白降解产物。

(四)出入量监测

有效循环血容量及每小时出入量、腹腔引流量监测,了解腹腔内液体丢失及有无持续性出血情况,术后"第3间隙"血容量丢失较常见,计量时应予以考虑。

(五)神经系统

包括知觉水平,脑神经反射及感觉功能,除此以外还应监测意识状态、定向力、瞳孔、生理反射和病理反射的变化。这些监测对于确定患者是否存在有暴发性肝衰竭极其重要。

(六)呼吸系统

包括动脉血气分析、经皮氧饱和度、呼吸频率等监测。动脉血气分析显得尤其重要。持续经皮氧饱和度监测对评估呼吸功能变化也很有价值,但是必须注意末梢循环差、严重黄疸或血管内感染对经皮氧饱和度测定的干扰。在呼吸机上可以监测到呼吸频率、气道压力的峰值和每分钟通气量。自主呼吸的出现是患者从麻醉状态开始复苏以及脑干功能良好的证据。气道压力增加提示肺顺应性降低,常见于术后肺间质水肿或胸腔积液。有时也可以由于腹腔张力过高影响膈肌活动所致。每分钟通气量增加提示通气无效腔增加和二氧化碳产生增加,无效腔增加可能的原因是肺梗死或低血容量;二氧化碳增加可以是复温的结果,而二氧化碳减少常发生于移植肝无功能、肝动脉血栓形成、超急性排斥引起的肝梗死等情况。

(七)肾功能监测

肾功能通过尿量、血浆尿素氮、肌酐、血肌酐清除率的监测来判定。术后肾功能影响因素要注意到3个方面:低有效循环血容量、CsA或FK506毒性作用及术前存在的肾功能不全。

(八)腹部情况

各引流管内容物每24h统计1次,若引流量偏多,每小时计量1次,并监测血红蛋白的变化情况。术后第1天常规行床边彩色多普勒超声检查,观察有无胸腔积液、腹腔积液、肝大小、胆管情况,行多普勒超声检查观察肝动脉和肝门静脉的血流情况,术后1周内可复查肝彩超,之后视具体情况选择性行彩色多普勒超检查。

(蔡常洁 管向东)

■ **参考文献**

[1] Mutlu GM, Mutlu EA, Factor P. GI complications in patients receiving mechanical ventilation. Chest, 2001, 119: 1222-1241.

[2] Annika Reintam Blaser, Manu L. N. G. Joel Starkopf, Sonja Fruhwald, Stephan M. Jakob Jan De Waele, Jan-Peter Braun, Martijn Poeze, Claudia Spies. MalbrainGastrointestinal function in intensive care patients: terminology, definitions and management. Recommendations of the ESICM Working Group on Abdominal Problems. Intensive Care Med, 2012, 38: 384-394.

[3] Kentaro Shimizu, Hiroshi Ogura, Toshimitsu Hamasaki, et al. Altered Gut Flora Are Associated with Septic Complications and Death in Critically Ill Patients with Systemic Inflammatory Response Syndrome. Dig Dis Sci, 2011, 56: 1171-1177.

[4] Reintam A, Parm P, Kitus R, Kern H, Starkopf J. Gastrointestinal symptoms in intensive care patients. Acta Anaesthesiol Scand, 2009, 53: 318-324.

[5] McCracken G, Houston P, Lefebvre G. Guideline for the management of postoperative nausea and vomiting. J Obstet Gynaecol Can, 2008, 30 (600-7): 608-616.

[6] White H, Sosnowski K, Tran K, Reeves A, Jones M. A randomized controlled comparison of early post-pyloric versus early gastric feeding to meet nutritional targets in ventilated intensive care patients. Crit Care, 2009, 13: R187.

[7] Leffler DA, Lamont JT. Treatment of Clostridium difficile-associated disease. Gastroenterology, 2009, 136: 1899-1912.

[8] Malbrain ML, Cheatham ML, Kirkpatrick A, Sugrue M, Parr M, De Waele J, Balogh Z, Leppaniemi A, Olvera C, Ivatury R, D'Amours S, Wendon J, Hillman K, Johansson K, Kolkman K, Wilmer A. Results from the international conference of experts on intra-abdominal hypertension and abdominal compartment syndrome. I. Definitions. Intensive Care Med, 2006, 32: 1722-1732.

[9] 中华医学会感染病学分会肝衰竭与人工肝学组, 中华医学会肝病学分会重型肝病与人工肝学组. 肝衰竭诊疗指南. 中华肝脏病杂志, 2006, 14: 643.

[10] Russmann S, Kullak-Ublick GA, Grattagliano I. Current concepts of mechanisms in drug-induced hepatotoxicity. Curr Med Chem, 2009, 16(23): 3041.

[11] Rama Rao KV, Reddy PV, Hazell AS. Manganese induces cell swelling in culturedastrocytes. Neurotoxicology, 2007, 28: 807-812.

[12] Guicciardi, M. E. and G. J. Gores. Apoptosis: a mechanism of acute and chronic liver injury. Gut, 2005, 54(7): 1024-1033.

[13] Kakinuma S, Nakauchi H, Watanabe M. Hepatic stem/progenitor cellsand stem-cell transplantation for the treatment of liver disease. JGastroenterol, 2009, 44: 167-172.

[14] Dhawan A, Puppi J, Hughes RD, et al. Human hepatocyte transplantation: current experience and future challenges. Nat Rev Gastroenterol Hepatol, 2010, 7(1): 288-298.

[15] Wang YM, Tang YZ. Antiviral therapy for hepatitis B virus associatedhepatic failure. Hepatobiliary Pancreat Dis Int, 2009, 8: 17-24.

[16] Massimi, T. and S. A. Shah. Cell transplantation in the treatment of acute liver injury: effect but no clear mechanism. J Surg Res, 2009, 157(1): 2-3.

[17] Soto-Gutierrez A, Navarro-Alvarez N, Yagi H, et al. Stem cells for liver repopulation. Curr Opin Organ Transplant, 2009, 14: 667-673.

[18] Dhawan A, Strom SC, Sokal E, et al. Human hepatocytetransplantation. Methods Mol Biol, 2010, 640: 525-534.

[19] Toouli J, Brooke-Smith M, Bassi C, et al. Guidelines for the management of acute pancreatitis. J Gastroenterol Hepatol, 2002, 17 Suppl: 15-39.

[20] Sekimoto M, Takada T, Kawarada Y, et al. JPN Guidelines for the management of acute pancreatitis: epidemiology, etiology, natural history, and outcome predictors in acute pancreatitis. J Hepatobiliary Pancreat Surg, 2006, 13: 10-24.

[21] Banks PA, Freeman ML; Practice Parameters Committee of the American College of Gastroenterology. Practice guidelines in acute pancreatitis. Am J Gastroenterol, 2006, 101 (10): 2379-2400.

[22] Trikudanathan G, Navaneethan U, Vege SS, et al. Intra-abdominal fungal infections complicating acute pancreatitis: a review. Am J Gastroenterol, 2011, 106(7): 1188-1192.

[23] Bhatia M, Wong FL, Cao Y, et al. Pathophysiology of acute pancreatitis. Pancreatology, 2005, 5 (2-3): 132-144.

[24] Jiang K, Chen XZ, Xia Q, et al. Early nasogastric enteral nutrition for severe acute pancreatitis: a systematic review. World J Gastroenterol, 2007, 13 (39): 5253-5260.

[25] Heinrich S, Schäfer M, Rousson V, et al. Evidence-based treatment of acutepancreatitis: a look at established paradigms. Ann Surg, 2006, 243 (2): 154-168.

[26] 林旭红, 李永渝. 急性胰腺炎发病机制及相关治疗的研究进展. 中国病理生理杂志, 2010, 26(5): 1029-1032, 1040.

[27] Lytras D, Manes K, Triantopoulou C, et al. Persistent early organ failure: defining the high-risk group of patients with severe acute pancreatitis? Pancreas, 2008, 36(3): 249-254.

[28] 中华医学会外科学分会胰腺外科学组. 重症急性胰腺炎诊治指南. 中华外科杂志, 2007, 45(11): 727-729.

[29] Papachristou GI, Muddana V, Yadav D, et al. Comparison of BISAP, Ranson's, APACHE-II, and CTSI scores in predicting organ failure, complica-

tions, and mortality in acute pancreatitis. Am J Gastroenterol, 105(2):435-441;quiz 442.

[30] Gallagher JJ. Intra-abdominal hypertension:detecting and managing a lethal complication of critical illness. AACN Adv Crit Care, 2010, 21(2):205-219.

[31] Cruz-Santamaría DM, Taxonera C, Giner M, et al. Update on pathogenesis and clinical management of acute pancreatitis. World J Gastrointest Pathophysiol,2012,3(3):60-70.

[32] Munsell MA,Buscaglia JM. Acute pancreatitis. J Hosp Med, 2010, 5(4):241-250.

[33] Gianotti L, Meier R, Lobo DN, et al. ESPEN. ESPEN Guidelines on Parenteral Nutrition: pancreas. Clin Nutr, 2009,28(4):428-435.

[34] GinaM. Luckianow, Matthew Ellis, Deborah Governale, et al. Abdominal Compartment Syndrome: Risk Factors,Diagnosis, and Current Therapy. Crit Care Res Pract, 2012;908169. Epub.

[35] Burlew CC. The open abdomen:practical implications for the practicing surgeon. Am J Surg. 2012, S0002-9610 (12)00405-9.[Epub ahead of print].

[36] Al-Mufarrej F, Abell LM, Chawla LS. Understanding intra-abdominal hypertension:from the bench to the bedside. J Intensive Care Med,2012,27 (3):145-160.

[37] Gerard J. Criner. CRITICAL CARE STUDY GUIDE TEXT AND REVIEW-Second Edition. Springer Science + Business Media,LLC,2010:719-720.

[38] Koss W, Ho HC, Yu M, et al. Preventing loss of domain:a management strategy for closure of the "open abdomen" during the initial hospitalization. J Surg Educ,2009,66(2):89-95.

[39] Erik J. Teicher, Michael D. Pasquale, Mark D. Cipolle. Abdominal Compartment Syndrome. Operative Techniques in General Surgery,2008, 10(1):39-59.

[40] Michael L. Cheatham, Manu L. N. G. Malbrain, Andrew Kirkpatrick. Results from the International Conference of Experts on Intra-abdominal Hypertension and Abdominal Compartment Syndrome. Intensive Care Med,2007, 33;951-962.

[41] EJ Kimball. Intra-abdominal hypertension and the abdominal compartment syndrome:ARDS of the gut. Int J Intensive Care,2006,1;31-39.

[42] 孟凡亮,刘　枫,胡鹤本.腹腔间隔室综合征研究进展.海南医学,2011,21;122-125.

[43] 刘大为.实用重症医学.北京:人民卫生出版社,2010:659-662.

[44] 冯关荣,韦世壮.腹腔室隔综合征的治疗现状.中华实用诊断与治疗杂志,2008,22(9):681-683.

[45] Hirsch AT, Haskal ZJ, Hertzer NR, Bakal CW, Creager MA, Halperin JL, Hiratzka LF, Murphy WR, Olin JW, Puschett JB et al. ACC/AHA Guidelines for the Management of Patients with Peripheral Arterial Disease (lower extremity, renal, mesenteric, and abdominal aortic):a collaborative report from the American Associations for Vascular Surgery/Society for Vascular Surgery, Society for Cardiovascular Angiography and Interventions, Society for Vascular Medicine and Biology,Society of Interventional Radiology,and the ACC/AHA Task Force on Practice Guidelines (writing committee to develop guidelines for the management of patients with peripheral arterial disease)--summary of recommendations. J Vasc Interv Radiol, 2006,17(9):1383-1397,quiz 1398.

[46] Klar E, Rahmanian PB, Bucker A, Hauenstein K, Jauch KW, Luther B:Acute mesenteric ischemia:a vascular emergency. Dtsch Arztebl Int, 2012, 109(14):249-256.

[47] Klotz S, Vestring T, Rotker J, Schmidt C, Scheld HH, Schmid C: Diagnosis and treatment of nonocclusive mesenteric ischemia after open heart surgery. Ann Thorac Surg, 2001, 72(5):1583-1586.

[48] Wang MQ, Liu FY, Duan F, Wang ZJ, Song P, Fan QS: Acute symptomatic mesenteric venous thrombosis:treatment by catheter-directed thrombolys-is with transjugular intrahepatic route. Abdom Imaging, 2011, 36(4):390-398.

[49] Mimori K,Mori M,Morinaga K,Sugimachi K:A new approach for acute embolus occlusion of the superior mesenteric artery. Surg Today, 1996, 26 (11);949-951.

[50] Qi X,Bai M,Yang Z,Yuan S,Zhang C, Han G, Fan D. Occlusive portal vein thrombosis as a new marker of decompensated cirrhosis. Med Hypotheses,2011,76(4):522-526.

[51] Solomkin JS, Mazuski JE, Bradley JS, Rodvold KA, Goldstein EJ, Baron EJ, O'Neill PJ, Chow AW, Dellinger EP, Eachempati SR et al: Diagnosis and management of complicated intra-abdominal infection in adults and children:guidelines by the Surgical Infection Society and the Infectious Diseases Society of America. Clin Infect Dis,2010,50(2):133-164.

[52] Higure A,Okamoto K,Hirata K,Todoroki H, Nagafuchi Y, Takeda S, Katoh H, Itoh H, Ohsato K, Nakamura S. Macrophages and neutrophils infiltrating into the liver are responsible for tissue factor expression in a rabbit model of acute obstructive cholangitis. Thromb Haemost, 1996, 75(5):791-795.

[53] Kimura Y, Takada T, Kawarada Y, Nimura Y, Hirata K, Sekimoto M, Yoshida M, Mayumi T, Wada K, Miura F et al. Definitions, pathophysiology, and epidemiology of acute cholangitis and cholecystitis:Tokyo Guidelines. J Hepatobiliary Pancreat Surg,2007, 14 (1):15-26.

[54] Tsuyuguchi T, Takada T, Kawarada Y,Nimura Y,Wada K,Nagino M,Mayumi T, Yoshida M, Miura F, Tanaka A et al. Techniques of biliary drainage for acute cholangitis: Tokyo Guidelines. J Hepatobiliary Pancreat Surg, 2007,14(1):35-45.

[55] Wada K, Takada T, Kawarada Y, Nimura Y,Miura F,Yoshida M,Mayumi T, Strasberg S, Pitt HA, Gadacz TR, et al. Diagnostic criteria and severity assessment of acute cholangitis:To-

kyo Guidelines. J Hepatobiliary Pancreat Surg,2007,14(1):52-58.

[56] Tanaka A, Takada T, Kawarada Y, Nimura Y, Yoshida M, Miura F, Hirota M, Wada K, Mayumi T, Gomi H et al: Antimicrobial therapy for acute cholangitis:Tokyo Guidelines. J Hepatobiliary Pancreat Surg,2007,14(1): 59-67.

[57] Nagino M, Takada T, Kawarada Y, Nimura Y, Yamashita Y, Tsuyuguchi T, Wada K, Mayumi T, Yoshida M, Miura F et al:Methods and timing of biliary drainage for acute cholangitis: Tokyo Guidelines. J Hepatobiliary Pancreat Surg,2007,14(1):68-77.

[58] Kiriyama S, Takada T, Strasberg SM, Solomkin JS, Mayumi T, Pitt HA, Gouma DJ, Garden OJ, Buchler MW, Yokoe M et al:New diagnostic criteria and severity assessment of acute cholangitis in revised Tokyo Guidelines. J Hepatobiliary Pancreat Sci, 2012, 19 (5):548-556.

[59] ONACA NN, LEVY MF, SANCHEZ EQ, et al. A correlation between the pretransplantation MELD score and mortality in the first two years after liver transplantation. Liver Transpl, 2003, 9:117-123.

[60] 谢琴芬,徐 骁.第17届国际肝移植学会年会纪要中华移植杂志(电子版).2011,5(3):247-249.

[61] Biggins SW, Rodriguez HJ, Bacchetti P,et al. Serum sodium predicts mortality in patients listed for liver transplantation,Hepatology,2005,41: 32-39.

[62] Shear L, Kleinerman J, Gabuzda GJ. Renal failure in patients with cirrhosis of the liver Clinical and pathological characteristics. Am J Med, 1965, 39: 184-198.

[63] CAI chang-jie, CHEN hu-an, Lu min-qiang,et al. Model for en-stage liver disease-sodium predicts prognosis in patients with chronic sever hepatitis B. Chi J Med, 2008, 121 (20):2065-2069.

[64] Strong RW, Lynch SV, Ong TH, et al. Successful liver transplantation from a living donor to her son. N Engl JMed,

1990,322:1505－1507.

[65] Yamaoka Y, Washida M, Honda K, et al. Liver transplantation using a right lobe graft from a living related donor. Transplantation,1994,57:1127-1130.

[66] Oldhafer KJ, Lang H, Schlitt HJ, et al. Long-term experice after ex situ liver surgery. Surgery, 2000. 5, 127 (5): 520-527.

[67] Suh KS,Lee HW, Shin WY, et al. Split Liver Transplantation. The Journal of the Korean Society for Transplantation,2007,21(1):135-139.

[68] CLTR.2009 年中国肝移植年度科学报告[R].2009.

[69] Casavilla A, Ramirez C, Shapiro R, et al.Experience with liver and kidney allografts from non-heart-beating donors. Transplant Proc, 1995, 27 (5): 2898.

[70] D'Alessandro AM, Hoffmann RM, Knechtle SJ, et al. Successful extrarenal transplantation from non-heart-beating donors. Transplantation, 1995,59(7):977-982.

[71] 管向东,黄洁夫,陈秉学,等.原位肝移植术后早期管理体会.新医学,1997,10:214-216.

[72] Uemura T, Randall HB, Sanchez EQ. Liver retransplantation for primary nonfunction:analysis of a 20-year single-center experience. Liver Transpl, 2007,13(2):227-233.

[73] Rull R, Vidal O, Momblan D, et al. Evaluation of potential liver donors:limits imposed by donor variables in liver transplantation. Liver Transpl, 2003, 9:389-393.

[74] Tassani P, Schad H, Winkler C, et al. Capillary leak syndrome after cardiopulmonary bypass in elective, uncomplicated coronary artery bypass grafting operations:does it exist? J Thorac Cardiovasc Surg,2002,123(4):735-741.

[75] Cannesson M, Musard H, Desebbe O, et al. The ability of stroke volume variations obtained with Vigileo/Flo Trac system to monitor fluid responsiveness in mechanically ventilated patients. Anesth Analg, 2009, 108 (2): 513-517.

[76] 姚尚龙,尚 游.每搏输出量变异度-功能性血流动力学监测的重要指标.中华生物医学工程杂志,2008,14(4):241-243.

[77] 王合梅,贾慧群,雍芳芳,等.每搏量变异度与患者血容量变化的相关性.中华麻醉学杂志,2010,30(7):914-916.

[78] Zimmermann M, Feibicke T, Keyl C, et al.Accuracy of stroke volume variation compared with pleth variability index to predict fluid responsiveness in mechanically ventilated patients undergoing major surgery. Eur J Anaesthesiol,2010,27(6):555-561.

[79] 管向东,陈规划,黄文起,等.原位肝移植术后早期超正常化氧输送对患者预后影响的研究.中国实用外科杂志,2001,11:321-322.

[80] 吴健锋,管向东,陈 娟,等.24h乳酸清除率预测肝移植早期发生并发症临床价值研究.中国实用外科杂志,2011,32(4):325-327.

[81] Tomasdottir H, Bengtson JP, Bengtsson A. Neutrophil and macrophage actviation and anaphylatoxin formation in orthotopic liver transplantation without the use of veno-venous bypass. Acta Anaeasthesiol. Scand, 1996, 40: 250-255.

[82] Segal H,Sheikh S,Kallis P,et al.Complement activation during major surgery:the effect of extracorporeal circuits and high dose aprotinin. J Cardiothorac Vasc Anesth, 1998, 12:542-547.

[83] Arvidsson D, Almquist P, Haglund U. Effects of positive end expiratory pressure on splanchnic circulation and function in experimentalperionitis. Arch Surg, 1991, 126:631-636.

[84] Mueller AR, Platz KP, Bechstein WO, et al. Neurotoxicity after orthotopic liver transplantation. Transplantation, 1994,58(2):155-170.

[85] Jain A,Brody D,Hamad D,et al.Conversion to neoral for neurotoxicity after primary adult liver transplantation under tacrolimus. Transplantation,2000, 69(1):172-176.

[86] 蔡常洁,陆敏强,李敏如,等.重型肝炎患者肝移植术后细菌感染的防治.

中华普通外科杂志,2006,21(11):804-806.

[87] 蔡常洁,陈规划,管向东,等.肝移植术后细菌感染的流行病学分析.中国实用外科杂志,2003,23:163-164.

[88] Rubin RH. The direct and indirect effects of infection in liver transplantation:pathogenesis,impact,and clinical management. Curr Clin Top Infect Dis, 2002,22:125-154.

[89] Fishman JA,Rubin RH. Infection in organ-transplant recipients. N Engl J Med,1998,338:1741-1751.

[90] Rubin RH,Young LS. Clinical approach to infection in the compromised host. New York:Kluwer Academic/Plenum, 2002:573-679.

[91] Hoppe C A,Marroni R,Bressane L, et al.Risk factors associated with cytomegalovirus infection in orthotopic liver transplant patients. Transplant Proc,2006,38:1922-1923.

[92] 蔡常洁,陆敏强,杨扬,等.肝移植术后巨细胞病毒性肺炎的临床特点和治疗方法.中华器官移植杂志,2006, 27(6):361-363.

[93] Sanchez A,Larsen R. Fungal infections in solid organ transplantation. Curr Opin Organ Transplant,2007,12:579-584.

[94] Blair JE. Coccidioidomycosis in liver transplant transplantation. Liver Transpl,2006,12:31-39.

[95] Sachdev MS,Blair JE,Mulligan DC, Kusne S. Coccidioidomycosis masked by symptoms of end-stage lever disease in transplant candidates. Transplant Inf Dis,2007,9:153-155.

[96] Oh YS, Lisker-Melman M, Korenblat KM, et al. Disseminated histoplasmosis in a liver transplant recipient. Liver Transplant,2006,12:677-681.

[97] 蔡常洁,李敏如,陆敏强,等.肝移植术后真菌感染的防治新策略.中国实用外科杂志,2007,27(1):78.

第 19 章

内分泌系统功能障碍

第一节 重症相关内分泌功能障碍

一、垂体危象与卒中

（一）垂体危象

垂体危象（Pituitary crisis）是在原有垂体前叶功能减退基础上，在应激时出现腺垂体部分或多种激素分泌不足，严重功能减退，导致休克、昏迷和代谢紊乱危急征象，又称"垂体前叶功能减退危象"。如得不到及时诊救，常快速危及生命。

1. 病因与发病机制　腺垂体功能减退的发生机制可受 3 方面因素影响。

（1）下丘脑病变，导致促垂体前叶释放激素分泌障碍，继发性的垂体功能障碍。

（2）下丘脑-垂体之间的分泌途径故障。

（3）垂体原发性的损害，垂体前叶激素合成、存储和分泌障碍。

上述 3 方面的原发病因包括：①垂体或下丘脑肿瘤，如鞍区肿瘤、垂体腺瘤、颅咽管瘤及各种转移瘤等。②垂体缺血缺氧性损伤，如产后大出血引起垂体缺血性坏死（Sheehan's 综合征），休克患者可继发垂体血管的低灌注、弥散性血管内凝血（DIC）、血管痉挛、血栓形成或闭塞等，易发生垂体前叶及垂体柄（垂体肝门静脉系统）的供血不足或坏死。③感染与浸润性病变，细菌、病毒、真菌、结核等均可直接破坏下丘脑和垂体。一些全身性疾病的脑部累及或浸润，如白血病、淋巴瘤等疾病的浸润损伤；④下丘脑、垂体损伤，如颅脑外伤、手术切除、放射治疗等；⑤全身免疫性疾病，常见自身免疫性垂体炎、结节病等；⑥长期糖皮质激素治疗引起的医源性腺垂体功能减退。

垂体危象的发生常取决于引起腺垂体功能减退的基础病理损害程度及病程，损害越严重，病程越长，则越容易发生垂体危象。一般情况下，约 50% 以上腺垂体组织破坏后才出现临床症状，75% 破坏时症状明显，当破坏达 95% 以上时可有严重垂体功能减退或危象发生。由于垂体危象的发生常建立在原有垂体功能不全的基础上，一旦处于应激状态，垂体对外界环境变化的适应能力及抵抗力明显下降，循环中肾上腺皮质和甲状腺激素严重缺乏或不足，结果导致急性应激功能衰竭而发生危象。诱发垂体危象发生的原因和应激因素常有：感染、呕吐、腹泻、脱水、寒冷、饥饿、外伤、手术、应用镇静药、催眠药或麻醉药、胰岛素或口服降糖药物，腺垂体功能减退者的药物治疗不合理或突然停药等。

2. 临床表现　慢性肾上腺皮质功能减退者常发病隐匿，临床表现常呈非典型性，如面色苍白、怕冷、低体温、消瘦乏力；性器官萎缩、腋毛阴毛脱落、性欲减退和闭经，以及低血糖、电解质紊乱等代谢异常。促性腺激素、生长激素、泌乳素缺乏为最早表现，促甲状腺激素缺乏次之，ACTH 缺乏症状一般较后出现。危象的发生可在应激后数小时和数天不等。

（1）危象前临床表现：某些诱因导致腺垂体功能减退症状较隐袭和缺少特异性，应注意危象前临床症状。一些患者表现极度乏力、精神委靡，淡漠、嗜睡、缄默懒言。收缩压偏低，脉压变小。厌食，恶心、频繁呕吐等，持续的时间长短不一。

（2）垂体危象的临床特点：由于垂体前叶受损范围不同，受影响的激素种类和水平不一，从而表现出单项或多项激素分泌功能低下或缺乏，并引起相应靶器官功能减退的临床表现，随诱发因素不同而表现出不同的临床类型。

①低血糖昏迷型：多因进食过少、饥饿、感染、注射胰岛素、或因高糖饮食及注射大量葡萄糖后，引起内源性分泌导致低血糖而发病。以低血糖为主要临床症状，严重者烦躁不安、晕厥、昏迷，甚至癫痫样发作及低血压。该类患者由于氢化可的松不足，肝糖原储备少，胰岛素敏感性增加，加上甲状腺功能不足，极易出现严重低血糖昏迷。

②休克型：患者常因缺乏多种激素，致机体抵抗力低下，易发生感染。因感染诱发者，表现为高热、血压过低，甚至休克。同时，可发生水钠代谢紊乱，出现严重低钠血症，容量降低，直立性低血压，虚脱，循环衰竭，甚至昏迷与休克等，后者又称为"失钠昏迷型"。

③水中毒昏迷型：垂体前叶功能减退患者原本存在排水障碍，一旦进水过多，水潴留，细胞外液稀释至低渗，易引起水中毒。因细胞水肿可导致一系列神经系统症状，如衰弱无力、食欲缺乏、呕吐、精神错乱、昏迷、抽搐等。此外，出现低血钠及血细胞比容降低。

④低温昏迷型：该类患者在冬季多感到神智模糊，当暴露在寒冷中，可诱发昏迷，伴有较低体温难以测出。

⑤药物诱导昏迷型：垂体功能低下的患者对镇静药、麻醉药的敏感性增加，一般剂量即可使患者陷入长时期的昏睡乃至昏迷。甚至出现长时间的昏睡。药物包括苯巴比妥类、吗啡、氯丙嗪等。

⑥垂体切除后昏迷型：易发生于垂体切除前已有功能低下的部分患者。切除后诱发昏迷的原因可以有因功能低下不能耐受手术严重刺激，或局部损伤，或手术前后的电解质紊乱诱发等。患者表现为术后神志不能恢复，可持续数天至数周不等。

上述临床类型可混合并存。

3. **实验室检查**

(1)血常规及血生化测定：感染患者的白细胞总数和中性粒细胞数明显升高。严重的低钠血症，血钠通常低于 120mmol/L，并可出现高钾血症。合并甲状腺功能减退患者可出现贫血，表现为红系或三系均减低。若同时伴有进食减少或腹泻，可出现低钾血症。另外，患者空腹血糖降低，二氧化碳结合力降低。

(2)激素水平与储备检测：主要垂体靶器官激素与促激素水平，包括：①血促肾上腺皮质激素、血皮质醇、24h 尿游离皮质醇；②促甲状腺激素、T_3、T_4、游离 T_3、游离 T_4；③性腺相关激素，如促卵泡激素、促黄体生成素、雌二醇、睾酮均降低。垂体储备功能检测，主要是刺激实验，例如：生长激素(GH)兴奋试验；ACTH 刺激实验。但同时合并肾上腺轴和甲状腺轴功能减退的患者，应当在充分替代治疗后，再做 GH 水平的评价。在做 GH 兴奋试验时，应当选择左旋多巴、精氨酸或可乐定试验，而避免使用低血糖兴奋试验，避免诱发垂体危象。

(3)影像学检查

①磁共振成像(MRI)薄层扫描：通常作为首选的影像学检查。对于鞍区结构异常的阳性检出率最高。根据病因不同，可以表现为下丘脑及垂体的占位病变、弥漫性病变、囊性变或空泡蝶鞍。

②CT 增强扫描：对无条件或不能做 MRI 检查的患者可以选择鞍区 CT 扫描。与 MRI 相比，其阳性检出率欠佳。但是对有鞍底骨质破坏的患者及垂体卒中急性期的患者，CT 比 MRI 有价值。

③X 线平扫及断层：可以表现为蝶鞍扩大、鞍底骨质破坏等。

4. **诊断** 对存在垂体前叶功能减退病史者，如同时存在创伤、感染、饥饿、寒冷、呕吐、腹泻、脱水等诱因，应考虑危象的诊断。但对于既往病史不清者，如有以下急症，例如：低血糖、淡漠、昏迷、难以纠正的低钠血症、高热以及呼吸衰竭，合并难以解释的严重的循环衰竭，应当考虑垂体危象可能。

5. **鉴别诊断** 本病应与感染性休克相鉴别。感染性休克常以严重感染为诱因，合并毒血症或败血症，甚至弥散性血管内凝血(DIC)。当临床上难以区分时，可以进行治疗性诊断，待病情平稳后再相关检查与诊断。此外，脑脓肿、动脉瘤破裂、脑炎及球后视神经炎等急性期，也与本病临床症状相似。根据患者影像学、血生化检测、脑脊液检测、垂体激素检测，以及对肾上腺皮质激素、甲状腺激素的治疗反应等，做出鉴别诊断。

(二)垂体卒中

垂体卒中(pituitary apoplexy)，指垂体内突然出现出血、缺血、梗死、坏死、并引起突发性鞍旁压迫和颅内高压症或脑膜刺激为特征的急性综合征。

1. **流行病学** 垂体卒中较为罕见。诊断垂体肿瘤的患者中，卒中的发生率仅有 0.6%～10%。瘤体大的患者存在卒中的风险很高。根据资料推算，可能每年、每一百万中约发生 18 例。但实际发生率可能还低。发病年龄 15－90 岁，平均发病年龄 50 岁。男性多于女性，男女比例约 1.6:1。

2. 发病机制与诱因 垂体卒中的发生常建立在垂体基础病变及危险因素之上。以垂体瘤为最常见，而非肿瘤性垂体卒中约70%以上的患者原发病因较难明确。相关的发病机制如下。

(1)垂体肿瘤继发出血：垂体肿瘤易出血，与垂体腺瘤生长迅速，超过了肿瘤血供能力，瘤体组织出现缺血性坏死和继发性出血；或垂体腺瘤生长压迫垂体上动脉，导致前叶和肿瘤的缺血、坏死和出血；或瘤体内丰富血管破裂出血；以及不同肿瘤类型易出血有关，如泌乳素腺瘤因瘤体一般较大，易引起局部血液循环和血供障碍；嗜酸性和嫌色性腺瘤较易发生垂体卒中，而嗜碱性腺瘤和恶性垂体瘤则很少发生。

(2)血管出血与梗死：如高血压、动脉硬化和糖尿病患者因存在微小血管病变，是垂体卒中的高危群体。

(3)生理与病理性腺垂体增大继发出血：多因激素分泌增加和炎症导致垂体体积增大，如妊娠期因激素分泌增加致垂体增大可达妊娠前的136%，继发于肾上腺切除术后垂体增大 Nelson's 综合征和炎症因素等，肿大的垂体可因多种原因而诱发卒中的发生。

(4)其他病因：见于结核、破伤风、脑膜炎、颅高压等均可引起。

垂体卒中的危险诱发因素常见：外伤、放射治疗、炎症、药物(如溴隐亭、氯丙嗪、抗凝药、酗酒等)，其中药物诱发垂体卒中的机制尚不清楚。一些可致颅内压或血管内压力瞬间升高的事件、行为或治疗，如咳嗽、打喷嚏、情绪波动、潜水、血管造影、正压通气等均可引起短暂的垂体血流不足或高压从而诱发卒中的可能。某些垂体功能试验(如 TRH 试验、GnRH 试验、胰岛素低血糖试验等)易引起垂体卒中，可能与试验过程中出现的血压升高有关。

3. 临床表现 垂体卒中的临床表现差异较大，从轻微单纯性的头痛到突发性昏迷或循环衰竭，这与出现在垂体内的坏死、出血或水肿程度不同有关。其临床症状主要表现为2方面。

(1)突然发生的颅内压升高症状或脑膜刺激症，近80%的患者有剧烈头痛，或恶心、呕吐。患者可出现意识障碍，如嗜睡、昏睡或昏迷等。压迫下丘脑者，可出现体温调节、呼吸、血压、心律异常。

(2)蝶鞍邻近组织受压症状和体征。其表现形式受垂体病变的延伸或压迫范围而定，例如，向前上方压迫视交叉或视神经束、间脑或中脑，导致视力急剧减退及不同视野缺损，也可损伤嗅神经，甚至出现生命体征改变；向上丘脑受压则导致体温调节异常而出现发热、呼吸节律紊乱、意识障碍、尿崩症、高血压，甚至恶性心律失常；向蝶鞍侧面进入海绵窦，损伤大脑中动脉或局部脑神经。约有40%以上患者出现中枢神经的瘫痪，如眼肌麻痹、复视、眼睑下垂、瞳孔异常或面部疼痛等。少数患者可因大脑中动脉痉挛，导致癫痫、半球瘫痪和其他急性脑血管阻塞等。当病变延伸致蝶窦，可出现鼻出血或脑脊液鼻漏。垂体瘤内容物或血液进入蜘蛛膜下腔可引起发热、颈强直及其他脑膜刺激症状。

根据病变发生的速度及影响程度不同，卒中的临床表现形式呈暴发性(3h 内)、急性(24h 内)、亚急性或慢性过程。

(3)垂体卒中的并发症取决于原发病变对腺垂体损害程度和病变性质，卒中又可使原有的腺垂体功能减退加重，甚至出现危象。腺垂体功能减退时垂体激素分泌减少，可以是单个激素减少如 GH、PRL 缺乏或多种激素如 TSH、GnH、ACTH 同时缺乏。表现为甲状腺、肾上腺、性腺等功能减退，累及下丘脑者可出现尿崩症。这种功能减退可为暂时性，或呈永久性。

4. 实验室检查 常规实验室检查和激素水平测定参考上述垂体危象。

影像学检查帮助寻找有鞍内肿瘤证据非常重要，伴有或不伴有鞍上侵犯，对于垂体危象或垂体卒中的诊断及鉴别诊断有着十分重要的意义。影像学特点为：①颅脑X线平片诊断的敏感性较差，可发现蝶鞍扩大，前床突消失，鞍底变薄或破坏。②脑CT平扫可呈现为低密度(水肿或坏死)，也可出现高密度区(出血)，造影比较可显示肿瘤呈现周边性强化。CT扫描尚可明确蛛网膜下腔出血的扩散范围及是否向脑室内扩展，对垂体腺瘤出血的病程和时间可做出诊断。③脑血管造影适用于对有脑膜刺激征伴单眼麻痹体征者，需区别血管痉挛所引起的神经功能缺失，或鉴别颅内动脉瘤出血时，以及需要明确诊断时。④MRI检查在 T_1 和 T_2 加权图像上，可显示病灶内为高信号区。

5. 诊断与鉴别诊断 应详细病史和严格细致的体检，结合下列临床特征应考虑垂体卒中可能：①突然头痛并伴有呕吐和脑膜刺激征，特别是进行性头痛患者应当警惕；②突然出现视力障碍，体检发现存在眼肌运动障碍或视野缺损；③严重者可有垂体危象征象。

垂体卒中应与蛛网膜下腔出血、细菌性脑膜炎、脑出血、脑梗死、垂体转移性肿瘤、视交叉性卒中、球后视神经炎等疾病鉴别。

6. **垂体危象与卒中治疗**　一经发现有垂体危象或垂体卒中的临床征象，应诊断检查与抢救同时进行，争取时间快速缓解病情。

(1)激素替代治疗：应综合考虑临床发病的轻重缓急、诱发因素、应激程度确定给药剂量，一般每6h静脉氢化可的松100mg。情况危急者，可用50%葡萄糖溶液60ml，加琥珀酰氢考100mg缓慢静脉滴注。继后第2～3天，根据病情和机体对激素的反应，减量为200～100mg。1周左右，可视病情稳定情况逐渐减量，视病情缓解可改为口服氢化可的松40mg或泼尼松10mg，分2次给药维持。危象期过后，应予适量靶腺激素长期替代治疗。包括肾上腺皮质激素生理维持剂量。对于合并甲状腺功能减退者，补充甲状腺激素，应从小剂量开始，递增至需要的维持或替代剂量。

(2)快速纠正低血糖：立刻静脉给予50%葡萄糖溶液40～100ml，继后以10%葡萄糖溶液500～1 000ml维持，治疗和防止低血糖。

(3)纠正水、电解质紊乱和酸碱失衡：多数患者存在水电解质紊乱，尤其有低钠、水中毒者，应给予及时处理。及时纠正容量不足等因素。

(4)诱因治疗：休克者应及时选择血管活性药物治疗；对感染者应清除感染病灶和积极有效的抗感染治疗；低体温者应予保暖；有精神障碍者必要时给予抗精神药物或镇静治疗。慎用或禁用可能诱导危象的镇静、镇痛、麻醉类药物等。低钠患者，除皮质激素外，需静脉补充钠盐。

(5)原发垂体疾病治疗：包括内科药物缓解和外科手术干预治疗，如水肿者给予降颅压治疗；出血患者给予止血药物；遇严重颅压增高、视力减退、昏迷、病情进行性恶化者，应手术干预减压和原发病的外科手术治疗或放射治疗等。

二、甲状腺功能亢进危象

甲状腺功能亢进危象(thyroid storm，简称：甲状腺危象)，指未得到及时和充分的治疗的甲状腺功能亢进患者，因应激或多种诱因引起甲状腺激素分泌异常增多，导致甲状腺功能亢进症病情突然加剧，机体出现严重的代谢亢进并衰竭的急性状态，称为甲状腺危象。甲状腺危象是甲状腺功能亢进少有的严重并发症，可危及生命。早期诊断与及时干预治疗对降低病死率至关重要。

(一)流行病学

甲状腺患者发生危象者占1‰～2‰。多见于20－60岁中年患者，甲状腺危象在女性的发生率是男性的3～5倍。总体病死率在10%～20%。尽管发病人数较少，但抢救不及时者的病死率可高达75%。

(二)诱因与发病机制

甲状腺危象的发病机制较复杂，尚未完全阐明。目前的几种观点认为：

1. 血循环中总甲状腺激素或游离甲状腺激素的浓度突然增加。多数患者存在诱发甲状腺激素增加的原因，包括：①感染；②应激刺激，包括精神紧张、劳累、高温、饥饿、疾病过程(心绞痛、心力衰竭、脑血管意外等)、分娩与妊娠等；③甲状腺功能亢进症手术前未得到控制；④手术挤压、放射治疗损伤；⑤不适当停用碘剂药物，碘剂对甲状腺合成的抑制消失；⑥不合适的停用治疗甲状腺功能亢进症药物等，均可使单位时间内大量甲状腺激素(thyroid hormone)突然释放入血，导致甲状腺功能亢进症原有的症状急速加重。但并非所有甲状腺危象患者的T_3、T_4均增高才发生危象，部分大量口服甲状腺干粉剂患者也并未出现危象。

2. 甲状腺功能亢进症患者的糖皮质激素代谢加速，肾上腺皮质潜在的储备功能不足，应激状态下导致肾上腺皮质功能衰竭。

3. 应激状态下，交感神经及肾上腺髓质活力增加，循环中儿茶酚胺浓度升高。同时，循环中甲状腺激素和儿茶酚胺有协同作用，使机体代谢率显著增强。

4. 机体对甲状腺激素的耐力降低。因一些甲状腺危象患者表现血清甲状腺激素浓度并无明显增加。

(三)临床表现

1. **高热**　体温可急骤升高，在39℃以上，大汗淋漓，皮肤潮红。严重者皮肤苍白或脱水。

2. **心血管系统**　由于心脏对甲状腺的敏感性相关，可表现心律失常，常见心动过速(140～160/min以上)、心房纤颤、心房扑动；脉压增大；心力衰竭，甚至发生肺水肿。严重者血压下降，休克。

3. **中枢神经系统**　如烦躁、焦虑、谵妄、嗜睡、精神异常，甚至昏迷。检查可有震颤。

4. **消化系统**　如食欲极差、恶心、呕吐频繁、腹痛、腹泻。

5. 其他　病后体重锐减,肝可增大,肝细胞功能衰竭,出现黄疸者预示预后不良。多数患者表现为弥漫性甲状腺增大。

少数患者的临床症状和体征很不典型,突出的特点是表情淡漠、嗜睡、反射降低、低热、乏力、心率慢、脉压小及恶病质,甚至昏迷。为"淡漠型"甲状腺危象,较为罕见。

(四)实验室检查

甲状腺危象缺少特异性的诊断指标。危象发生者的甲状腺测定功能与一般甲状腺差异并不显著,易造成误诊。

1. 血清总三碘甲状腺原氨酸(3,5,3'-triiodothyronine,TT_3)/总四碘甲状腺原氨素(3,5,3'5'tetrodothyronine,TT_4),反T_3(reveseT$_3$)水平增高。其中,血清游离T_3、T_4升高的速度比浓度更重要。促甲状腺激素(thyroid stimulating hormone,TSH)水平降低。极少数患者存在的非甲状腺疾病可使T_4和T_3水平降低。

2. 严重胃肠功能紊乱者(呕吐)可合并电解质紊乱。血清钙可升高。肝功能异常常见,包括转氨酶升高、高胆红素血症和肝大。碱性磷酸酶水平也升高。

3. B超检查协助甲状腺检查。

(五)诊断

甲状腺危象的诊断主要依靠既往史及临床表现,尚无统一的诊断标准。因其临床表现为多系统性,应综合判断。根据既往甲状腺功能亢进病史,可能的诱发因素,典型临床症状和体征诊断不难。但对于老年和淡漠型甲状腺功能亢进患者,因缺少高热、多汗、心率增快等典型症状极易误诊,应提高警惕,及时抽取血清学检查协助诊断。Burch及Wartofsky提出计分法诊断甲状腺危象(表19-1)。2008年日本甲状腺内分泌学会提出甲状腺危象的定性诊断标准:①中枢神经系统功能失调;②发热,体温超过38℃;③心率>130/min;④心力衰竭;⑤胃肠道功能失调。甲状腺危象诊断条件:出现第1项至少合并其他4项中任意1项;或除第1项外,其他项中至少符合3项以上。对临床高度疑似患者及有危象前兆者应按甲状腺危象来对待。

(六)鉴别诊断

应与甲状腺炎、高代谢综合征及肿瘤引起的内分泌紊乱疾病相鉴别。实验室检查可以协助相关诊断。

(七)治疗

甲状腺危象一旦确诊,应尽快争取时间治疗。治疗原则是积极纠正严重的甲状腺毒症,包括抑制甲状腺激素合成,抑制以合成甲状腺激素的释放,拮抗甲状腺激素在外周的作用,和防治基础疾病和诱发因素。重症患者保护应给予机体脏器支持,并防治器官功能衰竭。

1. 抗甲状腺药物治疗

(1)抑制甲状腺激素合成类:确诊后尽快使用

表 19-1　甲状腺危象诊断量化表(Brch 及 Wartofsky 计分法)

体温调节功能失常[体温(℃)]	计分	心血管功能心率(/min)	计分
37.2~37.7	5	90~109	5
37.8~38.3	10	110~119	10
38.4~38.8	15	120~129	15
38.9~39.4	20	130~139	20
39.5~39.9	25	≥140	25
≥40	30		
胃肠功能障碍	计分	循环系统表现	计分
无	0	心房纤颤	10
中度(腹泻、恶心、呕吐、腹痛)	10	充血性心率衰竭	
重度(黄疸)	20	轻度	5
中枢神经系统表现		中度	10
轻度(烦躁不安)	10	重度	20
中度(谵妄、神经症状、昏睡)	20	有诱发病史	10
重度(癫痫或昏迷)	30		

累计计分≥45分,高度甲状腺危象;25~44分,甲状腺危象前期;<25分,排除甲状腺危象

特异性大剂量的抗甲状腺药物。首选丙硫嘧啶(PTU),首剂 600mg;或甲巯咪唑(他巴唑)(MMI)60mg,随后 PTU200mg 或 MMI20mg 每 6～8 小时 1 次,口服后胃管内灌注。甲状腺功能正常后维持剂量 PTU50～100mg 或 MMI 5～10mg,每日 2 次。

(2)减少甲状腺素激素释放类

①碘剂:大剂量碘剂可迅速阻断甲状腺激素释放。常用口服复方碘溶液(Lugol 液),首剂每小时 30～60 滴,随后每 6～8 小时 5～10 滴。或碘化钠 1.0g＋5％葡萄糖盐水 500ml 静脉滴注,每日 1～3g。病情缓解后减量,通常使用 7d。

②锂剂:对碘过敏者,可改用碳酸锂 0.5～1.5g/d,分 3 次口服。

2. 拮抗甲状腺激素对周围组织的反应

(1)β$_2$ 肾上腺素能阻滞药:主要通过抑制儿茶酚胺与组织中 β$_2$ 肾上腺素能受体之间的作用,减轻周围组织对儿茶酚胺作用,可迅速有效地控制甲状腺危象的病程进展。β 受体阻滞药同时对缓解兴奋、降低心率、解除痉挛、纠正精神行为异常、发抖、腹泻、发热和多汗有好处。适用于无心功能不全者。常用药物有:普萘洛尔,剂量需根据情况决定,危象时一般每 6 小时口服 40～80mg,或静脉缓慢滴注 2mg,能持续作用数小时,可重复使用。心率常在用药后数小时内下降,继而体温,精神症状,甚至心律失常也均可有明显改善。严重的甲状腺毒症患者可发展为高排出量的充血性心力衰竭,β-肾上腺素能阻滞药可进一步减少心排血量。但对有心脏储备不全,心脏传导阻滞,心房扑动,支气管哮喘等患者,应慎用或者禁用。而使用洋地黄制剂心力衰竭已被纠正,在密切观察下可以使用普萘洛尔。

(2)皮质激素:甲状腺危象时肾上腺皮质激素的需要量增加,对有高热或休克者应加用肾上腺皮质激素,肾上腺皮质激素还抑制 T$_4$ 转换为 T$_3$。此外,甲状腺功能亢进症患者糖皮质激素代谢加速,肾上腺存在潜在的储备功能不足,在应激情况下,继发代偿分泌更多的皮质激素,于是导致皮质功能衰竭。皮质激素的用量相当于氢化可的松 200～300mg/d。

(3)利舍平和胍乙啶:消耗组织内的儿茶酚胺,大量时有阻断作用,减轻甲状腺功能亢进症在周围组织的表现。常用剂量为每日 1～2mg/kg,分 3 次口服,24h 后显效。利舍平的剂量为 1～2mg,每

6～8 小时肌内注射 1 次。使用过程中需注意观察心率及血压变化。

(4)其他:包括血浆置换和透析疗法,均可迅速有效降低循环中甲状腺激素水平,减低全身反应。

3. 积极治疗原发病和诱发因素 有感染者给予有效抗生素治疗。引起危象的其他病因给予相应的处理。例如:抗感染、治疗外伤、纠正基础病变。因特殊情况,甲状腺功能亢进症患者不能实施甲状腺原发病提前控制,而必须实施手术时,应先使用大剂量抗甲状腺药物及 β 受体阻滞药,争取短期准备后再行手术。手术中应严密监测生命体征。

4. 一般支持和对症治疗

(1)全身支持治疗。保证足够热量摄入及体液,特别对脱水、腹泻、大汗淋漓患者,应评估失水、电解质紊乱状态,及时予以纠正。

(2)解热镇静。对高热患者实施物理降温,必要时实施人工冬眠治疗。使用退热药物应注意避免使用水杨酸制剂,因其可竞争性的与甲状腺素结合蛋白结合,而使游离 T$_3$、T$_4$ 水平升高,并可使代谢加快。烦躁应给予静脉注射地西泮。

(3)心力衰竭和心律失常的积极处理。伴随心力衰竭肺水肿患者给予利尿或洋地黄。

(4)其他对症治疗措施等。

三、急性肾上腺皮质功能不全

急性肾上腺皮质功能不全(acute adrenal insufficiency),指机体在遭受内、外环境的应激刺激时,由于体内肾上腺皮质激素绝对或相对供给不足而出现的肾上腺皮质功能急性衰竭所致症候群,又称肾上腺危象(adrenal crisis)。临床表现神志淡漠、委靡、烦躁、谵妄,甚至昏迷、休克。

(一)流行病学

肾上腺皮质功能减退在一般人群发生率为 1～4/100 000。重症患者原发或继发性(下丘脑-垂体)病变引起的绝对肾上腺皮质激素缺乏仅约占 2％。在美国,原发性肾上腺皮质功能不全患者中约 80％与自身免疫性疾病有关。根据基础疾病和严重程度的不同,重症患者中,RAI 的发生率达 2％～28％,该比率随着年龄、病种以及病情程度而变化:儿童感染性休克中 RAI 的发生率达 23％～52％;55 岁以上的术后患者中约 32.7％,而感染性休克患者中则高达 50％～70％。而脓毒症休克患者的RAI 发生率 25％～40％,合并肾上腺功能减退的患者其病死率可明显增加,病死率可高达 50％。而

感染等应激状态下出现的相对性的肾上腺皮质功能不全(RAI)非常普遍,发生率占 10%～50%。

(二)发病机制与病因

1. **发病机制**　肾上腺危象的主要发病机制是急性的肾上腺皮质激素分泌绝对或相对不足。因正常人体在应激时,皮质醇分泌量是基础分泌量的 5～10 倍,以适应机体应激反应的需要。但如果病理情况下,应激中不能释放和提供足够量的皮质激素时,就会出现急性肾上腺功能不全、减退,甚至危象的发生。这些病理情况常与存在原发或继发性、急性或慢性的肾上腺皮质功能减退密切相关。盐皮质激素会使肾小管、唾液腺、汗腺及胃肠道钠离子重吸收减少,同时丢失水分,并伴有 K^+、H^+ 潴留。这种分泌不足时,常会协同增加失 Na^+、失水及 K^+、H^+ 潴留。当糖皮质激素分泌不足时,由于糖原异生减少而易出现低血糖,由于糖皮质激素也有较弱的盐皮质激素的作用,亦能造成潴钠排钾。

重症患者发生肾上腺危象的主要机制可能与以下几点有关:①脓毒症和全身炎症反应综合征(SIRS)所引起的继发性肾上腺皮质功能减退。脓毒症期间,大量的细胞因子和炎性介质的释放导致 ACTH、CRH(促皮质醇释放激素)和皮质醇合成降低及释放减少。②有相当一部分重症患者的血浆皮质醇和 ACTH 浓度并不降低,甚至显著升高,实际存在"糖皮质激素抵抗"现象。其发生机制与全身性感染或创伤应激状态下,高浓度的促炎因子,如 IL-2、IL-4、IL-8 或 TNF-α 可以在不同类型的细胞中诱导皮质醇受体的表达,从而导致继发性皮质醇抵抗的发生。重症患者对激素的"抵抗现象"涉及信号传导的全部过程,包括:受体前水平皮质醇向炎症部位转运障碍和炎症部位 GCS 代谢障碍;受体水平皮质醇有受体数量减少,功能障碍和受体基因变异等影响。③尽管机体 GCS 浓度在炎症后增加,并有可能达到机体的最大代偿水平,但其增加程度仍落后于疾病的严重程度,同时这种高水平的代偿不能有效而持续地保持,即肾上腺的代偿能力不能随病情进展而增加。这种继发于严重疾病的非正常合成与分泌状态,并最终导致肾上腺皮质代偿不足或代偿耗竭者称为相对性皮质功能不全(relative adrenal insufficiency,RAI)。

2. **病因**

(1)原发性肾上腺皮质功能减退,或称 Addison's 病。40%～70% 的患者能提供相关原发病史。病因包括:①肾上腺皮质自身免疫性疾病,占

70%～80%。在美国,约 70% 艾迪生病是特发性肾上腺皮质萎缩,大概是自身免疫过程所致。与本病有关的病史可有甲状旁腺功能减退、甲状腺功能减退症或甲状腺功能亢进症、糖尿病、恶性贫血、慢性肝炎、重症肌无力、类风湿关节炎、干燥综合征、白癜风与斑秃等。②肾上腺结核、炎症。③肿瘤,尸检发现 27%～40% 为恶性转移肿瘤,原发肾上腺肿瘤较少。④真菌感染。⑤先天性肾上腺皮质增生。⑥急性肾上腺皮质出血、坏死血栓形成,可因局部感染,或全身性感染致肾上腺静脉细菌性血栓形成、全身出血性疾病、出血热、严重烧伤和 DIC 等引起。⑦淀粉样变。⑧药物类:与阻止了类固醇合成,或导致皮质功能减退有关,包括:酮康唑、甲地孕酮(剂量>160mg/d)、甲羟孕酮、氨鲁米特(氨苯哌酮)、米托坦(邻氯苯对氯苯二氯乙烷)、美替拉酮(甲吡酮)、依托咪酯和大剂量的氟康唑(剂量≥400mg)。原发性肾上腺功能减退,因肾上腺产生肾上腺素、醛固酮,或同时 2 种激素障碍,HPA 轴功能存在,因此,原发性常以低皮质醇为特征,血清 ACTH 升高。而高 ACTH 分泌增多又造成其他类同化学结构的激素分泌增多,例如黑色素刺激激素,致使皮肤黏膜的高色素沉着。同时,患者易出现直立性低血压、低血钠、高血钾、代谢性酸中毒等。

(2)继发性肾上腺功能减退常见病因有:①下丘脑,和(或)垂体病变,例如肿瘤、颅内感染、创伤、手术切除、放射治疗等;②长期大量肾上腺皮质激素治疗,垂体肾上腺皮质受重度反馈抑制或呈萎缩,功能处于低下状态;③应激导致的下丘脑-垂体-肾上腺皮质继发损伤,激素分泌相对不足。继发性者的特征为皮质醇分泌低下,血浆 ACTH 浓度正常或降低。糖皮质激素不足和低 ACTH 浓度可导致低血压、低钠,而血清钾和氢离子浓度正常。无色素沉着症,醛固酮和性腺激素均正常。

3. **诱发因素**　在上述肾上腺绝对和相对功能不全的基础上,常由应激原,如感冒、过劳、大汗、创伤、手术、分娩、呕吐、腹泻、变态反应或骤停皮质素类治疗诱发加重,特别是严重感染、中毒、休克、创伤、手术和麻醉等应激期间,出现肾上腺皮质激素水平的绝对或相对供给不足而导致本症。

(三)临床表现

肾上腺危象发生时的临床表现主要由糖皮质激素和盐皮质激素缺乏所引起的相关表现以及基础疾病本身的表现。

1. **肾上腺皮质激素缺乏症候群**　原发性和继

发性肾上腺皮质功能危象两者的临床表现多呈非特异性，不典型性，进展的缓慢性而隐袭，常难及时发现和做出诊断。急性肾上腺皮质醇减退的临床表现包括：①胃肠系统。厌食、恶心、呕吐、胃肠紊乱（腹泻）和腹痛。②脱水、少尿、高热或低体温。③神经系统。神志淡漠、委靡或躁动不安、谵妄，甚至昏迷。④循环系统。低血压；严重者出现顽固性休克，导致多器官功能障碍或衰竭（MODS/MOF），病死率增加。⑤其他非特异性症状。无力、关节痛、眩晕、精神差等。⑥实验室检查。糖皮质激素不足易发生低血糖；盐皮质激素、抗利尿激素不足可使尿中钠和水排泄增多，发生低钠血症；器官功能障碍或衰竭等相应指标升高。血和尿中游离皮质醇绝对或相对降低。其他，因肾上腺皮质功能衰竭者抵抗力下降，易出现感染，并在感染、外伤、手术、麻醉等应激病史，从而诱发急性肾上腺皮质功能危象的发生。

2. 基础疾病表现　常作为诱发危象发生的诱因出现，例如急性肾上腺出血、肾上腺静脉血栓形成症状酷似外科急腹症；继发垂体肿瘤患者出现视神经异常、头痛等。

ICU 内的危重患者常因了解病史困难，病情危重，干扰因素较多，增加了识别与诊断的难度，对出现下列临床症状与体征者应提高肾上腺皮质功能减退及危象的诊断意识：①既往有糖皮质激素治疗史，或有类似"库兴"特征者；②低血压伴有慢性消瘦和软弱者；③有无法解释的低血压或容量消耗伴发热、脱水、食欲缺乏、恶心、呕吐、腹痛和腹泻等消化系症状，以及淡漠、委靡、嗜睡或烦躁不安、神情恍惚等精神神经系症状者，特别是有结核、肿瘤、AIDS、多种内分泌缺陷疾病、白癜风等病史者，应警惕可能使用引起肾上腺皮质功能不全的药物；④高血钾、低血钠，特别存在有肾功能障碍者；⑤低血压伴有低血糖或嗜酸粒细胞增多；⑥低血压伴有皮肤色素沉着，或女性患者伴有腋、阴毛稀疏者；⑦已处于休克，经积极体液复苏和血管活性药物抗休克，疗效反应较差者。

（四）诊断与监测

根据病史、症状和体征以及相应辅助检查做出临床诊断。但肾上腺危象的临床取决于 HPA 轴缺少和诱发因素的严重性。对于不典型患者，尤其是起病急，合并多种基础疾病者应详细询问病史，仔细的体格检查，分析和判断，以免延误治疗时机。

1. 常规实验室检查监测

（1）血常规检查：与感染相关的白细胞总数升高，淋巴细胞及嗜酸粒细胞偏高。与脱水相关的血液浓缩现象。

（2）血生化检查：电解质紊乱是该病的辅助诊断部分。低钾血症或高钾血症、低血钠、低血糖、血尿素氮轻度增高，轻度酸中毒以及血皮质醇总量降低等。

（3）心电图检查：低电压和 T 波低平或倒置，Q-T 时间可延长。

2. 肾上腺皮质激素及其代谢产物筛选与监测

（1）血清皮质醇水平测定：正常范围在 138～662nmol/L（5～24μg/dl）。结果判定：非应激状态下基础皮质醇＜82.8nmol/L（3μg/dl）；应激状态下，随机血清皮质醇＜690nmol/L（25μg/dl），提示存在肾上腺皮质功能不全可能。

（2）血清 ACTH 基础值测定：帮助做原发与继发性肾上腺功能减退鉴别诊断。结果判定：原发性肾上腺皮质功能危象者明显增高，多超过 55pmol/L（250pg/ml），常介于 88～440pmol/L（400～200pg/ml）（正常值 1.1～11pmol/L 即 5～50pg/ml），而继发性肾上腺皮质功能危象者血浆 ACTH 浓度极低。

（3）血清肾素及醛固酮水平或尿皮质醇水平：继发性者分泌不受影响，原发性降低。

（4）ACTH（兴奋）刺激试验：对可疑肾上腺皮质功能不全者，可采用 ACTH 刺激试验，其刺激后增加的差值，反应肾上腺皮质的储备功能，用于发现轻型慢性肾上腺皮质功能危象症患者，并帮助对原发性与继发性慢性肾上腺皮质功能减退鉴别。试验快捷，简单易于操作，不受干扰，可信度较好，不良反应较少。方法：①普通剂量（又称高剂量，HD-ACTH）（兴奋）刺激试验，静脉给予促肾上腺皮质激素（ACTH）250μg，分别抽取注射前，注射后 30min，60min 的血样，检测皮质醇浓度。②低剂量（兴奋）刺激试验（LD-ACTH），用于处于应激或疾病状态下的衰弱或有相关肾上腺皮质功能不全症状的患者。即将 ACTH 250μg 稀释到 250ml 盐水内，抽取 1μg/ml 静脉注射。同样测定试验前 60min 血浆皮质醇浓度。有研究认为，LD-ACTH 较常规剂量兴奋试验更敏感（69% vs 42%）。试验结果判定原则：原发性肾上腺功能减退者对刺激试验无反应或反应轻微；继发性刺激试验后皮质醇反应性升高，但达不到正常水平。其中，对试验剂量反应正常不能排除肾上腺功能减退，因急性发作患者肾上腺皮质对 ACTH 分泌减低后的重新调节可继续 3 周的时间,ACTH 抵抗者可以是正常反应。并且,试验是直接刺激肾上腺腺体,绕过下丘脑和垂体,如果这些腺体存在障碍的患者可能会出现试验失误。由于危重时期的病理生理的复杂性,患者的应激程度不同,影响因素较多,现有对危重患者的临床研究结果差距较大,围绕现有的诊断阈值争议较大,至今尚没有得到满意的或认同的肾上腺皮质功能衰竭血清学诊断标准。多数学者认为,随机血清皮质醇浓度<412nmol/L(15μg/dl)可直接确立诊断;>662nmol/L(24μg/dl)诊断的可能性较小;对 412~662nmol/L(15~24μg/dl)的患者,建议实施 ACTH 刺激试验,若刺激试验的反应<248.4nmol/L(9μg/dl),提示肾上腺功能衰竭,而>248.4nmol/L(9μg/dl)可排除。血肾素及醛固酮:皮质醇激素缺乏与醛固酮减少相关联。

3. 其他　腹部 X 线片、B 超、CT 扫描检查等均可帮助原发病的定位与定性诊断。

(五)肾上腺危象的治疗

急性肾上腺功能减退或危象一经拟诊须紧急治疗,不必等待化验结果回报,以免贻误救治时机。脓毒症休克患者 24~48h 应用肾上腺皮质激素,越早越有益。

1. 补充糖皮质激素　迅速补充足量皮质激素是治疗危象的关键措施之一。氢化可的松、甲泼尼龙和地塞米松三者在危重患者治疗结果缺少对比性研究。首选具有糖皮质和盐皮质激素的活性的氢化可的松。剂量视病情轻重和治疗反应而定。推荐剂量:氢化可的松 200~300mg/d。分次 3~4 次给药:每 6 小时 50mg,或每 8 小时 100mg;或首剂 50~100mg/30min,随后 10mg/h 持续输注。氢化可的松应当与盐水、葡萄糖溶液同时给予。病情稳定后减量,一般为氢化可的松 20~40mg,或泼尼松 5~10mg/d。但应注意病情反跳。

2. 补充盐皮质激素　选用具备水盐调节作用的琥珀酸钠氢化可的松或醋酸可的松,或者有低血钠症,可增加氟氢可的松 0.5~2mg/d。可在病情好转并能进食时改服 9α-氟氢可的松 0.05~0.2mg/d。严重慢性肾上腺皮质功能低减或双肾上腺全切除后的患者需长期服维持量。应用盐皮质激素期间要注意有无水肿、高血压和高血钠等潴钠、潴水药物过量的不良反应。

3. 纠正脱水和电解质紊乱　在严重肾上腺危象时,脱水很少超过总体液的 10%,估计液体量的

补充正常体重的 6%左右,如体重 70kg,应补充液体量约 4 000ml。补液量尚需根据个体的脱水程度、年龄和心脏情况而定。由于肾上腺皮质功能减退的患者,肾排泄水负荷的能力减退,因此,液体输入的总量和速度均需掌握,不能过量和过速,以防诱发肺水肿。及时纠正高钾血症,低钾血症、低血糖和酸中毒等。

4. 病因与并发症处理　①抗休克治疗。②应积极寻找诱发因素予以积极处理,如合并感染时应选用有效、适量的抗生素,及时引流、扩创清除感染灶。积极处理其他诱因;停止和禁用可能诱发本病的用药。③针对原发病的治疗,激素替代治疗等。

四、尿崩症

尿崩症(diabetes insipidus,DI)是由于下丘脑-垂体功能低下,血管加压素(vasopressin,VP)又称抗利尿激素(antidiuretic hormone,ADH)分泌不足(又称中枢性尿崩症);或肾对血管加压素反应缺陷(又称肾性尿崩症)而引起的一组症候群,主要表现为多尿、烦渴/低比重尿和低渗尿。

(一)流行病学

北京协和医院 1956—2000 年提资料显示,原因不明的特发性 DI 发病占 52%,鞍区肿瘤者占 28%,其次是外伤、手术和颅内感染。发病年龄儿童高峰 8—12 岁,成年人 25—35 岁,男女比例 2:1。有报道,垂体肿瘤术后患者 DI 的发生率为 70%。颅脑损伤后患者的 DI 发生率约为 2.9%。外伤导致视交叉损伤患者的 37%出现尿崩,外伤后视交叉综合征 16% 出现永久性尿崩。垂体柄损伤>85%出现暂时性尿崩,如果损伤大于 95%则易出现永久性尿崩。

(二)病理生理

人体内水的摄入与排出存在着很大的变化,血浆渗透压和血浆的容量则生理波动范围很小。对机体水的平衡调节中,下丘脑及垂体分泌的 AVP 起着关键的作用。在肾、肾小球每天约能够滤过 180L 的水。其中,约 80%和 15%的水分别在肾的近曲小管和远曲小管被重吸收。因此,每天大约有 9L 的低渗尿到达肾的集合管。下丘脑和垂体产生的 AVP 通过与集合管的 AVP 受体结合,促进原尿的重吸收,从而使尿液浓缩,维持正常人每天排出的终尿量在 2~3L。

正常人通过尿液的浓缩、稀释以及饮水行为维持血浆渗透压的稳定。当细胞外液渗透压因某种

原因升高时,AVP 的分泌增加,使得肾排泄浓缩的高渗尿以保留游离水;同时渴感中枢受到刺激,饮水增多以稀释血液。当细胞外液渗透压因某种原因降低时,渴感中枢受抑,饮水减少或停止饮水;同时 AVP 的分泌减少,使得肾排泄稀释的低渗尿。完成这种机体水盐代谢的稳定环境,需要机体有正常的 AVP 储备,肾对 AVP 的反应正常,正常下丘脑渴感中枢功能。当 AVP 分泌不足时,大量游离水经肾排出可使血浆渗透压升高,刺激口渴中枢,出现烦渴症状,进而导致多饮。

(三)病因及发病机制

1. 中枢性尿崩症 发病约占本病的 90%。病因可分为先天性和获得性。前者有家族性中枢性尿崩症、家族性垂体功能减退症,或先天性巨细胞病毒感染引起的尿崩症。获得性主要由下丘脑-垂体病变,例如:创伤、手术、肿瘤、缺血、感染(细菌、结核、病毒、真菌、原虫、寄生虫)、肉芽肿性病变、结节病、自身免疫等引起的尿崩症。以垂体前叶和垂体柄损伤最多见。很多中枢性尿崩症虽经详细检查仍不能明确病因,称为特发性尿崩症(idiopathic diabetes insipidus),可能与视上核和室旁核的某种退行性病变有关。下丘脑-神经垂体系统损伤,如脑动脉硬化引起缺血、出血、手术和外伤等也是重症中枢性尿崩症常见的病因。此外,某些毒物(如河豚毒素、蛇毒等)也可损害下丘脑-神经垂体系统而产生中枢性尿崩症。上述原因均可使下丘脑功能失常和抗利尿激素合成或分泌减少,或激素转运障碍。中枢性尿崩症患者因 AVP 释放不足,远曲小管和集合管对水的通透性降低,远曲小管和集合管处的低渗小管液不能被有效地重吸收,致使大量游离水从终尿中排出,尿渗透压持续地低于血浆渗透压,从而形成低渗尿。本症患者即使在强烈的渗透性刺激(如禁水时)下肾仍排出大量低渗尿。患者的尿量和尿渗透压存在一定的关系,尿渗透压越低则尿量越多。

2. 肾性尿崩症 为肾对 AVP 的敏感性下降所致的多尿现象,又称抗利尿激素不敏感综合征,约占 10%。肾性尿崩症有家族性和获得性 2 类。家族性肾性尿崩症少见,可见于肾小管遗传性缺陷,对血管加压素不能反应,导致多尿。获得性(继发性)肾性尿崩症较多见,发病与小管间质性肾病、电解质紊乱、药物和妊娠有关。获得性肾性尿崩症的不同发病机制如下。

(1)小管间质性肾病是最常见的发病原因。炎

症或毒素导致的肾小管损害,使 AVP 的作用减弱而产生尿崩症。

(2)低钾和高钙。低钾可通过某种机制增加肾 PGE2 的产生,而 PGE2 具有拮抗 AVP 对集合管的作用;低钾还可使肾内髓间质的 NaCl 浓度降低,降低肾内髓间质的高渗状态。Ca^{2+} 可抑制 AVP 对腺苷酸环化酶的激活作用,从而拮抗 AVP 对集合管的效应;高钙还可通过某种机制使肾内髓间质的溶质浓度降低来降低肾髓内间质的高渗状态,从而引起肾性尿崩症。

(3)有报道感染性休克、心肺复苏后可引起尿崩症,推测其发病机制可能与感染性休克引起 SIRS、MODS 有关。感染和低血容量致肾小管上皮细胞功能障碍,对 ADH 失去反应,肾小球功能正常,患者血肌酐、尿素氮维持在正常范围,而尿浓缩稀释功能障碍从而出现多尿。其他特殊情况见于脊髓损伤中有尿崩症的发生,妊娠时 AVP 分解增加,与妊娠妇女肾对 AVP 的反应降低。

(四)临床表现

1. 中枢性尿崩症者主要有 2 方面临床表现,一方面因 AVP 不足引起的多尿、多饮、烦渴,甚至严重者可出现高张综合征表现;另一方面则是与病因有关的原发病临床症状和体征,例如,颅内肿瘤者可有头痛、呕吐,甚至意识障碍等。下丘脑-神经垂体系统损伤(外伤或手术)者的尿崩症可有 3 种表现形式,即一过性、长时间和永久性多尿表现。一过性尿崩症状出现很快,多在颅脑手术后当日出现的多尿、尿崩,占 50%～60%,多数患者数日内可自行缓解。根据出现的时间不同分为急性尿崩症和迟发性尿崩症。根据症状出现的时间分为一过性和持久性尿崩症。一些患者具有上述多种临床表现,即损伤后 4～5d,持续以尿量增多和尿渗透压降低为主;继后损伤后 5～7d,患者尿量突然下降而尿渗透压升高;随后出现低渗性多尿,持续数周或成为永久性尿崩症。后者的发生率占 2%～10%。一般,第 1 阶段与损伤引起神经性休克使 AVP 停止释放或释放出无生物活性的 AVP 有关;中间与 AVP 从受损变性的神经元漏出有关,此时给予患者水负荷或输注低渗盐水并不能增加尿量和尿渗透压,如切除神经垂体与相关的下丘脑核团则无此症状。

2. 肾性尿崩症患者的临床表现与中枢性尿崩症极为相似,烦渴、多饮、多尿为最主要的症状。家族性肾性尿崩症的症状较获得性肾性尿崩症为重,

常有显著的低渗性多尿。如饮水受限,患者可出现严重的高张综合征。夜尿增多,但夜间症状较白天为轻。获得性肾性尿崩症者除上述症状外,还有原发肾疾病的表现。

(五)实验室检查

对于临床上出现烦渴、多饮、多尿者应做以下实验室的检查与监测。

1. 常规检查与监测

(1)尿比重和渗透压:两者的降低是尿崩症最特征性表现,尿比重多在 1.001~1.005;尿渗透压在 50~200mOsm/kg,低于血浆渗透压。

(2)尿电解质:尿钠、尿钾、尿钙浓度降低,但 24h 总量可正常。

(3)生化检查:血钠和血浆渗透压多正常或轻度升高。血肌酐和尿素氮多正常,但伴有严重高张综合征者可因肾小球滤过率降低而致血肌酐和尿素氮升高。

(4)内分泌检查:①血浆抗利尿激素(AVP)测定:对尿崩症的诊断和鉴别诊断具有重要意义。正常人血浆 AVP 基础值为 1~5ng/L,中枢性尿崩症者显著降低,肾性尿崩症者显著升高;②垂体及相应靶器官激素(甲状腺、肾上腺和性腺激素)测定,辅助垂体病变诊断。

2. 诊断性试验

(1)限水试验:限水后尿液仍不能充分浓缩,尿量无明显减少,尿比重在 1.010 内,尿渗透压和血浆渗透压之比仍<1 者为阳性。提示肾性尿崩症可能。

(2)限水加压素试验:完全性中枢性尿崩症患者在充分限水后,注射 5U 的 AVP 尿量明显减少,尿渗透压至少上升 50%;而肾性尿崩症患者在注射 5U 的 AVP 后尿渗透压和尿比重无升高。

(3)高渗盐水试验:正常人在滴注高渗盐水后,血浆 AVP 水平显著升高,肾对游离水的重吸收增加,尿量减少 70% 以上,同时尿比重和尿渗透压升高。尿崩症的患者因 AVP 不足或敏感性降低,故没有上述尿量骤降、尿比重和尿渗透压升高的反应。

3. 影像学检查　中枢性尿崩症者 MRI 对诊断意义较大。正常人神经垂体在 T_1 加权像上表现为高信号,为神经垂体的神经分泌颗粒中含有 AVP 的缘故。中枢性尿崩症患者因缺乏 AVP,故在 T_1 加权像上的高信号消失或减弱。但在少见的家族性中枢性尿崩症,神经垂体的高信号仍然存在。中枢性尿崩症在 MRI 上的另一特点是垂体柄增粗。引起中枢性尿崩症的原发疾病(如颅内占位性病变)在 MRI 上可得到显示。肾性尿崩症在 MRI 上无阳性发现。

(六)诊断

临床上,诊断尿崩症的标准有:①明确有影响下丘脑-垂体功能的原发病史或手术史;②患者出现烦渴、多饮、多尿,24h 尿量超过 4L 以上;③尿比重减低,常在 1.001~1.006;④尿渗透压多数低于 300mmol/L(正常为 600~800mmol/L)。根据病史、体征和诱因不同,再进一步进行中枢性或肾性尿崩症相应的病因学检查与诊断。

(七)鉴别诊断

1. 溶质性利尿疾病　溶质性利尿亦称渗透性利尿,系尿中溶质排泄增加引起的多尿现象,最常见的溶质性利尿性糖尿病。尿渗透压测定对鉴别肾性尿崩症低渗性多尿和溶质性利尿极为重要。也可以测定尿比重代替。一般来说,尿渗透压和尿比重有较好的相关性,随着尿渗透压的升高,尿比重也相应升高。如果尿渗透压与尿比重不吻合,应以尿渗透压为准。但应注意尿液中含有较多的蛋白质、糖尿对尿渗透压的影响。尿比重的测定结果受温度、器皿等因素的影响较大。

2. 颈髓损伤性尿崩症

(1)颈髓横断后,周围交感神经完全与中枢断离,外周肌肉、血管张力下降,血管阻力下降,有效循环血量减少,静脉回流减少,右心房压力降低等,动脉血压降低,引起抗利尿激素(antidiuretic hormone,ADH)分泌减少。

(2)低血压和低氧血症可导致垂体或下丘脑缺血缺氧,出现暂时性功能障碍,使精氨酸加压素产生、运输、分泌受阻。因此,颈髓损伤兼有中枢性和肾性尿崩症两者的因素。

3. 原发性烦渴症(primary polydipsia)　因渴感异常或精神异常引起过度饮水,产生大量稀释尿。原发性烦渴症的多尿属于水利尿现象,其尿液浓缩机制并无内在异常。有别于中枢性尿崩症、肾性尿崩症和妊娠期尿崩症的 AVP 系统功能障碍。

(八)治疗

中枢性尿崩症的治疗中,轻度尿崩症可不予以药物治疗,补充液体和纠正电解质紊乱即可;中度以上尿崩症患者,及时补液、补充电解质,避免高张或休克的发生,同时还需要激素替代或改善症状性用药治疗。

1. 激素替代治疗 激素替代治疗对中枢性尿崩症疗效较好,主要制剂有:①神经垂体素,5~10U 皮下注射,作用可维持 4~6h。②水剂抗利尿激素,5~10U 皮下注射,可 6~8h 重复给药。③油剂鞣酸抗利尿激素(垂体后叶粉),每毫升含 5U,1 次 0.3ml 肌内注射,作用时间较长(可维持 36~72h)。起始剂量宜小,从 1 次 0.1ml 开始,逐渐递增,避免过量。用药后应密切观察尿量,严防水中毒。上述 AVP 制剂皆有促进血管平滑肌和支气管平滑肌收缩的作用,可升高血压,合并高血压、冠心病和哮喘的患者应酌减剂量。④去氨加压素(DDAVP)(弥凝),为 AVP 的衍生物,其半衰期为 AVP 的 3 倍,抗利尿升压活性可达 3 000:1。成年人起始剂量为 1 次 $50\mu g$,2/d,最主要的不良反应是水中毒,因剂量偏大所致,可用呋塞米解除。

2. 非抗利尿激素类

(1)噻嗪类利尿药,主要用于治疗肾性尿崩症,治疗尿崩症的机制尚未完全阐明,推测与以下因素有关:①抑制磷酸二酯酶,使集合管细胞内 cAMP 水平升高,从而提高集合管对水的通透性;②增加 NaCl 的排泄,造成 Na^+ 的负平衡,导致血浆渗透压下降,从而减轻口渴感,减少饮水,使细胞外液容量降低,尿量遂减少。常用药为氢氯噻嗪,1 次 25mg,2~3/d,可使尿量减少 50%。如果期间同时限制钠的摄入,可增强疗效。应注意长期可引起低钾血症、高尿酸血症以及糖耐量减退。

(2)氯磺丙脲,为口服降糖类药物,其抗尿崩症的机制亦不清楚,可能与氯磺丙脲增强集合管细胞腺苷酸环化酶活性并抑制磷酸二酯酶,使细胞内 cAMP 水平升高,集合管对水的通透性增高有关。此外,氯磺丙脲可通过抑制 PGE2 的合成,降低 AVP 的拮抗作用,来发挥抗利尿作用。用法:200~300mg,每日 1 次。

(3)卡马西平,为抗惊厥药,该药可促进 AVP 分泌,还可增加肾对 AVP 的敏感性到达治疗。用法:1 次 0.1~0.2g,2~3/d,其疗效与剂量有关。该药与噻嗪类利尿剂、氯贝丁配伍应用可提高疗效,有严重心、肝、肾疾病患者慎用。

(4)氯贝丁酯,为降血脂药,对尿崩症也有效。该药通过促进 AVP 分泌而发挥作用,主要用于部分性中枢性尿崩症治疗。每次 0.5~0.75g,3/d。应注意胃肠道反应和损害肝。

单一用药常不能完全控制肾性尿崩症的症状,近年主张联合用药。常见的联合方案有:噻嗪类利尿药加螺内酯、噻嗪类利尿药加前列腺素合成抑制药、前列腺素合成抑制药加去氨加压素。联合用药可增加疗效,避免低血钾等不良反应。

第二节 严重内分泌紊乱的 ICU 管理

一、临床特点

除了存在内分泌紊乱特异性典型或不典型临床症状与体征外,应激与损伤会引起一系列相关的非特异性临床效应与特点。

1. 全身炎症反应与抗炎症损伤效应 机体在各种损伤应激过程中,通过神经-内分泌-体液调节和多种细胞因子释放引起机体感染性或非感染性的全身炎症反应(SIRS)。如果原发损伤因素过于强烈或持久,引起神经内分泌激素及炎性介质的大量释放与代偿性抗炎症反应(compensatory anti-inflammatory response symdrom,CARS),当发生炎症反应失控,机体免疫功能损害(免疫麻痹),易导致 MODS/MOF 的发生。

2. 心血管系统损伤 交感神经兴奋不仅引起心率和血管的高反应,强烈的交感神经兴奋可引起心室内膜下出血,还可以使心肌钙离子通道发生改变,使心肌不应期延长,易发生心律失常等。

3. 呼吸系统损伤 应激损伤期的神经内分泌调节可通过激素及细胞因子的血管活性作用,直接或间接影响肺血管的舒缩和气管、支气管平滑肌功能,并可诱导支气管痉挛和肺水肿的发生,影响氧输送和氧代谢。强烈而严重的神经内分泌刺激甚至直接会引发肺水肿的发生。

4. 消化系统损伤 应激性溃疡的发生率可达 80%。其主要的发病机制与神经体液的调节有关。其中,神经肽通过自主神经系统及下丘脑-垂体-肾上腺轴作用于靶器官胃肠,引起胃肠黏膜的改变,导致应激性溃疡的发生。此外,TRH、多巴胺、5-HT、儿茶酚胺、GH 等在溃疡发生中有重要作用。这些神经内分泌可导致肠黏膜屏障受损,引起胃肠运动异常,并易继发细菌移位和全身感染。

综上所述,严重内分泌紊乱患者的临床表现可能错综复杂,可有特异的典型或不典型内分泌紊乱临床症状和体征证据,但更多患者同时又表现出许多非特异性临床症状与体征,严重者直接以休克或昏迷形式出现,如不能早期、及时识别与诊断,将很快危及生命。因此,临床医师应对下列情况提高内分泌紊乱诊断的意识:①老年患者;②有慢性基础疾病患者,包括结核、肿瘤、结缔组织疾病,以及免疫系统疾病患者;③长期服用激素与免疫抑制药者;④不明原因的乏力、消瘦和发热患者;⑤查体发现不能解释的皮肤色素沉着、毛稀疏者;⑥不明原因,或难以解释的电解质紊乱者;⑦反复、不明原因的低血糖;⑧经常性晕厥,或低血压患者;⑨休克患者,经扩容、血管活性药物纠正,仍存在的顽固性循环衰竭患者。

二、诊断与监测原则

在重症临床中,多数内分泌异常或紊乱的患者以原发病加重或并发症的形式就诊,由于部分患者可因原发内分泌腺体病变进展隐袭,其相应靶器官功能障碍(分泌减退或亢进)的临床症状和体征表现不明显,常因发展到严重程度或遭受应激后诱发加重后才就诊。同时,可能会受病情的严重程度影响而掩盖原发病临床症状与体征。因此,详细询问相关病史,细致而全面体格检查均可帮助提醒临床医生去考虑诊断或需排除可能。

完整的内分泌疾病的诊断步骤应包括:内分泌功能的判定与诊断,病理诊断(定位及定性),和病因诊断3个方面。

1. 激素水平的测定

(1)血清激素水平测定:在临床疑似患者的内分泌紊乱后,首先应对相应的激素水平进行检测。尽管现代实验室技术的发展使血清激素水平测定的敏感度和特异度大幅度提高,从而使以前临床曾经广泛用于诊断的内分泌刺激与抑制试验大为减少,仍然强调应将激素水平测定结果与临床症状和体征相结合,综合性做出判断。正常人群激素水平为正态曲线,对于测定位于超出上、下的个体而言,应当结合临床症状,同时联合测定血清相应靶器官促激素水平和伴随分泌的激素水平,例如 TSH 与 T_4,LH 与睾酮,ACTH 与皮质醇,PTH 与血钙等。必要时可进一步考虑实施内分泌兴奋或抑制试验来协助判断。另外也需注意区分体液中游离型(多有生物活性)激素与结合型(多无生物活性)激素,才能正确的评价测定结果。

(2)激素相关代谢产物测定:是为帮助判断相应内分泌病变与激素之间的关系,包括血糖、尿糖与胰岛素水平,血钙与 PTH 水平等。

(3)激素调节功能测定:利用内分泌调节轴系正回馈和负反馈原理,给予相应刺激或抑制制剂(激素、促激素或激素生物合成药),测定血或尿中相关激素水平,藉以了解相应靶腺体内分泌的功能状况,如亢进或减退。①兴奋试验:用于检查腺体对促激素的反应,有助于明确内分泌减退状态。②抑制试验:用于检查回馈抑制功能,有助于检查因垂体或靶腺体过多激素分泌状态。在重症患者中应注意排除,如肾上腺皮质激素等激素类治疗药物的干扰与影响。

2. 内分泌病变定位与定性检查 影像学检查是帮助确定内分泌病变的主要手段。高解析度 CT 和 MRI 对脑垂体、肾上腺皮质或髓质腺体肿瘤有较好的优势。B超有益于甲状腺、胰腺、肾上腺、卵巢、睾丸,以及腹腔异位内分泌肿瘤的探查。放射性核素有助于甲状腺和肾上腺肿瘤定性参考诊断。

3. 病因与病理检查 包括细胞学、病理学等检查手段,为确定病变的性质,例如甲状腺针刺活检在确定慢性淋巴细胞性甲状腺炎(桥本病),甲状腺癌方面有一定价值。

(曹相原)

■ 参考文献

[1] Rolih CA, Ober KP. Pituitary apoplexy. Review, Endocrinol Metab Clin North Am, 1993, 22(2):291-302.

[2] Goldberg PA, Inzucchi SE. Critical issues in endocrinology; Clin Chest Med 2003, 24(4):583-606.

[3] Randeva HS, Schoebel J, et al. Classical pituitary apoplexy: clinical features, management and outcome; Clin Endocrinol(Oxf). 1999, 51(2):181-188.

[4] Levy, A. et al. Pituitary Disease: Presentation, Diagnosis, and Management. J Neurol Neurosur Psychiatry, 2004, 75:1147-1152.

[5] Randeva, H. et al. Classical pituitary apoplexy: clinical features, management, and outcome. Clinical Endocri-nology, 1999, 51:181-188.

[6] Semple, P. et al. Pituitary apoplexy. Neurosurgery, 2005, 56:65-73.

[7] 刘新民,齐今吾,杨晓凤,等. 内分泌疾病鉴别诊断与治疗学. 北京:人民军医出版社,2009.

[8] Iagaru A, McDougall IR. Treatment of Thyrotoxicosis. J Nucl Med, 2007, 48:379-389.

[9] 张　红,李乐之,廖二元. 甲状腺功能亢进症. 见:廖二元,超楚生,内分泌学(上册)[M]. 北京:人民卫生出版社,2001:664-693.

[10] Greenfield JR, Samaras K. Evaluation of pituitary function in the fatigued patient:a review of 59 cases. Eur J Endocrinol,2006,154:147-157.

[11] Bouachour G, Tirot P, Varache N, et al. Hemodynamic changes in acute adrenal insufficiency. Intensive Care Med,1994,20(2):138-141.

[12] Schein RMH, Sprung CL, Marcial E. Plasma cortisol levels in patients with septic shock. Crit Care Med, 1990, 18:259-263.

[13] Nehama Zuckerman-Levin, Dov Tiosano, et al. The Importance of Adrenocortical Glucocorticoids for Adrenomedullary and Physiological Response to Stress:A Study in Isolated Glucocorticoid Deficiency. J Clin Endocrinol Metab, 2001, 86: 5920-5924.

[14] Barquist E, Kirton O. Adrenal insufficiency in the surgical intensive care unit patient. J Trauma,1997,42:27-31.

[15] Bouachour G, Tirot P, Varache N, et al. Hemodynamic changes in acute adrenal insufficiency. Intensive Care Med,1994,20:138-141.

[16] Chrousos GP. Regulation and dysregulation of the hypothalamic-pituitary-adrenal axis: the corticotropin-releasing hormone perspective. Endocrinol Metab Clin North Am, 1992, 21:833-858.

[17] Park YJ, Park KS, Kim JH, et al. Reproducibility of the cortisol response to stimulation with the low dose (Imicrog)of ACTH. Clin Endocrinol (Oxf), 1999,51:153-158.

[18] Shenker Y, Skatrud JB. Adrenal insufficiency in critically ill patients. Am J Respir Crit Care Med, 2001, 163:1520-1523.

[19] Lamberts, SW, Bruining, HA, deJong, FH. Corticosteroid therapy in severe illness. N Engl J Med,1997,337:1285-1292.

[20] 黎沾良. 现代危重病学. 合肥:安徽科学技术出版社,1998.

第 20 章

中枢神经系统功能障碍

第一节 重症相关的中枢神经系统功能障碍

人体的中枢神经系统是由脑和脊髓组成的。其主要功能是传递、储存及加工信息,从而产生各种心理活动,控制人体的各种行为。在中枢神经系统内聚集有大量的神经细胞,当其受到病变的侵袭及外力的打击后,会导致神经细胞的坏死、凋亡、脱髓鞘及退行性变性等,从而引起相关的中枢神经系统功能障碍。本节主要从 ICU 常见的一些中枢神经系统疾病入手,探讨和分析与重症相关的中枢神经系统功能障碍。

一、脑血管意外

脑血管意外又名脑卒中,是一种突然起病的脑血液循环障碍性疾病,是指因各种诱因引起脑内动脉破裂、闭塞或狭窄,从而造成的急性脑血液循环障碍。临床上主要包括:脑出血、蛛网膜下腔出血、脑梗死等。

(一)脑出血

脑出血(intracerebral hemorrhage,ICH)是指原发性非外伤性脑实质内出血,也称自发性脑出血,占急性脑血管病的 20%～30%,急性期病死率为 30%～45%。在脑出血中大脑半球出血约占80%,脑干和小脑出血约占 20%,其中出血量较大的大脑半球出血及脑干出血在 ICU 中比较常见。

1. 病因及发病机制

(1)最常见的病因是高血压,其他病因有动脉瘤、血管畸形、凝血机制异常、淀粉样血管病、使用抗凝血药物或溶栓药物、大量饮酒、肿瘤等。

(2)脑内动脉壁较薄弱,长期的高血压可以使脑内细、小动脉发生玻璃样变及纤维素性坏死,血管壁弹性减弱,而当血压骤升时血管就容易破裂出

血。高血压脑出血好发于基底核区,这是因为供应此处的豆纹动脉从大脑中动脉呈直角发出,当受到较高压力时易致血管破裂。

2. 临床表现 年龄 50 岁以上,有高血压病史者易发生脑出血,多见于活动或情绪激动时突发起病,发病后症状在数分钟至数小时进行性发展,主要表现为头痛、呕吐、感觉异常、意识障碍、非对称性肢体功能障碍等,临床表现的轻重主要取决于出血量和出血部位。

(1)壳核出血:是最常见的出血部位,占50%～60%。特点是:出现病灶对侧肢体偏瘫、偏身感觉障碍,同向性偏盲,优势半球出血常出现失语。还可表现有双眼向病灶侧凝视,出血量大者引起即刻昏迷。

(2)丘脑出血:约占 24%,特点是:对侧偏瘫和偏身感觉障碍,偏身感觉障碍比壳核出血突出,对侧半身深、浅感觉同时减退、感觉过敏、或自发性疼痛;也可出现视野缺损、失语和对侧忽视。丘脑出血可出现精神障碍和丘脑性痴呆。

(3)脑干出血:约占脑出血的 10%,是神经系统急重症,大部分需在 ICU 进行监护及救治,其预后差,病死率高。绝大多数为脑桥出血,偶见中脑出血,延髓出血极少见。特点是:①脑桥出血量较大(>5ml)时,患者可能很快出现意识障碍、针尖样瞳孔、去皮质强直、呼吸障碍,并可伴有中枢性高热、大汗、应激性溃疡等,大多迅速死亡。出血量较少时,患者可意识清醒,可表现为一些典型的综合征,如闭锁综合征等。②中脑出血少见,轻症患者突然出现复视、眼睑下垂、一侧或双侧瞳孔扩大、水平或垂直眼震、同侧肢体共济失调等,严重者很快出现

意识障碍、去大脑强直。

(4)小脑出血:约占 10%,特点是:少量出血时患者突发眩晕、呕吐、肢体共济失调、眼震,患者无偏瘫。大量出血时,患者可出现昏迷、针尖样瞳孔和去皮质强直状态。

(5)脑叶出血:占 5%～10%,一般以顶叶最多见,其次是颞叶、枕叶及额叶。特点是:顶叶出血时偏瘫较轻,而偏侧感觉障碍显著;对侧下象限盲;优势半球出血时可出现混合性失语。颞叶出血时表现为对侧中枢性面舌瘫及上肢为主的瘫痪;对侧上象限盲;优势半球出血时可出现感觉性失语或混合性失语;可有颞叶癫痫、幻嗅、幻视等。枕叶出血表现为对侧同向性偏盲,并有黄斑回避现象,可有一过性黑矇和视物变形,多无肢体瘫痪。额叶出血可有前额痛、呕吐、痫性发作较多见;对侧偏瘫、共同偏视、精神障碍;优势半球出血时可出现运动性失语。

(6)脑室出血:占 3%～5%,分原发性和继发性脑室出血。特点是:出血量少时仅表现头痛、呕吐、脑膜刺激征阳性、无局限性神经体征。出血量大时,患者迅速进入昏迷或昏迷逐渐加深,双侧瞳孔针尖样改变,四肢肌张力增高,病理反射阳性,早期出现去皮质强直,脑膜刺激征阳性,常出现丘脑下部受损的症状和体征,预后差。

3. 辅助检查 头颅 CT 是确诊脑出血的首选检查。早期脑出血在 CT 上表现为圆形或椭圆形的高密度影,边界清楚。头颅 MRI 对血管畸形、肿瘤的诊断要优于 CT。脑血管造影不作为脑出血的常规检查,但有利于判断出血脑血管的位置、形态及分布等。脑出血破入脑室或蛛网膜下腔时,腰椎穿刺可见血性脑脊液,但当有脑疝形成或小脑出血时,禁忌腰椎穿刺检查。

4. 诊断 年龄 50 岁以上多见,有高血压病史,起病急骤,出现头痛、恶心、呕吐等颅内压升高的表现,有偏瘫、失语、脑膜刺激征阳性,可伴有意识障碍。头颅 CT 检查有助于明确诊断。

5. 鉴别诊断 脑出血可与脑梗死、脑栓塞、外伤性颅内血肿、中毒、低血糖、肝性昏迷、尿毒症等相鉴别。

6. 治疗 患者脑出血量不多,神经功能损害相对较轻,或患者一般情况较差不能耐受手术的,可选择内科非手术治疗。内科治疗的原则:脱水降颅压,减轻脑水肿;调控血压,防止继续出血;减轻血肿造成的继发性损害;促进神经功能恢复;防治

并发症。而对于高血压脑出血的外科手术治疗的最终目的是清除血肿,减轻脑组织受压,尽量保证患者的神经功能,减少或防止相应并发症。

(1)一般治疗。卧床休息,保持呼吸道通畅,吸氧,预防感染,营养支持,对症治疗等。

(2)调控血压。血压过高时,容易增加再出血、增加颅内压的危险性,应根据血压、颅内压、年龄、出血原因、发病时间等情况及时控制血压。脑出血患者不要急于降压,应先进行脱水、降颅压治疗后,再根据血压情况控制血压。

(3)脱水降颅压。减轻脑水肿:应用甘露醇、呋塞米(速尿)、人血白蛋白和甘油果糖等脱水,剂量根据出血量、出血部位和颅内压情况而定,监测肾功能、保持出入量和电解质平衡。

(4)亚低温治疗。ICU 可通过冰帽、冰毯、物理降温的方法达到理想的治疗体温。

(5)外科手术治疗。①适应证:目前认为,患者如无意识障碍则多不需手术;有明显意识障碍、脑疝尚不明显时,外科治疗优于内科;深昏迷患者、双瞳孔扩大、生命体征趋于衰竭者,内、外科治疗均不理想。大脑出血量>30ml,小脑出血量>10ml 者需手术治疗;还可根据患者出血后意识障碍情况分为 Ⅰ～Ⅴ 级,Ⅰ 级一般不需手术,Ⅴ 级病情处于晚期也无法手术,Ⅱ～Ⅳ 级需要手术治疗,Ⅱ 级患者若一般情况可,也可首选内科非手术治疗,根据病情变化再决定是否手术,Ⅳ 级患者若短时间内出血量大,进展快,脑疝形成时间长,则无法手术;另外,位置表浅的出血一般多可手术,而较为深部的出血如脑干出血可非手术治疗。②常用的手术方式:开颅清除血肿、穿刺抽吸血肿、脑室穿刺引流血肿等。

(二)蛛网膜下腔出血

蛛网膜下腔出血(subarachnoid hemorrhage, SAH)是指脑底部或脑表面血管破裂后,血液流入蛛网膜下腔引起相应临床症状的一种脑卒中,又称为原发性蛛网膜下腔出血。继发性蛛网膜下腔出血是指脑实质内出血、脑室出血、硬膜外或硬膜下血管破裂血液流入蛛网膜下腔。SAH 是导致重症的常见原因之一,其致残率及致死率很高,在 ICU 病房也是较常见的脑血管疾病之一。每年发病率为 10～15/10 万人,随着年龄增长,发病率也增高。

1. 病因及发病机制

(1)蛛网膜下腔出血的最常见原因是脑动脉瘤破裂引起,颅脑损伤、脑血管畸形、脑底异常血管网

病、颅内肿瘤出血、抗凝血治疗并发症等也能导致 SAH。另外,部分患者出血原因不明,如:原发性中脑周围出血。

(2)引起蛛网膜下腔出血的危险因素包括高血压、吸烟、过量饮酒、口服避孕药、动脉粥样硬化、既往动脉瘤破裂史,有 SAH 家族史的也是高危人群。

2.临床表现　蛛网膜下腔出血的临床表现取决于出血量、积血部位、脑脊液循环受损程度等。突发性的剧烈头痛是 SAH 的最主要症状,疼痛难以忍受,呈持续性进行性加重,多伴有恶心、呕吐,可引起意识障碍。脑动脉瘤破裂时患者可突发昏迷,昏迷持续时间取决于出血量。约 10%脑动脉瘤破裂出血者可有癫痫发作。

发病数小时后可见脑膜刺激征,部分患者可出现偏瘫、失语、脑神经麻痹、感觉缺失、记忆力丧失和感觉障碍等,随后出现脑水肿,导致进展性的占位效应,有时需要外科处理。部分患者,特别是老年患者头痛、脑膜刺激征等临床表现常不典型,精神症状可较明显。

本病常见的并发症为再出血、脑血管痉挛、脑积水等。发病 48h 内再出血风险最大,入院时昏迷、高龄、女性及收缩压超过 170mmHg 的患者再出血的风险较大。脑血管痉挛一般发生在 SAH 后 3~5d。脑积水多发生在出血后 1 周内。

3.辅助检查　头颅 CT 是诊断 SAH 的首选方法。脑血管造影(DSA)是确诊 SAH 病因,特别是脑动脉瘤的最有价值的检查方法。DSA 能够显示脑动脉瘤的形态、发生部位及是否伴有其他脑血管的异常。腰椎穿刺检查脑脊液(CSF)不作为常规检查,但当 CT 检查不能确诊时,则需行 CSF 检查,其敏感性>99%,但要注意排除假阳性结果。CTA、MRA 是无创的脑血管显影方法,但目前只能发现直径>3mm 的动脉瘤,其敏感性和准确性较 DSA 差。

4.诊断　突发的剧烈头痛,伴恶心、呕吐,以及脑膜刺激征阳性;可有意识障碍,甚至出现癫痫发作。头颅 CT 显示蛛网膜下腔存在高密度影。如 CT 结果阴性,高度怀疑 SAH 者,可根据临床表现结合腰椎穿刺检查 CSF 呈均匀血性、压力增高等特点考虑 SAH。已确诊 SAH 后,应进行 DSA、CTA、MRI 等检查,进一步明确病因。

5.鉴别诊断　SAH 可与脑出血或脑梗死相鉴别,也可以与脑膜炎、偏头痛、鼻窦炎、三叉神经痛等相鉴别。

6.治疗　目的是预防其再出血、脑血管痉挛及脑积水等并发症,降低病死率和致残率。

(1)一般处理:绝对卧床,密切监测生命体征和神经系统体征的变化;保持气道通畅,维持呼吸、循环、内环境稳定。必要时给予镇静、镇痛,避免用力和情绪波动,预防癫痫的发生。

(2)降低颅内压:对颅内压增高者,适当限制液体入量,应用脱水剂如甘露醇、呋塞米、甘油果糖等。

(3)防治再出血

①安静休息,镇静、镇痛。

②控制血压。如果平均动脉压>120mmHg 或收缩压>180mmHg,可在密切监测血压下应用降压药物,但应注意重症监护的重要性,避免降压过低而增加病死率。

③抗纤溶药物。早期手术夹闭动脉瘤者,术后不必应用止血药物,延期手术或不能手术者,应用抗纤溶药物,防止再出血,常用氨基己酸和氨甲苯酸(止血芳酸),但应用该类药物可能增加脑缺血的发生。

④外科手术:是解除动脉瘤的最好方法,也是预防再出血的最重要方法。目前多主张在发病 72h 内手术。

(4)防止脑血管痉挛

①扩容、升压、血液稀释治疗:动脉瘤夹闭术后,补充晶体液和胶体液,维持 CVP 在 8~10mmHg,必要时使用升压药物如多巴胺、去甲肾上腺素等;在 ICU 进行有创或无创血压、颅内压以及 CVP 的密切监护至关重要。

②早期应用钙离子拮抗药:常用尼莫地平。

③早期手术治疗:外科手术去除动脉瘤,清除血凝块,可减轻血管痉挛。

(5)防治脑积水

①内科药物治疗。

②脑室穿刺 CSF 外引流术。适用于 SAH 后脑室积血扩张或形成铸型,内科治疗后症状仍进行性加重,伴有意识障碍者。

③脑脊液分流术。慢性脑积水经内科治疗不可逆转,头 CT 或 MRI 显示脑室明显扩大者,需及时行脑室-腹腔或脑室-心房分流手术。

(三)脑梗死

脑梗死(cerebral infarction)又称缺血性脑卒中(cerebral ischemic stroke),是指因脑部血液循环障碍,缺血、缺氧所导致的局部脑组织的缺血性坏死或软化。它包括动脉粥样硬化性血栓性脑梗死、脑栓塞和腔隙性脑梗死等。其中大面积的脑梗死及脑干梗死在 ICU 较常见，致死率及致残率均较高，应密切注意。

1. 病因及发病机制

(1)动脉粥样硬化性血栓性脑梗死是最常见的脑梗死。动脉粥样硬化，其次为高血压、糖尿病和血脂异常等引起脑血管壁病变，发生动脉血管管腔狭窄、闭塞或有血栓形成，导致局部脑组织发生缺血、缺氧性坏死，引起相应的神经系统症状和体征。

(2)脑栓塞是指血液中的各种栓子随血流进入脑动脉阻塞脑动脉及其分支，使其供血区脑组织发生缺血性坏死。栓子来源有心源性栓子和非心源性栓子，如：主动脉弓、颈动脉、椎动脉等的动脉粥样硬化斑块碎片或形成的血栓脱落入血，少见的栓子有脂肪滴、空气、肿瘤细胞、寄生虫等。极少数患者无法明确血栓来源。

(3)腔隙性脑梗死是指脑深部的小穿通动脉在长期高血压的基础上，血管壁发生病变，导致管腔闭塞，形成缺血性的小梗死灶。病因主要是高血压，部分患者有糖尿病史。

2. 临床表现

(1)动脉粥样硬化性血栓性脑梗死常见于中老年患者，常于安静状态或睡眠中发病。梗死灶的部位和大小决定着神经症状，如偏瘫、偏身感觉障碍等。病情严重时，如较大面积的脑梗死或脑干梗死，患者出现意识障碍，逐渐或发病即可昏迷，预后较差，应尽快送入 ICU 进行密切监护及抢救，以期提高患者的生存率。

(2)脑栓塞起病急骤，症状常在发病数秒或数分钟达高峰，多有各种心脏病病史，如为非心源性脑栓塞，则有相关的病史。患者多有意识障碍，常伴发癫痫，脑的局限性神经症状取决于闭塞血管的部位、程度和侧支循环形成的情况。

(3)腔隙性脑梗死多见于高血压病史的中、老年人，逐渐发病，多无头痛、呕吐、意识障碍等全脑症状，相对来说较上两者轻。

3. 辅助检查 头颅 CT 可用于在发病早期区分脑梗死和脑出血。一般发病在 24h 后，CT 上梗死区可见低密度病灶，但小脑和脑干梗死以及小梗死灶显示不佳。头颅 MRI 在发病数小时后即可显示 T_1 低信号，T_2 高信号病变区域，可发现脑干、小脑梗死及小梗死灶是其优势。数字减影血管造影（DSA）、CT 血管造影（CTA）和磁共振动脉成像（MRI）可以显示血管狭窄、闭塞等情况。

4. 诊断 中、老年患者，多于静态下缓慢或急骤起病，多有高血压、动脉粥样硬化及心脏病等病史，出现局灶性的神经功能缺损，病情多在数小时或数天内达到高峰，头颅 CT 早期可正常，24～48h 出现低密度病灶。

5. 鉴别诊断 可与脑出血、蛛网膜下腔出血、颅内占位性疾病等变相鉴别。

6. 治疗

(1)一般治疗：包括稳定生命体征，保持呼吸道通畅，吸氧，控制血压，控制血糖，降颅压治疗，脑保护治疗，以及亚低温、高压氧等治疗。

(2)改善脑循环治疗

①溶栓治疗

适应证：18－80 岁；发病 4.5h 内（重组组织型纤溶酶原激活药，rt-PA）或 6h 内（尿激酶 UK）；脑功能损害的体征比较严重，持续时间超过 1h；头颅 CT 已排除脑出血且没有早期大面积脑梗死影像学改变；无出血倾向者。

禁忌证：既往有颅内出血；近 3 个月有脑梗死、心肌梗死史、脑外伤史；近 3 周内有胃肠或泌尿系统出血；近 2 周内进行过大的外科手术；近 1 周内有在不易压迫止血部位的动脉穿刺。严重心、肝、肾功能不全或严重糖尿病患者。体检发现有活动性出血或外伤的证据。收缩压＞180mmHg 或舒张压＞100mmHg。口服抗凝药，48h 内接受过肝素治疗。血小板计数低于 $100×10^9/L$。

溶栓方法：尿激酶 100 万～150 万 U，溶于生理盐水 100～200ml，持续静脉滴注 30 min，rt-PA 0.9mg/kg（最大剂量为 90mg）静脉滴注，其中 10% 在最初 1 min 内静脉推注，其余持续滴注 60min。

②降纤治疗：在早期（12h 内）可选用，降解血中纤维蛋白原、抑制血栓形成。常用药物为巴曲酶、去纤酶、安克洛酶等。

③抗凝血治疗：常用药物为肝素、低分子肝素等。

④抗血小板治疗：无禁忌证的不溶栓者应尽早应用抗血小板治疗，可选用阿司匹林。溶栓患者在溶 24h 后应用。

⑤康复治疗：病情稳定后即可进行，目标是减轻脑卒中引起的功能缺损，提高患者的生存质量。

二、颅脑损伤

颅脑损伤（head injury）是指外界暴力作用于

人体头颅部引起的损伤。它是外伤导致患者死亡或残疾的首要原因,包括头部软组织损伤、颅骨骨折和脑损伤等,其中脑损伤后果最为严重,应特别注意。在 ICU 中由于各种外伤所致的重度颅脑损伤较常见,因此,在积极治疗颅脑损伤的同时,还需注意机体的整体状况及其他脏器的损伤情况,防止漏诊、漏治的发生。

(一)病因

颅脑损伤病因常见于交通事故、高处坠落、工伤、爆炸伤以及遭受重物击打等。

(二)发病机制

颅脑损伤是由于外部重力作用于头部所导致的颅骨、脑膜、脑血管和脑组织的机械形变。损伤的类型则取决于机械形变发生的部位和严重程度。原发性脑损伤主要是神经组织和脑血管的损伤,表现为神经纤维的断裂和传出功能障碍,不同类型的神经细胞功能障碍甚至神经细胞的死亡等。继发性脑损伤包括脑血肿、脑肿胀、脑水肿、颅内压升高等,这些病理生理学变化是由原发性损伤所引起的,反过来又可以加重原发性脑损伤的病理改变。

(三)分类

头部软组织损伤中头皮下血肿较多,无需特殊处理,一般可自愈;头皮裂伤出血较多,应尽早清创缝合。

颅骨骨折中头盖部的线样骨折无需处理;较大的凹陷性骨折应早期整复;颅底骨折常可引起脑脊液鼻漏、耳漏,应作为开放性颅脑损伤,易逆行感染,因此,对于脑脊液漏应引流勿堵、消炎待自愈,如不愈合者可择期外科修补。

颅脑损伤分原发性和继发性 2 种。原发性颅脑损伤包括脑震荡、脑挫裂伤、弥漫性轴索损伤。继发性颅脑损伤包括颅内血肿、颅内压增高等。

(四)临床分型

根据颅脑损伤的病情轻重,目前国内公认的临床分型包括轻、中、重、特重 4 型,且都与 GCS 十分相关。

轻型:GCS 13～15 分,主要指单纯性脑震荡,可伴有或无颅骨骨折。表现为昏迷时间在 30min 以内,有轻微头痛、头晕症状,神经系统和脑脊液检查无明显异常。

中型:GSS 9～12 分,主要指轻度脑挫裂伤,可伴有或无颅骨骨折以及蛛网膜下腔出血,无脑受压者。表现为昏迷时间不超过 12h,有轻微的神经系统阳性体征,基本生命体征有轻微变化。

重型:GCS 6～8 分,主要指广泛脑挫裂伤,广泛颅骨骨折,颅内血肿或脑干损伤。表现为深昏迷,昏迷时间在 12h 以上,意识障碍逐渐加重或再次出现昏迷,有明显神经系统阳性体征,基本生命体征有明显变化。

特重型:GCS 3～5 分,颅脑原发损伤严重,或同时伴其他部位脏器损伤、休克等。表现为伤后立即深昏迷,去皮质强直,双侧瞳孔散大,生命体征严重紊乱或呼吸已近停止及已有脑疝晚期表现。

(五)临床表现

1. 原发性颅脑损伤

(1)脑震荡指非穿通性脑损伤而引起的一种意识改变,症状包括短暂性意识丧失,逆行性遗忘,神经系统及头部 CT 检查无异常。

(2)脑挫裂伤多发生于头部的突然减速性损伤,患者可以出现意识障碍、头痛、恶心、呕吐及局灶性神经损伤症状,CT 表现为脑组织内有高低混杂的密度影。

(3)弥漫性轴索损伤常见于头旋转性加速或减速伤,表现为伤后昏迷。在 CT 上没有明显颅内血肿等占位性病变,而中线部位脑肿胀严重。

2. 继发性颅脑损伤

(1)颅内血肿包括硬膜外血肿、硬膜下血肿、脑内血肿及脑室内血肿等。血肿量少者没有意识障碍,仅有头痛症状;血肿量大者会出现意识障碍、瞳孔改变等局灶性神经损伤体征及头痛、恶心、呕吐等。CT 可见颅内有高密度影。

(2)颅内压增高可由颅内血肿、脑肿胀、脑水肿等引起。患者有头痛、恶心、呕吐,严重者有视盘水肿及意识障碍、展神经麻痹等症状。

颅脑损伤后患者出现意识障碍、面色苍白、四肢松软等表现,或伴有呼吸浅快、血压下降,数分钟后逐渐恢复正常。若持续性低血压应注意有无复合伤,内出血等情况。

(六)辅助检查

影像学检查首选 CT,能及时诊断有无颅内血肿,了解损伤部位及范围,动态观察病情发展及转归。头颅 X 线片可观察颅骨是否存在骨折,有无异物等。MRI 对急性颅脑损伤则不作为首选。在临床上,对较严重的颅脑损伤或有恶化征象的患者,应尽可能连续多次行 CT 检查,密切观察颅内情况的变化。

(七)诊断

明确的头部受伤史,结合临床表现及 CT 等影像学检查可诊断颅脑损伤。

(八)治疗

1. 受伤现场的急救处理 保持患者呼吸道通畅,必要时建立人工气道,人工或机械辅助呼吸。伤口止血,建立静脉通路,输液,防治休克。迅速的全身检查,以明确是否存在多发伤,确定优先处理的顺序等。

2. 手术治疗 重度颅脑损伤的手术治疗至关重要,它直接影响着患者的生命及预后。对于颅内有占位病变,如硬膜外、下或脑内血肿的患者,伴有以下指征单侧瞳孔扩大者,务必及时手术;有局部脑受压症状;中线移位>5mm;ICP>25mmHg;有脑疝的征象者。而对于广泛性脑挫裂伤,病情持续恶化,颅高压危象者,可考虑行去大骨瓣减压术。危重患者如有双瞳孔散大、去皮质强直及呼吸停止者,手术多无益。弥漫性轴索损伤、弥漫性脑肿胀,应在密切观察下采用非手术治疗,当出现症状恶化时可采取与广泛脑挫裂伤相似处理方式。

3. 非手术治疗 颅脑损伤的非手术治疗主要包括全身状态的维持和降低颅内压。

(1)全身状态的维持:头部抬高 10°~20°,有助于静脉血液回流。昏迷患者应建立人工气道,估计昏迷超过 3~5d 者可考虑行气管切开,尽早放置胃管,行胃肠减压;通过引流的胃液,及时发现胃黏膜出血病变;给予胃肠道进食,以保护胃肠黏膜屏障功能,预防应激性溃疡。

(2)脱水治疗:脑水肿是构成颅内压增高的主要因素之一,所以控制脑水肿的发生和发展是降低颅内压关键之一。可应用甘露醇、呋塞米、人血白蛋白和甘油果糖等脱水,剂量根据患者的脑水肿情况及全身状态而定。

(3)糖皮质激素的应用:糖皮质激素具有抑制氧自由基导致的脂质过氧化反应;稳定膜的离子通道;抑制磷脂酶 A_2,减少花生四烯酸的释放,有利于脑脊液重吸收,最终产生抗水肿作用。

(4)脑功能保护:应用脑代谢功能活化药,如吡硫醇、甲氯芬酯和胞磷胆碱等,具有复活及增强脑代谢,适度地刺激脑神经功能,改善脑血流作用。应用神经生长因子,具有促神经突起生长和神经元细胞数目增多作用。神经节苷脂具有保持膜结构功能,对钙离子具有高度亲和力,减少钙离子内流;调节营养因子,促进神经再生,减少病灶周围细胞死亡和调节神经递质功能。

(5)冬眠亚低温疗法:冬眠亚低温疗法除可使脑血流量下降,脑体积缩小,颅内压降低外,还可以降低脑代谢率,增加脑缺氧的耐受性,改善细胞通透性防止脑水肿发生发展。利用冬眠合剂及冰毯冰帽进行降温。

(6)高压氧治疗:颅脑外伤患者在生命体征稳定的前提下,排除颅内活动性出血,早期高压氧治疗是一个重要原则。最佳治疗时间为伤后 3d 内。高压氧通过改善病灶区脑组织缺氧,减轻脑水肿、降低颅内压力,纠正缺氧,促进代谢而恢复神经电位活动;促进侧支循环的形成,保持损伤病灶周围的缺血半影区的神经细胞产生脑保护作用。

三、癫痫持续状态

癫痫持续状态(status epilepticus,SE)是一种以持续的癫痫发作为特征的病理状况,是威胁生命的神经科急危重症。SE 病死率 10%~20%,多见于老年和儿童发病。经典的 SE 定义是指发作活动持续 30min 或者间断发作 30min 以上且发作间期无意识恢复。新的 SE 定义:"超过大多数这种发作类型患者的发作持续时间后,发作仍然没有停止的临床征象,或反复的癫痫发作,在发作间期中枢神经系统的功能没有恢复到正常基"。但在临床实际操作中,Lowenstein 等国外学者提倡将 SE 定义为发作时间超过 5min 以上的癫痫发作或 2 次或 2 次以上发作,发作间期无意识恢复。

(一)临床分类

SE 有多种分类方法。传统上将 SE 分为:全身性惊厥性 SE、非惊厥性 SE(复杂部分性 SE 和失神性 SE)和两大类。其中临床上最易辨认、也就是最常见的 SE 是全身惊厥性 SE。目前倾向于按照癫痫发作类型进行分类,临床上我们需要鉴别 SE 类型,因为他们的病因和预后不同,同时治疗策略也不同。2001 年国际抗癫痫联盟推荐的分类如下。

1. 全面性癫痫持续状态 全面性强直阵挛癫痫持续状态、阵挛性癫痫持续状态、失神性癫痫持续状态、强直性癫痫持续状态、肌阵挛性癫痫持续状态。

2. 局灶性癫痫持续状态 Kojevnikov 部分性持续性癫痫、持续性先兆、边缘性癫痫持续状态、伴偏侧轻瘫的偏侧抽搐状态。

(二)病因及发病机制

癫痫持续状态的病因及诱因很多,常见的原因是颅内感染、既往脑部损伤史、脑血管病、脑肿瘤、缺氧、不规范的抗痫药物治疗、代谢性疾病、低血压、全身感染、外科手术、精神高度紧张及过度疲劳等情况时也有可能出现。

癫痫持续状态的发病机制仍不清楚,有学者提出 SE 的突触假说。认为内源性的抑制作用减弱和兴奋性持续增到加是主要原因。

(三)临床表现

SE 的临床特征是意识丧失和全身性抽搐,在发作间期呈持续昏迷状态,部分患者可伴有发热、大汗、发绀、口吐白沫。小便失禁的等。发病后患者常有昏迷、瞳孔散大、对光反射减弱或消失,病理反射可阳性。患者可因为持续抽搐导致脑水肿、吸入性肺炎、自主功能障碍如心动过速和高热、代谢紊乱等危及患者生命或遗留永久性神经功能损害。

1. **全身性惊厥性 SE** 主要表现为持续的肢体强直或阵挛性抽搐,伴随有完全意识丧失、尿失禁、舌咬伤、瞳孔散大、对光反射消失、角膜反射消失、病理反射可引出。临床症状常随着发作的持续,而变得不再明显。随着时间的推移发作逐步演变为微小的神经证候:眼球偏移、微弱眼震、轻微的下颌、嘴唇、手指、眼睑颤搐,甚至仅有脑电活动而无临床体征。也可以演进为非惊厥性癫痫状态。

2. **非惊厥性 SE** 是指持续或几乎持续癫痫脑电发作至少 30min,而无躯体的抽搐。因临床表现不特异,诊断相当困难,表现可能仅是焦虑不安、模糊、眼震、行为怪异等。

3. **假性 SE** 由于心源性因素导致的持续性癫痫样表现,并非真正的 SE。典型特点:肢体怪异的不协调运动,意识未受损,脑电监测正常。

(四)辅助检查

EEG:同步脑电监测可爆发出现棘活动、尖活动、棘慢复合活动或尖慢复合活动。头颅 CT、MRI、SPECT、PET 等可发现部分癫痫的脑部病因。实验室检查:血常规、血糖、电解质、肝肾功能、血清肌酶、凝血功能、血气分析、心电图、X 线胸片等。

(五)诊断

癫痫持续状态是神经科的急症,迅速明确诊断是控制发作的前提。准确鉴别癫痫持续状态、假性癫痫持续状态以及其他非痫性发作是十分必要的。患者有癫痫发作病史,其他病史、发作的临床表现对诊断有重要意义。EEG 在诊断、鉴别诊断、分类、监护、疗效判断等方面有重要的价值。

(六)鉴别诊断

1. **晕厥** 没有前驱和后遗症状,持续时间短,发病时意识完全丧失,可有皮肤苍白,冷汗。

2. **癔症** 多见于青年女性,发病时摆动头部或大幅度抖动肢体,可有大声哭喊,但神志清醒。

3. **其他** 一过性脑缺血发作、非痫性肌阵挛、偏头痛等。

(七)治疗

1. **治疗原则** 尽可能早的终止发作是治疗的目标。治疗病因,避免和治疗并发症,同时还要避免复发。

2. **一般处理方法** 对癫痫持续状态的患者应做紧急处理。首先应保证呼吸道通畅,吸氧,当呼吸功能受影响时应行气管插管、机械通气;建立通畅的静脉输液通路;常规监护生命体征:呼吸、心脏、血压、血氧等;对症治疗,维持生命体征和内环境的稳定;并作血常规及生化检查,血气分析、AEDs 血药浓度监测等。

3. **药物治疗**

(1)用药原则:药物治疗的目的是迅速控制癫痫发作,终止发作是治疗的关键,一般应在 SE 发生的 30min 内终止发作。选用合适的抗癫痫药的原则是:最好经静脉用药;选用药物应该快速通过血-脑屏障;在脑内维持时间长。目前多主张快速、按照顺序应用清除半衰期较短的抗惊厥药物。

(2)全面性惊厥性 SE 治疗:一线治疗,首选速效的苯二氮䓬类药物;二线治疗,在应用苯二氮䓬类药物无效后,选用苯妥英钠或苯巴比妥可能有效。

(3)难治性 SE 治疗:难治性癫痫持续状态是指持续的癫痫发作,对早期应用的地西泮、苯妥英钠、苯巴比妥等无效,连续 1h 以上者。其治疗的目的就是迅速终止发作,最长用的药物是戊巴比妥、异丙酚、咪达唑仑。

(4)病因治疗:确定病因和进行病因治疗。在处理发作的同时就应开始积极寻找诱因或病因,并及时做相应的处理。在成年人,SE 最常见的原因是长效抗癫痫药(ADE)使用不规则或顺应性差,儿童先天性异常和感染是最常见原因。避免使用加重或诱发癫痫发作的药物,如亚胺培南、喹诺酮类抗炎药物、部分抗精神病药物及兴奋性神经营养药等。

(5)防治并发症:癫痫发作频繁容易导致脑水肿,在检查患者血压、出入量、内环境前提下适度脱水降颅压治疗。必要时应预防性应用抗感染治疗。

(6)手术治疗:对药物治疗无效的难治性癫痫,

可考虑手术治疗。

四、中枢神经系统感染

中枢神经系统感染是各种病原微生物侵犯脑或脊髓实质、被膜和血管等，引起急、慢性炎症性（或非炎症性）疾病。中枢神经系统感染包括脑膜炎（脑膜或脊膜的炎症），脑炎（中枢神经系统受到细菌、病毒感染），脑膜脑炎（脑实质和脑膜都受累）。脑膜炎临床表现主要为发热、头痛和脑波刺激征；脑炎表现为高热、症状性癫痫和意识障碍。在 ICU 神经系统感染患者中急性细菌性脑膜炎常病情危重，甚至危及生命，本节重点介绍。

细菌性脑膜炎（bacterial meningitis）是由化脓性细菌感染所致的脑脊膜炎症，病变常累及脑膜。蛛网膜下腔和脑实质，是严重的颅内感染性疾病，老年人和儿童好发。

（一）病因及发病机制

细菌性脑膜炎的常见病原体是肺炎链球菌、脑膜炎双球菌和流感嗜血杆菌，其他致病菌有金黄色葡萄球菌、链球菌、大肠埃希菌等。传播途径有血性播散、血管扩散和经脑脊液通路。脑膜炎双球菌在儿童和青少年最为常见，肺炎双球菌好发于老年人，而流感嗜血杆菌则好发于婴幼儿。基本病理改变是软脑膜炎、脑膜血管充血和炎性细胞浸润。

（二）临床表现

化脓性脑膜炎（化脑）：起病急骤，高热伴畏寒、寒战、全身酸痛等毒血症状，部分婴儿及少数成年人可有呕吐、腹泻等胃肠道症状、精神委靡、嗜睡、烦燥等。

1. 常有全身或局部感染　发热、寒战、上呼吸道感染等表现。

2. 脑膜刺激征　颈项强直、凯尔尼格征、布鲁津斯基征阳性，但新生儿、老年人或昏迷患者常不明显。

3. 颅内压增高　剧烈头痛、呕吐、意识障碍。

4. 局灶症状　部分患者可有偏瘫、失语。

5. 其他症状　皮疹（脑膜炎双球菌）：红色斑丘疹、瘀点。

（三）辅助检查

1. 血常规　患者外周血白细胞计数增加，以中性粒细胞为主。

2. 脑电图检查　无特征性改变，为弥漫性慢波。

3. 影像学检查　头颅 CT 和 MRI 诊断价值有限，主要用于鉴别诊断。

4. 脑脊液检查　压力升高，外观浑浊或呈脓性，糖、氯含量明显下降，白细胞计数升高，常在 $(1\sim5)\times10^6$，以中性粒细胞为主，涂片革兰染色阳性率 60%。细菌培养阳性率 80% 以上。

（四）诊断

急性起病，可伴有发热、头痛、呕吐、意识障碍、抽搐等，脑膜刺激征可阳性，急性期脑脊液压力均升高，脑脊液细菌涂片检出病原菌和细菌培养结果阳性可确定诊断。

（五）鉴别诊断

病毒性脑膜炎、结核性脑膜炎和隐球菌脑膜炎。

（六）治疗

1. 针对病原菌的药物治疗　用药原则是及早使用抗生素，在没有确定病原菌之前应用广谱抗生素（头孢曲松或头孢噻肟），确定病原体后使用对应的敏感抗生素。

（1）肺炎球菌：首选头孢曲松或头孢噻肟。对青霉素敏感者使用青霉素，成年人剂量为 2 000 万 U/d，儿童为 40 万 U/(kg・d)，分次静脉滴注。

（2）脑膜炎双球菌：首选头孢曲松 2g/d，静脉滴注。也可选用青霉素。

（3）流感嗜血杆菌：首选氨苄西林治疗。

2. 激素治疗　3～5d，抑制炎性细胞因子释放、稳定血-脑屏障。

3. 对症支持治疗　颅内压增高者给予脱水降颅压治疗，高热给予降温，惊厥患者给予抗癫痫药物治疗。

第二节　神经重症的 ICU 管理

神经重症患者多病情危重，发病急，病情变化迅速，且患者多伴有意识障碍、呼吸功能障碍和肢体功能障碍等，治疗过程中容易出现各种并发症及意外事件，主要的死亡原因有颅内高压、脑疝、上消化道出血、感染、ARDS、急性肾衰竭，因此，必须在神经科医师的专科治疗的同时需要 ICU 医师联合进行治疗监护管理。其目的在于加强对重症疾病、重要系统功能和生命体征的监测和治疗，进而准确地掌握病情的进展，尽可能减少继发性的脑损伤，使患者平稳度过危险期。目标在于降低病死率、致残率和改善患者预后。

一、神经系统功能监测

神经重症监护是将神经学科与重症监护技术结合起来，为那些需要进行生命支持和监护的重症神经疾病患者提供多方面的急救、监护和治疗手段。神经重症监测技术包括：神经系统功能监测、脑外器官系统功能监测、体液和代谢功能监测和神经系统危重症评价等多方面的监测管理。其中，神经系统功能监测对神经重症的诊治及预后都具有重要的意义，其监测手段主要包括以下几个方面。

(一)神经体征的监测

中枢神经系统功能监测的目的在于及早发现缺血缺氧的迹象，保护脑神经功能。最基本的监测手段是床旁体格检查，定时观察患者的意识、运动、感觉和反射、语言和瞳孔变化。同时，体征的监测有明显的局限性，各种新的监测手段不断被应用于临床，以期早期提供定量的监测数据。

1. 意识障碍的观察　意识状态和意识改变是判断病情的重要标志之一。按程度可分为觉醒障碍、意识内容障碍和特殊类型的意识障碍。

(1)觉醒障碍：嗜睡(somnolence)；昏睡(stupor)；昏迷(coma)，浅、中、深度昏迷。

(2)意识内容障碍：①意识模糊(confusion)。②谵妄(delirium)。对客观环境的认知能力及反应能力下降，注意力涣散，定向障碍，言语增多，思维不连贯，多伴有觉醒-睡眠周期紊乱。常有错觉和幻觉，表现紧张、恐惧和兴奋不安，大喊大叫，甚至攻击行为。病情呈波动性，白天轻，夜间加重。起病急，可持续数小时到数天。发作时意识障碍明显，间歇期可完全清楚。

(3)特殊类型的意识障碍：①去大脑皮质状态(decorticate state)。患者双眼凝视或无目的活动，无意识、无言语、貌似清醒、呼之不应。缺乏随意运动，原始反射存在，病理反射阳性。患者表现特殊的身体姿势，双前臂屈曲内收，腕及手指屈曲，双下肢伸直，足跖屈。②植物状态(vegetative state)。患者表现对自身和外界的认知功能丧失，呼之不应，可睁眼，对疼痛刺激后回避动作，原始反射存在，大、小便失禁。持续植物状态是指颅脑外伤后

植物状态持续 12 个月以上，非外伤性病因导致的植物状态持续 3 个月以上。

2. 意识障碍程度　目前多采用 Glasgow 昏迷评定量表(GCS)。GCS 简单、可重复性好，被广泛应用于脑损伤程度的评价。

(二)颅内压监测

颅内压(intracranial pressure，ICP)是指颅腔内容物(脑组织、脑脊液和血液)对颅腔壁产生的压力，由脑室或脊髓蛛网膜下腔导出的脑脊液(CSF)压表示。当颅内压持续＞15mmHg(2.00kPa)时，称颅内压增高，持续＞40mmHg(5.33kPa)时，称重症颅内压增高。重症颅内压增高时需及时判断并精确连续的监测。

1. 颅内压监测方法　颅内压(ICP)监测方法可分为有创监测和无创监测，动态监测 ICP 对于颅脑疾病的诊断、治疗和判断预后都有很重要的意义。

(1)有创颅内压监测技术

①侧脑室内置管测压：是最标准的方法，无菌条件下钻孔，将硅管插入侧脑室，通过与脑外压力换能器连接可测得颅内压。此法测压准确可靠，可以间断释放脑脊液以降低颅压，同时又可经导管取脑脊液样品及注药，具有诊断和治疗价值。缺点是属有创性监测，易并发颅内感染、颅内出血、脑脊液漏和脑组织损伤等；置管时间一般不超过 1 周；在脑室移位或压迫时，置管困难或置管不能。气泡、血液、组织可能堵塞导管。

②硬脑膜下测压：颅骨钻孔，打开硬脑膜，拧入中空螺栓至蛛网膜表面，螺栓内注入液体，然后外接压力传感器监测颅内压，又称脑表面压力测定。此法导管置入简单，测压准确，但硬脑膜开放，增加了颅内感染、颅内出血、脑脊液漏和脑组织损伤的机会，现已很少应用。

③硬脑膜外测压：目前常用的方法是将压力传感器直接置于硬膜与颅骨之间，在硬脑膜外连接测定颅内压。压力传感器只有纽扣大小，经颅骨钻孔后，水平置入约 2cm 即可。硬膜外传感器法保留了硬脑膜的完整性，减少颅内感染、出血、癫痫等并发症。硬脑膜外压力较脑室内压力高 2～3mmHg(0.27～0.40kPa)。近年传感器已发展为纤维光束传感器(fiberoptic transducer)，其置入部分为含探测镜的微型气囊，根据颅内压力变化造成镜面反光强度的改变来测定颅压。尽管技术进步，硬膜外监测颅内压的准确性和可靠性仍受质疑。

④脑实质置管测压:目前,尖端应变计传感器和纤维光束传感器被应用于脑实质置管测压,并作为脑室置管困难时的一种替代方法。脑实质测压的优点是测压准确,较少发生基线漂移,容易固定。缺点是创伤较大,拔出后不能重新放置。主要反映的是局部压力。

⑤腰部脑脊液压测定:方法简单,校正及采集CSF容易,但有感染的可能,对已有脑疝的患者风险更大,也有损伤脊髓的报道。

(2)无创颅内压监测技术

①经颅多普勒超声技术(TCD):颅内压与脑血流量关系密切,临床上可通过 TCD 观察脑血流动力学变化,进而间接监测颅内压,TCD 并不能定量地反映颅内压数值,但是连续监测可以动态地反映颅内压增高的变化,并可评价药物对颅内压的治疗作用。TCD 的优点是床旁操作简便,可重复操作,能反映脑血流动态变化。缺点是监测结果不够敏感、精确,对操作者技术要求较高。

②视觉诱发电位(VEP):近年 VEP 与颅内压的关系越来越受到重视。现已证实颅内压的改变会影响 VEP。VEP 表现为 P100(起源于枕叶皮质)随着颅内压增高而潜伏期延长。诱发电位监测颅内压的优点是很少受药物和其他生理因素影响。缺点是易受神经传导通路病变的影响。

③囟门面积传感器:对 1 岁以内的婴儿可通过囟门这一特定条件来进行无创伤性颅内压评估。囟门面积传感器的优点是简便,可以准确反映呼吸和循环的变化,但绝对值不可靠,囟门的大小也使这一技术受到限制。

④经颅超声波技术:将声波探头置于大脑双侧颞叶,向大脑发射超声波。颅内压升高和脑组织弹性的变化将改变声波的速度。研究发现,颅内压的变化确实导致声波速度的同步变化。但两者的相关性及准确性还需进一步研究。

2. 影响颅内压的生理因素

(1)动脉二氧化碳分压($PaCO_2$):二氧化碳对颅内压的影响源自脑血流量的改变。当 $PaCO_2$ 在 $20\sim60mmHg$ 时急骤变化时,脑血流量的改变十分明显,与之呈线性关系,约 $2ml/mmHg$。

脑血管对 CO_2 敏感主要是受脑血管周围细胞外液 pH 影响。$PaCO_2$ 下降,细胞外 pH 升高,脑血流量减少,进而颅内压降低。反之,$PaCO_2$ 升高,pH 下降,脑血流量增加,颅内压提高。

(2)动脉氧分压(PaO_2):PaO_2 在 $60\sim$

$135mmHg$ 范围变动时,脑血流量和颅内压基本不变。PaO_2 低于 $50mmHg$,颅内压的升高与脑血流量的增加相平行。如果低氧时间较长,由于脑水肿,即使氧合恢复正常,颅内压也不能恢复至原水平。如缺氧合并 $PaCO_2$ 升高,颅内压往往持续增高。

(3)脑灌注压(CPP):脑灌注压是颅内动静脉的压力差,在临床应用中,脑灌注压被认为是平均动脉压(MAP)减去平均颅内压。当出现颅内压和静脉压低时,可以把血压近似看成脑灌注压。当没有颅脑外伤和其他影响自身调节的因素存在时,脑灌注压在一定范围内(血压正常的健康成年人为 $50\sim150mmHg$)脑灌注压可以保持恒定。当超过自身调节范围是,脑血流量变化岁脑灌注压被动改变。多种因素包括创伤、低氧血症、高二氧化碳血症以及大剂量吸入麻醉药都可以使自身调节功能受损或消失。

3. 影响颅内压的病理因素 颅内容物主要是脑、脑脊液和血液,其总容量是近于恒定不变的,当某种原因导致颅内容物增加而不能用其他部分减少来代偿时,就可引起颅内压增高。导致颅内压增高的情况常见有 4 种。

(1)脑组织体积增加:脑组织对各种损伤性因素出现反应性水肿,包括有血管源性脑水肿、细胞毒性脑水肿和间质性脑水肿。

(2)脑脊液增加:脑脊液分泌增加、脑脊液循环受阻以及脑脊液吸收障碍等都会导致颅内脑脊液增多,导致颅内压增高。

(3)颅内血容量增加:颅内动脉和静脉血压增高都会造成颅内压增高,以颅内静脉压增高对颅内压影响较大。如颅内静脉病变造成静脉回流受阻可以引起颅内血液容积的增加;各种原因引起血液中的二氧化碳蓄积或高碳酸血症,可使脑血管扩张,脑血流量急剧增加;丘脑下部、鞍区或脑干损伤时,可导致脑血管调节中枢的功能紊乱,脑血管反应性扩张,使脑血流量急剧增加。

(4)颅内占位性病变:颅内占位如脑肿瘤、脑脓肿、脑内血肿、肉芽肿和寄生虫病等,除病变本身占有一定的颅腔容积外,还可引起病变周围的脑水肿或脑脊液循环通路的梗阻,从而导致颅内压增高。

(三)脑血流监测

1. 经颅多普勒超声技术 经颅多普勒超声(noninvasive transcranial dopler ultrasound,TCD)是将脉冲多普勒技术与低发射频率相结合,从而使超声波能够穿透颅骨较薄的部位进入颅内,直接获得脑底血管多普勒信号,进行脑底动脉血流速度的测定。TCD 最突出的特点是可以无创伤、连续、动态地监测脑血流动力学。TCD 测定的是脑动脉的血流速度,而不是脑血流量(CBF)。现已证明,两者之间有显著相关性,脑血流速度的变化能较准确地反映脑血流量的变化,并能间接反映脑血流量的自动调节能力和对二氧化碳的反应性。

TCD 已经广泛应用于临床,可诊断脑血管狭窄和闭塞、脑血管畸形、脑血管痉挛、脑动脉血流中微栓子的监测。TCD 能准确的反映颅内高压,对颅内压增高进行连续监测,可指导降颅压治疗和评价治疗效果。脑死亡患者有特征性 TCD 改变,可以作为颅内循环停止和脑死亡的一种支持性诊断方法。

2. 核素清除法 颈动脉内或静脉内注射或吸入核素^{133}Xe,通过头部闪烁探测器测定放射性示踪剂从组织中的清除率,得出时间——放射性强度变化曲线,即清除曲线。^{133}Xe 的扩散及清除的速率,主要取决于 CBF,根据曲线计算 CBF。该方法既能测量全脑,又能测量局部脑血流。静脉法和吸入法核素用量比动脉法大,需要解决核素的再循环和脑外组织污染的技术问题,由于需要测定呼出气^{133}Xe 曲线,所以不适于肺部疾病患者。^{133}Xe 注射法为有创操作,不能重复应用,也不作为临床监测项目。

单光子发射计算机断层扫描(SPECT,简称 ECT),利用电子计算机辅助的旋转型探测系统,测得许多断层图像上的 rCBF。

其他可床旁实施的脑血流监测技术还包括动静脉氧差法、近红外光光谱法、激光多普勒血流测定法、热弥散血流测定法等。

(四)脑氧及代谢监测

1. 颈静脉血氧饱和度监测 颈静脉血氧饱和度(jugular bulb venous oxygen saturation,SjvO$_2$)监测技术是最早出现的脑代谢相关检测手段,通过颈内静脉逆行置管,测量颈静脉球部以上一侧大脑半球混合静脉血氧饱和度,反映脑氧供及氧需求之间的关系,间接提示脑代谢状况。

SjvO$_2$ 监测的方法有 2 种,一种是间断抽血行血气分析得到氧饱和度,另一种是将光纤探头插入颈内静脉直接测定。SjvO$_2$ 的正常值是 55%～75%,有时高达 85%,其变化与脑的氧摄取呈负相关。脑氧摄取增加,SjvO$_2$ 下降,SjvO$_2$＜50%提示

大脑氧供不足以维持代谢需要,造成这种情况的原因可能是脑血流降低时没有相应的脑氧耗的降低,也可能是动脉血氧含量降低所致。供应给脑代谢需要的氧量增加时,SjvO$_2$ 可增高至 75% 以上。在脑严重充血和脑死亡等患者中,SjvO$_2$ 升高,原因可能与脑氧代谢下降及动静脉分流有关。

SjvO$_2$ 监测可反映脑氧供需平衡,当脑氧消耗、全脑缺血缺氧的症状体征尚未表现出来时,往往 SjvO$_2$ 已有下降,从而可以发现短暂、早期的脑缺血缺氧,为早期诊断和治疗提供依据。

2. 脑血氧饱和度监测 脑血氧饱和度监测的基本原理是利用血红蛋白对可见近红外线有特殊吸收光谱的特性。将探头固定在人额部头皮,根据入射光在颅骨和脑组织的不同反射,可连续无创监测脑血氧饱和度(rScO$_2$)。

脑血氧饱和度是局部脑组织混合血氧饱和度,但由于脑血容量中 70%～80%成分来自于静脉血,所以主要反映大脑静脉血氧饱和度,可反映脑氧的供需平衡。目前认为 rScO$_2$ 的正常值为 64%±3.4%,当低于 55%时,提示异常,＜35%系脑组织严重缺氧性损害。

影响 rScO$_2$ 的因素主要有缺氧、颅内压(ICP)升高、灌注压(CPP)下降。rScO$_2$ 是脑缺氧非常敏感的指标,当大脑缺氧或脑血流发生轻度改变时,rScO$_2$ 就可以发生变化。脑电图也可以反映脑缺氧,但它是缺氧的继发改变,所以敏感性低于脑氧饱和度。rScO$_2$ 与 ICP 相关性研究发现,ICP＞25mmHg 的颅脑损伤患者,rScO$_2$ 明显降低,而且吸入高浓度氧 rScO$_2$ 没有变化,说明 ICP 升高可以导致脑循环障碍,出现脑组织缺氧性改变。

脑血氧饱和度仪由于 80%的信号来源于静脉血,所以在低血压、脉搏搏动减弱、低温、甚至心搏骤停等情况下使用不受限制。

3. 脑组织氧分压监测 脑组织氧分压(partial pressure of brain tissue oxygen,PbtO$_2$)是直接反映脑组织氧合状态的指标,它通过放置在脑局部的探头直接测量脑组织的氧分压,一般认为 PbrO$_2$ 的正常范围是 16～40mmHg。10～15mmHg 提示轻度脑缺氧,＜10mmHg 则为重度缺氧。

目前监测 PbtO$_2$ 使用的方法有 LICOX 和 Neurotrend-7 监测仪,LICOX 监测仪可以监测 PbtO$_2$ 和脑温(BT);Neurotrend-7 除可监测 PbtO$_2$ 和脑温(BT)外,还可监测脑组织二氧化碳分压和 pH。PbtO$_2$ 是一种新型的脑氧代谢监测手段,

其临床应用价值有待进一步探索。

（五）神经电生理监测

脑电生理监测包括脑电图（electroencephalogram，EEG）、双频谱脑电监测、诱发电位、肌电图等。

1. 脑电图 脑电图显示的是脑细胞群自发而有节律的生物电活动，是兴奋性和抑制性突触后电位的总和。由于脑电活动与新陈代谢活动相关，因此，也受到代谢活动因素的影响，例如氧摄取、皮质血流量、pH等。

ECG的临床应用：用于脑缺血、脑缺氧的监测；用于脑功能判断与预测预后；用于癫痫的诊断、分类和病灶的定位；能帮助区别脑部器质性或功能性病变、弥散性或局限性损害；对于昏迷患者，ECG有助于了解中枢神经系统功能，可帮助判断病情和预后。

目前分析采用的是频域法脑电图，较为先进且精确，能保留原始脑电波的所有信息。

2. 双频谱脑电监测 随着功率谱研究的进展，人们发现95%边缘频率和50%中心频率并不很敏感，从而发展了双频谱分析法。双频谱分析是应用非线性相位锁定原理对原始ECG波形进行处理并量化的持续脑电图监测技术，能反映大脑皮质功能状况。把双频谱分析的参数与其他一些EEG参数（如暴发抑制、波幅等）结合，并进行数学运算，最后形成以0～100数据表示的双频指数（bispectral index，BIS），由小到大相应代表深度意识抑制和清醒状态。双频谱脑电监测是目前以脑电来判断镇静水平和监测麻醉深度的最为准确的一种方法，但低血糖、低血容量、低体温及中枢神经系统的疾病会导致BIS值下降。

3. 脑诱发电位 脑诱发电位（cerebral evoked potential，EPs）是中枢神经系统在感受外在或内在各种刺激过程中产生的生物电活动，该检查可测定脑电活动，了解脑功能状态。诱发电位与特定的脑组织解剖结构密切相关，可以确定1个或数个厘米以内的神经传导缺失。诱发电位不受麻醉药物的影响，亦很少受代谢因素的影响。

（1）诱发电位的分类：依受检神经性质划分以下几种类型。

①感觉诱发电位。主要有躯体感觉、听觉和视觉3种，以电脉冲刺激诱发躯体感觉诱发电位（somatosensory evoked potential，SEP），以特定声音刺激诱发听觉诱发电位（auditory evoked potential，AEP），以闪光或图形翻转刺激诱发视觉诱发电位（visual evoked potential，VEP）。

②运动诱发电位（motor evoked potential，MEP）。电流或磁场经颅骨或椎骨刺激人大脑运动皮质或脊髓所记录到的肌肉动作电位，称为运动诱发电位。

③事件相关电位。人脑对某一刺激信息进行认知加工时，在头皮记录到的电位变化，称为事件相关电位（event-related potential ERP）。

依分析时间划分为短潜伏期诱发电位、中潜伏期诱发电位和长潜伏期诱发电位。

（2）临床应用：①监测神经系统的结构和功能的完整性；②监测脑功能，判断脑功能损伤程度及预后；③判断脑梗死和脑外伤患者的预后；④脑死亡的判断。

临床上，短潜伏期躯体感觉诱发电位（SLSEP）、脑干听觉诱发电位（BAEP）、闪光或模式翻转视觉诱发电位（F-VEP，PRVEP）已较成熟地用于辅助诊断，其他种类的EP尚处研究开发或临床初步应用阶段。

二、神经重症的ICU护理

1. 观察要点 ①密切监测生命体征变化；②密切监测意识及瞳孔变化；③密切观察有无脑疝的前兆；④观察肢体活动情况。

2. 护理要点 ①保持呼吸道通畅、人工气道的护理；②绝对卧床，抬高床头15°～30°；③体温变化，超过38.5℃给予物理降温；④血肿腔引流管的护理；⑤肠内营养；⑥皮肤护理；⑦保持大便通畅；⑧口腔护理、预防感染；⑨定时翻身；⑩心理护理。

3. 并发症的护理 ①肺部感染、离子紊乱、循环不稳定、心律失常；②泌尿系感染；③肌肉挛缩、关节变形；④深部静脉血栓；⑤压疮。

（王洪亮）

第 21 章

凝血系统功能障碍

第一节　血栓栓塞性疾病的 ICU 管理

血栓形成或栓塞是导致心、脑和外周血管事件的最后关键环节，是致死和致残的直接原因。在 ICU 中动脉粥样硬化、静脉血栓栓塞性疾病和心房颤动的患者逐年增加，带来巨大的医疗和经济负担。

血栓栓塞性疾病包括动脉粥样硬化血栓性疾病和静脉血栓栓塞性疾病，动脉粥样硬化血栓性疾病涉及冠状动脉、脑动脉和外周动脉；静脉血栓栓塞性疾病（VTE）包括深静脉血栓形成（DVT）和肺栓塞（PE）。血栓栓塞性疾病是各种内在和外在因素导致动脉和静脉血管内血栓形成和（或）栓塞并导致组织和器官功能受损的病理过程。

19 世纪 Virchow 提出血栓形成的三要素为血管壁改变，血液性质的改变以及血流的变化。血液的正常状态是通过血管内皮系统，凝血和纤溶系统之间相互作用和调控来完成的，其中如发生异常即可能出现病理性出血或血栓形成。

由于动脉血栓与静脉血栓的发生机制不同，治疗也不同。动脉管腔窄，压力高，血液流速快，剪切应力高，血小板易于聚集，容易形成血小板血栓，因此，血小板在动脉血栓的形成过程中起着更大的作用；动脉系统凝血瀑布的启动以管壁损伤释放组织因子为主要原因，激活外源性凝血系统；动脉血栓的治疗应以抗血小板为主。静脉管腔大，压力低，血液流速慢，剪切应力小，血小板不易聚集；但易于接触激活，启动内源性凝血系统，形成的血栓血小板成分相对少；静脉系统血栓的治疗应主要以抗凝血为主。下面简介 ICU 常见的几种血栓栓塞性疾病。

一、静脉血栓栓塞症

（一）流行病学

由于存在长期卧床、制动、血管损伤和（或）血液高凝血状态等因素，ICU 患者是发生 DVT 的高危人群。重症患者 DVT 和肺栓塞（PE）发病率和病死率较高。因病情、血栓预防方法和检查手段的不同，DVT 在 ICU 患者中的发生率差异甚大（5%～90%）。有研究显示脓毒症患者早期（6d）为 DVT 的高发期，尽管接受了抗凝血药物预防，DVT 的发生率仍可达 5% 左右。在 ICU 死亡的患者中，尸检报告 PE 达 7%～27%，因 PE 死亡者为 0%～13%（平均 3%）。

（二）病因

VTE 的危险因素包括任何可以导致静脉血液淤滞、静脉系统内皮损伤和血液高凝状态的因素。易发生 VTE 的危险因素包括原发性和继发性 2 类。

原发性危险因素由遗传变异引起，包括 V 因子突变、蛋白 C 缺乏、蛋白 S 缺乏、抗凝血酶缺乏、抗心脂抗体综合征（anticardiolipin antibodys syndrome）、纤溶酶原激活物抑制因子过量、凝血酶原 20210A 基因变异、XII 因子缺乏等。常以反复静脉血栓栓塞为主要临床表现。

继发性危险因素是指后天获得的易发生 VTE 的多种病理生理异常。包括骨折、创伤、手术、恶性肿瘤和口服避孕药、肥胖、因各种原因的制动/长期卧床、肾病综合征、长途航空或乘车旅行、中心静脉插管、置入人工假体、血液黏滞度增高及高龄等。上述危险因素可以单独存在，也可同时存在，协同作用。

增加 ICU 患者 DVT 发生的危险因素包括:高龄、既往 DVT 病史或 DVT 家族史、恶性肿瘤、严重创伤、脓毒症、急性生理和慢性健康评分-Ⅱ(A-PACHE-Ⅱ)>12 分、手术(尤其急诊手术)、转入 ICU 前住院时间长、制动、机械通气、留置中心静脉(尤其股静脉)导管、血液净化治疗、使用肌松药和镇静药物、应用缩血管药物、输注血小板和血栓预防失败。

多数重症患者存在 1 个或多个 DVT 危险因素,如高龄、严重内科疾病、近期手术、创伤、脓毒症、心力衰竭、机械通气、中心静脉置管等,这些危险因素通常有累加效应。如果积极进行预防,能减少有症状的深静脉血栓形成的发生率,降低 PE 的发生率。

(三)临床分期

急性期:发病后 7d 以内。亚急性期:发病 8~30d。慢性期:发病 30d 以后。早期指急性期和亚急性期。

(四)临床表现

DVT 的症状和体征差异很大,视受累深静脉的部位、发生速度、阻塞程度、侧支循环的建立和血管壁或血管周围组织的炎症情况而定。ICU 中 DVT 是一种常见而无症状的疾病,因患者原发疾病差异较大,且受多种因素的影响,如气管插管、机械通气、镇静与镇痛等,常使 DVT 临床表现更难以识别。

1. 下肢深静脉血栓形成的临床表现

(1)疼痛和压痛:发生率分别为 66%~91% 和 56%~82%,疼痛一般在下肢深静脉阻塞处远端明显,久站或行走时肿痛加重。发生在小腿的 DVT 及血管腔没有完全阻塞的 DVT,常缺乏临床症状而不被察觉;下肢近端 DVT、上肢 DVT 或血管腔完全被阻塞时,患肢出现突然肿胀、疼痛或压痛。对有病变的深静脉周围触诊时常有局限性压痛,加压腓肠肌也有压痛;有 13%~48% 的 DVT 患者 Homan 征阳性(伸直患肢将踝关节急速背曲时可引起腓肠肌疼痛)。

(2)肿胀:单侧小腿、踝部肿胀为小腿 DVT 常见的征象,当患肢腓肠肌部位(测定部位位于胫骨粗隆下 10cm)周径比对侧增粗超过 1cm 时,表明至少有胭静脉和胭静脉系统受阻。当小腿深静脉血栓延伸到股静脉、髂静脉时,会有股部肿胀。

(3)静脉曲张、皮下静脉突出:常因深静脉受阻后浅静脉代偿所引起,常发生在患侧病变深静脉周边。

(4)低热:体温一般不超过 38.5℃,如出现高热提示合并感染,如蜂窝织炎或淋巴管炎。

(5)患肢轻度发绀。

(6)束状物:邻近体表的深静脉如股静脉血栓形成时,常可在局部扪及静脉内的条索状血栓。

2. 上肢深静脉血栓形成的临床表现 与下肢 DVT 相比,上肢 DVT 相对少见,但随着锁骨下静脉插管等操作的开展,近年来其发生呈上升趋势,以右侧多见。上肢 DVT 可导致上腔静脉综合征及深静脉血栓形成后综合征,使上肢长期伤残,最严重的并发症是 PTE,甚至可导致死亡。上肢 DVT 可在发病后 24h 内出现临床症状和体征。

(1)疼痛:麻木不适、疼痛、活动受限和沉重感,范围取决于血管受累情况。

(2)患肢肿胀:多在患肢疼痛后发生,肿胀可向上方扩展,并随用力而加重,患肢抬高或休息后肿胀可减轻。

(3)患肢轻度发绀:非凹陷性水肿及上臂、胸壁的皮下侧支静脉扩张。

(4)导管相关性血栓:因涉及较短的静脉段或未引起血管完全阻塞,DVT 发展缓慢,因此患肢肿胀可不明显,但从导管抽血时可能阻力较大,不易抽出。

(五)辅助检查

1. 多普勒血管超声检查(DVUS) 因具备无创、价廉和可重复的特性而成为首选,尤其对有症状的近端 DVT 非常有效。超声检查可通过直接观察血栓、探头压迫观察或挤压远侧肢体试验和多普勒血流探测等技术,可以发现 95% 以上的近端下肢静脉内的血栓。静脉不能被压陷或静脉腔内无血流信号为 DVT 的特定征象和诊断依据。

2. 放射性核素下肢静脉显像(RDV) 是一种无创性方法,诊断的准确性达 80%~90%,灵敏度在 90% 以上。该方法可同时进行包括下腔静脉、髂静脉或股静脉等下肢深静脉造影(确定有无血栓形成)和肺灌注显像,因此,特别适用于怀疑 PTE、但无下肢 DVT 症状和体征的患者,有助于提高 PTE 诊断的正确性。RDV 常与肺灌注扫描联合进行。另适用于对造影剂过敏者。

3. CT 静脉造影 目前常采用间接性 CT 静脉造影术(indirect CT venography,CTV),这种方法在完成 CTPA 扫描后,而在原来注入造影剂后

2.5～3min(150～180s)做下肢静脉横断位扫描。CTV 由 Loud 等于 1998 年首先提出,可以同时获得 PTE 及 DVT 的情况,在进行 CTPA 的同时不需另外添加造影剂,使下肢静脉、盆腔静脉及下腔静脉迅速显影。CTV 作为一种快速单一的检查方法,将为 DVT-PTE 的诊断提供有价值线索。

4. MR 静脉造影(MRV)　为无创性检查,可同时显示双下肢静脉,并能准确地确定盆腔和下腔静脉的血栓,并有潜在的鉴别急慢性血栓的功能。对有症状的急性 DVT 诊断的敏感性和特异性可达 90%～100%。MRI 在检出盆腔和上肢深静脉血栓方面有优势,对无症状的 DVT 具有很好的临床应用前景。

5. X 线静脉造影(contrast venography CV)　CV 是诊断 DVT 的"金标准",可显示静脉堵塞的部位、范围、程度及侧支循环和静脉功能状态,其诊断敏感性和特异性接近 100%。但其有创性和造影剂肾损害限制了临床推广应用。

6. 肢体电阻抗容积描记(IPG)　对有症状的近端 DVT 具有很高的敏感性和特异性,对无症状的下肢静脉血栓敏感性低。

通过以上手段可基本明确 DVT 诊断。

实验室检查方法主要包括蛋白 S、蛋白 C、抗凝血酶 Ⅲ(AT-Ⅲ)、活化蛋白 C 抵抗率、凝血酶原 G20210A 基因突变和抗心磷脂抗体(PA)、狼疮抗凝物等检查,可作为机体是否存在高凝血状态、易栓症或遗传性危险因素的指标,即达到求因诊断。但是目前的研究认为高凝血状态检查对 ICU 患者的 DVT 诊断无任何提示意义。D-二聚体对于急性肺血栓栓塞的诊断具有重要参考价值,敏感性高,但特异性不强。因此对于排除 PTE 有较大临床价值。但是多种因素如手术、创伤、感染、应用抗凝血药物等均可影响血浆 D-二聚体水平,尤其是在 ICU 中,干扰因素更多。因此,D-二聚体检测对于诊断 DVT 无特殊提示意义。而且研究显示,D-二聚体阴性并不能排除 DVT。

(六)DVT 的治疗

急性期治疗目的在于预防 PTE,减轻血栓后并发症,缓解症状。积极治疗 DVT,对降低病死率和致残率十分有效。近年来 DVT 的急性期治疗主要是非手术疗法:溶栓、抗凝血、滤器置入以及其他介入治疗手段,偶尔需手术治疗。

1. 一般治疗　对于急性 DVT 患者,如可能,推荐早期活动优于卧床休息。在此期间,避免用力排便以防血栓脱落导致 PTE。

2. 抗凝血治疗　充分抗凝血预防 DVT 和 PTE 进一步发展,这是最基本的治疗手段。适应证为临床表现和实验室检查一旦怀疑 VTE,应立即使用肝素或 LMWH,序贯华法林 3～6 个月抗凝治疗,而不能待确定诊断;已确诊的静脉血栓形成。

(1)初始抗凝血治疗

①普通肝素(UFH):静脉注射,先以 3 000～5 000U 或按 80U/kg 的负荷剂量静脉注射,继以 18U/(kg·h)的剂量进行维持;最初 24h 每 4～6h 测定 APTT,根据 APTT 调整用量,使 APTT 在正常对照 1.5～2.5 倍范围。达稳定治疗水平后,改为每天测定 APTT 一次。不良反应为出血和肝素诱发的血小板减少症。

②低分子肝素(LMWH):无需实验室监测。皮下注射,每日 1～2 次,按体重给药。极度肥胖(体重>100kg)、极度消瘦(体重<40kg)及肾功能不全患者按体重给药的剂量要减少;内生肌酐清除率<30ml/分时应慎用。

(2)长期抗凝血治疗

华法林:主要通过抑制维生素 K 依赖的凝血因子合成而发挥抗凝血作用,同时也可抑制维生素 K 依赖的抗凝血因子蛋白 C、蛋白 S,长期抗凝治疗的成本-效益比最佳。口服华法林应作为成年人 DVT 患者的一线长期抗凝血治疗。应用华法林最初的 4～5d 必须与注射用抗凝血治疗重叠 5d 以上,一般情况下,首次剂量 3～5mg,以后每日剂量根据国际标准化比率(INR)调节,当连续 2d 测定的 INR 达到 2.5(2.0～3.0),或 PT 延长至 1.5～2.5 倍时,即可停用肝素,单独口服华法林治疗。应用华法林必须注意与其他药物相互作用以及含维生素 K 食物的摄入,定期监测 INR。

抗凝血治疗疗程:对于自发性深静脉血栓的初次发作患者,推荐使用维生素 K 拮抗药至少 3 个月。推荐在 3 个月抗凝血后,所有患者应该评估长期治疗的风险/效益比。对于初次的自发性近心端 DVT 患者,如果没有出血的危险因素而且可以进行良好的抗凝血监测,推荐长期用药。对于自发性的初发的单独远心端 DVT,建议 3 个月抗凝血足够,而不是无限期的治疗。

复发性 DVT,或危险因素持续存在如恶性肿瘤、易栓症、抗心磷脂酶抗体综合征或 V 因子缺乏、慢性栓塞性肺动脉高压、深静脉血栓后综合征、下腔静脉滤器置放后均应终身抗凝血。

3. 加压疗法 DVT 患者应考虑穿 30～40mmHg 齐膝弹力袜治疗。在严重下肢水肿早期,建议应用齐膝弹力袜,并序贯充气加压治疗。

4. 下腔静脉滤器(IVCF) 放置下腔静脉滤器预防 PTE 的指征目前仍存在许多争议。多个指南推荐 IVCF 的指征是存在抗凝血绝对禁忌证的 DVT 或 PTE 患者、抗凝血失败及抗凝血过程中发生 DVT 或 PTE 的患者。IVCF 长期放置可使下肢 DVT 发生率升高,因此可通过应用临时 IVCF,在危险因素解除时及时移除,以减少并发症的发生。

5. 减少血栓策略

(1)全身性溶栓:髂股深静脉血栓的全身性溶栓效果差。成年人 DVT 患者不建议常规全身性溶栓治疗。确需溶栓者,应将患者转运至具备血管内溶栓的医疗机构。

(2)导管介导的溶栓术(CDT):髂股静脉的血栓,通过导管将溶栓药物送到血栓局部可达到更理想的效果。不同的溶栓药物,其有效性和安全性方面并无差异。推荐重组组织型纤溶酶原激活药和尿激酶。

(3)经皮导管取栓术(PMT):如果术者有较好的技术,患者的病情允许,对于某些急性髂股静脉血栓患者(如症状时间<7d,全身功能良好,预期寿命>1 年),建议可手术取栓减轻急性症状和 PTS。如果这些患者没有出血的高风险,建议 CDT 优于手术取栓。除非有溶栓禁忌证,不推荐单独使用经皮导管取栓术。

国内外对于手术取栓疗效的评价及导管溶栓等腔内治疗仍然存在争议。对于出血风险低的某些广泛急性近心端 DVT 患者(如髂股静脉血栓,症状时间<14d,良好的功能状态,预期寿命>1 年),如果有较好的技术和资料结果,建议可用 CDT 减轻急性症状和 PTS 的发生率。急性 DVT 的患者成功实施 CDT 后建议采用支架和球囊扩张处理潜在的静脉病变。如果医疗中心具有良好的技术,且手术者估计患者的预后良好者,相对于单独 CDT,建议先采用药物和机械联合溶栓[如包括血栓碎吸和(或)抽吸缩短治疗的时间]。

6. 外科静脉取栓术 急性髂股深静脉血栓患者有 CDT 或 CDT 联合 PMT 禁忌证或未成功者,可选择静脉取栓术,需要有经验的医师操作。

(七)DVT 的预防

ICU 患者是 DVT 的高危人群,如发生 DVT 会增加患者并发症的发生,严重者危及生命。而常规预防措施可减少 DVT 的发生,改善预后,减少治疗费用。因此,对 ICU 患者采取积极措施预防 DVT 十分重要。

1. 一般措施 因 DVT 与手术创伤及外伤关系密切,故手术时,在邻近四肢或盆腔静脉周围的操作应轻巧,避免静脉内膜损伤;卧床时应抬高患肢;术后鼓励患者多做踝关节、腓肠肌和股四头肌活动或被动运动;并嘱多作深呼吸及咳嗽动作。尽可能早期下床活动。特别对年老、癌症或心脏病患者在胸腔、腹腔或盆腔大手术后,股骨骨折后,以及产后妇女应更为重视。ICU 的患者多处于镇静中或活动能力差,更加需要被动运动,定期翻身,变换体位。镇静的患者要注意镇静深度,间断唤醒。有静脉留置导管的患者要注意护理,防止血栓。

2. 机械方法 主要目的是增进下肢静脉血液回流。包括压力梯度长袜,间歇充气加压装置和静脉足泵等。

3. 药物预防 对于不存在高出血风险的 ICU 患者来说,临床一般推荐应用抗凝血药预防 DVT 的发生。

(1)低剂量肝素(LDUH):外科手术中已证实 LDUH 皮下注射可明显降低 DVT、PE 的发生率以及总病死率。

(2)低分子肝素(LMWH):外科手术患者中已证实 LMWH 皮下注射对降低 DVT、PE 的发生率及总病死率的效果同 LDUH。

(3)口服抗凝药(如:华法林):华法林是目前国内外最常用的长效抗凝血药,也是目前唯一在临床上使用的 VKA,是 DVT 长期抗凝血治疗的主要药物。但因患者使用该药后疗效的个体差异大,需要根据凝血指标指导用药,且其起效慢,从开始使用至达到良好而稳定的凝血状态约需 2 周,因此,华法林不用于 ICU 患者急性期 DVT 的预防。

对于存在中度 DVT 风险并除外高出血风险的 ICU 患者,应采取用 LMWH 或 UFH 预防。对于存在 DVT 高风险的 ICU 患者,宜采用 LMWH 预防。绝大多数情况下 ICU 患者并不存在抗凝血治疗的禁忌证(表 21-1)。如果患者确实存在抗凝血治疗的绝对禁忌证,则应选择机械方法预防。一旦高出血风险降低,应开始药物预防或联合机械预防方法。

严重脓毒症患者应预防深静脉血栓形成(DVT),除非有禁忌证(如血小板减少症,严重凝血机制紊乱,活动性出血,近期颅内出血),推荐应用

表 21-1　DVT 预防的禁忌证

药物预防	机械预防
绝对禁忌证	绝对禁忌证
被证实的活动性大出血或致命性出血	双下肢创伤、皮肤/肌肉/骨移植或肢体大手术
相对禁忌证	相对禁忌证
临床可疑但无法证实的出血——引起血红蛋白明显变化或需要输血	不能耐受机械预防方法者

小剂量普通肝素或低分子肝素。存在应用肝素禁忌证的脓毒症患者推荐使用机械性预防措施,例如逐级加压长筒袜或间断加压装置,除非有禁忌证。对极高危患者,如严重脓毒症、有 DVT 病史、创伤或矫形外科手术,建议应联合使用药物和机械性措施,除非有禁忌证或不适用。对极高危患者建议选用 LMWH。

二、急性肺栓塞

(一)病因

1. 静脉血栓形成　肺栓塞常是静脉血栓形成的合并症。栓子通常来源于下肢和骨盆的深静脉,通过循环到肺动脉引起栓塞。但很少来源于上肢、头和颈部静脉。血流淤滞,血液凝固性增高和静脉内皮损伤是血栓形成的促进因素。因此,创伤、长期卧床、静脉曲张、静脉插管、盆腔和髋部手术、肥胖、糖尿病、避孕药或其他原因的凝血机制亢进等,容易诱发静脉血栓形成。早期血栓松脆,加上纤溶系统的作用,故在血栓形成的最初数天发生肺栓塞的危险性最高。

2. 心脏病　为我国肺栓塞的最常见原因。几乎遍及各类心脏病,合并心房颤动、心力衰竭和亚急性细菌性心内膜炎者发病率较高。以右心腔血栓最多见,少数亦源于静脉系统。细菌性栓子除见于亚急性细菌性心内膜炎外,亦可由于起搏器感染引起。前者感染性栓子主要来自三尖瓣,偶尔先天性心脏病患者二尖瓣赘生物可自左心经缺损分流进入右心而到达肺动脉。

3. 肿瘤　在我国为第 2 位原因。以肺癌、消化系统肿瘤、绒癌、白血病等较常见。恶性肿瘤并发肺栓塞仅约 1/3 为瘤栓,其余均为血栓。据推测肿瘤患者血液中可能存在凝血激酶(thromboplastin)及其他能激活凝血系统的物质如组蛋白、组织蛋白酶和蛋白水解酶等,故肿瘤患者肺栓塞发生率高,甚至可以是其首现症状。

4. 妊娠和分娩　肺栓塞在孕妇数倍于年龄配对的非孕妇,产后和剖宫产术后发生率最高。妊娠时腹腔内压增加和激素松弛血管平滑肌及盆静脉受压可引起静脉血流缓慢,改变血液流变学特性,加重静脉血栓形成。此外伴凝血因子和血小板增加,纤维蛋白原-纤维素蛋白溶解系统活性降低。但这些改变与无血栓栓塞的孕妇相比并无绝对差异。羊水栓塞也是分娩期的严重并发症。

5. 其他　其他少见的病因有长骨骨折致脂肪栓塞,意外事故和减压病造成空气栓塞,寄生虫和异物栓塞。没有明显的促发因素时,还应考虑到遗传性抗凝因素减少或纤维蛋白溶酶原激活抑制药的增加。

(二)临床分型与临床表现

1. 临床分型　根据患者的呼吸循环功能状态,将 PTE 分型如下。

(1)大面积 PTE:临床上以休克和低血压为主要表现,即体循环收缩压<90mmHg,或较基础值下降幅度≥40mmHg,持续 15min 以上,需除外新发的心律失常、低血容量或感染、左心室功能不全、心动过缓等。

(2)次大面积 PTE:急性肺栓塞不伴有全身性低血压,而合并右心室功能障碍或心肌损伤。右心室功能障碍见下述情况之一者。①右心室扩张,心脏超声心动图提示心尖四腔面显示右心室内径与左心室内径比值>0.9 或右心室收缩功能障碍;②右心室扩张,CT 示右心室与左心室内径比值>0.9;③脑利钠肽>90pg/ml,或 N 末端脑钠肽前体>500pg/ml;④心电图改变,新发完全性或不完全性右束支传导阻滞,胸前导联 ST 段抬高或压低、T 波倒置。心肌损伤是指下述情况之一。即肌钙蛋白 I>0.4ng/ml 和肌钙蛋白 T>0.1ng/ml。

(3)低风险性肺栓塞:排除大面积、次大面积肺栓塞,无临床预后不良指标者。

2. 临床表现　按照病理生理改变所累及的器官系统不同,可将 PTE 的临床表现划分为 3 个主要临床症候群。

(1)肺栓塞及梗死症候群:突发呼吸困难、喘息、咯血和胸膜炎性胸痛等,查体可见发绀、哮鸣音、局限性细湿啰音及胸膜炎和胸腔积液的相应体征。

（2）肺动脉高压和右心功能不全症候群：体循环淤血如水肿、肝区肿胀疼痛等是其主要临床表现。查体时可见下肢或全身不同程度的水肿、颈静脉怒张、右心扩大、肺动脉第二心音亢进、三尖瓣收缩期反流性杂音和肝大压痛等。

（3）体循环低灌注症候群：晕厥、心绞痛样疼痛、休克和猝死等。

（三）辅助检查

1. 动脉血气分析　常表现为低氧血症，低碳酸血症，肺泡-动脉血氧分压差[P(A-a)DO$_2$]增大。①当肺血管床堵塞15%～20%时，即可出现PaO$_2$下降，PaO$_2$可提示栓塞的程度，但约20%患者PaO$_2$正常。②患者伴有不同程度的低氧血症，机体会出现代偿性呼吸加快加深，体内PaCO$_2$下降，pH升高，表现为呼吸性碱中毒，重症和晚期失代偿者会因CO$_2$潴留而致PaCO$_2$升高。③肺泡-动脉氧分压差[P(A-a)DO$_2$]增大，由于肺血栓栓塞症发生后，血管阻塞，血流减少甚至中断，导致P(A-a)DO$_2$增大，是通气/血流比例失调的必然结果，是疾病严重程度的直接反映。P(A-a)DO$_2$是近年来广泛应用于诊断和评价肺血栓栓塞症的重要指标之一，较PaO$_2$更有意义，86%～95%患者存在P(A-a)DO$_2$增大。一般情况下，P(A-a)DO$_2$超过20mmHg，PaCO$_2$<35mmHg，结合病史和临床表现应高度怀疑肺血栓栓塞症。

2. 心电图　大多数病例表现有非特异性的心电图异常。较为多见的表现包括V$_1$～V$_4$的T波改变和ST段异常；部分病例可出现S$_I$Q$_{III}$T$_{III}$征（即I导S波加深，III导出现Q/q波及T波倒置）；其他心电图改变包括完全或不完全右束支传导阻滞；肺型P波；电轴右偏，顺钟向转位等。S$_I$Q$_{III}$T$_{III}$征、电轴右偏和不完全右束支传导阻滞为急性肺心病的特征性表现。心电图改变多在发病后即刻开始出现，以后随病程的发展演变而呈动态变化。部分急性肺栓塞的心电图也可以完全正常（10%～25%）。

3. 胸部X线平片　多有异常表现，但缺乏特异性。可表现为：①肺动脉高压征象，肺动脉段突，肺门动脉扩张，外围分支纤细，呈截断现象。右心房、室增大。②肺栓塞征象，区域性肺血管纹理变细、稀疏或消失，肺野透亮度增加。肺野局部浸润性阴影。肺不张或膨胀不全。③肺梗死可见尖端

指向肺门的楔形阴影。④胸膜改变，患侧横膈抬高；有时合并少至中量胸腔积液征等。

4. 超声心动图　对于严重的PTE病例，超声心动图检查可以发现右心室壁局部运动幅度降低；右心室和（或）右心房扩大；室间隔左移和运动异常；近端肺动脉扩张；三尖瓣反流速度增快；下腔静脉扩张，吸气时不萎陷。这些征象说明肺动脉高压、右心室高负荷和肺源性心脏病，提示或高度怀疑PTE，但尚不能作为PTE的确定诊断标准。超声心动图为划分次大面积PTE的依据。其敏感性为50%，特异性为90%。若在右心房或右心室发现血栓，同时患者临床表现符合PTE，可以作出诊断。超声检查偶可因发现肺动脉近端的血栓而确定诊断。

5. 血浆D-二聚体（D-dimer）　D-二聚体是交联纤维蛋白在纤溶系统作用下产生的可溶性降解产物，为一个特异性的纤溶过程标记物。在血栓栓塞时因血栓纤维蛋白溶解使其血中浓度升高。D-二聚体对急性PTE诊断的敏感性达92%～100%，但其特异性较低，仅为40%～43%。手术、肿瘤、炎症、感染、组织坏死等情况均可使D-二聚体升高。在临床应用中D-二聚体对急性PTE有较大的排除诊断价值，若其含量低于500μg/L，可基本除外急性PTE。酶联免疫吸附法（ELISA）是较为可靠的检测方法，建议采用。治疗中动态观察血浆D-二聚体含量变化可以了解血栓的溶解程度。若溶栓后4～8h血浆D-二聚体异常升高，达到溶栓前的2～5倍，随之很快下降，表示溶栓药物有效。在抗凝血治疗过程中，若出现血浆D-二聚体持续进行性下降，则提示血栓形成过程减缓或终止，治疗有效。

6. 核素肺通气/灌注扫描　具有简便、安全、无创、敏感度高的特点，现作为诊断肺血栓栓塞症的首选方法之一。原理是局部血管内或肺组织嵌顿的放射性微粒多少与该处血流分布或者局部通气量呈正比。典型征象是呈肺段分布的肺灌注缺损，并与通气显像不匹配。但是由于许多疾病可以同时影响患者的肺通气和血流状况，致使通气/灌注扫描在结果判定上较为复杂，需密切结合临床进行判读。一般可将扫描结果分为3类：①高度可能，其征象为至少1个或更多叶段的局部灌注缺损而该部位通气良好或X线胸片无异常；②正常或接近正常；③非诊断性异常，其征象介于高度可能与正常之间。

7. 螺旋CT和电子束CT造影　能够发现段

以上肺动脉内的栓子,是 PTE 的确诊手段。PTE 的直接征象为肺动脉内的低密度充盈缺损,部分或完全包围在不透光的血流之间(轨道征),或者呈完全充盈缺损,远端血管不显影(敏感性为 53%～89%,特异性为 78%～100%);间接征象包括肺野楔形密度增高影,条带状的高密度区或盘状肺不张,中心肺动脉扩张及远端血管分支减少或消失等。电子束 CT 对诊断肺梗死的价值已得到肯定,特别是在肺梗死溶栓治疗及手术前后的随访有重要价值,电子束 CT 增强扫描可以无创、客观、准确地评价肺栓塞患者临床治疗的近期及中远期疗效。扫描速度极快,不需要控制呼吸,图像清晰。

8. **磁共振成像(MRI)** 对段以上肺动脉内栓子诊断的敏感性和特异性均较高,避免了注射碘造影剂的缺点,与肺血管造影相比,患者更易于接受。适用于碘造影剂过敏的患者。MRI 具有潜在的识别新旧血栓的能力,有可能为将来确定溶栓方案提供依据。根据血栓的形态可区分典型的急慢性血栓,前者表现为边缘光滑、清晰、形态规则,后者为血管壁增厚、不规则附壁血栓及腔内网状影等。

9. **肺动脉造影** 为 PTE 诊断的经典与参比方法。其敏感性约为 98%,特异性为 95%～98%。PTE 的直接征象有肺血管内造影剂充盈缺损,伴或不伴轨道征的血流阻断;间接征象有肺动脉造影剂流动缓慢,局部低灌注,静脉回流延迟等。如缺乏 PTE 的直接征象,不能诊断 PTE。肺动脉造影是一种有创性检查,发生致命性或严重并发症的可能性分别为 0.1% 和 1.5%,应严格掌握其适应证。

(四)诊断及鉴别诊断

1. **PTE 的疑似诊断** ①对存在危险因素,特别是并存多个危险因素的病例,需有较强的诊断意识。主要有提示作用的易患因素包括:DVT、骨折、颅脑脊柱外科手术、心脏搭桥手术、脑血管意外和经静脉操作等。②临床症状、体征,特别是在高危病例出现不明原因的呼吸困难、胸痛、右心功能不全、晕厥和休克,或伴有单侧或双侧不对称性下肢肿胀、疼痛等对诊断具有重要的提示意义。③结合心电图、X 线胸片、动脉血气分析等基本检查,可以初步疑诊 PTE 或排除其他疾病。④D-二聚体检测,目前主要用其作为 PTE 的排除诊断指标。⑤超声检查主要包括心脏超声和下肢静脉超声。可以迅速得到结果并可在床旁进行,虽一般不能作为确诊方法,但对于提示 PTE 诊断和排除其他疾病具有重要价值,宜列为疑诊 PTE 时的一项优先检

查项目。

2. **PTE 的确定诊断** 主要依靠以下临床影像学技术:①CT 肺血管造影(CTPA);②核素肺通气/灌注扫描检查或单纯灌注扫描;③磁共振肺血管造影(MRPA);④肺动脉造影。在疑似 PTE 的患者应安排上述检查,其中 1 项阳性即可明确诊断。

3. **PTE 的成因和危险因素的诊断** ①DVT 的确诊手段包括肢体电阻抗容积描记(IPG)、超声检查、核素或 X 线静脉造影、MRI 等。②寻找 VTE 的危险因素。无论患者单独或同时存在 PTE 与 DVT,应针对该例情况进行临床评估并安排相关检查以尽可能地发现其危险因素,并据以采取相应的预防或治疗措施。

DVT 和 PE 的临床决策评分和诊断流程见图 21-1,表 21-2。

4. **鉴别诊断**

(1)呼吸困难、咳嗽、咯血、呼吸频率增快等呼吸系统表现为主的患者多被诊断为其他的胸肺疾病如肺炎、胸膜炎、支气管哮喘、支气管扩张、肺不张、肺间质病等。

(2)以胸痛、心悸、心脏杂音、肺动脉高压等循环系统表现为主的患者易被诊断为其他的心脏疾病如冠心病(心肌缺血、心肌梗死)、风湿性心脏病、先天性心脏病、高血压病、肺源性心脏病、心肌炎、主动脉夹层等和内分泌疾病如甲状腺功能亢进症。

(3)以晕厥、惊恐等表现为主的患者,有时被诊断为其他心脏或神经及精神系统疾病如心律失常、脑血管病、癫痫等。

(五)治疗

主要治疗目标是预防 PE 的再发,对于血流动力学稳定的患者,进一步的治疗还包括清除血栓。预防 PE 再发的手段有抗凝血、放置下腔静脉滤器、应用预防 DVT 的机械方法。进一步的治疗包括溶栓、介入或手术清除血栓。治疗 PE 的流程见图 21-2。

1. **一般处理** 对高度疑诊或确诊 PTE 的患者,应进行严密监护,监测呼吸、心率、血压、静脉压、心电图及血气的变化,对大面积 PTE 可收入重症监护治疗病房(ICU);为防止栓子再次脱落,要求绝对卧床,并注意不要过度屈曲下肢;保持大便通畅,避免用力;对于有焦虑和惊恐症状的患者应予安慰并可适当使用镇静药;胸痛者可予镇痛药;对于发热、咳嗽等症状可给予相应的对症治疗;为

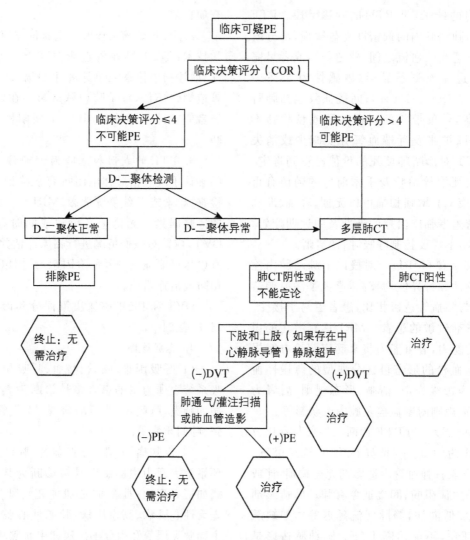

图 21-1 PE 的诊断流程

表 21-2 DVT 和 PE 的临床决策评分（Clinical Decision Rule，CDR）

项目	分数
有 DVT 的临床症状和体征	3.0
（下肢肿胀、疼痛）	
没有比 PE 更符合的诊断	3.0
心率＞100/min	1.5
制动＞3d 或在 4 周内有过外科手术	1.5
既往有 PE 或 DVT	1.5
咯血	1.0
亚性肿瘤	1.0
（正接受治疗、6 个月内治疗过或未治疗）	

预防肺内感染和治疗静脉炎可使用抗生素。

2. 呼吸支持治疗 对有低氧血症的患者，采用经鼻导管或面罩吸氧。当合并严重的呼吸衰竭时，可使用经鼻（面）罩无创性机械通气或经气管插管行机械通气。应避免做气管切开，以免在抗凝血或溶栓过程中局部大量出血。应用机械通气中需注意尽量减少正压通气对循环的不利影响。可以采用小潮气量策略或压力限制型通气方式等。合并有支气管痉挛时，可应用氨茶碱等支气管扩张药。

3. 循环支持治疗 循环衰竭为急性肺栓塞患者的死亡原因之一。急性大面积肺栓塞所致休克属心外梗阻性休克。急性大面积肺栓塞时，由于右心室后负荷急剧增加及右心室缺血，导致右侧心力衰竭；另外，由于右心室容量增加而使左心室充盈减少。对于出现右心功能不全，心排血量下降，但血压尚正常的病例，可予具有一定肺血管扩张作用和正性肌力作用的多巴酚丁胺；若出现血压下降，可增大剂量或使用其他血管加压药物，如去甲肾上腺素。多巴酚丁胺可以联合应用去甲肾上腺素。

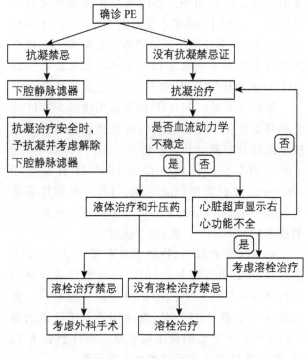

图 21-2　PE 的治疗流程

有关 PE 液体支持的研究很少，有限的研究表明液体支持在没有右心室过负荷或缺血的患者中使用可以增加心排血量。

4. 溶栓治疗　溶栓治疗可使肺栓塞患者及早恢复肺灌注、缓解症状、降低机械通气、减少右心室损伤、提高运动耐力，并有效预防肺栓塞复发及提高生存率。但溶栓可能带来一些潜在危害，包括非致命性、致命性出血（颅内出血）增加。

溶栓的绝对禁忌证包括脑出血病史、结构性颅内血管疾病、颅内恶性肿瘤、3 个月内缺血性脑卒中、主动脉夹层、活动性出血和有出血倾向者、近期椎管或脑外科手术、近期严重闭合性头部或整形手术史。相对禁忌证包括年龄＞75 岁、近期使用抗凝血药、妊娠、无须加压包扎的血管穿刺、心肺复苏术后、近期（2～4 周）内脏出血史、极高危高血压、高血压未控制者、痴呆、近期（3 周内）重大手术史等。

急性大面积肺栓塞患者，如其出血风险较低，可考虑溶栓治疗。急性次大面积肺栓塞患者，伴临床不良预后证据，包括新近血流动力学不稳定、恶化性呼吸功能不全、严重右心室功能不全及大面积心肌梗死，且可考虑溶栓。低风险肺栓塞患者不建议溶栓治疗；急性次大面积肺栓塞患者如无临床症状恶化，或仅有轻度右心室功能不全、灶性心肌坏

死及原因未明的心脏骤停者，不建议溶栓治疗。

常用的溶栓药物有尿激酶（UK）、链激酶（SK）和重组组织型纤溶酶原激活剂（rt-PA）。溶栓方案与剂量如下。

（1）UK：负荷量 4 400U/kg，静脉注射 10min，随后以 2 200U/(kg·h) 持续静脉滴注 12h；另可考虑 2h 溶栓方案：20 000U/kg 持续静脉滴注 2h。

（2）SK：负荷量 250 000U，静脉注射 30min，随后以 100 000U/h 持续静脉滴注 24h。链激酶具有抗原性，故用药前需肌内注射苯海拉明或地塞米松，以防止过敏反应。链激酶 6 个月内不宜再次使用。

（3）rt-PA：50～l00mg 持续静脉滴注 2h(rt-PA 50mg 持续静脉滴注 2h 为我国标准治疗方案)。国外推荐 10mg 静推后 90mg ＞2h 静脉滴注。

使用 UK、SK 溶栓期间勿同时使用肝素。但以 rt-PA 溶栓治疗结束后，应继续使用肝素。使用 UK、SK 溶栓治疗结束后，应每 2～4 小时测定 1 次凝血酶原时间（PT）或活化部分凝血激酶时间（APTT），当其水平低于正常值的 2 倍，即应重新开始规范的抗凝血治疗。

经导管直接置于肺动脉溶栓可能利于早期再灌注，但是比较全身静脉溶栓并没有显示出优势。

5. 抗凝血治疗　为 PTE 和 DVT 的基本治疗方法，可以有效地防止血栓再形成和复发，同时由于内源性纤维蛋白溶解机制溶解已形成的血栓。但不能直接溶解已经存在的血栓。目前临床上应用的抗凝血药物主要有普通肝素、低分子肝素和华法林等。

对确诊肺栓塞而无禁忌证患者，应尽早抗凝血治疗，通常给予低分子肝素皮下注射，或在严密监测下静脉、皮下注射普通肝素。对肝素诱导血小板减少症者，应使用其他抗凝血治疗如达那肝素、来匹卢定、阿加曲班及比伐卢定等。中高危肺栓塞患者，在确诊后即给予抗凝血治疗。

适应证：不伴肺动脉高压及血流动力学障碍的急性 PTE 和非近端肢体 DVT，对于临床或实验室检查高度疑诊 PTE 而尚无确诊者，或已经确诊 DVT 但尚未治疗者，如无抗凝血治疗禁忌证，均应立即开始抗凝血治疗，同时进行下一步的确诊检查。

禁忌证：活动性出血、凝血机制障碍、血小板减少、严重的未控制的高血压及严重肝、肾功能不全及近期手术史、妊娠头 3 个月以及产前 6 周、亚急

性细菌性心内膜炎、心包渗出、动脉瘤。当确诊有急性 PTE 时,上述情况大多数属于相对禁忌证。

肝素的推荐用法:负荷剂量按 80U/kg 静脉注射,继之以 18U/(kg·h)持续静脉滴注。肝素钠持续静脉滴注是首选方法,可避免肝素钠血浓度出现高峰和低谷,减少出血性并发症。肝素的用药原则应快速、足量和个体化。研究显示早期(24h 内)应用肝素抗凝血治疗可以降低 VTE 的再发率。

肝素的主要不良反应是出血和伴血栓形成的肝素相关性血小板减少症(HIT)。静脉使用肝素的患者中 5%～20%会出现不明原因的出血或贫血。出血与血液中较高浓度的抗凝血药相关。对于出现出血不良反应的患者使用鱼精蛋白可以迅速有效地减少出血。静脉使用 1mg 鱼精蛋白可中和 100U 肝素。在使用肝素的患者中 HIT 的发生率约为 5%,通常发生在肝素使用的第 5～10 天。对于之前 100d 内使用过肝素的患者来说 HIT 可能发生在再次使用肝素的 24h 内。"4T's"(血小板减少、肝素使用时间、血栓形成、缺乏其他可以解释的原因)是一个临床有用的评分系统,可以用来评估 HIT 的可能性。

在使用肝素时要密切监测。在开始治疗后的最初 24h 内每 4～6 小时测定 APTT,根据 APTT 调整剂量,尽快使 APTT 达到并维持于正常值的 1.5～2.5 倍。达稳定治疗水平后,改每天测定 APTT 1 次。可根据 APTT 调整肝素剂量(表 21-2)。使用肝素抗凝血务求达有效水平。若抗凝血不充分将严重影响疗效并可导致血栓复发率的显著增高。

因肝素可能会引起血小板减少症(heparin induced thrombocytopenia,HIT),在使用肝素的第 3～5d 必须复查血小板计数。若较长时间使用肝素,尚应在第 7～10d 和 14d 复查。HIT 很少于肝素治疗的 2 周后出现。若出现血小板迅速或持续降低达 30%以上,或血小板计数<100×10⁹/L,应停用肝素,并用其他抗凝血药物代替肝素。一般在停用肝素后 10d 内血小板开始逐渐恢复。需注意 HIT 可能会伴发 PTE 和 DVT 的进展或复发。

低分子肝素(LMWH)的推荐用法:LMWH 是普通肝素经化学处理或酶解法处理获得的分子量较小的组分制品。其分子量为 3 000～7 000(平均 5 000)道尔顿。国内上市的 LMWH 有法安明(fragmin)和速避凝(fraxiparine)等。根据体重给药(anti Xa),U/kg 或 mg/kg。不同低分子肝素的剂量不同,每日 1～2 次,皮下注射。

对于大多数病例,按体重给药是有效的,不需监测 APTT 和调整剂量,但对过度肥胖者或孕妇宜监测血浆抗 Xa 因子活性,并据以调整剂量。除无须常规监测 APTT 外,在应用低分子肝素的前 5～7d 内亦无须监测血小板数量。当疗程长于 7d 时,需开始每隔 2～3d 检查血小板计数。

肝素钠和低分子肝素钠的异同:两者的抗凝血疗效并无显著差异。静脉应用肝素钠比低分子肝素钠能更快地发挥抗凝血作用,故对于急性大面积肺血栓栓塞症,希望尽快扭转病情者,或用于起始负荷剂量时,应首选肝素钠。由于肝素钠在肝中被肝素钠酶所代谢,所以,对于严重肾衰竭患者优于低分子肝素钠。而低分子肝素钠抗凝血因子 Xa 的活性强,由其引起的血小板减少和出血并发症少,无需实验室监测,对于急性非大面积肺栓塞患者,低分子肝素钠的使用方法和安全性优于肝素钠,但低分子肝素钠由肾清除,对于肾功能不全,特别是肌酐清除率低于 30ml/min 的患者须慎用。

肝素或低分子肝素须至少应用 5d,直到临床情况平稳。对大面积 PTE 或髂股静脉血栓,肝素约需用至 10d 或更长。

表 21-2　根据 APTT 监测结果调整静脉肝素剂量的方法

APTT	初始剂量及调整剂量	下次 APTT 测定的间隔时间(h)
治疗前测基础 APTT	初始剂量:80U/kg 静脉注射,然后按 18U/(kg·h)静脉滴注	4～6
APTT<35s(<1.2 倍正常值)	给予 80U/kg 静脉注射,然后增加静脉滴注剂量 4U/(kg·h)	6
APTT 35～45s(1.2～1.5 倍正常值)	给予 40U/kg 静脉注射,然后增加静脉滴注剂量 2U/(kg·h)	6
APTT 46～70s(1.5～2.3 倍正常值)	无须调整剂量	6
APTT 71～90s(2.3～3.0 倍正常值)	减少静脉滴注剂量 2U/(kg·h)	6
APTT>90s(>3 倍正常值)	停药 1h,然后减少剂量 3U/(kg·h)后恢复静脉滴注	6

重组水蛭素(lepirudin)和其他小分子血栓抑制药:重组水蛭素较肝素抗凝血作用更为有效。对合并有血小板减少的 VTE 和 HIT 的病例,可使用重组水蛭素和其他小分子血栓抑制药抗凝血。一般先予重组水蛭素抗凝血,直到血小板数升至 100×10⁹/L 时再予华法林治疗。

华法林:华法林是双香豆素类口服抗凝血药,是维生素 K 的拮抗药。可以在肝素/低分子肝素开始应用后的第 1～3 天加用口服抗凝药华法林,初始剂量为 3～5mg/d。由于华法林需要 3～5d 才能发挥全部作用,因此与肝素/低分子肝素需至少重叠应用 4～5d,当连续 2d 测定的国际标准化比率(INR)达到 2.5(2.0～3.0)时,或 PT 延长至 1.5～2.5 倍时,即可停止使用肝素/低分子肝素,单独口服华法林治疗。

使用华法林时应监测凝血酶原时间。凝血酶原时间是在被检血浆中加入组织因子(凝血因子Ⅲ)测得的血浆凝固时间,反映对维生素 K 依赖的 4 种凝血因子中其中 3 种(凝血酶原、因子Ⅶ和 X)的情况,因此,可以反映维生素 K 拮抗药的抗凝血效应。应根据 INR 或 PT 调节华法林的剂量。在达到治疗水平前,应每日测定 INR,其后 2 周每周监测 2～3 次,以后根据 INR 的稳定情况每周监测 1 次或更少。若行长期治疗,约每 4 周测定 INR 并调整华法林剂量 1 次。

抗凝血治疗的持续时间因人而异。一般口服华法林的疗程至少为 3～6 个月。部分病例的危险因素短期可以消除,例如服雌激素或临时制动,疗程可能为 3 个月即可;对于栓子来源不明的首发病例,需至少给予 6 个月的抗凝血;对复发性 VTE、合并肺心病或危险因素长期存在者,如癌症患者、抗心脂抗体综合征、抗凝血血酶Ⅲ缺乏、易栓症等,抗凝血治疗的时间应更为延长,达 12 个月或以上,甚至终身抗凝血。妊娠的前 3 个月和最后 6 周禁用华法林,可用肝素或低分子量肝素治疗。产后和哺乳期妇女可以服用华法林。育龄妇女服用华法林者需注意避孕。

华法林过量易致各种出血,INR 高于 3.0 一般无助于提高疗效,但出血的机会增加。华法林所致出血可以用维生素 K 拮抗。严重出血时可输注新鲜全血或新鲜冷冻血浆。偶见消化道反应、麻痹性肠梗阻、肝功能损害。大量口服甚至会出现大范围皮肤坏疽,微血管病或溶血性贫血,一次性剂量过大尤其危险。

此外还有依诺肝素、达肝素、亭扎肝素、阿加曲班、磺达肝素等抗凝血药物。

6. 介入治疗　大面积肺栓塞、且有溶栓禁忌者,在条件允许时可考虑行导管碎栓术、抽吸术或外科取栓术。在接受溶栓治疗后,病情仍不稳定的大面积肺栓塞患者,可考虑导管碎栓术、抽吸术或外科取栓术。大面积肺栓塞患者,无法行溶栓治疗,或溶栓治疗后病情仍不稳定者,建议转到有条件行导管碎栓术、抽吸术或外科取栓术,并尽可能保证转运过程安全。急性次大面积肺栓塞患者,有临床预后不良证据,包括新出现的血流动力学不稳定、持续恶化的呼吸功能不全、严重右心室功能不全及大面积心肌坏死,考虑行导管碎栓术、抽吸术或外科取栓。急性次大面积肺栓塞患者,伴轻度右心室功能不全及灶性心肌坏死,如无临床恶化表现,不建议行导管碎栓术、抽吸术或外科取栓术。

7. 急性肺栓塞置入下腔静脉滤器　已确诊急性肺栓塞、下肢深静脉血栓形成的成年患者,如有抗凝血治疗禁忌证或活动性出血,应接受下腔静脉滤器置入术。下腔静脉滤器置入患者,在抗凝血治疗禁忌及活动性出血解除后,应重新抗凝血治疗。置入可回收下腔静脉滤器患者,要对滤器回收时间进行评估。急性肺栓塞经抗凝血治疗后仍再发者,建议置入永久性下腔静脉滤器。急性肺栓塞合并下肢深静脉血栓形成时,存在抗凝血治疗禁忌证时,建议置入永久性下腔静脉滤器。急性肺栓塞合并下肢深静脉血栓形成时,存在短期内抗凝血治疗禁忌证者,建议置入可回收式下腔静脉滤器。急性肺栓塞合并心肺储备功能较差者,也可考虑置入下腔静脉滤器。急性肺栓塞患者行抗凝血及溶栓治疗时,不建议常规置入下腔静脉滤器。

(六)预防

对存在发生 DVT、PTE 危险因素的病例,宜根据临床情况采用相应预防措施。采用的主要方法:①机械预防措施,包括加压弹力袜、间歇序贯充气泵和下腔静脉滤器。②药物预防措施,包括小剂量肝素皮下注射、低分子肝素和华法林。详见深静脉血栓的预防。对重点高危人群,根据病情轻重、年龄、是否复合其他危险因素等来评估发生 DVT、PTE 的危险性,制订相应的预防方案。

三、心房颤动血栓栓塞的预防

根据不同危险分层分级进行预防,对有高危因素的患者一定要口服华法林抗凝血。高危因素包括：卒中病史，短暂性脑缺血发作或体循环栓塞的病史，年龄＞75岁，中度或重度左心室功能受损和（或）充血性心力衰竭，高血压病史或糖尿病。对心房扑动的抗栓治疗策略等同于心房颤动。

复律最严重的并发症是栓塞，可以发生在电复律和药物复律中，且复律后短期内血栓形成的危险也很高，复律后存在"顿抑"等均强调了复律前后抗凝血治疗的重要性。心房颤动发作一旦超过48h，复律过程中血栓栓塞的风险非常大。这时应以控制心室率为主，并在复律（电复律或者药物复律）前口服华法林3周，复律成功后再口服华法林4周，维持INR在2.0～3.0。如果在复律后血栓栓塞的风险持续存在，应长期口服华法林。需要紧急电复律的患者，在复律前应使用肝素或者低分子肝素，复律成功后加用华法林。复律前合并使用肝素或者低分子肝素可能会缩短复律前用药的时间，但需要进一步探讨其效果。

在复律血栓栓塞的预防中强调了食管内超声检查（TEE）辅助复律可能为没有血栓的患者提供早期复律的机会，长期维持窦性心律的比例较高，房颤的复发较低。即使在紧急复律不能进行TEE时，我们建议尽早开始静脉肝素治疗，如复律后维持窦性心律，随后口服VKA抗凝血4周，如华法林（目标INR2.5；范围2.0～3.0）

（肇冬梅　马晓春）

第二节　创伤性凝血病

创伤性凝血病是指由于大出血及组织损伤后激活凝血、纤溶、抗凝血途径，在创伤早期出现的急性凝血功能紊乱。创伤后的凝血病表现为凝血酶原时间（PT）和部分凝血活酶时间（APTT）延长、血小板（PLT）计数和纤维蛋白原（Fib）水平降低等。创伤性凝血病的发生是创伤后死亡的主要原因之一。

一、流行病学

近年来创伤治疗水平不断提高，但是对大出血导致的死亡仍占创伤死亡人数的40％，其中25％～30％创伤患者发生创伤性凝血病且病死率较高。入院时即存在凝血病的创伤患者，凝血功能紊乱会导致出血量的增加，加重休克的过程，导致住ICU时间和住院时间的延长，更容易发生多器官功能障碍综合征。因而尽早诊断和积极正确处理凝血病有助于更好地控制出血，也是降低创伤病死率的关键。

二、病因及发病机制

创伤性凝血病的发生是多因素共同作用的结果，病理生理学机制较为复杂，涉及损伤严重度、失血、凝血底物的消耗、纤溶、低体温、低钙血症、酸中毒、机体对创伤及后续治疗的反应等。具体发病机制如下。

1. 组织损伤　组织损伤在创伤中普遍存在，损伤的严重程度与凝血病的严重程度密切相关。血管内皮损伤后内皮下的胶原蛋白Ⅲ和组织因子暴露，通过与Von Willebrand因子、血小板以及活化的FⅦ（Ⅶ因子）结合启动凝血过程。内皮损伤后释放组织型纤溶酶原激活物（tPA），同时纤溶酶原激活物抑制剂Ⅰ（PAI-1）的功能受到抑制，从而促进了纤溶亢进。组织损伤是创伤性凝血病发生的基础，是凝血系统和纤溶系统的起始因子。因而积极处理原发伤对创伤性凝血病的救治极为重要。

2. 休克　组织低灌注时，内皮细胞释放血栓调节蛋白增加，结合凝血酶并抑制其功能，同时激活蛋白C而抑制Ⅴ、Ⅷ因子的功能，使机体抗凝血活性增强。休克的严重程度与凝血功能的障碍有着明显的量效关系。

3. 酸中毒　创伤患者由于组织灌注不足，氧输送能力下降，组织缺氧而发生无氧代谢，酸性物质蓄积，血乳酸水平上升，代谢性酸中毒发生很常见。酸中毒可以抑制各种凝血因子的活性，也促进纤维蛋白原的降解。

4. 血液稀释　凝血因子被稀释是引起凝血病的重要原因，创伤失血直接丢失凝血因子，从而迅速降低体内少量储备的纤维蛋白原和血小板。多发性创伤患者又常存在休克，需要进行液体复苏，而大量输液、输血往往导致凝血因子、血小板的稀释最终导致稀释性凝血病。

5. 低体温　创伤患者由于失血、躯体暴露、环境低温、大量输注没有加温的液体、手术、肌肉产热减少等各种原因而发生低体温的情况较常见。由于患者处于低血容量、低灌注状态，手术过程中及术后ICU治疗过程中应用镇静药、镇痛药、肌松药等可使代偿性周围血管收缩反应丧失，从而加重低体温。低体温可抑制血小板的激活和聚集，抑制凝血酶活性和纤溶系统。

6. 炎性反应 凝血系统与免疫系统之间有很强的相互作用,如凝血蛋白酶的激活通过细胞表面跨膜的蛋白酶受体可以诱导炎性反应,而炎性反应的激活反过来可加剧凝血紊乱。创伤后炎症反应的免疫激活被认为在导致创伤患者凝血病的级联反应中起主要作用,尤其与内皮细胞的激活和免疫系统介质的释放有关。

三、诊断与监测

对于创伤性凝血病的诊断首先要重视早期识别高危因素,包括损伤严重程度、休克、活动性大出血,预期会接受大量输血等,对这类患者应给予足够的重视。

创伤性凝血病缺乏特异性症状、体征,临床可根据创面、皮肤黏膜表面、手术切口、血管穿刺处等部位的出血情况进行判断,同时进行凝血、纤溶等相关指标的检测,包括:血小板计数,凝血酶原时间(PT)(INR),部分活化凝血酶原时间(APTT),纤维蛋白原(FiB),D-二聚体,纤维蛋白降解产物(FDP)。根据病情需要可间隔 2~4h 重复检测,同时应注意体温和酸中毒的监测。

创伤性凝血病的特点是凝血酶原时间、部分活化凝血酶原时间延长,血小板和纤维蛋白原降低。临床对创伤患者的早期凝血功能的监测较为困难,凝血酶原时间、部分活化凝血酶原时间,血小板和纤维蛋白原等传统凝血功能监测指标只是对凝血级联反应中的某个部分的检测,均不能全面反映凝血的病理生理过程。与常规实验室检查比较,血栓弹力图(TEG)能反映全血的凝血和纤溶水平,可以作为创伤性凝血病的常规监测和评估的证据,是目前比较理想的方法。临床可应用血栓弹力图评估凝血病的特征和指导止血治疗。

血清钙离子浓度:在对创伤患者的救治过程中,往往需要大量输注血液制品易引起低钙血症,特别是在缺血、低温、肝功能不全时低钙血症可能显著而持久,严重影响凝血过程。因而在大量输注血液制品时应监测血清钙离子浓度。

持续、动态进行动脉血乳酸、碱剩余的监测,实现对组织缺氧情况的把握,辅助休克的早期诊断并指导液体复苏对创伤性凝血病患者的救治有积极的作用。联合应用动脉血乳酸、碱剩余及生命体征等指标可能提高对创伤患者伤情危重程度评估的敏感度。

四、治 疗

"损伤控制外科(damage control surgery,DCS)"理论强调对严重创伤患者简化止血和去污染手术的操作,将患者转入 ICU 积极救治"致死性三联征",在伤员内环境改善后再施行确定性手术。随着对创伤后凝血病认识的加深,近年来在相应的处理上也较以往更为积极和时间提前,并提出了"损伤控制复苏(damage control resuscitation,DCR)"的概念。DCR 的主要内容包括:①允许性低血压复苏;②识别和预防低体温;③纠正酸中毒;④早期立即纠正凝血病。强调在创伤早期、实施 DCS 的同时就应该积极采取措施来纠治凝血病。

1. 积极止血 处理原发创伤,控制活动性出血,避免继续失血而加重休克、酸中毒和血液稀释。要积极采取各种辅助检查手段,按照标准的创伤评估方案,尽快确定出血部位。对外出血可使用局部加压包扎、填塞压迫、使用止血带、必要时结扎血管等方法止血。活动性内出血应尽快行血管介入或手术止血,切不可一味地为等待血流动力学稳定而丧失手术机会。尽量实施 DCS 策略,以简单的方法在最短时间内实现止血和去污染。

2. 及时、恰当地纠正休克 休克是创伤性凝血病发生的关键诱因,要及时纠正。对于活动性出血,在实施确定性手术止血之前进行"限制性液体复苏"可以明显减少失血量和并发症,提高救治成功率。但对于合并颅脑和脊髓损伤、缺血性心脏病、伤后时间过长者应该除外。对老年患者需要慎重,若存在高血压病史,由于基础血压可能不明确,为限制性液体复苏的禁忌证。在液体的选择上,为防止高氯性酸中毒,宜使用氯离子浓度接近生理水平的乳酸林格液,避免使用高氯的生理盐水和林格液,以减少凝血病程度和出血量。液体复苏的初始阶段宜选用晶体液,可考虑使用高张液体。在确切手术止血后,要积极纠正隐匿性休克,防治组织低灌注和酸中毒。

3. 体温监测 防治低体温并避免由低体温诱导的凝血功能障碍。注意保温的同时对液体或血液制品使用前进行加热,使用简易输液加热器,也有专门的动静脉转流体外加温装置可实现快速复温。对特殊病例可考虑使用体外复温设备。

4. 出血和凝血病的处理 积极选择合适的血液制品,补充凝血底物,对于创伤大出血的患者应该尽早输入血浆,建议在输首剂红细胞的同时就给予。

(1)纠正贫血:对于大量出血的患者约只有2%需要大量输血,一般将输血的标准定为Hb≤8g/dl或者出现症状(胸痛、直立性低血压或心率过快、充血性心力衰竭)。一般将血红蛋白浓度维持在70～80g/L(7～9g/dl)。除了对血小板的迁移有流变学作用外,红细胞有助于血栓素的产生。对于大量出血患者有助于止血的最佳血红蛋白浓度尚不清楚。

(2)对于大量出血的患者,应早期使用冻融的新鲜冰冻血浆。推荐的起始剂量为10～15ml/kg。然后根据凝血功能和其他血液制品的输注量来决定进一步输注的剂量。增加血浆与红细胞输注的比例,达到1:1时可能改善患者预后。

(3)输注血小板以维持其计数 $>50 \times 10^9/L$。对于严重大出血或伴有创伤性脑损伤的多发伤患者,要将血小板计数维持在 $100 \times 10^9/L$ 以上。输注的起始剂量为4～8单位血小板或1个全血单位的血小板成分。

(4)如果出血明显且血栓弹力图表现为功能性纤维蛋白原缺乏或血浆纤维蛋白原低于1.5～2.0g/L,应输注纤维蛋白原或冷沉淀。一次给予纤维蛋白原推荐的起始剂量为3～4g。冷沉淀的起始剂量为50mg/kg,相当于给予体重70kg的成年人输15～20单位。重复剂量根据血栓弹力图或实验室评估纤维蛋白原水平。相对于其他血液制品,纤维蛋白原或冷沉淀治疗无特殊风险,需要注意的是过敏反应和变态反应。

(5)对出血的创伤患者考虑使用抗纤溶药物。应对所有患者监测纤溶功能,对于明确存在纤溶亢进的患者应给予抗纤溶药物。氨甲环酸的建议剂量是首剂10～15mg/kg,随后每小时1～5mg/kg或者ε-氨基己酸100～150mg/kg随后15mg/(kg·h)。如果有可能应根据血栓弹力图指导抗纤溶治疗。一旦出血得到有效控制,应停止使用抗纤溶药物。

(6)推荐大量输血时监测钙离子浓度。大量输血后如果钙离子浓度低或心电图提示存在低钙血症可补充氯化钙溶液。

(7)对于钝性损伤患者,如果采取常规措施控制出血并积极使用血液制品后仍然持续存在大出血,推荐使用活化Ⅶ因子(rFⅦa)。

(郑 振 马晓春)

第三节 弥散性血管内凝血

弥散性血管内凝血(disseminated intravascular coagulation,DIC)是一种由多种基础病变所致的临床综合征,以血管内凝血系统激活至弥漫性毛细血管内微血栓形成及继发性纤溶亢进为特征,最终可出现广泛出血和多器官功能障碍综合征(multiple organ dysfunction syndrome,MODS)。临床上DIC是多种疾病的中间环节,病死率高,预后差。

一、病因及发病机制

引起DIC的原因很多,其中细菌感染,尤其是脓毒症是导致DIC的最常见原因,占30%～50%,但革兰阴性菌和革兰阳性菌脓毒症发生DIC的比率没有区别。此种凝血系统的活化是由病原微生物细胞膜的成分(脂多糖或内毒素)介导或细菌外毒素如葡萄球菌的α溶血素,通过活化促炎细胞因子导致全身炎症反应。其次为重度创伤和烧伤。约15%的恶性肿瘤患者发生DIC。超过50%的产科意外如胎盘早期剥离、羊水栓塞会合并DIC。血管异常如巨大肝血管瘤,主动脉瘤以及严重的中毒或免疫反应(蛇咬伤、药物、溶血性输血反应和移植物排斥反应)均可以导致DIC,见表21-3)。

表 21-3 DIC 的常见病因

类 型	主要疾病
脓毒症/重症感染	任何病原微生物感染,包括革兰阴性细菌和革兰阳性细菌、病毒、真菌、立克次体感染、疟疾和其他原虫感染
创伤	严重组织损伤、颅脑损伤、脂肪栓塞、烧伤
恶性肿瘤	实体肿瘤、血液系统恶性肿瘤(如急性早幼粒细胞白血病)
病理产科	胎盘早期剥离、先兆子痫、宫内死胎
血管病变	巨大血管瘤、大血管动脉瘤(如主动脉瘤)
严重中毒或免疫反应	蛇咬伤、毒品、严重输血反应、移植排斥反应
器官破坏	重症胰腺炎

DIC 的特点主要是急性全身性凝血活化,导致血管内纤维蛋白聚集形成血栓,影响不同器官血液供应,从而发生多器官功能障碍。同时,进行性凝血消耗体内血小板和凝血因子,导致弥散性出血。DIC 的特征性表现是凝血酶的过度生成和失调控,主要的发病机制有以下 4 点:凝血酶生成增加、生理性抗凝血途径受到抑制、纤溶受损和炎症活化(表 21-4 及图 21-4)。

1. **凝血酶生成增加**　DIC 时主要是外源性凝血途径活化生成凝血酶。脓毒症时,单核细胞和内皮细胞表达组织因子(tissue factor,TF),与凝血因子Ⅶ(factor Ⅶ,FⅦ)连接并使其活化。TF/FⅦa 复合物使 FX 活化进一步启动凝血级联反应。在内毒素血症动物模型的研究中,阻断 TF/FⅦa 途径可以完全抑制凝血酶的生成,但并没有完全阻断全身性凝血的活化。

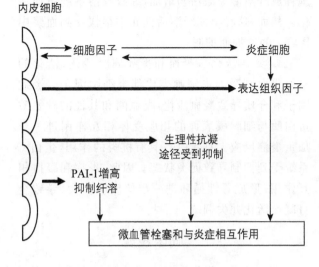

图 21-4　DIC 的发病机制

表 21-4　DIC 的发病机制

机制	病理生理
①凝血酶生成增加	主要由组织因子/因子Ⅶa 途径介导
②生理性抗凝血途径受损	
抗凝血酶水平降低	消耗增加、酶降解增多、肝合成减少和血管渗漏的综合结果
蛋白 C 系统受到抑制	消耗增加、酶降解增多、肝合成减少和血栓调节蛋白下调的综合结果
TFPI 水平不足	
③纤溶受损	早期内皮细胞释放纤溶酶原激活物增加,随后纤溶酶原激活物抑制药-1 生成增加
④炎症反应	活化的凝血蛋白及蛋白 C 系统受到抑制促进炎症反应

2. **生理性抗凝途径受到抑制**　凝血酶体内生成过程受 3 个途径调节:抗凝血酶调节凝血酶/FXa、活化蛋白 C(activated protein C,APC)调节 FV 和 FⅧ、组织因子途经抑制药(tissue factor pathway inhibitor,TFPI)调节 TF/FⅦa 水平。

(1)抗凝血酶Ⅲ:抗凝血酶与凝血酶形成复合物并从血循环中快速清除。脓毒症患者由于凝血酶的持续生成消耗抗凝血酶、活化的中性粒细胞释放弹力蛋白酶降解作用、由于肝衰竭导致合成减少和毛细血管渗漏的作用使血浆中抗凝血酶的水平明显降低,从而凝血酶清除减少。

(2)PC:凝血酶-血栓调节蛋白复合物使蛋白 C 活化。血栓调节蛋白是带有几个连接位点的膜蛋白,包括凝集素样位点,6 个表皮生长因子(epidermal growth factor,EGF)样重复序列,一个跨膜位点和一个短的胞质尾巴。凝血酶在 EGF 重复序列与血栓调节蛋白连接。这种连接使蛋白 C 活性增加 100 倍,而且阻断了凝血酶介导的纤维蛋白原向纤维蛋白的转换,抑制了凝血酶和血小板及炎症细胞上其他细胞受体的连接。而且,血栓调节蛋白加速了纤溶抑制药的活化。蛋白 C 活化后快速从凝血酶-血栓调节蛋白复合物中解离,使 FVa 和 FⅧa 失活,从而减少凝血酶生成。游离的蛋白 S 加强了 APC 的抑制作用。APC 也可以中和纤溶酶原激活物抑制药-1(plasmnogen activator inhibitor-1,PAI-1)促进纤溶。由于消耗增加,肝功能受损 APC 合成减少,血管渗漏及凝血因子活化导致 PC 水平降低。游离蛋白 S 水平下降导致 APC 的活性也降低。同时,炎症因子导致内皮细胞表达血栓调节蛋白减少,蛋白 C 系统受到明显抑制。APC 对凝血酶生成的抑制作用减弱。

(3)TFPI:研究表明应用重组组织因子途经抑制药可以完全阻断内毒素导致的凝血酶的生成,从而表明组织因子是导致 DIC 的病理机制之一。DIC 时 TFPI 水平中度降低。

3. **纤溶受损**　菌血症和内毒素血症中,内皮细胞释放纤溶酶原激活物增加，导致纤溶系统迅速活化。然而，这种早期纤溶活性亢进很快受到血浆中PAI-1的增加而抑制。

4. 炎症活化　凝血和炎症同时活化，活化的凝血蛋白刺激内皮细胞生成促炎细胞因子。炎症因子和介质导致凝血活化，凝血酶和其他的丝氨酸蛋白酶与细胞膜表面的相应受体相互作用进一步加重炎症反应。且蛋白C具有抗炎的作用，蛋白C系统受到抑制导致促炎状态。因此，炎症和凝血相互作用，形成恶性循环进一步使反应扩大，导致全身凝血活化并失调。

二、临床表现

DIC最常见的临床表现是出血、血栓形成或两者同时存在，经常导致一个或多个器官功能障碍。出血特点是静脉穿刺部位出血或黏膜出血，仅在极少部分DIC患者可见到大出血。DIC很容易影响器官功能，通常是肺、肾、肝和中枢神经系统受累。首先，许多器官病理检查存在纤维蛋白沉积，表现为血管内血栓形成，伴有不同程度的缺血和坏死，并和器官功能障碍密切相关。显性DIC患者活检发现小血管内弥散性出血，出血性坏死，微血栓形成，在中动脉或大动脉和静脉内血栓形成。其次，动物研究表明，内毒素血症或菌血症导致肾、肺、肝和脑血管内纤维蛋白沉积，凝血状态好转后器官功能改善，病死率下降。脓毒症同时发生DIC的患者病死率是没有发生DIC患者的2倍。

急性DIC：是最常见的DIC形式，出血表现明显并持续进展。有些患者可以见到肢端发绀或坏死，为末梢血管发生栓塞的表现。

慢性DIC：由于较弱的刺激或间断的刺激导致。凝血因子和血小板的破坏和产生处于平衡，因此DIC处于代偿阶段。最常见于宫内死胎、腺癌、巨大血管瘤和某些类型的血管炎。患者可能在不常见部位发生反复瘀斑或轻度出血和血栓性静脉炎。

三、辅助检查

1. 实验室检查

(1)凝血时间和凝血因子：DIC患者凝血因子水平降低，与消耗、肝功能障碍或维生素K缺乏等合成减少。50%～60%的DIC患者实验室检查凝血酶原时间(prothrombin time，PT)和活化部分凝血活酶时间（activated partial thromboplastin time，APTT)延长。但接近50%的DIC患者PT和APTT正常或缩短，原因是循环中存在活化的凝血因子如凝血酶或FXa，后者加速凝血酶生成，促进凝血。因此，凝血时间正常并不能除外凝血活化，需要重复检测。一般来说，凝血因子水平降低50%凝血试验会延长。

(2)血小板：广泛血栓形成导致的血小板消耗是血小板减少的主要因素，因此血小板减少间接反应凝血酶的持续生成。如果血小板持续降低，即使在正常范围，也说明凝血酶仍在生成，因此连续监测血小板，计数持续降低或降低的幅度对于诊断DIC的价值要高于其绝对值。但血小板降低并不是DIC的特异性表现，重症患者发生血小板减少(计数$<150\times10^9/L$)的比率是35%～44%，骨髓抑制、由于免疫导致血小板破坏增加、稀释、分布到器官如脾等情况也可以导致血小板减少，因此用来诊断DIC的特异性有限。有50%～60%的DIC患者血小板$<100\times10^9/L$，10%～15%的DIC患者血小板$<50\times10^9/L$。无论什么原因，血小板减少是预测重症患者病死率的独立危险因素，入ICU后血小板减少持续超过4d或下降幅度超过50%，病死率增加4～6倍。

(3)末梢血涂片：DIC患者外周血破碎红细胞很少超过10%。然而，慢性DIC患者凝血时间正常，D-二聚体(D-dimer，D-D)水平增高时，外周血破碎红细胞异常支持诊断。此检查对DIC的诊断既不敏感，也不特异。

(4)纤维蛋白相关的标记物：理论上，监测血浆中可溶性纤维蛋白或纤维蛋白单体可以有助于判断DIC时血管内纤维蛋白形成，但目前没有可靠的试验对血浆中可溶性纤维蛋白定量。D-二聚体和纤维蛋白降解产物（fibrin degradation product，FDP)是凝血酶导致纤维蛋白血栓形成后被纤溶酶降解的直接证据，其水平增高提示凝血和纤溶的活化，同时提示凝血酶和纤溶酶的生成。FDP可以通过特异性酶联免疫吸附试验(enzyme-linked immunosorbent assay，ELISA)或乳胶凝集试验检测。但FDP不能区分是交联纤维蛋白或纤维蛋白原的降解，因此是非特异性的，在创伤、近期手术、血肿、炎症反应、静脉血栓形成等情况下也增高。而且，FDP在肝代谢，由肾排泄，因此肝或肾衰竭时也增高。D-二聚体是纤维蛋白降解的特异性产物，DIC时该指标升高，然而静脉血栓形成、近期手术或炎症影响该指标也升高，因此很难鉴别。

(5)生理性凝血抑制药：血浆中生理性凝血抑

制药水平,如抗凝血酶Ⅲ或蛋白 C,可能是提示凝血持续活化的指标。40%～60%的重症患者和90%的 DIC 患者这些生理性凝血抑制药水平下降。抗凝血酶是凝血酶主要的抑制药,在凝血酶持续生成过程中被稳步消耗。血浆中抗凝血酶水平是预测脓毒症和 DIC 患者存活率的强有力的指标。蛋白 C 的水平也可以预测 DIC 的严重性,也是预测DIC 患者预后的强有力的指标。DIC 过程中蛋白C 功能受到抑制,其中内皮细胞功能障碍起到重要作用。生理条件下,凝血酶连接到内皮细胞膜表面的血栓调节蛋白使蛋白 C 活化。蛋白 C 与内皮细胞表面的蛋白 C 受体连接,使血栓调节蛋白-凝血酶复合体介导的蛋白 C 活化加速 5 倍。然而,在严重炎症和 DIC 时,促炎细胞因子如肿瘤坏死因子(tumor necrosis factor,TNF)-α 和白细胞介素(interleukin,IL)-1β 作用下,内皮细胞表面血栓调节蛋白下调,导致蛋白 C 活化受到抑制。TFPI 是TF/FⅦa 最主要的抑制药。DIC 患者血浆中 TFPI水平中等程度降低。

(6)纤溶的标记物:DIC 时急性纤溶反应是释放纤溶酶原激活物,尤其组织型纤溶酶原激活物(tissue-type plasminogen activator,t-PA)和尿激酶型纤溶酶原激活物(urokinase-type plasminogen activator,u-PA)。然而,这种纤溶酶原的活化和后续纤溶酶的产生,受到持续增加的 PAI-1 抑制。严重 DIC 时,纤溶活化不足以对抗持续发生的全身凝血的活化和后续的血管内纤维蛋白的生成。血浆中 FDP 水平理论上可以作为反应纤溶活性的指标,但与纤维蛋白形成关系更密切。纤溶活化的程度可以监测血浆中纤溶酶原和 α₂ 抗纤溶酶的水平。由于血浆中 α₂ 抗纤溶酶的水平相对较低,因此,检测此酶的抑制药可以用来判断纤溶的进程。检测血浆中纤溶酶-α₂-抗纤溶酶(plasmin-α₂-antiplasmin,PAP)的水平可以更好的反映纤溶酶生成情况,DIC 时 PAP 水平中度升高。DIC 时血浆中PAI-1 增高是导致纤溶活性降低的主要原因,其水平与患者预后密切相关。

(7)DIC 的分子标记物:监测凝血因子由酶原形式转变为活性蛋白酶形式可以判断凝血活化的程度。血浆中凝血酶原活化片段 F1＋2、FIX 和FX 的活性肽、凝血酶-抗凝血酶(thrombin-antithrombin,TAT)复合物反应凝血酶的生成情况。血浆中纤维蛋白肽 A(fibrinopeptide-A,FPA)水平反应凝血酶介导的纤溶酶原向纤溶酶的转变情况。

纤溶酶-抗纤溶酶(plasmin-antiplasmin,PAP)复合物反应纤溶酶的活化。这些标记物敏感性高,特异性差,在全身炎症反应综合征(systemic inflammatory response syndrome,SIRS)过程中已经升高,随炎症进展持续上升达到最高值,直到发生 DIC。因此,这些分子标记物可以用于评价隐性 DIC 向显性 DIC 的进展。但这些指标并非常规检测项目,且价格昂贵,并非所有医院都能开展,临床上并不常用。

(8)血栓弹力图(thrombelastography,TEG):TEG 是数年前开始应用的新方法,提供体外凝血状况的全部信息。理论上 TEG 优于传统方法之处在于可以监测血小板功能和纤溶活性,但诊断 DIC的敏感性和特异性并不清楚。TEG 是评价对凝血治疗效果的敏感指标,如输入纤维蛋白原等。TEG提供的高凝血和低凝血状态与发病率和病死率相关。

(9)活化部分凝血活酶试验双相波形分析:该检查方法需要特定设备,通过检测极低密度脂蛋白和 C 反应蛋白的复合物早期诊断 DIC。如果存在引起 DIC 的基础疾病,血浆中检测到该复合物,后期发展成 DIC 的敏感性和特异性超过 90%。

2. DIC 评分标准　临床上第一个重要的 DIC评分标准是 1983 年日本卫生福利部(Japanese Ministry of Health and Welfare,JMHW)制定,依据潜在基础疾病、是否出血、是否发生器官功能障碍和常规实验室检查。2001 年国际血栓和出血协会(International Society on Thrombosis and Hemostasis,ISTH)依据 JMHW 基础上提出了另一个评分标准,即 ISTH 标准,依据常规实验室检查,如血小板计数、PT 时间、纤维蛋白相关标记物(通常是 D-D)、纤维蛋白原。评分≥5 分诊断 DIC,<5分也可能存在隐性 DIC,因此可以早期识别隐性DIC。前瞻性研究表明 2 个评分系统之间的一致性是 67.4%,ISTH 标准更容易在床边应用。除了此2 个评分标准,2006 年日本危重病协会(Japanese Association for Acute Medicine,JAAM)提出了新的 DIC 评分标准。与 ISTH 相似,JAAM 标准采用常用的凝血指标,但不仅根据血小板计数,加入了反应血小板消耗情况的动力学指标。类似于SIRS,应用此标准诊断时并不需要区分病因。JAAM 标准比其他 2 个评分标准敏感性高,但其特异性降低。ISTH 和 JAAM 标准与 JMHW 标准的区别是,缺少对潜在病因、出血症状和血栓导致器官功能障碍的评价(表 21-5)。

表 21-5　DIC 各评分标准比较

	ISTH 标准	JMWH 标准	JAAM 标准
导致 DIC 的病因	必要的	1 分	0 分
出血	0 分	无血液系统恶性肿瘤:1 分 血液系统恶性肿瘤:0 分	0 分
血栓相关的器官衰竭	0 分	存在:1 分 不存在:0 分	0 分
SIRS 标准	0 分	0 分	0-2:0 分 ≥3:1 分
血小板计数(×10⁹/L)	>100:0 分 50~100:1 分 <50:2 分	血液系统恶性肿瘤:0 分 无血液系统恶性肿瘤 >120:0 分 80~120:1 分 50~80:2 分 <50:3 分	≥120:0 分 80~120 或 24h 内下降>30%:1 分 <80 或 24h 内下降>50%:3 分
纤维蛋白相关标记物	不增加:0 分 中度增加:2 分(D-D 增加 　≤10 倍) 明显增加:3 分(D-D 增加 　>10 倍)	FDP(μg/ml) <10:0 分 10~20:1 分 20~40:2 分 ≥40:3 分	FDP(μg/ml) <10:0 分 10~25:1 分 ≥25:3 分
纤维蛋白原(g/l)	>1:0 分 ≤1:1 分	>1.5:0 分 1~1.5:1 分 ≤1:2 分	≥3.5:0 分 <3.5:1 分
凝血酶原时间(PT)	延长(s) <3 秒:0 分 3~6:1 分 >6:2 分	PT 国际标准化比值: <1.25:0 分 1.25~1.67:1 分 >1.67:2 分	PT 国际标准化比值: <1.2:0 分 ≥1.2:1 分
诊断 DIC	≥5 分	血液系统恶性肿瘤:≥4 分 无血液系统恶性肿瘤:≥7 分	≥5 分

所有 3 项 DIC 评分标准都可以用来诊断 DIC 和预测患者预后。其中 ISTH 标准具有高度特异性,JAAM 标准具有高度敏感性,可以用来判断 DIC 是否会进展成 ISTH 标准中显性 DIC,因此可以早期发现 DIC,并进行早期治疗。

四、诊断和鉴别诊断

1. DIC 的诊断　至今没有单一指标可以诊断或除外 DIC。DIC 的诊断以临床表现和实验室检查相结合。存在引起 DIC 的基础疾病,临床出现多发性出血倾向(至少 3 个非相关部位的出血)、多发性微血管栓塞的症状和体征及早期出现肺、肝、肾、脑等器官功能不全的表现、不易以原发病解释的休克。结合经典的实验室检查如 PT、APTT 延长,FDP、D-D 增加,血小板降低,纤维蛋白原降低,血浆中凝血因子(如 V 和 Ⅶ)降低,凝血抑制药(如抗凝血酶和蛋白 C)水平降低。更特异的实验是监测可溶型纤维蛋白和凝血酶生成情况,如凝血酶原活化片段 F1+2 或 TAT 升高,但并不是所有实验室都可以检测。多项检查结果综合判断。DIC 评分标准有助于早期诊断和判断进展。

2. DIC 的鉴别诊断　DIC 的主要临床表现是出血,且实验室检查并不特异,因此应与存在相似表现的疾病相鉴别(表 21-6)。

表 21-6 DIC 的鉴别诊断

疾病	鉴别
DIC	PT 及 APTT 延长,纤维蛋白降解产物增加,生理性抗凝血因子减少(抗凝血酶、蛋白 C)
大失血	大出血病史,血色素低,PT 及 APTT 延长
血栓性微血管病	血涂片见镰状细胞,Coombs 阴性溶血,发热,神经系统症状,肾功能不全,凝血时间通常正常,AD-AMTS13 降低,PT 及 APTT 正常
维生素 K 缺乏	PT 延长,APTT 正常或轻度延长,血小板正常
肝功能不全	PT 和 APTT 延长,血小板中度降低,肝功能异常,脾大,黄疸
肝素相关血小板减少	应用肝素史,静脉或动脉血栓形成,HIT 试验阳性(通常是 ELISA 检测肝素-血小板因子 Ⅳ 抗体),停用肝素后血小板很快恢复,凝血时间通常正常,PT 正常(由于肝素作用 APTT 可以延长)

五、治 疗

导致 DIC 病因和临床表现的异质性使治疗异常困难。因此,DIC 的治疗要注意个体化,包括去除潜在疾病、支持和替代治疗、终止血管内凝血过程。

1. 去除病因,积极治疗原发病 由于 DIC 通常是由一些基础疾病所诱发,因此积极治疗或去除这些潜在病变是 DIC 治疗的关键。有些患者原发病好转后 DIC 会自动好转,如由于重症感染或脓毒症引起的 DIC,应用合适足量的抗生素或外科引流后,DIC 可以随之好转。

2. 替代治疗 替代治疗是治疗严重出血和凝血指标明显异常的 DIC 患者的主要手段,目的是替代消耗的血小板、凝血因子和生理性抑制药防止出血或避免出血进一步加重。补充凝血因子和血小板不能单纯依赖于实验室检查结果,仅当患者有活动性出血,或需要侵入性操作,或有出血并发症发生的危险时给予补充。血小板计数 $<20\times10^9$/L 或 $<50\times10^9$/L 伴有严重出血的患者输 5~10U 血小板可以使血小板计数增加 $(20\sim30)\times10^9$/L,最终升高至 50×10^9/L。存在 DIC 相关的出血并且纤维蛋白原水平低于 100mg/dl,考虑按照 15~20ml/kg 比例输注新鲜冰冻血浆,也可以输注纤维蛋白原(总剂量 2~3g)或冷沉淀(0.1U/kg)。

3. 抗凝血治疗

(1)肝素:肝素在 DIC 中的应用存在争议。理论上肝素可以阻断纤维蛋白的生成和 DIC 的进程,但实际上,这种效应很小,对活动性出血的患者,肝素可以加重出血。证实肝素有效的样本量小,使用适应证有限①恶性肿瘤慢性 DIC;②临床以血栓栓塞为主要表现如暴发性紫癜患者肢端坏死、肢端缺血或静脉血栓形成;③胎死宫内伴有低纤维蛋白原

血症;④急性早幼粒细胞白血病开始化学治疗之前;⑤巨大血管瘤大量出血;⑥替代治疗后血小板计数和凝血状况无改善,持续出血的患者,提示处于持续消耗状态。此时,肝素可抑制凝血酶生成降低凝血因子消耗,然后给予替代治疗才会生效。在应用肝素的同时替代治疗很重要,并需连续监测血小板计数、PT、APTT 和纤维蛋白原水平。用法是 15U/(kg·h)持续应用或每小时应用 300~500U。近年开始使用低分子肝素,有研究表明与普通肝素比较降低器官衰竭的发生,且更安全。发生 DIC 的重症患者应用低分子肝素预防静脉血栓很有必要,除非发生静脉血栓的比率极其高。在出血风险很高的患者,仍考虑应用普通肝素,因其半衰期短,并有拮抗药。

(2)抗凝血酶:抗凝血酶是一种天然的抗凝剂,是凝血酶的抑制剂,DIC 时凝血酶大量生成早期消耗抗凝血酶。DIC 的随机研究中,抗凝血酶明显改善症状并快速改善凝血指标。抗凝血酶是预测脓毒症患者预后和 28d 病死率的独立危险因素。但对抗凝血酶的临床研究结论并不一致。

(3)APC:DIC 时蛋白 C 系统受损,因此理论上外源性应用 APC 可能有作用。APC 是天然的抗凝剂,发挥对脓毒症患者抗凝血和抗炎的作用。但临床研究结论不一,且存在出血风险,目前不推荐用于治疗严重脓毒症或 DIC。

(4)TFPI:由于 DIC 是主要是外源性凝血途径活化,理论上抑制组织因子可以阻断内毒素导致的凝血酶的生成。Ⅱ期临床研究证实 TFPI 有降低脓毒症患者 28d 全因病死率的倾向,同时改善器官功能,但没有统计学差异。Ⅲ期临床研究对病死率无影响。

(5)抗纤溶制剂:如 ε-氨基己酸或氨甲环酸。

DIC 时纤溶亢进,因此抗纤溶制剂可能有效。然而,DIC 纤溶亢进状态继发于过度血栓形成,是机体对失控的凝血酶大量生成的代偿反应。如果没有控制血管内凝血,单纯阻断纤溶,就会引起不可逆性血栓形成损害重要脏器,如肺、肝和肾。因此,抗纤溶制剂必须在抗凝血后使用。但在大量出血对替代治疗无效的患者或处于纤溶极度亢进的疾病(前列腺癌,Kasabach-Merrit 综合征,急性早幼粒细胞白血病)可能有效。

(6)血栓调节蛋白:在内皮细胞表面表达,与凝血酶连接介导蛋白C的活化。血栓调节蛋白的抗凝血特性依赖于凝血酶产生的数量,因此理论上,与其他抗凝血药相比其可以减少出血。

(7)抗细胞因子治疗:由于在脓毒症或大创伤时,组织炎症是 DIC 的主要机制,一些研究者在小鼠模型中应用抗选择素抗体和肝素阻断白细胞/血小板黏附和凝血,结果有效。另有一些研究者对脓毒症患者应用 IL-10,一种抗炎细胞因子,可以调节凝血的活化,完全阻断内毒素导致的凝血活化。但脓毒症患者应用抗肿瘤坏死因子的单克隆抗体结果并不理想。

(8)其他制药:DIC 出血严重且对其他治疗无反应的患者可以应用活化的重组凝血因子Ⅶ(rFⅦa)。注射 60～120μg/kg,2～6h 后重复使用,经证实有效治疗 DIC 顽固性出血的患者。

六、预 后

DIC 患者的病死率波动范围大,主要取决于应用的 DIC 诊断标准和采取的治疗。在感染导致的 DIC,治疗 DIC 可以使病死率降低 10％～15％。没有发生感染的 DIC 患者病死率为 17％～40％(表21-7)。

表 21-7　DIC 患者的病死率

治疗	感染性疾病			非感染性疾病
	A:DIC	B:非 DIC	C:A+B	DIC
重组血栓调节蛋白	28％			17.2％
血浆来源 APC				20.4％
重组 APC	25.4％	22.1％	24％	
血浆来源抗凝血酶			37.5％	
肝素	34.6％		28％～36.6％	18％～40％
安慰剂	40％～46.2％	22.2％～26.5％	39.9％～43.6％	

(李　旭　马晓春)

■ 参考文献

[1] 王 辰,陆慰萱,张中和. 肺栓塞. 北京:人民卫生出版社,2003.

[2] 王乐民,魏 林. 肺栓塞与深静脉血栓形成. 北京:人民卫生出版社,2001.

[3] 中华医学会呼吸病学分会. 肺血栓栓塞症的诊断与治疗指南(草案). 中华结核和呼吸杂志,2001,24:259-264.

[4] 陆再英,钟南山. 内科学. 第 7 版. 北京:人民卫生出版社,2009.

[5] 吴在德,吴肇汉. 外科学. 第 7 版. 北京:人民卫生出版社,2009.

[6] 中华医学会重症医学分会. ICU 病人深静脉血栓形成预防指南. 中国实用外科杂志,2009,29:793-797.

[7] Crowther MA, Cook DJ, Thrombopro-phylaxis in medical-surgical critically ill patients. Curr Opin Crit Care,2008, 14(5):520-523.

[8] Stephen M. Pastores MD, FACP, FC-CM, Management of venous thrombo-embolism in the intensive care unit. Journal of Critical Care, 2009, (24): 185-191.

[9] Martin MJ, Blair KS, Curry TK, Singh N, Vena cava filters: current concepts and controversies for the surgeon, Curr Probl Surg,2010,47(7):524-618.

[10] Jaff MR, McMurtry MS, Archer SL, et al. Management of massive and submassive pulmonary embolism, il-iofemoral deep vein thrombosis, and chronic thromboembolic pulmonary hy-pertension:a Scientific statement from the American Heart Association[J]. Circulation,2011,123:1788-1830.

[11] Clive Kearon, Susan R K, Giancarlo A, et al. Antithrombotic therapy for ve-nous thromboembolic disease [J]. Chest,2008,133(8):454-545.

[12] 胡大一,孙艺红. 血栓栓塞性疾病治疗新指南和新证据[J]. 中国实用内科杂志,2006,26(16):1293-1294.

[13] 中华医学会外科学分会血管外科学组. 深静脉血栓形成的诊断和治疗指南[J]. 中华普通外科杂志,2010,23:235-238.

[14] Mac Leod JB, Lynn M, McKenny MG,

et al. Early coagulopathy predicts mortality in trauma. J Trauma, 2003, 55:39-44.

[15] Holcomb JB, Jenkins D, Rhee P, et al. Damage control resuscitation: directly addressing the early coagulopathy of trauma. J Trauma, 2007, 62(2):307-310.

[16] Hoyt DB. Dutton RP, Hauser CJ, et al. Management of coagulopathy in the patients with multiple injuries: reuslts from an international survery of clinical practice. J Trauma, 2008, 65(4):755-764.

[17] Hess JR, Brohi K, Dutton RP, et al. The cosgulopathy 0f trauma: a review of mechanisma. J Trauma, 2008, 65(4): 748-754.

[18] Martini WZ, Dubick MA, Wade CE, et al. Evaluation of tris-hydroxymethy laminomethane on reversing coagulation abnormalities caused by acidosis in pigs. Crit Care Med, 2007, 35:1568-1574.

[19] Tsuei BJ, Kearney PA. Hypothermia in the trauma patient. Injury, 2004, 35:7-15.

[20] Amara U, Rittirsch D, Flierl M, et al. Interaction between the coagulation and complement system. Adv Exp Med Biol, 2008, 632:71-79.

[21] Rossaint R, Bouillon B, Cerny V, et al. Critical Care 2010; 14:R52.

[22] Carson JL, Grossman BJ, Kleinman S, et al. Ann Intern Med, 2012, 157(1): 49-58.

[23] Levi M. Disseminated intravascular coagulation. Crit Care Med, 2007, 35: 2191-2195.

[24] 王兆钺. 弥散性血管内凝血发病机制和治疗研究的进展. 临床血液学杂志, 2001, 14:273-274.

[25] Levi M, van der Poll T. Disseminated intravascular coagulation: a review for the internist. Intern Emerg Med, 2012, 27:Epub ahead of print.

[26] Franchini M, Lippi G, Manzato F. Recent acquisitions in the pathophysiology, diagnosis and treatment of disseminated intravascular coagulation. Thromb J, 2006, 21(4):4.

[27] Di Nisio M, Baudo F, Cosmi B, et al. Diagnosis and treatment of disseminated intravascular coagulation: guidelines of the Italian Society for Haemostasis and Thrombosis (SISET). Thromb Res, 2012, 129:e177-e184.

[28] Levi M, Meijers JC. DIC:which laboratory tests are most useful. Blood Rev, 2011, 25:33-37.

[29] 王振义, 宋善俊. 血栓与止血基础理论与临床. 第 3 版. 上海:上海科学技术出版社, 2004.

[30] Biaisdell FW. Causes, prevention, and treatment of intravascular coagulation and disseminated intravascular coagulation. J Trauma Acute Care Surg, 2012, 72:1719-1722.

第22章

重症感染

第一节　医院获得性肺炎/呼吸机相关性肺炎

医院获得性肺炎(hospital-acquired pneumonia,HAP)是指入院48h后发生的肺炎,且入院时痰培养阴性。居于常见医院获得性感染的第1位。呼吸机相关性肺炎(ventilator-associated pneumonia,VAP)是指气管插管48~72h出现的肺炎,是使用机械通气患者中最常见的HAP。根据发生时间的不同,VAP分为早发型和晚发型,早发型VAP是指机械通气后48h至5d发生的VAP,晚发型VAP是指机械通气5d以后出现的VAP,前者多由敏感菌,如肺炎链球菌、流感嗜血杆菌、甲氧西林敏感金黄色葡萄球菌等导致的感染,多重耐药菌(MDR)感染常见于后者,如耐甲氧西林葡萄球菌(methicillinresistant staphylococcus aureus,MRSA),产碳青霉烯酶或产超广谱β内酰胺酶的肺炎克雷伯杆菌和鲍曼不动杆菌,铜绿假单胞菌等。同时,晚发型VAP是VAP预后不良的判断指标之一。

一、流行病学

HAP是目前医院获得性感染中最常见的类型,其中ICU患者较普通病房患者HAP发生率增加10~20倍,来自美国的数据显示HAP占所有ICU内医院获得性感染的25%,占使用抗生素治疗患者总数的50%以上。1992年欧洲进行的ICU内HAP调查(EPIC)发现,其患病率为9.6%。欧洲医院获得性肺炎协作组调查得到的医院内获得性肺炎粗患病率为8.9%,其中接受机械通气的ICU患者发生肺炎的危险增加6~20倍,重症监护病房(ICU)内几乎90%的HAP发生于机械通气时。气管插管本身就是HAP感染的高危因素,在

机械通气过程中,第1天机械通气患者肺炎发生率为5%,其发生危险性平均每天增加1%,若机械通气超过30d的患者肺炎发生率为68.8%。

需要指出的是,在比较不同单位VAP的发病率时,应当注意其发病率的表达方式。因为VAP的发病率可以通过下列不同方式表示:发生VAP患者的百分比,每1 000个住院日VAP的发病例数,每1 000个高危住院日的发病例数,每1 000个机械通气日的发病例数,以及每1 000个高危机械通气日的发病例数。此外,仅统计第1次VAP与所有VAP合计时发病率也有显著差异。

HAP病死率高达30%~70%,但是大多数HAP患者死于基础病而非HAP本身。VAP的归因病死率为33%~50%,病死率升高与菌血症、耐药菌(如铜绿假单胞菌、不动杆菌属)感染、内科疾病、不恰当的抗生素治疗等因素相关。Graybill和Stevens等人发现,与敏感致病菌感染(31%)相比,耐药细菌(铜绿假单胞菌、不动杆菌属和嗜麦芽窄食单胞菌)肺炎患者病死率高达65%。其他研究也证实,甲氧西林敏感金黄色葡萄球菌(MSSA)肺炎病死率仅11.9%,而甲氧西林耐药金黄色葡萄球菌(MRSA)肺炎病死率则高达85.7%,相对危险度为20.72。而且由于多重耐药(MDR)菌感染的比例很高,使抗生素治疗变得更为困难。延长了住院时间,增加了医疗费用。

二、微生物学

HAP致病微生物种类可多种多样,与宿主因素、住院时间、机械通气时间、既往抗生素暴露等因素有关。病原学以一般细菌最常见,其中需氧菌占

73%,真菌占 4%,厌氧菌、军团菌及病毒较少见。既往的调查研究显示,革兰阴性杆菌是主要的致病菌,占 55%～85%,其中以铜绿假单胞菌最为常见,其次是不动杆菌和肠埃希菌属。金黄色葡萄球菌尤其是 MRSA 占 20%～30%,也是重要的致病菌,亦可能为多种细菌混合感染所致,调查发现 40%～60%的病例中存在多种致病菌。耐药菌是目前重症监护病房 VAP 的常见病原菌,尤其是多重耐药菌的感染是导致患者病情加重,住院时间延长及病死率增高的重要因素,与既往抗生素的使用情况有关。

三、危险因素与发病机制

1. 危险因素 大量临床研究表明,VAP 的危险因素包括:年龄＞70 岁,慢性肺部疾病病史,意识障碍,误吸,胃 pH 增高,既往抗生素使用。流行病学研究将上述危险因素分为四大类、宿主相关因素、药物因素、治疗相关因素及交叉感染。

宿主因素:包括高龄,基础疾病(如肺部疾病、低血压、酸中毒、氮质血症、糖尿病、中性粒细胞缺乏等),免疫功能抑制(免疫抑制药的使用),胸腹部手术及营养不良。

药物因素:包括既往抗生素的使用,镇静药物,神经肌肉阻滞药及应激性出血的预防用药(PPI 的使用)。

治疗相关因素:包括经鼻或经口留置胃管,胃肠内营养,气管内插管、鼻窦炎,仰卧位体位。

交叉感染及各种诊疗措施,可增加呼吸道细菌定居和感染的危险。其预后不良的判断指标包括不恰当的抗生素治疗、严重的基础疾病、菌血症表现及晚发性 VAP。

2. 发病机制 与所有下呼吸道感染一样,VAP 发生必须具备下列条件之一:患者的防御功能障碍;有足够数量的致病菌达到患者的下呼吸道并破坏患者的自身防御屏障,或者出现很强的致病菌。

医院获得性肺炎的主要发病机制如下(图 22-1):口咽部微生物的误吸;直接吸入含有细菌的微粒;远处感染灶的血行播散;致病菌穿透肺组织,或从邻近部位经膈肌或胸壁传播(罕见);胃肠道细菌移位(尚有疑问)。

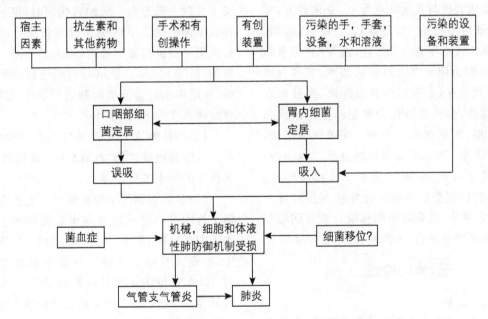

图 22-1 各种危险因素导致下呼吸道细菌定居与感染

研究表明 30%～40%的普通患者入院后 48h 内即有细菌定居,而危重患者则高达 70%～75%。形成定植的因素有以下 2 种:正常情况下口咽部存在正常菌群维持口腔菌群的动态平衡,住院及应激状态可显著增加具有致病风险的细菌定植,当出现抗生素不合理使用、气管插管或鼻饲时这种平衡被打破,致病菌可通过进食、医务人员的手在口咽部定植。一般情况下健康人胃内 pH＜2,基本处于无菌状态。当胃液的 pH＞4 时,微生物即在胃内大量繁殖。如存在长期鼻饲、使用抑酸药、十二指肠液胃反流及胃蠕动功能下降等因素时,致病菌可由小肠逆行到胃食管,再上行到口咽部定植。

口腔内定植的具有呼吸道致病风险的病原微生物的误吸是明确的 VAP 致病因素。Huxley 等人用核素示踪法发现,45% 的正常人在熟睡时存在误吸。而对于 ICU 中危重患者而言,多数存在意识障碍、吞咽困难,气管插管和(或)机械通气,误吸更是常见(70%),只是误吸量或程度不同。在气管插管机械通气的患者中,由于气道正常防御机制破坏,几乎所有患者均会出现口腔内微生物流入气管导管周围,而气管导管外表面生物膜为病原菌进入下呼吸道提供了有效的途径,加之这类患者大多存在免疫功能异常,极易出现肺部感染。

此外,使用被污染的雾化吸入装置使细菌通过雾化进入下呼吸道而致病,其他医疗器械(如氧气流量表、呼吸机的管路系统和湿化器等)、周围环境(水、病房)和医务人员的手均可被病原菌污染,造成病原微生物在医护人员与患者之间传播。但这些并非 HAP 感染的主要途径。

鼻窦定植菌及远处感染灶的血源性播散致病较少见。

四、临床表现

HAP 临床表现与其他肺炎类似,变化较大,早期症状及体征可不明显。常见症状为:咳嗽、咳痰、脓性痰、发热伴或不伴胸痛等表现,而 VAP 患者除发热外,常表现为原有呼吸道症状加重,气道分泌物的量及性质变化,出现脓性或血性痰,部分患者病情重、进展快,会迅速转化为重症肺炎。该病临床症状不典型,重症者可仅表现为呼吸频率增快,氧饱和度下降等。肺部听诊可以闻及散在的中、小水泡音,多见于肺底,也可闻及干啰音和痰鸣音。一般很难见到肺实变的体征。合并肺不张时可出现患侧呼吸音消失,气管向患侧移位。并发胸腔积液者,患者胸部叩诊浊音,语颤减弱,呼吸音减弱。

五、辅助检查

1. 实验室检查

(1)血常规:大部分患者会出现白细胞、中性粒细胞比例的增高,部分伴有核左移,细胞内可见中毒颗粒;对于一些老年患者、免疫功能低下者白细胞计数可不增高,但中性粒细胞的百分比仍高。

(2)降钙素原(PCT):PCT 增高提示感染的存在,对诊断有一定意义。

(3)血气分析:氧分压及血氧饱和度降低,常存在低氧血症或呼吸衰竭,部分患者出现氧合指数低。

(4)肝、肾功能检查:部分重症患者出现异常。

2. 影像学检查　X 线胸片是该病诊断的一个重要条件,但特异性较差。VAP 患者会出现双肺浸润阴影,但对于可疑肺炎患者,若胸片显示明显浸润影,则应与心源性肺水肿、非心源性肺水肿、肺挫伤、肺不张和肺泡出血等疾病进行鉴别。

各种影像学表现的敏感性和特异性差异很大,诊断准确性均不超过 70%,其中支气管气像诊断肺炎的准确性最高(64%)。

3. 微生物学检查　对下呼吸道分泌物进行定量培养,判断何种微生物为致病菌,从而指导抗菌药物治疗。下呼吸道取样操作包括:经气管内吸引,经纤维支气管镜方法采样,如支气管肺泡灌洗(bronchoalveolar lavage,BAL)、保护性毛刷(protected specimen brush,PSB)。

(1)对于气管插管患者,利用气管内吸引留取标本,操作简单,且为无创方法,但容易被上呼吸道或口腔分泌物污染,若每个低倍视野下的多形核白细胞不少于 25 个,上皮细胞不多于 10 个,提示标本质量好,没有受到上呼吸道的严重污染,尤其当镜下发现大量形态一致的致病菌时,提示下呼吸道存在细菌感染。下呼吸道分泌物涂片结果可以为临床更早提供病原学参考,但准确性差。气管内吸取物(ETA)的非定量培养敏感性较高但特异性很低,在组织学检查证实的肺炎患者中,ETA 定性培养的敏感性为 82%,特异性 27%。

(2)经纤维支气管镜采样为有创操作,可以获得支气管肺泡灌洗液(BALF)以及通过 PSB 留取无污染的标本进行培养。

(3)定量培养与半定量培养。上述方法获取的标本均能进行定量培养与半定量培养。半定量培养不能对感染、定植、污染很好的鉴别,所以在临床中,出现大量假阳性结果从而导致误诊。研究表明,ETA 定量培养较 BALF 及 PSB 标本定量培养特异性低,BALF 和 PSB 的定量培养是区分定植与感染的金标准,当 BALF 培养液结果 $>10^4$ cfu/ml、PSB 标本培养结果 $>10^3$ cfu/ml 时诊断为 VAP。但目前定量培养并非临床常规检查,研究表明,采用定量培养诊断 VAP 与采用半定量培养诊断 VAP 相比,并不能改善患者预后。

(4)血培养和胸腔积液培养,对诊断和预后评价有一定价值,但阳性率低。

(5)近年来,一些生物标记物如 CRP,PCT,

BALF 中的髓样细胞表达的可溶性触发受体 I(sol-uble triggering receptor expressed on myeloid cells-1,sTREM-1)被考虑作为诊断 AVP 的辅助策略,但更多的研究显示,这些标记物对 VAP 诊断作用甚小。

六、诊　断

VAP 的诊断包括:机械通气 48~72h 或以上;存在危险因素;体格检查和影像学检查提示肺炎;明确感染的病原微生物。

临床诊断标准为 X 线胸片出现新的浸润阴影或原有浸润阴影增大,并且同时具有下列 3 项中的 2 项或 2 项以上:①体温>38℃;②白细胞计数增高或降低;③脓性痰的出现。临床诊断标准可考虑 VAP 的可能,但特异性差,在培养结果出来之前,都不能确诊或除外 VAP。上述临床标准可作为该病的初筛指标,需除外其他具有类似临床表现的疾病。如,吸入性肺炎、肺栓塞及梗死、急性呼吸窘迫综合征(ARDS)、肺泡出血、肺挫伤、肺浸润性肿瘤、放射性肺炎。尤其是在机械通气的患者中,ARDS 和上述弥漫性肺损伤在 X 线胸片上表现相似,鉴别诊断较为困难,并且临床研究也表明,肺炎在 ARDS 急性期非常普遍,常常不被认识,因此需要采用下呼吸道分泌物涂片、培养等确定致病菌,从而明确诊断。

另外,临床肺部感染评分(Clinical Pulmonary Infection Score,CPIS)(表 22-1)有助于 VAP 的诊断,它包括了临床诊断标准中的体温、血白细胞计数、痰液性状、X 线胸片以及气道分泌物的半定量培养,并加入氧合指数作为诊断标准,每项 2 分,总分 12 分,若 CPIS>6 即诊断 VAP,在研究中发现,该评分对于 VAP 的诊断的敏感性和特异性分别为 60% 和 59%。之后有学者将此评分系统进一步简化,去掉气道内分泌物培养结果这一项,总分为 10 分,>5 分考虑存在 VAP,简化的 CPIS 评分(表 22-2)更便于临床评估。

表 22-1　临床肺部感染评分标准

体温	≥36.5 且≤38.4=0 分;≥38.5 且≤38.9=1 分;≥39 或≤36.0=1 分
血白细胞计数(×10⁹)	≥4 且≤9=0 分;<4 或>11=1 分;+杆状核≥500=+1 分
气道分泌物	气道分泌物<14+=0 分;气道分泌物≥14+=1 分;+脓性分泌物=+1 分
氧合指数(mmHg)	>240 或 ARDS=0 分;≤240 且无 ARDS 证据=2 分
X 线胸片	无浸润影=0 分;弥漫性(或斑片状)浸润=1 分;局限性浸润=2 分
气道吸引标本的培养(半定量:0-1-2 或 3+)	培养致病菌≤1+或未生长=0 分;培养致病菌>1+=1 分;+革兰染色发现相同致病菌>1+=+1 分

表 22-2　简化的临床肺部感染评分标准

参数	数值	分值
体温(℃)	≥36.5 且≤38.4	0
	≥38.5 且≤38.9	1
	≥39 或≤36.0	2
血白细胞计数(×10⁹/L)	≥4 且≤11	0
	<4 或>11	1
气道分泌物	少量	0
	中等	1
	大量	2
	脓性	+1
氧合指数(mmHg)	>240 或 ARDS	0
	≤240 且无 ARDS 证据	2
X 线胸片	无浸润影	0
	弥漫性(或斑片状)浸润	1
	局限性浸润	2

七、治　疗

1. *初始经验性抗生素治疗*　早期恰当的抗生素治疗可以提高 HAP、VAP 患者的存活率,这在很多研究中得到证实,并且有研究发现,对于接受了不正确的初始治疗的患者,就算根据病原学证据调整了药物的使用,仍不能改善其较高的病死率。因此,在临床诊断 VAP 时,早期正确的经验性抗生素治疗显得非常重要。在开始抗生素选择时,需要考虑到该患者是否存在发生多重耐药菌(multi-drug-resistant,MDR)感染的危险因素,包括:近期抗生素使用情况、ICU 内的定植菌群、基础疾病及可信的近期培养结果。并且留取下呼吸道标本及血标本进行培养。若患者存在 MDR 感染的危险因素,应选择广谱抗生素及多药联合治疗,一旦使用抗生素前留取的培养结果回报后,应根据药敏实验选择敏感抗生素治疗。另外 VAP 的发生时间对于经验性抗生素治疗亦有重要参考意义。对于已知危险因素且无多药耐药的早发型 VAP 患者,可选择头孢曲松或喹诺酮类药物治疗;对于存在多药耐药危险因素的晚发性 VAP 患者应选择具有抗假单胞菌活性的头孢菌素、碳青霉烯或 β-内酰胺类/β-内酰胺酶抑制药加上抗假单胞菌活性的氟喹诺酮类或氨基糖苷类治疗,对于耐甲氧西林金黄色葡萄球菌(MRSA)患者,可选择氨基糖苷类加上利奈唑胺或万古霉素治疗。

目前有临床研究证实,并非所有耐药菌感染患者均需要联合用药,联合用药并不能降低病死率或提高临床治愈率,反而可能会导致过度治疗及伴随的二重感染及药物的不良反应。因此,在 VAP 治疗时,需根据当地的细菌耐药情况,选择合适的抗生素进行单药治疗,若细菌耐药率很高,则可能需要使用 2 种及其以上的抗生素以保证最大限度覆盖可能的致病菌,如治疗铜绿假单胞菌感染时仍建议联合 β-内酰胺和氨基糖苷类抗生素。

2. 降阶梯治疗 在微生物学检查结果回示后,使用敏感抗生素进行降阶梯治疗,从而减少不必要的广谱抗生素使用,降低耐药率。对于微生物结果阴性,临床高度考虑 VAP 患者,经验性抗感染治疗疗程的选择目前并无指南推荐,部分研究发现,经验性抗感染治疗 VAP 的患者使用抗生素疗程 8d 与 15d 比较,病死率、住院时间以及机械通气时间并无显著差异,且对于 VAP 复发患者,8d 组发生多重耐药菌感染的病例少于 15d 疗程组,因此,对于接受适当的初始经验性抗生素治疗的呼吸机相关性肺炎患者,使用抗生素疗程为 8d。

3. 停药时间 感染症状及体征缓解或排除感染因素后,即可停用经验性抗生素治疗。

4. 抗生素的其他应用方式 有研究提及可气管内注入或雾化抗生素治疗 VAP,但研究证明,与静脉给药相比,气管内注入或雾化使用抗生素的方式并不能改善患者预后,并且,局部给药还可能导致细菌耐药率的升高,故不推荐气管内注射及雾化使用抗生素。

八、预 防

由于 VAP 诊断困难及合并耐药菌感染风险高,并且病死率高,因此,预防工作显得极为重要。研究证实实施呼吸机相关性肺炎预防策略能降低 VAP 的发病率。许多研究推荐了一系列预防措施,总结如下:

1. 非药物性预防措施

(1)半卧位:研究显示,半卧位可以减少呼吸机相关性肺炎的危险。有研究提出,床头应抬高到 45°,但这一体位在一些患者中很难达到。并且目前有研究发现床头抬高 10° 和 45° 对 VAP 的发生率影响无明显差异,因此目前床头抬高具体高度并无定论。

(2)持续声门下吸引:临床试验证实,声门下分泌物引流能够减少呼吸机相关性肺炎的危险。但目前研究显示其并不改善患者病死率,同时考虑到持续声门下吸引可能增加口咽部及气道周围黏膜组织损伤的概率,以及其并无经济效益优势,故目前并未广泛应用于临床。

(3)气管插管途径:Holzapfel 的研究表明,与经鼻气管内插管相比,经口气管内插管能够减少呼吸机相关性肺炎。此外其他 4 项研究也显示,经口气管内插管能够减少鼻窦炎的危险,没有发生鼻窦炎的患者呼吸机相关性肺炎的发病率较低。

(4)银被膜导管:研究表明使用表面含有抗菌材料(如:银)的气管导管,能有效预防 VAP 的发生,以及延迟 VAP 发生时间。但目前并无研究显示这一方法与降低机械通气时间、住院时间及病死率有明显关系。

(5)其他措施:包括尽早拔出气管导管和鼻胃管,制定并实施感染控制措施,充分营养支持,避免未潴留和腹胀,定时清除呼吸机管路中的冷凝水,保持足够的气管内囊压等可能对预防 VAP 的发生有效。

(6)无效的预防措施:目前研究显示无效的预防措施,包括常规更换呼吸机管路、应用一次性吸痰管、常规更换更换密闭式吸痰管、每日更换人工鼻及胸部物理治疗。

2. 药物预防措施

(1)有效的预防措施:口腔去污染,口腔内使用氯己定能减少发生 VAP 的危险,且该操作简单易行,易广泛开展。避免滥用抗生素;限制制酸药物的应用;粒细胞缺乏的发热患者使用抗生素。

(2)无效的预防措施:雾化吸入抗生素,选择性肠道去污染。

(3)效果尚不明的预防措施:酸化胃肠营养液,昏迷患者常规使用抗生素,肠道益生菌的使用,糖皮质激素的冲击治疗。

（范 晶 周发春）

第二节　导管相关性感染

在 ICU 中,血管内置管是普遍且不可或缺的治疗手段,多种形式的导管成为血流动力学监测、静脉输液及静脉营养支持的主要途径,但是,随之产生的导管相关并发症亦日益突出。导管相关性感染(catheter-related infection,CRI)及导管相关性血流感染(catheter-related bloodstream infection,CRBSI)是 ICU 患者院内感染中常见的感染之一,是导致住院患者出现重症感染及死亡的常见原因之一。

一、流行病学

在美国,每年有 250 000 患者发生院内获得性血流感染,约 90％以上是由于血管内导管感染所致。使用血管内装置相关的感染占所有院内感染的 10％～20％。欧洲重症监护感染流行病学调查报告报道,在 1 417 个 ICU 单位的 10 038 位患者中,血液感染占 12％。美国 ICU 中每年约 8 万患者出现导管相关性血流感染,使住院患者病死率增加 35％。导管相关性感染不仅威胁着患者的安全,并且增加了住院时间及治疗费用。血管内导管类型及各自发生 CRBSI 风险见表 22-3。

表 22-3　血管内导管类型及各自发生 CRBSI 的风险

导管类型	发生 CRBSI 风险
外周静脉导管	0.5 (95％ CI:0.2～0.7)
经外周静脉穿刺中心静脉置管(peripherally inserted central catheters,PICC)	1.1 (95％ CI:0.9～1.3)
中长周围静脉导管	0.2(95％ CI:0.0～0.5)
动脉置管(血流动力学监测)	1.7 (95％ CI:1.2～2.3)
肺动脉导管	3.7 (95％ CI:2.4～5.0)
带套囊隧道式中心静脉导管	1.1 (95％ CI:0.9～1.3)
非抗菌隧道式中心静脉导管	1.7 (95％ CI:1.2～2.3)
非抗菌非隧道式中心静脉导管	2.7 (95％ CI:2.6～2.9)

1. 导管病原菌定植　导管尖端、导管皮下节段或体外端定量培养微生物生长超过 15 个菌落形成单位(colony-forming units,CFU)。

2. 导管出口部位感染　指导管出口 2cm 内出现红斑或硬结,不伴随血流感染,也无局部化脓。

3. 静脉炎　沿着插入导管的静脉出现的硬结、红斑、热、痛、触痛。

4. 隧道感染　导管出口部位沿导管隧道的触痛、红斑和(或)＞2cm 的硬结,伴或不伴有血行感染。

5. 皮下囊感染　完全置入血管内装置皮下囊内出现感染性积液;常有表面皮肤组织触痛、红斑和(或)硬结;自发的破裂或引流,或表面皮肤的坏死,可伴或不伴有血行感染。

6. 输液相关性血流感染　从输注液和经皮肤采集的血标本培养出一致的微生物,无其他确定的传染源。

7. 导管相关血流感染(CRBSI)　留置血管内装置的患者出现菌血症,经外周静脉抽取血液培养至少 1 次阳性结果,并与导管血培养结果一致,同时伴有感染的临床表现,且除导管外无其他明确的血行感染源,需除外继发于手术切口感染、腹腔内感染、院内获得性肺炎、泌尿系感染等所致的菌血症,可行导管尖端培养,结果为与血培养一致的病菌。

二、微生物学

革兰阳性菌是 CRI 最主要的病原菌。常见的致病菌有表皮葡萄球菌、凝固酶阴性葡萄球菌、金黄色葡萄球菌、肠球菌等;表皮葡萄球菌感染主要是由于皮肤污染所致,约占 CRBSI 的 30％。金黄色葡萄球菌曾是 CRBSI 最常见的病原菌,目前约占院内血行性感染的 13.4％,耐药万古霉素肠球菌感染的发生率也在增加。革兰阴性杆菌在 CRBSI

中亦有报道,主要有铜绿假单胞菌、鲍曼不动杆菌、嗜麦芽窄食单胞菌等,铜绿假单胞菌和阴沟杆菌在大面积烧伤患者中比较多见。随着广谱抗生素的应用逐渐增多,真菌在院内获得性血行感染重的比例逐渐增高。念珠菌引起的血行感染率为5.8%,长期接受全肠外营养的患者,念珠菌感染的机会增加,在骨髓移植患者中可达到11%。免疫低下患者,尤其是器官移植后接受免疫抑制药治疗者,还可发生曲霉菌感染。

三、危险因素

1. 导管的类型 研究显示不同类型的导管发生 CRBSI 的风险不一,如表22-3所示,外周静脉导管发生 CRBSI 的风险比中心静脉导管发生风险低,在中心静脉导管中,PICC 导致 CRBSI 的风险最低。另外,研究发现,无针血管内留置导管的使用使 CRBSI 发生的风险增高,可能跟全胃肠外营养、存在中心静脉导管隧道、多腔导管、频繁打开导管后盖有关。

2. 导管穿刺的部位 对于外周静脉导管,上肢较下肢发生局部感染及 CRBSI 的风险低,对于中心静脉导管,发生导管相关性感染的风险从高到低依次为:股静脉>颈内静脉>锁骨下静脉,所以,为降低导管相关性感染的风险,推荐锁骨下静脉穿刺作为危重症患者中心静脉置管或肺动脉导管留置的首选部位。

3. 操作者的技术相关 若操作者技术不佳,穿刺成功率低,多次穿刺,污染的机会增加,局部组织损伤、出血、血肿亦会增加 CRBSI 的风险。

4. 导管留置时间 导管留置时间长短是 CRBSI 的危险因素之一。研究表明,对于周围静脉置管时间超过3~4d,中心静脉导管留置时间,时间超过6d,肺动脉漂浮导管留置时间超过4d,动脉置管时间超过3~4d明显地增加 CRBSI 的风险。

5. 导管材料 导管材料对于促进血栓形成和微生物附着有重要作用,如聚氯乙烯导管的使用可增加血栓的形成,增加感染的发生,而硅胶和聚氨酯导管可减少 CRBSI 的发生率。

四、发病机制

1. 穿刺时感染。置管时,皮肤表面定植的细菌或操作者手上的细菌污染导管,随后引起局部或全身感染,病原菌直接入血或在皮内或皮下沿导管外壁移动入血。

2. 留置导管的患者,局部皮肤表面的致病菌经皮下隧道沿导管外表扩散至管尖入血。

3. 医务人员打开导管管口操作时,污染导管接头,细菌沿导管内壁扩散,引起管腔内表面定植、入血,长期留置导管的患者,这一致病机制较为常见。

4. 远处感染病灶病原菌血源性播散,在导管上黏附定植而致病。

5. 输入原已污染的液体,经导管播散。

五、临床表现

1. 局部表现 即插管部位的炎症表现:红肿、硬结、或有脓性液体渗出、触痛。为部分患者导管感染的首发表现,但是亦有患者无明显局部炎症反应,直接表现为菌血症反应。局部表现可以作为每日观察导管情况的指标之一。

2. 全身表现 发热(体温>38℃),寒战及低血压(收缩压≤90mmHg)、少尿(尿量<20ml/h)等感染性休克的表现。

3. 导管相关并发症 感染性心内膜炎、感染性血栓性静脉炎、骨髓炎和其他迁徙性病灶。

六、诊 断

1. 导管培养原则

(1)如果怀疑患者存在 CRBSI,应该先留取血培养标本后拔出导管,并送检导管进行病原学监测,若患者不存在 CRBSI 的症状和体征,无须对所有拔出的导管进行常规性病原学检查(A-Ⅱ)。

(2)对于中心静脉导管,应该对导管尖端进行病原学培养,而不是导管皮下潜行段(B-Ⅲ)。不推荐对导管尖端进行定性的肉汤培养(A-Ⅱ)。

(3)如果怀疑存在导管相关感染,并且穿刺点处有渗液或分泌物,应使用拭子取样送检病原学培养和革兰染色(B-Ⅲ)。

(4)对于短期留置的血管内导管,建议常规临床病原学检查(A-Ⅱ),对于长期留置的血管内导管,如果穿刺点和导管头半定量培养菌落计数均<15cfu/plate,考虑血管内导管不是血流感染的感染源(A-Ⅱ)。

2. 血培养

(1)在启动抗生素治疗前留取用于培养的血液标本(A-Ⅰ),若条件允许,应由专业的静脉穿刺小组来抽取血标本(A-Ⅱ)。

(2)经皮静脉穿刺取血时,应仔细消毒穿刺点皮肤,可以使用乙醇、碘酒或者氯己定溶液(>

0.5%），应保证消毒剂的风干时间，可减少血培养污染的发生（A-Ⅰ）。

（3）如果通过血管导管取血，应仔细清洁消毒导管端口，可以使用乙醇、碘酒或者氯己定溶液（>0.5%），保证消毒剂风干时间，可减少血培养污染的发生（A-Ⅰ）。

（4）如果怀疑患者存在 CRBSI，应在给予抗感染药物之前抽取双份血培养，1 份由血管内导管取，1 份由外周静脉取（A-Ⅱ）。

3. 导管病原菌定植的条件　将 5cm 长导管尖端进行半定量培养，如果菌落计数超过 15cfu，可以判断导管尖端存在病原菌定植。对导管尖端进行定量肉汤培养时，如果菌落计数超过 10^2 cfu，可以判断导管尖端存在病原菌定植（A-Ⅰ）。

4. 拟诊

（1）具有导管相关的严重感染表现，在拔出导管和适当抗生素治疗后症状消退。

（2）菌血症或真菌血症患者，有发热、寒战和（或）低血压等临床表现，且至少有 1 个血培养阳性（导管血或外周血均可），其结果为皮肤共生菌，但导管节段培养阴性，且无其他引起血行感染的证据。

具有以上任意 1 项者，不能除外导管为感染的来源。

5. 临床诊断

（1）具有严重感染的临床表现，并且导管头或导管节段的定量或半定量培养阳性，但血培养阴性，除了导管无其他感染来源可寻，并且在拔出导管 48h 内未使用新的抗生素治疗，症状好转。

（2）菌血症或真菌血症患者，有发热、寒战和（或）低血压等临床表现，且至少 2 个血培养阳性（其中一个来自外周血），其结果为同一株皮肤共生菌（如类白喉、芽胞杆菌、凝固酶阴性葡萄球菌、念珠菌等），但导管节段培养阴性，且无其他血行感染证据。

具备上述任意 1 项，可为 CRBSI 的临床诊断。

6. 确诊 CRBSI 的条件

（1）有 1 次半定量导管培养阳性（每导管节段≥15cfu）或定量导管培养阳性（每导管节段≥1 000cfu），同时外周血与导管末端培养出同种微生物，可诊断CRBSI。

（2）定量血培养时，导管血流培养结果是静脉血液培养结果的 3 倍或 3 倍以上可以确诊 CRBSI。

（3）中心静脉导管血培养阳性报警时间比外周静脉血液培养阳性报警时间早 2h 或以上可以确诊CRBSI。

（4）从导管和外周静脉同时抽血做定量血培养，两者菌落计数比（导管血：外周血）≥5∶1 可诊断CRBSI。

（5）外周血和导管出口部位脓液培养均为阳性，并为同一株微生物，可诊断 CRBSI。

七、治　疗

1. 血管内导管的处理

（1）拔出导管

①周围静脉留置导管，若考虑 CRBSI，立即拔除，并行导管血及外周血培养。

②在诊断 CRBSI 后，存在以下情况时，需立即拔出导管：严重脓毒症；血流动力学不稳定；心内膜炎或迁徙性感染的证据；由于化脓性血栓性静脉炎导致的脓性分泌物或红斑；敏感抗生素治疗 72h 后仍然持续的菌血症。

③短期置管（置管时间<14d）的患者在出现金黄色葡萄球菌、肠球菌、革兰阴性杆菌、真菌、分枝杆菌等的感染所致的 CRBSI 时需拔出血管内导管。

④长期置管患者（置管时间>14d）CRBSI 由金黄色葡萄球菌、铜绿假单胞菌、真菌以及分枝杆菌引起需拔出导管。

⑤无论长期或短期留置的血管内导管，如果致病微生物毒力很低但难以清除（如芽胞杆菌、微球菌属等），如果多次血培养为阳性（至少 1 次血标本经外周静脉抽取），排除血培养污染后，一般应该拔除导管。

⑥念珠菌导致的导管相关性菌血症时，建议拔除中心静脉导管。

（2）不拔导管的情况

①仅有发热的患者，如果血流动力学稳定，在缺少血流感染的证据以及没有血管内假体（如：人工瓣膜，起搏器或人工血管）存在时可不常规拔除血管内导管。

②患者单个血培养阳性，并且是血浆凝固酶阴性葡萄球菌，则需要再启动抗微生物治疗和（或）拔除导管前再分别从怀疑的导管和外周静脉抽取血液进行培养。

2. 抗生素治疗

（1）经验性治疗：初始抗生素治疗需根据患者疾病的严重程度，可能病原菌及当时、当地病原菌流行病学特征,进行经验性治疗。若考虑诊断 CRBSI 时。

①在既往调查研究中显示,葡萄球菌是导管相关性感染最常见的病原,且存在高耐药性,故在 MRSA 高度流行的单位,糖肽类抗菌药物应作为 CRBSI 的首选药物,推荐万古霉素作为经验性治疗药物。利奈唑胺不作为经验治疗的首选药物,例如患者只是怀疑存在 CRBSI 但尚未证实。

②怀疑患者存在 CRBSI 感染或者病情危重,患者留置股静脉导管,经验性抗感染治疗时,不仅要覆盖革兰阳性球菌,还应该考虑覆盖革兰阴性杆菌和念珠菌属(A-II)。

③对可能存在革兰阴性杆菌感染进行经验治疗时,应根据本病房或者医院的细菌耐药情况选择抗菌药物种类,如:第四代头孢菌素、碳氢霉烯类或 β-内酰胺类加酶抑制药,必要时联用氨基糖苷类药物(A-II)。

④若患者存在粒细胞缺乏、严重感染存在脓毒症症状等,考虑发生 CRBSI,则需考虑存在多重耐药的革兰阴性菌(MDR)感染,或者患者已经定植了这些耐药菌,经验治疗时应该考虑联合用药,直至病原学结果回报,再根据病原学结果降阶梯治疗。

⑤若考虑 CRBSI 的患者存在以下任一危险因素时应该考虑患者可能存在血管内导管相关的念珠菌血症,应给予经验性抗真菌治疗:完全静脉营养,长期广谱抗生素的使用,血液系统恶性肿瘤、骨髓移植或器官移植患者,或多部位存在念珠菌属定植者。

⑥对拟诊血管内导管相关念珠菌血症患者进行经验性抗真菌治疗时,建议使用棘白菌素类药物,对于存在以下情况时可以使用氟康唑进行经验治疗:患者既往 3 个月内没有接触过三唑类药物,本医疗单位克柔念珠菌、光滑念珠菌感染发病率很低。

(2)目标性治疗:CRBSI 一旦确诊,病原微生物明确后,应根据病原菌及药敏结果调整抗生素,使经验性治疗迅速转为目标性治疗。目标性抗菌药物治疗可进一步提高导管相关感染的治疗成功率。

治疗疗程取决于感染的严重程度,是否发生严重并发症及病原菌的种类。

①对于病情轻的 CRBSI 患者,在拔出导管和恰当的抗生素治疗后血培养迅速转阴者,整个治疗疗程 10~14d(疗程计算从阴性血培养结果得到的第 1 天开始计算)。

②若拔出导管后 72h 以上仍持续存在菌血症表现的患者,疗程应持续 4~6 周。

③对于出现了菌血症相关并发症的 CRBSI 患者,如:化脓性血栓性静脉炎、心内膜炎、骨髓炎、迁徙性感染等,治疗疗程需与感染的种类相关,一般 4~6 周,骨髓炎患者,需要治疗 6~8 周。

④置入隧道式深静脉导管或置入装置的患者并发导管相关感染,如表现为隧道感染或者置入口脓肿,需要移除导管和置入装置,并且进行 7~10d 的抗菌药物治疗。

⑤凝固酶阴性葡萄球菌致病力相对偏低(如:表皮葡萄球菌、腐生葡萄球菌),单纯拔管后感染有可能得到控制,但多数专家仍建议抗菌治疗 5~7d。对于长期置管患者,发生导管相关性感染时,若病原菌为凝固酶阴性葡萄球菌,而且全身情况相对稳定时,可暂不拔管,全身抗菌药物应用的同时联合局部抗菌药物"封闭"治疗。

⑥金黄色葡萄球菌导致的 CRBSI,在拔除导管后应使用敏感抗菌药物治疗至少 2 周。甲氧西林敏感的金黄色葡萄球菌(MSSA)所致 CRBSI 应根据药敏选择耐酶的青霉素或头孢菌素类,MRSA 导致的 CRBSI 可选择糖肽类或利奈唑胺。

⑦肠球菌感染导致的 CRBSI,一般在拔除导管后必须使用敏感抗生素治疗 7~14d。

⑧一旦确诊为念珠菌所致 CRBSI,应立即进行抗真菌治疗,疗程至临床症状消失和血培养最后一次阳性后 2 周。

⑨危重患者,怀疑存在 CRBSI,且近期发现存在 MDR 阴性菌定植,经验治疗时应该使用 2 种不同作用机制的抗阴性菌药物,待病原学结果回报后,可实施降阶梯治疗,改为敏感单药治疗。

3. 抗生素药物封管治疗 抗生素封管的治疗方法不能单独应用于 CRBSI 的治疗,仅作为全身抗感染治疗的辅助治疗方法,2 种治疗方法的疗程均为 7~14d。抗菌药物封管的药液的给药间隔通常不应超过 48h,如果 CRBSI 的致病菌时金黄色葡萄菌和念珠菌属时,应拔出导管,不推荐使用抗生素封管。使用万古霉素封管时,万古霉素药液浓度应达到致病菌 MIC 值的 1 000 倍以上。

八、预 防

1. 培训与管理。建立专业化、固定的医护队伍,持续对医护人员进行导管相关操作的培训与质量控制。

2. 置管及护理。根据病情与治疗需要，操作熟练程度，相关导管并发症的多少来确定导管置管位置。不建议定期更换静脉导管，如果怀疑有污染，应随时更换。

3. 全身抗生素预防无预防优势，局部抗生素软膏预防可能增加念珠菌感染的风险，不常规推荐抗生素涂层导管。

4. 进行导管操作时，严格无菌操作，血管内导管置管和局部换药室的皮肤消毒，宜选择2％氯己定或1％～2％碘酊，建议使用半透明敷料。

5. 紧急导管置管，若无严格无菌操作，导管留置不宜超过48h。

（范 晶 周发春）

第三节 中枢神经系统感染

中枢神经系统感染是指各种病原微生物，包括病毒，细菌，真菌，螺旋体，寄生虫，立克次体和朊病毒等侵犯中枢神经系统实质，被膜和血管等，从而导致的急慢性炎症性（或非炎症性）疾病。

根据起病急缓及病程特点可分为急性、亚急性和慢性感染；根据感染部位分为：①脑炎、脊髓炎或脑脊髓炎；②脑膜炎、脊膜炎或脑脊膜炎；③脑膜脑炎。根据特异性致病因子不同，分为病毒性脑炎、细菌性脑膜炎、真菌性脑膜炎和脑寄生虫病。

一、微生物学及感染途径

1. 病毒 可分为DNA病毒和RNA病毒两大类。前者包括单纯疱疹病毒、水痘-带状疱疹病毒、巨细胞病毒等；后者包括脊髓灰质炎病毒、柯萨奇病毒等。目前，中枢神经系统病毒感染以病毒性脑炎为主，80％患者由肠道病毒引起。非流行脑炎中以单纯疱疹病毒脑炎（HSE）最常见，大样本推测HSE的年发病率为2/100万～4/100万人，占所有脑炎的2％～19％。巨细胞病毒感染引起的脑炎多继发于肾移植、应用免疫抑制药或HIV患者。流行性腮腺炎常并发脑炎，少数可并发急性小脑共济失调。

2. 可传染性朊病毒 研究发现，朊病毒致病因子不是病毒，而是异常朊蛋白，朊蛋白是正常神经细胞膜的组成成分，其异常变构可引起朊蛋白病。

3. 细菌

(1)引起脑膜炎的细菌：脑膜炎双球菌、肺炎球菌等。

(2)引起中毒性脑病的细菌：伤寒杆菌，百日咳杆菌等。

化脓性脑膜炎常见病原菌种类与患者的年龄和发病季节有关，美国疾病控制中心1990年根据1986年5个州和洛杉矶地区的调查认为流感杆菌是最常见的化脓性脑膜炎的感染源，约占45％，其他有肺炎球菌占18％，脑膜炎双球菌14％。新生儿（<1个月）以B族链球菌为主（如缺乳链球菌）。婴幼儿（1个月至4岁）以流感杆菌为多。儿童及一般成年人则以肺炎球菌及脑膜炎双球菌较多。结核性脑膜炎的发病率近年有回升趋势。

4. 真菌 新型隐球菌、曲霉菌、白念珠菌、非白念珠菌等。新型隐球菌多由肺部病灶进入脑内，造成脑膜或局限性病灶，也发生于HIV感染、器官移植术后、长期使用皮质激素的患者。

5. 螺旋体 梅毒螺旋体、钩端螺旋体等，钩端螺旋体较常见。

6. 寄生虫

(1)原虫：弓形虫、疟原虫等。

(2)蠕虫：血吸虫、囊尾蚴等。

7. 支原体。

8. 感染途径 血行感染；直接感染；神经干逆行感染（嗜神经病毒）。

二、发病机制

正常生理状况下，血-脑屏障结构功能完整，病原体难以进入中枢神经系统。病理状态下，血-脑屏障被破坏，为病原体的入侵提供条件。中枢神经系统本身抵抗感染的免疫力较差，而外周抗炎细胞和抗体不易通过血-脑屏障发挥抗感染作用，因此毒力较低的病原菌亦可引起严重的脑或脑膜炎。

CNS感染时常有髓鞘的破坏；髓鞘的破坏可继发于神经元的受损，即神经元溶解性脱髓鞘（neuronolyticdemyelination），另外一种称为轴周脱髓鞘（periaxialdemylination）。后者可见于病毒感染时，也可见于脱髓鞘疾病时。炎性过程中引起脱髓鞘的机制可能有以下几种：病毒对少突胶质细胞的直接细胞病理效应；免疫介导的病毒对少突胶质细胞向性的改变；免疫介导的对感染的少突胶质细胞的破坏;病毒诱导的自身免疫性脱髓鞘;"旁观者"脱髓鞘。伴随脱髓鞘可能出现髓鞘再生,导致症状的缓解。

在脑膜炎过程中某些细胞因子起重要的炎性反应介导作用。如肿瘤坏死因子(TNFα;cachectin)以及白细胞介素-1。这2种物质均刺激血管内皮细胞黏附及促使中性粒细胞进入CNS而触发炎性过程。血小板活化因子,花生四烯酸代谢物及其他白细胞介素亦参与这一炎性过程。而在CSF中体液因子及吞噬细胞的不足,病原体迅速分裂衍殖,并释出细菌胞壁或膜的成分,导致脑膜炎的迅速演变并损伤血管内皮细胞,血-脑屏障通透性亦因而增加,产生血管性水肿。由于大量多核白细胞进入蛛网膜下腔,释出毒性物质,这些毒性物质虽然是用以防御对抗病原体,但由于对"外来"及"自体"的鉴别能力的不足也引起细胞毒性水肿。这些情况都会进一步影响CSF动力学,脑代谢及脑血管的自我调节,如炎症不能得到控制,则将会产生严重脑水肿,颅内压增高及脑血循减少,进而导致神经元的损害,发生不可逆转的局灶性或弥散性脑损害。

三、临床表现

1. 病毒感染性疾病

(1)病毒性脑炎:单纯疱疹病毒性脑炎最常见。临床常见症状包括头痛、呕吐、局灶性神经系统损害体征、意识障碍。重者出现昏迷、惊厥持续状态和神经系统局灶体征。伴有颅压高的患者可有瞳孔大小异常、呼吸异常等。

(2)病毒性脑膜炎:主要症状为发热、头痛、呕吐、脑膜刺激征。

2. 朊蛋白病 Creutzfeldt-Jakob病为最常见的人类朊蛋白病,典型表现为迅速进行性智力丧失伴肌肉阵挛。

3. 细菌性脑膜炎 临床表现包括全身感染症状、脑膜刺激征、颅内压增高及局灶性神经系统损害体征。结核性脑膜炎是特殊类型的细菌性脑膜炎,表现为结核中毒症状、脑膜刺激征、颅内压增高、脑实质损害及脑神经损害症状等。

4. 真菌性脑膜炎 新型隐球菌脑膜炎是中枢神经系统最常见的真菌感染,表现为以高颅压为特点的亚急性脑膜炎,首发症状多为发热、头痛、呕吐、神经系统检查可见脑膜刺激征和颅内压增高体征。

毛霉菌病:为条件致病感染,可分为全身型与鼻眼脑型。全身型多发生于免疫功能低下时,鼻眼脑型则多见于糖尿病酸中毒患者。毛霉菌侵犯血管,发生血管炎导致血管闭塞,造成干性坏死,因而药物不易达到病灶处。毛霉菌病病死率极高,必须早期诊断,配合外科切除病灶,积极抗霉菌药物治疗。

5. 螺旋体感染性疾病

(1)神经梅毒:分为无症状型神经梅毒、脑膜神经梅毒、脑膜、脊髓膜血管梅毒、麻痹性痴呆、脊髓结核、先天性神经梅毒,常见症状为瞳孔异常和局灶性神经系统损害体征。

(2)神经莱姆病:表现为脑膜炎、神经根炎、脑病和脊髓病等。

(3)神经系统钩端螺旋体病:早期出现感染中毒症状,中期表现为脑膜炎症状和体征,后期可出现脑膜炎型和钩端螺旋体脑动脉炎等并发症。

6. 脑寄生虫病 表现为颅内压增高、癫痫发作、局灶性神经系统损害体征等。

四、诊断与鉴别诊断

1. 病毒感染性疾病 依据流行病学资料、典型临床表现,神经影像学异常,CSF检查(压力增高或正常,颜色清,细胞数5~1 000/mm³,淋巴细胞为主,蛋白0.5~1g/L,脑脊液/血浆含糖量比值正常),病原学检查发现病毒可诊断。神经系统以外的伴随症状常可为诊断提供线索,如腮腺炎病毒脑炎常有腮腺及颌下腺肿痛,肠道病毒感染常有皮疹,EB病毒感染常有肝脾大和淋巴结大,主要与化脓性脑膜炎、脑肿瘤、急性脱髓鞘脑病等鉴别。

2. 朊病毒病 朊病毒病(CJD)的诊断依赖于:2年内发生的进行性痴呆,并伴有下列症状和体征2种以上者,高度怀疑此病①肌阵挛;②视力障碍、小脑症状;③无动性缄默;④脑电图特征性周期性同步放电;⑤锥体系或锥体外系症状,需与Alzheimer病和帕金森病鉴别。

3. 细菌性脑膜炎

(1)典型临床表现:CSF特征性改变,压力高,白细胞升高,可达1 000~10 000/mm³,中性粒细胞占80%~90%,外观浑浊呈脓性,蛋白质明显增高,可>1000mg/L(100mg/dl),糖明显降低,氯化物稍低。脑脊液中乳酸,乳酸脱氢酶,溶菌酶的含量及免疫球蛋白IgG,IgM明显增高。细菌学涂片或培养阳性可诊断。李斯特菌属、肠杆菌和葡萄糖非发酵菌等细菌,只能用培养法确定,并且可做药物敏感试验。

(2)脑电图:弥漫性慢波,无特异性。

结核性脑膜炎可根据结核病史或接触史,出现头痛、呕吐、脑膜刺激征,结合 CSF 淋巴细胞增多及糖含量减低等特征性改变,CSF 抗酸涂片、结核分枝杆菌培养和 PCR 检查等可诊断。需与隐球菌型脑膜炎、病毒性脑膜炎鉴别。

4. 真菌性脑膜炎　根据病史及病程,临床表现脑膜炎症状体征及 CSF 检查(压力高,颜色可浑浊,0~1 000/mm³,淋巴细胞为主,脑脊液/血质含糖量比值正常或增高,蛋白 0.2~5g/L)可确诊。CSF 墨汁染色检出隐球菌可确诊新型隐球菌脑膜炎。常与结核性脑膜炎,脑脓肿鉴别。

5. 螺旋体感染性疾病

(1)神经梅毒:根据性乱交、艾滋病和先天性梅毒感染史,脑膜、脑血管损害症状体征及 CSF 检查可诊断。需与脑膜炎、脑血管病、痴呆鉴别。

(2)神经莱姆病:根据流行病学、脑膜炎、神经根炎、脑病等表现和特异性血清学诊断试验可诊断。常与特发性面神经炎、无菌性脑膜炎、多发性硬化等鉴别。

6. 脑寄生虫病　根据患者疫区接触史、临床表现颅内高压、癫痫发作、局灶性神经系统损害体征等及神经影像学表现可诊断。

五、治疗原则

病因治疗、对症支持治疗及防止并发症。早诊断、早治疗与预后密切相关,选择通透性好,敏感性高的抗生素足量治疗,针对病原菌使用敏感药物治疗,不能明确病原菌时,应选用广谱抗生素,首选静脉给药,降颅压、对症和全身支持治疗。

1. 病毒感染性疾病

(1)抗病毒治疗应尽早开始,可用金刚烷胺、阿昔洛韦(无环鸟苷)。

(2)脱水减轻脑水肿。

(3)免疫治疗。干扰素及其诱生剂,皮质类固醇用于病情危重患者。

(4)对症支持治疗。营养支持及维持水、电解质平衡,预防压疮及呼吸道感染等并发症。

2. 朊病毒　暂无特效治疗,主要采取对症治疗。

3. 结核性脑膜炎

(1)抗结核治疗:异烟肼、利福平、吡嗪酰胺、乙胺丁醇、链霉素是结核性脑膜炎最有效的联合用药方案。

(2)皮质类固醇:用于脑水肿引起的颅内高压、伴局灶性神经体征和脊髓蛛网膜下腔阻塞的重症患者。

(3)重症患者:在全身用药同时可行鞘内注射、脱水降压。

4. 真菌性脑膜炎

(1)抗真菌治疗:可选用两性霉素 B、氟康唑、氟胞嘧啶。

(2)对症治疗及全身支持:颅内压增高患者可用脱水剂,并注意预防脑疝;有脑积水者可行侧脑室分流减压术,并注意水电解质平衡。注意患者全身营养、全面护理和防治肺部感染,泌尿系统感染。

5. 螺旋体感染性疾病

(1)病因治疗,应用敏感抗生素。

(2)对症治疗。

6. 脑寄生虫病

(1)药物治疗,脑型血吸虫病首选吡喹酮。

(2)手术治疗。

(3)其他治疗,癫痫发作可用抗癫痫药控制。

六、预　防

1. 预防血行感染,防治昆虫叮咬和动物咬伤,保护损伤的皮肤黏膜;使用一次性注射器,严禁不洁注射器使用;严格规范血制品输入流程,防止输入过程的污染;避免挤压面部感染时出现的疖肿;防治母婴垂直感染。

2. 颅脑外伤者应积极创面处理,防止污染菌直接导致颅内感染;积极创面邻近组织感染灶的清除。

3. 积极对单纯疱疹病毒感染、狂犬病等病毒感染性疾病进行综合治疗,防止病毒的神经干逆行感染。

(范　晶　周发春)

第四节　血行性感染

血行感染(hematogenous infection)是指通过血液途径传播的感染。感染类型以细菌性感染为主。临床上表现为多种情况。

一、流行病学

目前,血行性感染中溶血性链球菌及肺炎链球菌均已少见,由于葡萄球菌易对抗生素产生耐药性,因此仍是血行感染的主要病原菌之一。革兰阴性杆菌血行感染的发生率在多数地区均高于革兰阳性杆菌,其中,大肠埃希菌、肺炎克雷伯杆菌、铜绿假单胞菌最为多见。有数据表明,血培养阳性的血行感染中金黄色葡萄球菌、表皮葡萄球菌、肠球菌、肺炎链球菌等革兰阳性球菌约占39%,大肠埃希菌、铜绿假单胞菌属和克雷伯菌属占35%,复合菌混合感染达21%,余下5%为真菌、厌氧菌、分枝杆菌等。

二、入侵途径

1. 浅表组织化脓性感染。
2. 深部组织化脓性感染。
3. 手术及创伤。
4. 内脏破裂或穿孔。
5. 各种插管、导管检查。
6. 各种注射、穿刺。
7. 继发于其他疾病。
8. 输注污染液体。
9. 原因不明。

三、临床表现

无特异性临床表现,主要由以下各方面的症状体征组成。

1. 原发感染病灶的临床表现。
2. 病原菌血行播散所致皮肤黏膜的瘀点、瘀斑及在组织脏器内形成的迁徙性感染灶的表现。
3. 全身性炎症反应引起的一系列症状包括畏寒发热、脉搏加快、呼吸急促或通气过度、高代谢状态等一般性症状及失控的全身性炎症反应持续恶化所致的低血压、休克、脏器功能不全。

此外,不同的病原菌,例如革兰阳性化脓性球菌与革兰阳性杆菌血行感染的临床表现各有特点;而不同群体,如老年人、婴幼儿、妊娠妇女及烧伤、ARDS患者等的血行感染也有临床差异。

四、实验室检查

1. 血尿常规　外周血白细胞总数明显升高,一般为$(10\sim30)\times10^9/L$,中性粒细胞为主。当发现血小板减少,如无原发疾病可解释(如肝硬化、血液病)应警惕DIC可能性。尿常规常见蛋白尿,红细胞和管型的出现说明肾已有实质性损害。

2. 血生化　肝功能常有轻度异常,胆红素、碱性磷酸酶、转氨酶高于正常值2~3倍者,占患者总数的30%~50%。多伴随病情好转而消失,并不提示肝有原发性感染,也无预后意义。但更高的异常值则需要考虑有原发肝疾病。重症尿毒症可并发低血糖,控制血糖在正常水平,尤其在糖尿病病例,对控制感染和改善预后非常重要。其他如淀粉酶、肌酐、磷酸激酶也需要在初诊时测定其基础值。

3. 血气分析、血浆乳酸和水电平衡　典型的早期病例即有呼吸性碱中毒,继而出现代谢性酸中毒。酸中毒程度与严重感染严重性呈正相关。当出现低氧血症时可能预示ARDS的到来。监测动脉和混合静脉血氧饱和度和氧分压可了解氧的传递和消耗情况。在重度血行感染时乳酸值可为正常值的3~5倍,与组织缺血缺氧密切相关。它不仅有利于诊断和病情估计,也是评价治疗反应的一个良好指标。电解质测定中特别要关注血钾,血钾增高不仅提示肾功能障碍,还可能是严重感染的一个严重并发症,即骨骼肌溶解综合征的重要依据。

4. C反应蛋白和降钙素原　急性期蛋白在发生严重细菌感染、组织损伤、炎症反应后6~8h血中C反应蛋白(CRP)即可上升。虽然CRP升高难以区分是感染还是非感染,但在明确感染的患者高水平的CRP见于感染性休克早期,且反复多次测定有助于治疗反应的判断。近年来发现降钙素原在细菌感染时升高,较CRP更敏感,尚待在实际应用中考验其临床价值。

5. 肺部X线片　血行感染原发病灶不少是来自肺,它也是血行感染病程中经常出现迁徙性病灶的部位;同时ARDS早期发现和诊断也需要系列的胸片。

6. 病原学检查

(1)血培养:最为重要,宜在抗菌药物应用前及寒战、高热时采血,1 次培养不一定能获得阳性结果,为最大限度找到病原体,要至少 1 次经皮抽吸和 1 次经血管留置通道抽吸留取血培养(除非停留 <48h),还要有 2 次外周血培养。每次抽血量至少为培养基的 1/10(为 5~10ml)。总血量需要 20~30ml。必须强调指抽血量不足是培养失败最常见的原因。分离到的细菌应做药物试验和(或)MIC 测定,以供选择抗生素的参考。

(2)尿液、痰、脓液和分泌物培养:所有患者应做尿液、咽分泌物和痰培养,不仅有利于搜寻病原菌,也为抗菌药物治疗过程中了解菌群交替情况提供基础资料。

(3)其他:病原菌的基因诊断阳性率明显高于培养,且不受抗菌药物应用的影响,也便于组织内病原体的检出,很有应用前途,但就目前而言,其特异性和实用性尚未解决。

五、治 疗

目前,血行感染时消除病原菌和积极控制感染仍是改善预后的主要措施。但是提高生存率必须采取综合治疗措施。其中早期诊断和早期有效治疗,如能避免发生 1 个或数个脏器功能衰竭则生还的希望大为增加。

1. 液体复苏及脏器功能支持

(1)严重感染常有血管扩张和毛细血管渗漏,因而血容量下降,必须随时给予纠正。恢复和维持适当的血流动力学指标非常重要。快速、大量的静脉内液体输注对于感染性休克是最初常用的治疗。但需排除该患者同时合并有充血性心力衰竭。

(2)如果足量的液体复苏不能恢复患者的有效的血流动力学功能时,就有必要使用血管活性药物、血管加压药物或影响心肌收缩力的药物。如多巴胺、去甲肾上腺素、肾上腺素、去氧肾上腺素等。目前推荐使用去甲肾上腺素或多巴胺作为治疗的一线药物。在治疗感染性休克患者时把 AVP 作为一种辅助用药正在引起人们的兴趣。最新的证据显示,治疗难治性休克时可考虑使用 AVP,但不能作为一线药物或全替代治疗,其使用剂量应限制在 0.01~0.04U/min。

(3)酌情给予输血浆、人血白蛋白等支持疗法纠正低蛋白血症。血行感染和感染性休克时所发生的严重贫血常通过输入红细胞悬液进行治疗。当血红蛋白 <70g/L 时,考虑输注红细胞,以维持血红蛋白在 70~90g/L。但这种方法可能伴随有

某些并发症。

(4)给予适量营养及维生素,保持水、电解质及酸碱平衡。

(5)加强护理,注意口腔卫生,防止真菌性口腔炎、继发性肺炎,压疮等。

(6)密切监测血压、尿量、心肺等脏器功能,所有血行感染患者都应给予吸氧并进行持续的血氧饱和度监测。

2. 抗菌药物 早期有效的抗生素治疗和原发病的控制是血行感染治疗的基础,抗菌药物应用的原则和方法:要进行及时的抗菌治疗,通常抗菌治疗的方案是尽早静脉应用经验性抗生素治疗。使用策略就是最大限度地发挥抗生素的有效性;进行患者病情的分级;限制抗生素使用的级别;定期更换抗生素;联合抗生素治疗,轮换抗生素治疗;控制感染的时间。为了能选用敏感抗菌药物,要努力争取分离培养到病原菌,不能怀有使用高效广谱抗菌药物就定能控制感染的盲目心态。一旦明确了病原菌和药敏结果,就应相应地调整抗生素,这有助于合理使用抗生素并减少细菌耐药的发生。

(1)强调抗生素在血行感染来势最凶猛时应用,并在最短的时间内经静脉使用能有效改善患者预后。

(2)应用敏感杀菌型抗生素能尽快彻底杀灭体液和感染病灶病原菌,而不是暂时被抑制。

(3)有效的抗生素浓度必须让病原菌接触到超过最小抑菌浓度(MIC)的敏感抗生素,力求感染部位抗生素浓度数倍于 MIC 值。所有的患者都应该接受一个足量、足疗程的抗菌治疗。

(4)抗菌药物经验治疗失败要冷静全面考虑,切忌不加考虑而盲目更换所谓"高档"抗菌药物。需要从临床诊断、病原学诊断以及抗菌药物应用是否合理等因素考虑。

(5)何时停用抗生素治疗计划应该在每 48~72 小时根据微生物学和临床资料评估 1 次,尽量达到使用窄谱抗生素的目标。一旦致病病原体确认,没有证据证明联合抗生素疗法优于单一使用者。常根据炎症消退情况,如发热和感染脏器所特有的临床症状和体征以及末梢血白细胞,C 反应蛋白等检测来决定。如治疗顺利,无迁徙性病灶,则可在退热后 4~5d 考虑停药。但在免疫功能低下宿主,在容易复发的一些感染以及存在病原菌难以清除的病灶(心瓣膜、骨关节)等情况下,抗生素使用期必须适当延长,至少 3 周以上;或在体温下降正常,临

床症状基本消失后继续用药7～10d,如有迁徙性病灶或脓肿,则可穿刺或切开引流,疗程需要再延长。如果目前的临床症状不是由于感染引起的,抗菌治疗就应该迅速停止,以减少耐药菌的产生和其病原体引起的严重感染。

3. 感染灶控制

(1)对感染灶进行评估,以控制感染的源头。腹腔内脓肿、脓胸、腐败性关节炎、肾盂肾炎、胆管炎等需行引流;坏死性筋膜炎、感染性坏死性胰腺炎,肠梗死,纵隔炎等需行清创;受感染的血管导管、尿管、气管内导管、受感染的子宫内避孕装置等需要移除装置;憩室炎行S形切除术,坏疽性肌囊炎行胆囊切除术等。

(2)控制感染源的特殊干预方法应对其权衡利弊,因为一些控制感染源的干预方法可以导致严重并发症,如出血、瘘或意外的器官损伤。应该使用对生理功能影响小而又可以达到控制感染源的方法。例如,对一些脓肿病灶可以考虑使用经皮穿刺的方法代替外科引流。

(3)当检查发现一个明确的引起严重感染或严重感染休克的感染源头时,例如腹腔脓肿、胃肠道穿孔、胆管炎或肠道缺血,在初始复苏后应该尽快采取措施控制感染源头。

(4)如果血管通道装置被认为是引起重症血行感染或感染性休克的潜在感染源时,在建立起新的血管通道后就应该马上把它拔除。

4. 生物反应调整疗法 感染的机体反应以免疫反应为中心,受病原体及其产物的刺激所产生的细胞因子或化学介质作用于靶细胞发生炎症反应等一系列生物学反应。其中失控的SIRS将构成生命威胁,因而有必要调整或修饰有害生物学反应。近年来生物学反应调整疗法是治疗学研究热点。目前应用于临床治疗严重感染的免疫增强药如下。

(1)输注静脉用免疫球蛋白制剂,可提高抗感染体液免疫功能和中性粒细胞的吞噬功能,但有人认为制剂中所含抗体量过少,不足以对抗血行感染的无数菌体。

(2)严重的粒细胞减少症继发血行感染病例,可考虑使用巨噬细胞粒细胞集落刺激因子,以促进中性粒细胞增殖和增强其吞噬功能。这在骨髓移植过程中的使用价值已经确认。

(3)胸腺素的应用可能提高细胞免疫有利于防治真菌感染。

5. 其他辅助治疗

(1)重组人活化蛋白C。

(2)血糖控制。

(3)糖皮质激素的应用。

(4)肾替代治疗。

六、预 防

1. 加强原发感染病灶的治疗和预防是关键措施,务求控制炎症扩散,防止病原菌进入血液和导致血行感染。特别是加强大面积烧伤、肺部感染等治疗。

2. 医院感染管理机构应严格实施抗生素使用监控条件,合理地预防性使用抗菌药物可减低一些手术的术后血行感染发生率,但切忌滥用广谱抗菌药物。避免造成肠道二重感染伪膜性肠炎而导致死亡。

3. 尽可能提高患者机体免疫力,对免疫力低下患者进行保护性隔离,严格隔离耐药菌株感染患者,实行统一病房管理,防止患者获得院内多重耐药菌株的感染,加强支持疗法,少用或不用糖皮质激素等削弱抗感染免疫力的药物。

4. 执行严格的洗手制度,任何操作或检查前后都必须洗手,防止从医务人员获得感染耐药菌株,切断耐药菌株的传播途径。

5. 防止静脉导管诱发血栓形成,减少导管在血管内长度,缩短插管时间,良好的导管固定,避免使用聚乙烯塑料管等是预防导管引起的血行感染的重要措施。

6. 加强对危重患者皮肤血管护理,加强各种诊疗措施的无菌操作技术,如皮肤消毒、配制液体应在无菌台上操作,配好液体应在4h内输入。尤其是呼吸机、留置导尿管的消毒,尽量减少不必要介入性操作。各种留置导管时间不宜过长,可能感染应立即拔除并做细菌培养。

7. 对污染后危害性大的操作实行感染控制管理,建立专业组进行导尿、静脉切开、呼吸机使用等。气管切开吸痰时,应戴手套,一次性使用吸痰管。

(谭继翔 周发春)

第五节　尿路感染

尿路感染(urinary tract infection,UTI),是指病原体侵犯尿路黏膜或组织引起的尿路炎症。

一、流行病学

尿感以女性居多。男性极少发生尿路感染,50岁以后因前列腺肥大,才较多发生。老年男女的尿路感染发病率可高达10％,但多为无症状细菌尿。

二、病　因

尿路感染最常见的致病菌是肠道革兰阴性杆菌,95％以上是由单一细菌引起的。其中90％的门诊患者和50％左右的住院患者,其病原菌是大肠埃希杆菌,多见于无症状菌尿或无并发症的尿路感染。变形杆菌、产气杆菌、克雷伯肺炎杆菌、铜绿假单胞菌、粪链球菌等见于再感染、留置导尿管、有并发症之尿感者;白念珠菌、新型隐球菌感染多见于糖尿病患者及使用糖皮质激素和免疫抑制药的患者及肾移植后。金黄色葡萄球菌多见于皮肤创伤及吸毒者引起的菌血症和败血症。病毒、支原体感染虽属少见,近年来有逐渐增多趋向。多种细菌感染见于留置导尿管、神经源性膀胱、结石、先天性畸形和阴道、肠道、尿道瘘等。

三、分　类

尿路感染可分为上尿路感染和下尿路感染,前者为肾盂肾炎,后者主要为膀胱炎。肾盂肾炎、膀胱炎又有急性和慢性之分。根据有无基础疾病,尿路感染还可分为复杂性尿路感染和非复杂性尿路感染。

四、发病机制

1. 感染途径。通常尿感是上行感染引起的。

2. 细菌从体内感染灶侵入血流,到达肾引起肾盂肾炎,称为血行感染,很少见。严重尿路梗阻者或机体免疫力极差者,多为金黄色葡萄球菌菌血症所致。

3. 机体抗病能力。虽然细菌常可进入膀胱,但并不都引起尿路感染,因为人体有以下自卫能力:①在尿路通畅时,尿液可冲走绝大部分细菌;②尿液的尿素浓度高、渗透压高、有机酸含量多、pH低,均不利于细菌生长;③尿路黏膜有杀菌能力,如

可分泌 IgG、IgA 及通过吞噬细胞的作用来杀菌;④男性在排尿终末时,前列腺收缩,排泄前列腺液于后尿道,有杀菌作用。

4. 易感因素。在各种易感因素影响下,尿路抵抗力会被削弱,容易发生尿路感染:①尿路有复杂情况而致尿流不通畅;②泌尿系统畸形和结构异常,如肾发育不良、肾盂及输尿管畸形;③尿路器械的使用,不但会将细菌带入尿路,而且常使尿路黏膜损伤,因而易引起尿路感染;④尿道内或尿道口周围有炎症病灶,如妇科炎症、细菌性前列腺炎等均易引起尿路感染;⑤机体免疫力差,如长期卧床的严重慢性病、艾滋病患者,长期使用免疫抑制药(如肿瘤化学治疗、肾移植后等),均易发生尿路感染;⑥局部使用杀精化合物避孕,使阴道菌群改变,大肠埃希菌显著增加,易发生尿路感染;⑦遗传因素。

5. 细菌的致病力。细菌进入膀胱后,能否引起尿路感染和它的致病力有很大关系。

五、病理生理

1. 解剖因素可能是女性尿路感染比男性更普遍的原因。女性尿道相对短,肛门距离尿道口近。容易感染。

2. 阴道乳酸杆菌、正常尿流和黏膜防御因子可以提供抗感染保护。绝经前阴道内有产过氧化的乳酸杆菌群,可以预防尿路病原增殖。因绝经后雌激素水平下降,导致乳酸杆菌减少,阴道 pH 上升,两者易引起病原增殖。

3. 引起尿潴留的机械性异常因素易导致尿路感染,包括盆腔器官脱垂或抗尿失禁手术相关的尿路梗阻、下尿路憩室或结石。功能异常导致的尿潴留,如逼尿肌收缩功能低下或神经源性膀胱导致的膀胱排空不全同样也可引起尿路感染。

六、临床表现

1. 急性膀胱炎　即通常所指的下尿路感染,占尿路感染的60％。成年妇女膀胱炎主要表现是尿路刺激,即尿频、尿急、尿痛,白细胞尿,约30％有血尿,偶有肉眼血尿,膀胱区可有不适。一般无明显的全身感染症状,但少数患者可有腰痛,低热(一般不超过38℃),血白细胞计数常不增高。约30％以

上的膀胱炎为自限性,可在 7～10d 自愈。

2. 急性肾盂肾炎 表现包括以下 2 组症状群:①泌尿系统症状,包括尿频、尿急、尿痛等膀胱刺激征,腰痛和(或)下腹部痛;②全身感染的症状,如寒战、发热、头痛、恶心、呕吐、食欲缺乏等,常伴有血白细胞计数升高和红细胞沉降率增快。一般无高血压和氮质血症。

3. 慢性肾盂肾炎 慢性肾盂肾炎的病程经过很隐匿。临床表现分为以下 3 类:①尿路感染表现,仅少数患者可间歇发生症状性肾盂肾炎,但更为常见的表现为间歇性无症状细菌尿,和(或)间歇性尿急、尿频等下尿路感染症状,腰腹不适和(或)间歇性低热。②慢性间质性肾炎表现,如高血压、多尿、夜尿增加,易发生脱水。③慢性肾病的相关表现。

4. 不典型尿路感染 ①以全身急性感染症状为主要表现,而尿路局部症状不明显;②尿路症状不明显,而主要表现为急性腹痛和胃肠道功能紊乱的症状;③以血尿、轻度发热和腰痛等为主要表现;④无明显的尿路症状,仅表现为背痛或腰痛;⑤少数人表现为肾绞痛、血尿;⑥完全无临床症状,但尿细菌定量培养,菌落≥10^5/ml。

七、实验室和其他检查

1. 尿常规检查。

2. 尿白细胞。有症状的尿感常有脓尿(又称白细胞尿)。即清洁尿标本尿沉渣的白细胞≥5个/高倍视野,更为准确的是用血细胞计数板计算≥$8×10^6$/L。

3. 尿细菌学检查。尿感诊断的确立,主要依靠尿细菌学检查。

(1)尿细菌定量培养:其临床意义为尿含菌量≥10^5/ml,为有意义的细菌尿,常为尿路感染;10^4～10^5/ml 者为可疑阳性需复查;如为<10^4/ml,则可能是污染。

(2)尿沉渣镜检细菌:平均每个视野≥20 个细菌(包括动或不动的),即为有意义的细菌尿,其符合率可达约 90% 以上。

(3)细菌学检查的假阳性和假阴性:上述培养、镜检和化学性检查等几种细菌学检查法,都可能假阳性和假阴性。假阳性可见于①中段尿的收集不规范,尿标本被白带污染。②尿标本在室温下放置超过 1h 才做检验。③检验的技术有错误,假阴性主要可见于患者在近 7d 内用过抗菌药物;尿液在

膀胱内停留不足 6h,细菌没有足够的时间繁殖;收集中段尿时消毒药不慎混入尿标本内。

4. 其他实验室检查。急性肾盂肾炎血白细胞升高,中性粒细胞核左移。红细胞沉降率可增快。

5. 影像学检查。尿感急性期不宜做 X 线静脉肾盂造影检查(IVP),可做 B 超检查以排除梗阻和结石。女性 IVP 的适应证为:①复发的尿路感染;②疑为复杂性尿路感染;③拟诊为肾盂肾炎;④感染持续存在,对治疗反应差。男性首次尿路感染亦应做 IVP。IVP 的目的是寻找是否能用外科手术纠正的易感因素、从小儿就有尿感反复发作史者,除 IVP 外,还应做排尿期膀胱-输尿管反流检查。

八、诊 断

常不能依靠临床症状和体征,而要依靠实验室检查,特别是细菌学检查。凡是有真性细菌尿者,均可诊断为尿路感染。真性细菌尿是指:①在排除假阳性的前提下,清洁中段尿细菌定量培养>10^5/ml;如临床上无症状,则要求 2 次细菌培养均为有意义的细菌尿、且为同一菌种;②膀胱穿刺尿细菌定性培养有细菌生长,但女性有明显尿急、尿频、尿痛,且尿白细胞增多,便可疑为尿路感染,如尿细菌定量培养≥10^5/ml,且为尿路感染常见致病菌则可拟诊为尿路感染。

尿路感染的定位诊断:临床表现为膀胱炎的患者,约有 1/3 是肾盂肾炎;故不能依靠症状和体征定位。临床上如患者发热>38℃,有明显肋脊角疼痛和叩痛,血白细胞增加者,可诊断为肾盂肾炎。但不少肾盂肾炎没有上述典型表现,故妇女如仅有膀胱炎症状者,可先给 3d 抗菌疗法,如能治愈,则常为膀胱炎,如复发,则多为肾盂肾炎。此外,复杂性尿路感染和致病菌为铜绿假单胞菌、变形杆菌者,多为肾盂肾炎。

九、鉴别诊断

1. 全身性感染疾病 有些尿路感染的局部症状不明显而全身急性感染症状较突出,易误诊为流行性感冒、疟疾、败血症、伤寒等发热性疾病。如能详细询问病史,注意尿路感染的下尿路症状及肾区叩痛,并做尿沉渣和细菌学检查,不难鉴别。

2. 慢性肾盂肾炎 需与反复发作尿路感染做鉴别诊断,目前认为影像学检查发现有局灶性粗糙的肾皮质瘢痕,伴有相应的肾盏变形者,才能诊断为慢性肾盂肾炎,否则尿路感染病史虽长,亦不能

诊断为本病。本病常有一般慢性间质性肾炎表现，并有间歇的尿路感染发作病史，在尿路无复杂情况时极少发生慢性肾盂肾炎，尿路有功能性或器质性梗阻时才会发生。尿路功能性梗阻常见于膀胱-输尿管反流，而器质性者多见于肾结石等。

3. 肾结核　本病尿频、尿急、尿痛更突出，一般抗菌药物治疗无效，晨尿培养结核杆菌阳性，尿沉渣可找到抗酸杆菌，而普通细菌培养为阴性。结核菌素试验阳性，血清结核菌抗体测定阳性。静脉肾盂造影可发现肾结核病灶 X 线征，部分患者可有肺、附睾等肾外结核，可资鉴别。但要注意肾结核常可与尿路感染并存。尿路感染经抗菌药物治疗后，仍残留有尿路感染症状或尿沉渣异常者，应高度注意肾结核的可能性。

4. 尿道综合征　患者虽有尿频、尿急、尿痛，但多次检查均无真性细菌尿，可资鉴别。尿道综合征分为：①感染性尿道综合征，占约 75%，患者有白细胞尿，是由致病的微生物引起，如衣原体、支原体感染等。②非感染性尿道综合征，约占 25%，无白细胞尿，病原体检查亦阴性，其病因未明，有人认为可能是焦虑性精神状态所致。

十、治　疗

在未有药物敏感试验（简称药敏）结果时，应选用对革兰阴性杆菌有效的抗菌药物。尿路感染疗效的评定标准：①见效。治疗后复查细菌尿阴转。②治愈。完成抗菌药物疗程后，细菌尿阴转，在停止抗菌药物后 1 周和 1 个月再追踪复查 1 次，如没有细菌尿或虽有细菌尿，但仅为重新感染，则可认为原先的尿路感染已治愈。③治疗失败。在治疗后仍持续有细菌尿或复发。应根据尿路感染的部位和类型分别给予不同的治疗。

1. 急性膀胱炎　用 3d 疗法，约 90% 尿路感染可治愈。但应指出：在男性患者、孕妇、复杂性尿路感染，或拟诊为肾盂肾炎者均不宜用 3d 疗法。

复诊时处理：停服抗菌药物 7d 后。复诊时患者可能表现为下述 2 种情况。

(1)患者已没有尿急、尿频、尿痛，但仍需做清洁中段细菌定量培养：①结果如为阴性，则表示患者原先患的是细菌性急性膀胱炎，且已治愈，如有可能应嘱患者 1 个月后再来复诊 1 次，虽然复发绝大多数发生于停药 7d 后，但有很少数病例，可在停药后 7d 至 1 个月之间才复发；②如果清洁中段尿细菌培养的结果是 $\geq 10^5/ml$ 且为同样的致病菌，则

为尿路感染复发，患者患的是肾盂肾炎，这时，应给予 14d 抗菌药物疗程，并按致病菌的药敏选用抗菌药物。

(2)如复诊时仍有尿急、尿频、尿痛，则需要作清洁中段尿细菌定时培养和尿常规：①如仍有细菌尿且有白细胞尿，则可诊为症状性肾盂肾炎。如经 14d 抗药物疗程，仍未能使细菌尿转阴，必须按药敏选用强有力的抗生素，使用允许范围内的最大剂量，口服治疗 6 周，同时应做 IVP，以了解尿路有否解剖上的异常，如果有（如尿路结石）则应设法解除，否则肾盂肾炎极难治愈。②如已无细菌尿，但患者仍有白细胞尿，则可能为感染性尿道综合征。③如患者没有细菌尿，也没有白细胞尿，但仍有尿频和排尿不适，则很可能为非感染性尿道综合征。

2. 急性肾盂肾炎

(1)轻型急性肾盂肾炎：经 3d 法治疗失败的尿路感染，或有轻度发热和(或)肋脊角叩痛的肾盂肾炎，宜口服有效抗菌药物 14d 疗程。

(2)较严重的急性肾盂肾炎：体温＞38.5℃，血白细胞升高等全身感染中毒症状较明显者，宜静脉输注抗菌药物。静脉用药至患者退热 72h 后，可改用口服有效的抗菌药物，完成 2 周疗程。

(3)重症急性肾盂肾炎：有寒战、高热、血白细胞显著增高、核左移等严重的全身感染中毒症状，甚或出现低血压、呼唤性碱中毒，疑为革兰阴性细菌败血症者，这些患者多是复杂性肾盂炎，致病菌常为需氧革兰阴性杆菌，在未能获得致病的药物敏感试验结果之前，可选用抗菌药物联合治疗。患者退热 72h 后，可改用口服有效的抗菌药物，完成 2 周疗程。肾盂肾炎患者在病情允许时，应尽快做有关尿路影像学检查，以确定有无尿路梗阻，特别是尿路结石引起的梗阻。如不纠正尿液引流不畅，肾盂肾炎是很难彻底治好的。

3. 再发性尿路感染的处理　再发性尿路感染是指尿路感染经治疗后，细菌尿阴转，但以后再次发生细菌尿。再发可分为复发和重新感染。复发是由原先的致病菌再次引起尿路感染，通常是在停药 1 个月内发生。重新感染则是另外一种新的致病菌侵入尿路引起的感染。故对常再发者，平均每年发作超过 3 次，应考虑用长 TMP50mg、呋喃妥因 50mg、氧氟沙星 100mg 或复方磺胺甲噁唑半片。通常使用 6 个月，如停药后仍再发频繁，则再给予此疗法 1~2 年或更长些。

如用 3d 疗法后治疗失败，应按药敏选用有效

的强有力的杀菌性抗菌药物在允许的范围内用最大的剂量,治疗 6 周,希望能达到治愈目的。如不成功,可考虑延长疗程或改为注射用药。复发者应做 IVP 等检查尿路有否异常。

4. 妊娠期尿路感染 宜选用毒性较小的抗菌药物。治疗后要复查以确证治愈。以后每个月要做尿细菌培养,直至分娩。

5. 男性尿路感染 50 岁以后,由于前列腺增生,易发生尿路感染,应 4d 1 个疗程。

6. 留置导尿管的尿路感染 使用导尿管引起尿路感染是医院内获得性感染的最常见的原因。

7. 无症状细菌尿

(1)妇女无症状细菌尿不给予治疗。

(2)妊娠妇女的无症状细菌尿必须治疗。

(3)学龄前儿童的无症状细菌尿要给予治疗。

(4)老年人无症状细菌尿不给予治疗。

十一、预 防

尿路感染的再发可分为复发和重新感染。一般认为,在尿路感染痊愈后的 2 周之内再次出现同一种细菌的感染则为尿路感染复发;相反,在尿路感染痊愈后的 2 周之后再次出现的感染,则无论致病菌是否与前一次相同,则均诊断为重新感染,可采取如下预防措施。

1. 一般措施 ①多饮水,每天入量最好在 2 000ml 以上,每 2～3 小时排尿 1 次;②性生活相关的患者,与性交后及时排尿,必要时需向妇产科医师咨询并选择适宜的避孕方式;③尽量避免尿路器械的使用;④蔓越橘汁(cranberry juice),试验研究显示蔓越橘汁可以阻止大肠埃希菌黏附在尿路上皮细胞上,可有助于预防尿路感染。

2. 抗生素预防 抗生素预防可以明显减少女性尿路感染复发的机会。对于在 6 个月内尿路感染复发 2 次或 2 次以上,或者 1 年内复发 3 次或 3 次以上的女性患者,推荐使用抗生素治疗(A 级)。预防方案包括持续性给药法和性交后服药法,疗程 6～12 个月。这些方案必须在原有尿路感染痊愈后(停药 1～2 周后复查尿培养阴性)方可采用,并可根据以往的药敏试验结果及患者的药物过敏史选择抗生素。和持续性给药方法相比,性交后服药法更方便,更易于被性生活相关的患者接受,可于性生活后 2h 内服用头孢氨苄或环丙沙星或呋喃妥因。

3. 绝经女性患者的预防 阴道局部应用雌激素软膏可以恢复阴道局部环境,可减少尿路感染的复发机会(A 级)。

4. 频繁尿感再发的患者 应详细检查其泌尿系统有无解剖畸形、基础病变(如结石、多囊肾、髓质海绵肾等)及整体免疫系统异常。

(谭继翔 周发春)

第六节 腹腔感染

腹腔感染(intra-abdominal infection,IAI)指的是一系列腹腔感染性疾病,主要包括腹腔单个脏器的感染(如急性胆囊炎、急性阑尾炎等)、腹膜炎以及腹腔脓肿。也可根据其感染涉及范围和严重程度分为非复杂腹腔感染(uncomplicated intra-abdominal infection,u-IAI)和复杂腹腔感染(complicated intra-abdominal infections,c-IAI)。非复杂腹腔感染只局限于单个受累的腹腔脏器,往往没有消化道结构的破坏,如非穿孔急性阑尾炎,一般预后较好,治疗也相对简单;而在危重病患者中形成挑战的往往是复杂腹腔感染。复杂腹腔感染并不局限于腹腔脏器,往往有消化道结构的破坏,如穿孔、缺血坏死,造成消化道细菌及内容物通过破口或坏死肠壁污染腹腔污染无菌的腹腔,造成腹膜炎或者包裹局限后形成腹腔囊肿。这种类型的腹腔感染往往伴随多种并发症,甚至最终发展为严重脓毒症(severe sepsis),脓毒症休克(septic shock)及多器官功能衰竭(multi-organ dysfunction syndrom,MODS),是危重病患者中常见的死亡原因之一。因此本文重点介绍复杂腹腔感染的有关内容。

一、解剖生理学

腹膜是由一层间皮细胞组成的表面积几乎与全身面积相等的浆膜,可分为 2 部分,即壁层和脏层。而腹腔即是由腹膜壁层和腹膜脏层所构成的腔隙,除在女性中通过输卵管、子宫、阴道与外界相通外,整个腹腔可以看作是一个密闭的空腔。腹腔分为腹膜腔和网膜囊 2 部分,两者仅由网膜孔相通。网膜囊上部肝肾隐窝为平卧时腹内腔隙最低的部位,因此在弥漫性腹膜炎时,患者应采取半坐位卧式,以防止腹腔内脓液通过网膜孔引流入网膜囊,在该处形成隐匿性的脓肿。正常的腹腔也含有

50～100ml 的液体,而其中有大量巨噬细胞和淋巴细胞。腹腔后面的区域被称为腹膜后间隙,其主要内容物包括胰腺、部分肠管肠壁(如十二指肠、升降结肠、直肠)、肾上腺、肾、输尿管及一些大血管等。

腹腔内的感染刺激会引起一系列炎症反应,如血管通透性的增加,富含细胞因子及趋化因子的液体渗出,单核细胞和中性粒细胞等大量炎症细胞迁入。炎症反应的活化使得腹膜内组织因子表达,从而活化了凝血级联反应,加速了形成粘连和脓肿囊壁的纤维蛋白的合成。因此,当致病菌侵入原本无菌的腹腔后,一般有 3 种可能的结局:①被机体的免疫反应清除;②引起腹膜炎;③形成包裹性脓肿。另外,腹膜壁层神经属于体神经系统,对触痛敏感性强,疼痛定位准确,故腹膜炎发生时会在炎症刺激最剧烈的部位引起剧烈疼痛,腹壁肌反射性收缩,产生腹肌紧张,而腹膜的移动会加重这种疼痛,临床则表现为反跳痛。

二、临床分类

1. 腹膜炎　腹膜炎分为原发性腹膜炎、继发性腹膜炎和第 3 类型腹膜炎。

(1)原发性腹膜炎:也称为自发性细菌性腹膜炎,较少见,腹腔内无原发疾病或感染灶存在,消化道完整性未受到破坏,在危重病患者中常见于肝硬化失代偿期、晚期肿瘤伴大量腹水、肾病综合征的患者,也可见于年轻女性。这些患者由于腹腔内有大量漏出液,其中缺乏抗体、补体等免疫蛋白,细菌很容易在其中繁殖,同时消化道常水肿,肠黏膜屏障功能受损,通透性增加,容易导致细菌移位,进入腹腔并大量繁殖,从而引起弥漫性腹腔感染;而年轻女性原发性腹膜炎的细菌则大多来源于生殖道。其症状和体征包括发热、腹痛、消化道动力障碍、原有疾病恶化如肝性脑病、肾衰竭等,也可以不表现症状或症状轻微。原发性腹膜炎通常为单一的细菌感染。革兰阴性菌和肠球菌最常见,而在危重病患者中革兰阳性球菌甚至耐甲氧西林金黄色葡萄球菌(methicillin-resistant Staphylococcus aureus, MRSA)也十分常见。如果怀疑原发性腹膜炎,应该在治疗前行诊断性腹腔穿刺检查,并将腹水送检腹水常规、生化、培养及革兰染色。腹水培养阳性可以明确诊断,而腹水白细胞计数>500/mm³,乳酸浓度增加,葡萄糖浓度减少则支持原发性腹膜炎的诊断。其中若多形核白细胞(polymorphonuclear neutrophils,PMN)计数>250/mm³ 时(若为血性腹水可以根据红细胞计数校正)高度怀疑原发性腹膜炎的可能。在怀疑原发性腹膜炎时应在得到培养结果之前就开始经验性抗生素治疗。得到培养和药敏结果后,应调整抗生素方案。一般情况不需要手术,除非考虑有继发性腹膜炎的可能。因为原发性腹膜炎的患者往往病情十分危重,所以病死率十分高。

(2)继发性腹膜炎:临床上最为常见,是指腹腔脏器感染、穿孔、坏死或者手术等后,肠道细菌及内容物通过破口或坏死肠壁污染腹腔引起的腹腔急性炎症反应。当穿孔发生在远端消化道时常为多种需氧菌和厌氧菌的混合感染,而穿孔若发生在胃或十二指肠厌氧菌却不常见。当然在原发性腹膜炎的易感人群中,如肝硬化患者,继发性腹膜炎也会发生。此时若腹水培养结果显示多种细菌感染或者存在厌氧菌都支持继发性腹膜炎的诊断。继发性腹膜炎的典型临床表现为发热、腹痛、压痛、反跳痛及腹膜刺激征。而在老年患者中这些表现可能不明显,使用皮质醇类药物也会掩盖这些临床症状。同时,在那些意识水平发生改变的患者中,如接受镇静药的机械通气患者,当出现难以解释的炎症反应或者出乎意料的器官功能持续恶化时才会发现危及生命的感染存在。诊断大多要借助于腹部 X 线平片和扫描(如 CT、MRI、超声检查)的结果以明确腹膜炎病灶,必要时也需行开腹探查手术。对于那些不能经受开腹手术病情较稳定的患者,CT 是诊断腹腔感染的主要影像学检查手段,而对于那些不能完成到 CT 检查室转运的不稳定的患者,床旁的超声的价值显得尤为重要。

(3)第 3 类型腹膜炎:第 3 类型腹膜炎是指继发性腹膜炎患者在接受适当的抗生素治疗和感染源控制 48h 后,腹腔感染症状难以控制,仍然持续存在或复发的一类腹膜炎。第 3 类型腹膜炎的并发症发生率与病死率极高,死亡原因多为难以控制的脓毒症和继发性肺、肾、肝等多脏器的功能障碍。

2. 腹腔脓肿　腹腔内感染性液体可以积聚于腹腔内的某些间隙,然后逐渐被周围的纤维组织或脏器包裹从而形成脓肿。腹腔脓肿通常是继发性腹膜炎的后遗症或者是腹部污染或污染性手术的并发症。脓肿可发生于腹腔内的任何间隙,多位于病变脏器的附近,如十二指肠溃疡急性穿孔并发的右肝下脓肿,或者发生于感染性液体因重力关系流向的部位,如平卧位流向膈下,半卧位沉积于盆腔。其病原菌大多与继发性腹膜炎一样,多来自消化道,以大肠埃希菌为主,常伴有厌氧菌和其他革兰阴性杆菌的混合感染。腹腔脓肿可引起发热、腹膜炎、脓毒症和多器官功能衰竭。CT 是诊断和定位脓肿最常用的影像学检查,而超声检查可在床边进行,方便快速,对那些病情不稳定无法完成到 CT 室转运的患者诊断价值很大。如果腹腔脓肿位置隐蔽,诊断和治疗都较复杂,病程较长,拖延时日,对患者的消耗和危害很大。

三、治　疗

　　非复杂性腹腔感染只局限于受累的腹腔脏器,如非穿孔性急性阑尾炎等,这一类患者一般预后较好,治疗方面往往只需要手术切除感染坏死组织或者仅使用抗生素。而危重病患者中最常见的是复杂性腹腔感染,这类患者往往有消化道结构的破坏,如穿孔、缺血坏死,造成消化道细菌及内容物通过破口或坏死肠壁污染腹腔污染无菌的腹腔,造成腹膜炎或者包裹局限后形成腹腔囊肿,常可能发展为严重脓毒症、脓毒症休克及多器官功能衰竭等棘手的结局。关于复杂性腹腔感染的治疗方面主要包括:全身的支持治疗,合理使用抗生素及有效的控制感染源。

　　1. 全身支持治疗　在腹腔感染诊断确立后,应该积极开始全身的支持治疗。早期禁食,放入鼻肠管行持续胃肠减压,以防止或缓解肠淤胀,对上消化道穿孔可减少或抑制消化液溢出,起到一定治疗作用。复杂腹腔感染的患者因腹腔内有大量液体渗出,加之发病后不能进食并常伴有呕吐,多数患者均有严重的脱水,为确保内稳态平衡,应恢复腹腔感染患者的有效血容量。对于没有低血容量

表现的患者,也应建立静脉通道,为后续的液体治疗做准备,并急查血电解质和血气,及时纠正水、电解质及酸碱失衡。控制在血糖水平在 9.99mmol/L(180mg/dl)以下。同时积极维护重要脏器的生理功能和全身氧供,在应激期过后及早进行营养支持,纠正低蛋白血症和营养不良。

　　对于合并严重脓毒症或脓毒症休克的患者,应在组织低灌注发现后的 6h 内应及时实施早期目标导向性治疗(early goal-directed therapy,EGDT),初始时可使用 30ml/kg 晶体液复苏,若患者对补液反应良好则可继续补液,必要时可同时使用一定量人血白蛋白等天然胶体,尽量避免使用羟乙基淀粉等人工胶体复苏。需要血管活性药物维持血压时,去甲肾上腺素应作为首选,也可以同时联合肾上腺素或者血管加压素等。

　　2. 合理使用抗生素　一旦建立诊断或者高度怀疑腹腔感染,就应尽早开始经验性的抗生素治疗,值得注意的是在经验性抗生素治疗前应该进行血培养。保证在进行感染源控制的相关介入时拥有足够的抗生素血药浓度。由于耐药菌感染发生可能性的不同,根据患者与医疗机构的关系或使用抗生素的情况,还可以将复杂腹腔感染分为:社区相关性腹腔感染和医疗机构相关性腹腔感染。住院早期发生的腹腔感染,如患者近期未使用抗生素,且未长期住在医疗机构,则发生耐药的可能性较小。而与之相对,医疗机构相关性腹腔感染或者近期接受抗生素治疗的腹腔感染患者,就可能由耐药细菌引起,在选择经验性抗生素治疗时应该考虑当地医院或者科室致病菌流行特点及耐药情况。表 22-4 与表 22-5 分别为 2010 年美国外科感染学

表 22-4　社区相关性腹腔感染初始经验性治疗推荐用药

	儿童社区获得性感染	成年人社区获得性感染	
		轻、中度感染 穿孔性或化脓性阑尾炎,其他轻、中度感染	高危感染 生命体征不稳,高龄,或免疫抑制
单一用药	厄他培南,美罗培南,亚胺培南-西司他丁,替卡西林-克拉维酸,哌拉西林-他唑巴坦	头孢西丁,厄他培南,莫西沙星,替加环素,及替卡西林-克拉维酸	亚胺培南-西司他丁,美罗培南,多尼培南及哌拉西林-他唑巴坦
联合用药	头孢曲松钠、头孢噻肟、头孢吡肟或头孢他啶联合甲硝唑;庆大霉素或妥布霉素联合甲硝唑或克林霉素,并联合或不联合氨苄西林	头孢唑林、头孢呋辛、头孢曲松钠、头孢噻肟、环丙沙星或左氧氟沙星联合甲硝唑*	头孢吡肟、头孢他啶、环丙沙星或左氧氟沙星联合甲硝唑*

*由于大肠埃希菌对喹诺酮类抗生素耐药性的增多,应当注意调查当地人群对大肠埃希菌及其分离株的药物敏感性

表 22-5　医疗机构相关性腹腔感染初始经验性推荐用药

在当地医院所能见到的医疗机构相关性腹腔感染耐药菌	碳青霉烯类*	哌拉西林-他唑巴坦	头孢他啶或头孢吡肟联合甲硝唑	氨基糖苷类	万古霉素
耐药性＜20%的铜绿假单胞菌，产 ESBL 的大肠埃希菌，不动杆菌，或其他 MDR 和 GNB	推荐	推荐	推荐	不推荐	不推荐
产 ESBL 的大肠埃希菌	推荐	推荐	不推荐	推荐	不推荐
耐头孢他啶＞20%的铜绿假单胞菌	推荐	推荐	不推荐	推荐	不推荐
MRSA	不推荐	不推荐	不推荐	不推荐	推荐

ESBL. 超广谱 β-内酰胺酶；GNB. 革兰阴性菌；MDR. 多药耐药；MRSA. 耐甲氧西林的金黄色葡萄球菌；"推荐"指的是在培养和药敏试验结果明确之前，推荐用表格中的抗生素经验性治疗；*. 亚胺培南-西司他丁，美罗培南，多尼培南

会与美国感染病学会发布的第 2 版的《复杂腹腔感染诊治指南》推荐的社区相关性和医疗机构相关性腹腔感染的经验性抗生素使用方案。为了保证有效覆盖所有可能致病菌，常需要多种广谱抗生素联合应用。培养结果和药敏试验结果明确时，广谱抗生素的使用应调整，以减少药物的数目和抗菌范围。

3. 有效控制感染源　感染源控制是指所有能够清除感染源以及避免持续污染的措施，包括去除感染病灶和充分引流。去除感染病灶从源头上避免腹腔持续污染，包括切除缺血坏死的肠道、清除感染坏死组织、修补消化道穿孔及临时造口等一系列去除原发感染病灶的手术措施；而充分引流及时清除了腹腔感染坏死组织及炎性物质，从而减少了毒素吸收、避免了残余感染的发生。有效控制病源应根据患者具体情况全方面地权衡利弊选择清创手术和引流方式。如果脓液已经局限，可以选择 CT 或者超声引导下的经皮穿刺引流。如果为了清除坏死组织或异物需要进行病灶切除等手术操作，可以通过腹腔镜或开腹手术完成。对于弥散性腹膜炎的患者，如果患者条件允许，应尽快选择手术去除感染病灶，同时充分引流。而对于无法充分引流全腹腔的患者，应选择开腹引流。重症胰腺炎患者，在胰腺坏死后感染合并腹膜炎时首先考虑 CT 或超声引导下的经皮脓肿或炎性积液的引流，而胰周坏死组织清除应待坏死界限清楚后进行。

（李维勤　高鑫）

第七节　医院感染控制

医院感染（nosocomial Infection 或 hospital acquired Infection）是指：①患者在住院期间发生的感染（不包括入院前已开始或入院时已存在的感染）；②患者在医院内获得，出院后发生的感染；③医院工作人员在医院内获得的感染。

一、医院感染

1. 无明确潜伏期的感染（如肺炎、尿路感染、败血症、伤口感染、感染性腹泻等），入院 48h 后发生的感染。

2. 有明确潜伏期的感染（主要指法定传染病，如病毒性肝炎和流行性感冒等），自入院时起超过其平均潜伏期后发生的感染。

3. 本次感染直接与上次住院有关。

4. 在原有感染基础上出现其他部位新的感染（除外脓毒血症迁徙灶），或在原感染已知病原体基础上又分离出新的病原体（排除污染和原来的混合感染）的感染。备注：培养到的细菌和真菌并不一定是感染病原体，可能是污染或定植，需结合临床判断。

5. 新生儿在分娩过程中和产后获得的感染。

6. 由于诊疗措施激活的潜在性感染，如疱疹病毒、结核杆菌等的感染。

7. 医务人员在医院工作期间获得的感染。

二、非医院感染

1. 皮肤黏膜开放性伤口只有细菌定植而无炎症表现。

2. 由于创伤或非生物性因子刺激而产生的炎症表现。

3. 新生儿经胎盘获得(出生后48h内发病)的感染,如单纯疱疹、弓形虫病、水痘等。

4. 患者原有的慢性感染(如慢性胆囊炎、慢性鼻窦炎、慢性阑尾炎,但不包COPD)在医院内急性发作。

三、ICU 医院感染目标监测

为动态监测各ICU医院感染发病率,发现医院感染流行和暴发,减少呼吸机相关肺部感染(VAP)、中心静脉相关血流感染(CR-BSI)、导尿管相关尿路感染(CA-UTI)的发生,于2010年始全院开展ICU医院感染目标监测。

1. 监测对象 住进ICU超过48h的患者;从ICU转出到其他病房后,48h内确定的感染仍属ICU感染。

2. 监测内容 ICU医院感染病例的监测与普通病房的监测方法相同。重点应加强导管相关感染的监测。包括呼吸机相关肺部感染(VAP)、中心静脉相关血流感染(CR-BSI)、导尿管相关尿路感染(CA-UTI)的监测。

3. 监测方法

(1)ICU医院感染病例监测:重点需关注有留置中心静脉导管、导尿管和使用呼吸机的患者,观察尿的颜色、澄明度以及痰的性状、颜色和量,如患者出现中心静脉插管局部疼痛,不明原因的发热,或其他提示发生局部或血流感染的迹象,这时应该去掉敷料,检查插管部位。

(2)ICU日志填写:每日需定时填写,新住进患者数,每日住在ICU患者人数,使用呼吸机、中心静脉插管、尿道插管人数,当日医院感染患者数。

4. 数据的整理、分析、比较及反馈 院感科专人负责对ICU医院感染目标监测资料的整理、分析、比较及反馈。每月小结得出ICU医院感染发病率、导管感染率和使用率,并及时与临床沟通。

5. 其他 呼吸机相关肺部感染、中心静脉导管相关血流感染及导管相关尿路感染监测流程图见图22-2、图22-3、图22-4。

四、预防措施

1. 医院感染隔离技术标准操作规程(SOP) 隔离技术是预防微生物在患者、医务人员及媒介物中播散的重要措施。正确的隔离技术,对控制感染源、切断传播途径、保护易感宿主,起着重要作用。

(1)标准预防措施:认为患者的血液、所有体液(汗液除外)、分泌物和排泄物都可能具有传染性,具体要求如下。

①预计会接触到患者的血液、体液、分泌物和排泄物的操作,要戴手套。

②接触不同患者时要换手套,脱手套后要洗手。

③进行任何有血液或体液溅出的操作时,要加穿不透水的隔离衣、戴口罩、护目镜或者面罩。

(2)接触传播预防措施:主要用于预防多重耐药菌如MRSA、VRE、PDR-AB等的传播,要求如下。

①隔离于单间或单独区域,床间距应≥1m,并拉上病床边的围帘。

②医护人员应相对固定,设置专职隔离护士,穿隔离衣上岗。

③床尾、病历牌贴"接触隔离"标志。

④严格手卫生。接触患者前后、接触患者周围环境后、脱手套及隔离衣后,须立即洗手,或用快速手消毒剂擦手。

⑤加强物品管理。常规医疗器械(如听诊器、体温表或血压计等)应专用;重复使用的医疗用品(如湿化瓶、深静脉穿刺包)应彻底消毒灭菌或送供应室处理;换下的床单、被套、衣物等用医疗垃圾袋密封,由洗涤室回收处理;床单元所有垃圾按特殊感染性医疗垃圾处理,用双层医疗垃圾袋密闭盛装,专人收取。

⑥做好环境清洁消毒,床单元每天用含氯剂1 000mg/L进行擦拭和拖地,每日2次,早、晚各1次。

⑦限制探视人群,探视者严格执行隔离制度。

⑧多重耐药菌培养阳性患者转科或去其他部门检查,应通知接诊科室。接收方须执行接触隔离措施,用后的器械、设备须消毒灭菌。

⑨床单元终末消毒。床单元用含氯剂1 000mg/L擦拭和拖地;最后用床单位消毒机对床上用品进行密闭消毒1h。

⑩患者标本连续2次(间隔应>24h)耐药菌培养阴性或感染痊愈,方可解除隔离。

⑪如果采取以上控制措施,传播仍然继续,该病区应暂停收治患者,对环境进行彻底消毒。

(3)飞沫传播预防措施:主要用于预防结核、SARS、禽流感、甲型H1N1流感、流脑等,在接触隔离的基础上,做好以下措施。

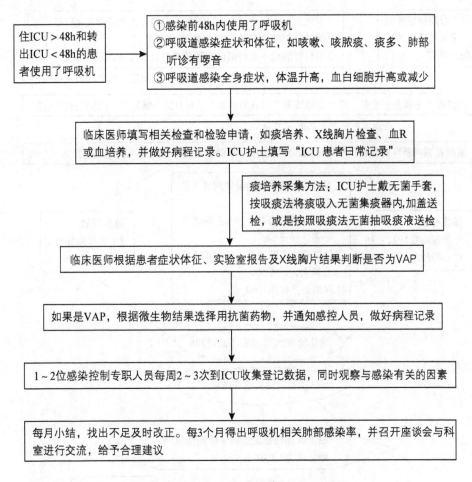

图 22-2 呼吸机相关肺部感染(VAP)监测流程

①病历夹封面贴黄色"飞沫隔离"标签。

②隔离于单间,也可与相同病种、处于同病期的患者同居一室,室内空气必须直接排出室外。

③给患者佩戴外科口罩防止飞沫溅出。

④在患者的房门挂上"飞沫隔离"警告标识牌。

⑤工作人员进入隔离房间,应戴手套和外科口罩。

⑥尽量限制探视人群,并嘱探视者执行严格的戴口罩、洗手或手消毒制度。

⑦患者出院或转院后,应对房间里所有物体表面以及空气进行彻底消毒。

⑧建议接触严重开放性肺结核的医务人员首先要进行结核感染的初步检查,在此之后3个月要复查。对于结核菌试验由阴转阳的医务人员应进行胸部X线检查,并进行预防治疗。

(4)保护性隔离:是保护易感人员如肿瘤化学治疗、烧伤、粒细胞缺乏等免疫功能严重受损患者免受感染的防护措施。

①患者:放置在正压病房内;注意口腔卫生,建议采用氯己定溶液漱口,每天至少4次;尽量不与其他无关人员接触。

②工作人员:严格执行手卫生规范;正确穿戴口罩、帽子、隔离衣(接触患者面为清洁面);患感染性疾病期间,不得进入隔离室;无关人员不得进入隔离室;治疗、护理应有计划地集中进行,减少出入室的次数。

③家属及访客:尽量不进入隔离室内探视;必要时,应做好手卫生,并戴口罩;疑患感染时,不得探视;不得携带鲜花、宠物入室。

④环境管理:保证隔离室内压力高于走廊;定期对室内环境进行消毒。

2. 导管相关血流感染预防SOP 血管内留置导管广泛应用于各临床科室,尤其是重症监护病房(ICU)。因导管插入、护理等不当,导致导管相关血流感染(CR-BSI)十分常见,部分患者因此而死亡。根据国家卫生部医院感染控制项目组的相关要求和我院的具体情况,特制定预防CR-BSI措施如下。

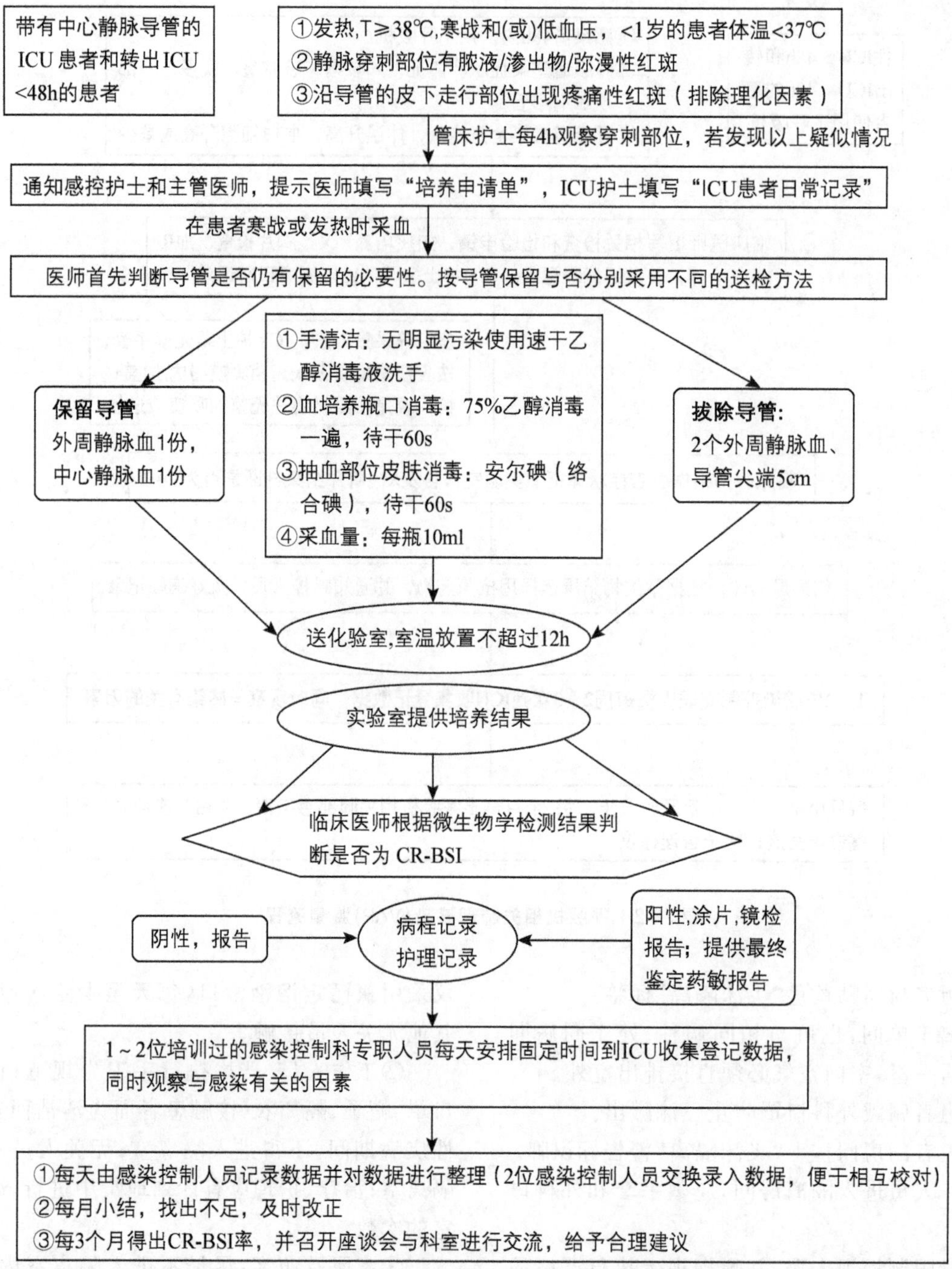

带有中心静脉导管的ICU患者和转出ICU<48h的患者

①发热,T≥38℃,寒战和(或)低血压,<1岁的患者体温<37℃
②静脉穿刺部位有脓液/渗出物/弥漫性红斑
③沿导管的皮下走行部位出现疼痛性红斑（排除理化因素）

管床护士每4h观察穿刺部位,若发现以上疑似情况

通知感控护士和主管医师,提示医师填写"培养申请单",ICU护士填写"ICU患者日常记录"

在患者寒战或发热时采血

医师首先判断导管是否仍有保留的必要性。按导管保留与否分别采用不同的送检方法

保留导管
外周静脉血1份,中心静脉血1份

①手清洁：无明显污染使用速干乙醇消毒液洗手
②血培养瓶口消毒：75%乙醇消毒一遍,待干60s
③抽血部位皮肤消毒：安尔碘（络合碘）,待干60s
④采血量：每瓶10ml

拔除导管：
2个外周静脉血、导管尖端5cm

送化验室,室温放置不超过12h

实验室提供培养结果

临床医师根据微生物学检测结果判断是否为CR-BSI

阴性，报告

病程记录护理记录

阳性,涂片,镜检报告；提供最终鉴定药敏报告

1～2位培训过的感染控制科专职人员每天安排固定时间到ICU收集登记数据,同时观察与感染有关的因素

①每天由感染控制人员记录数据并对数据进行整理（2位感染控制人员交换录入数据,便于相互校对）
②每月小结,找出不足,及时改正
③每3个月得出CR-BSI率,并召开座谈会与科室进行交流,给予合理建议

图 22-3　中心静脉导管相关血流感染(CR-BSI)监测流程

（1）插管时的预防控制措施

①深静脉置管时应遵守最大限度的无菌操作要求,插管部位应铺大无菌单。

②操作人员应戴帽子、口罩、穿无菌手术衣。

③认真执行手消毒程序,戴无菌手套,插管过程中手套意外破损应立即更换。

④插管过程中严格遵循无菌操作技术。

⑤使用的医疗器械以及各种敷料必须达到灭菌水平,接触患者的麻醉用品应当一人一用一消毒。

⑥权衡利弊后选择合适的穿刺点,成年人尽可能选择锁骨下静脉。

⑦严格消毒穿刺点皮肤：2％碘酒涂擦,75％乙醇脱碘。

⑧建议选用抗菌定植导管。

⑨患有疖肿、湿疹等皮肤病,患感冒等呼吸道

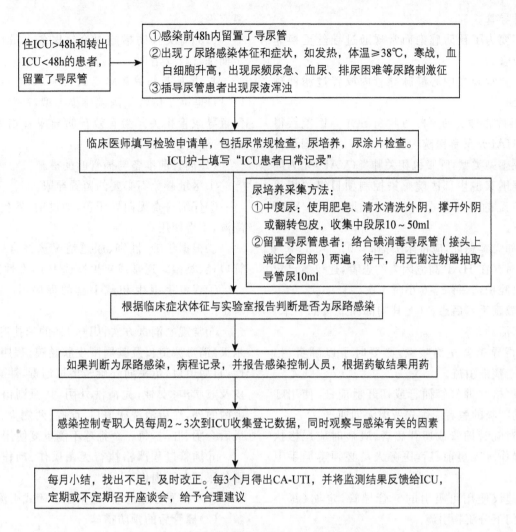

图 22-4　导尿管相关尿路感染(CA-UTI)监测流程

疾病,感染或携带有 MRSA 的工作人员,在未治愈前不应进行插管操作。

(2)插管后的预防控制措施

①用无菌透明专用贴膜或无菌纱布敷料覆盖穿刺点。

②定期更换穿刺点覆盖的敷料,更换间隔时间:无菌纱布为 2d,专用贴膜可至 7 天,但敷料出现潮湿、松动、沾污时应立即更换。

③接触导管接口或更换敷料时,须进行严格的手卫生,并戴手套,但不能以手套代替洗手。

④保持三通锁闭清洁,如有血迹等污染应立即更换。

⑤患者洗澡或擦身时要注意对导管的保护,不要把导管浸入水中。

⑥输液管更换不宜过频,但在输血、输入血制品、脂肪乳剂后或停止输液时应及时更换。

⑦对无菌操作不严的紧急置管,应在 48h 内更换导管,选择另一穿刺点。

⑧怀疑导管相关感染时,应考虑拔除导管,但不要为预防感染而定期更换导管。

⑨由经过培训且经验丰富的人员负责留置导管的日常护理。

⑩每天评价留置导管的必要性,尽早拔除导管。

(3)其他预防措施:定期对医护人员进行相关培训。

(4)循证医学不推荐的预防措施

①不提倡常规对拔出的导管尖端进行细菌培养,除非怀疑有 CR-BSI。

②不要在穿刺部位局部涂含抗菌药物的药膏。

③不要常规使用抗感染药物封管来预防 CR-BSI。

④不推荐通过全身用抗菌药物预防 CR-BSI。

⑤不要为了预防感染而定期更换中心静脉导

管和动脉导管。

⑥不要为了预防感染而常规通过导丝更换非隧道式导管。

⑦不要常规在中心静脉导管内放置过滤器预防 CR-BSI。

3. 医院内肺炎的预防与控制 SOP 医院获得性肺炎(HAP),又称医院内肺炎(NP),是我国最常见的医院感染类型,呼吸机相关肺炎(VAP)尤为严重。根据国家卫生部医院感染控制项目组的相关要求和我院的具体情况,特制定预防 HAP/VAP 措施如下。

(1)如无禁忌证,应将床头抬高 30°~45°。

(2)对存在 HAP 高危因素的患者,建议氯己定漱口或口腔护理,每 2~6 小时 1 次。

(3)鼓励手术后患者(尤其胸部和上腹部手术)早期下床活动。

(4)指导患者正确咳嗽,必要时予以翻身、拍背,以利于痰液引流。

(5)严格掌握气管插管或切开适应证,使用呼吸机辅助呼吸的患者应优先考虑无创通气。

(6)对气管插管或切开患者,吸痰时应严格执行无菌操作。吸痰前、后,医务人员必须遵循手卫生规则。

(7)建议使用可吸引的气管导管,定期(每小时)作声门下分泌物引流。

(8)呼吸机螺纹管每周更换 1 次,有明显分泌物污染时则应及时更换;湿化器添加水可使用无菌蒸馏水,每天更换;螺纹管冷凝水应及时做为污水清除,不可直接倾倒在室内地面,不可使冷凝水流向患者气道。

(9)对于人工气道/机械通气患者,每天评估是否可以撤机和拔管,减少插管天数。

(10)正确进行呼吸机及相关配件的消毒。

①消毒呼吸机外壳、按钮、面板,使用 75%乙醇擦拭,每天 1 次。

②呼吸机管道及附件送供应室低温灭菌,湿化罐周转数量不够时,可采取含氯消毒剂浸泡。

③不必对呼吸机的内部进行常规消毒。

(11)尽量减少使用或尽早停用预防应激性溃疡的药物,包括 H_2 受体阻滞药如西咪替丁和(或)抑酸剂。

(12)对于器官移植、粒细胞减少症等严重免疫功能抑制患者,应进行保护性隔离,包括安置于单间,医务人员进入病室时须戴口罩、帽子,穿无菌隔离衣等。

(13)有关预防措施对全体医务人员包括护工定期进行教育培训。

4. 导尿管相关尿路感染预防 SOP 尿路感染(UTI)是第 2 位常见医院感染类型,75%~80%与留置导尿管相关。为有效预防导尿管相关尿路感染,特制定以下控制措施。

(1)插管前准备与插管时的措施

①尽量避免不必要的留置导尿。

②仔细检查无菌导尿包,如过期、外包装破损、潮湿,不得使用。

③根据年龄、性别、尿道情况选择合适的导尿管口径、类型。通常成年男性选 16F,女性选 14F。

④规范手卫生和戴手套的程序:详见手卫生 SOP。

⑤常规的消毒方法:用 0.1%的苯扎溴铵(新洁尔灭)消毒尿道口及其周围皮肤黏膜,程序如下:男性,自尿道口、龟头向外旋转擦拭消毒,注意洗净包皮及冠状沟;女性,先清洗外阴,其原则由上至下,由内向外,然后清洗尿道口、前庭、两侧大、小阴唇,最后会阴、肛门,每一个棉球不能重复使用。

⑥插管过程严格执行无菌操作,动作要轻柔,避免尿道黏膜损伤。

⑦对留置导尿患者,应采用密闭式引流系统。

(2)插管后的预防措施

①保持尿液引流系统通畅和完整,不要轻易打开导尿管与集尿袋的接口。

②导尿管不慎脱落或导尿管密闭系统被破坏,需要更换导尿管。

③疑似导尿管阻塞应更换导管,不得冲洗。

④保持尿道口清洁,日常用 0.1%的苯扎溴铵消毒尿道口,每日两次。

⑤患者洗澡或擦身时要注意对导管的保护,不要把导管浸入水中。

⑥不主张使用含消毒剂或抗菌药物的生理盐水进行膀胱冲洗或灌注来预防泌尿道感染。

⑦悬垂集尿袋,不可高于膀胱水平,并及时清空袋中尿液。

⑧长期留置导尿管患者,定期更换导尿管,每 2 周更换 1 次,集尿袋每周更换 2 次,康维抗反流引流袋每周更换 1 次。

⑨疑似出现尿路感染而需要抗菌药物治疗前,应先更换导尿管。

⑩每天评价留置导管的必要性,尽早拔除导

管。

（3）其他预防措施：定期对医务人员进行宣教。

五、控制措施

1. 多重耐药菌患者隔离技术（SOP）　隔离技术是预防微生物在患者、医务人员及媒介物中播散的重要措施。正确的隔离技术，对控制感染源、切断传播途径、保护易感宿主，起着重要作用。

（1）隔离对象：耐药菌感染者。如多重耐药鲍曼不动杆菌、铜绿假单胞菌、耐甲氧西林的金黄色葡萄球菌等。

（2）接触隔离技术

①隔离于单间或单独区域；设置专职隔离护士，穿隔离衣上岗。

②床尾、病历牌贴"接触隔离"标志。

③严格手卫生。进入隔离房间或接触该患者时须戴手套，离开时须将防护用品脱下；脱手套、隔离衣后，须用抗菌皂液洗手，或用快速手消毒剂擦手。

④加强物品管理。一般医疗器械（如听诊器、体温表或血压计等）应专用；重复使用的医疗用品（如深静脉穿刺包）须在床旁用双层医疗垃圾袋密封，标识清楚，送供应室处理；换下的床单、被套、衣物等用医疗垃圾袋密封，由洗涤室回收处理；床单元所有垃圾按感染性医疗垃圾处理，用双层医疗垃圾袋密闭盛装，专人收取。

⑤做好环境清洁消毒。床单元每天用含氯剂1 000mg/L进行擦拭和拖地，每日2次，早、晚各1次。

⑥限制探视人群，探视者严格执行隔离制度。

⑦患者转科或去其他部门检查，应有工作人员陪同并向接收方说明。接收方须执行接触隔离措施，用后的器械、设备须清洁消毒。

⑧床单元终末消毒：床单元用含氯剂1 000mg/L擦拭和拖地；最后用床单位消毒机对床上用品进行密闭消毒1h。

2. 院感暴发控制措施　医院感染暴发是指在医疗机构或其科室的患者中，短时间内发生3例以上同种同源感染病例的现象。具体控制措施如下。

（1）临床科室必须及时查找原因，积极协助调查并执行控制措施。

①科室医院感染管理小组及时组织力量查找发生医院感染的原因，并及时向医院感染管理科报告。

②医务部负责组织医院感染监控医师工作组的相关专家对可疑病例进行会诊，并共同制定相关控制措施，指导、监督科室执行。

（2）医院感染管理科必须立即组织相关人员进行流行病学调查，具体步骤为如下。

①立即组织专职人员进行流行病学调查，并与临床科室协调配合，认真收集流行病学资料。

②查找感染源。对感染患者、接触者、可疑感染源、环境、物品、医务人员及陪护人员等进行病原学调查，认真收集微生物学资料。

③证实医院感染暴发。对怀疑同期发生的同类感染病例，立即组织医院感染监控医师工作组的专家进行会诊，及时确诊，并向主管院长汇报。

④与科室、医院感染监控医师工作组的专家讨论制定相应的控制措施。

a. 对患者作适当的积极治疗。

b. 进行正确的消毒处理，发现下列情况时须隔离感染患者甚至暂停接收新患者、限制出院、限制探视、限制工作人员并加强医护人员的个人防护等：高发病率和死亡率的疾病；传染性很强且暂时不知控制措施的疾病；采取控制措施后仍有新病例出现时；病房内大多数患者都已暴露时。

c. 分组护理，将护理感染患者和非感染患者的工作人员分开，并将感染病人安排在相对集中的病室。

d. 加强洗手和无菌操作技术。

e. 合理使用抗感染药物，控制某些特殊抗菌药物的应用。

f. 加强诊疗器械的消毒与灭菌。

g. 重视环境卫生与消毒。

h. 隔离感染患者或保护易感患者，如果医院感染病例是传染病，按照《传染病防治法》相关规定进行管理。

⑤分析调查资料，对病例的科室分布，人群分布和时间分布进行详尽的描述；分析暴发的原因，推测可能的感染源，感染途径或易感因素，结合实验室检查结果和控制措施的效果做出初步评价。

⑥写出调查报告，总结经验，制定防范措施。

（3）医院感染管理委员会经调查核实发生以下情形时，应当按《医院感染管理办法》的规定由医院感染管理科于12h内向卫生行政部门和疾病预防控制中心报告。

①5例以上医院感染暴发。

②由于医院感染暴发直接导致患者死亡。

③由于医院感染暴发导致 3 人以上人身损害后果。

（4）发生以下情形时,应当按照《国家突发公共卫生事件相关信息报告管理工作规范（试行）》的要求进行报告。

①10 例以上的医院感染暴发事件。

②发生特殊病原体或者新发病原体的医院感染。

③可能造成重大公共影响或者严重后果的医院感染。

（5）发生的医院感染属于法定传染病的,应当按照《中华人民共和国传染病防治法》和《国家突发公共卫生事件应急预案》的规定进行报告和处理。

（谭继翔 周发春）

■ 参考文献

[1] O'Grady NP,Murray PR,Ames N. Preventing ventilator-associated pneumonia:does the evidence support the practice? JAMA, 2012, 307 (23): 2534-2539.

[2] Rea-Neto A,Youssef NC,Tuche F, et al. Diagnosis of ventilator-associated pneumonia:a systematic review of the literature. Crit Care,2008,12(2): R56.

[3] American Thoracic Society; Infectious Diseases Society of America. Guidelines for the management of adults with hospital-acquired, ventilator-associated, and healthcare-associated pneumonia. Am J Respir Crit Care Med,2005,171(4):388-416.

[4] Edwards JR,Peterson KD,Mu Y,et al. National Healthcare Safety Network (NHSN) report:data summary for 2006 through 2008, issued December 2009. Am J Infect Control, 2009, 37 (10):783-805.

[5] Bekaert M,Timsit JF,Vansteelandt S, et al. Outcomerea Study Group. Attributable mortality of ventilator-associated pneumonia:a reappraisal using causal analysis. Am J Respir Crit Care Med,2011,184 (10):1133-1139.

[6] Van Nieuwenhoven CA, Vandenbroucke-Grauls C,van Tiel FH, et al. Feasibility and effects of the semirecumbent position to prevent ventilator-associated pneumonia:a randomized study. Crit Care Med, 2006, 34 (2): 396-402.

[7] Niël-Weise BS,Gastmeier P,Kola A, Vonberg RP,Wille JC,van den Broek PJ;Bed Head Elevation Study Group. An evidence-based recommendation on bed head elevation for mechanical-ly ventilated patients. Crit Care,2011, 15(2):R111.

[8] Girard TD,Kress JP,Fuchs BD,et al. Efficacy and safety of a paired sedation and ventilator weaning protocol for mechanically ventilated patients in intensive care (Awakening and Breathing Controlled trial):a randomized controlled trial. Lancet,2008,371 (9607):126-134.

[9] Labeau SO, Van de Vyver K, Brusselaers N, Vogelaers D, Blot SI. Prevention of ventilator-associated pneumonia with oral antiseptics:a systematic review and meta-analysis. Lancet Infect Dis,2011,11(11):845-854.

[10] Chan EY. Oral decontamination with chlorhexidine reduced ventilator associated pneumonia in patients needing mechanical ventilation for _/= 48 hours. Evid Based Nurs,2007,10(1): 19.

[11] Mauri T, Berra L, Kumwilaisak K, et al. Lateralhorizontal patient position and horizontal orientation of the endotracheal tube to prevent aspiration in adult surgical intensive care unit patients:a feasibility study. Respir Care, 2010,55(3):294-302.

[12] Berra L,Sampson J,Fumagalli J,Panigada M, Kolobow T. Alternative approaches to ventilatorassociated pneumonia prevention. Minerva Anestesiol,2011,77(3):323-333.

[13] Berra L, Coppadoro A, Bittner EA, et al. A clinical assessment of the Mucus Shaver:a device to keep the endotracheal tube free from secretions. Crit Care Med,2012,40(1):119-124.

[14] 卫生部.抗菌药物临床应用指导原则.2004.

[15] Guidelines for the prevention of intravascular catheter-related infections. Centers for Disease Control and Prevention. MMWRRecomm Rep, 2002, 51:1-29.

[16] Safdar N, Crnich CJ, Maki DG. The pathogenesis of ventilator-associated pneumonia:its relevance to developing effective strategies for prevention:Rsepir Care,2005,50:725-739.

[17] Mermel LA, Allon M, Bouza E, et al. Clinical practice guidelines for the diagnosis and management of intravascular catheter-related infection:2009 Update by the Infectious Diseases Society of America. Clin Infect Dis, 2009,49:1.

[18] Mermel LA. Prevention of intravascular catheter-related infections. Ann Intern Med,2000,132:391.

[19] Bouza E, Alvarado N, Alcalá L, et al. A randomized and prospective study of 3 procedures for the diagnosis of catheter-related bloodstream infection without catheter withdrawal. Clin Infect Dis,2007,44:820.

[20] 刘大为,邱海波,汤耀卿,等.重症医学专科资质培训教材.(第3版).中华医学会,2011 年.

[21] Justin B,Dinick,Robert K. Pelz,Rafael Consun ji, et al. Increased resource use associated with cather-related bloodstream infections in the surgical intensive care unit. Arch Surg, 2001, 136:229-234.

[22] Gurdal Yilmaz, Iftihar Kosal, Kemalettin Aydin,et al. Risk factors of catheter-related bloodstream infections in parenteral nutrition catheterization. JPEN J Parenter Enteral Nutr, 2007, 31:284-287.

[23] 中华医学会重症医学分会. 血管内导管相关性感染的预防与治疗指南. 中国实用外科杂志, 2008, 28(6): 413-421.

[24] Maki DG, Kluger DM, Crnich CJ. The risk of bloodstream infection in adults with different intravascular devices: a systematic review of 200 published prospective studies. Mayo Clin Proc, 2006, 81: 1159.

[25] Ng PK, Ault MJ, Ellrodt AG, Maldonado L. Peripherally inserted central catheters in general medicine. Mayo Clin Proc, 1997, 72: 225.

[26] Skiest DJ, Abbott M, Keiser P. Peripherally inserted central catheters in patients with AIDS are associated with a low infection rate. Clin Infect Dis, 2000, 30: 949.

[27] Jarvis WR, Murphy C, Hall KK, et al. Health care-associated bloodstream infections associated with negative- or positive-pressure or displacement mechanical valve needleless connectors. Clin Infect Dis, 2009, 49: 1821.

[28] Marschall J, Mermel LA, Classen D, et al. Strategies to prevent central line-associated bloodstream infections in acute care hospitals. Infect Control Hosp Epidemiol, 2008, 29(Suppl 1): S22.

[29] Casey AL, Mermel LA, Nightingale P, Elliott TS. Antimicrobial central venous catheters in adults: a systematic review and meta-analysis. Lancet Infect Dis, 2008, 8: 763.

[30] Ramos ER, Reitzel R, Jiang Y, et al. Clinical effectiveness and risk of emerging resistance associated with prolonged use of antibiotic-impregnated catheters: more than 0.5 million catheter days and 7 years of clinical experience. Crit Care Med, 2011, 39: 245.

[31] Vernon MO, Hayden MK, Trick WE, et al. Chlorhexidine gluconate to cleanse patients in a medical intensive care unit: the effectiveness of source control to reduce the bioburden of vancomycin-resistant enterococci. Arch Intern Med, 2006, 166: 306.

[32] Bleasdale SC, Trick WE, Gonzalez IM, et al. Effectiveness of chlorhexidine bathing to reduce catheter-associated bloodstream infections in medical intensive care unit patients. Arch Intern Med, 2007, 167: 2073.

[33] Tunkel AR, Kaufman BA. Cerebrospinal Fluid Shunt Infections. In: Principles and Practice of Infectious Diseases, 6, Mandell GL, Bennett JE, Dolin R (Eds), Elsevier Inc, Philadelphia, 2005: 1126.

[34] Simon TD, Hall M, Riva-Cambrin J, et al. Infection rates following initial cerebrospinal fluid shunt placement across pediatric hospitals in the United States. Clinical article. J Neurosurg Pediatr, 2009, 4: 156.

[35] Conen A, Walti LN, Merlo A, et al. Characteristics and treatment outcome of cerebrospinal fluid shunt-associated infections in adults: a retrospective analysis over an 11-year period. Clin Infect Dis, 2008, 47: 73.

[36] 刘淑萍, 李大年. 中枢神经系统感染性肌病的诊治现状. 新医学, 2000, 31(8): 494-495.

[37] Quinn AL, Parada JP, Belmares J, O' Keefe JP. Intrathecal colistin and sterilization of resistant Pseudomonas aeruginosa shunt infection. Ann Pharmacother, 2005, 39: 949.

[38] Jabeen K, Farooqi J, Zafar A, et al. Rhinocladiella mackenziei as an emerging cause of cerebral phaeohyphomycosis in Pakistan: a case series. Clin Infect Dis, 2011, 52: 213.

[39] 全国卫生专业技术资格考试专家委员会. 重症医学中级考试指导. 北京: 人民卫生出版社, 2012.

[40] Center for Infectious Disease Research & Policy. Warnings, cases expand in fungal meningitis outbreak. http://www.cidrap.umn.edu/cidrap/content/other/news/oct1612fungusbr.html (Accessed on October 17, 2012).

[41] 刘大为. 实用重症医学. 北京: 人民卫生出版社, 2010: 809-816.

[42] Kollef M H, Shemun G, Ward S, et al. Inadequate antimicrobial treatment of infections, a risk factor for hospital mortality among critically ill patients Chest, 1999, 115: 462-474.

[43] Jimenez M F, Marshall J C. Source control in the management of sepsis. Intensive Care Med, 2001, 27: S49-S62.

[44] Dellinger R P, Levy M M, Carlet J M, et al. Surviving Sepsis Campaign: International guidelines for management of severe sepsis and septic shock: 2008. Intensive Care Med, 2008, 34(1): 17-60.

[45] Safdar N, Fine J P, Maki D G. Meta-analysis: methods for diagnosing intravascular device related bloodstream infection. Ann Inrern Med, 2005, 142: 451-466.

[46] 中华医学会重症医学分会. 血管内导管相关感染的预防与治疗指南 (2007). 中国实用外科杂志, 2008. 28(6): 413-421.

[47] 陆再英, 钟南山. 内科学. 第 7 版. 北京: 人民卫生出版社, 2008: 528-534.

[48] 陈灏珠. 实用内科学. 第 12 版. 北京: 人民卫生出版社, 2005: 2217-2222.

[49] 陈实新, 周中泉, 邢金春, 陈 斌, 叶友新, 王惠强, 庄 炫, 张开颜. 复杂性尿路感染 242 例临床分析. 中国中西医结合肾病杂志, 2002, 3(8): 480-482.

[50] 刘 锦, 李怀平. 临床细菌检验结果的正确性分析. 中国误诊学杂志, 2009, 9(18): 4382-4383.

[51] 吴孟超, 吴在德. 黄家驷外科学. 第 7 版. 北京: 人民卫生出版社, 2008: 1346-1357.

[52] Hasan Alam, Rae M. Allain, Edward A. Bittner, et al. Critical Care Handbook of the Massachussetts General Hospital. 4th ed. Lippincott Williams & Wilkins, 2009. 429-433.

[53] John C. Marshall, Marilyn Innes. Intensive care unit management of intra-abdominal infection. Crit Care Med, 2003, 31: 2228-2237.

[54] Menichetti F, Sganga G. Definition and classification of intra-abdominal infections. Journal of chemotherapy, 2009, 21(Suppl 1): 3-4.

[55] 朱维铭. 治疗急性弥漫性腹膜炎的腹腔引流技术. 中国实用外科杂志, 2009, 29(6): 476-478.

[56] Joseph S. Solomkin, John E. Mazuski,

John S. Bradley et al. Diagnosis and Management of Complicated Intra-abdominal Infection in Adults and Children:Guidelines by the Surgical Infection Society and the Infectious Diseases Society of America. Clinical Infectious Diseases,2010,50:133-164.

[57] Massimo Sartelli. A focus on intra-abdominal infections. World Journal of Emergency Surgery,2010,5:9.

[58] R. Phillip Dellinger, Mitchell M. Levy, Andrew Rhodes et al. Surviving Sepsis Campaign:International Guidelines for Management of Severe Sepsis and Septic Shock:2012. Crit Care Med, 2013,41:580-637.

[59] Massimo Sartelli,Pierluigi Viale,Fausto Catena et al.2013 WSES guidelines for management of intra-abdominal infections. World Journal of Emergency Surgery,2013,8:3.

[60] Guideline for Isolation Precautions: Preventing Transmission of Infectious Agents in Healthcare Settings 2007. 美国 CDC,2007.

[61] 美国雅礼协会一感染控制手册(2005年).

[62] Ofelia C. Tablan, Larry J. Anderson, et al. Guidelines for preventing healthcare-associated pneumonia, Recommendations of CDC and the Healthcare Infection Control Practices Advisory Committee,2003.

[63] American Thoracic Society Documents. Guidelines for the Management of Adults with Hospital-acquired, Ventilator-associated,and HAP. Am J Respir Crit Care Med,2005,171:388-416.

[64] Guidelines for the Prevention of Intravascular Catheter-Related Infections. CDC,2002.

[65] Guideline for Prevention of Catheter-associated Tract Infection. 美国 CDC, 1981.

[66] Saint S, Lipsky BA:Preventing catheter-related bacteriuria: should we? Can we? How? Arch Intern Med, 1999,159:800-804.

[67] Guideline for Prevention of Surgical site Infection. CDC,1999.

第23章

重症创伤的评估与 ICU 管理

重症创伤患者的管理（management of severely injured patients）是一项复杂的工作。它需要掌握大量的临床信息，这些信息包含各种疾病的特点。因此，设有创伤中心并拥有创伤专家的创伤系统对多发伤患者的管理是很有意义的。危重病医师常常是严重创伤患者抢救的组织者和参与者。

一、流行病学

从全球来看，重症创伤是死亡及残疾的一个重要原因之一。据世界卫生组织统计分析认为：在儿童中，创伤是其第十一大死亡原因；在总体人群中创伤引起的病死约占 0.6%。

二、病理生理

1. 创伤后机体代谢变化

（1）糖代谢：创伤时机体的血糖水平升高，且增高水平与其严重程度成正相关。因为创伤会使机体摄取和利用葡萄糖氧化供能的能力下降，首先是肝糖原和肌糖原分解转化的葡萄糖大量释放入血。其次，创伤应激刺激交感肾上腺轴和下丘脑-垂体-肾上腺轴，从而使儿茶酚胺释放增加进而促使糖原异生作用加强。也有研究认为胰岛素抵抗也是创伤后高血糖的重要原因之一。

（2）脂肪代谢：脂肪氧化产生的热量是创伤患者代谢所需能量主要来源，脂肪供能远超过葡萄糖。创伤患者因体内脂肪消耗，体重日益下降，血浆内游离脂肪酸增加，可出现血脂增高。呼吸商（RQ）可用来判断创伤患者供能底物的改变。呼吸商是机体同一时间内二氧化碳产生量与耗氧量的比值。若代谢物质只有糖类时呼吸商＝1，若代谢物质全然为脂肪时呼吸商＝0.7。健康人的呼吸商约为 0.83。重症创伤患者的呼吸商约为 0.73，提示重症创伤患者中主要是脂肪氧化供能。

（3）蛋白质代谢：蛋白质并不是储备能量的来源。创伤后，由于机体蛋白质分解加速，合成速度不变或仅轻度升高，引起体重减轻，影响机体组织结构和功能。创伤后机体的蛋白质分解加强，尿氮排泄量增加，主要与禁食、卧床、感染、肾上腺皮质激素的过度分泌等因素有关。丙氨酸和谷氨酰胺是肌肉蛋白分解释放的主要氨基酸。前者是葡萄糖的前体，重要的供能来源；后者作为谷胱甘肽（一种重要的抗氧化物质）的前体，是肠细胞和免疫细胞维持正常功能的主要物质。蛋白质分解增加的最终效应是肌肉的丢失，导致伤口愈合的延迟。

（4）水电解质的代谢：创伤时由于交感兴奋、呼吸加快、出汗、摄入不足、发热等造成水分大量丢失，进而刺激抗利尿激素和醛固酮分泌增加，引起水、钠潴留。创伤后机体组织代谢增强，糖、脂肪和蛋白质的氧化产生的内生水及钠离子重新分布及为维持血容量进行大量补液促使钠离子进入细胞内等因素，导致血钠稀释，形成低钠血症。创伤时的组织细胞崩解破坏、酸中毒时钾离子由细胞内向外转移等促使血钾升高。若合并肾功能不全，少尿或无尿，则会影响尿钾排出引起高钾血症。

（5）维生素的代谢：创伤后可影响一些维生素的代谢，如抗坏血酸、烟酸和硫胺排泄减少，维生素 A、维生素 D、维生素 K 需求增加。因为维生素 A 有助于伤口愈合，维生素 K 与肝产生凝血酶原有关，维生素 B 和维生素 C 与创伤的代谢、修复和愈合有关，维生素 C 在肾上腺皮质类固醇的合成中起作用。因此，创伤患者应适当补充维生素。

2. 创伤后器官功能改变

（1）循环系统的改变：创伤引起的失血、失液是循环系统改变的主要原因。其常引起血容量不足甚至发生休克。创伤还可引起直接的心脏损伤（包括心肌挫伤、瓣膜损伤和心脏压塞），此外，颅脑损伤和高位脊髓损伤也可导致中枢及周围性循环功能障碍。机体在创伤应激情况下,主要通过心血管、内分泌和神经系统间相互协调来保证重要生命器官的血供,以代偿有效循环量的不足,维持机体内环境平衡。这些应激调节也会带来不良后果,若微循环障碍不能快速纠正,外周、内脏血管持续收缩,则组织缺氧不能改善,肾可因缺血出现损伤,肺血流减少致机体呼吸性酸中毒加剧。

(2)呼吸系统的改变:创伤后肺组织毛细血管通透性增加,肺水增多;肺泡表面活性物质减少,肺顺应性降低,发生肺不张,是导致急性肺损伤(ALI)引起肺功能不全的主因。再加上创伤时各种炎症因子如 IL-6 等的作用可加重肺泡上皮和血管内皮细胞损害,甚至可引起急性呼吸窘迫综合征(ARDS)。ARDS 作为危重病医学中一重要病种,具有发生率高,病死率高的特点,且常是 MODS 最先受累的脏器,需引起重视,应予早期干预。

(3)消化系统的改变:创伤时,由于交感-肾上腺髓质系统兴奋,引起全身血流重新分布,在胃、肠道主要表现为血管收缩,血流量减少,胃肠黏膜缺血。这些都是导致黏膜上皮细胞损伤,胃肠黏膜屏障遭破坏的重要原因。创伤时,胃肠道表现为蠕动和吸收功能受到抑制、严重者可出现应激性溃疡(创伤患者消化系统最主要的并发症)等。此外,胃肠道黏膜屏障破损导致的肠道细菌和内毒素移位常作为 MODS 的始动因子。

(4)肝功能的改变:重症创伤,常引起机体的内环境严重紊乱,大量炎性介质释放,引起全身炎症反应综合征(SIRS)发生,进而肝细胞受到损害。此外,重症创伤可直接损伤肝细胞、肝外胆管和血管,同时创伤应激引起全身及肝局部灌注不良也是导致肝细胞损伤的重要原因。创伤后若并发感染可引起肝细胞的直接损伤,感染严重发生休克时,肝可因缺血而出现损伤。此外,创伤时肝原有的基础疾病恶化,救治使用的药物、输血等均可影响肝功能。

(5)泌尿系统的改变:急性肾功能损伤(AKI)也是重症创伤常见的严重并发症之一。创伤后由于神经体液因素,肾小球前动脉收缩,肾血流量急剧减少,从而引起肾小球滤过率下降。此外,严重创伤引起的"挤压综合征",表现为高血钾、高血磷、肌红蛋白血症及肌红蛋白尿是重症创伤早期病死率增加的重要原因。

(6)中枢系统的改变:重症创伤时,可引起体温中枢受损进而出现体温过低或过高,脑血流不足可发生脑缺氧,从而诱发脑水肿,颅脑创伤后常可发生躁动、嗜睡或昏迷。

(7)炎症与免疫应答:致伤因子作用下,机体在伤后数小时内就会出现炎症反应,临床上可表现为C-反应蛋白(C-reactive protein,CRP)成倍甚至数十倍的增加,若创伤合并细菌感染,异物存留或多量的坏死组织,则炎症反应就更加强烈。伤后局部小血管先收缩后扩张,毛细血管壁通透性增强,血浆和血细胞渗漏至间质。首先,白细胞以中性粒细胞游走为主,然后以单核细胞(血管外成为巨噬细胞)为主。适当的炎症对组织修复有积极作用,但过度的炎症可进一步损伤重要的组织脏器。先前观点认为重症创伤后,免疫功能不同程度受到抑制,目前观点认为,严重创伤后机体免疫功能既可能增强,也可能受抑制。重症创伤早期,由于各种免疫细胞和多种炎症介质都参与了早期的炎症反应,此时机体促炎与抗炎因子相对平衡,但若再次受到致炎因子干扰(如:感染,组织坏死等),那些本已处于激发状态的炎症细胞大量的释放炎症介质,如:巨噬细胞释放肿瘤坏死因子(TNF-α)、白介素(IL-1β)等,作用于某些靶细胞后,再次释放炎症介质所形成的级联反应,最终导致 SIRS 的形成;相反,当抗炎反应占绝对优势时,机体则表现为"免疫麻痹",或称为代偿性抗炎反应综合征(compensatory antiinflammatory response syndrome,CARS),此时机体外来刺激抵抗能力下降,易发生感染。两者都是机体炎症反应失控的表现,都可致 MODS。

三、常用创伤评分方法

创伤评分方法评定伤员伤情严重程度、评估救治质量及预测预后的标准方法。国外 20 世纪 50 年代起发展创伤评分。创伤评分有院前和院内两大创伤评分系统。

院前评分:一种在现场或到达医院确定性诊断以前,由救护人员根据伤员的生理学数据,迅速对伤势做出判断用以评定伤员伤情严重程度的标准。方法简单、易于掌握,有一定的灵敏度、特异性及准确性。常见的院前创伤评分:创伤记分(trauma score,TS),改良的创伤记分(revised trauma score,RTS),创伤指数(trauma index,TI),CRAMS(circulation,respiration,abdomen,motor and speech)记分法,院前指数(prehospital index,PHI),病伤严重度指数(illness-injury severity index,IISI),分类对照表（triage checklist）。常见的院内创伤评分：简明创伤定级标准（abbreviated injury scale，AIS）-创伤严重度评分法（injury severity score，ISS）系统，创伤与损伤严重度评分（trauma injury severity score，TRISS），创伤严重度评估法（a severity characterization of trauma，ASCOT），国际疾病分类创伤严重度评分（international classification of disease injury severity score，ICISS），APACHE Ⅱ（acute physiology and chronic health evaluation Ⅱ）。

1992年召开首届创伤评分研讨会，建议：院前评分应用PHI及CRAMS方案；院内评分应用AIS-ISS方案，以AIS-90为标准；可用TRISS和ASCOT方案；ICU伤员应用APACHE Ⅱ评分。

四、评估及处理原则

重症创伤患者常要求评估与治疗同时进行。鉴别与治疗威胁生命的损伤显得刻不容缓。治疗内容主要包括重要功能的恢复及细致的二级评估（从头到足），最后，采取决定性治疗。此过程从创伤治疗的ABCDE开始，指导按顺序评估气道、呼吸、循环、功能障碍和环境暴露情况。创伤评估如下。

1.早期的评估与处理 若患者神志清醒能进行交流，一般不会马上出现气道的危险，但后续反复评估气道的开放程度是必要的。颅脑外伤严重者即GCS评分＜8分常需开放气道。无意识运动反应需立即进行气道管理。必须确保气道开放。评估气道阻塞包括异物检查，是否存在腭部或气管/喉损伤，这些是引起气道阻塞的常见原因。早期表现良好逐渐发展出现气道梗阻的患者在抢救过程中并非少见。如果怀疑患者可能存在颈椎不稳定性骨折，在放射线检查前需积极的建立人工气道（插管，辅助装置或建立外科气道）。在这些措施实施过程中应考虑是否需专业技术人员帮助，是否需要某些设备，以及可能存在的引起患者损伤的因素。若患者呼吸抑制或迅速恶化应该立即建立人工气道。

（1）气道管理：除伴有重度的出血或大量分泌物无法清除的面部骨折，一般不需紧急处理，不需要气管插管，通常伴有咽喉部软组织损伤的腭骨骨折可累及气道，需立即行气管插管。气管/喉断裂患者可以没有明显的外伤，而且通常发生在喉和气管的交叉点。临床主要表现为声音嘶哑，淤血瘀斑，喉头水肿，皮下气肿。但若能确定脊椎没有损伤，允许患者取舒适的体位，包括坐位。骨折患者的气道管理临床经验：肢体瘫痪，半身不遂的患者存在脊椎不稳定；颅脑外伤或气管插管患者应尽早行CT检查，这有助于发现颈椎骨折，行头颅CT检查时常规加入颈椎CT检查；骨损伤排除后，应注意是否有韧带损伤，MRI对检查韧带损伤是一有利的工具。

（2）影响呼吸相关性损伤的管理：肋骨骨折导致的连枷胸主要表现为胸壁部分矛盾运动，反常呼吸及肺挫伤疼痛均可导致低氧血症。气胸常需放置胸腔负压引流管，负压约－20cmH$_2$O，且它通常伴有肋骨骨折，应予以注意，必要时予以气道正压通气维持胸壁稳定。气胸接受麻醉镇痛的高风险的患者（如高龄或COPD）应注意镇痛方法的选择，可选用硬膜外镇痛，全身麻醉药对呼吸有影响应引起注意。张力性气胸应尽早给予处理。开放性气胸放置胸腔引流管后，通常需要保护伤口，如消毒，敷料覆盖。大量血胸建议行体格检查和胸部放射学检查，快速失血1 000～2 000ml或＞200ml/h需立即外科处理。

循环：失血是创伤休克的最常见原因。创伤休克的早期诊断对预后有着重要作用。过去人们主要依据病史、症状、体征，包括精神状态改变、皮肤湿冷、心率＞100/min、收缩压下降（＜90mmHg或较基础血压下降＞40mmHg）或脉压减少（＜20mmHg）、中心静脉压（CVP）＜5mmHg或肺动脉楔压（PAWP）＜8mmHg、尿量＜0.5ml/（kg·h）等指标来做诊断。近年来，人们已经逐步认识到原有诊断标准的局限性，发现组织灌注指标与氧代谢对低血容量休克早期诊断有着更重要的参考价值。在低血容量休克的监测和预后判断中，血乳酸升高和碱缺失也具有很重要的指示作用。此外，研究也发现：休克复苏中氧输送（DO$_2$）、氧消耗（VO$_2$）、每搏量（SV）、心排血量（CO）、胃黏膜CO$_2$张力（Pg-CO$_2$）、混合静脉血氧饱和度（SVO$_2$）等指标也具有一定的临床意义，但尚需进一步研究证实。治疗上：早期经验性治疗为补液和止血。经验性容量复苏的目标：已控制出血的失血性休克，进行液体复苏刻不容缓，以维持血压正常和维持充分的组织灌注，但应注意纠正紊乱的心律；活动性出血患者，控制性液体复苏（延迟复苏）也许更为有利，活动性出血控制前应给予小容量液体复苏，在短期允许的低血压范围内维持重要脏器的灌注和氧供，避免早期复苏带来的不良反应。失血性休克未控制出血时早期积极液体复苏可引起以下不良影响：①可引起稀释性凝血功能障碍；②血压升高后，血管内已形成的凝血块脱落，造成再出血；③血液过度稀释，血红蛋白降低，减少组织氧供；④并发症和病死率增加。

近年来动物实验表明，限制性液体复苏可降低病死率、减少再出血率及并发症。临床研究也发现活动性出血早期进行复苏时将收缩压维持在70mmHg或100mmHg并不影响患者的病死率，其结果无差异可能与患者病例数少、病种（钝挫伤占49%，贯通伤占51%）、病情严重程度和研究方法学有关，其限制性复苏组的平均收缩压也达到了100mmHg。对出血未控制的失血性休克患者，早期采用控制性复苏目标是收缩压维持在80～90mmHg，以保证重要脏器的基本灌注，并尽快止血；出血控制后再进行积极容量复苏。但对合并颅脑损伤的多发伤患者、老年患者及高血压患者应避免控制性复苏，以免影响脑血流灌注。因为颅脑损伤后颅内压增高，此时若机体血压降低，则会因脑血流灌注不足而继发脑组织缺血性损害，进一步加重颅脑损伤。液体复苏可以选择晶体溶液（如等张平衡盐溶液和生理盐水）和胶体溶液（如人工胶体液和白蛋白）。由于5%葡萄糖溶液很快进入到组织间隙，因此不推荐用于液体复苏治疗。目前，尚无足够的证据表明晶体液与胶体液用于低血容量休克液体复苏的疗效与安全性方面有明显差异。当血红蛋白≤70g/L时，应注意补充。早期液体复苏一般不需输注其他的血制品，如血小板，冷沉淀或新鲜冰冻血浆，但如果患者有出血或凝血异常应及时给予补充。如果患者有活动性出血，凝血指标（包括血红蛋白，血小板，凝血酶原时间，血细胞比容和部分凝血活化凝血酶原时间）必须监测。活动性出血时，血小板计数<50 000/mm³应注意补充。若患者凝血酶原时间和部分活化凝血酶原时间异常时应输注新鲜冰冻血浆（早期10～20ml/kg）。

外科出血应立即定位并请相关科室作外科处理。大量液体的复苏通常会引起凝血因子减少和血小板稀释性减少，应注意补充。

功能残疾/暴露：急诊医师应对患者神经系统进行快速地评估，内容包括意识水平的评估，瞳孔的大小和反射，神经定位体征，脊髓损伤的水平。GCS对意识水平及预后判断有重要作用，是常用的方法。意识水平的改变如下降常是低灌注、大脑缺氧、直接的头颅损伤的反映。意识水平的改变提示我们应立即重新评估通气，氧合及组织灌注。需要注意的是影响意识水平的有低血糖、乙醇、麻醉药和其他的一些药物等因素，应予以鉴别。在排除其他原因后意识的变化应考虑颅内情况的改变。

早期复苏过程中，应尽量避免低体温。患者在环境中暴露经常会有低体温情况发生。此外，暴露身体进行体检，液体复苏，输注冷的血制品，休克导致体温调节反射丧失均是患者体温下降的因素。低体温会影响凝血及血流动力学的稳定，影响预后，应尽可能避免。维持室温，盖被子，使用取暖器或温毯机升温，静脉输液加温，吸入气体加温（机械通气患者）等方法都可以应用。

监测：心率、血压、脉压、呼吸频率、酸碱值、体温、尿量、组织灌注指标与氧代谢等参数是复苏常用的指标。脉搏氧饱和度（SpO₂）是监测创伤患者氧合的重要指标，但是它不能用来评估通气是否充分，在低体温和外周组织灌注不足时会造成误差。血压是判断休克的一个常用指标，但不能反映实际的组织灌注情况，临床上除了监测代谢性酸中毒和乳酸堆积，末梢循环也要评估。老年人通常需要对组织灌注和（或）心功能进行有创监测。

2.再次评估　经过积极复苏，大部分急性创伤患者血流动力学都能恢复稳定。早期立即处理威胁生命的创伤是改善预后一个重要因素。再次评估的目标是识别和处理潜在威胁生命的创伤。

（1）病史：创伤的细节，过去用药情况，目前服用什么药物，过敏史，破伤风史和免疫接种史。

（2）体检：应从头到足进行体检。仔细地检查以排除不易发现的损伤。是否存在中耳出血、鼻溢、耳溢、巴宾斯基征、熊猫眼对诊断颅底骨折有帮助。局限的神经系统检查和GCS评分可用于头部创伤的评估。眼球运动检查以排除眼肌和动眼神经的障碍。胸部触诊可及时发现压痛和捻发感。胸腰椎触诊和其他贯通伤的检查，以排除颈部、腋下和腹股沟等较隐秘部位的贯通伤。腹部同样进行视诊，听诊和触诊。骨盆挤压试验阳性有助于骨盆骨折的诊断。直肠和直肠周围区域应注意有无出血，前列腺应注意移位与否。泌尿生殖器损伤可有会阴/阴囊血肿和尿道口出血，此时插导尿管可能有风险。四肢的视诊，触诊，并评估其活动的范围。另外四肢神经、肌肉的完整性应予以评估。螺旋CT或MRI检查对寻找颈部疼痛或颈椎触痛原因有帮助。

（3）实验室检查：最简单的检查包括血常规、急诊生化、血糖、血乙醇浓度及毒物筛查。患者有明显的休克指征时还应检查血型，凝血功能。患者伴有明确的呼吸困难应做动脉血气分析以确定患者的通气是否充分和代谢是否平衡。腹部顿挫伤的患者应常规检测血尿淀粉酶水平以排除胰腺和肠道的损伤。临床上应注意的是血细胞比容不一定能反映患者的紧急情况，因为毛细血管内外液体的转移平衡需要数小时的时间才会导致血细胞比容下降。一般来说，每下降 3％ 的比容相当于失血 1U。

（4）放射线检查

①常规：多发伤患者的评估，临床上，对于多发伤的患者，完整的放射线检查是再次评估的必备条件。通常应做的是颈椎至第 1 胸椎的侧位 X 线片，胸部正位 X 线片，仰卧位骨盆 X 线片检查。骨盆 X 线平片对早期识别大的骨盆损伤非常关键。

②头部：CT 检查对头部损伤或部分意识改变的患者的早期评估是必需的。MRI 对脑组织损伤有重要的诊断意义。

③脊柱：临床上对严重的颈椎损伤作判断时，早期的颈椎侧位片有很大帮助。不稳定的颈椎损伤常需高质量的颈椎侧位 X 线片来识别，但颈椎侧位 X 线片最大的缺点是 $C_7 \sim T_1$ 和后脑部不能充分显示。在 CT 不能清晰显示或有可疑损伤时，可行正位，侧位和张口的 X 线平片重点观察 C_1、C_2。高度疑有颈椎损伤的患者颈椎固定很重要，直至重新评估和可靠的证据证实，进而做相应处理。MRI 对软组织有较高的分辨率，它在判断椎间盘、脊髓和韧带的损伤方面有重要价值。临床上约有 10％ 的颈髓损伤的患者脊髓 X 线平片存在第 2 处不相邻的脊柱损伤。胸腰部触痛，淤血或明显变形，或体格检查不可靠或提示有机械性损伤应行胸、腰椎正侧位 X 线片检查。胸腹部 CT 扫描通常可以提示脊髓损伤而不需要额外的 X 线平片检查。

④胸部：脊柱骨折患者常伴气胸、血胸，应行头高足低位 X 线胸片检查予以排除，并观察纵隔是否增宽或模糊（主动脉横断相关），并确认各种管道的位置。若患者有明确的冲击或减速伤时，胸片不足以排除主动脉的损伤，当 X 线胸片显示有减速机械伤存在和纵隔增宽时要高度怀疑此种致命伤。主动脉血管造影对诊断胸主动脉横断有帮助，螺旋 CT 或经食管超声的也有助于诊断。

⑤腹部：腹部 X 线平片对腹部损伤的诊断价值有限。血流动力学稳定的腹部钝挫伤患者应选择增强 CT 或诊断性腹腔穿刺。若有条件床旁超声检查对腹腔游离液体的诊断有帮助，且非常快捷。超声检查也不能确定就应行腹部 CT 或诊断性腹穿。

⑥泌尿生殖道：血尿患者应行 CT 检查或其他的造影检查。CT 有助于判断腹部解剖，后腹膜的结构，肾损伤的情况。若体格检查提示有尿路损伤，插导尿管前应行尿路造影。

⑦骨折：应在体格检查的基础上或根据患者相关的主诉决定是否拍四肢 X 线平片，X 线平片应包括受伤部位上、下的关节。

（5）其他：严重创伤患者应留置鼻胃管胃肠减压，减少误吸的风险。但如果有面中部骨折或怀疑颅底骨折的患者要经口留置胃管。这对减少鼻窦炎和呼吸机相关性肺炎的机会有帮助。胃内容物带血或胃液隐血阳性可能是胃或十二指肠损伤的表现，应进行进一步的检查。重症创伤应常规破伤风预防。除非有明确的指征，否则应限制抗生素的应用。

3. 第 3 次评估　不间断评估。

（1）头部伤：对头部损伤患者应不间断进行评估，需早期向神经外科医师咨询或请会诊。连续的评估 GCS 评分，观察瞳孔的大小和反射，是否存在神经定位体征对病情判断非常重要。上述任何检查的改变都应重视，并作相应的处理，头颅 CT 扫描可以为临床提供重要的信息，但是患者管理的关键是发现体格检查的变化。必须持续地复苏以防再次脑损伤。急性损伤后的低氧血症或低血压是二次脑损伤发生的常见原因，这使预后不良的发生概率增加。

（2）肺损伤：创伤患者在事故发生时经常是饱胃常有误吸发生。可引起吸入性肺炎，随引起肺部感染甚至发展成 ARDS。理论上激素可以阻止肺损伤进一步发展，然而临床研究并未证实激素有很好疗效。

胸部创伤后有时可发生延迟性气胸或血气胸。肺挫伤后继发的 ARDS 通常在受伤后 $12 \sim 48h$ 出现。持续的评估包括胸部体检、监测血氧、动脉血气分析、X 线胸片和呼吸力学监测等。

（3）心脏损伤：24h 心电监护，频繁地监测血压对早期发现心脏病变有帮助。病情危重患者可采取有创持续的动脉血压监测。创伤患者液体复苏过程中的电解质紊乱会引起心律失常和心肌收缩无力。电解质紊乱通常有低钾血症或高钾血症、高氯血症、低镁血症、低钙血症。应注意纠正。

(4)腹部损伤：有时腹部创伤空腔脏器穿孔难以诊断。X线胸片提示膈下有游离气体，左侧卧位显示肝上游离气体或腹部CT提示游离气体需行手术探查以明确病因。血清或腹腔穿刺液中淀粉酶水平在胰腺损伤时明显升高。头颅损伤的患者若体格检查不确定有无腹部创伤，应该考虑在行头颅CT同时行腹部CT。CT还可以显示后腹膜的情况。

临床上通常容易忽视的一种情况是腹腔间隔室综合征(ACS)。因前后腹膜出血，炎性液体积聚，早期大量液体复苏后的胃肠道水肿或手术时在高张力的情况下关闭腹腔都会引起腹内压力的增高而发展为腹腔间隔室综合征。增加的腹内压对心排血量影响大，还可压迫主动脉，胸廓的容积和顺应性也因两侧横膈位置抬高而下降，甚至可导致肺膨胀不全。因此，机械通气的患者需要一定的气道压力支持维持足够的肺泡通气量。腹内压升高时，肝动脉、肝门静脉及肝微循环血流进行性减少，肝动脉血流变化较肝门静脉血流变化更早更严重；肠系膜动脉血流和肠黏膜血流及胃十二指肠、胰和脾动脉灌注均减少。此外，腹内高压还可显著增加颅内压。

持续的或反复的腹内压(intra-abdominal pressure，IAP)＞12mmHg或腹腔灌注压(APP)≤60mmHg可认为腹内高压(IAH)。创伤、腹腔内出血可在数小时内导致急性的腹高压，或由于脓毒血症、毛细血管渗漏或其他的危重病也可在数天内导致腹高压。腹高压若出现脏器功能不全表明存在腹腔间隔室综合征。腹腔间隔室综合征是IAP持续升高并且＞20mmHg[伴或不伴有腹腔灌注压(abdominal perfusion pressure，APP)≤60mmHg]，同时合并有新的器官功能障碍和衰竭。

目前减压手术是降低腹腔间隔室综合征患者腹内压的最好办法，当怀疑患者存在腹高压和腹腔间隔室综合征时应请外科医师协助治疗。减压手术后腹内压降低了血流动力学也恢复稳定，肺功能、组织灌注和肾的功能也会改善。为了避免减压过程中出现血流动力学代偿失调应保持血管内容量和最大的氧供，纠正低体温和凝血功能障碍。

(5)肌肉骨骼损伤：对于重症创伤患者，应持续评估四肢神经功能和血供。骨筋膜室综合征的前兆常表现为肢体肿胀紧张，意识反应淡漠的患者尤其应予以重视。定期的体格检查对于神志清楚的患者是最好的监测。临床典型的症状包括疼痛、苍白、无脉、感觉异常和(或)麻痹。晚期通常表现为无脉。临床上与体格检查不相一致的疼痛和相关肌肉群被动拉伸时严重疼痛常为最有指向性的早期体征。

对于重症患者，应定期重复检查肌肉骨骼，因为创伤复苏或意识恢复后可发现新的疼痛或触痛。必要时X线摄片检查以发现隐蔽的骨折。临床上肩胛骨骨折、胸腰椎骨折、骨盆骨折、踝和手腕骨折容易被忽视。

(6)其他：复苏是动态过程，过去常把血压、心率、尿量正常作为复苏的终点，但这并不意味着休克完全纠正。在组织低灌注的代偿状态时生命体征也可以平稳。乳酸水平和代酸纠正可以作为充分复苏的终点。复苏后患者各参数达到正常意味着患者存活可能性增加，尽管生命体征可能正常或接近正常，但在受伤后的24h内可能仍然要通过输注红细胞，血管活性药的形式进行进一步复苏。重症创伤后出现代谢性酸中毒或乳酸增高是并发症的早期表现，如进行性出血或腹腔间隔室综合征。早期的手术(仅限于止血或空腔脏器破裂后的清创手术)需要在最初的24～48h内完成。在病情稳定以后再实施骨折修复手术对患者有益。

紧急复苏期时定期的重复评估十分重要。一旦患者稳定，所有的血管内通道都要再进行评估。因为在抢救时建立的血管通路很难有完善的预防措施来防止导管相关性感染，许多导管需要重新放置。如果不再需要留置导管应立即拔除。

严重外伤的患者应立即请外科医师会诊。头颅外伤的患者要立即请专科医师会诊。对于重症创伤患者，除非接诊的医师认为有必要做的检查，通常不要做过多的检查以耽误患者转移。危重患者应注意插管后再转移，转移前，应先行紧急处理危及生命的创伤，如张力性气胸的处理。最后应注意预防二次脑损伤。

(林建东)

■ 参考文献

[1] Organization WH. Global health risks: mortality and burden of disease attributable to selected major risks: World Health Organization, 2009.

[2] Alam, H., et al. Critical Care Handbook of the Massachussetts General Hospital

Lippincott Williams & Wilkins, . 2009.

[3] Parsons, P. E. and J. P. Wiener-Kronish, Critical care secrets. 2012.

[4] 陈孝平, 石应康, 邱贵兴, 等. 外科学. 第 2 版. 北京: 人民卫生出版社, 2010.

[5] 刘大为, 徐允盛, 张盛敏. 危重病学分

册. 第 1 版, 北京: 中国协和医科大学出版社, 2000.

[6] 刘大为, 邱海波, 许 媛, 等. 实用重症医学. 北京: 人民卫生出版社, 2010.

第 24 章

重症中毒的评估与 ICU 处理

一、流行病学

急性中毒患者通常入住急诊室,部分重症患者则应在 ICU 抢救。从世界范围来看,因中毒住院治疗的患者约占总住院人数的 5%。这些患者包括无意或故意服毒。早期诊断与适当干预无论是在急诊科还是 ICU 都显得十分重要。在发达国家处方药或非处方药的过量服用是导致中毒的主要原因。在发展中国家,农药中毒与过去 20 年相比发生率成倍增加,尽管 ICU 技术支持手段日益增多,但仍有大量服毒患者死于农药中毒。因此,危重症医学相当一部分工作便是处理有意或无意服用或接触潜在有毒物质的患者。

二、中毒评分方法

中毒严重程度评分(poisoning severity score, PSS)由 1994 年欧洲毒物中心和临床毒物学专家协会制订。PSS 评分系统是由欧洲中毒中心和毒理学家协会首先提出,经过多次验证和修改,于 1994 年定稿。该系统详细制定了各系统的症状和体征的评分标准,并根据该标准选择最严重的指标作为中毒严重度的分级依据,分为 0 分(无症状和体征)、1 分(轻度)、2 分(中毒)、3 分(重度)及 4 分(死亡)。该评分系统的优点是着重考虑中毒引起的症状和体征,毒物的种类和剂量则不考虑,因此,适用于各类毒物引起的中毒,PSS 评分方法简单、直观、省时,不需要各种实验室指标,经过国际上多中心验证,已被广泛接受和采纳,PSS 评分可以准确判断病情严重程度,进而筛选出需要进一步处理的患者。国内研究结果显示,PSS≤1 分,病死率为 0;评分≥2 分,病情危重,病死率高;PSS 评分 3 分较 lESS 评分 2 分病死率更高($P<0.05$)。在并发症发生率方面,PSS 评分越高,其并发症的发生率也越高,各分值间差异均有统计学意义。在留院时间上,PSS 评分越高,住院时间越长,各分值间差异均有统计学意义。

三、重症中毒的评估

1. 病史　临床上中毒患者中,一部分患者通过陪伴人叙述常可明确诊断;但有的需进一步探索,以取得有用的证据。若患者年龄太小无法陈述,或反应迟钝或因其他原因不愿配合时,询问病史可能比较困难,此时询问患者的家属或同事,获得的信息对诊断有很大的帮助。病史询问注意应涉及以下几个方面:涉及的药物及毒素、接触途径(口腔、皮肤、吸入等)、接触或服用的时间、服用剂量等。临床上值得注意的是,蓄意服毒患者提供的病史可能是不可靠的。需对患者做细致的体格检查、实验室评估和近距离观察,这对最终的诊断有很大的帮助。

2. 症状与体征　体格检查对病情及毒物的判断有帮助,通过对接触特定毒物患者的体检所见,进行快速地评估,即所谓的简要体格检查。它应包括:生命体征,患者的意识水平、瞳孔和运动情况,触诊皮肤的湿度,并观察皮肤的颜色、有无发绀和皮疹,肺部听诊和叩诊以及肠鸣音的听诊。再者患者呼出气味及排泄物性状都有助于判断。

四、辅助检查

监测血糖浓度对精神状态改变患者的诊断有帮助。对于服药过量的患者,常规实验室复查应包括电解质、肾功能,肝功能、动脉血气、血清渗透压、渗透间隙计算和尿液分析(结晶、肌红蛋白尿或血红蛋白尿)。其他实验室检查(如药物水平、高铁血红蛋白水平和碳氧血红蛋白水平)对特殊患者的诊断有帮助。毒理学筛查,由于费时长,价格贵,临床的应用价值有限。但它对于某些特殊情况下筛查有帮助。对于有精神状态改变或生命体征异常的患者,这些检查有助于缩小鉴别诊断的范围。对于特殊药物中毒,血药浓度的筛查对治疗有指导意义。如茶碱、对乙酰氨基酚、地高辛、乙醇、巴比妥类、甲醇、乙二醇、异丙醇、锂的血药浓度的检测。目前临床上也开始引入色谱等技术检测某些特殊毒物中毒,如乌头碱及百草枯。临床上很多药物都含有对乙酰氨基酚,患者有时在不知不觉中,其体内药物浓度已经达到中毒剂量,应引起注意。

其次,所有患者都应进行心电图检查。它有助于判断是否服用了某些药物及其严重程度;在某些病例,复查心电图中毒情况是否进展的判断有帮助。

五、诊断及鉴别诊断

中毒患者需要鉴别诊断的范围比较大,而且所涉及毒物的不同也有差别。一般情况下,感染(脑膜炎、脑炎、脓毒症)和代谢紊乱(甲状腺功能减退或亢进、低血糖或高血糖、低钙或高钙血症及低钠或高钠血症)是引起类似毒物接触症状最常见的原因。头部创伤或低氧血症也可引起与毒药物接触相似的表现。

六、ICU 处理

1. 一般措施　维持患者生命体征的平稳是处理毒物接触患者最优先考虑的。首先评价患者的呼吸、循环状况。对需要建立人工气道、进行机械通气的患者的抢救刻不容缓,循环支持要保持适当的心率和血压。这些是所有毒物中毒都应采取的措施,病情稳定后可进一步采取更具有针对性的措施。监测心电图和吸氧对所有服药过量的患者是必要的。治疗上应首先建立静脉通路。对有通气不足,有明显低氧血症($PaO_2 < 60mmHg$ 或血氧饱和度<90%)或因意识迟钝或咽反射差不能保护气道的患者都是应建立人工气道。但苯二氮䓬类药物或阿片类药物过量的患者可能例外,因给予纳洛酮或氟马西尼可使患者苏醒而不再需要进行紧急气管插管。

2. 血流动力学支持　低血压或高血压、心动过速、过缓、低体温或体温过高等均应常规处理。

3. 癫痫发作的控制　癫痫发作时若初始给予苯二氮䓬类无效,可给予苯妥英钠或巴比妥类药物。若出现了难以控制的癫痫发作,需使用全身麻醉药或肌松药。此情况下,进行脑电图监测对判断患者是否存在持续性癫痫异常放电有重要意义。恢复正常的生命体征和控制癫痫发作可针对毒物

给予特异性治疗。

4. 去污　若病情稳定和初始的基本生命支持措施完成后,应该开始排除污染。

(1)远离毒物:脱去衣物对皮肤接触毒物的患者有作用,并应用大量温水冲洗。眼被污染的患者需用大量温水冲洗眼。尤其是接触了碱性或酸性物质的患者。

(2)消化道去污:服毒是绝大多数患者中毒原因。因此,胃排空和肠道去污在治疗中显得非常重要。

①洗胃:作为经口引起中毒患者早期有效的一种措施,但并不适用于所有中毒患者,如强酸强碱中毒。在某些情况下洗胃仍能发挥重要作用。适合洗胃的适应证:a. 服用以胃肠道吸收为主且可导致生命危险的毒物,且服毒时间<1h 的患者;b. 服用胃动力抑制药(如抗胆碱能药物)。其他情况包括服用了很难与药用炭结合,并具有特殊生命危险的毒物,如茶碱、三环抗抑郁药和氰化物。进行洗胃时,患者应置头低侧卧位可降低误吸风险,仰卧位时禁止洗胃,特别是活动受限的患者,发生呕吐时常无法快速翻身可致误吸,要随时准备好吸引设备。一般使用大口径洗胃管,这对大的药片碎块和完整药片的吸引有帮助。在导管远端多剪几个侧孔有助于吸除毒物。由于这些导管的尺寸太大、不能经鼻腔插管;这样经口插管就成为首选,且耐受性好,并发症少。确认导管位置后,应先尽可能吸除胃内毒物,因为灌洗清除胃内容物时也可使毒物进入胃肠道的远端。抽吸结束后才开始洗胃。温自来水作为灌洗液对大多数患者均适合,但 5 岁以下的儿童例外,因容易导致电解质失衡,临床上应使用生理盐水。灌洗液每次用量为 150~300ml,交替从导管灌入然后从胃中放出;每次灌入量超过300ml 会增加呕吐和误吸的风险。洗胃应直至流出液中没有药物碎末为止。若想应用药用炭和泻药,则可在拔除导管前灌入。

②药用炭:药用炭为无味无臭的粉末,作为基础治疗药物对多种毒物中毒有效。它在肠道可与毒素结合并阻止其吸收。虽然它与许多化合物结合,但仍有一些可能威胁生命的毒物不能与药用炭很好结合(如:腐蚀剂、氯化物、乙二醇、溴化物、异丙醇、甲醇、重金属、铁、锂)。大剂量使用时,药用炭对肠肝循环有抑制作用,可加快某些已经胃肠道吸收药物的清除(地西泮、苯巴比妥、洋地黄、茶碱、卡马西平、苯妥英钠、水杨酸盐、三环抗抑郁药);这被称为"胃肠透析"。以这种方式使用时,药

用炭的剂量是每2～4小时口服25～50g；用于儿童的剂量是每2～4小时口服0.25～1g/kg。水和木炭的混合物是药用炭给予的主要形式。初始口服剂量在成年人为50～100g，在儿童为1～2g/kg。但已知服用药物的剂量时，药用炭与已服药物的最佳剂量比为10：1。药用炭唯一的相对禁忌证即为服用腐蚀性化学物品的患者，因对此类患者，其会在胃肠道烧伤区域积聚并对内镜检查造成影响。便秘是应用药用炭后最常见的并发症，对症治疗可解决这一问题。常用的对症治疗药物为乳果糖、枸橼酸镁（4ml/kg）和10％硫酸镁（250mg/kg）。

③导泻灌肠：多数毒物经肠道吸收，对肠道也有一定的刺激作用，因此导泻灌肠有利于毒物从肠道尽快排出。常用导泻药为硫酸钠，剂量15～30mg，加水200ml口服。临床上也可用甘露醇及山梨醇导泻。油性泻药不宜应用，因其可溶解某些毒物，如酚类。灌肠用1％微温肥皂水5000ml，作高位连续清洗。肠灌洗的禁忌证：肠梗阻、胃肠道穿孔或出血，不合作、有攻击性或合并中枢神经系统抑制或呼吸抑制的患者。

④离子障（ion trapping）：可将毒物"截留"在尿中而加快毒物清除的方法。因碱化的尿液有助酸性药物溶于尿中排出。这种方法在服用水杨酸盐、异烟肼和苯巴比妥后十分有效。离子障常用方法为在1L 0.45％的盐水中加入2安瓿碳酸氢钠。该溶液以150～250ml/h的速度经静脉滴注。监测尿液pH，目标是使其达到高潮7.0～8.0。临床上观察发现在低钾血症情况下很难使尿液碱化，因此应先纠正缺钾。

⑤血液净化治疗的适应证：中毒患者均有血液净化治疗的适应证：经内科综合治疗后病情无好转甚至恶化；患者病情严重，如脑干功能受抑制、昏迷、心力衰竭、呼吸衰竭、低血压、低体温；中毒合并原有毒物，药物代谢或清除途径受损的患者，如：原有肾衰竭、肝功能不全的患者；中毒导致急性肾衰竭；患者的中毒量可导致其死亡或致残，并且是血液净化能够清除的毒物；中毒导致内环境紊乱，如：代谢性酸中毒、水和电解质失衡。

血液净化方式的选择：根据中毒药物/毒物的理化特征和患者的病情选择血液净化的方法。具体如下：小分子、水溶性物质及部分中分子毒物中毒以血液透析（HD）治疗为主，如对乙酰氨基酚、非那西汀、苯巴比妥、水杨酸盐、水合氯醛、甲丙氨酯、海洛因、乙醇、乙二醇、甲醛、溴剂、苯丙胺、异丙醇、异烟肼、苯妥英钠、锂盐、铁、钾、砷、钡、硼酸盐、四氯化碳等；中分子、大分子、脂溶性物质中毒，采用血液灌流（HP）为主的治疗方法，如：苯酚、甲醇、乙醇、有机磷、有机氯农药、巴比妥、格鲁米特、地西泮等。血液灌流的还可与血液透析、血液滤过（HF）一同应用；病情严重者（多脏器功能衰竭、呼吸衰竭、低血压）行连续性血液净化（CBP）治疗；脂溶性的、表观分布容积高的药物/毒物，如血液灌流治疗疗效不佳，可行血浆置换（PE）治疗；根据药物的特征，为避免血药浓度反跳，部分患者行重复血液净化治疗。

临床常见中毒与应对方法见表24-1。

表24-1　临床常见中毒与应对方法

药物中毒：	临床表现	特殊解毒药物或特殊方法
阿片类药物中毒	神经系统症状为主：头晕、恶心、呕吐、兴奋或抑制，重度中毒可表现昏迷、瞳孔针尖样和高度呼吸抑制	纳洛酮，0.4～0.8mg肌内注射或静脉注射，血液透析、灌流
巴比妥类药物中毒	脑内神经元活动普遍抑制，患者入睡，推之可醒，反应迟钝、言语不清、定向力障碍	5％碳酸氢钠250ml静脉滴注，纳洛酮0.4～1.2mg，肌内注射，继之4mg加入补液中静脉滴注血液透析/腹膜透析、灌流
苯二氮䓬类	嗜睡、眩晕、运动失调，也可有中枢兴奋、锥体外系表现及一过性精神错乱	氟马西尼0.1～0.2mg静脉注射，或静脉滴注0.2～1mg/h，血液透析与灌流不能奏效
吩噻嗪类抗精神病药物中毒	帕金森病，静坐不能，急性张力障碍	中枢抑制可用：苯丙胺、安钠咖（苯甲酸钠咖啡因），昏迷患者可用盐酸哌甲酯40～100mg肌内注射可30min重复使用，肌痉挛可用苯海拉明25～50mg口服或20～40mg肌内注射。血容量应维持，升压可用重酒石酸间羟胺及盐酸去氧肾上腺素，禁忌：肾上腺素能受体兴奋药，可加重低血压

（续　表）

药物中毒:	临床表现	特殊解毒药物或特殊方法
三环类抗抑郁药	抗胆碱作用,心血管毒性(血压先升后降,突然虚脱,心搏骤停)癫痫发作,顽固持久	中毒 12h 后,洗胃灌肠及有必要。无特效药,对症治疗为主。血液灌流联合血液透析
有机磷酸酯类农药中毒	毒蕈碱样作用,烟碱样作用,中枢神经系统效应,中间综合征	抗胆碱能药物:阿托品,长托宁,PAM-1,PAM-CI,解磷注射液;血液灌流＋血液透析,血液灌流＋腹膜透析;对症支持:呼吸机支持呼吸
百草枯中毒	局部刺激反应、消化道症状、呼吸系统症状:胸闷、咳嗽、呼吸困难和发绀,泌尿系统:尿频、尿急、尿痛等	减少毒物吸收,促进体内毒物清除和对症支持治疗。血液灌流和血液透析。呼吸支持可采用体外膜肺氧合
毒鼠强	恶心、呕吐、上腹部灼热感、腹部胀痛、头痛、头晕、口唇麻木	无特效解毒药,催吐,洗胃,药用炭的使用,控制抽搐(巴比妥类、苯巴比妥或地西泮)血液灌流
氰化物中毒	高浓度:猝死非猝死:呼出气或呕吐物有苦杏仁味,胸闷、头痛、心悸、心率增快,皮肤黏膜樱桃红色	特殊解毒药物:高铁血红蛋白形成剂和供硫剂联合使用,亚硝酸异戊酯、亚硝酸钠、硫代硫酸钠的使用
一氧化碳中毒	头痛、眩晕、乏力、心悸、恶心呕吐、皮肤黏膜樱桃红色,呼吸心率加快,四肢张力增强,意识障碍	脱离中毒现场,保持气道通畅,吸氧、高压氧治疗,药物:脱水药,利尿药,糖皮质激素防脑水肿
甲醇中毒	头痛、眩晕、乏力、视物模糊、失眠、谵妄、意识模糊、昏迷等	1％碳酸氢钠溶液洗胃,5％碳酸氢钠溶液静脉滴注。血液透析有助于甲醇清除。脱水、及糖皮质激素使用防治脑水肿
毒蛇咬伤	呼吸、循环衰竭为致死常见原因	伤口局部用胰蛋白酶或 0.25％～0.5％普鲁卡因注射液封闭,依地酸钙及抗毒血清的应用,对症支持
河豚毒素中毒	恶心、呕吐、上腹部不适、腹痛、腹泻、口唇、舌尖、肢端麻木,呼吸麻痹等	无特效药,可采取各种排毒措施并维持呼吸通畅,帮助患者度过危险期

（林建东）

■ 参考文献

[1] Persson, H. E, Sjöberg, G. K., Haines, J. A. and de Garbino, J. P, Poisoning severity score. Grading of acute poisoning. Clinical Toxicology, 1998, 36: 205-213.

[2] 刘　毅,陈　兵,杨丽敏,刘　健,赵华杰.中毒严重度评分在急性中毒患者中的应用.中国急救医学,2009;

836-838.

[3] Alam, H., et al. Critical Care Handbook of the Massachussetts General Hospital. Lippincott Williams & Wilkins. 2009.

[4] Parsons, P. E. and J. P. Wiener-Kronish, Critical care secrets. 2012; Mosby.

[5] 王吉耀,廖二元,黄从新,等.内科学.第 2 版.北京:人民卫生出版社,2010.

[6] 陈灏珠,林果为.实用内科学.第 13 版.北京:人民卫生出版社,2009.

[7] 刘大为,徐允盛,张盛敏.危重病学分册.北京:中国协和医科大学出版社,2000.

第 25 章

重症产科

重症产科(severe obsteric)是根据孕产妇的生理特点建立,主要以救治围生期孕妇严重合并症及并发症的产科重症监护中心。虽然在发达国家,有少于 2% 的孕产妇需要进入重症监护中心,但在发展中国家,这一比例高达 10%。

孕产妇危重疾病是因妊娠并发症或合并症而处于危重症的状态,如妊娠高血压病(HELLP 综合征)、妊娠期急性脂肪肝、妊娠合并急性坏死性胰腺炎、羊水栓塞、子宫破裂、出血性休克等,是导致孕产妇死亡的主要原因。在发达国家,孕产妇危重疾病的发生率为 0.05%~1.7%,而在发展中国家则

高达 0.6%~8.5%,而且有增长的趋势,这可能与孕产妇年龄的增加,剖宫产率的增加和肥胖有关。还因为生殖技术的发展增加了多胎妊娠的发生率。

孕产妇死亡率是衡量一个国家卫生发展水平的重要指标之一。在国家各级卫生部门的大力支持下,我国孕产妇死亡率从新中国成立至今呈不断下降的趋势。新中国成立前我国孕产妇死亡率高达 1 500/10 万,至 2007 年这一数字则下降至 36.6/10 万。要降低孕产妇的死亡率,就要迅速的认识孕产妇危重疾病,尽早对高危产妇进行监测,及 ICU 专家早期参与救治。

第一节 重症产科的监测

一、临床表现的监测

产科重症通常包括:妊娠期高血压(先兆子痫、子痫及 HELLP 综合征)、失血性休克、羊水栓塞等。此外,随着我国社会经济的发展,妊娠期营养过剩,导致妊娠合并胰腺炎的发病率亦不断增长。

轻度妊娠期高血压疾病主要临床表现为血压轻度升高,可伴轻度蛋白尿和(或)水肿,此阶段可持续数日至数周,或逐渐发展,或迅速恶化。发展到先兆子痫,患者出现头痛、眼花、恶心、胃区疼痛及呕吐等症状。这些症状表示病情进一步恶化,特别是颅内病变进一步发展,预示可能会发生抽搐,故称先兆子痫。在先兆子痫的基础上进而有抽搐发作,或伴昏迷,称为子痫。少数病例病情进展迅速,先兆子痫征象不明显而骤然发生抽搐。子痫典型发作过程为先表现眼球固定,瞳孔放大,瞬即头扭向一侧,牙关紧闭,继而口角及面部肌颤动,数秒后发展为全身及四肢肌强直,双手紧握,双臂屈曲,迅速发生强烈抽动。抽搐时呼吸暂停,面色发绀。

持续 1min 左右抽搐强度减弱,全身肌松弛,随即深长吸气,发出鼾声而恢复呼吸。抽搐临发作前及抽搐期间,患者神志丧失。抽搐次数少及间隔长者,抽搐后短期即可苏醒;抽搐频繁持续时间较长者,往往陷入深昏迷。HELLP 综合征常见主诉为右上腹或上腹疼痛、恶心、呕吐、全身不适。少数可有轻度黄疸,查体可见上腹肌紧张,体重显著增加、水肿。如凝血功能障碍严重可出现血尿、消化道出血。

产科重症出血性休克的主要原因有异位妊娠、前置胎盘、胎盘早剥、产后出血、晚期产后出血等。早期休克表现为烦躁不安、口渴、血压下降、脉搏细速、面色苍白或轻度发绀、四肢湿冷。休克加重表现为表情淡漠、反应迟钝、血压继续下降、脉搏减慢、瞳孔散大、少尿或无尿。

羊水栓塞多数病例在发病时常首先出现寒战、烦躁不安、咳嗽、气急、发绀、呕吐等症状。如羊水侵入量极少,则症状较轻,有时可自行恢复。重度出现典型的临床表现,即呼吸、循环衰竭暴发型为

前驱症状之后，很快出现呼吸困难、发绀。急性肺水肿时有咳嗽、咳粉红色泡沫痰、心率快、血压下降甚至消失。少数病例仅尖叫一声后，心搏呼吸骤停而死亡。缓慢型的呼吸循环系统症状较轻，甚至无明显症状，待产后出现流血不止、血液不凝时才被发现。全身出血倾向：部分羊水栓塞患者经抢救度过了呼吸循环衰竭时期，继而出现 DIC。呈现以大量阴道出血为主的全身出血倾向，如黏膜、皮肤、针眼出血及血尿等，且血液不凝固。有些仅表现为起病即产后不易控制的阴道出血，多系统脏器损伤的表现。由于肾脏缺氧，出现尿少、无尿、血尿、氮质血症，可因肾衰竭而死亡；脑缺氧时患者可发生烦躁、抽搐、昏迷。

二、心电图监测

妊娠后期心电图检查有电轴左偏，心脏沿长轴旋转。有些孕妇在 Ⅲ 导联出现 Q 波和 T 波倒置。Q 波在深吸气后可减小，T 波在深吸气后倒置减轻或转为直立。AVF 导联一般无 Q 波，上述心电图改变均可于产后消失。妊娠期可能出现房性或室性期前收缩、心律失常。重度先兆子痫患者由于主要是冠状小动脉的痉挛，管腔变窄，使心肌细胞相对供血不足所致，心电图主要表现为患者出现窦性心动过速，ST 段压低、T 波低平、双向倒置、Q-T 间期改变，左前分支阻滞等。羊水栓塞患者床边心电图常提示右心房、右心室扩大。

动态心电图可连续记录 24h 心电活动的全过程，包括休息、活动、进餐、工作、学习和睡眠等不同情况下的心电图资料，能够发现常规 ECG 不易发现的心律失常和心肌缺血，是临床分析病情、确立诊断、判断疗效的重要客观依据。

三、血流动力学监测

1. 桡动脉测压　是最常穿刺的动脉，约占 70%。因该动脉位置浅表，搏动明显，行走方向较直，穿刺成功率高，管理方便等优点。穿刺前常规做 Allen 试验，选择 Allen 阴性者进行穿刺。Allen 试验的目的是了解尺动脉循环情况，如桡动脉发生阻塞或栓塞，只要尺动脉平行循环良好，手部血流灌注不会发生障碍。确定套管针在动脉后，给予外露部分缝合或固定，近端接上装有肝素溶液的测压管，远端接上测压装置监测。所有产科重症患者均应采用有创测压。

2. 中心静脉压监测　中心静脉压是指右心房或靠近右心房的上、下腔静脉内的压力。中心静脉压主要反映右心室前负荷，其高低与血容量、静脉血管张力和右心房功能有关。它不能完全反映左心功能和整个循环系统功能的好坏。中心静脉压监测尤其适用于严重创伤、休克、心血管代偿功能不全等危重患者。利用它可随时调节输液量及速度。中心静脉压的正常值是 $8\sim12cmH_2O$。在一般情况下，中心静脉压 $<6cmH_2O$ 表示心脏充盈欠佳或血容量不足，$>16cmH_2O$ 提示右心功能不全。监测中心静脉压的目的是提供适当的充盈压以保证心排血量。监测中心静脉压时需注意以下几点：中心静脉压可作为判断心脏对液体负荷的安全指标，一般中心静脉压不高或偏低，输血、补液是安全的；中心静脉压与血压不同，不应强调所谓正常值，更不要强求输液以维持所谓的正常值，而引起输液过量，动态观察中心静脉压值更有临床意义；中心静脉压仅反映右心室功能情况，当患者以左心功能不全为主时，中心静脉压不能反映左心室的功能状态，此时作肺动脉楔压监测更有价值。

3. 肺动脉压监测　肺动脉楔压是利用漂浮导管从周围静脉插入，经腔静脉→右心房→右心室→肺动脉，进入肺小动脉，将导管气囊充气后所测压力。适用于已经存在或预期可能发生的左心室功能不全、严重的肺疾病，也可以用来指导输液。肺动脉楔压的正常值为 $5\sim13mmHg$，超过 $20\sim24mmHg$ 表明左心室功能欠佳，肺动脉楔压的高低和肺水肿的发生关系密切。研究证明，肺动脉楔压在 $18\sim20mmHg$，肺开始充血；肺动脉楔压在 $21\sim25mmHg$，肺轻、中度充血；肺动脉楔压在 $26\sim30mmHg$，中、重度充血；肺动脉楔压 $>30mmHg$，开始出现肺水肿，而且肺动脉楔压值升高比肺水肿的临床和 X 线片表现要早。危重患者在测定肺动脉楔压的同时要测定心排血量，并依据两者之间的相互关系可绘出左心室功能曲线，对及时采取正确的治疗颇有价值。

4. 脉搏血氧饱和度监测和血气分析　近年来，脉搏血氧饱和度仪的应用已很普遍，能无创伤连续经皮测定，应用方便，数据可靠，为早期发现低氧血症提供了有价值的信息；呼吸衰竭患者，使用脉搏血氧饱和度仪能确切调整吸入氧浓度，使氧合调整到最佳状态。脉搏血氧饱和度 $>80\%$ 时不出现发绀，临床上以脉搏血氧饱和度不小于亚饱和状态 95% 为宜。由于氧离曲线的特点，脉搏血氧饱和度与血氧分压有一个粗略的对应关系，脉搏血氧饱和度为95％时,血氧分压为70.2mmHg;脉搏血氧饱和度为91％时,血氧分压为61mmHg,所以,脉搏血氧饱和度的临界危险值应定为90％。如患者出现严重低氧血症,鼻导管吸氧血氧分压<60mmHg或脉搏血氧饱和度<90％,即应考虑气管插管机械通气。

但是单凭临床观察与脉搏血氧饱和度不足以对呼吸状态做出精确的估计,也不能了解肺的换气功能。因此,对于危重患者,血气分析为不可缺少的监测项目。随着监测技术的提高,血气分析能为临床提供更多的有价值的指标。酸碱度(pH),参考值7.35~7.45。<7.35为酸血症,>7.45属碱血症。但pH正常并不能完全排除无酸碱失衡。二氧化碳分压(PCO_2)参考值35~45mmHg乘0.03即为H_2CO_3含量,超出或低于参考值称高、低碳酸血症。>50mmHg有抑制呼吸中枢危险,是判断各型酸碱中毒主要指标。二氧化碳总量(TCO_2),参考值24~32mmHg,代表血中CO_2和HCO_3^-之和,在体内受呼吸和代谢2方面影响。代谢性酸中毒时明显下降,碱中毒时明显上升。氧分压(PaO_2)参考值80~100mmHg。低于60mmHg即有呼吸衰竭,<30mmHg可有生命危险。实际碳酸氢根(AB),参考值21.4~27.3mmHg,标准碳酸氢盐(SB)参考值21.3~24.8mmol/L。AB是体内代谢性酸碱失衡重要指标,在特定条件下计算出SB也反映代谢因素。两者正常为酸碱内环境稳定正常。两者皆低为代谢性酸中毒(未代偿),两者皆高为代谢性碱中毒(未代偿),AB>SB为呼吸性酸中毒。剩余碱(BE)参考值-3~+3mmol/L,正值指示增加,负值为降低。阴离子隙(AG),参考值8~16mmol/L,是早期发现混合性酸碱中毒重要指标。判断酸碱失衡应先了解临床情况,一般根据pH、$PaCO_2$、BE(或AB)判断酸碱失衡,根据PaO_2及$PaCO_2$判断缺氧及通气情况。pH超出正常范围提示存在失衡,但pH正常仍可能有酸碱失衡。$PaCO_2$超出正常提示呼吸性酸碱失衡,BE超出正常提示有代谢性酸碱失衡。但血气和酸碱分析有时还要结合其他检查,结合临床动态观察,才能得到正确判断。肺泡-动脉血氧分压差是判断肺换气功能正常与否的一个重要指标,在抢救呼吸衰竭的过程中,对肺泡-动脉血氧分压差进行动态观察极有价值,但应以相同的吸入氧浓度为基准,而不能脱离吸入氧浓度而单看肺泡-动脉血氧分压差的绝对值。肺泡-动脉血氧分压差不是直接测得的,而

是通过公式计算出的。肺泡-动脉血氧分压差的正常值吸空气时平均为10~15mmHg,吸纯氧时为24.75~75mmHg,但可受年龄因素的影响。$P_{A-a}O_2$=[(0.33+0.2)×年龄]×7.5mmHg。监测肺泡-动脉血氧分压差的变化,有助于了解低氧血症的病理生理改变,如有弥散障碍、通气与血流比例失调时,除氧分压降低外,肺泡-动脉血氧分压差可升高,而通气不足的患者虽氧分压降低,但肺泡-动脉血氧分压差正常。若肺泡-动脉血氧分压差进行性上升,提示预后不良。此外氧合指数也具有重要的临床价值,PaO_2/FiO_2>300为正常,200~300显示有肺损伤,<200提示急性呼吸窘迫综合征(ARDS)。

静脉血氧饱和度(SvO_2):评价全身的氧供需平衡很有价值,是组织利用氧的一个综合指标。当SvO_2>0.65时,心功能好转,SvO_2 0.35~0.50,提示心功能不足,SvO_2<0.35,提示组织氧合障碍。因此,SvO_2反映血容量及心排血量变化优于其他血气及血流动力学指标,在临床工作中若将动脉和混合静脉血结合起来分析则对组织灌注和缺氧状态可以有更全面的了解。

四、呼吸系统监测

1. 通气功能监测 肺通气量包括每分通气量,是静息状态下每分钟出入肺内的气量,等于潮气量(TV)×呼吸频率(RR,次/min)。正常:男性(6663±200)ml、女性(4217±160)ml。>10L/min示通气过度。平静呼吸的潮气容积中,约25％来自肋间肌的收缩,75％依靠膈升降运动完成。因此,潮气容积大小不仅与性别、年龄、身高、体表面积有关,且受胸廓与膈运动影响。计算所得值需经饱和水蒸气压校正。最大通气量(MVV)是以最快呼吸频率和尽可能深的呼吸幅度最大自主努力重复呼吸1min所取得的通气量。正常:男性(104±2.71)L、女性(82.5±2.17)L,通常亦应根据实测值占预计值％的百分比进行判定,低于预计值的80％为异常用力肺活量(forced vital capacity,FVC)旧称时间肺活量,是深呼气至TLC位后以最大用力、最快速度所能呼出的全部气量。第1秒用力呼气量(forced expiratory volume in first second,FEV1)是指最大吸气到TLC位后开始呼气,第1s内的呼出气量,它既是容积测定,也是1秒内的流量测定,后者临床应用最广,常以FEV1/FVC％或FEV1/VC％表示(简称1s率),因为正常人FVC=VC。

3s 用力呼气量(FEV3)是指最大吸气至 TLC 位后，3s 内的全部呼气气量。最大呼气中段流量(maximal mid-expiratory flow curve, MMF)是由 FVC 曲线计算得到的用力呼出肺活量 25%～75% 的平均流量。FVC 初始呼气阶段呼气速度快，受主观用力因素影响大，不易掌握。末段，曲线的最后部分位于低肺容量位，肺弹性回缩力降低，气道口径缩小，流量低，且对已有呼吸困难者，往往不能正确完成。而 MMF 主要取决于 FVC 非用力依赖部分，即呼气流量随用力程度达到一定限度后，尽管继续用力，用力流量仍固定不变，与用力无关。在包括 MMF 在内的低肺容量位流量的改变，受小气道直径影响，流量降低反映小气道阻塞。研究发现小气道疾病当 FEV_1，FEV_1/FVC 和气道阻力均正常时，MMF 却可降低，说明 MMF 比 $FEV_1/FVC\%$ 能更好地反映小气道阻塞情况。肺泡通气量(alveolar ventilation, VA)是指安静状态下每分钟进入呼吸性细支气管肺泡参与气体交换的有效通气量。正常成年人潮气容积为 500ml，其中在呼吸性支气管及肺泡参与气体交换的为有效通气量。在呼吸性细支气管以上气道中的气体仅起传导气体作用，不参与气体交换，称为解剖无效腔即无效腔气，约占 150ml。若按每分钟呼吸 15 次计算，其静息通气量为 7.5L/min，去除无效腔气，则肺泡通气量为 5.25L/min，但进入肺泡中气体，若无相应肺泡毛细血管血流与之进行气体交换，也同样会产生无效腔效应，称肺泡无效腔。解剖无效腔加肺泡无效腔称生理无效腔，正常情况下因通气血流比值正常，肺泡无效腔量极小，可忽略不计，故解剖无效腔与生理无效腔基本一致。VA＝(TV－VD)×RR，可见通气效率受无效腔与潮气容积比率(VD/TV)的影响。正常 VD/TV＝0.3～0.4，比值小则有效肺泡通气量增加，比值大则减少。如 VD/TV＝0.7 时，TV 仍为 500ml，RR 15/min，则 VA＝500ml×(1～7/10)×15/min＝2.25L/min，故浅速呼吸的通气效应逊于深缓呼吸。

2. **力学监测**　呼吸力学监测的参数包括有与呼吸相关的压力、容量、流量、顺应性、阻力和呼吸做功等。肺顺应性是了解肺实质和呼吸功能变化的主要指标。正常值为 735ml/kPa。肺顺应性：潮气量，呼吸机平台压力。呼吸相关的顺应性指标包括肺的顺应性(Ct)和胸壁顺应性(Cw)。根据其检测方法的不同，顺应性又分为动态顺应性和静态顺应性。①肺顺应性(Ct)＝肺容积改变(ΔV)，经肺压(ΔPt)，影响肺弹性的因素有：肺弹性组织、表面张力和肺血容积等，其中主要是表面张力和肺弹性组织。②胸壁顺应性(Cw)＝肺容积改变(ΔV)/经胸壁压(ΔPw)。影响胸壁顺应性的因素有：胸壁呼吸肌张力和胸壁弹性回缩压。③呼吸系统顺应性(C_{RS})是 C_L 和 C_w 的总和。由于肺与胸壁属于串联连接，呼吸系统的弹性回缩力(E_{RS})是肺弹性回缩力(E_L)和胸廓弹性回缩力(E_{cw})总和，C_{RS} 与 C_L 和的关系可以通过公式表示：$1/C_{RS}＝1/C_L＋1/C_w$。在正常人，呼吸肌肉完全松弛的平衡容量位，即 FRC，肺和胸廓的弹性回缩力完全平衡，即肺和胸廓的顺应性相等。正常呼吸发生的压力和容量变化处于 S 形曲线的中段容量区域内，其顺应性最大，呼吸克服肺弹性所做的功是最小的。

五、凝血功能监测

凝血功能监测包括凝血酶原时间(PT)，部分活化凝血酶原时间(APTT)，凝血酶时间(PT)，纤维蛋白原(FIB)，激活全血凝固时间(ACT)，血小板(PLT)计数等。

PT 反映外源性凝血因子总的凝血状况的筛选试验。正常值为 11～15s。当测定值超过正常参考值 3s 为异常。PT 延长主要见于凝血因子 Ⅱ，Ⅴ，Ⅶ，Ⅹ 缺乏及 FIB 明显减少和血中抗凝血物质增多。PT 升高见于高凝血状态，先天性因子 Ⅴ 增多，口服避孕药和血栓性疾病。

APTT 反映内源性凝血系统各凝血因子总的功能的较明显的筛选指标。正常参考值手工法 35～45s，较正常对照值延长 10s 为异常。APTT 延长见于凝血酶原重度减少，FIB 显著减少，羊水栓塞，DIC 等。

TT 正常值为 16～18s。延长(超过正常值 3s 以上)见于肝素增多或类肝素抗凝血物质存在，纤维蛋白原降解产物(FDPs)增多，DIC，低(无)纤维蛋白原血症。TT 时间缩短多见于血样本中有微小血凝块或钙离子存在。

FIB 正常参考值为 2～4g/L。增高见于糖尿病，心肌梗死，休克，大手术后，妊娠期高血压病急血栓状态；降低见于 DIC，原发性纤溶亢进及重症肝病等。

PLT 正常参考值为 $(100～300)×10^9/L$。减少见于原发性和继发性血小板减少症。需注意 PLT 只是对血小板数量的监测，并不代表血小板功能。

六、水、电解质酸碱平衡监测

妊娠期间出现不同程度的恶心、呕吐症状,少数严重者呕吐频繁剧烈,这些症状往往会引起体内水、钠、钾等丢失,造成电解质紊乱。在重症产科患者如出血性休克、过敏性休克、妊娠期高血压病、羊水栓塞患者中,水、电解质酸碱平衡紊乱更加常见。在重度妊娠期高血压的患者中,以高钾血症、高镁血症、高磷血症、低钠血症和低钙血症为多见。

第二节 重症产科的处理

一、妊娠高血压

妊娠高血压(pregnancy-induced hypertension,PIH),是妊娠期所特有而又常见的疾病,指妊娠20周后发生的一过性高血压、水肿、蛋白尿症候群,该病严重影响母婴健康,是孕产妇和新生儿发病率及病死率的重要原因。本病好发于妊娠24~32周,临床表现为高血压、蛋白尿、水肿,严重时出现抽搐、昏迷,甚至母婴死亡。PIH分为五种类型:①妊娠期高血压(妊娠诱发高血压或短暂性高血压);②子痫前期;③子痫;④慢性高血压合并子痫;⑤慢性高血压。

(一)流行病学

在美国,PIH占总妊娠数的12%~22%,17.6%的孕妇死亡原因归结于高血压疾病。妊娠合并高血压,包括子痫和子痫前期占PIH患者的70%,而慢性高血压占30%。在我国,PIH发病率6%~8%,占孕产妇死亡原因的15%。

(二)病因

病因至今尚未阐明。PIH好发因素及主要的病因学如下。

1. PIH发病可能与以下因素有关 ①精神过分紧张或受刺激致使中枢神经系统功能紊乱者;②寒冷季节或气温变化过大,特别是气压升高时;③年轻初孕妇或高龄初孕妇;④有慢性高血压、慢性肾炎、糖尿病等病史的孕妇;⑤营养不良,如贫血、低蛋白血症者;⑥体型矮胖者,即体重指数>24者;⑦子宫张力过高(如羊水过多、双胎妊娠、糖尿病巨大儿及葡萄胎等)者;⑧家族中有高血压史,尤其是孕妇之母有重度PIH史者。有研究认为双胎及多胎妊娠、血清钙离子浓度也是PIH的危险因素。

2. 病因学说

(1)免疫学说:妊娠被认为是成功的自然同种异体移植。正常妊娠的维持,有赖于胎儿母体间免疫平衡的建立与稳定。这种免疫平衡一旦失调。即可导致一系列血管内皮细胞病变,从而发生PIH。研究发现PIH患者血清免疫球蛋白IgG、IgA、IgM含量较正常妊娠组明显降低使胎儿抗原暴露,而导致母体对胎儿的免疫排异反应;PIH时T细胞因子分泌失衡,体内Th1型免疫反应增强,引起T淋巴细胞杀伤细胞及NK细胞等对滋养层细胞攻击增强,导致胎盘血管病变,胎盘缺血,而引起PIH的病理改变。目前,普遍认为免疫可能是该病发生的主要因素。

(2)子宫-胎盘缺血学说:本学说认为临床上PIH易发生于初孕妇、多胎妊娠、羊水过多,系由于子宫张力增高,影响子宫的血液供应,造成子宫胎盘缺血、缺氧所致。此外,全身血液循环不能适应子宫-胎盘需要的情况,如孕妇有严重贫血、慢性高血压、糖尿病等。亦易伴发本病。也有学者认为子宫-胎盘缺血并非疾病的原因,而是血管痉挛的结果。

(3)PIH与血浆内皮素:内皮素是血管内皮细胞分泌的一种多肽激素,是强有力的血管收缩因子。它与血栓素A2(TXA2),血管内皮细胞舒张因子(EDRFs)和前列环素(PGE),正常时保持动态平衡,控制机体的血压与局部血流。PIH时,患者体内调节血管收缩的内皮素和TXA2增加,而调节血管舒张的EDRFs和PGE却减少,使血管收缩与舒张的调节处于失衡而发生PIH。

(4)一氧化氮与PIH:一氧化氮(NO)系由血管内皮细胞释放的一种血管舒张因子,业已提到的EDRFs即是NO及其前体物质。近年来,越来越多的研究表明,血管内皮损伤及其所释放的一系列血管活性物质在PIH发病中起重要作用。这些物质主要包括血管收缩因子(内皮素及TXA2)与血管舒张因子(NO及PGE),其中NO产生减少被认为是影响PIH的病理生理变化的关键因素。因此认为,内源性血管舒张因子NO参与了PIH的发病过程,NO合成和(或)释放功能障碍可能是PIH发病机制中的一个主要环节。

(5)凝血系统与纤溶系统失调学说:正常妊娠时,特别在孕晚期即有生理性的高凝状态,各种凝血因子及纤维蛋白原均较非孕妇女增多。同时,孕期纤溶系统的活性也增强。因此,正常妊娠期凝血与纤溶之间处于一种动态平衡。PIH时,凝血系统活性包括血小板及各种凝血因子的功能增强,而抗凝因子及抗凝血酶Ⅲ与组织型纤溶酶原激活物、纤溶酶原、纤溶酶等活性降低,纤溶酶原活性抑制因子及纤维结合蛋白升高。上述变化导致凝血系统与纤溶系统失去动态平衡,这种失调可能成为PIH的发病因素之一。

(6)缺钙与PIH:近年认为PIH的发生可能与缺钙有关。有资料表明,人类及动物缺钙均可引起血压升高。妊娠易引起母体缺钙,导致PIH发生,而孕期补钙可使PIH的发生率下降。因此,认为缺钙可能是发生PIH的一个重要因素,其发生机制尚不清楚。此外,尿钙排泄量的检测可作为PIH的预测试验。

(7)其他:还有一些与PIH发病有关的病因学说及发病因素,如遗传因素,肾素-血管紧张素-醛固酮学说,前列腺素系统学说。心钠素与PIH以及氧自由基学说等。这些与上述所列的学说,其中大多数是相互关联的,不再列出。

(三)病理生理变化

全身小动脉痉挛为本病的基本病变。由于小动脉痉挛,造成管腔狭窄,周围阻力增大,血管内皮细胞损伤,通透性增加,体液和蛋白质渗漏。表现为血压升高、蛋白尿、水肿和血液浓缩等。全身各器官组织因缺血和缺氧而受到损害,严重时脑、心、肝、肾及胎盘等的病理组织学变化可导致抽搐、昏迷、脑水肿、脑出血,心力衰竭、肾衰竭,肺水肿,肝细胞坏死及被膜下出血,胎盘绒毛退行性变、出血和梗死,胎盘早剥以及凝血功能障碍而导致DIC等。

(四)主要脏器病理变化

1. 脑 脑部小动脉痉挛,引起脑组织缺血、缺氧、水肿,脑血管自身调节功能丧失,引起点状或局限性斑状出血。若痉挛性收缩时间过长,还可发生微血管内血栓形成和局部脑实质组织软化。血管明显破裂时,则发生大面积脑出血。

2. 心 冠状动脉痉挛时,可引起心肌缺血、间质水肿及点状出血与坏死。偶可见个别毛细血管内栓塞。

3. 肾 重症患者肾小球肿胀,血管壁内皮细胞胞质肿胀、体积增大,使管腔狭窄、血流阻滞。肾小球病灶内可有大量成堆的葡萄状脂质(可能为胆固醇或胆固醇酯);肾小球也可能有梗死。内皮下有纤维样物质沉积,使肾小球前小动脉极度狭窄。

4. 肝 病情严重时,肝内小动脉痉挛后随即扩张松弛,血管内突然充血,使静脉窦内压力骤然升高,肝门静脉周围可能发生局限性出血。若小动脉痉挛时间持续过久,肝细胞可因缺血缺氧而发生不同程度的坏死。

5. 胎盘 正常妊娠时,子宫血管的生理性改变表现在蜕膜与子宫肌层的螺旋小动脉粗大、卷曲,以利增加子宫-胎盘的血液供应。PIH时这种变化仅限于蜕膜层的部分血管分支,而子宫肌层与蜕膜其他部分血管则发生急性动脉粥样硬化,表现为内膜细胞脂肪变和血管壁坏死,血管管腔狭窄。影响母体血流对胎儿的供应,损害胎盘功能,导致胎儿宫内发育迟缓。严重时发生螺旋动脉栓塞,蜕膜坏死出血,导致胎盘早剥。

(五)临床表现

1. 轻度PIH 主要临床表现为血压轻度升高,可伴轻微蛋白尿和(或)水肿,此阶段可持续数日至数周,或逐渐发展,或迅速恶化。

(1)高血压:孕妇在未孕前或妊娠20周前,血压(即基础血压)不高,而至妊娠20周后血压开始升高至140/90mmHg,或收缩压超过原基础血压30mmHg,舒张压超过原基础血压15mmHg。

(2)蛋白尿:蛋白尿的出现常略迟于血压升高,量微小(<0.5g/24h),开始时可无。

(3)水肿:最初表现为体重异常增加(隐性水肿),每周超过0.5kg。若体内积液过多,则导致临床可见的水肿。水肿多由踝部开始,渐延至小腿、股部、外阴部、腹部,按之凹陷,称凹陷性水肿。踝部及小腿有明显凹陷性水肿,经休息后不消退者,以"+"表示;水肿延及股部,以"++"表示;"+++"指水肿延及外阴和腹部;"++++"指全身水肿或伴腹水者。

2. 中度PIH 血压150/100mmHg,但不超过160/110mmHg;尿蛋白(+)表明24h尿液中蛋白量≥0.5g;无自觉症状或有轻度头晕。

3. 重度PIH 病情进一步发展,血压高达160/110mmHg或更高;24h尿液中蛋白量≥0.5g;可有不同程度的水肿;并有一系列自觉症状出现。此阶段可分为先兆子痫和子痫。

(1)先兆子痫:在高血压及蛋白尿等的基础上,患者出现头痛、眼花、恶心、胃区疼痛及呕吐等症状。这些症状表示病情进一步恶化,特别是颅内病变进一步发展,预示将发生抽搐,故称先兆子痫。

(2)子痫:在先兆子痫的基础上进而有抽搐发作,或伴昏迷,称子痫。少数病例病情进展迅速,先兆子痫征象不明显而骤然发生抽搐。子痫典型发作过程为先表现眼球固定,瞳孔散大,瞬即头扭向一侧,牙关紧闭,继而口角及面部肌颤动,数秒钟后发展为全身及四肢肌强直,双手紧握,双臂屈曲,迅速发生强烈抽动。抽搐时呼吸暂停,面色发绀。持续1min左右抽搐强度减弱,全身肌松弛,随即深长吸气,发出鼾声而恢复呼吸。抽搐发作前及抽搐期间,患者神志丧失。抽搐次数少及间隔长者,抽搐后短期即可苏醒;抽搐频繁持续时间较长者,往往陷入深昏迷。在抽搐过程中易发生种种创伤,如唇舌咬伤、摔伤甚至骨折,昏迷中呕吐可造成窒息或吸入性肺炎。

子痫多发生于妊娠晚期或临产前,称产前子痫;少数发生于分娩过程中,称产时子痫;个别发生于产后24h内,称产后子痫。

(六)监测

1. 血液检查　测定血红蛋白、血细胞比容、血清渗透压,以了解血液有无浓缩;重症患者应测定血小板计数、凝血时间、凝血酶原时间、纤维蛋白原和D-二聚体等,以了解有无凝血功能异常。

2. 肝、肾功能测定　如谷丙转氨酶、乳酸脱氢酶、血尿素氮、肌酐及尿酸等测定。必要时重复测定或做其他相关性检查,以便综合判断肝、肾功能情况。

3. 血气及电解质　以便及时了解有无电解质紊乱及酸中毒。

4. 眼底检查　视网膜小动脉可以反映体内主要器官的小动脉情况。因此,眼底改变是反映PIH严重程度一项重要标志,对估计病情和决定处理均有重要意义。眼底的主要改变为视网膜小动脉痉挛,动静脉管径之比可由正常的2:3变为1:2,甚至1:4。严重时可出现视网膜水肿、视网膜剥离,或有棉絮状渗出物及出血,患者可能出现视物模糊或突然失明。这些情况产后多可逐渐恢复。

5. 尿常规及尿量　重点检查尿蛋白,如>5g/24h或尿蛋白(卌)则示病情严重。

6. 其他　如心电图、超声心动图、胎盘功能、胎儿成熟度检查、脑血流图检查等,可视病情而定。

(七)诊断

根据病史和典型的临床表现,诊断并不困难。但对病情估计及对某些具有相似临床表现的疾病鉴别却较困难。因此,必须从病史、好发因素、体检及辅助检查等多方面全面分析,方能做出正确诊断。诊断包括病情轻重、分类及有无并发症等,以便制定正确的处理方针。

1. 病史详细询问患者于孕前及妊娠20周前有无高血压、蛋白尿和(或)水肿及抽搐征象;既往病史中有无原发性高血压、慢性肾炎及糖尿病等;有无家族史。此次妊娠经过,出现异常现象的时间。

2. 主要临床表现

(1)高血压:血压达到140/90mmHg,则可做出诊断。尽可能了解其基础血压并与测得的血压相比较。若测得血压为130/80mmHg,未达高血压诊断标准,但其基础血压若为90/60mmHg,其增高已超过30/15mmHg,则应视为达到诊断标准。

(2)蛋白尿:应取中段尿进行检查,凡24h尿蛋白定量≥0.5g为异常。蛋白尿的出现及量的多少,反映肾小动脉痉挛造成肾小管细胞缺氧及其功能受损的程度,应予重视。

(3)水肿:妊娠后期水肿发生的原因,除PIH外,还可由于下腔静脉受增大子宫压迫使血液回流受阻、营养不良性低蛋白血症及贫血等引起。因此,水肿的轻重并不一定反映病情的严重程度。水肿并不明显者,有可能迅速发展为子痫。此外,水肿不明显,但体重于1周内增加>500g,也应予以重视。

(4)自觉症状:一经诊断为PIH,应随时注意有无头痛、眼花、胸闷、恶心及呕吐等症状。这些自觉症状的出现,表示病情发展已进入先兆子痫阶段。应及时作相应检查与处理。

(5)抽搐与昏迷:抽搐与昏迷是本病发展到严重阶段的表现,应特别注意发作状态、频率、持续时间及间隔时间,注意神志情况。

3. 按照疾病严重程度,可将PIH分为轻度和重度(表25-1),作为指导治疗的原则。

(八)鉴别诊断

1. PIH应与妊娠合并原发性高血压或慢性肾炎等相鉴别。

2. 子痫应与癫痫、脑出血、癔症、糖尿病所致的酮症酸中毒或高渗性昏迷、低血糖昏迷等相鉴别。

表 25-1　PIH 病情严重程度的指标

异常	轻度	重度
舒张压	<100mmHg	110mmHg 或更高
蛋白尿	微量～+	持续 2+ 或更高
头痛	无	有
视觉障碍	无	有
上腹痛	无	有
尿少	无	有
抽搐	无	有（子痫）
血清肌酐	正常	升高
血小板减少	无	有
肝酶升高	轻微	明显
胎儿生长受限	无	明显
肺水肿	无	有

（九）治疗

重度 PIH 一经确诊，应住院治疗，积极处理，防止子痫及并发症的发生。治疗原则为解痉、降压、镇静、合理扩容及必要时利尿，适时终止妊娠。

1. 解痉　硫酸镁被认为是预防和控制子痫发作的标准药物。镁离子能抑制运动神经末梢对乙酰胆碱的释放，阻断神经和肌肉间的传导，从而使骨骼肌松弛，故能有效地预防和控制子痫发作；镁离子可使血管内皮合成前列环素增多，血管扩张，痉挛解除，血压下降；镁依赖的三磷腺苷酶恢复功能，有利于钠泵的运转，达到消除脑水肿、降低中枢神经细胞兴奋性、制止抽搐的目的。静脉硫酸镁治疗方案如下。

（1）负荷剂量：20min 内静脉注射 25% 硫酸镁注射液 2.5g/10ml（只适用于重度子痫前期和子痫），如果 15min 后，抽搐仍然持续，则于 2min 内注射 25% 硫酸镁注射液 2.5g/10ml。

（2）维持剂量：硫酸镁 1g/h 持续静脉泵入，每日 15～20g，每日监测血镁浓度。正常孕妇血清镁离子浓度为 0.75～1mmol/L，治疗的有效浓度为 1.7～3mmol/L，若浓度>3mmol/L，即可发生镁中毒。

（3）毒性反应：硫酸镁过量会使呼吸及心肌收缩功能受到抑制，危及生命。中毒现象首先为膝反射消失，随着血镁浓度增加可出现全身肌张力减退及呼吸困难、复视、语言不清，严重者出现呼吸肌麻痹，甚至心搏可突然停止。

（4）注意事项：用药前及用药过程中均应注意以下事项：定时检查膝反射是否减弱或消失；呼吸次数不少于 12/min；尿量>30ml/h，尿少提示排泄功能受抑制，镁离子易蓄积而发生中毒。治疗时须备钙剂作为解毒药。当出现镁中毒时，立即静脉注射 10% 葡萄糖酸钙 10ml。钙离子能与镁离子争夺神经细胞上的同一受体，阻止镁离子继续结合，从而防止中毒反应进一步加重。产后 24h 停止应用硫酸镁。

2. 降压药物　降压药物仅适用于血压过高，特别是舒张压高的患者。舒张压≥105mmHg 或平均动脉压≥140mmHg 者，可应用降压药物。理想的药物是能够快速降压，能控制血压而不降低心排血量，能够逆转子宫胎盘的血管收缩，不会对母、胎造成不利影响。

（1）乌拉地尔：是 α 受体拮抗药，可有效地控制各种高血压，乌拉地尔 200mg 加入 5% 葡萄糖溶液 50ml 注射泵泵入，每小时 3～8ml。如降压效果不理想，可再加用 1 种或多种降压药。

（2）硝普钠：为强有力的速效血管扩张药，扩张周围血管使血压下降。由于药物能迅速透过胎盘进入胎儿体内，并保持较高浓度，其代谢产物（氰化物）对胎婴儿具有毒性作用。因此，不宜于妊娠期应用。分娩期或产后血压过高，应用其他降压药效果不佳时，方考虑使用。硝普钠 25mg 加入 5% 葡萄糖溶液 50ml 注射泵泵入，每小时 2～8ml 直至达到满意效果。监测有创动脉血压，以便及时调整泵速；注意有无代谢性酸中毒，这是氰化物中毒的早期体征；在使用硝普钠之前必须纠正低血容量，以避免血压突然大幅度下降。

（3）硝苯地平：为钙离子拮抗药，抑制钙离子内流，能松弛血管平滑肌，扩张冠状动脉及全身周围小动脉，降低外周血管阻力，使血压下降。开始时 10mg 口服，如果有必要每 30min 重复 1 次；24h 量不超过 60mg。治疗急性高血压时需注意：短效的硝苯地平尚无得到 FDA 的批准用于高血压的治疗。

（4）卡托普利：该药为血管紧张素转化酶抑制药，阻止血管紧张素 I 转换为血管紧张素 II，舒张小动脉，达到降压作用。剂量为 12.5～25mg 口服，每日 3 次。降压效果良好，不影响肾血流量，但可降低胎盘灌注量，妊娠期应慎用。

（5）甲基多巴：为中枢性降压药，兴奋血管运动中枢的 α 受体，从而抑制外周交感神经，使血压下降，妊娠期使用效果良好。用法，250～500mg 口服，每日 3 次；或 250～500mg 加于 10% 葡萄糖溶液 500ml 内静脉滴注，每日 1 次。拉贝洛尔，为水杨酸氨衍生物，是肾上腺素能 β 受体阻滞药，对 β1、 β₂ 受体均有抑制作用，并能直接作用于血管，降低血压，不影响子宫胎盘血流量，对孕妇及胎儿心率无影响。目前对拉贝洛尔在妊娠期间的安全性和有效性的报道都比较正面。其降压效果迅速，优于肼屈嗪，且不会引起反射性心动过速。此外，还可促进早期胎儿肺成熟，增加子宫胎盘灌注。不良反应为头痛及颜面潮红。

（6）拉贝洛尔：可反复静脉注射及静脉滴注，初始剂量为 20mg，以后剂量为 40mg 或 80mg，每次间隔 10min 直至降压满意或总量达 220mg。如果持续性静脉补液，拉贝洛尔的剂量为 2mg/min。静脉注射约 5min 起效。

3. 镇静药物

（1）咪达唑仑：具有镇静、抗惊厥、催眠和肌松弛等作用，50mg/50ml 注射泵入。

（2）冬眠药物：冬眠药物对神经系统有广泛抑制作用，有利于控制子痫抽搐。此外，还有解痉降低血压的作用。由于使用中可能使血压急速下降，使肾与子宫胎盘血流量不足，对胎儿不利及药物对肝有一定损害。因此，现已较少应用，但对硫酸镁治疗效果不佳者仍可应用。常用冬眠Ⅰ号合剂（哌替啶 100mg，氯丙嗪 50mg，异丙嗪 50mg）加于 10% 葡萄糖溶液 500ml 内静脉滴注。紧急情况下，1/3 量加于 25% 葡萄糖液 20ml 缓慢静脉推注（不少于 5min），余 2/3 量加于 10% 葡萄糖溶液 250ml 静脉滴注。

4. 扩容治疗　合理扩容可改善重要器官的血液灌注，纠正组织缺氧，改善病情。扩容治疗的指征是血液浓缩。禁忌证为心血管负担过重、肺水肿表现、全身性水肿、肾功能不全及未达上述扩容指征的具体指标者。常用扩容药有人血白蛋白、血浆、人工胶体及平衡液等。扩容药可根据是否有低蛋白血症、贫血及电解质紊乱加以选择。扩容应在解痉的基础上进行。扩容治疗时，应严密观察脉搏、呼吸、血压及尿量，防止肺水肿和心力衰竭的发生。

5. 利尿药物　限于全身性水肿、急性心力衰竭、肺水肿、脑水肿、血容量过高且伴有潜在肺水肿者。

（1）呋塞米：其利尿作用快且较强，对脑水肿、无尿或少尿患者效果显著，与洋地黄类药物合并应用，对控制 PIH 引起的心力衰竭与肺水肿效果良好。常用剂量为 20～40mg，加于 25% 葡萄糖溶液 20ml 缓慢静脉注射。该药有较强的排钠、钾作用，

易导致电解质紊乱及低氯血症和低钾血症，应加以注意。

（2）甘露醇：为渗透性利尿药。注入体内后由肾小球滤过。极少由肾小管再吸收，排出时带出大量水分，并同时丢失大量钠离子而出现低钠血症。重症患者若有肾功能不全，出现少尿、无尿，或需降低颅内压时，应用甘露醇可取得一定效果。常用剂量为 20% 甘露醇 125～250ml，快速静脉滴注，一般应在 15～20min 滴注完，否则利尿作用差。PIH 心力衰竭、肺水肿者禁用。

6. 适时终止妊娠　PIH 患者经治疗后，适时终止妊娠是极为重要的措施之一。终止妊娠的指征：①先兆子痫孕妇经积极治疗 24～48h 无明显好转者；②先兆子痫孕妇，胎龄已超过 36 周，经治疗好转者；③先兆子痫孕妇，胎龄不足 36 周，胎盘功能检查提示胎盘功能减退。而胎儿成熟度检查提示胎儿已成熟者；④子痫控制后 6～12h 的孕妇。

产后 24h 直至 5d 仍有发生子痫的可能。尽管随时间推移，发生子痫的可能性减少，但仍不应放松观察及防治。

7. 子痫的处理　子痫为重度 PIH 最严重阶段，一旦发生抽搐，母儿死亡率均明显增高。因此，除上述治疗外，尚应重视下列情况：

（1）控制抽搐：一旦抽搐发作，应尽快控制。药物首选硫酸镁，必要时加用强有力的镇静药物。若血压过高应加用降压药物静脉滴注。降低颅内压时，给予 20% 甘露醇 250ml 快速静脉滴注，出现肺水肿时则用呋塞米 20～40mg 静脉注射。使用抗生素预防感染。

（2）护理：子痫患者的护理与治疗同样重要。患者应安置于单人暗室，保持室内空气流通，避免一切外来的声、光刺激，绝对安静。一切治疗与护理操作尽量轻柔，相对集中，避免干扰。严密监测血压、脉搏、呼吸、体温及尿量，记录每小时出入量。防止受伤十分重要，必须专人护理，加用床挡，以防患者从床上跌落。若有义齿应取出。并于上、下白牙之间放置一缠以纱布的压舌板，以防咬伤唇舌。严密观察病情，及时进行必要的血、尿化验与特殊检查。及早发现与处理脑出血、肺水肿、急性肾衰竭等并发症。

（十）预后

重度先兆子痫和子痫会造成许多孕产妇的疾病和死亡。孕妇的疾病包括胎盘卒中造成的大出血，导致凝血功能障碍，肺水肿，吸入性肺炎，急性

肾衰竭,脑血管破裂出血,肝破裂和视网膜剥离。HELLP 综合征患者的病死率为 2%~4%,子痫孕妇的病死率仍为 0.4%~5.8%。只有短暂性高血压没发生先兆子痫的一般不会对胎儿和孕产妇产生影响。目前尚无 PIH 在下次妊娠中复发的流行病学研究,仅有国外的回顾性分析认为子痫复发率为 10.3%(0~21%),下次妊娠发生高血压的可能性为 33%。

二、HELLP 综合征

HELLP(hemolysis, elevated liver enzymes, low platelets)综合征是妊娠期高血压疾病的严重并发症。1982 年由 Weinstein 首先报道并命名,母婴病死率较高。它被认为是重度先兆子痫的另一个独立的评定标准。本病以溶血、肝酶升高及血小板减少为特点。

(一)流行病学

国内报道重度妊娠期高血压疾病患者 HELLP 综合征发病率约为 2.7%,国外为 4%~16%。在重度先兆子痫的孕妇中,HELLP 综合征的发病率约为 20%。HELLP 综合征产前的发病率是 70%,产后为 30%。

(二)病因及发病机制

本病的主要病理改变为血管内皮损伤,可造成纤维蛋白沉积、血管痉挛和血小板激活,血管的痉挛、狭窄和纤维蛋白的沉积可使红细胞在通过血管时变形裂解而造成溶血;血小板被激活而黏附于血管表面,同时血管的收缩痉挛也促使血小板进一步聚集,使血液中血小板数量减少,并促使血栓素 A2、内皮素等一些血管收缩因子的释放;肝血管痉挛、肝窦内纤维素沉积导致肝细胞受损而使肝酶水平升高。

HELLP 综合征的启动机制尚不清楚,但可能与下列因素有关:①HELLP 综合征的发生与自身免疫机制有关。近年来,免疫因素与 HELLP 综合征的关系越来越受到重视。研究表明患者血中补体激活,可刺激巨噬细胞、白细胞及血小板合成减少、溶血及肝酶升高。②HELLP 综合征与血清中高 D-二聚体与纤维结合素有关,1995 年,Neiger 等研究发现 D-二聚体试验阳性时 PIH 患者中的先兆子痫患者发生 HELLP 综合征的高危因素。③HELLP 综合征与内皮素及一氧化氮的合成有关,PIH 时血浆中内皮素增加,血管局部一氧化氮合成酶活性降低,导致小动脉平滑肌痉挛,从而引起一系列病理变化。

(三)临床表现

本病可发生于妊娠中期及产后的数日的任何时间,70% 以上发生于产前,大部分均在妊娠 27~37 周,其余可发生于产后 48h 内。临床症状多无特异性,常见主诉为右上腹或上腹疼痛、恶心、呕吐、全身不适。少数可有轻度黄疸,查体可见上腹肌紧张,体重显著增加、水肿。如凝血功能障碍严重可出现血尿、消化道出血。多数患者有 PIH 的基本特征,约 20% 患者血压正常或轻度升高,15% 的孕妇可既无高血压,也无蛋白尿。

(四)诊断及分类

根据典型的临床表现可以做出初步诊断,如全身不适、右上腹疼痛、体重骤增、脉压增宽、收缩压 >140mmHg、舒张压 >90mmHg、可伴有恶心、呕吐症状。确诊取决于实验室检查结果。

按 Tennessee 标准:①血管内溶血。外周血涂片可见变形红细胞,网织红细胞增多。总胆红素 $\geq$ 20.5μg/L,乳酸脱氢酶升高,尤其 $\geq$600U/L。以上任何 1 项目均提示溶血。②肝酶升高。血清天冬氨酸转氨酶(AST)、丙氨酸转氨酶(ALT)升高,$\geq$ 70U/L。③血小板减少。血小板 $\leq$100×10^9/L。以上 3 项全部符合可诊断为完全性 HELLP 综合征,符合任 1 项或 2 项可为部分性 HELLP 综合征。

Francois 将 316 例完全性 HELLP 综合征、部分性 HELLP 综合征患者进行比较,发现完全性 HELLP 综合征需输血制品、并发弥散性血管内凝血、伤口血肿者较部分性 HELLP 综合征患者明显为高,妊娠结局不良。Sibai 等报道 22 例完全性 HELLP 综合征,其中 20% 发生胎盘早剥,38% 并发弥散性血管内凝血,8% 急性肾衰竭,1.8% 孕产妇死亡。围生儿病死率 376‰,主要死于胎盘早剥、宫内缺氧、早产。

Mississippi 标准按照血小板计数将 HELLP 综合征分为 3 型:①Ⅰ型,血小板 $\leq$50×10^9/L,AST 或 ALT$\geq$70U/L,LDH$\geq$ 600U/L;②Ⅱ型,50×10^9/L$\leq$血小板 $\leq$100×10^9/L,AST 或 ALT$\geq$70U/L,LDH$\geq$ 600U/L;③Ⅲ型,100×10^9/L$\leq$血小板 $\leq$150×10^9/L,AST 或 ALT$\geq$40U/L,LDH$\geq$ 600U/L,此分型与预后有密切关系。在 1980—1989 年,Mississippi 医学中心接受了 158 例妊娠高血压综合征合并 HELLP 综合征的患者,其中 70 例Ⅰ型,88 例Ⅱ型,所有Ⅰ型患者产后 11d 血小板

恢复至 $100 \times 10^9/L$,平均产后(4.2 ± 4.9)d,LDH 降至 500U/L;而 Ⅱ 型患者最长产后 6d 血小板恢复至 $100 \times 10^9/L$,平均产后(3.2 ± 2.7)d,LDH 降至 500U/L,11 例 Ⅰ 型患者需血浆置换治疗,而 Ⅱ 型患者无 1 例血浆置换,两组差异显著。

(五)鉴别诊断

1. 妊娠相关疾病 ①妊娠良性血小板减少症;②妊娠急性脂肪肝。

2. 非妊娠相关性感染及炎症相关性疾病 ①病毒性肝炎;②胆管炎、胆囊炎;③上尿路感染;④胃炎;⑤胃溃疡;⑥急性胰腺炎。

3. 血小板减少症 ①特发性血小板减少性紫癜(ITP);②叶酸缺乏;③系统性红斑狼疮(SLE);④抗磷脂抗体综合征(APS)。

4. 其他少见的与 HELLP 类似的疾病 ①血栓性血小板减少性紫癜;②溶血性尿毒症综合征(HUS)。

(六)治疗

HELLP 综合征的处理原则包括:①及时终止妊娠(>34 周);②在孕妇生命体征稳定及使用糖皮质激素 48h 终止妊娠,这一原则对于妊娠 27～34 周孕妇更为重要;③对于妊娠<27 周的孕妇,可先非手术治疗 48～72h,皮质激素亦可使用,根据孕妇的一般情况决定是否终止妊娠,这一原则较少采用。

1. 非手术治疗 目前尚无较大的 RCT 研究比较非手术治疗和立刻终止妊娠的治疗效果。非手术治疗需在密切监护下进行,需严格平衡延长妊娠时间与增加产妇和胎儿严重并发症风险的利弊(如胎盘早剥、急性肾衰竭、肺水肿、DIC 及产妇、胎儿死亡)。如非手术治疗无效,需立刻终止妊娠。此外,孕妇合并 DIC 是非手术治疗的绝对禁忌。

2. 皮质激素(corticoids,CS) CS 可通过胎盘促进胎儿肺成熟,对于妊娠 26～33 周胎儿有效。更可促进血小板生成,增加毛细血管抵抗力,降低血管通透性,减少出血及渗血,并有抵抗自身免疫抗体的作用,减少沉淀物及疏通微循环。此外,CS 还可降低升高的肝酶。

国外研究报道倍他米松的安全性与脑保护的功能优于地塞米松,因而作为促进胎儿肺成熟的首选用药。目前临床常用仍为地塞米松。治疗方法为:①标准剂量地塞米松,促进胎儿肺成熟(6mg 静脉注射,12h 1 次);②大剂量地塞米松治疗产妇(10mg 静脉注射,12h 1 次);③重复剂量降低产妇

病死率,促进恢复。

近年来多项临床研究发现,在终止妊娠前使用标准剂量地塞米松对胎儿及孕妇有益,且无不良反应,并不推荐重复使用 CS。CS 对 HELLP 综合征效果不如在重度先兆子痫患者显著。Fonseca 等的随机双盲安慰剂对照试验显示,大剂量地塞米松对于妊娠和产后发生 HELLP 综合征的患者并无显著疗效。但我科收治 HELLP 综合征患者的经验及 Martin 等临床试验结果提示大剂量地塞米松能使产后发生的 HELLP 综合征病程缩短,加速康复。这可能是因为 Fonseca 的试验中同时包括妊娠及产后并发 HELLP 患者的缘故。

3. 及时终止妊娠 目前尚无随机对照试验比较经阴道分娩或剖宫产 2 种方式的差别。一般 Ⅲ 型 HELLP 综合征患者可等待自发产程的启动,而 Ⅰ 型和 Ⅱ 型患者,只要妊娠大于 34 周,需立刻终止妊娠。对于妊娠<34 周的患者,一旦出现胎儿宫内窘迫及孕妇情况迅速恶化,则必须立刻终止妊娠,这些指征包括:无法控制的高血压,血压$>160/110$mmHg,无法改善或逐渐恶化的临床症状,即持续恶化的肾衰竭,严重腹腔积液、胎盘早剥、少尿、肺水肿或子痫。

4. 纠正溶血性贫血 输新鲜冰冻血浆补充凝血因子,当血小板低于 $50 \times 10^9/L$ 时,应输血小板,尤其在剖宫产前,也可用右旋糖酐-40(低分子右旋糖酐),既能扩容,又能覆盖在血管内皮细胞表面,使血管内膜光滑,减少血小板聚集。此外,低分子肝素钙亦可应用,我科常在输完冰冻血浆后,立刻给予低分子肝素钙 0.4ml 皮下注射 1/d,减少凝血因子的耗竭。近来研究发现抗凝血酶可作为先兆子痫的推荐用药,与肝素相比降低了出血的风险,但目前尚无临床试验证实其疗效。

此外,有研究发现 HELLP 综合征患者体内谷胱甘肽水平显著降低,增加细胞内谷胱甘肽水平可保护细胞免受过氧化氢的损伤,这可能是未来治疗 HELLP 综合征的新策略。对于肝破裂和包膜下血肿的患者,重组Ⅶa 可能有效。

5. 产后合并 HELLP 综合征的处理 在终止妊娠后母体血小板持续降低,至产后 72h 可逐渐恢复。约 30% 的 HELLP 综合征发生于产后数小时至 7d,大部分发生于产后 48h 内。产后合并 HELLP 综合征者,往往肾衰竭和肺水肿的发病率高于妊娠合并 HELLP 综合征的患者。对于这些患者,目前临床上推荐大剂量地塞米松的使用。但

仍有2项临床研究认为大剂量地塞米松并不能降低产妇病死率、住院时间,改善实验室检查各项指标和利尿。

对于产后72h后,血浆胆红素水平仍持续升高的患者,可能从血浆置换中获益。在Ⅰ型患者中,持续补充血小板及大剂量地塞米松使用并不能改善预后。Ertan等在尿少的患者中使用呋塞米和抗凝血酶及低分子肝素钙预防DIC获得不错的临床疗效,而一项meta分析则认为呋塞米的使用并不能预防或治疗急性肾衰竭。

此外,更要严密观察出血量(准确测量阴道出血量)和实验室各项指标,防止DIC的发生。DIC的程度是影响HELLP预后的重要因素。DIC在产科中最常见的表现为阴道出血不凝固,临床上常重视产后出血而忽视DIC的存在。

(七)预后

HELLP综合征预后较差,可引发胎盘卒中,肾衰竭,早产和母儿死亡。研究发现,实验室检查指标与HELLP综合征预后密切相关。当LDH>1 400U/L,AST>150U/L,ALT>100U/L和尿酸>460mmol/L时,产妇病死率可高于75%。

三、妊娠急性脂肪肝

妊娠急性脂肪肝(acute fatty liver of pregnancy,AFLP)为妊娠晚期特有的一种严重的肝病,病死率高达85%以上,多见于初产妇及PIH患者的疾病。大多发生于妊娠30~38周,有与重症肝炎相似的消化道症状、黄疸、出血倾向和肝、肾衰竭,易误诊为急性重症肝炎。

(一)流行病学

AFLP的发病率为1/16 000~1/7 000,多发于妊娠晚期,起病急骤,病势凶险,严重危及围生儿生命。再次复发AFLP是罕见的。

(二)病因及发病机制

大多数研究认为初产妇、多胎妊娠、男胎和先兆子痫是其高危因素。目前,该病确切的病因及发病机制不详,可能与妊娠晚期体内激素水平变化、脂质代谢、蛋白质合成代谢障碍及胎儿方面等因素相关,也有研究认为与妊娠期高血压有关。但大多数的研究结果表明,AFLP与线粒体脂肪酸氧化功能障碍密切相关,认为妊娠急性脂肪肝发病与长链3-羟基辅酶A脱氢酶(LCHAD)缺乏有着密切关联。胎儿由于缺乏这种酶,生成的大量长链脂肪酸不能被有效地氧化,通过胎盘进入母体,如果母亲也是LCHAD缺陷,容易导致肝发生小脂滴脂肪变性而发病。其他因素:如药物、有毒物质或病毒也可以引起肝脂肪样变性。有文献报道在接触甲酸后发生AFLP,孕妇使用阿司匹林也出现AFLP;也有研究认为AFLP与细菌、真菌感染亦有关。

(三)临床表现

AFLP常发生于妊娠中晚期,以28~40周常见,偶有报道见于23周。AFLP以26-30岁孕妇多见,多见于初产妇,起病急骤。主要临床表现初期为乏力、食欲缺乏、恶心、呕吐、多尿、下肢水肿等,其中呕吐为主要症状;数天至1周后出现黄疸且进行性加重,常无瘙痒,以尿酸升高为早期表现,也可出现腹痛,有出血倾向,黄疸多呈梗阻性,肝进行性缩小,腹水、黄疸迅速加深;发生意识障碍程度不一,也有不同程度的妊娠水肿、蛋白尿、高血压、肝衰竭、肾衰竭、DIC、败血症等。如有后背疼痛常预示是一种严重并发症,即胰腺炎。

(四)诊断

1. AFLP可在妊娠晚期任何时间发病,多发生于妊娠31~42周,也有发病早在妊娠23周的报道。约50%的患者可发展为先兆子痫,20%的患者合并HELLP综合征。无肝病史及肝炎接触史,各种肝炎标记物常为阴性。

2. 起病初期出现非特异性症状,包括不适,疲劳,头痛,厌食,恶心,呕吐。在大多数患者中恶心,呕吐是重要的症状。有些患者出现右上腹部疼痛,有的在发病初期就出现较特异的症状,包括进行性加重的黄疸及出血。

3. 肝衰竭及多器官系统受累表现,消化道症状严重,表现为食欲极度减退,频繁呕吐,腹胀,出现腹水,肝功能明显异常,黄疸迅速加深。凝血功能障碍,全身出血倾向。持续重度低血糖。出现肝性脑病,肾衰竭,胰腺炎,胃肠功能障碍等多器官系统功能障碍。

4. 确诊还依赖于病理学检查、实验室检查结果及影像学检查。

(1)实验室检查

①血常规:白细胞升高($\geqslant 10.0 \times 10^9$/L)、血小板减少,可见幼红细胞,其来源为肝内髓外造血,是诊断本病的敏感指标。

②尿常规:尿蛋白可阳性,尿胆红素常阴性,可能与肾小球基底膜增厚、胆红素不能滤过有关。是诊断本病的重要依据。

③凝血改变:凝血酶原时间明显延长,纤维蛋

白原减少,严重者出现 DIC。

④肝功能检查:血清总胆红素呈进行性加重,谷丙转氨酶(ALT)、谷草转氨酶(AST)升高,碱性磷酸酶升高;低蛋白血症,严重者出现酶胆分离。

⑤随机及空腹血糖明显降低。

⑥肾功能改变:尿素氮升高、肌酐及尿酸升高。尿酸升高可先于 AFLP 临床发作之前出现。

(2)影像学检查:B 超检查可提供有临床意义的诊断,回声增强,肝体积缩小、肝区弥漫性密度增高,呈雪花状,称之为"亮肝"现象。肝实质 CT 值 50~80,脂肪 CT 值 90~120,肝密度降低。

(3)病理学检查:肝组织活检为确诊 AFLP 的金标准,但其易并发 DIC,患者不易接受,限制了其临床应用。目前认为可根据临床表现及实验室检查结果作出早期诊断,而非必须通过肝组织穿刺活检来确诊。AFLP 的病理改变为肝大小正常或轻度缩小,色黄质软,光滑,切面油腻。组织学改变主要是弥漫性肝细胞脂肪变性和脂肪浸润,脂肪变性呈微囊泡状,脂肪变可累及整个肝小叶,也可见少量肝细胞坏死和淤胆。肝小叶中心肝细胞急性脂肪变性与急性重症肝炎时肝细胞广泛坏死截然不同。

(五)鉴别诊断

AFLP 须与妊娠重症肝炎、妊娠期肝内胆汁淤积症、HELLP 综合征、妊娠剧吐、药物或乙醇引起的肝损害等相鉴别,因妊娠剧吐、药物或乙醇引起的肝损害可有明确的病史,不难与 AFLP 鉴别,故就前 3 种疾病的鉴别阐述如下。

1. 妊娠重症肝炎　发生于妊娠任何时期,系肝炎病毒致肝细胞大量坏死,病毒标记物阳性,肝功能损害严重,AST,ALT 明显升高,白细胞多正常,肾衰竭出现较晚,低血糖较少见,但肝性脑病较明显。而 AFLP 患者 AST,ALT 多为轻中度升高,低血糖多见,病毒标记物阴性。尿酸水平在 AFLP 明显升高,但在急性病毒性肝炎很少升高。

2. 妊娠期肝内胆汁淤积症(ICP)　是妊娠中、晚期特有的并发症,临床以瘙痒、黄疸为特征,消化道症状较少发生,肝功能正常或 ALT、AST 轻度升高,凝血功能大多正常,血清总胆汁酸升高明显,严重患者可因维生素 K 缺乏而导致产后出血,与 AFLP 不同的是本病很少有腹痛、恶心、呕吐、肝衰竭和 DIC,瘙痒很少见于 AFLP。

3. HELLP 综合征　是妊娠期高血压疾病的严重并发症,本病以溶血、肝酶升高及血小板减少为特点,DIC 发病率低于 AFLP,且较少出现低血糖。有研究揭示在先兆子痫、HELLP 综合征及 AFLP 均可见到肝的微滴性脂肪浸润,认为 AFLP 是先兆子痫的不同表现类型,是先兆子痫、HELLP 综合征的最严重的表现形式或阶段。

(六)治疗

AFLP 的治疗依赖于 AFLP 的早期诊断,其处理原则包括:立刻终止妊娠;纠正凝血功能障碍;多学科综合治疗。

1. 终止妊娠　由于只有终止妊娠才能控制病情进一步发展,因此,临床上一旦诊断为 AFLP,应尽早做好终止妊娠准备。大量的研究认为,早期终止妊娠可提高母婴生存率。国外 Reyes 等报道,AFLP 从发病至分娩 1 周内 100% 存活,而 2 周以上者 30% 在分娩后很快死亡;苏雪松等报道,存活孕妇发病至分娩平均时间为 8.5 d。终止妊娠尽量选择剖宫产为主,国内有学者通过回顾性分析发现,剖宫产产妇及婴儿存活率高于阴道分娩者。

2. 纠正凝血功能障碍　大量输注新鲜全血及血浆,静脉输注凝血酶复合物、纤维蛋白原、血小板等,必要时可考虑应用肝素抗凝血治疗。

3. 多学科综合治疗　AFLP 终止妊娠后,妊娠所致的肝负担有所减轻,但分娩、手术、麻醉的创伤以及产后出血又可进一步加重肝的损伤,给治疗带来更大的困难。因此,终止妊娠后需进行多学科的综合治疗。

(1)呼吸、循环的支持。保持呼吸道的通畅及血氧饱和度的稳定,维持有效循环血容量,在中心静脉插管监测中心静脉压的基础上调整输液量及输液速度,维持正常血压。

(2)血制品的补充。每日交替输注新鲜冰冻血浆和人血白蛋白,改善低蛋白血症,以利于肝细胞的再生,增加血液胶体渗透压和有效循环量,减轻腹水和防止脑水肿,补充体内缺乏的凝血因子,促进血管内皮细胞的修复。

(3)适量使用皮质激素利于减轻肝细胞的损伤,促进肝细胞合成蛋白质(密切注意水电解质平衡,及时纠正酸中毒);补充足够能量,纠正低血糖保护肝(低盐蛋白饮食,高糖类)。

(4)使用对肝、肾毒性小的广谱抗生素预防和控制感染。

(5)预防性保护胃肠道功能,尽早使用抑酸药预防应激性溃疡、胃肠减压减轻腹胀预防肠道功能衰竭。根据情况尽早启动肠内营养。

（6）人工肝治疗。临床上应用较多的是血浆置换术治疗。目前血浆置换技术成熟、效果显著,是普及面较广的一种人工肝常用治疗方法。血浆置换可显著改善患者的肝功能和肝性脑病。通过血浆置换能有效清除患者体内有毒的氨、内毒素及氧自由基等有毒物质,并能及时纠正酸碱平衡及电解质紊乱,维持内环境的相对稳定,有利于肝细胞再生及肝功能恢复;血浆置换每次需要更换血浆3 000ml左右,可以及时补充大量的凝血因子、血浆蛋白、免疫球蛋白、调理素等人体有用成分,改善凝血功能,防治DIC。血浆置换是目前治疗急性妊娠脂肪肝所引起的急性肝衰竭、肝性脑病及肝肾综合征的重要措施,建议尽早采取使用。

（7）肝移植。国内外已有AFLP行肝移植成功报道,但由于肝来源缺乏,同时患者存在凝血功能障碍,手术过程风险较大,费用也较高,并不适用于大多数病例。

（七）预后

AFLP患者由于病情进展迅速,异常凶险且早期症状不特异,母儿病死率较高。20世纪80年代AFLP的产妇及胎儿病死率分别为75%和85%。目前母亲病死率约为10%,胎儿预后也有明显的改善,病死率为20%左右。AFLP患者经积极治疗后病情可迅速好转,如产后无少尿过程,肾功能恢复较快。肌酐于产后3d左右开始下降,7d恢复正常。胆红素也于产后7d开始下降,反映凝血功能的各项指标多于产后4~12d恢复正常。但产后清蛋白继续下降,于产后7d开始回升,于产后18d左右恢复正常。患者肝为可逆性改变,一般于产后4周恢复正常,肝无伤痕遗留。

四、失血性休克

产科休克是指发生在孕产妇这一特殊人群,与妊娠及分娩直接有关的休克。是威胁孕产妇和胎儿生命的重要原因之一。与非妊娠休克相比其病因、病理和治疗上均有其独特性。产科休克的常见类型为失血性休克、感染性休克、心源性休克、过敏性休克、神经源性休克。其中失血性休克(hemorrhagic shock)是妊娠相关的导致孕产妇死亡的首要原因。该原因导致的死亡都是低血容量性休克所介导,并与多种脏器功能衰竭相关,如急性肾衰竭、急性呼吸窘迫综合征、垂体坏死等。

（一）病因

妊娠期间任何破坏母体血管系统完整性的因素都有引发严重产科出血的可能。文献综述指出,异位妊娠是妊娠前半期引起致死性产科出血的首要原因。妊娠晚期的产前出血多为胎盘附着部位破裂的结果(包括胎盘早剥及前置胎盘)或者子宫破裂(自发性或者创伤性)。妊娠相关的失血原因不同其孕产妇妊娠结局不同。值得重视的是先兆子痫患者,血压的波动等因素可导致胎盘早剥,而分娩期间先兆子痫患者也更容易发生低血容量性休克,因为此时患者血管内容最降低,即使正常分娩时的出血也有可能会导致生命征的不稳定。另一个与子痫前期有关的病理生理变化是血小板减少,病情严重时将导致产后出血。另外,低蛋白血症所致全身水肿(包括子宫肌层水肿)以及预防子痫的硫酸镁的使用都有可能影响子宫收缩而导致产后出血。

绝大多数产科出血发生于产后。最常见的原因是胎盘娩出后子宫收缩乏力。正常情况下,不断缩短的子宫肌纤维是胎盘部位动脉血管床的生理性止血带,因此,子宫收缩乏力时子宫肌纤维收缩障碍导致动脉失血。引起子宫收缩乏力的因素包括急产或者滞产、缩宫素使用过量、硫酸镁的应用、绒毛膜羊膜炎、由于宫腔内容量增大而导致的子宫增大及手术分娩。产科创伤是另一个常见的产后出血的原因,如中骨盆平面的阴道手术助产常导致的宫颈和阴道损伤及剖宫产子宫切口延裂,其他还包括子宫内翻、分娩时损伤或者会阴侧切术后导致的会阴血肿或盆底腹膜后血肿等。另外,病理性胎盘置入或粘连、羊水栓塞以及任何导致凝血功能障碍的因素都可导致产后出血。

（二）病理生理

低血容量性休克涉及一系列机体应对急性低血容量的病理生理阶段。休克通常由低血压、少尿、酸中毒及后期的毛细血管塌陷来诊断。然而这种理论知识使用起来并不便捷。在大出血的早期,平均动脉压、心排血量、中心静脉压、肺小动脉楔压、每搏量、混合静脉血氧饱和度及氧消耗都降低。而收缩期血管阻力及动静脉血氧饱和度的差异增加。当血流降低后这些改变能改善组织氧供。儿茶酚胺释放调节小静脉,使血液从容量储备池输出,伴随这些变化的还有心率、全身小血管阻力、肺部血管阻力及心肌收缩力等的增加。失血性休克后幸存的患者在复苏的最初24h内其平均动脉压、心排血量、氧输送及氧消耗的降低都不会太大,而复苏后这些指标的恢复却都更接近于正常值。

此外,中枢神经系统通过选择性收缩小动脉从而对心排血量及血容量进行重新分配。这些改变使得肾、小肠、皮肤及子宫的血供减少而维持心脏、大脑及肾上腺血供的相对稳定。在产前出血的患者这种改变甚至在母体低血压出现之前就导致胎儿致死性的低氧和窘迫。这时妊娠期子宫相对于那些维持生命的器官来讲显得次要。无论母体血压如何,严重的休克都会伴有胎儿窘迫。

胎盘血流与子宫动脉灌注压成正比,从而与收缩压成正比。任何导致母体心排血量降低的事件都会导致胎盘供血成比例的下降。子宫血管对外源性血管活性物质非常敏感,然而,子宫动脉对妊娠相关性肾素血管紧张素刺激及血管压力效应的反应似乎比较迟钝,其机制尚不清楚。

产前出血患者胎儿血氧饱和度随母体心排血量减少而成比例降低,应引起产科医师关注。母体肾上腺髓质分泌的肾上腺素可增加胎盘部位螺旋动脉的阻力,进一步引起胎儿血氧饱和度的降低。此时即使母体的代偿机制尚可以维持母体生命体征稳定,而其胎儿却非常危险,因此,为了胎儿的安全,即使没有明显的低血压表现,也应该迅速增加产前出血患者的血容量。

尽管所有重要脏器的血流量在妊娠期间都会增加,但3个器官(垂体前叶、肾及肺)在失血性休克发生时容易受损。妊娠期间垂体前叶增大,血流量增加。但发生休克时,血流由垂体前叶分流至其他器官,因而导致缺血性坏死。Sheehan和Murdoch首先报道了继发于产后失血性低血压的低垂体功能综合征。这种情况在现代的产科已经非常罕见了。其临床表现多种多样,但是继发于垂体性腺激素的降低而导致的闭经却非常见,严重情况下,甲状腺及垂体促肾上腺激素的分泌也减少,也有学者报道部分性或者非典型性垂体前叶或后叶综合征的,任何原因引起的低血容量都会降低肾血流,从而导致急性肾小管坏死。约75%产科肾衰竭的患者的诱发是失血和低血容量。及时进行补血、补液治疗对避免这种结局至关重要。心排血量急剧减少使得氧摄取功能受损,血氧运输的变化与ARDS的发病机制相关。当失血达到血容量的25%时,代偿机制将不足以维持心排血量及动脉血压。从这一点来讲,即使发生少许再次失血,都将

导致临床症状的迅速恶化,导致大量细胞坏死及血管收缩、器官缺氧、细胞膜稳定性破坏以及细胞内液流失到细胞外的空间。低血容量性休克时血小板聚集性也增加,聚集的血小板释放血管活性物质,这些物质促使微小血栓形成、不可逆的微血管缺血灌注及凝血功能障碍等。

由于孕期特有的生理变化,产科出血有着不同于正常人群的特点:孕期血容量增多,一旦出血往往来势迅猛,不易准确估计出血量;孕产妇多较为年轻,身体基础好,对出血有一定的耐受性。因此,当出现明显临床症状时,往往已达中重度休克标准,贻误了抢救时机。特别是不少患者的产后出血发生于家庭分娩或基层医院,由于上述因素及医疗条件的限制常导致产后出血呈非控制性状态,不能被及时发现和处理。这些是导致产科休克患者不良结局的原因。

(三)治疗

产科出血大多数往往来势凶猛,短时间内大量失血而导致失血性休克;抢救失血性休克关键就是止血、恢复血容量及快速去除病因。

1. 产科失血性休克患者的监护 对休克患者的监测十分重要。从休克的诊断治疗开始,直至治愈,必须始终观察并掌握病情变化,以免出现治疗不足或治疗过度的错误而影响急救效果。

(1)基本生命体征监测:休克是一种以组织灌注不足为特征的临床状态。虽然低血压常合并休克发生,但是血压正常并不能排除休克的发生。应结合患者的神志、四肢末梢的温度及尿量等情况了解组织灌注情况;休克早期可通过对患者的神志、体温、血压、脉搏、呼吸及尿量等基本生命体征进行监护,可以评估出血量、出血速度及制订治疗方案,一般监测间隔可为30min至1h。监测指标可参考表25-2。

(2)产科失血性休克患者血流动力学的监测:血流动力学的监测能进一步评估心室充盈压、心排血量及血管内血容量,并指导输液治疗、临床常用以下监测指标,即心排血量监测(CO),中心静脉压(CVP),氧饱和度监测,肺毛细血管楔压(PAWP),肺动脉压(PAP),经食管超声心动图(TEE),pH及PCO_2,PO_2监测,血乳酸水平,血碳酸氢盐水平,凝血功能,电解质等。必须强调动态监测,了解病情变化,并及时纠正治疗措施。

表 25-2　失血性休克病情严重程度的指标

参数	等级			
	I	II	III	IV
失血量(ml)	<750	750~1 500	1 500~2 000	>2 000
失血量(%)	<15	15~30	30~40	>40
脉率(/min)	<100	>100	>120	>140
血压(mmHg)	正常	降低	降低	降低
呼吸(/min)	14~20	20~30	30~40	>40
尿量(ml/h)	>30	20~30	5~20	无尿
中枢神经系统症状	正常	焦虑	嗜睡	昏迷

2. 保持呼吸有效通气道,是抢救休克的首要原则。休克时肺循环处于低灌注,氧和二氧化碳弥散都受到影响,严重缺氧时引起低氧血症,低氧血症又能加重休克,导致恶性循环。休克患者最常见的死因是呼吸系统氧交换不全而导致的多器官功能衰竭。对危重症患者的研究发现,因组织灌注减少而产生的组织氧债是导致继发性器官功能障碍及衰竭的最主要的潜在生理机制。通过面罩以每分钟 8~10L 的速度给氧以增加肺毛细血管膜的局部氧分压可能可以阻断组织缺氧的发生。而且对于产前出血患者提高母血中局部氧分压也能够增加胎儿组织氧供。2 项前瞻性随机对照试验研究发现,恢复混合静脉血氧饱和度(SvO_2)至正常水平。或者将血流动力学维持在高于生理状态的水平并无益处。而另外 7 项随机试验却发现当早期或者预防性的给予这种积极治疗方法时可以获得明显的临床改善。因此,必须保证充足供氧,鼻导管插入深度应适中,通常取鼻翼至耳垂间的长度,必要时采用人工通气以保证有效通气。如果患者气道不通或者潮气量不足,临床工作者应该果断地行气管插管及正压通气给氧以促进足够的氧合作用。

3. 确保输液通道,是产科失血性休克患者救治成功的关键。急性大出血休克时,末梢血管处于痉挛状态。静脉穿刺输液常遇到困难,近年来,多采用颈内静脉等大静脉通路维持输液通道,保证液体迅速灌注。

4. 补充血容量纠正休克。休克均伴有血容量不足,扩充血容量是维持正常血流动力和组织灌注的物质基础,是抗休克的基本措施。尽快和有效恢复血管内容量是治疗失血性休克的重要措施,特别是休克早期。一旦到休克中、晚期,由于机体微循环开放,尽管输入了大量的液体,但疗效并不理想。

因此,合理输液对休克救治成功至关重要。

(1) 适宜的补液速度及补液量:一般最初 20min 静脉滴注 1 000ml,第 1 个 1h 内应输入 2 000ml,以后根据患者情况酌情调整。同时应严密观察继续出血量,尽快配合有效的止血措施。对中重度休克的患者可考虑采用 CVP 或 PICCO 指导补液。

(2) 选好补液种类:休克扩容主要采用晶体液,胶体液,血制品及血液代用品。一般说来,晶体液主要补充细胞外液,胶体液主要补充血管内容量。休克早期应用晶体液加血液代用品。1996 年美国麻醉医师协会(ASA)的输血指南指出,血红蛋白<60g/L 或<100g/L(合并心肺疾病)。PT 或 APTT 大于正常值 1.5 倍时输注新鲜冰冻血浆。血小板<50×10⁹/L 输注血小板。上述指标对于心、肺疾病患者要放宽条件。另外,未控制出血的输血指征为血红蛋白<100g/L,已控制出血的输血指征为血红蛋白<60g/L。

需注意的是,没有证据表明每使用一定数量的红细胞就必须常规给予新鲜冷冻血浆。一项临床研究发现,在大量补液的患者中,血小板的减少是比凝血因子减少引起大量出血更为重要的原因。这项研究发现,补充新鲜冷冻血浆,迅速恢复 PT 和 APTT 对出血改善效果甚微。因此,在大量补液治疗的过程中,应重视纠正具体的凝血功能障碍,及时补充新鲜冷冻血浆(纤维蛋白原<1g/L)及血小板减少(<30×10⁹/L)能够减少更进一步的输注需求。急性失血性休克情况下,侵入性血流动力学监测,通过 CVP 及 PCWP 反映毛细血管内容量状态,可能有利于指导补液治疗。然而,危重症患者 CVP 作为反映血管容量状态的指标可能并不绝对可靠,因为此时还伴有静脉血管壁的改变。幸运的是,产科失血性休克患者通过迅速止血以及充分

及时的复苏治疗能够迅速恢复。

近年来出现了关于休克治疗中限制性液体复苏的观点，限制性液体复苏有利于减少出血量，保障重要组织器官的灌注，减少休克造成的各器官功能损害，可能有效改善免疫功能等。

5. 止血是治疗产科失血性休克的关键。应根据不同性质的出血采取相应的止血措施控制出血，治疗原发疾病。某些情况下，如子宫破裂或者腹腔内出血，可能在血流动力学稳定之前就需要进行外科手术。子宫收缩乏力引起的产后出血，如果用传统的压迫法或者稀释的缩宫素无效时，应该考虑250甲基麦角新碱或者卡前列素。后者的推荐使用量为$250\mu g$，如果有需要最大可以使用到$1\,000$ μg。少数患者，直肠给予米索前列醇，一种前列腺素E的类似物，对治疗子宫收缩乏力是有效的。此外，建立在明确病因诊断前提下的外科手段干预可避免患者死亡，迅速有效地控制出血。因此，重症产科失血的成功处理需要及时的容量复苏、睿智的用药、果断的手术决策等综合应用。

6. 血管活性药物的使用。失血性休克在纠正容量之后如果血压仍偏低，可以考虑给予适当的血管活性药物。产前及分娩期慎用加压素，因其虽能够暂时缓解母体低血压，然而却是以降低子宫胎盘灌注为代价。因为子宫螺旋动脉对该类药物十分敏感，不到万不得已，一般不用加压素来治疗产前失血性休克。变性肌力药物如多巴胺可能对急性循环衰竭情况下的血流动力学有积极改善作用。但动物实验研究发现多巴胺会降低子宫动脉血供。低血容量性休克时，除非毛细血管前负荷（PCWP）已经得到最佳改善，否则一般不使用血管加压药物或者变性肌力性药物。当给药剂量相同时，加压素比多巴酚丁胺升高MAP及PCWP的作用更强。而多巴酚丁胺能够使心脏指数、VO_2及DO_2，上升更多。

7. 纠正酸中毒。代谢性酸中毒常伴休克而产生，酸中毒能抑制心脏收缩力，降低心排血量，并能诱发DIC。因此，在抗休克同时必须注意纠正酸中毒。首次可给碳酸氢钠溶液$100\sim200ml$。$2\sim4h$再酌情补充。监测动脉血气，按失衡情况给药。

8. 防治MODS。休克发生后心肌缺氧、能量合成障碍，加上酸中毒的影响，可致心肌收缩无力，心排血量减少，甚至发生心力衰竭，因此治疗过程中应严格监测脉搏，两肺底有无湿啰音及中心静脉压。如脉率>140/min，或两肺底部发现有湿啰音，

或中心静脉压升高达$12cmH_2O$以上者可给予快速洋地黄制剂，一般常用毛花苷C 0.4mg加入25％葡萄糖溶液20ml中缓慢静脉推注。$4\sim6h$后，尚可酌情追加0.2mg，以防治心力衰竭。血容量补充已足，血压恢复正常，改善肾灌注，若尿量仍<17ml/h，可适当利尿，预防急性肾损伤。

五、羊水栓塞

羊水栓塞（amnionic fluid embolism）是指在分娩过程中羊水进入母体血循环引起的肺栓塞导致出血、休克和发生弥散性血管内凝血（disseminated introvascular coagulation，DIC）等一系列病理改变。是严重的分娩并发症，产妇病死率高达70％～80％。其表现为突然出现的呼吸困难，发绀，迅速进入休克，昏迷，DIC等。

（一）病因

羊水主要经宫颈黏膜静脉、胎盘附着处的静脉窦进入母体血循环。胎膜破裂后胎膜与宫颈壁分离使血管损伤，或当宫口扩张时引起宫颈壁损伤，均可使宫颈黏膜静脉开放，强烈宫缩使羊膜腔内压过高，使胎膜破裂时羊水更易进入母体。羊水也易在宫颈撕裂、子宫破裂、前置胎盘、胎盘早剥或剖宫产术中，通过病理性开放的子宫血窦进入母体血循环。羊水还能在胎膜早破或破膜后进入子宫壁与胎膜之间，宫缩时宫腔内压增高，羊水通过子宫壁静脉进入母体血循环。此外，羊膜腔穿刺、大月份钳刮术也可使羊水进入母体血循环。综上所述，高龄产妇、多产妇、过强宫缩、急产是羊水栓塞的好发因素。胎膜早破、前置胎盘、胎盘早剥、子宫破裂、剖宫产术中是发生羊水栓塞的诱因。

（二）病理生理

羊水进入母体血液循环，可通过阻塞肺小血管，引起机体的变态反应和凝血机制异常而引起机体的一系列病理生理变化。

1. 肺动脉高压　羊水内有形成分如胎脂、胎粪、角化上皮细胞等，经肺动脉进入肺循环阻塞小血管引起肺动脉高压；羊水内含有大量激活凝血系统的物质，启动凝血过程，使小血管内形成广泛的血栓阻塞肺小血管。反射性引起迷走神经兴奋，使肺小血管痉挛加重；更重要的是羊水内抗原成分引起Ⅰ型变态反应，很快地使小支气管痉挛，支气管内分泌物增多，使肺通气、肺换气减少，反射性地引起肺内小血管痉挛。这种变态反应引起的肺动脉压升高有时起主要作用，这也可解释早孕钳刮时虽

羊水内有形成分很少甚至没有,但也发生羊水栓塞。肺动脉高压可引起急性右侧心力衰竭,继而呼吸循环功能衰竭。

2. DIC　羊水中某些成分可激发外源性凝血系统,使血管内产生广泛微血栓,消耗大量凝血因子。羊水也存在激活纤溶系统的物质,并且血液凝固产生的纤维蛋白代谢产物也可激活纤溶系统,因而使纤溶活动增强以至于发生纤溶亢进。此时因大量凝血物质消耗,最终导致全身性出血。

(三)临床表现

羊水栓塞的典型的临床经过可分 3 个阶段。

1. 休克　由肺动脉高压引起的心力衰竭、急性循环呼吸衰竭及变态反应引起的休克,分娩过程中一般发生在第一产程末、第二产程宫缩较强时,有时也发生在胎儿娩出后短时间内。开始出现烦躁不安、寒战、恶心、呕吐、气急等先兆症状,继而出现呛咳、呼吸困难、发绀,肺底部出现湿啰音,心率加快,面色苍白、四肢厥冷,血压下降等。严重者发病急骤,甚至没有先兆症状,仅惊叫一声或打一哈欠,血压迅速下降或消失,产妇多于数分钟内迅速死亡。

2. DIC 引起的出血　患者渡过第一阶段,继之发生难以控制的全身广泛性出血,大量阴道出血、切口渗血、全身皮肤黏膜出血、甚至出现消化道大出血。

3. 急性肾衰竭　羊水栓塞后期患者出现少尿或无尿和尿毒症的表现。这主要由于循环功能衰竭引起的肾缺血及 DIC 前期形成的血栓堵塞肾内小血管,引起肾缺血、缺氧,导致肾器质性损害。

必须指出,典型病例按顺序出现,但有时并不全出现,不典型者仅有阴道出血和休克,也有休克和出血的同时合并少尿、无尿者。钳刮术中出现羊水栓塞也可仅表现为一过性呼吸急促、胸闷。

(四)诊断

根据分娩及钳刮时出现的上述临床表现,可初步诊断,并立即进行抢救。在抢救同时应抽取下腔静脉血,镜检有无羊水成分。同时可做如下检查,以帮助诊断及观察病情的进展情况:①床边胸部 X 线平片见双肺有弥散性点片状浸润影,沿肺门周围分布,伴有右心扩大;②床边心电图提示右心房、右心室扩大;③与 DIC 有关的实验室检查。

(五)治疗

羊水栓塞的抢救在于早诊断,早处理,早用肝素和早处理妊娠子宫,以及迅速的对症处理。最初

阶段主要是抗休克、抗过敏,解除肺动脉高压,纠正缺氧及心力衰竭。DIC 阶段应早期抗凝血,补充凝血因子,晚期抗纤溶同时也补充凝血因子。少尿或无尿阶段要及时应用利尿药,预防及治疗肾衰竭。紧急处理还包括下腔静脉保留插管,既可测量中心静脉压指导补充血容量,又可抽血找羊水成分及做其他必要的血化验。

1. 吸氧　行气管插管,正压供氧,必要时行气管切开,保证供氧,减轻肺水肿,改善脑缺氧。

2. 抗过敏治疗　立即静脉推注地塞米松 20mg,以后依病情继续静脉滴注 20mg 维持;肾上腺皮质激素可解除痉挛,稳定溶酶体,不仅可保护细胞,而且可抗过敏。但反复用药需谨慎,因其可抑制网状内皮系统的功能,使已激活的凝血因子不能及时被清除,加重 DIC。此时应在使用肝素治疗的基础上应用。

3. 解除血管和器官的痉挛　解除支气管平滑肌及血管平滑肌痉挛,纠正机体缺氧。常用药物有:①阿托品,解除肺血管痉挛,抑制支气管分泌功能,改善微循环。心率慢时应用,1mg 每 10~20 分钟静脉注射 1 次,直至患者面色潮红,微循环改善。②罂粟碱,依前列地醇,前列地尔。罂粟碱对冠状血管,肺和脑血管均有扩张作用。与阿托品合用扩张肺小动脉效果更佳。③氨茶碱,解除支气管平滑肌痉挛,还可解除肺血管痉挛,扩张冠状动脉及利尿作用。0.2~0.5g 加于 10%~25% 葡萄糖溶液 20ml 中缓慢静脉注射。④酚妥拉明,解除肺血管痉挛,20mg 加入 10% 葡萄糖溶液 250ml,静脉滴注。

4. 抗休克　羊水栓塞引起的休克比较复杂,与过敏,肺源性,心源性及 DIC 等多种因素。主要措施包括:① 扩充有效血容量,扩充溶液的选择,开始多用右旋糖酐-40 500~1 000ml,补足血容量后血压仍不回升,可用多巴胺 20mg 加于 5% 葡萄糖溶液 250ml 中静脉滴注,也可选择其他胶体及代血浆制品。同时应积极补充新鲜血浆及平衡液。②纠正酸中毒,首次可给 5% 碳酸氢钠溶液 100~200ml,根据动脉血气结果调整。③血管活性药物,可用去甲肾上腺素或多巴胺。④补充凝血因子,早期 DIC 高凝血状态或 DIC 诱因未去除,原则上不予以补充。在消耗性低凝血期补充最为适宜,且效果最好。新鲜冷冻血浆同时具有扩容作用,冷沉淀含有纤维蛋白原和Ⅷ因子,凝血酶原复合物含凝血酶原,Ⅶ因子,Ⅸ因子和 Ⅹ 因子。⑤血小板低于 20

$\times 10^9$/L 可输注血小板,使其达到安全水平。

5. 心源性休克的治疗 降低心脏前负荷,血管扩张药物和正性肌力药物的使用。硝酸甘油可减轻心脏前负荷,硝普钠可降低心脏前后负荷。但必须注意监测血容量,一定在有效循环血量充足的前提下使用血管扩张药物。在危重患者中慎用洋地黄药物,可选用多巴胺和多巴酚丁胺。多巴胺在 $5\sim15\mu g$/(kg·min)时心肌收缩力增强,心排血量增加。多巴酚丁胺的使用从小剂量开始,$2\mu g$/(kg·min),最大不超过 $15\mu g$/(kg·min)。

6. 利尿药的应用 呋塞米 $20\sim40$mg 静脉推注,有利于消除肺水肿,并防治急性肾衰竭。

7. 防治 DIC 早期使用低分子肝素钙抗凝血,可降低出血风险。在凝血因子消耗阶段,临床常在补充新鲜冰冻血浆后立刻皮下注射 $0.2\sim0.4$ml 低分子肝素钙肝素,减少凝血因子的耗竭。在 DIC 纤溶亢进期可给予抗纤溶药物、凝血因子合并应用防止大量出血。

8. 抗生素的应用 及时选用对肾毒性较小的广谱抗生素,剂量要大。

9. 产科处理 原则上应在产妇呼吸循环功能得到明显改善,并已纠正凝血功能障碍后进行。在第一产程发病应立即考虑剖宫产以去除病因。在第二产程发病应在抢救产妇的同时,可及时阴道助产结束分娩。对一些无法控制的产后出血,即使在休克状态下亦应在抢救休克的同时行子宫全切术。

六、妊娠合并急性胰腺炎

妊娠期合并急性胰腺炎较少见但发病急、并发症多、病死率高,对母儿危害甚大。随着人们生活水平的提高和饮食结构的改变,本病发病有上升趋势,其中重症急性坏死性胰腺炎已经成为威胁母婴生命最危险的消化系统并发症之一。

(一)流行病学

妊娠期急性胰腺炎的发生率为 1/10 000～1/1 000,与非孕期相同,占全部胰腺炎患者的 1.3%～1.4%。既往认为发病以初产妇多见,但近年来经产妇的发病亦不少见。它可发生在妊娠各期及产褥期,但以妊娠晚期最为多见,病情较非孕期为重,病死率高。

(二)病因及发病机制

1. 胆道疾病 最为多见,约占 50%,其中胆石症占 67%～100%。孕期女性雌激素增加会使血液和胆汁中的胆固醇浓度增高,孕激素增加使胆道张力下降、胆囊排空时间延长,造成胆汁淤积,怀孕后期,子宫还会压迫胆道,使胆汁的分泌活动不畅,这些变化都可能使胆固醇沉积形成胆结石,诱发胰腺炎。此外,受妊娠期神经内分泌的影响,Oddis 括约肌痉挛,胰管内压力增高也可导致胰腺炎的发生。如遇孕妇为了加强营养,暴饮暴食,使胆汁及胰液分泌增加,势必更会增加本病的发生概率。

2. 脂质代谢异常 孕期受内分泌激素的影响,肠道吸收脂肪的能力增强,孕妇如摄入过量的高蛋白和高脂肪食物后,血液中三酰甘油的水平会显著上升,导致高脂血症。体内胎盘催乳素激增还可使血清中三酰甘油降解,释出大量游离脂肪酸,引起胰腺细胞的急性脂肪浸润,并致胰腺小动脉和微循环急性脂肪栓塞,引起了胰腺坏死。

3. 其他 妊娠期甲状旁腺功能亢进诱发高钙血症可刺激胰酶分泌,活化胰蛋白酶及增加形成胰管结石的机会,同时甲状旁腺素对胰腺有直接毒性作用。妊娠剧吐、增大的子宫机械性压迫可导致胰管内压增高导致胰腺炎的发生。妊娠高血压综合征使得胰腺血管长期痉挛导致胰腺缺血坏死。大量腹膜后脂肪增加也可能是胰腺炎容易发生坏死、继发感染和形成脓肿的重要因素。

(三)临床表现

1. 腹痛 主要表现为突发性上腹部持续性疼痛,阵发性加剧,多向左腰背部放射。90%的患者有此主诉,极少数患者疼痛轻微甚至不典型。腹痛程度与病情严重程度并不相关。妊娠期任何上腹部疼痛均应考虑急性胰腺炎的可能,在妊娠晚期,特别是处于临产阶段,急性胰腺炎的撕裂性上腹部胀痛常被宫缩痛掩盖或与宫缩痛混淆。

2. 恶心、呕吐 疼痛常合并恶心、呕吐,且呕吐后腹痛无减轻。也有少数患者腹痛轻微而恶心、呕吐则较严重且频繁。

3. 发热 轻型急性胰腺炎可见中度发热,一般持续 $3\sim5$d。如体温持续不退或降至正常后又升高,则提示存在感染可能。

4. 其他 低钙血症可造成手足抽搐,胆源性胰腺炎可出现黄疸,严重者还可出现休克、肠梗阻、代谢紊乱、多器官功能障碍等表现。

5. 体征 左上腹压痛明显,当存在腹膜炎时可出现肌紧张、反跳痛及肠鸣音减弱或消失。妊娠晚期子宫增大、胰腺位置较深,体征可不典型。

(四)辅助检查

1. 血常规 多有白细胞、中性粒细胞增高,重症患者因血液浓缩血细胞比容可达 50% 以上。

2. **淀粉酶** 血淀粉酶一般在发病后 8h 开始升高,24h 达高峰,48~72h 下降,持续 3~5d。血清淀粉酶超过 500 苏氏单位对本病诊断具有重要意义,然而淀粉酶升高程度与病情严重程度并不一致,急性水肿型可以明显升高,而出血坏死型可正常或降低。尿淀粉酶在发病后 12~24h 开始升高,维持时间较长,可达 1~2 周,因此适用于就诊较晚的病例,超过 300 苏氏单位/h 有诊断价值。

3. **血清脂肪酶** 此酶较尿淀粉酶升高更晚,常在起病后 48~72h 开始增高,可持续 1~2 周。对就诊较晚的病例诊断有一定的价值。

4. **淀粉酶肌酐清除率比值(CAm/CCr)** 急性胰腺炎时肾对血清淀粉酶清除率增高而对肌酐清除率无改变。CAm/CCr 的正常值不超过 5%,急性胰腺炎可增高达 3 倍,其他原因所致的高血清淀粉酶血症则正常或减低,巨淀粉酶血症则低于正常。但糖尿病及肾功能不全时也可升高。

CAm/CCr% = 尿淀粉酶(苏氏)/血淀粉酶(苏氏)×血清肌酐/尿肌酐×100

5. **生化检查及其他** 血糖升高,多为暂时性,其发生与胰岛细胞破坏,胰岛素释放减少,胰高血糖素增加及肾上腺皮质的应激反应有关。血清胆红素、谷草转氨酶可一过性升高。血钙降低,低于 1.75mmol/L 提示预后不良。15%~20% 的病例血清三酰甘油增高。如患者发生低氧血症,即动脉血氧分压少于 60mmHg,则需注意并发成年人呼吸窘迫综合征。心电图检查可见 ST 波的异常改变。

6. **影像学检查** X 线腹部平片检查可观察有无肠麻痹,并有助于排除其他急腹症。B 超及 CT 扫描可观察胰腺的大小和形态,了解有无胰腺肿大、脓肿和假囊肿,也可了解胆囊及胆道情况。增强 CT 是诊断胰腺坏死的最佳方法。

(五)诊断与鉴别诊断

依据临床表现、实验室及影像学检查,典型的妊娠期急性胰腺炎诊断并不困难。但有些疾病如消化性溃疡急性穿孔、胆石症、急性胆囊炎、脾破裂、肾周围脓肿、急性阑尾炎、破裂型异位妊娠、妊娠剧吐、先兆子痫等,在妊娠期的临床表现有时类似于急性胰腺炎的症状,需加以鉴别,以免误诊,延误了治疗时机。

(六)治疗

妊娠与非妊娠期急性胰腺炎的处理方法原则上基本相同。随着胰腺炎内科治疗的发展,目前妊娠合并急性胰腺炎的治疗也日趋保守化,并取得较好疗效。

1. **非手术治疗** 包括禁食、胃肠减压、抑制胃酸、抗感染、抑制胰液分泌、纠正水电解质紊乱等基本措施。应用抗生素时要兼顾对胎儿的影响。胎儿未成熟有早产征象同时给保胎治疗。

2. **手术治疗** 妊娠期急性胰腺炎的手术治疗作用有限,但若患者对非手术处理反应不佳则手术是必要的,最佳手术期应在妊娠中期或产褥期。妊娠中期进行手术较为安全是因为此期胎儿器官发育已经完成,自发性流产和早产的可能性较小,况且子宫也未进入上腹腔,对手术视野的影响小,而且手术宜在患者症状好转后延期施行,急症手术患者的病死率较高。妊娠晚期主张积极进行非手术治疗,手术宜安排在分娩后进行,但若腹痛加剧,血清淀粉酶持续上升也可开腹手术。腹部手术时最好不进行剖宫产,除非遇上产科指征或增大的子宫影响手术操作。

3. **产科处理** 急性胰腺炎并不是进行治疗性流产、引产及分娩的适应证。对非手术治疗有效者,孕妇及胎儿各项监护指标显示正常,可等待足月自然分娩。如孕妇或胎儿监护指标显示异常,胎儿尚未成熟,但有存活希望者,可促胎肺成熟治疗后终止妊娠。除外产程快、短时间内分娩者,均可选择剖宫产术。对胆源性胰腺炎或重症胰腺炎并已形成胰腺周围脓肿时,及时行剖宫产终止妊娠,同时请外科医师上台探查胰腺,清创引流。

(七)预后

妊娠期急性胰腺炎患者的预后与非妊娠期急性胰腺炎相似。妊娠早期流产风险较高,妊娠晚期早产儿生存率较高。经早期诊断和及时治疗,结合适当的外科与产科处理,妊娠期急性胰腺炎的围生结局良好,近来的研究认为其母亲死亡率仅 3.4%,胎儿抢救成功率达 89%。

(宋 青)

第 26 章

儿科重症

第一节 儿科重症医学的特点

作为一个新兴的专业,儿科重症医学具有自身的学科理论,是一门拥有自己的临床实践基地、人员培训计划、教育系统和科学研究手段的专业学科。儿科重症医学的发展与成年人重症医学的发展有着千丝万缕的联系,但两者之间在疾病谱、诊断和治疗设备和措施等方面还是有许多不同之处。随着临床医学的不断发展,更好、更多的技术提高了对危重患儿的救治水平,儿科重症医学也逐渐形成自身的学科特点。

一、儿科重症监护病房的起源

在 20 世纪初期,国外只有为数不多的几家医院成立了儿科特殊病房,主要用于集中收治早产儿。1914 年,美国芝加哥 Michael Resse 医院设立了第一家新生儿重症监护病房(neonatal intensive care unit,NICU)。20 世纪 60～70 年代,随着科学技术的发展,机械通气技术可适用于早产儿,大批专门集中收治危重新生儿和早产儿的 NICU 建立。成年人重症监护还主要是处理单一器官系统的功能障碍或衰竭,而 NICU 建立了儿科重症监护的新型模式,其专业划分不再是按照传统的器官系统模式,而是依据患儿的年龄与疾病严重程度。

儿童重症监护病房(pediatric intensive care u-nit,PICU)的出现和发展相对缓慢,它的形成和发展建立在成年人及新生儿重症医学发展的基础上。在成年人重症监护病房(intensive care unit,ICU)普遍建立多年之后,病情危重的儿童仍常被收入成年人 ICU、普通病房、手术病房或者是作为特殊患者收入 NICU。缺乏单一、高发病率疾病(如新生儿肺透明膜病或成年人心肌梗死)或许是导致

PICU 成立推迟的主要原因。1956 年,世界上第一个 PICU 在瑞典 Goteburg 成立。但直到 20 世纪 70～80 年代,PICU 才在世界各地迅速建立。

二、分类和规模

儿科 ICU 主要分为:NICU、PICU、急诊重症监护病房(emergencyintensive care unit,EICU)和心脏重症监护病房(cardiac intensive care unit,CICU)等。NICU 主要收治从出生到生后 28d 内的危重新生儿,尤其是早产儿。PICU 收治出生年龄在 29d 以上的儿童,上限年龄各家医院标准不一,一般为 14－18 岁,多为综合性儿童 ICU,部分医院的 PICU 兼有 CICU 的功能,即收治先天性心脏病术后监护患儿。儿童 CICU 与成年人 CICU 主要收治心肌梗死等后天性心脏病不同,儿童 CICU 主要收治先天性心脏病术后监护患儿。此外部分医院还有儿童外科 ICU(surgery intensive care unit,SICU)及服务于急诊的 EICU。不同医院由于其自身的定位和规模不同,所具有的 ICU 种类和规模也有很大差异,如多数妇幼医院仅有 NICU,大型综合儿童专科医院可有数个服务于不同专业的 ICU,如 EICU、PICU、NICU 或 CICU 等。

儿童需要监护治疗的人数相对较少,ICU 床位占全院总床位的 2%～8%,美国 18 张以上床位的 PICU 仅占 6% 左右。北京儿童医院目前拥有 PICU、NICU 和 CICU,ICU 床位数约占全院总床位数的 8%。总之,儿科 ICU 床位不求太多,应以提高诊断监护质量和病床周转率为目标。

三、疾病谱特点

与成年人相比,处于生长发育中的儿童有许多解剖和生理特点,年龄越小,与成年人的差异越大,故疾病谱与成年人 ICU 也有不同程度的差异。儿科重症以 1 岁以内的婴儿占首位,约占 PICU、EICU 和 CICU 患儿的 50% 以上。儿童先天性疾病(包括先天畸形和先天代谢性疾病)和感染性疾病较多。NICU 以收治早产儿、新生儿肺透明膜病、胎粪吸入综合征、新生儿黄疸、缺血缺氧性脑病、先天性膈疝以及各种感染性疾病为主。PICU 则以先天性心脏病合并呼吸循环衰竭、重症肺炎、急性中毒、创伤、脑炎、脑膜炎等疾病为主,先天代谢性疾病也不少见,多数 PICU 收治外科或耳鼻喉科手术后生命体征不稳定或不能脱离呼吸机的患儿。儿科 CICU 主要收治先天性心脏病手术后的患儿。

按系统病种分类依次为:新生儿疾病、呼吸系统疾病、消化系统疾病、神经系统疾病、中毒及意外事故等。

儿童重症的发病高峰与疾病的流行、发病的季节有关。我国幅员辽阔,各地的地理环境、温度差异较大,因此同一疾病的发病高峰期各地也有所不同。以北京地区为例,夏季和冬季是 PICU 和 NICU 的收治高峰期,即最冷和最热的季节是儿科重症的高发季节。

四、设备和治疗措施的特殊性

儿科 ICU 使用的病床和部分治疗设备及治疗措施有一定特殊性。

1. 婴儿暖箱和辐射热保温台 需要进行裸体观察或治疗操作的新生儿及出生体重小于 1 500g 的极低出生体重儿,在一般室温下可发生低体温,故 NICU 使用的床位主要是婴儿暖箱和辐射热保温台(开放暖台)。婴儿暖箱又称新生儿培养箱,可以为早产儿或需要保温的新生儿、甚至低体重小婴儿提供一个空气净化、温度适宜的生态环境。辐射热保温台又称新生儿抢救台,它通过顶部装置的石英远红外线电热器产生辐射,给台上的裸体婴儿以热能,热能以辐射形式直接集中在下面台上。开放式辐射热保温台除具有保温功能外,更适于做新生儿护理,尤其方便危重新生儿的抢救操作。目前最先进的多功能暖箱可以集暖箱和辐射热保温台功能于一体,并安装了床内置电子秤,极大方便了临床应用。

2. 常用抢救复苏设备 儿科的抢救复苏设备与成年人有所不同,如 PICU 应备有 3 个以上不同型号的复苏气囊(带不同型号的面罩);新生儿用气管内插管的导管内径范围为 2.5mm、3mm、3.5mm 及 4mm,而 PICU 等需常规备有导管内径从 2.5～7mm 的气管内导管。NICU 有新生儿专用喉镜片,儿童也需备有大、中、小不同型号直喉镜片和弯喉镜片。监护仪应配有宽窄不同的血压袖带和不同大小的经皮氧饱和度监测探头。其他如鼻饲管、静脉穿刺导管、吸痰管、导尿管、胸腔闭式引流管等也应备有专用于不同年龄儿童的型号。

3. 机械通气特点 由于新生儿和小婴儿肺容量小,不能一次输入较大潮气量,因此要求呼吸机提供的最小潮气量以 10ml 为宜。另外新生儿肺发育不成熟,肺泡及小气道容易破裂出现气压伤,故用于新生儿的呼吸机必须能够精确地控制压力。呼吸机管道中无论在吸气相还是呼气相均有持续气流,以便迅速将呼出的 CO_2 带走。因此对于新生儿和小婴儿,以持续气流时间切换限压型呼吸机最为适宜。与成年人相比,儿科高频通气应用更多,尤其是新生儿。

无创通气包括经鼻持续气道正压通气(nasal continuous positive airway pressure,NCPAP)和无创双水平气道内正压通气(bilevel positive airway pressure,BiPAP),其中 NCPAP 在婴幼儿中更为常用。NCPAP 充分利用新生儿和小婴儿多用鼻呼吸,而舌与软腭紧贴起到密封作用的特点,当压力过高时,口腔起安全阀作用。其优点是方便、无创、患儿耐受好。适应证包括:呼吸功能不全或轻度呼吸衰竭,拔除气管插管后的序贯治疗等。BiPAP 治疗需要患儿一定程度的配合,一般用于年龄偏大的儿童,选择大小合适的面罩对保证通气效果非常重要。

(钱素云)

第二节 感染性休克

感染性休克又称脓毒性休克,是微生物感染引起的以组织灌注不足、氧供应缺乏及血压降低为特征的一种全身性病理过程。是 ICU 最常见的死亡原因之一。

为了更好地在世界范围内评估治疗方法和统一诊断标准,1991 年美国胸科医师学会(american college of chest physicians,ACCP)和 重症医学学会(society of critical care medicine,SCCM)提出全身炎症反应综合征(systemic inflammatory response syndrome,SIRS)的命名和概念。Hayden 于 1994 年将 SIRS 概念引入儿科。2002 年初在美国举行的国际儿科脓毒症联席会议上,以成年人脓毒症定义为基础,根据小儿各年龄组的生理特点,提出了儿童 SIRS、感染、脓毒症、严重脓毒症、脓毒性休克和器官功能障碍的概念。

一、流行病学

据报道,脓毒症/严重脓毒症在 PICU 的发病率分别为 17% 和 6%。美国流行病学资料显示,儿童严重脓毒症病死率为 10.3%(既往健康儿童和有基础病患儿的病死率分别为 7.8% 和 12.8%),甚至有的高达 48%。在中国,小儿脓毒症也有较高的发病率和病死率,2008 年北京儿童医院 PICU 脓毒症和严重脓毒症的现患率分别为 26.2% 和 19.1%,严重脓毒症的病死率为 30.8%。在美国,约有 50% 的严重脓毒症患儿为小婴儿,其中约 50% 的婴儿为极低或低出生体重儿。感染的部位也与年龄相关,小婴儿多见于原发脓毒症,而年长儿则更多见于呼吸道感染。10 岁以下男童发生严重脓毒症的概率显著高于女童,尤其是小婴儿更为明显。

二、病因和发病机制

引起感染性休克的微生物很多,包括细菌、病毒、支原体、立克次体、真菌等,但以细菌最常见。过去认为革兰阴性菌是导致感染性休克的主要原因,但近年发现革兰阳性菌感染所致者亦在增多。

引起休克的病原体依患儿年龄、免疫状态及其来源不同而异。新生儿常为肠道革兰阴性菌、B 组链球菌、葡萄球菌等;婴儿在失去从母亲获得的免疫保护后,可因肺炎链球菌、脑膜炎奈瑟菌、痢疾杆菌、葡萄球菌引起;医源性感染或有原发或继发性免疫缺陷的患儿,常见或少见细菌均可引起感染性休克。

脓毒症的发病机制非常复杂,涉及感染、炎症、免疫、凝血及组织损害等一系列问题,并与机体多系统、多器官病理生理改变密切相关。各种致病因素导致机体微循环功能障碍、微血管壁通透性增加是感染性休克发生发展的重要机制。近年来,人们逐渐认识到基因多态性是决定人体对应激易感性与耐受性、临床表型多样性及药物治疗反应差异性的重要因素。

三、临床表现

感染性休克患儿除有原发病的临床表现和感染引起的中毒症状外,主要表现为组织灌注不良所致的休克征象。

1. 精神意识改变 患儿可因高热、毒血症、低血压使脑细胞缺血、缺氧而出现精神意识改变。早期多神志清楚,但表情淡漠,反应迟钝,对周围环境不感兴趣,有时烦躁不安。晚期因脑缺氧致脑水肿,可出现意识朦胧、嗜睡、昏迷、谵妄和惊厥等。

2. 心率加快,脉搏减弱 休克时回心血量减少,心率代偿性加快,但脉搏往往减弱。此改变多出现在血压变化之前。重症患儿心音低钝、脉搏细弱,甚至消失。若患儿循环灌注差而无心动过速,是更为严重的征兆,常提示很快会出现心搏呼吸骤停。

3. 皮肤循环不良 早期休克患儿因血管收缩、血流灌注不良,致使皮肤苍白发花、出冷汗、肢端凉、唇及指(趾)轻度发绀。少数"暖休克"患儿因毛细血管扩张,致使面色暗红、四肢温暖、毛细血管再充盈时间正常。晚期患儿皮肤黏膜苍白、四肢厥冷、发绀明显,有大理石样花纹,皮肤毛细血管再充盈时间延长。

4. 尿量减少或无尿 休克时由于肾小动脉收缩,肾血流明显减少,因而少尿或无尿。

5. 呼吸频率和节律改变 感染性休克早期,因代谢率增高、缺氧及代谢性酸中毒,患儿呼吸多深而快,甚至引起呼吸性碱中毒。此时呼吸肌做功增加,极易发生疲劳而引起呼吸衰竭。感染性休克时易发生肺水肿、急性肺损伤甚至急性呼吸窘迫综合征（acute respiratory distress syndrome, ARDS）。重症休克伴发脑水肿，可导致中枢性呼吸衰竭，表现为呼吸节律及幅度的改变，如呼吸深浅、快慢不一，双吸气、抽泣样呼吸，呼吸暂停，甚至呼吸骤停。

6. 血压改变　早期血压常可正常，但脉压（正常值 3.99kPa）减小。若血压下降[1 岁以上儿童收缩压低于年龄（岁）×2＋70mmHg, 1mmHg＝0.133kPa]或测不出提示休克失代偿。

7. 肛指温差加大　休克时周围血管收缩，心排血量降低，热量不能被带至皮肤散发，可出现四肢凉而中心温度增高，肛指温差加大。若肛指温差＞6℃，多提示休克严重。

四、诊断和鉴别诊断

1. 国际标准　2008 版《严重脓毒症和脓毒性休克诊治国际指南》提出的诊断标准为：1h 静脉输入等张液体≥40ml/kg 仍有以下情况。

（1）血压下降且＜该年龄组正常值 5 百分位或收缩压＜该年龄组正常值 2 个标准差以下。

（2）需用血管活性药物才能维持血压于正常范围[多巴胺＞5μg/(kg·min)]或任何剂量的多巴酚丁胺、肾上腺素、去甲肾上腺素。

（3）具备下列中 2 项：①不可解释的代谢性酸中毒，碱缺失＞5mmoL/L；②动脉血乳酸增加，为正常上限的 2 倍以上；③无尿，尿量＜0.5ml/(kg·h)；④毛细血管再充盈时间（CRT）延长＞5s；⑤中心与周围温差＞3℃。

2. 国内标准　2006 年，我国中华医学会儿科分会急救学组、中华医学会急诊学会儿科组共同制定了感染性休克标准和分期。该标准与国际标准相比，休克诊断相对提前，不以血压降低为休克的诊断标准。

（1）代偿期：临床表现符合下列 6 项中 3 项：①意识改变，烦躁不安或委靡，表情淡漠；②皮肤改变，面色苍白发灰，唇周、指（趾）发绀，皮肤花纹，四肢凉。如有面色潮红，四肢温暖，皮肤干燥为暖休克；③心率脉搏，外周动脉搏动细弱，心率、脉搏增快；④毛细血管再充盈时间≥3 s（需除外环境温度影响）；⑤尿量＜1ml/(kg·h)；⑥代谢性酸中毒（除外其他缺血缺氧及代谢因素）。

（2）失代偿期：代偿期临床表现加重伴血压下降。收缩压＜该年龄组第 5 百分位或＜该年龄组

正常值 2 个标准差。即：1～12 个月＜70mmHg；1－10 岁＜70mmHg＋2×年龄（岁）；10 岁及以上＜90mmHg（1mmHg＝0.133kPa）。

3. 辅助检查

（1）常规实验室检查：如血常规、C 反应蛋白、前降钙素原、血乳酸、血电解质、血糖有助于了解感染及代谢异常的程度。

（2）病原学检查：分泌物直接涂片染色镜检可有助于立即初步了解致病原性质，以方便选择抗生素。血、尿、便及脑脊液等培养可明确病原菌，并指导抗生素的使用。

（3）其他：心肌酶、肝酶、肾功能及凝血功能检查有助了解器官功能状况。血浆蛋白如清蛋白可帮助估计血浆胶体渗透压，也可作为容量复苏和患儿预后的参考。

4. 鉴别诊断

（1）低血容量性休克：常有呕吐、腹泻、创伤、烧伤等导致血容量不足的病史，患儿中心静脉压明显低于正常，扩容后休克纠正较快。但合并感染时，则不易与感染性休克鉴别。

（2）心源性休克：有心肌炎、心肌病、心律失常、先天性心脏病等心脏原发病病史，心电图、心脏彩超等检查和中心静脉压监测有助于诊断。

（3）过敏性休克：患儿多有接触过敏原的明确病史，常同时伴有荨麻疹、血管神经性水肿、多形性红斑等皮肤表现。

五、临床监测

及时、严密的监测，是感染性休克早期诊断和治疗成功的重要保证。监测内容包括基本生命体征、血流动力学参数、重要脏器的灌注及其功能和内环境情况（如血气、血糖、生化等）。主要监测指标有神志、血压、体温、呼吸、脉搏、心率、面色、皮温、CRT、尿量、经皮氧饱和度、中心静脉压（central venous pressure, CVP）、血常规、C 反应蛋白、血气、血糖、血生化、心电图、有创动脉血压、凝血功能等。在治疗前及治疗过程中还应多次、多部位取血培养、分泌物培养、渗出液培养等以明确病原指导治疗。

六、治　疗

感染性休克病情凶险，治疗必须积极有效，争分夺秒。其治疗目标为：①维持正常心肺功能；②恢复正常血流灌注和血压。

1. 液体复苏 充分的液体复苏是逆转病情、增加存活率的关键抢救措施。抢救伊始应积极建立静脉通道,小儿建立静脉通路相对困难,若90s内或3次静脉穿刺未能成功,则可建立骨髓输液通道,穿刺部位多为胫骨粗隆下1~3cm。条件允许时,最好行中心静脉置管。

(1)快速输液阶段:第1小时快速输液常用生理盐水、林格液等晶体液,首剂20ml/kg,5~15min静脉注入。然后立即评估循环状态及组织灌注情况,若无明显改善,则予第2、3剂,每次均为10~20ml/kg。头1h总液量可达40~60ml/kg,甚至更多。每剂输注完毕都必须进行快速评估以了解液体复苏的程度。此外,由于液体输注量大、速度快,尚须密切监测心肺功能,防止心力衰竭、肺水肿的发生。

(2)继续和维持输液:继续输液可用1/2~2/3张液体。此时应监测电解质、血气等以调整液体成分,6~8h输液速度为5~10ml/(kg·h)。维持输液用1/3张液体,24h内输液速度为2~4ml/(kg·h),24h后再根据病情调整输液。在此阶段可适当补充胶体液,如血浆、代血浆、右旋糖酐-40等,根据血气结果酌情给予5%碳酸氢钠溶液,一般不予输血,当血细胞比容<30%时,可酌情给予红细胞悬液,以使血红蛋白≥100g/L。

2. 血管活性药物 在充分液体复苏基础上休克仍不能纠正,血压仍低或有明显灌注不良表现时,可使用血管活性药物以提高体循环压力、改善脏器灌注。常用药物如下。

(1)多巴胺:内源性儿茶酚胺类药物之一,效应与剂量相关。感染性休克时多以5~10μg/(kg·min)持续静脉注射,根据血压等调整速度,最大不超过20μg/(kg·min)。

(2)去甲肾上腺素:是暖休克并有多巴胺抵抗患儿的首选,剂量0.05~0.3μg/(kg·min),输液泵持续静脉推注。

(3)肾上腺素:冷休克患儿并存在多巴胺抵抗时,首选肾上腺素,剂量0.05~2μg/(kg·min),持续静脉泵维持。感染性休克患儿对儿茶酚胺反应的个体差异很大,用药需遵循个体化原则。血管活性药物在使用过程中必须根据病情随时调整输液泵维持速度。

(4)正性肌力药物:感染性休克患儿常伴有不同程度的心功能不全,当疗效欠佳时可选用正性肌力药物。如多巴酚丁胺5~10μg/(kg·min)持续

静脉泵维持,最大剂量不超过20μg/(kg·min)。也可使用肾上腺素增加心肌收缩力。有儿茶酚胺抵抗时,可选用磷酸二酯酶抑制药如米力农。

(5)硝普钠:休克伴心功能严重障碍且外周阻力高的患儿,在液体复苏并应用正性肌力药物基础上,可选用硝普钠。开始剂量0.2μg/(kg·min),以后每5分钟增加0.1~0.2μg/(kg·min),稳定后逐渐减量[平均量为3μg/(kg·min)],不超过8μg/(kg·min),注意避光使用。

在血管活性药使用过程中,应对患儿病情进行动态评估,及时调整药物剂量及种类,使血压、心率、CRT等各项血流动力学指标达到预期目标。药物应逐渐减停,不能骤然停药。

3. 积极控制感染、清除感染灶 在感染病原未明确时应使用广谱、高效抗生素,兼顾革兰阴性及阳性菌;及时完善病原学检查,以期给予针对性治疗。应在入院后1h内留取病原学标本后尽早静脉应用抗生素。及时清除化脓性病灶,如阑尾炎、脓胸、皮肤化脓性感染灶等。如果怀疑各种导管感染,应立即拔除。

4. 肾上腺皮质激素 在儿科严重脓毒症患者中,肾上腺功能不全与预后不良密切相关。对儿茶酚胺抵抗和可疑存在或被证明存在肾上腺功能不全的患儿可应用氢化可的松。感染性休克时肾上腺皮质激素的应用原则为小剂量替代疗法,如氢化可的松3~5mg/(kg·d)或甲泼尼龙(甲泼尼龙)1~2mg/(kg·d),分1~2次给药。激素治疗必须以强有力的抗感染治疗为前提。

5. 纠正凝血功能紊乱 凝血障碍存在于脓毒性休克的整个过程,应早期发现及时治疗,而不要到了明显的弥散性血管内凝血(disseminated intravascular coagulation,DIC)方开始治疗。早期可给予小剂量肝素5~10U/kg,皮下注射,每6小时1次,也可持续静脉注射。当进入低凝阶段时,在肝素化治疗的同时应适当给予血浆、血小板及其他凝血成分治疗。

6. 综合支持疗法,保证氧供给

(1)对ARDS实行机械通气,可采用肺保护性通气策略。

(2)休克时由于灌注不良,常伴有严重酸中毒,在保证通气前提下,根据血气分析结果给予碳酸氢钠,使pH达到7.25。

(3)注意心、脑、肝、肾功能的支持维护及内环境紊乱的纠正,可采用血浆置换、连续血液滤过等

血液净化疗法维持内环境稳定及清除炎症介质。

（4）保证能量营养供给，维持血糖、血钙在正常范围。

（5）国外对顽固性休克患者采用体外心肺支持（extracorporeal membrane oxygenation，ECMO）方法挽救了部分患儿的生命，国内尚未广泛开展此项治疗。

七、疗效评价

提示休克纠正的表现有：①毛细血管再充盈时间<2s；②外周及中心动脉搏动正常；③四肢温暖；④意识状态良好；⑤血压正常；⑥尿量>1ml/（kg·h）。

（钱素云）

第三节　脑水肿与颅内高压

脑水肿指脑实质液体增加引起的脑容积和重量增加，是中枢神经系统对内源性或外源性有害刺激所产生的一种非特异性反应。脑细胞内液体蓄积称为脑肿胀，脑细胞间隙中游离液体蓄积称脑水肿。两者是同一病理过程中的不同阶段，且可互为因果，后期常同时存在，统称脑水肿。其临床表现相同，均可出现颅内高压的症状和体征。

颅腔为一骨性腔隙。小儿在囟门和颅缝闭合前，若颅内压力增高，则囟门隆起，颅缝裂开，以增加颅腔容积，减轻颅内高压程度；一旦囟门和颅缝闭合，则其容积固定，不能通过增加颅腔容积来缓解颅内高压。

一、正常颅内压与颅内高压

正常颅内压通常以侧脑室内液体的压力来代表。在椎管蛛网膜下腔通畅的情况下，与侧卧位做腰椎穿刺时所测得的压力大体相等，故常用腰穿所测脑脊液压力代表颅内压。新生儿 $0.098 \sim 0.196kPa$（$10 \sim 20mmH_2O$），婴儿 $0.294 \sim 0.784kPa$（$30 \sim 80mmH_2O$），幼儿 $0.392 \sim 1.47kPa$（$40 \sim 150mmH_2O$），年长儿 $0.588 \sim 1.76kPa$（$60 \sim 180mmH_2O$）。

一般认为颅内压 $1.47 \sim 2.67kPa$（$150 \sim 270mmH_2O$）为轻度增高，$2.80 \sim 5.33kPa$（$270 \sim 540mmH_2O$）为中度增高，$>5.33kPa$（$540mmH_2O$）为重度增高。

二、病　因

1. 急性感染　感染后 24h 内即可发生脑水肿，可分为以下 2 种情况。

（1）颅内感染：如各种病因引起的脑炎、脑膜炎、脑脓肿及耳源性颅内感染等。

（2）全身感染：如中毒性痢疾、重症肺炎、严重脓毒症等可引起脓毒性脑病（中毒性脑病），暴发性

肝炎等也可发生脑水肿。

2. 脑缺血、缺氧　心搏骤停、休克等可致脑缺血缺氧；窒息、癫痫持续状态、一氧化碳中毒、严重贫血（急性贫血血红蛋白 $<50g/L$，慢性贫血血红蛋白 $<30g/L$）、肺性脑病等可致脑缺氧。严重缺血、缺氧数小时即可发生脑水肿。

3. 中毒　如铅或其他重金属、食物（如白果）、农药（如有机磷）、灭鼠药（如毒鼠强）、乙醇、药物（如苯巴比妥钠、四环素、维生素 A、维生素 D）等中毒。

4. 水电解质平衡紊乱　如急性低钠血症、水中毒、各种原因所致酸中毒等。

5. 其他　如高血压脑病、瑞氏综合征、输液输血反应、突然停止使用激素、脑型白血病、严重遗传代谢病、颅内血管疾病（如脑动静脉畸形、血管瘤、毛细血管扩张症）等。其他引起颅内高压的原因尚有颅腔狭小、颅内占位性病变（肿瘤、出血、寄生虫）、各种原因引起的脑积水、真性红细胞增多症等。

三、发病机制

随着对细胞分子水平研究的深入，对引起血-脑屏障损害和细胞代谢紊乱的原因有了一些新发现，从而加深了对脑水肿发生机制的认识并出现多种学说。包括微循环和血-脑屏障学说、氧自由基损害学说、细胞内 Ca^{2+} 超载学说及兴奋性氨基酸学说等。

四、临床表现

小儿急性颅内高压的临床表现与造成颅压增高的原发病、颅内高压的发展速度、有无占位性病变以及病变所在部位有关。

1. 剧烈头痛　剧烈头痛系因脑膜血管或神经受挤压、牵扯及炎症刺激引起，常为弥漫性、持续

性,清晨较重,坐位时头痛重于卧位时,并可因咳嗽、用力、体位前屈、大量输液而加剧。婴儿则表现为烦躁不安、尖声哭叫、有时拍打头部。

2. **喷射性呕吐**　因颅内高压刺激第四脑室底部及延髓呕吐中枢所致。呕吐与饮食无关,可清晨即吐,不伴恶心,呕吐后可进食。婴幼儿无其他诱因的频繁呕吐,多提示第四脑室或后颅凹存在占位性病变。

3. **意识障碍迅速出现并加深**　大脑皮质广泛损害及脑干上行网状结构受累,使患儿不能维持觉醒状态,而出现程度不等的意识障碍,并有迅速加深倾向,短期内可出现昏迷,常伴有躁动或狂躁。

4. **肌张力改变及惊厥**　脑干、基底核、大脑皮质和小脑某些部位的锥体外系受压,可使肌张力显著增高。主要表现为去皮质强直(伸性强直、伸性痉挛和角弓反张)和去皮质强直(患儿一侧或双侧上肢痉挛,呈半屈曲状,伴下肢伸性痉挛)。脑疝时肌张力减低。脑缺氧或炎症刺激大脑皮质,可引起抽搐甚至癫痫样发作。

5. **呼吸障碍**　脑干受压可引起呼吸节律不齐、暂停、潮氏呼吸,下颌运动等中枢性呼吸衰竭,多为脑疝前驱症状。

6. **头部体征**　前囟膨隆紧张,骨缝裂开、头围增大,头部浅表静脉怒张、破壶音阳性等体征为亚急性或慢性代偿机制所致,与婴幼儿颅骨骨缝尚未完全闭合、颅骨骨质软化有一定弹性有关。甚至8岁以下儿童亦可有骨缝裂开。上述代偿机制常使小儿颅内高压早期症状不典型。

7. **血压升高**　为延髓血管运动中枢的代偿性加压反应,系因拟交感神经兴奋性增强或脑干缺血、受压与移位引起。此时收缩压上升2.67kPa(20mmHg)以上,脉压增宽,且血压音调增强。

8. **眼部改变**　可有眼球突出、球结膜充血水肿、眼外肌麻痹、眼内斜(展神经麻痹)、眼睑下垂(提上睑肌麻痹)、落日眼(颅前凹压力增高)及视野缺损等。瞳孔改变包括双侧大小不等、忽大忽小、形态不规则。视盘水肿多为慢性颅压增高的表现,因眼底静脉回流受阻所致,急性脑水肿早期很少见。视盘水肿是颅内高压最客观的体征之一,但前囟未闭的婴儿常无视盘水肿。

意识障碍、瞳孔扩大以及血压增高伴缓脉称Cushing 三联症,为颅内高压危象,常为脑疝的前兆。

9. **脑疝**　系指脑实质受挤压离开原有间隙、

位置发生改变的病理状态。特别在发生嵌顿时,可因压迫邻近脑组织和脑神经,引起相应症状和体征,属于颅内高压危象。以小脑幕切迹疝和枕骨大孔疝最常见。

(1)小脑幕切迹疝:小脑幕将小脑与大脑的枕叶和颞叶分开。其前缘游离,与蝶鞍斜坡构成裂孔,脑干与动眼神经由此通过。颅内压增高至一定程度时,肿胀的脑组织向阻力小、压力低处移位,脑干及大脑下移,颅中凹的颞叶内侧海马沟回可疝入此裂孔,表现中脑受压症状。由于动眼神经受累,病侧瞳孔先缩小后扩大,对光反应迟钝或消失,眼睑下垂。对侧肢体呈中枢性瘫痪。由于脑干受压,还可出现中枢性呼吸衰竭,意识障碍加重,继而心率、血压不稳定。

(2)枕骨大孔疝:颅内压过高使脑干下移时,位于后颅凹的小脑扁桃体首先被挤入枕骨大孔,继而压迫延髓。此时患儿昏迷迅速加深,双瞳孔散大,光反应消失,眼球固定,常因中枢性呼吸衰竭而呼吸骤停。

五、诊　断

1. 病史中存在导致脑水肿或颅内压增高的原因。

2. 有颅内高压的症状与体征。小儿急性脑水肿临床诊断的主要指标和次要指标各有5项。具备1项主要指标及2项次要指标即可诊断。主要指标有:①呼吸不规则;②瞳孔不等大;③视盘水肿;④前囟隆起或紧张;⑤无其他原因的高血压(>年龄×0.266+1.33kPa)。次要指标有:①昏睡或昏迷;②惊厥和(或)四肢张力明显增高;③呕吐;④头痛;⑤给予甘露醇1g/kg静脉注射4h后,血压明显下降,症状体征随之好转。

3. 测定颅内压:是确诊颅内压增高的重要手段,方法如下。

(1)腰椎穿刺测脑脊液压力:常用侧卧位腰椎穿刺所测脑脊液压力代表颅内压。但有梗阻时所测值不可靠。须注意颅内压明显增高时,腰椎穿刺有导致脑疝的危险,应先用甘露醇30min后再穿刺测压以确保安全,但必然影响测定结果。

(2)侧脑室穿刺测压:最准确又较安全。在颅内压监测下,还可进行控制性脑脊液引流,达到减压治疗目的。对前囟未闭的患儿脑室穿刺操作较易,前囟已闭者须作颅骨钻孔。严重急性脑水肿由于脑实质肿胀明显,脑室受压减小、移位,穿刺往往不易成功。

（3）前囟测压：利用非损伤性颅内压监测仪直接测定前囟压力。适用于前囟未闭且囟门较大者，因易受测压人手法影响，结果差异较大。

（4）直接颅压监测法：将感应器放置在脑室、蛛网膜下腔、硬膜外，借传感器与有压力监测装置的监护仪或颅压监测仪相连，直接在荧光屏上适时读数并可观察颅压波形。

4. 影像学检查

（1）颅骨 X 线片：慢性颅内高压可表现为指压迹征，骨皮质变薄，骨缝裂开等，而急性颅内高压上述表现不明显。

（2）头颅电子计算机 X 线片断层扫描（computed tomography，CT）：可协助观察脑水肿部位、程度、脑室扩张及移位情况及引发颅内高压的病因。急性颅内高压表现为脑实质丰满，脑沟回浅，外侧裂缩小或消失，脑室受压，中线结构移位等。慢性颅内高压可见外部性脑积水、脑室扩张和脑萎缩等。

（3）头颅磁共振成像（magnetic resonance imaging，MRI）：脑水肿时，T_1 和 T_2 像值均延长，因此在 T_1 加权像上呈长 T_1 低信号或等信号，在 T_2 加权像上呈 T_2 高信号。近年来，随着弥散 MRI、动态 MRI 和磁共振波谱（magnetic resonance spectrum，MRS）的应用，MRI 对脑水肿的检验更加灵敏。

5. 经颅多普勒超声（transcranial dopplor，TCD）：颅内高压时 TCD 主要表现为：①频谱高尖，流速减低，以舒张期流速降低为主；②阻力指数增高。严重颅内高压、脑死亡患者 TCD 出现相对特异性改变，即在心脏收缩期呈流速较低的正向波，舒张期呈负向波，也称振荡波形；更严重患儿 TCD 仅显示心脏收缩期流速极低的尖小正向波，舒张期血流消失，也称尖小收缩波，或收缩期和舒张期均探测不到血流。颅内高压时的 TCD 频谱表现虽不够特异，但敏感性好，特别是 TCD 动态监测可协助临床判断颅内高压程度、治疗效果和预后。

六、治　疗

小儿脑水肿颅内压增高病情进展迅速，常危及生命。如能早期消除病因，积极降低颅内压，病变往往可逆。治疗目的在于保证脑灌注及充分能量供应，防止脑组织在颅内空间移动。

1. 病因治疗　去除病因，如抗感染，纠正休克与缺氧，改善通气，防治 CO_2 潴留，清除颅内占位性

病变等。

2. 一般治疗与护理　使患儿保持安静，避免躁动、咳嗽及痰堵。卧床时头肩抬高 25°～35°，以利颅内血液回流，有脑疝前驱症状时，则以平卧位为宜。检查或治疗时不可猛力使患儿转头、翻身；避免用力按压腹部及肝；积极纠正缺氧、高碳酸血症、电解质紊乱及代谢性酸中毒；还应使患儿保持正常血压与体温。惊厥使脑代谢率增加，氧消耗量加大，必须迅速制止，常用地西泮、咪达唑仑（咪唑安定）及苯巴比妥等。已有呼吸障碍者需及时气管插管机械通气。

3. 脱水疗法　可直接减少脑组织容量，降低颅内压。脱水所用药物分为渗透性脱水药和利尿药两大类。

（1）常用渗透性脱水药

①20% 甘露醇：作为有效的降颅内压药物已有 50 余年的应用历史，目前仍是多数颅内高压患儿的首选药物。一般剂量每次 0.5～1g/kg，4～6h 1 次。脑疝时可加大剂量至 2g/kg，以使血浆渗透压增加 10mmol/kg，并保持在 310～320mmol/kg 以下为宜。当渗透压过高时，毛细血管内皮细胞间紧密连接处可发生渗透性崩溃，造成血管源性脑水肿，并损害肾功能，故血浆渗透浓度如超过 340mmol/kg，应改用甘油。使用甘露醇利尿后易出现脱水、低钠、低钾、低镁及低钙，乃至低血压，需注意纠正。

②10% 甘油果糖：为复方制剂，每 100ml 含甘油 10g，果糖 5g，氯化钠 0.9g。有高渗性脱水和营养脑细胞作用。本品经血液进入全身组织后，2～3h 在体内分布达到平衡，故降颅内压作用起效较缓，持续时间也较长，临床常与甘露醇交替使用。剂量为每次 5～10ml/kg，静脉注射，每日 1～2 次。对有遗传性果糖不耐受患者（如果糖 1,6-二磷酸酶缺乏症）、高钠血症以及对本品任一成分过敏者禁用。

③高渗盐水：是指浓度高于 0.9% 的氯化钠溶液。1919 年，Weed 等发现静脉注射 30% 的氯化钠溶液可使猫脑体积减小，并由此奠定了渗透疗法治疗颅内高压的基础。直到 20 世纪 80 年代，人们开始重新探讨高渗盐水治疗颅内高压的作用和机制，近年国内外均有在成年人颅脑外伤、缺血性卒中等应用的报道。因其作用短暂，易致水钠潴留与反跳，对儿童尚缺乏使用经验，仅用于低钠血症与水中毒时。

④人血白蛋白：分子量大，一般不易漏出血管外，因而能较持久地提高血管内胶体渗透压及吸收

组织间液,有增加循环血容量和维持血管内胶体渗透压的作用。可用于低蛋白血症伴脑水肿时。常用 20％人血白蛋白,剂量每次 0.4g/kg,每日 1～2 次。其脱水与降颅内压作用缓慢而持久。有人提出人血白蛋白与呋塞米联合使用,既可吸收水分进入血管,使脑组织脱水,又可利尿,比单独使用呋塞米或甘露醇治疗颅内高压效果好。

使用渗透性脱水药须注意给药速度,一般于 15～30min 内静脉快速滴注或推注,否则不能形成血管内高渗状态,达不到脱水目的。心肌炎及心力衰竭患儿,使用脱水药应慎重,必须使用时可先给利尿药,待尿量增加,血容量适当减少后再用,且给药速度应缓慢,于 30～60min 静脉滴注为宜。婴幼儿心肾代偿功能差,剂量宜偏小,注射速度应稍减慢,新生儿可在 60～90min 内给予。

(2)利尿药:可迅速降低血容量,减少氯离子向损伤的脑细胞内转移;并有抑制脑脊液生成的作用,可减轻脑水肿,降低颅内压。与甘露醇合用疗效增加,并可减少各自用量。有心力衰竭及肺水肿患儿,在使用甘露醇前 15min 给呋塞米 1 次,有助减轻心脏负荷。常用药物如下。

①呋塞米:每次 0.5～1.0mg/kg 静脉注射,15～25min 开始利尿,2h 作用最强,持续 6～8h。

②乙酰唑胺(醋氮酰胺):可抑制脉络丛碳酸酐酶,减少 50％脑脊液的生成,还可利尿,多用于治疗慢性脑积水,剂量 20～30mg/(kg·d),但用药后 24～48h 才开始起效。

4.其他减少颅腔内容物的方法

(1)过度通气:即用呼吸机进行控制性人工通气,使 PaO_2 及 $PaCO_2$ 分别维持在 12～20kPa(90～150mmHg)及 3.33～4kPa(25～30mmHg)。$PaCO_2$ 下降及 PaO_2 升高可使脑小动脉平滑肌收缩,使脑血容量减少,从而降低颅内压。过去曾强调过度通气降颅内压,而忽略过度通气使脑血管痉挛、脑血流减少,加重脑缺血缺氧。目前认为过度通气对神经系统预后的弊大于利,故不主张作为常规使用。

(2)控制性脑脊液引流:通过前囟或颅骨钻孔后穿刺,将穿刺针留置于侧脑室,借助颅压监测,控制脑脊液引流速度。无条件监测颅内压时,可通过调整引流瓶位置的高低控制脑脊液流出速度。应使插入引流瓶的针头高于颅内穿刺部位 80～120mm,若颅内压超过此数,液体即可自行流出,一般脑室液以每分钟均匀流出 2～3 滴为宜。引流速度过快,可出现恶心、呕吐等不良反应,甚至引起脑室塌陷或低颅压综合征。控制性脑脊液引流不但能直接放出脑室液,还可增加水肿的脑组织与脑脊液间的压力差,使水肿液向低压的脑室方向流动,进一步减少肿胀的脑容积。此方法对部分脑疝患儿确有起死回生作用。

(3)开颅减压术:大骨瓣开颅减压术由于减压速度快、减压充分、清理血肿及时等,能立即有效的降低颅内压,改善脑组织血流,对重型颅脑损伤和急性脑出血患儿有较好疗效。有报道大骨瓣减压术明显提高了重型颅脑损伤患儿的治疗效果,但仍有较高的死残率。当颅内高压患儿病情恶化时,适时执行开颅减压术有望降低病死率。但有关手术时机及存活患儿远期预后等目前尚无定论。

5.肾上腺皮质类固醇　肾上腺皮质类固醇对减轻脑水肿有一定疗效,对血管源性脑水肿效果最佳。常用地塞米松,剂量 0.5～1mg/(kg·d),每日 3～4 次,以快速制止炎症反应的进展;继之迅速减量至每次 0.1～0.5mg/kg,每 6～8 小时 1 次,根据病情应用 2～7d。也可用氢化可的松 10～20mg/(kg·d)或甲泼尼龙。

6.液体疗法　过去认为急性脑水肿时,一般每日入量应限定于 800～1 200ml/m² 或 30～60ml/kg。近年认为在应用甘露醇等脱水利尿药时,可不必过分限制液体入量。凡患儿有休克、重度脱水、利尿后尿多者均应快速补液与缓慢脱水;而患儿有脑疝、呼吸衰竭、心力衰竭、尿少或为新生儿,则一般快速脱水、缓慢补液、补盐。

7.其他　亚低温疗法对于脑复苏和脑保护有较好的临床应用前景,但对于亚低温的时机、方法、低温程度、持续时间和机制等尚需进一步研究。维持水、电解质和酸碱平衡稳定以及良好的营养支持对病情恢复和预防继发感染十分重要。

(钱素云)

第四节　心搏骤停和心肺复苏

心搏骤停(cardiac arrest)是最危急的急症。心肺复苏(cardiopulmonary resuscitation,CPR)是对心搏骤停患者立即采用急救手段,维持机体基本的氧供和组织灌注,促进自主呼吸和循环尽快恢复,以降低病死率、减少神经系统后遗症。

一、流行病学

国外报道儿童重症监护病房患儿的心搏骤停发生率为 2%～6%，院外发生率约为院内发生率的 1/100。美国每年发生儿童院外心搏骤停约 16 000 例次，相当于每年 8～20 例次/100 000 儿童。目前院内心搏骤停复苏初始成功率高达 2/3，超过 25% 的患儿存活出院。院外心搏骤停者 30% 恢复自主循环，24% 被送入医院时存活，12% 存活出院。

我国对儿童心搏骤停的流行病学尚缺乏系统研究，实际抢救效果也有很大差距。北京儿童医院 PICU 1998 年 4 月至 2004 年 8 月间 258 例 CPR 结果，131 例（50.8%）初步复苏成功，36 例（14.0%）治愈出院。上海交通大学医学院附属儿童医学中心 2000 年 1 月至 2009 年 12 月间 221 例院外心搏骤停的复苏结果，恢复自主循环 77 例（34.84%），出院时存活 21 例（9.50%）。

二、病因和发病机制

多种病理生理学过程均可导致心搏骤停，最常见的 3 种机制为窒息、心肌缺血和心律失常。由窒息导致者，发生心搏骤停前有呼吸衰竭导致的急性缺氧和二氧化碳潴留，最常见于严重呼吸道疾病如肺炎、急性呼吸窘迫综合征、气道梗阻、慢性阻塞性肺疾病等。心肌缺血引起者，成年人以冠状动脉疾病最常见，儿童则多见于低血容量、脓毒症或心肌功能受损引起的休克，心搏骤停前有心肌灌注不足。心律失常引起者，心搏骤停前有心室颤动（ventricular fibrillation，VF）或室性心动过速（ventricular tachycardia，VT），成年人更为多见。近期的两项研究表明，儿童院内心搏骤停的直接原因中，心律失常占 10%，窒息和心肌缺血分别占 67% 和 61%（大部分两者兼有）。院外心搏骤停同样大部分由窒息或心肌缺血引起，5%～20% 为心律失常所致。

三、临床表现和诊断

1. 临床表现　心搏骤停表现为：突然昏迷；触诊大动脉搏动或心前区搏动消失；呼吸停止；瞳孔散大；皮肤黏膜苍白或发绀；听诊心音消失。

以下情况为心搏骤停的前兆，也须立刻开始 CPR：①严重心动过缓，心率＜60/min 伴灌注不良；②呼吸过于浅弱、缓慢，呈抽泣样呼吸或极度呼吸困难，虽有呼吸动作，听诊无呼吸音。

2. 心电图　心搏即将停止之前以严重心动过缓最为常见。心搏停止者可表现为心电图呈等电位线、心室颤动（ventricular fibrillation，VF）、无脉性室性心动过速（心电图呈室性心动过速，但摸不到脉搏搏动）、电机械分离（有心电活动，但无心肌收缩，摸不到脉搏搏动）。

四、心肺复苏

1. 快速评估和尽快启动紧急反应系统　发现患儿意识丧失时，立刻轻拍、呼叫患儿确定有无反应。若无反应，大声呼救同时观察患儿有无呼吸。若自主呼吸良好，将患儿放置在恢复体位，反复观察评估。若无呼吸或仅有叹息样呼吸，立刻检查大动脉脉搏（婴儿检查肱动脉或股动脉，年长儿检查颈动脉），若 10s 内无法确认是否有脉搏搏动，或脉搏＜60/min，立刻开始胸外按压、开放气道、人工呼吸。若脉搏超过 60/min，仅予开放气道、人工呼吸并反复评估。

如果是院内复苏或有多人在场，应立即派人启动紧急反应系统并获取除颤/监护仪或自动体外除颤仪（automatic extracorporeal defibrillator，AED）。院外单人复苏时，应首先进行 5 个循环 CPR 后，再启动紧急反应系统。但对于目击的心搏骤停（如运动员在参加体育活动时突然病倒），应高度怀疑为心室颤动造成的心搏骤停，则首先启动紧急反应系统并获得除颤仪，再进行 CPR。

2. 胸外按压和人工呼吸　若单人复苏，首先给予胸外按压 30 次，随即检查并开放气道，给予 2 次人工呼吸；若双人复苏，先给予胸外按压 15 次，随即检查并开放气道，给予 2 次人工呼吸。

（1）胸外按压：按压时应让患儿仰卧于硬板或硬性地面上。按压部位为两乳头连线下方的胸骨下半段，但避免压到剑突。高质量胸外按压的要点包括按压深度至少应为胸廓前后径的 1/3，婴儿约为 4cm，儿童约为 5cm；每次按压后应让胸廓完全复位；按压频率至少 100/min。尽量缩短停止胸外按压的时间。

不同年龄的小儿可采用不同的手法：①新生儿和婴儿可用双指按压法（图 26-1）或环抱双拇指法（图 26-2），与双指按压法相比，环抱双拇指法能产生较高的动脉灌注压以及一致的按压深度及力度，是首选的胸外按压方法；②儿童可用单掌或双掌按压（图 26-3，图 26-4），术者将单掌掌根部或双掌掌

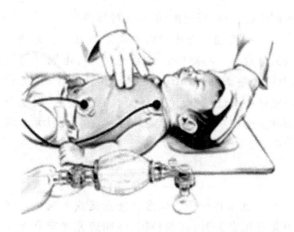

图 26-1 双指按压法

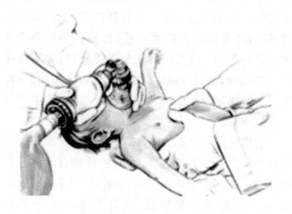

图 26-2 环抱双拇指按压法

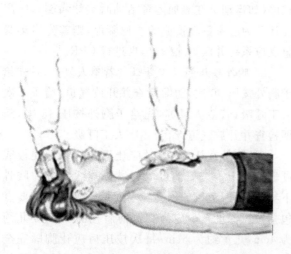

图 26-3 单掌按压法

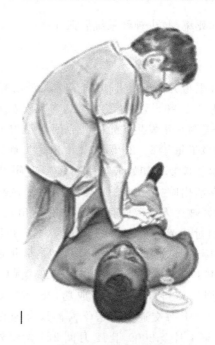

图 26-4 双掌按压法

道则改用抬颏-仰头法;③清除鼻腔、口咽部分泌物、呕吐物及可见到的异物、血块等;④环甲膜切开或穿刺,适用于异物阻塞在环甲膜以上,其他方法难以使气道开放的完全性上气道阻塞;⑤有条件时,可使用口咽导气管或行气管插管,建立人工气道。

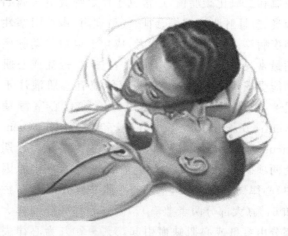

图 26-5 抬颏-仰头法

(3)人工呼吸和给氧:打开气道后,立刻予人工呼吸 2 次。可根据现场情况和患儿年龄采用适当方法。每次人工呼吸时送气时间应在 1s 以上,有效通气的判断标准是能引起胸部适度扩张。

①口对口(鼻)人工呼吸:适用于无任何器械时的现场抢救。施救者平静呼吸,用口覆盖患儿的口,以示指及拇指捏紧患儿鼻孔,并维持其头后仰

根部重叠后置于胸骨下半段,肘关节呈伸直位,借助体重及肩臂之力垂直向脊柱方向挤压。

(2)打开气道:①抬颏-仰头法,置患儿头部于轻度后仰位,防止舌根后坠阻塞气道(图 26-5);②托颌法,对外伤患者疑有颈部损伤时,则采用上推下颌的方法(图 26-6),如果托颌法不能有效开通气

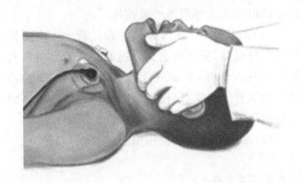

图 26-6 托颌法

体位,在平静呼吸状态下给予患儿 2 次缓慢的人工呼吸(图 26-7)。对小婴儿,可口对口鼻通气(图 26-8)。

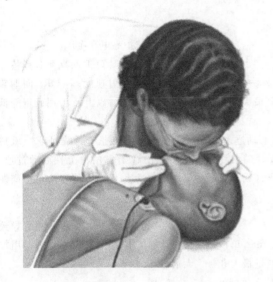

图 26-7 口对口人工呼吸

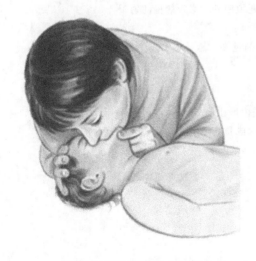

图 26-8 口对口鼻人工呼吸

②复苏气囊-面罩人工呼吸:面罩大小以能包绕鼻梁至唇下区域,包括鼻和口,避免遮盖眼(图 26-9),密闭性良好为宜。操作时一手用 3 指呈"E"形放置在下颌角上,使患儿头轻度后仰,拇指和示指成"C"形将面罩覆盖口鼻固定于面部,另一手按压气囊进行正压通气。这种固定面罩的方法称"E-C 夹"法(图 26-10)。挤压次数和力量视患儿年龄而异。复苏过程中观察胸廓起伏程度及呼吸音强弱,可判断送气量是否适当。

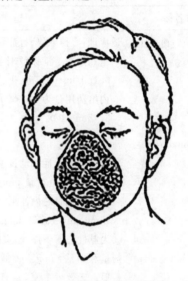

图 26-9 选择面罩大小

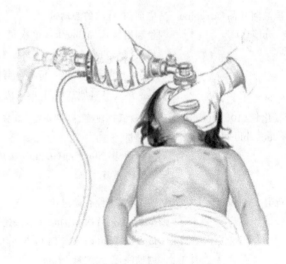

图 26-10 复苏气囊-面罩人工呼吸

注意若用气囊面罩正压通气或已经气管插管,应予 100% 氧气吸入。

③胸外按压和人工呼吸的协调:气管插管前,若单人复苏,胸外按压与呼吸比率为 30：2,双人复苏则为 15：2,尽量缩短中断胸外按压时间。气管插管后,一人持续胸外按压,频率 100/min,另一人行

人工呼吸,频率 8～10/min。

3. 药物治疗　为促使患儿自主呼吸与心搏恢复,在进行人工呼吸、胸外按压的同时或 1～2min 后,即可应用复苏药物。药物治疗的目的在于提高心、脑灌注压,增加心、脑血流量;纠正心律失常,提高心室颤动阈值,为除颤创造条件;减轻酸血症,以利血管活性药物发挥作用,维护脏器功能。药物治疗不能取代人工呼吸与心脏按压。

(1)给药途径:首选静脉给药。若 90s 内不能建立静脉通路,应立即建立骨髓通路。若已行气管插管或气管切开,静脉或骨髓通道未能建立,脂溶性药物如肾上腺素、阿托品、利多卡因、纳洛酮可经气管内注入。

(2)常用药物及剂量和用法:见表 26-1。

表 26-1　儿童心肺复苏常用药物、剂量和用法

药物名称	适应证和剂量	备注
肾上腺素(epinephrine)	适应证:心搏骤停、有症状的心动过缓 剂量和用法:静脉或骨髓内注射用 1:10 000 浓度 0.1ml/kg(0.01mg/kg),单次最大剂量 1mg。气管内给药用量为 1:1 000 浓度 0.1ml/kg(0.1mg/kg)。3～5min 1 次	
胺碘酮(amiodarone)	适应证: ①有脉的室上性心动过速、室性心动过速 剂量和用法:负荷量 5mg/kg,最大 300mg,20～60min 内静脉或骨髓内注射。无效可重复,每日最大剂量 15mg/kg(或总量 2.2g) ②无脉性心搏骤停(心室颤动或无脉性室性心动过速) 剂量和用法:5mg/kg,最大 300mg,静脉或骨髓内注射。无效可重复,每日最大剂量 15mg/kg(或总量 2.2g)	用药过程中监护心电和血压 推注过程中若出现 Q-T 间期延长或传导阻滞时减慢注射速度;若 ORS 间期较基础值增加 50% 以上或出现血压降低时停止注射 在下列情况下强烈推荐首先征求心脏科专家意见:①有脉的室上性心动过速、室性心动过速;②与其他延长 Q-T 间期的药物合用
硫酸阿托品(atropine sulfate)	适应证:有症状的心动过缓 剂量和用法:0.02mg/kg,单次最小剂量 0.1mg;单次最大剂量儿童 0.5mg,青少年 1mg。总剂量最大儿童 1mg,青少年 2mg。静脉或骨髓内注射,无效可重复 1 次。气管插管内给药:0.04～0.06mg/kg	剂量<0.1mg 时,由于其中枢作用可导致反常性心率下降;有机磷中毒者需用较大剂量
氯化钙(10%)(calcium chloride 10%)	适应证:低钙血症、高钾血症、高镁血症及钙通道阻滞剂过量 剂量和用法:20mg/kg(0.2ml/kg),单次最大剂量 2g。必要时重复	必须缓慢注射
腺苷(Adenosine)	适应证:室上性心动过速 剂量和用法:首次 0.1mg/kg,快速静脉或骨髓内推注,最大剂量 6mg;第 2 剂 0.2mg/kg,快速静脉或骨髓内推注,最大剂量 12mg	用药过程中监护心电和血压 须快速注射
葡萄糖(dextrose, glucose)	适应证:低血糖 剂量和用法:0.5～1g/kg,静脉或骨髓内输注 新生儿:10% 葡萄糖溶液 5～10ml/kg 婴幼儿和儿童:25% 葡萄糖溶液 2～4ml/kg 青少年:50% 葡萄糖溶液 1～2ml/kg	需监测血糖

（续 表）

药物名称	适应证和剂量	备注
利多卡因(lidocaine)	适应证：心室颤动或无脉性室性心动过速、有脉搏的宽QRS波心动过速 剂量和用法：1mg/kg，静脉或骨髓内注射。随后以维持量25～50mg/(kg·min)静脉或骨髓内持续输入。若无效15min后可重复注射 气管插管内给药：2～3mg/kg	
硫酸镁(magnesium sulfate)	适应证：尖端扭转型室性心动过速、低镁血症 剂量和用法：20～50mg/kg，10～20min内静脉或骨髓内注射	最大剂量2g 尖端扭转型室性心动过速需加快注射速度
纳洛酮(naloxone)	适应证：逆转阿片类麻醉药作用 剂量和用法：<5岁或≤20kg：0.1mg/kg，静脉、骨髓内或气管插管内给药；≥5岁或>20kg：2mg	需完全逆转麻醉剂过量所致毒性反应：0.1mg/kg，静脉、骨髓内或气管插管内，必要时每2min重复一次，最大剂量2mg 需部分逆转麻醉药作用(例如：治疗性应用阿片类药物过程中解除呼吸抑制)：1～5μg/kg，静脉、骨髓内给药，根据效果调节剂量
普鲁卡因胺(procain-amide)	适应证：室上性心动过速、心房扑动、有脉室性心动过速 剂量和用法：负荷量15mg/kg，30～60min内静脉或骨髓内注射	用药过程中监护心电和血压 与其他延长Q-T间期的药物合用时征求心脏科专家意见
碳酸氢钠(sodium Bi-carbonate)	适应证：严重代谢性酸中毒、高钾血症 剂量和用法：1mEq/kg，缓慢静脉或骨髓内注射	须保证有效通气

4. 除颤和心电监护 心肺复苏时应及早进行心电监护，以便于及时发现心律失常，采取相应的措施，观察心搏是否恢复。

除颤的适应证包括VF和无脉性VT。资料显示，儿童院内心搏骤停中，约10%为VF/VT引起，且初始心律为VF/VT者存活出院率高。目击突然意识丧失的儿童，VF可能性大，现场有除颤仪应尽快使用。院外发生、且未目击的意识丧失儿童，在实施CPR约2min后使用。

许多AED在识别儿童"可电击心律"时都具有较高的特异度与敏感度，因此对1—8岁儿童推荐使用。1岁以下婴儿首选手动除颤仪，如无法获得可考虑使用能量衰减型AED，如两者均无法获得，使用标准型AED。10kg以上小儿用8～10cm电极板，10kg以下用4.5cm电极板，除颤前先涂导电膏。将2个电极板分别置于右锁骨下和左乳头外侧腋前线处。放电前所有人员远离患儿和病床。除颤前后应尽量缩短停止胸外按压的时间，除颤后立刻继续CPR，2min后再评估心律。

目前推荐剂量为：初次除颤2～4J/kg，对顽固性VF，应提高除颤剂量，第2次及以后除颤应至少达4J/kg，但最高不超过10J/kg或成年人剂量。

5. 停止复苏指征 经30min基本生命支持和进一步生命支持救治后，心电监护仍显示等电位线，可考虑停止复苏。意识和自主呼吸等中枢神经系统功能未恢复不能作为终止复苏的指征；在复苏期间不做脑死亡判断，必须待心血管功能重新恢复后再做判断。只要心脏对各种刺激（包括药物）有反应，CPR至少应持续1h。

五、心肺复苏后处理

心脏复搏只是心肺复苏成功的第一步，之后可能相继出现因心、脑、肺、肾等重要生命器官严重缺氧和代谢紊乱等所带来的严重影响。复苏后处理的目的是保护脑功能、防治继发性脏器损害、发现和治疗原发病，以使患儿能够在维持适当生命体征的情况下进入重症监护室进一步治疗。

1. 呼吸系统

（1）调节吸入氧浓度。在CPR时给予100%氧是合理的。一旦自主循环恢复，应监测血氧饱和度,逐渐调节吸入氧浓度使动脉血氧饱和度维持在≥94%,但<100%。这样即可保证足够氧供,又可防止发生高氧血症,以避免高氧的危害。需要注意的是,足够的氧供应不仅要求足够的血氧饱和度,还要有足够的血红蛋白和心排血量。

(2)有呼吸抑制者予辅助通气。已经气管插管者确认气管插管位置适当。机械通气15min后复查血气分析、监测呼气末CO_2以帮助调节呼吸机参数。

(3)适当镇静、镇痛,常用吗啡或芬太尼,严重人机对抗者可使用肌松药。

(4)放置胃管以防胃过度胀气。

2.循环系统

(1)监测心率、血压,反复评估患者情况直至生命体征稳定;留置导尿管监测尿量;12导联心电图有助发现心搏骤停的病因。

(2)建立静脉通道后拔除骨髓输液装置;监测动脉或静脉血气分析及血清电解质、血糖和血钙水平;摄X线胸片以了解心肺情况及气管插管位置。

(3)使用药物维持心排血量。心肺复苏后常有心肌抑制和血管张力异常,需使用药物改善心肌功能和血管张力。常用药物及剂量见表26-2。

表26-2 心肺复苏后常用于维持心排血量的药物

药物名称	药理作用	常用剂量和方法
氨力农(inamrinone)	正性肌力、扩张血管	负荷量0.75~1mg/kg,5min内静脉或骨髓内注射,可重复2次,随后以5~10μg/(kg·min)持续滴入
米力农(mirinone)	正性肌力、扩张血管	负荷量50μg/kg,10~60min内静脉或骨髓内注射,随后以0.25~0.75μg/(kg·min)持续滴入
多巴酚丁胺(dubatamine)	正性肌力、扩张血管	2~20μg/(kg·min),持续静脉或骨髓内滴入
多巴胺(dopamine)	正性肌力、正性变时,低剂量时扩张肾和内脏血管,高剂量时升高血压	2~20μg/(kg·min),持续静脉或骨髓内滴入
肾上腺素(epinephrine)	正性肌力、正性变时,低剂量时扩张血管,高剂量时升高血压	0.1~1μg/(kg·min),持续静脉或骨髓内滴入
去甲肾上腺素(norepinephrine)	血管收缩	0.1~2μg/(kg·min),持续静脉或骨髓内滴注
硝普钠(sodium nitroprusside)	血管扩张。仅能使用5%葡萄糖溶液配制	开始剂量0.5~1μg/(kg·min),持续静脉或骨髓内滴注。随后根据情况调节剂量,最大8μg/(kg·min)

3.神经系统 心肺复苏的重要目的之一是保存脑功能。下列措施可减轻心搏骤停引起的继发性脑损害。

(1)勿常规应用过度通气。过度通气可减少心排血量和脑灌注,仅用于严重颅内高压导致脑疝先兆或发生脑疝时。

(2)治疗性低体温在CPR后对神经系统的保护作用在成年人和新生儿的研究中已被证实。尽管尚无前瞻性双盲对照研究证实治疗性低体温在儿童的作用,基于在成年人获得的证据,治疗性低体温(32~34℃)对院外有目击者的VF所致心搏骤停复苏后仍处于昏迷状态的青少年、心肺复苏后处于昏迷状态的婴儿和儿童可能有益。

(3)避免体温过高,超过38℃应使用退热药。

4.肾 心肺复苏后尿量减少可能是肾前因素(脱水、灌注不足)、缺血性肾损害或多因素综合造成,应避免使用肾毒性药物;在确认肾损害的程度前,经肾排泄的药物需调节剂量;纠正引起肾损害的可逆性病因。

(高恒森 钱素云)

■参考文献

[1] 王 辰,席修明.危重症医学.北京.人民卫生出版社,2012;56-61.

[2] Dellinger RP,Levy MM,Carlet JM,et al. Surviving Sepsis Campaign:international guidelines for management of severe sepsis and septic shock:2008. Crit Care

Med,2008,36(1):296-327.

[3] 中华医学会儿科学分会急教学组,中华医学会急诊医学分会儿科组.儿科感染性休克(脓毒性休克)诊疗推荐方案.中华儿科杂志,中国小儿急救医学杂志,2006,13(8):313-315.

[4] 赵祥文.儿科急诊医学.第 3 版.北京.人民卫生出版社,2010:177-190.

[5] Kleinman ME,de Caen AR,Chameides L,et al. Part 10: Pediatric Basic and Advanced Life Support: 2010 International Consensus on Cardiopulmonary Resuscitation and Emergency Cardiovascular Care Science With Treatment Recommendations. Circulation, 2010; 122:S466-S515.

[6] Berg MD,Schexnayder SM,Chameides L,et al. Part 13: Pediatric Basic Life Support:2010 American Heart Association Guidelines for Cardiopulmonary Resuscitation and Emergency Cardiovascular Care. Circulation,2010,122: S862-S875.

[7] Kleinman ME,Chameides L,Schexnayder SM, et al. Part 14: Pediatric Advanced Life Support: 2010 American Heart Association Guidelines for Cardiopulmonary Resuscitation and Emergency Cardiovascular Care. Circulation,2010,122:S876-S908.

第27章

重症医学中的伦理问题

医学伦理学是一门研究人的生存与医学关系的学科，随着生物医学的发展，器官移植、器官替代治疗、人工呼吸机等技术可能决定人的生死时间，这导致公众对医疗措施产生疑惑、不安和抱怨。伦理学问题在医疗卫生领域逐渐凸显。

一、重症医学与伦理学

在人类漫长的进化历程中，死亡被定义为不可预测的突发事件，一种不可逆转的必然进程，一件仅涉及家人朋友或其他相关社会成员的精神或宗教活动。但在过去的几十年里，随着住院的重症患者不断增加，先进的医疗技术挽救了大量患者的生命，并使这部分患者的存活时间显著延长，死亡已经变得社会及公众化。人们也越来越多地认识到，积极的治疗策略和先进医疗技术并不能挽救所有患者的生命。因此，重症医学的使命已从单纯的积极治疗转变为有效拯救生命及提高终末期生命质量管理两方面。

大量新理论、新技术、新手段的不断涌现，促进了重症医学的快速发展，同时由于重症患者大多濒临死亡、救治需要耗费大量医疗资源、患者需要承受巨大的痛苦，当疾病严重到无法救治时，是积极治疗还是放弃治疗？当患者数量超过医疗资源时如何选择？当患者无法支付医疗费时是否停止治疗？这些问题不是技术能够解决的，我们只能在医学伦理学中寻找答案。重症医学在发展中出现许多医学伦理的争议。人工器官和器官移植、长时间器官功能支持技术使人类有了一定操纵死亡过程的能力。谁拥有决定死亡的权利？患者，家属或医师？危重患者通常没有自我决策的能力，应该由谁来代替患者行使决定权？这些重症医学中常见的伦理问题，大多仍没有最终的合理的解决方案。

二、医学伦理学的基本原则

无论科学怎么发展，医学伦理学的核心内容都不会变化，主要包括自主、不伤害、有利和公平，这些也是医学伦理学的基本原则所在。

1. 自主原则　自主原则也称为尊重自主原则，指医务人员要尊重患者及其做出的理性决定，内容包括尊重患者的人格和尊严，尊重患者的生命和生命价值，尊重患者的权利等。患者有权知晓自己的病情，并对医务人员采取的防治措施有决定取舍的自主权，但当患者的自主选择有可能危及其生命时，医师应积极劝导患者做出最佳选择。

2. 不伤害原则　不伤害原则指在诊治过程中不使患者的身心受到伤害，这是医务工作者应遵循的基本原则。一般地说，凡是医疗上必需的，属于医疗的适应证，所实施的诊治手段应当符合不伤害原则的。相反，如果诊治手段对患者是无益的、不必要的或者禁忌的，而有意或无意的强迫实施，使患者受到伤害，就违背了不伤害原则。

3. 有利原则　有利原则是指医务人员的诊治行为以保护患者的利益、促进患者健康、增进其幸福为目的。有利原则要求医务人员的行为对患者确有助益，必须符合以下条件：患者的确患有疾病；医务人员的行动与解除患者的疾苦有关；医务人员的行动可能解除患者的疾苦；患者受益不会给别人带来太大的损害。

4. 公正原则　公正原则，主要包括医疗公正，系指社会中每一个人都具有平等合理享受卫生资源权利，享有参与卫生资源的分配和使用的权利。在医疗实践中，公正不仅指形式上的公正，更强调公正的内容。如在稀有卫生资源分配上，必须以每个人的实际需要、能力和对社会的贡献为依据。

三、重新定义死亡——脑死亡

早在 19 世纪 50 年代，机械通气的出现使得深昏迷的患者可以长时间的维持生命。有学者提出，这部分患者可以成为器官移植的重要来源，由此引发了包括伦理和法律方面的激烈争议。1967 年哈佛医学院完成了脑死亡患者作为供体的第 1 例心脏移植，并在第 2 年由特设委员会公布了脑死亡标准：提出"脑功能不可逆性丧失"作为新的死亡标准，并制定了世界上第 1 个脑死亡诊断标准。

1. 不可逆的深度昏迷。
2. 无自主呼吸。
3. 脑干反射消失。
4. 脑电波消失（平坦）。

凡符合以上标准，并在 24h 或 72h 内反复、多次检查，结果无变化，即可宣告死亡。但需排除体温过低（<32.2℃）或刚服用过巴比妥类及其他中枢神经系统抑制剂 2 种情况。1981 年 Bernat 提出了脑死亡应被视为个人合法死亡，因为脑死亡患者的身体已不再是一个整体，而仅仅是各个器官的集合。1981 年，美国总统委员会通过了《确定死亡：死亡判定的医学、法律和伦理问题报告》，明确规定脑死亡即人的个体死亡标准之一，1983 年，美国医学会、美国律师协会通过《标准死亡判定法案》(Uniform Brain of Death Act，UBDA)，将脑死亡定义为：包括脑干功能在内的全脑功能不可逆和永久的丧失。

在不到 20 年的时间里，几乎所有的发达国家均采用"哈佛标准"或与其相近的标准制定了相关法律。而基于脑死亡标准所制定的相关法律也出现了许多衍生条款，如关于脑死亡患者作为移植供体相关权利义务、医务人员对于脑死亡判定的权利义务、患者家属的权利义务等。

与此同时，反对脑死亡标准也出现了。2008 年 12 月，美国总统委员会关于生物伦理学的白皮书提出"应更审慎的重新检验脑死亡标准，并且提议将全脑死亡的标准替换为全脑功能衰竭"，委员会同时指出，脑死亡，包括脑干在内的全脑功能丧失有可能是可逆的。

四、生命终末期质量管理

生命终末期管理的决策应该由医疗团队中所有的多个学科成员经过充分讨论后完成。

事实上不同国家生命终末期管理时多学科的合作情况存在很大差异，法国对 113 个 ICU 的研究结果显示，生命终末期管理仅由一位医师完成的占 12%，决策者中只有医师的占 34%，决策者包含医师和护士的有 54%。在黎巴嫩某个 ICU 中进行的调查显示，有 26% 的生命终末期管理没有护士参与。21 个国家 1 961 名重症医学医生的问卷调查表明，有 62% 的北欧和中欧医生会选择与护士共同决策，而南欧为 32%，日本 39%，巴西 38%，美国 29%。患者及家属都认为多学科间的合作是提供高质量的生命终末期管理的最主要因素。因此，加强团队间的合作，能提高生命终末期管理的质量，也可以改善患者家属和医务人员满意度。

五、限制生命支持治疗和撤离生命支持治疗

ICU 中死亡的患者很多都接受了限制或撤离生命支持治疗的措施。不同国家的患者在死亡前接受限制或撤离生命支持治疗措施的比例存在很大差异。欧洲的研究表明，与南欧地区（希腊、意大利、葡萄牙、西班牙和土耳其）相比，北欧地区（丹麦、芬兰、爱尔兰、荷兰、瑞典和英国）采取撤离生命支持治疗措施更为常见（18% vs 47%）。限制生命支持治疗的患者病死率也不相同，从 26%（南美）到 48%（西欧）不等；在中国香港，有 59% 的患者在限制或撤销生命支持治疗后死亡，法国为 53%，黎巴嫩 45%，瑞典 41%，西班牙 35%，印度 49%。研究认为，宗教和文化信仰的差异是造成这些差别的主要原因。

从伦理学的角度看限制生命支持治疗措施和撤离生命支持治疗措施两者并没有本质的不同，但一些伦理学家和重症专家认为两者存在根本差异，例如，在以色列，犹太法律允许限制生命支持治疗，但不允许撤离生命支持治疗，他们认为这是一种缩短生命的行为。但撤离间断的生命支持治疗措施被认为是合法的，因为这仅是限制使用下一步的治疗措施，而不是撤离当前的治疗措施。

人们对待临终、死亡及终末期生命质量管理的态度会受到宗教信仰的影响。包括患者、患者家庭以及临床医师等医疗参与者的宗教信仰。伦理学研究发现，选择维持治疗的医师其宗教信仰多为：犹太教（81%），希腊正教（78%）或穆斯林（63%）；倾向于选择撤离医疗措施的医师其宗教信仰多为天主教（53%），基督教（49%）或者没有宗教信仰者（47%）。此外，人们对待脑死亡的接受程度也与宗教信仰密切相关。随着重症医学的发展，生命终末期的患者越来越多，我们必须对那些无法治愈的危

重患者及时地做出限制或撤离医疗措施的决定。这已经不是医疗技术能够解决的问题，而需要医学伦理学的回答。学习医学伦理学的知识，提高关于限制或撤离生命支持治疗的审视程度，对提高 ICU 终末期生命质量有着重要意义。

目前，能够用来指导临床医师进行限制或撤离生命支持治疗的相关资料还很少。限制或撤离治疗措施的决定应该如同进行其他治疗措施一样，需要临床医师经过深思熟虑，并做好充分准备之后方可作出。临床医师应严格按照关于撤离生命支持治疗措施的相关规定，并将评估是否应该撤离医疗措施作为每日工作的一部分，并且在病程记录中详细阐述选择撤离医疗措施的理由。

进行医疗措施撤离的过程需要有严密的计划安排，主要包括以下几个方面：①撤离不必要的监护措施，仅保留基本的监护；②整个过程需详细在病程当中记录，包括加大镇静、镇痛药物的理由；③充分的评估患者预后。在撤离医疗措施之前，应与患者（如果可能的话）或其家人进行充分的交流沟通，确保他们明白整个过程、可能出现的一些症状、以及针对这些症状需要采取的治疗措施等。

机械通气是少数几种突然终止后会造成患者不适的生命支持手段。一般来说，从完全支持通气过渡到 T 形管或者拔除气管插管需要 10~20min。有观察研究证实，对撤离呼吸支持的患者使用苯二氮䓬类和（或）阿片类药物不会加速死亡，因此，临床上常用阿片类及苯二氮䓬类药物来缓解患者的呼吸窘迫与不适。患者停止机械通气后是否应该拔除气管插管的相关研究数据相对较少。一些小规模研究发现在停止机械通气后是否拔除气管插管，对患者的舒适度没有明显的影响，但患者家属通常会通过是否拔除气管插管来判断患者终末期的生命质量。当停止机械通气时，是否拔除气管插管？需要考虑患者家属对死亡的预期时间，对气管插管及呼吸窘迫的接受程度等。

ICU 应制定详细的限制或撤离生命支持治疗方案。并在实践中不断修正，才能更充分利用我们的重症医学资源，提高重症医学的水平，避免医疗资源的浪费。方案应该包括计划实施前后的准备（例如停止常规的实验检查），制定详细的镇静、镇痛和呼吸机撤离方案。

六、重症患者终末期的医患沟通

医师在管理重症患者时，有向患者或其家属交代患者目前状况、诊断及治疗方案的义务。患者的家庭是医生获取患者价值观的一个重要来源，是参与患者治疗的一个重要组成部分。2005 年，5 个国际重症医学协会共同发表声明，提倡在 ICU 中与患者家属分享有关患者生命支持治疗的决策。在这项声明中提到，有关限制或撤离生命支持治疗的决定需要一位主要的负责人，并且有主治医师及患者家属的参与，如果可能，最好能有患者自己的参与。但有部分家庭并不希望参与其中，而希望由临床医师代替他们做出最终的决定。

与患者及家属共同协商是否限制或撤离生命支持治疗的主要内容。第一，当患者病情持续恶化且预后的必然性已可预知时，临床医师应开始考虑限制或撤离生命支持治疗；第二，判断患者及家属在过程中可能愿意承担的角色；第三，根据以上 2 个结果选择合适的方法与患者及家属进行沟通协商。最后一点最为重要。但在实际操作中，临床医师与患者及家属的沟通通常是不充分的，有研究表明，只有 50％的 ICU 患者家属在与医师沟通后能充分理解患者的诊断、预后及治疗方案等基本信息。医师花多的时间倾听，患者家属的满意度明显提高。满足患者及家属的精神需求，他们的满意度也会大大提高。

七、医疗资源的合理分配

重症医学是昂贵的医疗服务模式，在美国，ICU 的日均医疗成本高达 3 000 美元，ICU 住院费用占总住院费用的 20％，每年 ICU 的住院费用超过了 GDP 的 1％。与之形成鲜明对比的是，很多 ICU 死亡患者在 ICU 住院期间始终处于昏迷状态，在经过长时间机械通气，忍受了巨大的痛苦，最终签署拒绝复苏协议并在 ICU 病房中死亡。出于这个原因，有学者提出，对于那些并不能从 ICU 治疗中获益的患者，包括终末期肿瘤患者、多脏器衰竭的高龄患者等，是否可以考虑通过限制使用 ICU 资源降低医疗成本，从而使医疗资源得到优化配置。

曾有学者认为 ICU 是通过减少生命支持治疗来降低医疗费用的理想场所，频繁使用生命支持治疗并不符合成本效益。然而，经过实际的统计分析证实，缩短 ICU 住院时间不能减低成本，因为预后不明的患者消耗了大量的医疗费用，而通过减少生命支持降低医疗成本的患者只占了很少的比例。因此，所有的危重症患者首先应该接受试验性的重症监护治疗,除非患者或其代理人拒绝;如果复苏失败,在征得患者或其代理人同意的情况下,可以采取姑息性治疗方案。这样做的并不是基于降低医疗成本的考虑,而是因为在该种情况下,患者的获益最大。

各个国家 ICU 资源的分布不同,发达国家的农村地区及一些发展中国家甚至没有 ICU。在配备 ICU 的医院中,ICU 床位与医院床位的比例也各不相同。研究证明 ICU 床位数与 ICU 死亡率负相关,应当依据伦理学理论合理的使用 ICU 床位资源,制定检诊分类和入住转出标准。不应以患者的金钱、地位、种族和特殊情况而拒绝患者入住。需要统一的道德准则来规范收治及转出患者不受 ICU 资源的影响。

美国胸科学会将 ICU 的工作目标制定为,①当患者受到急性危重病、损伤或外科术后并发症威胁时,应保护和维持患者的生命并充分尊重患者的意见;②ICU 患者危重病情缓解后,应提供专业康复治疗;③患者病情过重、无法挽救生命时,应做出终止生命支持的决定。ICU 医师应尽可能避免患者和家属在临终前遭受更多痛苦。ICU 医师不但要会治疗,而且要学会处理死亡,管理死亡。

美国 ICU 死亡人数占到了总死亡人数的 20%,这一比例并没有随着年龄增长而减少。老年患者死亡前进行心肺复苏的比例逐年增加。人口老龄化现象越来越严重,国家与社会应该加大重症医学资源的开发以适应人口老龄化的进程。对于患有多种慢性疾病的终末期患者来说,医务人员与患者及家属的沟通应该集中在减少无效生命支持治疗措施的使用,提高生命质量和减少医疗花费等方面。目前,已经有越来越多的人开始重视生命终末期质量管理,包括尊重患者意愿,减少有创操作,亲人陪伴、尊严死等。

总结:生命终末期质量管理的问题不论是地区间还是国际上,都存在着很大的差异。但是,随着重症医学的伦理学不断完善,这些差异会逐渐减少,但 ICU 资源的分布、宗教和文化差异不会消除。生命终末期的质量管理是重症医学的重要组成部分,ICU 的医师应当也必须掌握相关的医学伦理学知识,在临床实践中加以应用,提高我国重症医学对生命终末期患者的质量管理,让我们充满高新技术的 ICU 病房中也充满了对生命敬畏的人文关怀。

(席修明)

■ 参考文献

[1] J Randall Curtis, Jean-Louis Vincent. Ethics and end-of-life care for adults in the intensive care unit. Lancet, 2010,375:1347-1353.

[2] Freddy K. Lippert, Violetta Raffay, et al. European Resuscitation Council Guidelines for Resuscitation 2010 Section 10. The ethics of resuscitation and end-of-life decisions. Resuscitation,2010,81:1445-1451.

[3] Jean Carlet,Lambertus G. Thijs,et al. Challenges in end-of-life care in the ICU. Intensive Care Med, 2004, 30:770-784.

[4] Sprung CL, Cohen SL, Sjokvist P, et al. End-of-life practices in European intensive care units;The ethicus study. JAMA,2003,290:790-797.

[5] Cohen S, Sprung C, Sjokvist P, et al. Communication of end-of-life decisions in European intensive care u-nits. Intensive Care Med, 2005, 31:1215-1221.

[6] Azoulay E, Metnitz B, Sprung CL, et al. End-of-life practices in 282 in-tensive care units;data from the SAPS 3 database. Intensive Care Med, 2009,35:623-630.

[7] Bulow HH, Sprung CL, Reinhart K, et al. The world's major religions' points of view on end-of-life decisions in the intensive care unit. Intensive Care Med,2008,34:423-430.

[8] Yaguchi A,Truog RD,Curtis JR,et al. International Differences in End-of-Life Attitudes in the Intensive Care Unit: Results of a Survey. Arch Intern Med, 2005,165:1970-1975.

[9] Cook D,Rocker G,Marshall J, et al. Withdrawal of mechanical ventilation in anticipation of death in the intensive care unit. N Engl J Med, 2003, 349:1123-1132.

[10] Evans LR, Boyd EA, Malvar G, et al. Surrogate decision-makers' perspec-tives on discussing prognosis in the face of uncertainty. Am J Respir Crit Care Med,2009,179:48-53.

[11] Yazigi A,Riachi M,Dabbar G. Withhol-ding and withdrawal of life-sustaining treatment in a Lebanese intensive care unit:a prospective observational study. Intensive Care Med, 2005, 31:562-567.

[12] Thornton JD, Pham K, Engelberg RA, Jackson JC, Curtis JR. Families with limited English proficiency receive less information and support in inter-preted intensive care unit family con-ferences. Crit Care Med,2009,37:89-95.

学习培训及学分申请办法

一、《国家级继续医学教育项目教材》经国家卫生和计划生育委员会（现更名为国家卫生健康委员会）科教司、全国继续医学教育委员会批准，由全国继续医学教育委员会、中华医学会联合主办，中华医学电子音像出版社编辑出版，面向全国医学领域不同学科、不同专业的临床医生，专门用于继续医学教育培训。

二、学员学习教材后，在规定时间（自出版日期起1年）内可向本教材编委会申请继续医学教育Ⅱ类学分证书，具体办法如下：

方法一：PC 激活

1. 访问"中华医学教育在线"网站 cmeonline. cma-cmc. com. cn，注册、登录。
2. 点击首页右侧"图书答题"按钮，或个人中心"线下图书"按钮。
3. 刮开本书封底防伪标涂层，输入序号激活图书。
4. 在个人中心"我的课程"栏目下，找到本书，按步骤进行考核，成绩必须合格才能申请证书。
5. 在"我的课程"－"已经完成"，或"申请证书"栏目下，申请证书。

方法二：手机激活

1. 微信扫描二维码 ▦ 关注"中华医学教育在线"官方微信并注册。
2. 点开个人中心"图书激活"，刮开本书封底防伪标涂层，输入序号激活图书。
3. 在个人中心"我的课程"栏目下，找到本书，按步骤进行考核，成绩必须合格才能申请证书。
4. 登录PC端网站，在"我的课程"－"已经完成"，或"申请证书"栏目下，申请证书。

三、证书查询

在PC端首页右上方帮助中心"查询证书"中输入姓名和课程名称进行查询。

《国家级继续医学教育项目教材》编委会